L'ANATOMIE

DU

CORPS HUMAIN

AVEC

SES MALADIES.

Par le Sr DE SAINT HILAIRE,

Troisiéme Edition, revûe & augmentée.

TOME II.

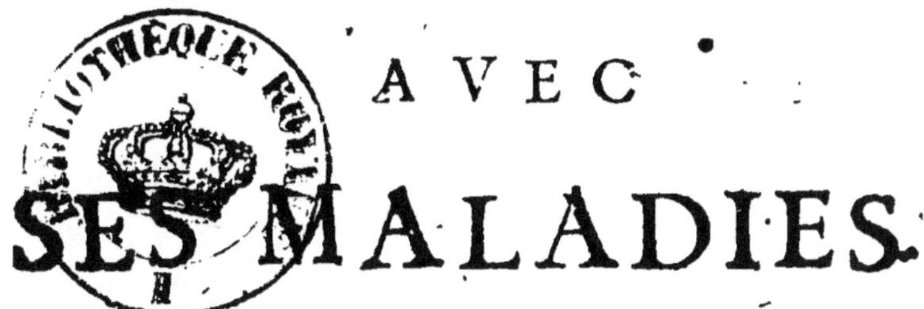

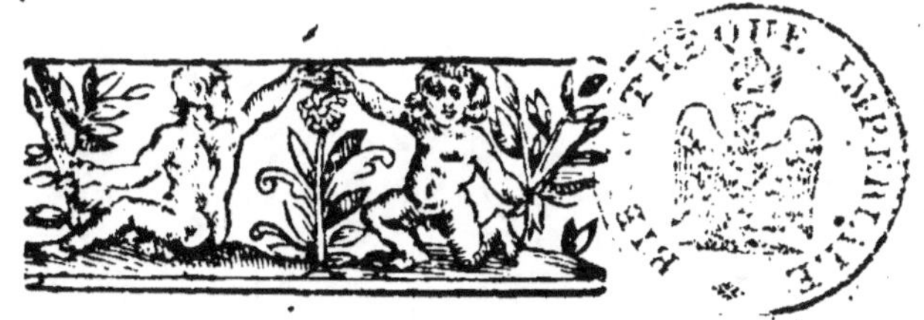

A PARIS,

Chez LAURENT D'HOURY Fils, Libraire,
rue de la Vieille Bouclerie, au S. Esprit.

M. DCC. XXXIX.

Avec Approbation & Privilege du Roy.

TABLE

DES
MATIERES PRINCIPALES
DE L'ANATOMIE
ET DES MALADIES
DU CORPS HUMAIN.

LIVRE SECOND.

DES MATIERES.

TABLE DES MATIERES.

Fin de la Table des Matieres.

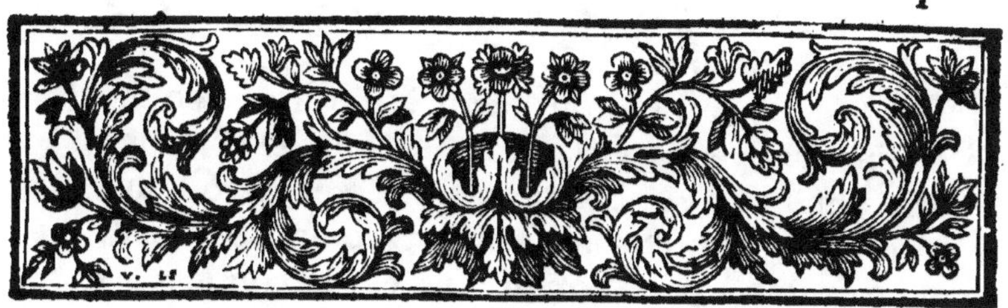

L'ANATOMIE

DU CORPS HUMAIN,

AVEC

SES MALADIES·

LIVRE SECOND.

Du Col, & de la Poitrine.

CHAPITRE PREMIER.

Du Col en general.

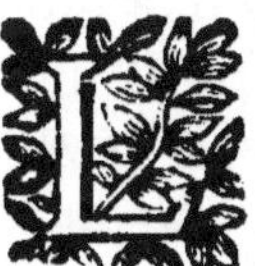E Col, qui comme une haute appendice est situé sur le sommet du ventre moyen, est ainsi appellé de *Colo*, parce que l'on a coûtume de l'orner, ou de *Collis, Colline*, parce qu'il s'éleve sur les épaules en maniere de colline.

Le col, pourquoy ainsi appellé.

Plusieurs Anatomistes comprennent le col avec le ventre moyen; parce qu'il n'est proprement qu'un allongement du Thorax, & que les principales parties qu'il contient dépendent de la

Pourquoy on met le col au nombre des parties de la poitrine.

Tome II. A

poitrine. *Spigelius* neanmoins croit qu'il doit être rapporté à la tête.

Pourquoy la tête est placée sur le col.

Sur cette partie, tout ainſi que ſur une coline éminente, eſt placée la tête, afin que de là, comme d'un lieu élevé, l'homme pût voir en tous endroits ce qu'il peut ſouhaitter, comme luy étant convenable, ou ce qu'il doit éviter comme luy étant nuiſible, & auſſi afin qu'il luy fût facile de ſe mouvoir en tout ſens. Les animaux qui ne peuvent remuer la tête, que tout le tronc ne ſe meuve en même temps, tels que ſont les grenoüilles, les poiſſons &c. n'ont point de col.

Ce que c'eſt que le col.

C'eſt une partie diſſimilaire, ſituée entre la tête & la poitrine, elle commence à l'Atlas qui eſt la premiere vertebre proche la tête, & finit à la premiere du Thorax qu'on appelle l'éminente, & elle eſt deſtinée pour la reſpiration & la deglutition.

Sa figure.

Sa figure eſt plus longue que large, ayant ſept vertebres qui en font la longueur, afin de rendre la voix harmonieuſe, c'eſt pourquoy les animaux qui n'ont point de veritable voix, comme les poiſſons & les grenoüilles n'ont pas auſſi de col.

Pourquoy le col trop court, ou trop long, eſt ſujet à beaucoup de maladies.

On remarque que le col trop court, rend le corps ſujet à l'Apoplexie & aux aſſoupiſſemens, à cauſe que les vaiſſeaux qui vont à la tête ſont trop courts, & que celuy qui eſt plus long qu'il ne faut, fait enfin tabefier le corps, & devenir phtiſique, à cauſe que les poûmons s'échauffent, & ſe deſſeichent pour être trop renfermés.

Ses parties.

La partie anterieure du col eſt appellée le *Goſier* & la poſterieure la *Nuque.* On diviſe encore le col en parties contenantes, & en parties contenües. Les contenantes ſont communes & propres. Les communes ſont la cuticule, la peau, la graiſſe, le pannicule charnu, & la Membrane commune des mufcles, dont on a parlé cy-deſſus. Les propres ſont les mufcles, & les os, dont on traite-ra cy-deſſous en leur lieu. Les parties contenuës ſont la Trachée artere, le Larinx, l'Oeſophage, les veines jugulaires, les arteres carotides, un nerf de la ſixiéme conjugaiſon, avec le recur-rent, & la moële de l'épine.

Hippocrate juge par la groſſeur ou la petiteſſe du col, des forces de l'homme, & il enſeigne que le col delié eſt une marque de peu de forces, & le gros de beaucoup. Et cela non ſans raiſon, puiſque telles que ſont les vertebres du col, telles ſont auſſi les vertebres du Thorax, des lombes, & de l'os ſacrum, & même tels ſont gene-ralement tous les autres os du corps, & auſſi les autres parties qui répondent à la grandeur des os, comme les mufcles, les arteres, les veines, les li-gamens &c. Si donc le col eſt delié & foible, tou-tes les autres parties du corps qui luy répondent ſeront auſſi neceſſairement telles à proportion, que s'il eſt épais & fort, toutes les autres parties du corps ſeront auſſi à proportion fortes, gran-des, & robuſtes. A moins que quelque groſſeur énorme & monſtrueuſe du col ne donne peut-être exception à cette regle.

CHAPITRE II.

Des Maladies qui arrivent aux parties exterieures du Col.

LEs principales Maladies qui arrivent aux par-ties exterieures du col ſont les Ecrouëlles, le Bronchocele, les Playes, & les Ulceres.

Les mala-dies des par-ties exte-rieures du col.

Ce que c'est que les Ecroüelles. *Les Ecroüelles* sont des tumeurs causées par une limphe acide, qui fait des obstructions dans les glandes du col qui les grossit, & les durcit en épaississant la matiere.

Leurs causes. *La vie* sedentaire & oisive peut contribuer à la generation des écroüelles, parce que le sang n'étant pas mis en mouvement par l'action du corps, il s'épaissit, ce qui fait qu'il ne passe pas facilement dans les petits tuyaux, & qu'il y fait des obstructions, & empêche la limphe de sortir des glandes & de circuler. Pour la même raison un air épais, grossier, froid, & les alimens visqueux peuvent donner occasion aux écroüelles.

Les eaux des montagnes qui sont ordinairement tres froides peuvent aussi causer des écroüelles, parce que cette froideur met le sang dans un tres-grand repos & épaissit la limphe.

Leurs signes. *Les signes* des écroüelles sont évidens. On sent en touchant le col plusieurs tumeurs dures & inégales, qui ne sont que les glandes tumefiées par la limphe. Celles qui sont blanches & sans douleur sont les veritables, & celles qui sont douloureuses, piquantes, & livides sont fausses ou bâtardes.

Leur Prognostic. *Celles* qui sont grosses, en grand nombre, infiltrées dans les vaisseaux, douloureuses & enflammées, accompagnées de pulsation ou battement d'arteres, & de difficulté de respirer, sont tres-difficiles à guerir, aussi bien que les chancreuses & inveterées, parce qu'elles sont chargées d'une grande quantité d'acides.

Les molles & pendantes, & qui ne font que commencer ne sont pas si difficiles, parce que la limphe n'est pas si âcre.

Le Bronchocele. *Le Goüetre*, ou *Bronchocele* est une tumeur du col, excessivement grosse, ronde, & pendante

comme un fac, ou comme une groſſe veſſie enflée au deſſous du menton ; en comprimant la tumeur, on ſent la matiere ou limphe, qui flotte
de côté & d'autre.

Cette tumeur eſt renfermée dans un Kiſte dans
lequel la limphe s'endurcit, & devient comme plâ-
treuſe, & de differentes figures : cette indiſpoſition étant fort groſſe & preſſant la Trachée-artere
& l'œſophage, fait qu'on ne peut reſpirer, ni avaler qu'avec peine, & qu'on eſt ſouvent ſuffoqué. *Sa cauſe.*

Dans le Goëtre l'oüye eſt dure, le goût & l'odorat ſont diminués, peut-être, parce que cette tumeur comprimant les nerfs, cette compreſſion
empêche la circulation des eſprits, ou peut-être,
parce que la limphe étant abondante dans ces parties, elle abreuve tellement la langue, la Membrane interieure du nez, & les organes de l'ouye,
qu'il eſt difficile que les qualités ſe puiſſent faire
ſentir dans ces parties. *Ses ſignes.*

Des playes du col les unes ſont externes, & les
autres internes, & celles-cy ſont ſouvent avec le-
ſion des veines, & arteres jugulaires, des nerfs
recurrens, de l'œſophage, ou de la trachée artere. *Les playes du col.*

Si ces veines ou arteres jugulaires ſont bleſſées,
il s'enfuit un grand flux de ſang, qui cauſe en peu
de temps la mort au malade, parce qu'il eſt tres-
difficile de l'arrêter. *Les ſignes de la playe des veines & des arteres jugulaires.*

Lorſque les nerfs recurrens ſont piqués, on
tombe bien dans l'Aphonie ou perte de voix ; mais
la mort ne s'en enſuit pas toûjours, & on voit
des malades qui en rechapent. *Les ſignes de la bleſſure des nerfs recurrens.*

Quant aux bleſſures de l'œſophage, & de la trachée artere, nous en parlerons en leur lieu.

Les ulceres du col ſuccedent ordinairement à
l'ouverture des tumeurs, & aux playes, leſquels *Les ulceres du col.*

ne font pas fans danger, tant à caufe des veines,
des arteres, des nerfs dont cette partie eft remplie, qu'à raifon de fon office qui eft de fervir à
la deglutition des alimens & à la refpiration; de
forte que quand ils penetrent dans l'âpre artere,
& dans l'œfophage, ils caufent l'Aphonie ou privation de voix, & la difficulté d'avaler.

CHAPITRE III.

De l'Oefophage.

Ce que c'eft que l'œfophage. L'Oefophage eft un canal ou conduit qui du Pharinx porte le boire & le manger au ventri-cule, pour y être changés en chile; il commence où finit le Pharinx, & finit à l'orifice fuperieur de l'eftomac, étant auffi long qu'il y a d'efpace entre l'une & l'autre de ces parties.

Sa figure. *Sa figure* eft ronde & longue, ronde pour con-duire mieux l'aliment, & ne pas bleffer les parties qu'il touche; longue pour faire durer le plaifir de la deglutition, & empêcher que les alimens ne re-montent à la bouche pendant les grandes fermen-tations qui fe paffent quelquefois dans l'efto-mac.

Sa largeur. *La largeur* de l'œfophage eft ordinairement proportionnée à la groffeur des morceaux qui doivent y paffer; de là vient que les enfans qui ne vivent que de lait, ou qui ne prennent que de petits morceaux, l'ont plus étroit que les hommes faits, qui vivent d'alimens folides. Et les fem-mes qui ne font pas fi fujettes à la gloutonnerie que les hommes, ne l'ont pas fi large qu'eux.

Sa fitſation *Il eft* fitué fous la Trachée-artere, & fous les

poûmons, il est couché sur les vertebres du col
& du dos, sur deux glandes vers la quatriéme vertebre du dos, où il se range un peu à droite, y
étant poussé par la grosse artere, puis il se recourbe
un peu à gauche à la neuviéme vertebre, & ayant
enfin percé le Diaphragme, environ à l'endroit
de la onziéme vertebre du dos, il se termine à
l'orifice superieur du ventricule. On remarque
que parce qu'il est couché sur l'épine, on doit
appliquer les topiques au dos, lorsqu'il est attaqué de quelque maladie.

Sa substance est charneuse & membraneuse, afin
de se pouvoir dilater aisément, & revenir à son
état naturel, & elle est composée de trois Membranes. La premiere est l'exterieure qui est une
continuité de celle qui couvre le ventricule.

La seconde qui est celle du milieu, & qui luy est
propre est tres-épaisse, molle & charneuse ; elle
ressemble à un muscle percé, & elle est tissuë de
fibres rondes & obliques, par le moyen desquelles se font les mouvemens de l'œsophage. La troisiéme qui est interieure & aussi qui luy est propre, est mince, solide & nerveuse, & continuë
à celle de la bouche & des levres, ce qui fait que
les levres tremblent lorsqu'on est sur le point de
vomir ; elle a des fibres longues & droites, elle
est semblable à celle du ventricule, étant parsemée d'une infinité de glandes qui separent une
humeur acide qu'elles versent dans l'œsophage ;
cette humeur tombant dans le fond de l'estomac,
y cause le sentiment de la faim.

L'œsophage reçoit des nerfs de la paire-vague ;
deux sortes d'arteres y apportent le sang ; l'une
d'en haut qui vient du tronc de l'Aorte, & l'autre d'en bas, qui luy est envoyée de la Celiaque.
Elle a aussi deux sortes de veines, l'une superieure

qui va à l'Azigos, & l'autre inferieure, qui se termine à la coronaire stomachique.

Ses Glandes. *Il y a* un *Corps glanduleux* qui est étroitement attaché en sa partie posterieure par des ramaux des nerfs qui viennent de la huitiéme paire, & de la douziéme des vertebres, & on remarque qu'il reçoit des veines & des arteres coronaires, & des vaisseaux limphatiques qui vont se rendre dans le canal thorachique. L'usage de ce corps glanduleux, selon quelques uns, est de deffendre l'œsophage contre la dureté des vertebres, selon d'autres, de separer une humeur visqueuse qui enduit sa cavité, & l'humecte, afin de faciliter la descente des alimens, en rendant le conduit plus glissant. Enfin selon d'autres, de ramasser la limphe qu'il reçoit des parties voisines, & de la répandre dans le chyle par les vaisseaux limphatiques.

On remarque que lorsqu'il s'enfle avec excés il ferme le passage au breuvage & aux alimens les plus liquides, & non pas aux solides ; parce que les fibres musculeuses de l'œsophage étant comme paralitiques, ont besoin d'être irritées par les alimens solides pour faire leur fonction. Cette irritation determine les esprits à y venir en plus grande abondance, afin que le gonflement qu'ils leur causent, serrant la cavité, chasse les morceaux en bas.

Ses muscles. *L'Oesophage* est mû par trois paires de muscles & par un sphincter propre.

Le Cephalopharingien. *La premiere* paire que l'on nomme *Cephalopharingien*, & qui naît de l'endroit où la tête, & le col se joignent, s'étend & se déploye dans la tunique de l'œsophage par un ample plexus de fibres, & en la tirant en haut, il resserre le Pharinx lors qu'on avale.

La seconde paire est le *sphenopharingien* qui vient du sinus de l'aile intericure de l'os cuneiforme. Il s'implante obliquement aux côtés de l'œsopha-ge & du palais, & il dilate ses parties pour rece-voir les alimens. *Le Sphenö-pharingien.*

La troisiéme paire que l'on nomme *stylopha-ringien*, vient de l'Apophyse aigüe stiliforme. Il est long & rond, en descendant, & il va s'éten-dre dans les côtés de l'œsophage qu'il dilate con-jointement avec la premiere paire. *Le Stylo-pharingien.*

Le sphincter de l'œsophage, que l'on nomme aussi *muscle œsophagien*, prend son origine de l'un & de l'autre cartilage scutiforme. Il embrasse l'œso-phage en forme de sphincter, & le resserrant de tous côtés, il pousse les alimens vers le bas, & les oblige de descendre. *Le Sphinc-ter.*

L'action de l'œsophage est animale & non pas naturelle; puisqu'elle se fait par le moyen des muscles dont on vient de parler, & que la deglu-tion dépend de nôtre volonté. *L'action de l'œsophage.*

Son usage est de servir de canal pour porter le boire & le manger dans l'estomac; son mouve-ment est vermiculaire, comme celuy des intestins. Il se fait par des fibres obliques & circulaires de sa Membrane charnüe; lorsque ce mouvement se fait de haut en bas on l'appelle *Peristaltique*; mais lorsqu'il se fait de bas en haut on l'appelle *An-tiperistaltique*. *Son usage.*

Monsieur Duncan remarque que la Membrane nerveuse de l'œsophage est le siege du bâillement qui ne manque jamais d'arriver, quand quelqu'ir-ritation determine les esprits à y venir en grande abondance. La cause de cette irritation est une humidité incommode qui arrose la Membrane in-terieure de l'œsophage; cette humidité vient ou des glandes dont la Membrane interne est parse- *Le siege du bâillement*

EXPLICATION DE LA FIGURE I.

Qui represente par la partie posterieure la Trachée artere, l'Oesophage, les Nerfs recurrens, & une partie de la grande Artere & de l'Axilaire.

FIGURE I.

A A Le Muscle qui resserre l'œsophage.
B B B L'œsophage.
C C C L'âpre artere située sous l'œsophage.
D La Membrane qui est entre l'âpre artere, & l'œsophage.
E E E E Les Nerfs de la sixiéme conjugaison.
F F Les Nerfs qui s'inserent dans la langue.
G G Le Nerf recurrent droit qui descend jusqu'à l'artere humerale.
H H Le Nerf recurrent gauche qui descend proche le tronc de la grande artere.
I I Le Nerf qui descend à l'orifice gauche du Ventricule, & au Diaphragme.
K K Le Nerf qui descend au Diaphragme.
L Les Arteres jugulaires, une de chaque côté.
M L'Artere humerale gauche.
N L'Artere humerale droite.
O O La grande Artere.
P P Les Arteres qui descendent aux poûmons.

FIGURE II.

A A Les Muscles Cephalopharingiens.
B B Les Muscles Sphenopharingiens.
C C Les Muscles Stilopharingiens.
D D Le Muscle Sphincter de l'œsophage.
E La face interne de l'œsophage.
F Une partie de l'œsophage qui descend.

FIGURE I.

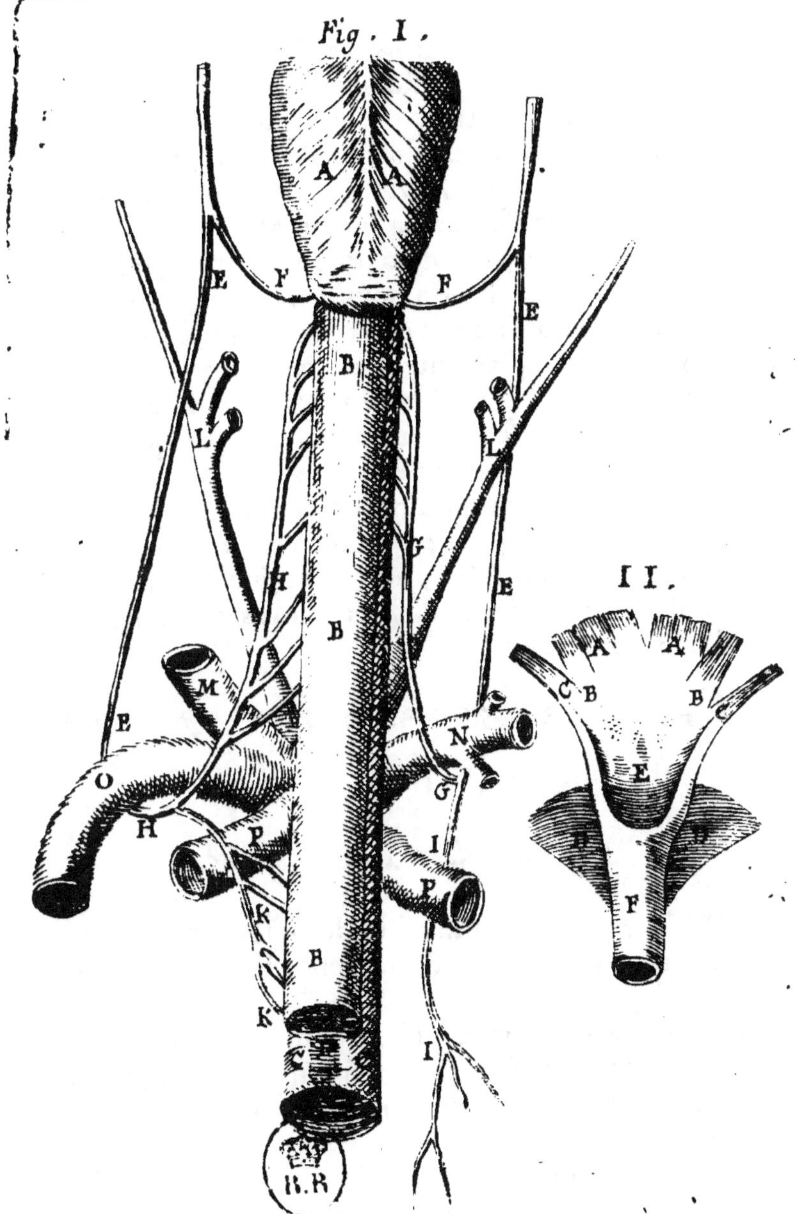

mée, ou des vapeurs acides qui s'élevent de l'estomac comme d'un pot bouïllant, & qui se con-
densent contre les parois de l'œsophage comme
contre un couvercle, alors les fibres nerveuses de
la Membrane interne en étant irritées, le gonflent
& nous font bâiller en dilatant l'œsophage; la bouche est obligée de suivre ce mouvement, parce
qu'elle est tapissée de la même Membrane.

On demande d'où vient que nous ne sçaurions
presque voir bâiller un homme sans que nous fas-
sions le semblable ? & on répond, que cette simpathie vient de ce que nôtre œsophage étant ordinairement chargé d'un peu plus d'humidité qu'il
ne faut, la cause de cet accident est presque toujours presente, quoyqu'elle ne soit pas toujours
assez forte pour produire son effet; à moins que
l'imagination frappée par ce même accident qu'on
remarque en un autre, ne determine les esprits à
couler en abondance dans ces fibres nerveuses de
l'œsophage.

Pourquoy
on bâille,
en voyant
bâiller les
autres,

CHAPITRE IV.

Des Maladies de l'Oesophage.

Les mala-
dies de l'œ-
sophage.

Les tu-
meurs.

LEs prinicpales Maladies de l'œsophage sont les
tumeurs, son resserrement, les ulceres, &
les playes.

Les tumeurs sont causées comme toutes les autres, par des obstructions qui font que les liqueurs
nourricieres s'arrêtent dans les glandes de l'œsophage.

On les distingue à la douleur, & à la difficulté
d'avaler, qui n'est pourtant pas si grande que dans

l'efquinancie. Lorfqu'elles font groffes, & qu'elles preffent fortement la Trachée-artere, le malade en eft fouvent étouffé.

Le refferrement de l'œfophage vient ou par une paralifie ou une convulfion, par quelque tumeur de cette partie, ou par celles des parties voifines, ou par une inflammation, ou par des caroncules dans fon canal, ou enfin par une playe ou par un ulcere. Quelquefois c'eft toute la circonference du Pharinx, qui forme un anneau cartilagineux par lequel le paffage fe retrecit.

La Paralifie arrive par une obftruction qui empêche les efprits animaux de couler dans les fibres des mufcles du Pharinx, & on la reconnoît par la deglutition lezée, fans qu'il y paroiffe aucun figne des autres incommodités.

Cette maladie eft tres-dangereufe, & caufe fouvent la mort, parce que le malade ne peut rien avaler. Si elle vient du défaut d'efprits animaux, & de la diffolution entiere des forces, comme il arrive quelquefois dans les fiévres aigües, c'eft un tres-mauvais figne, la boiffon tombe alors dans l'eftomac avec un bruit femblable à celuy que fait une liqueur qu'on verfe dans une bouteille vuide.

Dans la convulfion la bouche demeure toûjours fermée, & on fent même une grande douleur qui s'étend jufqu'aux mamelles & aux parties voifines. Cette indifpofition eft beaucoup plus dangereufe dans les maladies aigües, que dans les croniques.

Les corps étrangers arrêtés dans l'œfophage, comme une arrête de poiffon, un os, un noyau de cerife ou de pêche, fe reconnoiffent par la relation du malade & des affiftans. Ils caufent quelquefois de la douleur qui eft fuivie de tumeur, d'inflammation, d'abcés, & fouvent de la mort.

Le refferrement.

La Paralyfie.

La Convulfion.

Les corps étrangers.

L'inflammation.

On reconnoît l'inflammation par la douleur, par la pulsation, par la fiévre, & par la difficulté d'avaler, & elle se termine quelquefois dans un ulcere tres-fâcheux.

Les ulceres.

Les ulceres de l'œsophage se connoissent au pus qui s'amasse au fond de la bouche, & à la difficulté d'avaler. Ils sont causés par l'âcreté du suc nourricier qui corrode les fibres, & ils sont toûjours dangereux, parce qu'ils empêchent la deglutition.

Les playes.

Les Playes sont faciles à connoître par la difficulté d'avaler, par le crachement de sang sans toux, & par la sortie des alimens & de la boisson, & on remarque qu'elles sont presque toûjours mortelles.

CHAPITRE V.

De la Trachée-Artere.

Ce que c'est que la Trachée-artere.

LA *Trachée-artere*, ou *Apre artere*, ainsi nommée parce qu'elle contient l'air, ou parce qu'elle est inégale, & que les autres arteres sont polies, est un canal, qui de la gorge descend au poûmon, dans lequel il entre par plusieurs ramaux qui dans l'inspiration reçoivent l'air, & qui le rendent dans l'expiration avec des vapeurs sereuses, & des exhalaisons, & cela pour le rafraîchissement du sang vital, & pour la formation de la voix & des sons. Sa tête ou commencement est nommé *Larinx*, & le reste *Bronchies* ou *Bronches*, pour être selon *Hippocrate* arrosé de quelque partie des liqueurs que l'on boit.

Sa situation.

Elle est située en la partie anterieure du col sur

l'œsophage qu'elle accompagne jusqu'à la quatriéme vertebre de la poitrine , où elle se separe en deux branches qui entrent dans les poûmons chacune de leur côté. Ces branches se divisent ensuite en autant de ramaux qu'il y a des lobes , & ceux-cy encore en d'autres , jusqu'enfin que se dispersans en de tres-petits ramaux , entre les racines de l'artere , & de la veine pulmonaire , ils vont aboutir dans les vessicules du poûmon , dans lesquelles ils s'ouvrent.

Sa grandeur varie selon l'âge , le sexe , & la diversité du temperament. Sa grandeur

Sa substance est cartilagineuse sur le devant , afin qu'elle ne s'affaisse pas, & qu'au contraire elle demeure toûjours ouverte pour l'entrée de l'air dans l'inspiration, & pour sa sortie dans l'expiration , & membraneuse en sa partie posterieure , afin que la deglutition ne soit pas empêchée par le voisinage d'un corps dur. Sa substance.

Les cartilages ne sont pas exactement ronds & annulaires, mais demi-circulaires ou semi-lunaires. Ils sont arrangés les uns dessus les autres , plus ils approchent des poûmons , & entrent dans leur Paranchime , plus ils sont petits , membraneux & moins durs. Quand la Trachée-artere se divise en deux ramaux, ses anneaux sont alors entierement cartilagineux , parce qu'ils ne touchent plus l'œsophage. Ils sont formés de maniere que le second étant plus petit que le premier , entre un peu dans sa cavité , comme les écailles de la queüe d'une écrevisse , ce qui permet aux bronches de s'allonger dans l'inspiration , & de se racourcir dans l'expiration , & dans l'expulsion des crachats. Tous ces cartilages sont exactement liés les uns aux autres par des ligamens charneux , & membraneux qui sont entre deux. Ses cartilages.

Ses mem-
branes.

L'exterieu-
re.

L'interieu-
re.

Cette Trachée-artere est revétüe de deux Membranes l'une exterieure, & l'autre interieure, l'exterieure est deliée & tres-forte, & vient de la pleu-
ve ; elle tient les cartilages attachés les uns aux
autres & empêche leur trop grande dilatation.

La Membrane interieure est plus épaisse, plus
dense & continue au palais. Elle est d'un sentiment si exquis qu'elle ne peut rien souffrir : car
lorsque quelque portion de l'aliment ou de la boisson tombe dans sa cavité on ne cesse point de tousser, que ce qui y étoit entré n'en soit sorti. Elle
est enduite d'une humeur grasse & mucilagineuse,
pour empêcher qu'elle ne se dessèiche, & ne soit
offensée par les excremens âcres & fuligineux qui
passent par la Trachée-artere, & aussi afin que le
son de la voix soit plus doux. L'abondance de cette humeur cause l'enrouëment ; mais lors qu'elle
est excessive, elle cause la perte de la voix, qui
revient aussi-tost aprés que cette humeur est consumée. Si elle est desséchée par trop de chaleur,
comme dans les fiévres, elle devient criante.

Cette tunique est composée de trois couches ;
la premiere est tissuë de deux rangs de fibres musculeuses, sçavoir de droites & de circulaires ;
la seconde est toute glanduleuse, il en sort une
humidité dans la cavité des bronches, & la troisiéme n'est qu'un tissu de ramaux, de nerfs d'arteres, de veines, & de limphatiques. Ce tissu sert
à porter le sang & les esprits necessaires pour la
nourriture, & pour le mouvement des Membranes, & on remarque que ces mêmes vaisseaux
déchargent quelquefois tant de serosités dans les
glandules, que les limphatiques ne peuvent pas
les contenir toutes, ce qui fait qu'elles coulent
dans la cavité de la Trachée-artere, & de là dans
les poûmons où elles causent des catarres.

La

La Trachée a ſes arteres doubles, les unes venant des carotides, & les autres de l'artere bronchiale, & elles accompagnent toutes ſes ramifications. Elle envoye des veines aux jugulaires exterieures. Elle a de petits nerfs qui viennent des recurrens de la huitiéme paire, & qui ſont répandus par toute la Membrane interne qu'ils rendent fort ſenſible. — Ses vaiſſeaux.

L'uſage de la Trachée-artere eſt d'aider à former la voix, & de ſervir à recevoir & rendre l air que nous reſpirons. — Son uſage.

L'air qui entre dans les branches de la Trachée-artere rafraîchit, ou condenſe en quelque façon le ſang qu'il rencontre dans les branches de l'artere veneuſe; & ce ſang tombant dans la cavité gauche du cœur, ſert à nourrir le feu qu'il y trouve, l'air qui eſt entré, & qui ſort amene avec ſoy certaines parties qui purgent le ſang, & qu'on appelle vapeurs fuligineuſes.

Le Larinx eſt la partie ſuperieure ou le commencement de la Trachée-artere, & le principal organe de la voix. — Ce que c'eſt que le Larinx.

Il eſt ſitué dans le fond de la bouche, au devant de l'orifice de l'œſophage, qui s'abbaiſſe pour recevoir l'aliment ou la boiſſon pendant que le Larinx s'éleve pour le comprimer, & pour en faciliter la deſcente. — Sa ſituation.

Sa Figure eſt ronde & circulaire, à cauſe qu'il falloit qu'il fût cave pour le paſſage de l'air. Il avance par devant, & eſt un peu applati par derriere, afin de laiſſer l'eſpace libre à l'œſophage dans la déglutition. — Sa figure.

Sa Grandeur eſt differente ſelon l'âge, le ſexe & le temperament; c'eſt de cette difference que vient la grande diverſité de la voix, laquelle eſt aiguë dans les jeunes perſonnes, & en ceux qui — Sa grandeur

EXPLICATION DE LA FIGURE II.

Qui represente le Larinx, avec ses Muscles, & ses Cartilages.

FIGURE I.

A Le Cartilage Thiroide ou Scutiforme.
B B B B Les Muscles Sternothiroidiens.
C C Les Muscles Hyothiroidiens.

FIGURE II.

A L'Epiglote sous le Scutiforme.
B Le Cartilage Scutiforme.
C C Les Apophises du même Cartilage.
D D Les deux Muscles propres du Larinx.
E Le Cartilage annulaire, & son exuberance. F.
G Une Portion de la Trachée artere.

FIGURE III.

A A A L'os Hioïde avec ses trois exuberances.
B L'Epiglote.
C C Le Cartilage scutiforme par la partie posterieure & concave.
D D Les deux Muscles Cricoarithenoidiens posterieurs.
E La partie posterieure & membraneuse de la Trachée-artere.
F F Les Muscles Arithenoidiens.

FIGURE IV.

A La partie concave du Cartilage Scutiforme dilatée.
B Les Muscles Cricoarithenoïdiens lateraux.
C Les Muscles propres.
D Les Muscles Thiroarithenoïdiens internes.
E L'insertion du Nerf recurrent.
F F La partie posterieure membraneuse de la Trachée-artere.

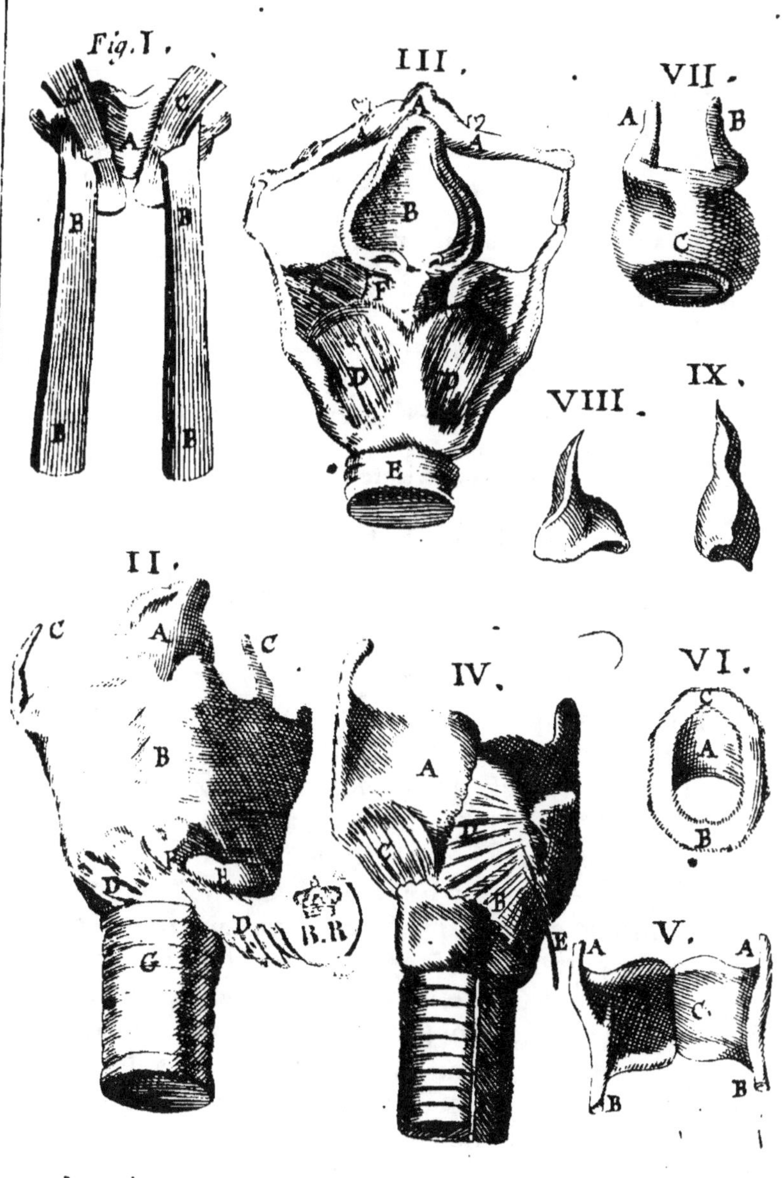

Fig. I.
A
C
B B
B B
III.
A A
B
F
D D
E
II.
C
A
C
B
D B.R
G
IV.
A
B
E
V.
A A
C.
B B
VI.
C
A
B
VII.
A B
C
VIII.
IX.

FIGURE V.

A A Le Cartilage Thiroïde ou Scutiforme.
B Ses Apophiſes inferieures.
C Sa partie concave.

FIGURE VI.

A La face interne du Cartilage annulaire.
B Sa partie inferieure & anterieure.
C Sa partie poſterieure & ſuperieure.

FIGURE VII.

A. B. Le Cartilage Arithenoïde par la partie poſterieure
    joint à l'annulaire.
C La partie large & poſterieure de l'annulaire.

FIGURES VIII. ET IX.

Les Cartilages qui conſtituent l'Arithenoïde, ſeparez de
l'Annulaire.

---

font de temperamment ſec, parce qu'en ceux-cy le paſſage du larinx eſt étroit. Dans les adultes & les mâles elle eſt groſſe & grande, parce que le larinx eſt plus large. Sa longueur ou ſa petiteſſe concourent auſſi à cette difference, auſſi-bien que l'expulſion de l'air forte ou foible, & en plus ou moins grande quantité, à raiſon de quoy la voix eſt grande ou petite, grave ou aiguë. S'il paroît moins aux femmes qu'aux hommes ; c'eſt que les glandes qui ſont placées au bas du larinx aux femmes, ſont plus groſſes que celles des hommes, ce qui leur rend le col plus rond, & la gorge plus belle.

Sa compoſition.   *Il eſt* compoſé de cartilages, de muſcles, de membranes, de vaiſſeaux & de glandes.

Les Cartilages font au nombre de cinq, ils for- | Ses cartila-
ment tout fon corps, ils fe deſſechent, & s'én- | ges.
durciſſent à meſure qu'on vieillit, ce qui a fait
croire quelquefois qu'il étoit oſſeux, & qu'on n'a-
voit pû étrangler des perſonnes condamnées au
dernier ſupplice.

Le premier des cartilages ſe nomme *Tiroïde* ou | Le Tiroïde.
Scutiforme, à cauſe qu'il a la figure d'un bouclier.
Il eſt cave en dedans, & convexe & boſſu en dehors; mais plus aux hommes qu'aux femmes,
parce qu'ils ont les glandes Thiroides moins groſſes. Il eſt quarré, & ſes quatre angles ont chacun
une production; les deux productions d'en haut
ſont les plus longues, elles ſe joignent aux côtés de l'os hioïde par le moyen d'un ligament,
& par les deux d'en bas, il eſt uni au cartilage
Cricoide. Chacun peut éprouver en ſoy-même,
lors qu'il avale des alimens ou des liqueurs que
ce cartilage s'éleve, & fait place au goſier.

Le ſecond des cartilages eſt le *Cricoide* ou *An-* | Le Cricoide
nulaire, ainſi appellé, parce qu'il eſt rond com-
me un anneau, & qu'il environne tout le larinx.
Il eſt étroit par devant, & large & épais par derriere, il ſert de baſe à tous les autres cartilages,
& eſt comme enchaſſé dans le Tiroïde; c'eſt par
ſon moyen que les autres cartilages ſont joints à
la Trachée-artere; c'eſt pourquoy il eſt immobile.

Le troiſiéme des cartilages eſt l'*Aritenoide*, qui | L'Aritenoi-
eſt ainſi appellé, parce qu'il reſſemble au bec | de.
d'une aiguere, il eſt placé dans le Tiroïde, &
eſt ſoûtenu par l'annulaire. Il forme la partie poſterieure du Larinx.

Le quatriéme des Cartilages eſt la *Glotte* ou | La Glotte,
Languette; il fait la partie poſterieure & ſuperieure du Larinx, qui eſt l'endroit où il eſt le

plus étroit, & suivant qu'il se resserre, ou qu'il se dilate, forme la voix, ou plus grêle, ou plus grosse. On voit à côté de la Glotte une cavité formée des Membranes qui lient les Cartilages ; & s'il arrive par hazard qu'en riant, ou en parlant il tombe quelque petite partie de l'aliment dans cette cavité, l'on tousse jusqu'à ce que ce qui y étoit tombé, en soit sorti.

L'Epiglote.

Le cinquiéme des Cartilages est *l'Epiglotte*, ainsi appellé, parce qu'il sert de couvercle à la Glotte, qui est la fente & l'ouverture du Larinx ; il a la figure d'une feuille de lierre ; sa substance est plus molle que celle des autres Cartilages, afin qu'il puisse se baisser & se relever commodément ; il est attaché à la partie concave & superieure du Tiroïde. L'orifice du Larinx est toûjours ouvert pour la respiration, si ce n'est que l'Epiglotte se ferme ; elle est abbaissée par la pesanteur de l'aliment, afin que rien ne tombe dans la Trachée-artere ; mais aussi-tôt que l'aliment est passé pour aller dans l'Oesophage, l'Epiglote se releve par une action de ressort qui luy est naturelle, pour laisser entrer l'air dans la Trachée-artere. Elle se rabaisse tout autant de fois que nous avalons quelque chose par un mouvement pareil à celuy de ces petites trapes qui sont aux comptoirs des Marchands, que la pesanteur de l'argent fait baisser ; mais qui se relevent aussi-tôt qu'il est passé.

Les muscles du Larinx.

Le Larinx a plusieurs muscles qui servent à mouvoir ses Cartilages selon nôtre volonté, attendu que son mouvement est volontaire, & que nous formons la voix, quand il nous plaît. Ses muscles sont quatorze, sept de chaque côté, qui le dilatent, & le resserrent dans le besoin. De ces quatorze muscles, il y en a quatre communs, &

dix propres. Les communs font ceux qui ne prennent pas leur origine du Larinx ; mais qui s'y viennent inferer, & les autres propres au contraire y ont leur origine & leur infertion.

La premiere paire des communs eft le *Sternotiroïdien* ou *Bronchique*. Il prend fon origine de la partie interieure & fuperieure du Sternon, monte le long des Cartilages de la Trachée-artere, & fe termine au bas du Scutiforme, qu'il tire en bas.

La feconde paire eft l'*Hyotiroïdien*; il naît de la bafe de l'os Hyoïde, & s'infere à la partie externe & inferieure du Tiroïde. Il fert à relever le Larinx, en refferrant le haut, & en dilatant le bas du Tiroïde.

La premiere paire des mufcles propres eft le *Cricothiroïdien anterieur*. Il tire fon origine de la partie anterieure & inferieure de l'Annulaire, & fe termine à la partie inferieure & laterale du Scutiforme pour le dilater.

La feconde paire eft le *Cricothyroïdien pofterieur*. Il naît de la partie fuperieure & pofterieure de l'Annulaire, & s'infere en la partie fuperieure & laterale du Scutiforme, pour le refferrer.

La troifiéme paire eft appellée *Cricothiroaritenodien lateral*, à caufe qu'il prend fon origine de la partie interieure & laterale de l'Annulaire, & s'infere à la partie inferieure & laterale de l'Aritenoide, qu'il éloigne, afin de dilater l'ouverture du Larinx.

Le quatriéme eft le *Thiroarithenoidien*; il naît de la partie anterieure & interne du Scutiforme, & fe termine aux côtés de l'Aritenoide, il approche avec le fuivant le Cartilage Aritenoide pour fermer l'ouverture du Larinx.

Le cinquiéme eft appellé *Arithenoidien*, il prend

B iiij

Le Sternotiroidien.

L'Hyotiroidien.

Le Cricothiroidien anterieur.

Le Cricothiroidien poftericur.

Le Cricothiroaritenoidien lateral.

Le Thiroarithenoidien.

L'Aritenoidien.

ſon origine de la partie poſtérieure & inferieure de l'Aritenoïde, & ſe traînant par des fibres tranſverſes, il s'inſere à ſes côtés pour le reſſerrer.

On remarque que l'Eſquinancie cauſée par l'inflammation de ces deux muſcles eſt mortelle, parce qu'ils ferment exactement l'ouverture du Larinx.

Le Larinx a deux Membranes, l'une exterieure, qui eſt la continuité de celle qui couvre exterieurement la Trachée-artere, & l'autre interieure, qui eſt la même qui tapiſſe toute la bouche, & qui en deſcendant revêt interieurement le Pharinx, le Larinx, & la Trachée-artere.

Quant aux vaiſſeaux, le Larinx reçoit des veines des jugulaires, des arteres des Carotides, & des nerfs des recurrens, qu'on nomme ainſi, parce qu'ils remontent ſur leurs pas, aprés être deſcendus juſqu'à la groſſe artere, qu'ils embraſſent d'un côté, & l'artere axillaire de l'autre. Ces nerfs finiſſent dans les muſcles du Larinx pour les faire mouvoir, & pour ſervir à la voix; d'où vient que ſi on les lie, ou que l'on les coupe à quelque animal, il perd la voix auſſi-tôt.

Ses Glandes ſont au nombre de quatre, qui ſervent à humecter le Larinx, deux ſituées au deſſus, qu'on nomme *Tonſiles* ou *Amigdales*, & deux au deſſous, qu'on nomme *Tiroïdes*, ainſi nommées, parce qu'elles reſſemblent à des amandes pelées.

Les Amigdales ont leur ſubſtance ſpongieuſe, elles ſont ſituées à chaque côté de la luette proche la racine de la langue, elles ſont revêtuës de la Tunique commune de la bouche, elles ont des nerfs de la quatriéme paire, des arteres des Carotides, & des veines qui vont aux jugulaires. Il ſe fait ſouvent dans ces glandes des abſcés qui ſe meuriſſent aiſément, à cauſe de la chaleur de la bouche.

Pourquoy l'Eſquinancie eſt quelquefois mortelle.

Ses Membranes.

Ses vaiſſeaux.

Ses Glandes

Les Tonſiles.

L'usage des Amigdales est de filtrer le sang qui leur est porté par les rameaux des Carotides, d'en separer les serosités, & de les décharger dans le fond de la bouche pour humecter le Larinx, de peur qu'il ne soit trop desseché par l'air qui y passe continuellement ; le Larinx étant toûjours ouvert, il coule quelque partie de ces serosités dans la Trachée-artere.

Les Tiroides sont situées au dessous du Larinx à côté du Cartilage annulaire, & du premier anneau de la Trachée-artere, une de chaque côté ; elles ont la figure d'une petite poire, leur couleur est un peu plus rouge, & leur substance plus solide, plus visqueuse, & tirant plus sur la chair des muscles que les autres glandes. Elles ont des nerfs des recurrens, des arteres des Carotides, des veines des jugulaires, & des limphatiques qui se rendent au canal thorachique.

Leur usage est de separer une humidité grasse & visqueuse pour enduire le Larinx, & faciliter les mouvemens de ses Cartilages, pour adoucir l'acrimonie de l'humeur salivale, & pour rendre la voix plus douce. Ceux qui oignent avec de l'huile les flûtes, imitent cet artifice de la nature.

L'usage du Larinx est de former la *Voix*, qui est un son articulé de l'homme, produit par la glotte de la percussion ou battement frequent de l'air expiré pour exprimer les sentimens de l'ame. Il y a trois sortes de parties qui y contribuent differemment, sçavoir les poûmons, la Trachée-artere, & la bouche. Le poûmon pousse l'air qui sort sans bruit par la bouche, & par le nez, sans autre effet que la simple respiration ou les soûpirs, pourveu qu'il trouve les conduits libres & ouverts : mais quand la fente qui est au haut du

Larinx, comme celle qui eſt aux flutes, s'étrecit,
& s'oppoſe à la ſortie de l'air qui la repouſſe pour
paſſer, & l'effort que fait la Glotte pour retrecir
ce paſſage, cauſe ce tremblement & ces ſecouſſes preſſées qui forment les ſons. Ce bruit eſt plus
ou moins fort, ſelon la violence avec laquelle l'air
eſt pouſſé, & il eſt plus ou moins aigu, ſelon que
les battemens ſont plus ou moins preſſés. Cet
effet dépend de la longueur & groſſeur du Larinx, que chaque perſonne modifie pour prendre
differens tons par le moyen des muſcles qui le
reſſerrent, ou qui le dilatent ſelon nôtre volonté.
La netteté de la voix, & les autres agreémens dépendent auſſi de la diſpoſition du Larinx & de la
languette qui le ferme ; mais la configuration de
la bouche, & les mouvemens de la langue & des
lévres produiſent la diverſité qui rend la voix articulée & diſtincte par la prononciation des lettres,
des ſyllabes, & des paroles dont le diſcours eſt
compoſé. Si on examine une orgue, on verra
qu'elle imite admirablement bien l'induſtrie
dont la nature s'eſt ſervie pour former la voix.
Les ſoufflets comme les poûmons pouſſent l'air
dans les tuyaux ; la ſtructure de ces tuyaux eſt pareille à celle de la Trachée-artere, & enfin l'a-
dreſſe & les mouvemens des doigts de l'Orga-
niſte produiſent cette diverſité de tons, qui rendent une harmonie parfaite ; de même que la diſpoſition de la bouche avec les mouvemens de la
langue & des lévres, articulent les mots qui forment un diſcours.

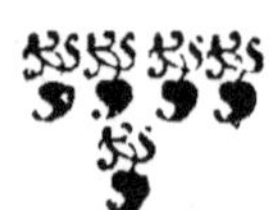

CHAPITRE VI.

Des Maladies de la Trachée-artere.

LEs principales maladies de la Trachée-artere, font l'angine, le retréciffement, l'inégalité, les playes, les ulceres, l'Aphonie, ou privation de la voix.

L'Angine ou *l'Efquinancie* eft une inflammation des mufcles du Larinx, & des autres parties de la gorge ; on en établit de deux fortes, une dans laquelle les parties exterieures ne font pas tumefiées, n'étant qu'une inflammation des mufcles internes du Larinx ; il y en a une autre qui occupe les mufcles interieurs du col, laquelle eft accompagnée d'une tumeur affez groffe.

On diftingue l'Efquinancie en vraye & en fauffe ; la vraye eft accompagnée de la fiévre, & d'une grande difficulté de refpirer ; & la fauffe eft fans fiévre, n'étant qu'une inflammation qui furvient à la gorge.

Les caufes de l'Efquinancie font internes & externes ; les internes font comme une limphe âcre & acide qui fait des obftructions dans les petits tuyaux qui compofent les mufcles, les glandes, & les membranes ; de forte que la circulation étant arrêtée dans tous ces petits tuyaux ; c'eft une neceffité que ces parties s'enflamment & fe tumefient, qu'elles compriment la Trachée-artere, & empêchent le paffage de l'air dans cette partie, d'où s'enfuit la fuffocation.

Les caufes externes font les bleffures, l'air trop humide ou pluvieux, les alimens âcres & acides,

ou les corps étrangers avalés par mégarde, qui
par leur compression occasionnent l'inflammation
aux muscles du Larinx. Les frictions du mercure
peuvent aussi causer cette maladie par ses parties
âcres & caustiques, qui venant à se nicher dans
les muscles, y causent des irritations, & l'inflammation.

Ses signes.   *Les Signes* qui marquent que l'Esquinancie se
veut former, sont une difficulté d'avaler, & de
respirer, le malade sent de la douleur au gosier,
une chaleur & une ardeur à la gorge, il a de la
peine à remuer le col, ses crachats sont épais &
gluans, il a une grande douleur de tête.

Lorsque l'inflammation est formée, le malade
a une grande difficulté de respirer, & d'avaler,
il rejette les boüillons & la boisson par le nez,
sa langue est flasque & molle, le fond de la gorge
est tout rempli de salive ; la respiration est presque abolie ; on ne peut cracher, & si on se couche, on étouffe.

Quand l'Esquinancie est fort grande, les veines
du visage sont grosses & enflées, la langue est livide & chargée d'une matiere épaisse, salée, ou
amere, le visage est bouffi & enflammé ; la fiévre est aiguë, la soif est insupportable, aussi-bien
que l'amertume de la bouche ; les yeux sortent
de la tête, comme il arrive dans ceux qu'on étrangle ; on ne voit les objets qu'imparfaitement, le
poux est comme dans les peripneumoniques, on-
doyant & petit.

Les Enfans sont plus sujets à ces sortes de maladies que les grandes personnes, parce qu'ils
sont remplis de pituite, laquelle venant à s'aigrir, irrite la gorge.

Lorsque les enfans sont attaqués de cette maladie, ils ont le visage pâle, ils se plaignent d'une

douleur exterieure du col, ils crachent beaucoup,
& leurs crachats font épais & gluans.

L'Esquinancie qui furvient à la fiévre, fans que Son pro-
gnoftic.
la tumeur de la gorge ait precedé, eft fort dan-
gereufe, auffi bien que celle où il ne paroît point
d'enflure au col, auquel on fent neanmoins une
grande douleur, jointe à une grande difficulté de
refpirer : car les mufcles du Larinx boûchant tout-
à-fait le paffage de l'air, l'on meurt quelquefois le
même jour, ou bien le deuxiéme ou le troifiéme.

Si les poûmons s'enflamment dans l'Efquinancie, les malades meurent ordinairement le feptiéme jour, ou s'ils paffent ce temps-là, *Hippocrate* dit qu'ils deviennent empiiques, parce que
cette maladie âcre paffant dans les poûmons, il
arrive une Peripneumonie, d'où fuit l'Empiéme ;
cependant quelques Auteurs difent prefentement
que jamais l'Efquinancie n'a caufé d'Empiéme.

Si la fiévre continuë toûjours, c'eft un mauvais
figne, & fi le malade écume de la bouche, & ne
refpire qu'avec peine, il eft bien prés de la mort,
parce que c'eft une marque affurée que la Trachée-artere eft fortement ferrée.

Lorfque l'inflammation des parties internes fe
communique aux externes, & qu'il furvient une
tumeur & une rougeur à la poitrine, c'eft un bon
figne.

Dans l'Efquinancie quelquefois on ne peut avaler les alimens folides ; mais feulement les liquides ; quelquefois au contraire on avale plus facilement les liquides que les folides.

Lorfque l'inflammation eft au palais, à la luette,
& aux autres parties voifines, on ne peut avaler
les alimens folides à caufe de la douleur qu'ils
font, & que ces parties ne font pas en état de

faire effort pour pousser les alimens dans la gorge ; mais on avale bien les liquides, parce qu'ils n'ont pas tant besoin d'être repoussés par la langue dans la gorge, dans laquelle ils tombent presque par leur pesanteur.

Si l'inflammation est seulement aux muscles du Pharinx, on avale mieux les alimens solides que les liquides, parce que l'inflammation retrecissant l'œsophage, les alimens liquides ne peuvent passer, à cause qu'ils ne peuvent être pressés par la langue, la compression qu'elle fait les chassant de tous les côtés, à cause de leur fluidité, ce qui fait qu'ils sortent par le nez.

Lors qu'il arrive des tumeurs au col, il ne faut pas les negliger, parce que la limphe croupissant trop long-temps dans les vaisseaux & dans les glandes, elle cause l'Esquinancie par son âcreté.

Lorsque les enfans commencent à croître, l'Esquinancie n'est pas si à craindre que dans les grandes personnes, parce que cette tumeur n'arrive dans les enfans que par la trop grande abondance du suc nourricier qui n'a point d'âcreté ; mais dans les adultes c'est toûjours une limphe aigrie qui leur cause cette maladie.

Le Retrecissement de la Trachée-artere empêche la formation de la voix, & est causé par une inflammation qui se fait au dedans, ou par des corps étrangers qui la compriment par dehors, ou qui la boûchent en dedans par des tumeurs qui la pressent, par des phlegmes épais qui gonflent les Cartilages, par une paralysie qui relâche les fibres qui attachent les mêmes Cartilages, ou par la convulsion de la Membrane interieure de la Trachée-artere, comme il arrive quelquefois aux femmes histeriques, & aux hypochondriaques.

Causes du retrecissement de la Trachée-artere.

Dans cette maladie on ne respire, & l'on ne parle qu'avec difficulté, & le malade est en danger d'être étouffé, sur tout lorsque la Trachée-artere est entierement comprimée par dehors, ou bouchée en dedans par des corps étrangers, parce qu'on ne peut vivre sans respirer.

Ses signes.

Lorsque la Trachée-artere se resserre tout d'un coup aprés une longue phtisie, c'est un signe de mort, c'est une marque que les Cartilages sont tout-à-fait dessechés, & qu'ils se sont retirés par un défaut d'humidité.

Son pro- gnostic.

Quelquefois la respiration vient à manquer tout d'un coup dans les phtisiques, ce qui vient souvent de ce que la Trachée-artere se remplit tout d'un coup de pus.

Le Resserrement du Larinx ou de la Glotte vient ordinairement de la tumeur des muscles du Larinx & des Amigdales, ou des corps étrangers qui sont glissez dans la fente du Larinx, qui en bouchent l'ouverture, & qui empêchent le passage de l'air, comme il est arrivé quelquefois en s'éclatant de rire en mangeant, parce que les alimens en allant de travers, une partie est entrée dans le Larinx, au lieu d'entrer tout-à-fait dans l'œsophage.

Causes du resserre- ment du Larinx.

On connoît que la Glotte est trop étroite, lors qu'on a de la difficulté à se faire entendre, & qu'on ne peut former aucun son. On ne respire qu'avec bien de la peine. Si l'ouverture du Larinx est tellement bouchée, qu'il ne reste plus de passage à l'air, le malade est en danger de sa vie, parce qu'il ne peut respirer, & qu'il est difficile de redonner à ces Cartilages leur flexibilité, & leur vertu de ressort.

Ses signes.

Son pro- gnostic.

L'Epiglotte devient quelquefois roide, rude, & inflexible, c'est-à-dire, qu'elle a perdu son res-

Causes de de l'inflexi- bilité de l'E- piglote.

fort par le deſſeichement de ſes fibres , lorſque la
liqueur huileuſe qui les arroſe , & qui les tient
ſouples , vient à manquer par l'obſtruction des
petits canaux excretoires. Ce deſſechement vient
auſſi ſouvent de l'ardeur d'une fiévre qui conſume
& tarit la liqueur qui arroſe l'Epiglote , & les
autres Cartilages du Larinx. Enfin il eſt aſſez ordinaire à ceux qui ont la verole , parce que la
Limphe & tous les ſucs nourriciers ſont âcres , de
ſorte que ces Cartilages étant penetrés , ils en
perdent leur reſſort.

Ses ſignes. *Dans* cette maladie la voix devient rude , la reſpiration frequente & difficile , l'on avale avec
peine. Les alimens ſe gliſſent quelquefois dans la
fente du Larinx , ce qui cauſe une toux incommode & une difficulté de reſpirer. Pour éviter
ces accidens l'on eſt obligé de manger à groſſes
bouchées. En beuvant , une bonne partie de la
liqueur entre dans la Trachée-artere , ce qui excite une toux inſupportable qui fatigue extrêmement ; enfin c'eſt une marque que l'Epiglote ne
peut s'abbaiſſer , lors qu'à chaque fois que l'on
mange , il entre des alimens dans le Larinx , ce
qui ſe peut connoître à la difficulté de reſpirer ,
& à la toux qui arrive d'abord.

Lorſque l'Epiglotte s'eſt oſſifiée , il n'y a point
de remede. Ceux à qui cet accident arrive , ſont
ſujets à de fâcheuſes incommodités : car ils ne
reſpirent qu'avec peine. En mangeant il arrive
ſouvent qu'une partie des alimens entre dans le
Larinx , ce qui excite une toux incommode , &
quelquefois une mort ſubite.

Le Retreciſſement de la Glotte , l'inflexibilité de
l'Epiglotte ſont des indiſpoſitions incurables dans
les vieillards , parce que ces Cartilages ſont endurcis & oſſifiés , & qu'il n'y a plus de liqueur
pour

pour les humecter, comme dans les jeunes gens.

On remarque que l'Epiglotte eſt quelquefois ſi courte, qu'elle ne ſçauroit fermer l'ouverture du Larinx, & que cette indiſpoſition naturelle eſt ſans doute la cauſe de la plûpart des morts ſubites qui ſont arrivées en beuvant & en mangeant.

La rudeſſe & l'inégalité de la Trachée-artere, qui eſt naturellement polie en dedans, vient ou de la deſſication de l'humidité qui l'enduit, ou de l'âcreté du ſuc nourricier, ou d'un air ſalin, ce qui rend la voix rude, parce que l'air fait pluſieurs ſaubreſauts en rencontrant ces éminences qui le retardent dans ſon paſſage.

Cette maladie cauſe une toux frequente qui incommode beaucoup, & fait bien de la peine à parler. On la guerit plus ou moins facilement, ſelon que la Membrane interne de la Trachée-artere eſt plus ou moins corrodée par l'âcreté des liqueurs.

L'Aphonie eſt, lors qu'il n'y a point de voix du tout, ce qui arrive par le vice du Larinx, ou paralitique, ou convulſif. Ainſi les femmes ne ſçauroient parler dans la paſſion hiſterique, à cauſe de la convulſion des muſcles du Larinx qu'elles prennent pour une corde qui les étrangle.

La perte de la parole, c'eſt lorſque le ſon & la voix ſont formés par le Larinx; mais que la langue ayant perdu ſon mouvement, ne ſçauroit ſuffiſamment former la voix, ni articuler la parole. Ce vice eſt ordinaire aux paralitiques & aux apoplectiques.

Les Ulceres de la Trachée-artere occupent quelquefois plus ou moins d'étenduë dans cette partie, & viennent de l'obſtruction des glandes & des canaux excretoires de ſa Membrane interne.

Tome II. C

où ils font caufés par un pus âcre qui vient d'un ulcere des poûmons.

Leurs fignes.   *Lors qu'ils* ne paroiffent pas à la veuë, ils fe font connoître par la douleur qu'ils caufent, & par les crachats où il y a du fang & du pus, & des raclures cartilagineufes.

Leur Prognoftic.   *Les Ulceres* font tres-difficiles à guerir, parce que la Trachée-artere & les poûmons font fans ceffe dans un mouvement continuel, & qu'on n'y peut porter aifément les remedes : car tous les medicamens liquides que l'on donne ne coulent pas comme l'on croit dans la Trachée-artere, fi cela étoit, il faudroit mourir.

Les fignes des playes.   *Lorfque* la Trachée-artere eft bleffée, l'air fort par la playe, on touffe beaucoup, on crache du fang, on fent une grande douleur vers le dos, la voix devient rauque, & la langue feche.

Leur Prognoftic.   *Cette* maladie eft le plus fouvent mortelle, parce que c'eft une partie cartilagineufe, & fans fang, & partant difficile à être confolidée, joint que les remedes n'y peuvent être portés facilement, & que la toux irrite & augmente encore la playe.

CHAPITRE VII.

De la Poitrine en general.

La poitrine, pourquoy appellée Thorax.   *L*A *Poitrine* eft appellée des Grecs *Thorax*, du Verbe *Thoro*, qui fignifie faillir, & fauter, à caufe du mouvement perpetuel du cœur qui refide dans cette partie, ou felon d'autres, *Thorax* fignifie une cuiraffe, parce qu'il contient & défend le cœur, & les autres parties contenuës dans fa cavité.

On l'appelle Ventre moyen, non seulement à cause de sa situation qui se trouve entre le ventre superieur, qui est la tête, & l'inferieur, qui est le bas ventre; mais encore par rapport à sa grandeur, la poitrine étant une cavité plus grande que celle de la tête, & plus petite que celle du bas ventre.

C'est une partie dissimilaire & organique, le domicile des parties vitales, l'office & la boutique de la chaleur, du sang, & de l'esprit vital, & ainsi la source de la vie, & le siege des affections & passions.

C'est cette cavité qui est terminée en haut par les Clavicules, en bas par le Diaphragme, aux deux côtés par les Côtés, en la partie de devant par le Sternum, & en celle de derriere par les Vertebres du dos. La partie anterieure se nomme Sternum ou poitrine, & la posterieure le dos.

La Figure de la poitrine est presque ovale; elle doit être platte par derriere, & large, & voutée par devant: car autrement elle est défectueuse, & cause beaucoup de grandes incommodités.

Sa Grandeur est fort differente; mais generalement parlant, elle doit être plus grande que petite: car lors qu'elle est étroite & serrée, le cœur & les poûmons n'ont pas la liberté de se mouvoir librement dans la respiration; il arrive aussi que de temps en temps ils heurtent fortement contre les côtes qui les environnent; d'où vient que d'autant que leurs parties sont d'elles-mêmes tres-molles, elles se flétrissent insensiblement par cette impulsion presque continuelle contre les côtes, & perdent leurs forces; que de plus leurs vaisseaux étant rompus par ce choc, il en survient hemoptysie, & le sang croupissant, & se corrompant dans leurs petites cellules spongieuses, il se forme un ulcere qui est suivi immanquablement

C ij

EXPLICATION DE LA FIGURE III.

Qui repreſente les Parties externes propres de la Poitrine, avec la ſituation du Diaphragme dans le Corps.

A Le Muſcle pectoral dans ſa ſituation.
B Le même renverſé en dehors.
C Le grand Dentelé dans ſa ſituation vû en partie.
D Le même renverſé en dehors.
E Le petit Dentelé dans ſa ſituation.
F F Les Clavicules.
G Les Muſcles ſouſclaviers.
H H H Les Muſcles intercoſtaux.
I I I Le Diaphragme.
K Une partie de la grande Artere deſcendante.
L Le Trou pour la Vene cave deſcendante.
M Le Trou pour l'œſophage.
N N Les Venes phreniques.
O O Les Arteres phreniques.
P P Les deux Appendices du Diaphragme.
Q Q Les Muſcles Pſoas.
R R Les Muſcles des Lombes.
S S La Cavité interne des Os Ilium.

---

de phtiſie, accompagnée de fiévre lente.

Sa Subſtance   *Sa Subſtance* eſt en partie oſſeuſe, & en partie charneuſe. Elle a dû être en partie oſſeuſe, afin que le Thorax demeurât étendu, & que les parties charneuſes, à raiſon de leur molleſſe, ne s'affaiſſaſſent pas les unes ſur les autres, & que le cœur, ce noble viſcere, ne fût pas comprimé par le poûmon, & empêché en ſon mouvement. Elle a dû être en partie charneuſe, afin que dans la reſpiration, dont le cœur ne ſçauroit abſolument ſe paſſer, il pût facilement & commode-

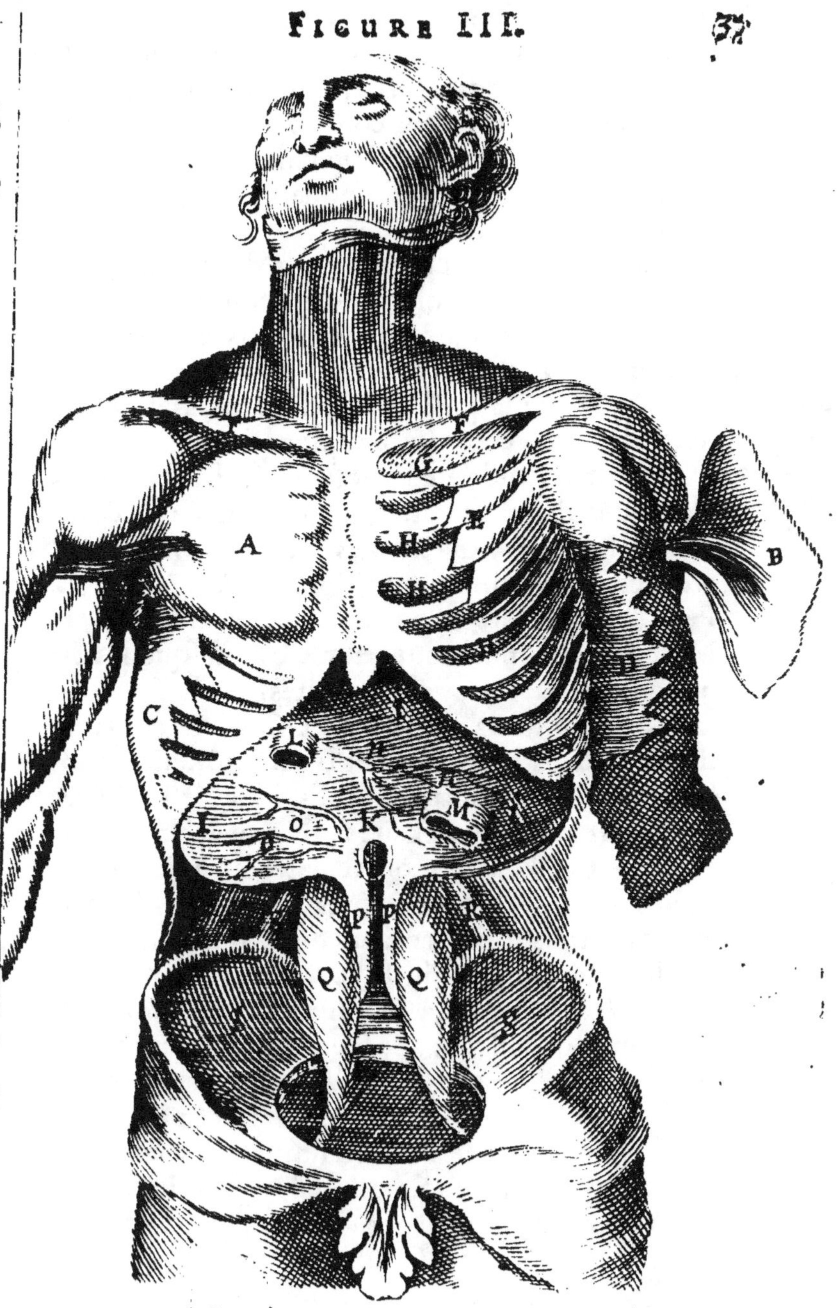

FIGVRE III.
A
B
C
F
F
H
I
L
h
K
M
I
o
K
p p
k
e
e
S

ment se mouvoir. Et afin que cette extension ou
expansion se maintint, & qu'à même temps tous
les mouvemens se fissent convenablement, il a dû
être composé, non pas simplement d'un seul os,
mais de plusieurs, tous lesquels, afin que leur
mouvement se fît plus facilement, ont dû être
coarticulés, & liés ensemble par des Cartilages,
& être munis non seulement chacun d'un muscle
situé dans leurs entre-deux ; mais encore être
couverts de plusieurs autres.

L'usage de la poitrine est de renfermer, & de
défendre le cœur & les poûmons.

Les Parties qui la composent, se divisent comme celles du bas ventre, en contenantes, & en
contenuës. Les contenantes sont communes, &
propres. Les communes sont la Cuticule, la
Peau, la Graisse, le Pannicule charnu, & la
Membrane commune des muscles, ausquelles on
peut remarquer ces particularités.

La Peau de la poitrine est souvent couverte
de poils dans quelques personnes, & elle en est
toûjours garnie dans tous sous les aisselles. Ces
poils sont appellés axillaires, ils empêchent qu'elles ne se touchent, ce qui leur seroit incommode
pour les mouvemens des bras, & pour les sueurs :
car ces parties sont les emonctoires du cœur, comme les aînes le sont du foye.

La Graisse qui est à la poitrine paroît toûjours
plus jaune qu'ailleurs, & si elle est en petite quantité, excepté aux mammelles, ce n'est pas parce
qu'elle auroit empêché la respiration par sa pesanteur ; mais parce qu'y ayant peu de chairs, &
beaucoup d'os, cette graisse n'y pouvoit être en
grande quantité ; l'experience nous faisant voir
que le ventre inferieur n'est fort gras, que parce
qu'il est tout charnu ; que la poitrine l'est medio-

L'usage de
la poitrine.

Ses parties
contenantes
communes.

Sa Peau.

Sa Graisse.

FIGURE III.

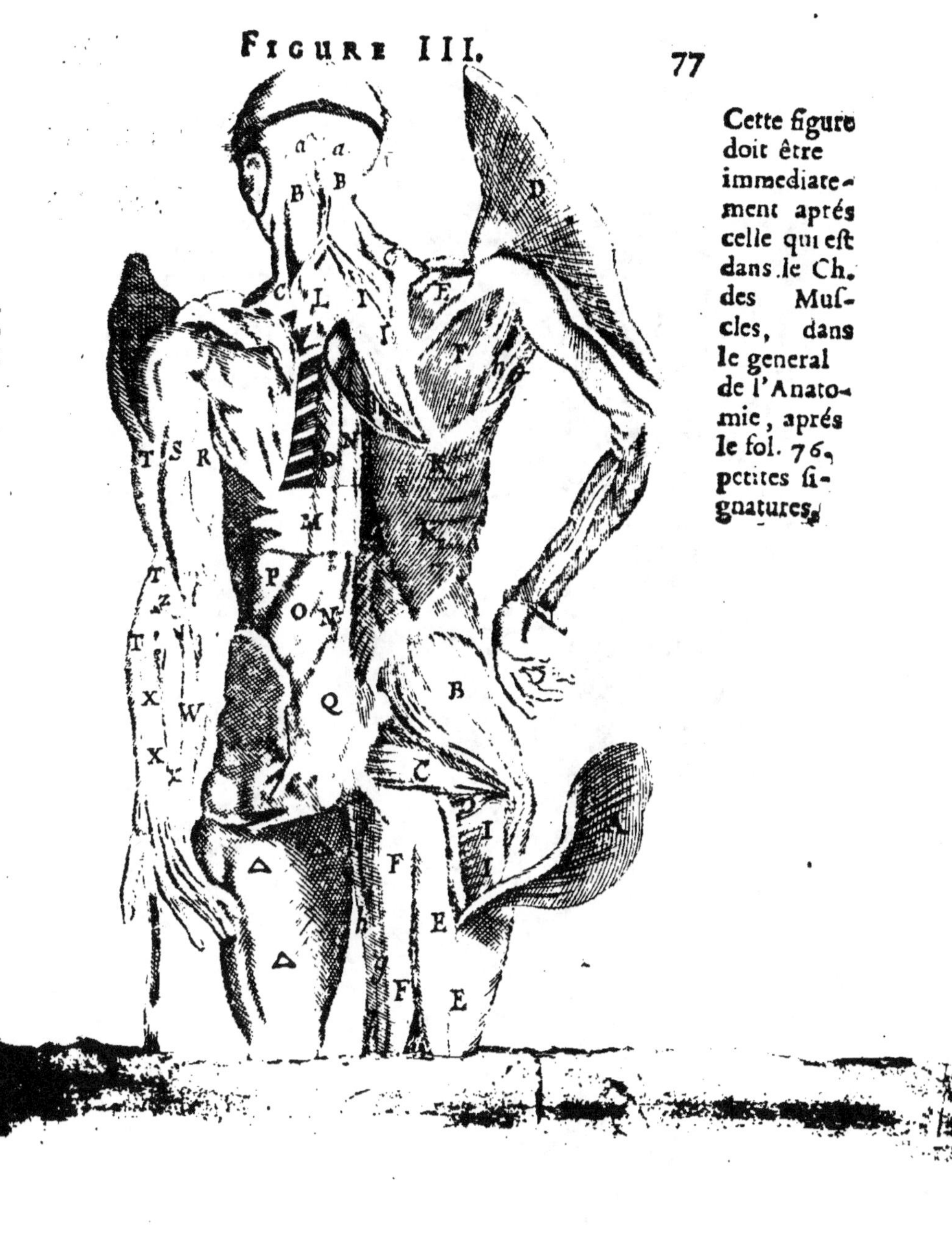

Cette figure
doit être
immediate-
ment aprés
celle qui est
dans le Ch.
des Muf-
cles, dans
le general
de l'Anato-
mie, aprés
le fol. 76,
petites fi-
gnatures.

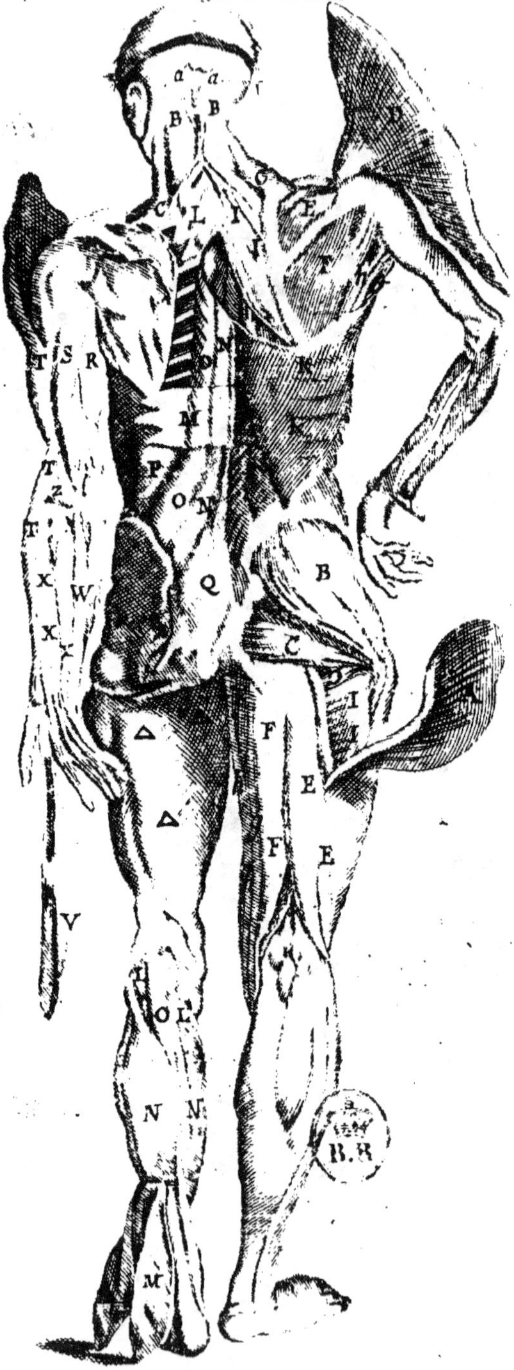

Cette figure doit être immediate-ment aprés celle qui est dans le Ch. des Muscles, dans le general de l'Anatomie, aprés le fol. 76, petites signatures.

EXPLICATION DE LA FIGURE III.

Qui represente une partie des Muscles du corps par la partie posterieure.

a a Le Muscle complexe de la Tête.
B B Le Splenique.
C C Le Levateur de l'Epaule.
D Le Trapeze dans sa situation.
E Le Sus épineux. F Le Sous-épineux.
G Le grand Rond. h Le petit Rond.
I I Le Rhomboïde K K Le Tres-large.
L Le Dentelé posterieur superieur.
M Le Dentelé posterieur inferieur.
N N Le Long du Dos.   O O Le Sacrolombe.
P Le Quadratus.   Le Muscle sacré du Dos.
R Le Muscle extenseur du Bras appellé le Long.
S L'autre Extenseur, nommé le Court.
T T Le Supinateur du Bras.
V Le premier Extenseur du Carpe, ou Bicornis.
V V L'autre Extenseur du Carpe.
X X x x Les deux Extenseurs des Doigts.
Z Les Apophises externes de l'Humerus.
Δ Le Deltoide.   T Le Brachial.

Les Caracteres suivans representent les Muscles des Articles inferieurs.

A Le grand Fessier hors de sa situation.
B Le moyen Fessier dans sa situation.
C Le Piriforme.   L'Obturateur interne.
E E Le Semi-membraneux. g g Le Semi-nerveux.
h h Le Grêle.
I I I Le Triceps dans le Côté gauche.
K Le Vaste externe.
Δ Δ Δ Le Triceps dans le côté droit.
L L Le Poplitée.
M M Les deux Gemeaux dans leur situation au côté gauche,
    & separez au côté droit.
N N Le Solaire. O Le Plantaire.

erement, parce qu'elle est en partie charnuë, &
en partie osseuse, & que ce qui fait que la tête
ne l'est point du tout, c'est parce qu'elle est toute
osseuse.

Les *Parties* contenantes propres sont de quatre
sortes ; elles sont ou glanduleuses, comme les
mammelles de l'un & de l'autre sexe, cartilagi-
neuses ou osseuses, comme le Sternum, les Côtes, les Clavicules, les Omoplates, les Vertebres du dos, ou charnuës, comme les muscles
pectoraux, intercostaux, & autres, ou enfin membraneuses, comme la Pleure & le Mediastin.

Les *Parties* contenuës dans la poitrine sont les
visceres & les vaisseaux ; les visceres sont le Cœur
avec son Pericarde, & les Poûmons avec une
partie de la Trachée-artere & de l'œsophage ; les
vaisseaux sont plusieurs Nerfs, la grosse Artere,
la Véne-cave, & le Canal thorachique.

✥✥✥✥✥✥✥✥✥✥✥✥✥✥✥✥✥✥✥✥✥

CHAPITRE VIII.

Des Maladies exterieures de la Poitrine.

LEs *principales* Maladies des parties exterieures de la poitrine sont les Playes, & les Fistules.

Les *Playes* sont externes ou internes, & pour
l'ordinaire faites par des coups d'épées, ou par
des coups d'arquebuses.

On connoît facilement les Playes externes, &
pour les internes on s'en assure, & par la sonde,
& à l'air qui sort avec vîtesse de la playe, quand
la poitrine vient à se resserrer.

Les *Playes* qui pénétrent la poitrine sont plus

C iiij

dangereuſes , lors qu’elles ſont faites par des inſtrumens pointus , comme une épée , que lors
qu’elles ſont faites par des inſtrumens plus larges , comme, par exemple , un couteau , pourvû
qu’il ne ſoit pas pointu , parce qu’il n’entrera pas
ſi facilement dans la poitrine.

Les Playes du derriere de la poitrine proche les
Vertebres , & celles des côtés ſont plus dangereuſes que celles qui bleſſent le devant de la poitrine. La convulſion qui ſurvient aux playes de
la poitrine , en marque le danger. Si ces playes
ſont accompagnées de douleurs , de fiévres , &
d’inflammations , c’eſt un méchant ſigne. Plus
ces playes ont été expoſées à l’air , plus il y a de
danger , à cauſe qu’il s’eſt fait des coagulations.
Enfin les playes de la poitrine les plus fâcheuſes
ſont celles qui ſont faites par des armes à feu.

Les fiſtules.　　*Les Fiſtules* de la poitrine rendent toûjours du
Leurs ſignes　pus , on en connoît la direction avec la ſonde ou
avec la bougie ; & quand elles pénétrent la capacité , l’air ſort avec aſſés de force pour éteindre
la chandelle.

Leurs cau-　　*Ces Fiſtules* , ſelon un Auteur moderne , ſont
ſes.　　cauſées par de petites particules longues & pointuës : mais pour bien entendre de quelle maniere
ces particules ſalines entrent dans les chairs pour
les rendre calleuſes , il faut s’imaginer que le bout
de ces particules ſalines eſt fait à peu prés comme une tariere. Pour peu de mouvement qu’elles reçoivent de la matiere ſubtile , elles entre-
ront fort avant dans les fibres des parties molles ,
ces tarieres les perceront , & les déchireront ,
parce que la matiere ſubtile qui les trouve engagées , fait effort en paſſant , & les pouſſe en leur
communiquant un mouvement circulaire , ce qui
fait que ces petites particules entrent encore plus

avant , & de tous les petits trous de ces Vire-
brequins , il s'en écoule du suc nourricier qui
s'aigrit , & cette liqueur se mêlant avec la
scieure des fibres , elle est poussée par les particules les plus subtiles du centre du trou à
la circonference ; ensuite toute cette scieure fait
un enduit autour de l'ulcere , à la fin il s'en forme une Membrane dure & calleuse , parce que
le plus subtil s'évapore , & que toutes les autres
particules qui restent , ont des angles , & de larges superficies , de sorte qu'en se touchant de
fort prés , elles se joignent mutuellement ensemble. Voila une explication mecanique qui donne
à l'esprit une idée claire & intelligible de la formation des Fistules.

Les Fistules de la Poitrine qui sont vieilles & Leur Pre-
gnostic.
profondes , & qui ont plusieurs Sinus , sont à
craindre , parce qu'il coule de ces Fistules dans
la poitrine un pus âcre qui ulcere les poûmons ;
elles sont incurables dans les vieillards infirmes.

CHAPITRE IX.

Des Mammelles.

LEs *Mammelles* sont des corps glanduleux & Ce que c'est
que les
mammel-
les.
spongieux , remplis de veines , d'arteres , &
de nerfs , & destinés de la nature pour l'agrée-
ment & la beauté du corps , & la generation du
lait.

Les Hommes ont des Mammelles aussi-bien Des mam-
melles des
hommes.
que les femmes , mais elles sont bien differen-
tes ; celles des hommes étant plus petites & plus
plates , & n'ayant presque point de glandes ;

maïs beaucoup de graiſſe, ce qui les rend plus
groſſes & plus élevées, quand l'homme eſt gras;
on ne leur donne qu'un ſeul uſage, qui eſt de défendre le cœur.

Des mam-
melles des
femmes.

Les Mammelles bien proportionnées ſont un
des principaux ornemens, particulierement, lors
qu'elles ſont accompagnées d'une gorge bien tail-
lée, & recouvertes d'une peau fine. Il faut qu'elles ſoient blanches, rondes, & mediocrement
ſeparées dans leur milieu; qu'elles ayent un mammellon vermeil, & point trop gros; qu'elles ne
ſoient point placées ni trop haut, ni trop proche
les aiſſelles, & enfin qu'elles ne ſoient ni trop
groſſes, ni pendantes.

Leur ſitua-
tion.

Elles ſont ſituées au milieu de la poitrine,
& au deſſus des muſcles pectoraux. 1. A cauſe du
voiſinage du cœur, d'où vient la chaleur. 2. Pour
la bonne grace. 3. Pour la commodité de l'alai-
tement, afin que l'enfant étant entre les bras de
ſa nourrice, elles ſoient mieux à ſa rencontre.

Leur nom-
bre.

Leur Nombre eſt de deux, en partie, afin que
la mere pût fournir du lait à deux enfans; en
partie, afin que l'une des mammelles étant empêchée par maladie ou autrement, l'autre pût ſuppléer en la fonction de nourrir ſuffiſamment l'enfant. Il y en a qui croyent que c'eſt parce que
le lait d'une ſeule ne pourroit ſuffire pour nourrir
un enfant; puiſque l'experience fait voir qu'aprés
qu'un enfant a vuidé une mammelle, il va auſſi-
tôt à l'autre, & ainſi ils concluent que les femmes ont deux mammelles, parce qu'elles ſont
toutes deux ordinairement neceſſaires pour donner tout autant de lait qu'il en faut pour la nourriture de l'enfant.

Leur figure

La Figure des belles mammelles eſt ronde, &
repreſente un demi globe; mais les bonnes au

contraire font avancées en dehors, & reffemblent
à une poire ; ce qui fait qu’elles ont de la peine à
fe foûtenir, principalement quand elles font pleines de lait.

On ne peut pas bien de terminer leur grandeur, **Leur gran-** **deur.**
elle eft differente fuivant les pays : Les Indiennes
& les Siamoifes, par exemple, les ont fi longues, qu’elles peuvent les jetter par deffus leurs
épaules ; elles different encore fuivant les fujets,
y ayant des femmes qui les ont naturellement petites, & d’autres groffes, ce font ces dernieres
qui font les meilleures nourrices, pourvû qu’elles
ne les ayent pas trop charnuës. Leur groffeur dépend auffi des differens âges : car les jeunes filles
n’en ont point du tout, il ne leur paroît même
que le mammellon ; mais elles leur croiffent infenfiblement, de maniere qu’à l’âge de quatorze
ans elles ont la figure d’un demi globe, elles font
alors dures & fermes, elles groffiffent à mefure
qu’elles avancent en âge. Elles fe flétriffent aux
femmes qui approchent de cinquante ans, & plus
une femme vieillit, plus elle les a molles & flafques, n’y reftant plus à la fin que des peaux. Il y
a encore des temps où elles font plus groffes que
dans d’autres : car elles augmentent dans la groffeffe, à proportion que la femme approche de fon
terme, & quand elle eft nourrice, elles s’enflent
encore davantage.

La Mammelle fe divife en mammellon, & en **Divifion**
la mammelle même. Le mammellon eft une pe- **de la mam-**
tite éminence que l’on voit au milieu de la mam- **melle.**
melle, & qui fert de canal au lait pour être porté **Le mam-**
commodément de la mammelle dans la bouche **mellon.**
de l’enfant ; c’eft l’endroit où aboutiffent les extremités des nerfs qui viennent aux mammelles.
Il eft d’une fubftance fongueufe & fpongieufe,

aſſés ſemblable à celle du gland de la verge ; d'où vient qu'il peut ſe flétrir ou ſe relever en le ſuccant, ou en le maniant. Il eſt d'un ſentiment fort vif, afin que l'enfant y cauſe, en le ſuccant, un doux chatoüillement, & que la femme y reſſentant une eſpece de plaiſir, ſe porte volontiers à donner à teter à ſon enfant auſſi ſouvent qu'il en a beſoin.

Il eſt élevé, rouge, & vermeil comme une fraiſe aux jeunes filles, & on l'eſtime d'autant plus qu'il eſt dur, comme marque évidente de chaſteté ; il pouſſe davantage au dehors aux nourrices, & eſt plus livide, & plus long aux vieilles, & tire ſur le noir.

Il eſt percé de pluſieurs petits trous, qui ſont les extremités des tuyaux qui viennent des Sinus des mammelles : ces petits trous ſont faits pour laiſſer ſortir le lait qui doit ſervir de nourriture à l'enfant ; celles qui ont ces trous plus ouverts, & en plus grande quantité, paſſent pour meilleures nourrices, parce qu'elles peuvent facilement faire rayer leur lait, & que l'enfant a moins de peine à le tirer en ſuccant le mammellon.

Quand au choix d'une nourrice, l'on préfere celle qui a le plus petit mammellon, parce qu'étant gros il remplit trop la bouche de l'enfant, & l'empêche de bien teter, & non pas comme veulent quelques-uns, parce qu'il aggrandit trop la bouche de l'enfant.

L'Areola.　　*Les Filles* ont au tour de ce mammellon un petit cercle, qu'*Hippocrate* appelle *Areola*, comme qui diroit, petit parterre, lequel eſt blanc, au milieu duquel ce mammellon eſt vermeil comme un bouton de roſe. Cet Areole eſt pâle aux pucelles, obſcur aux femmes groſſes, il a plus d'étenduë aux nourrices, & il eſt noir aux vieilles.

Ce Cercle doit être confideré dans les maladies des femmes, parce que, dit *Hippocrate*, on connoît par là, & par la couleur des mammellons, les affections de la matrice.

La Mammelle eft compofée de glandes, de graiffe, de nerfs, d'arteres, de veines, de vaiffeaux lactés, de conduits lymphatiques, & d'un conduit excretoire. La Membrane qui fepare les mammelles d'avec les mufcles, fur lefquels elles font couchées, fert de fondement à toutes ces parties.

La mammelle, fa compofition.

Les Glandes font en tres-grande quantité, d'inégale groffeur, & de figure ovale, circulairement arrangées autour d'une cavité qui eft dans le milieu de la mammelle, & qui eft le refervoir du lait. L'action de ces glandes eft de feparer les parties laiteufes de la maffe du fang, & de le verfer par le conduit excretoire que chacune de ces glandes a dans cette cavité, où le lait féjourne jufqu'à ce que par le fuccement de l'enfant, il foit obligé de fortir par plufieurs petits tuyaux qui aboutiffent au mammellon.

Les glandes

Les Nerfs viennent des intercoftaux fuperieurs, & aprés qu'ils fe font difperfés par toute la fubftance des mammelles, ils fe terminent au mammelon, qu'ils rendent d'un fentiment tres-vif, & qui fait qu'il reffent du plaifir, quand l'enfant le tete, & le fucce doucement.

Les nerfs.

Il fort des glandes plufieurs rameaux de veines, qui forment les mammaires, lefquelles vont fe rendre aux fousclavieres ; il en fort pareillement plufieurs de la partie exterieure de la mammelle, qui font les troncs des veines thorachiques fuperieures, qui vont aux axillaires ; les mammaires reportent le fang aux fousclavieres, & les thorachiques fuperieures aux axillaires.

Les veines.

Les arteres. *Les Arteres* font externes & internes ; les externes apportent le fang pour la nourriture, & les internes celuy qui va à toutes les glandes où elles aboutiffent, d'où il paffe dans les veines ; ainfi la circulation du fang fe fait par deux arteres qui apportent le fang, & par deux veines qui le reportent de chaque mammelle, fans qu'il y ait aucunes anaftomofes des mammaires avec les épigaftriques, comme plufieurs le prétendent ; fi bien qu'il eft facile de comprendre que les arteres thorachiques fuperieures qui viennent des axillaires, arrofent la partie exterieure des mammelles, & que les mammaires qui viennent des foufclavieres, arrofent la partie interieure, donnant un rameau à chacune de ces glandes.

Les vaiffeaux limphatiques. *On ne doute* pas qu'il y ait des petits vaiffeaux limphatiques dans les mammelles, mais ils n'y font pas en fi grand nombre, comme quelques-uns difent, & il faut qu'ils ayent pris plufieurs petits vaiffeaux lactés, qui contiennent fouvent une liqueur lactée tres-aqueufe, pour des limphatiques. Or ces petits vaiffeaux lactées fe rempliffent fouvent d'un fuc lactée aqueux, lorfque la femme qui allaite fe remplit aprés une longue diette, de beaucoup de boiffon & d'alimens, & pour lors le lait qui s'exprime, ou qui fe fucce des mammelles, eft tres-aqueux.

Les vaiffeaux lactées. *On voit* plufieurs vaiffeaux lactées parfemés çà & là, parmi les glandes des mammelles, du contour defquelles ils prennent leur naiffance, & ils vont enfuite fe réünir dans leur centre ; neanmoins les Anatomiftes, quelques recherches qu'ils ayent faites jufques à prefent, n'ont encore pû découvrir la communication & continuité qu'il y a entre ces vaiffeaux-là, & les conduits chyliferes cachés dans le trenc du corps, & cela par la raifon que dans les corps morts, même dans ceux qui viennent d'être étranglés, les conduits de communication font tres-petits, & ne paroiffent pas, en la même maniere qu'on ne peut découvrir ni les chemins que la femence tient pour aller des testicules aux paraftates, & des veficules feminales à l'urethre, ni quantité d'autres conduits, par lefquels nous voyons que la nature fait fouvent dans les corps vivans des tranfports d'humeurs d'une partie en une autre. Il ne faut pas neanmoins douter que dans les parties interieures il ne fe porte auffi-bien, tant par les membranes que par les mufcles de ces vaiffeaux aux mammelles, comme il s'y porte des arteres & des veines. Ces vaiffeaux neanmoins ne font pas vifibles, mais cachés, parce que le fuc chyleux ne s'y arrête pas, & n'y eft pas plus retenu que l'urine l'eft dans les ureteres, étant tres-promptement pouffé en avant par la compreffion des mufcles de la refpiration, & des parties au travers defquelles ils paffent en la même maniere abfolument que les vaiffeaux lactés du mefentere s'évanoüiffent incontinent aprés que le chyle eft entré dans le refervoir, & qu'on ne les voit plus, à moins qu'ils ne fe rempliffent d'un nouveau chyle, lequel n'y faifant pas non plus un trop long féjour, n'en permet la veuë que pour peu de temps.

La Graiffe environne les glandes & les vaiffeaux, pour conferver leur chaleur, & remplir les efpaces qui font entr'eux, afin de les rendre égales & polies. — La graiffe.

Les Ufages des mammelles eft de faire le lait, de couvrir la poitrine, de la garantir du froid exterieur, & contribuer auffi dans les femmes à leur beauté. — Les ufages des mammelles.

Ce que c'est que le lait.

Le Lait est un suc blanc & doux , fait du chyle ou de la limphe , préparé ou filtré dans les glandes des mammelles pour la nourriture de l'enfant.

Comment il se forme.

Le Lait se fait en cette maniere. Le chyle ayant été porté par le canal thorachique dans la sousclaviere proche l'axillaire, coule dans la veine-cave , d'où il est versé dans le ventricule droit du cœur , où étant mélangé avec le sang , il passe avec luy dans la grosse artere , qui en fait une distribution dans toutes les autres arteres du corps. Et de même que le plus sereux est porté par les arteres émulgentes aux reins , ce qu'il y a de plus lacté va aux mammelles par les arteres mammaires qui le conduisent, & le distribuent par plusieurs petites branches à toutes les glandes des mammelles qui le filtrent , de même que les corps papillaires qui sont dans les reins filtrent l'urine. Toutes les particules lactées étant ainsi réünies ensemble , font le corps du lait , qui est ensuite versé par les conduits de ces glandes dans le reservoir où il séjourne , jusqu'à ce que par le succement de l'enfant il sorte par de petits canaux qui viennent dans le reservoir au mammelon. Les particules du lait ont plus d'union les unes avec les autres , que celle du sang , elles ne se quittent pas si tôt ; c'est d'où vient que le lait ne se caille pas d'abord, comme le sang, à moins qu'il n'arrive de l'agitation dans ses particules , qui en fasse separer la serosité , alors il se caille comme le sang.

Objections.

Il faut éclaircir deux difficultés qui pourroient faire croire que le lait n'est pas fait du chyle , mais du sang. La premiere, c'est que le lait est d'abord sereux & aqueux, il ne s'épaissit que dans la suite, ce qui fait voir que le lait ne se fait pas

par

par une simple filtration du chyle dans les glandes des mammelles, mais par le sang même qui passe dans ces glandes, & qui s'y perfectionne par la coction. La seconde difficulté est, que le lait qui a receu sa derniere perfection est toûjours plus épais que le chyle des lactées, & du canal thorachique, & qu'il est encore plus épais que celuy qu'on trouve dans le sang. Pour resoudre ces difficultés, on remarquera que les tuyaux & les glandes des mammelles sont d'abord fort étroits, principalement dans les jeunes femmes qui n'ont pas encore eu d'enfans, ces tuyaux ne s'élargissant que peu à peu, ils ne reçoivent donc d'abord que ce qu'il y a dans le chyle de plus fluide, & de plus coulant; mais aprés plusieurs circulations réiterées, le tissu des glandes des mammelles se relâche, leurs canaux s'ouvrent, & c'est pour lors qu'elles sont en état de cribler tout le chyle, ainsi le lait en devient plus épais. Enfin si le lait est plus épais que le chyle, c'est à cause du sejour qu'il fait dans les mammelles, & alors la limphe la plus sereuse, qui avoit été filtrée avec eux, est reprise par les veines, pour circuler de nouveau.

On demande s'il est vray que le lait ne soit pas engendré du sang, mais du chyle, pourquoy dans les grandes hemorragies l'abondance du lait diminuë, que même quelquefois le lait manque entierement; *Diemerbroeck* répond, que le lait ne manque pas toûjours pour cette raison-là, sur tout si la femme mange bien, & que lors qu'il manque, cela vient de ce que la nature ayant égard au plus grand besoin, envoye au cœur tout le chyle pour le rétablissement des forces de tout le corps, & le convertit en sang, n'en envoyant que peu ou point du tout aux mammelles. Ajoûtés que le fang manquant, il ne fe porte pas aux mammelles une fuffifante quantité d'efprits animaux, par le moyen defquels feuls la fubftance des mammelles eft comme dilatée, & les voyes du chyle maintenuës ouvertes : car ces voyes s'affaiffant par le défaut de ces efprits, & étant comprimées par le poids des parties d'alentour, le paffage du chyle dans les mammelles eft empêché, & de là vient pour lors que le lait manque.

La veritable caufe qui pouffe le lait dans les mammelles

On demande encore quelle eft la veritable caufe qui pouffe le lait dans les mammelles ; le même *Diemerbroeck* dit, que cette caufe eft la forte imagination ; c'eft-à-dire, une penfée vive & continuelle de lait des mammelles, & du fuccement du lait qu'elles contiennent. Or la penfée ou forte imagination opere en nos corps des chofes furprenantes, non pas fimplement par foy-même, mais par l'entremife de la puiffance appetitive, ou plûtôt par le moyen des páffions de l'ame qui excitent differens mouvemens dans les efprits & dans les humeurs ; ainfi l'imagination, & la forte penfée d'un grand danger fait friffonner tout l'homme, le fait tomber, refroidir, & entrer en fincope, quelquefois même elle luy a rendu les cheveux tres-blancs en peu de temps ; l'imagination d'une chofe agreable échauffe le corps, la penfée ou la rencontre de ce qui eft honteux excite la rougeur fur le vifage, comme celle d'un objet terrible la pâleur, d'une chofe trifte le froid. Une penfée d'amour répand de la chaleur par tout le corps, dilate, & ouvre les parties naturelles des femmes trop refferrées, gonfle & roidit celles des hommes, flétries ou relâchées, & fouvent ouvre tellement les voyes feminales, qui d'ailleurs font invifibles, que la femence s'en écoule de fon propre mouvement. C'eft cette forte imagination, & cette penfée defirante, ou le defir d'alaiter fon enfant qui eft caufe que les voyes chyliferes qui tendent aux mammelles, fe dilatent, s'ouvrent, & fe rempliffent de lait, fur tout fi cette forte penfée eft fomentée par quelque caufe exterieure qui concoure au même but, comme le maniement lafcif des mammelles, le mouvement ou commotion de l'enfant dans la matrice, la preffion ou fuccement des bouts des mammelles &c. car les parties fe refferrent, & fe relâchent, ou s'élargiffent tantôt plus, ou tantôt moins, felon que les efprits abondent en elles, en plus, ou en moins grande quantité, ainfi qu'il eft connu d'un chacun, & felon cette difference de refferrement ou relaxation, le fang & les autres humeurs qui font en mouvement, influent tantôt plus, tantôt moins dans les parties, & y produifent tantôt la chaleur, la molleffe, & la rougeur, tantôt le refferrement, le froid, & la pâleur. Entre ces humeurs müës & pouffées, fe rencontre auffi le chyle, qui eft continuellement pouffé par les mufcles de l'Abdomen dans tous les petits vaiffeaux lactiferes, generalement de tout le corps, & ainfi l'eft auffi par confequent dans ceux qui tendent aux mammelles, en la maniere que les ondes fe pouffent l'une l'autre, pourveu neanmoins que par une influence particuliere des efprits animaux, les parties par où ces vaiffeaux fe portent, foient relâchées ou élargies, & que tout ce qui pourroit preffer ces vaiffeaux étant ôté, le paffage au travers devient libre & facile.

On demande pourquoy dans plufieurs femmes le lait vient en leurs mammelles au troifiéme, quatriéme, ou cinquiéme jour aprés l'enfante-

Pourquoy le lait vient aux mam-

ment ? On répond, que la raison en eſt, qu'étant fatiguées & laſſées pendant les deux & trois premiers jours aprés l'enfantement, elles n'appliquent fortement leur eſprit à quoy que ce ſoit, & mangeant peu, à cauſe d'un je ne ſçai quel dégoût qui ſuit ordinairement, elles engendrent peu de chyle, les jours ſuivans qu'elles mangent plus, & que l'enfant commence à plus crier, leur imagination s'occupe entierement de ſon allaitement, elles penſent avec application, & ſouhaittent de les contenter en leurs cris : Ainſi les voyes étant déboûchées par l'influence des eſprits animaux, déterminés par ce fort deſir, ou forte paſſion, le ſuc chyleux qui auparavant ſe portoit à la matrice, change ſon cours, & ſe porte aux mammelles.

On demande, d'où vient qu'aprés qu'on a ſevré l'enfant, cette liqueur chyleuſe ne ſe porte plus aux mammelles, leſquelles au contraire ſe deſſechent ? On répond, que cela vient de ce que pour lors la femme abandonne toute penſée & toute imagination de nourrir ſon enfant, & plus elle fait promptement cet abandon, plus auſſi le deſſechement des mammelles ſe fait promptement, & mieux, par la raiſon que l'influence abondante des eſprits animaux aux mammelles, par laquelle les glandes de ces parties, & les petits vaiſſeaux chyliferes & lactiferes ſont comprimés par le poids, & par l'affaiſſement des parties d'alentour, en ſorte qu'il ne peut rien plus être porté par leur moyen aux mammelles, & alors la portion du chyle, qui dans les femmes qui ſont enceintes, avoit coûtume de s'y porter, ſe porte à la matrice, & dans celles qui ne le ſont pas, au cœur, afin d'y être changée en ſang, & d'autant que le corps n'a pas beſoin de tant de ſang pour ſa nour-

riture, il arrive de là que les femmes n'ont plus
ni tant de faim, ni tant de soif qu'elles en avoient
lors qu'elles nourriſſoient ; ainſi il s'engendre en
elles moins de chyle, & ce qui s'y engendre de
ſuperflu & de ſurabondant, ſe change, ſi la femme eſt groſſe, en nourriture pour l'enfant, & ſi
elle ne l'eſt pas, s'évacuë de nouveau chaque mois
par la matrice.

On demandera peut-être, en quel lieu eſt conſervé le lait, qui pendant les premiers jours aprés
qu'on a ſevré l'enfant, reſte en grande quantité
dans les mammelles, & que l'enfant ne ſucce
pas ? D'où vient que le lait ne s'y coagule, ne s'y
corrompt pas, & ainſi n'y cauſe pas de l'inflammation & des abſcés ? On répond, qu'il eſt porté
peu à peu par les veines mammaires à la veine-
cave, & de là au cœur, en la même maniere que
le chyle qui ſe répand du conduit thorachique
dans la veine ſouſclaviere, s'écoule au cœur conjointement avec le ſang.

Le Lait eſt une ſubſtance moyenne entre le
ſang & le chyle, n'étant pas ſi épais que le ſang,
ni ſi ſereux que le chyle. Il n'eſt pas fait de ſang,
comme pluſieurs anciens l'ont cru ; mais plûtôt
de chyle qui circule quelque temps avec le ſang
ſans y être intimement mêlé. Il eſt compoſé de
trois parties, de butireuſes, de caſeuſes, & de
ſereuſes.

Les Butireuſes ſont la crême, & ce qu'il y a d'onc-
tueux qui s'éleve au deſſus du lait ; les caſeuſes
ſont les plus groſſieres, ce ſont celles qui ſe coagulent, & dont on fait les fromages ; & les ſereuſes ſont proprement la limphe ; & ce qu'il y a de
plus liquide, que nous appellons le lait clair.
Toutes ces differentes ſubſtances ſont propres à
nourrir les differentes parties du corps.

En quel lieu eſt conſervé le lait, qui pendant les premiers jours aprés qu'on a ſevré l'enfant, reſte en grande quantité dans les mammelles, & que l'enfant ne ſucce pas.

Parties du lait.

CHAPITRE X.

Des Maladies des Mammelles.

Les maladies des mammelles

Les tumeurs.

L'inflammation. Sa cause.

Ses signes.

Son prognostic.

LES *principales* maladies des mammelles sont les Tumeurs, l'Inflammation, l'Oedeme, le Scyrrhe, l'Emphyseme, le Cancer, leur Grosseur extraordinaire, les Crevasses, & les Ulceres.

Les Tumeurs sont toûjours causées par l'obstruction des glandes, de sorte que la limphe par son acidité se coagule, & s'embarrasse dans le tissu des glandes des mammelles.

L'Inflammation est produite par le mêlange des particules acides & alkalines que la matiere subtile agite dans les glandes. Ces particules se heurtent les unes contre les autres, & de ce mouvement il en resulte une douleur & une rougeur; de la douleur, parce que les fibres nerveuses sont agitées ; & de la rougeur, parce que la superficie de la peau tremousse, ce qui renvoye à nos yeux la lumiere avec un mouvement circulaire. La tension & la pulsation accompagnent toûjours l'inflammation : si la douleur & la chaleur augmentent, c'est une marque de suppuration ; au contraire si ces simptomes commencent à cesser, c'est une marque infaillible que la matiere est faite.

Cette Maladie est aisée à guerir dans le commencement, mais difficile lors qu'elle est dans son état naturel. Elle est dangereuse, lors qu'elle tend à la mortification, & mortelle, lors qu'elle est accompagnée de fiévre de lait, & que cette fiévre ne se termine pas par une sueur le neuviéme jour. Enfin elle est plus ou moins dangereuse, felon qu'elle occupe plus ou moins la mammelle. Quand l'inflammation eſt au mammellon, la douleur eſt fort ſenſible, parce que c'eſt là que les nerfs ſe raſſemblent.

L'œdeme eſt une tumeur molle, & preſque ſans douleur, cauſé par les particules les plus branchuës de la limphe, qui ſe font acrochées & embarraſſées enſemble dans les glandes des mammelles en perdant leur mouvement.

On connoît cette maladie par l'attouchement : car la tumeur s'enfonce, & l'impreſſion du doigt y demeure, mais un moment aprés elle reprend ſa même groſſeur ; de plus elle n'eſt pas ſi douloureuſe que l'inflammation, & elle eſt plus blanchâtre.

Il vient rarement à ſuppuration ; mais pour l'ordinaire il ſe termine par reſolution ; quelquefois auſſi les parties les plus ſubtiles de la limphe ſe rarefient, & ſe diſſipent, & les groſſieres s'épaiſſiſſent, & s'endurciſſent, & forment un ſcyrrhe.

Le Scyrrhe eſt une tumeur dure qui reſiſte au toucher, & qui eſt produite par la coagulation du lait dans les glandes des mammelles, ou par le ſang, & les autres liqueurs nourricieres. Il eſt ſans douleur, parce que la matiere qui l'engendre eſt une maſſe ſans mouvement, qui ne peut faire impreſſion ſur les fibres nerveuſes.

Il eſt pour l'ordinaire tres-difficile à guerir, & d'autant plus que la tumeur eſt dure & grande, il ſe change le plus ſouvent en cancer, particulierement quand on s'eſt ſervi mal à propos des ſuppuratifs, & on remarque que, lors qu'il vient des poils deſſus, il eſt tout-à-fait incurable.

Le Cancer eſt une tumeur ronde, inégale, livide, & douloureuſe, produite par une limphe âcre & corroſive, comme de l'eau forte, qui

L'Oedeme.

Sa cauſe.

Ses ſignes.

Son Prognoſtic.

Le Scyrrhe.
Sa cauſe.

Ses ſignes.

Son Prognoſtic.

Le Cancer.

D iiij

Sa cause. ronge, & qui déchire les glandes, les fibres & les muscles; & ce sont les obstructions des glandes qui occasionnent l'âcreté corrosive des liqueurs nourricieres: car ces obstacles arrêtant les liqueurs, les particules les plus massives de ces mêmes liqueurs deviennent à la fin pointuës, & tranchantes comme des coûteaux, en se frottant les unes contre les autres.

Ses signes. *Lorsque* le Cancer commence, il n'est pas plus gros qu'un pois, il s'augmente peu à peu, tantôt plûtôt, tantôt plus tard. Il paroît dans son commencement comme une petite tumeur dure, noirâtre, & quelquefois livide, & importune par sa démangeaison. Quand cette tumeur a pris son accroissement, elle paroît dure, plombée, livide; sa douleur n'est pas insupportable dans le commencement, mais elle devient fort grande dans l'augmentation. Lorsque le cancer est ulceré, il est extrêmement vif, & répand une puanteur insupportable.

Lorsque le cancer est dans son augmentation, & qu'il est prêt de s'ulcerer? la chaleur est grande, & accompagnée d'une pulsation piquante, les veines d'alentour sont gonflées, & remplies d'un sang noir, elles s'étendent comme des jambes d'écrevisses, jusqu'à ce que le cancer s'ulcere.

Son Prognostic. *Cette Maladie* déplorable attaque plus ordinairement les femmes & les filles, parce qu'elles font peu d'exercice: Elle est tres-difficile à guerir, parce que les mammelles & les parties glanduleuses qu'elle occupe, font fort sensibles, & plus susceptibles des mauvaises impressions que les autres, à cause de la quantité de la limphe qui y abonde, laquelle venant à s'aigrir, est plus capable de faire des ravages, que dans les endroits où il ne s'en trouve point : cette tumeur eſt demeurée quelquefois cachée pendant vingt & trente années ſans faire de douleur, ni cauſer d'incommodité ; mais quelquefois auſſi on l'a vû paroître tout d'un coup avec furie, & produire d'étranges ſimptomes. Enfin le cancer ulceré eſt beaucoup plus dangereux que celuy qui ne l'eſt pas.

L'Emphyſeme eſt une tumeur cauſée par une limphe qui s'eſt reſoute en vapeur, laquelle trouvant les pores de la peau fermés, ne peut ſortir par la tranſpiration : c'eſt pourquoy elle reſte enfermée dans les glandes des mammelles, qu'elle gonfle, & qu'elle étend beaucoup, parce qu'il faut de l'eſpace à ces particules qui ſe meuvent avec rapidité, & qui ſont écartées les unes des autres par la rarefaction.

Cette Maladie eſt quelquefois accompagnée d'une grande douleur aiguë qui ſe fait reſſentir dans le bras, dans le côté, & dans les épaules ; mais il eſt facile d'appaiſer cette douleur.

La Groſſeur extraordinaire des mammelles vient de l'abondance du ſuc nourricier, qui ſe porte en trop grande quantité à ces parties ; ainſi tous les tuyaux & toutes les glandes s'élargiſſent. Ce grand accroiſſement des mammelles arrive ordinairement aux femmes graſſes & corpulentes, qui mangent beaucoup, & à celles qui ſe laiſſent ſouvent toucher le ſein, parce que cet attouchement ou frottement des mammelles leur donne du plaiſir ; de ſorte que les eſprits animaux y coulant en abondance, ils ouvrent juſqu'aux moindres tuyaux, ce qui eſt cauſe qu'il s'y porte beaucoup de ſuc nourricier, dont les petites particules s'arrangent & s'ajuſtent dans le tiſſu des glandes des mammelles pour les faire croître.

L'Emphyſeme.

Sa cauſe.

Ses ſignes.

La groſſeur extraordinaire des mammelles

Mais comme à la fin tous ces tuyaux ne peuvent pas demeurer toûjours ouverts, parce que les esprits qui les avoient dilatés, se sont dissipés, & qu'il n'en revient pas assés pour les remplir de même, c'est la raison pourquoy les mammelles se flétrissent, & deviennent pendantes, parce que les vaisseaux qui les composent, s'affaissent les uns sur les autres, faute d'être soûtenus, c'est ce qui arrive aux filles & aux femmes à qui l'on a souvent manié le sein. Voila ce que les Amans causent à leurs Maîtresses; sans doute que c'est pour se dédommager de la peine qu'elles leur ont faite.

Son Prognostic.   *Cette Grosseur* extraordinaire des mammelles, n'a point d'autre inconvenient, que de gâter un peu la taille; si c'est à des jeunes filles, on peut bien leur dire, sans choquer leur modestie, qu'on leur a souvent manié les tetons.

Les crevasses.   *Les Crevasses* du sein sont grandes ou petites, larges & profondes, & toûjours accompagnées de douleur.

Les ulceres.   *Les Ulceres* des mammelles deviennent quelquefois corrosifs, fistuleux ou chancreux, & tres-douloureux, principalement lorsque la limphe est fort âcre.

Leurs causes.   *Les Crevasses* du sein, & les ulceres sont causés par des sels âcres qui déchirent les fibres & les glandes. Ces sels âcres viennent ou du lait qui s'est aigri en s'arrêtant dans les mammelles, ou du suc nourricier, ou du sang, ou de la limphe : car toutes ces differentes liqueurs ont leur sel qui peut devenir âcre, quand la figure de ses petites particules vient à changer.

Leur Prognostic.   *Les Fentes* & les crevasses du sein se guérissent difficilement, & si l'on irrite ces ulceres, ils deviennent chancreux.

CHAPITRE XI.

Du Diaphragme.

LE *Diaphragme* est appellé des Latins, *Septum Transversum* ; parce qu'il separe comme une haye mitoyenne & transversalle, la capacité de la poitrine d'avec celle du ventre inferieur. Et des Grecs, *Phrenés* ; parce que quand il est offensé, l'esprit, & les sens sont troublés par communication, & que c'est dans son inflammation qu'arrive cette espece de delire, qu'on nomme Paraphrenesie.

C'est un muscle particulier distingué de tous les autres par sa situation, par sa figure, & par son action, & qui avec les autres muscles des côtes sert à la respiration.

Sa Grandeur répond à celle du Thorax, & sa figure approche de la ronde, & ressemble assés à une raquette, ou à une rhaye ; c'est-à-dire, que cette figure est circulaire, & non pas ronde comme un globe, ou une boule.

Sa Situation est entre la poitrine & le bas ventre, directement sous le cartilage Xiphoide, auquel il est attaché, & où il fait comme une voûte mouvante entre les deux ventres.

Sa Substance est charnuë dans sa circonference, & membraneuse dans son milieu, où paroît ce qu'on appelle le centre nerveux, qui ne resiste pas seulement aux coups dont il est frappé par la pointe du cœur ; mais aussi à la pesanteur du foye qu'il tient suspendu.

Plusieurs Anatomistes mettent le principe de

phragme est composé de deux muscles.

ce muscle au cercle nerveux ; mais *Dulaurent* veut que ce soit sa fin. *Riolan* met la tête aux dernieres vertebres du dos premieres des lombes, ausquelles il est étroitement attaché par deux apponeuroses charnuës, & sa fin aux extremités des fausses côtes, ausquelles il est fort adherent.

On a découvert que le Diaphragme est composé de deux muscles, que l'on distingue en superieur & en inferieur. Le superieur est de figure circulaire ; attaché à toutes les extremités des fausses côtes, où commence son origine, il forme à la fin un tendon plat en apponoreuse, que l'on a toûjours pris pour la partie nerveuse du Diaphragme ; Le muscle inferieur prend son origine par deux productions, dont celle du côté droit est plus longue, & vient des trois vertebres superieures des lombes, & l'autre plus courte & plus petite, qui est la gauche, part des deux vertebres du dos, & va se terminer dans l'Aponeurose du muscle superieur, qui fait la division des deux muscles.

Ses Tuniques.

Le Diaphragme a deux tuniques ; celle de dessus vient de la pleure, & celle de dessous vient du Peritoine.

Ses veines & les arteres.

Il a deux veines qu'on appelle phreniques, qui vont se rendre au tronc ascendant de la veine-cave, & deux arteres nommées phreniques qui sortent du tronc de la grosse artere.

Ses nerfs.

Il a deux nerfs de chaque côté, un qui vient de la paire vague du cerveau, & l'autre d'entre la quatriéme & cinquiéme vertebre du col, qui sont comme des cordes, portés au cercle nerveux.

Ses ouvertures.

Il a trois ouvertures considerables, l'une à droite, par où la veine-cave monte pour aller au cœur, l'autre à gauche par où descend l'œsophage ; & la troisiéme est une grande fente qui est entre ses deux origines vers les vertebres des lombes par où descend la grosse artere. Il y en a encore quelques petites , par où passent le canal thorachique , & les nerfs qui vont aux parties contenuës dans le veutre.

L'on donne trois usages au Diaphragme ; le premier , de separer la cavité de la poitrine de celle du bas ventre ; le second , de servir en comprimant les visceres du bas ventre , non seulement à la distribution du chyle , & au cours de toutes les humeurs ; mais encore à l'expulsion des excremens ; & le troisiéme d'aider à la respiration libre, qui est son principal usage. Or la respiration est double, l'expiration & l'inspiration. Quand le Diaphragme se ramasse vers son centre, il resserre la partie anterieure du Thorax , à laquelle comme inferieure , il est attaché par dessous , & dilate ainsi la partie posterieure superieure ; ensorte que le poûmon , pour qu'il n'y ait point de vuide , s'étend pareillement, & puise l'air en inspirant ; mais quand il se relâche de son centre , le Thorax tombe par son poids , & le poûmon étant ainsi pressé, rend & repousse l'air , & cela se fait dans la respiration simple & libre : car ce sont les muscles du Thorax qui servent à la respiration forcée.

Le mouvement du Diaphagme est appellé Mixte , parce qu'il est en partie mecanique , & en partie volontaire. Il est mecanique , à cause qu'il se fait le plus souvent sans que nous y pensions, & il est volontaire, puisque nous l'arrêtons quand il nous plaît. Il est mecanique à cause du nerf qu'il reçoit de l'Intercostal , qu'il tire son origine du cervelet ; & il est volontaire par le moyen des nerfs qu'il reçoit de l'épine : car le cervelet prefide aux mouvemens mécaniques, & le cerveau & la moële de l'épine servent aux mouvemens volontaires. L'ame étant dans le cerveau peut regler les mouvemens qui en dépendent par les diverses determinations qu'elle donne aux esprits ; au lieu que n'étant pas dans le cervelet, elle ne peut pas être maîtresse des mouvemens qu'il cause, puis qu'elle n'en détermine pas les esprits. Elle domine aussi sur les mouvemens qui dépendent de la moële de l'épine, parce que tous les filets nerveux qui la composent aboutissent au cerveau.

L'on remarque que les mouvemens du Diaphragme font assés semblables à ceux du cœur, que l'un & l'autre commence à se mouvoir dés le premier moment de la vie, & qu'ils font composés tous deux de deux muscles chacun ; que c'est la contraction de leurs fibres charnuës qui fait sortir le sang des ventricules du cœur, & l'air des poûmons, & que c'est le relâchement de ces mêmes fibres qui laisse entrer le sang dans le cœur, & l'air dans les poumons ; de sorte que nous sommes obligés de convenir, que les poûmons ne font que les instrumens passifs de la respiration, qui recevant l'air par leur dilatation, entretiennent le mouvement du sang qui passe par leur substance, & aident ainsi à la circulation, & que le Diaphragme en est l'instrument actif par ses mouvemens continuels, qui font d'une telle importance pour la vie, qu'elle finit avec la respiration aussi-tôt qu'il est blessé dans sa partie nerveuse : car les blessures de la charnuë ne font pas absolument mortelles.

A tous les avantages que l'homme reçoit du Diaphragme, l'on ajoûte encore qu'il est l'organe du ris, des pleurs, du hoquet, & de l'éternuëment , ayant des nerfs qui ont une étroite liaison avec ceux qui vont aux muscles auteurs de ces differens mouvemens.

Pour comprendre comment le Diaphragme nous fait rire, il faut remarquer avec *Duncan* que l'esprit animal coulant en foule du tendon dans les fibres du Diaphragme , les gonfle subitement & excessivement, & tend par ce moyen cette partie ; puis retournant bien-tôt des fibres dans le tendon , il fait que le Diaphragme se relâche , de sorte que l'esprit étant en grand mouvement , fait en peu de temps plusieurs allées & venuës , & comme un flux & reflux des tendons aux fibres , & des fibres aux tendons ; & par conséquent plusieurs gonflemens , & plusieurs relâchemens du Diaphragme ; de maniere que ce viscere pressant le poûmon par ses diverses vibrations , en chasse avec violence & à diverses reprises l'air , qui souffrant une grande collision au sifflet de l'âpre-artere , fait le bruit que nous entendons quand une personne rit. Ce bruit est augmenté par les secousses de l'âpre-artere qui simpatisent beaucoup avec le Diaphragme , à cause que le nerf intercostal, & la huitiéme paire qui vont à celuy-cy , joignent quelques-uns de leurs rameaux avec les nerfs recurrens qui font mouvoir celle-là.

Le Ris contre nature, qu'on appelle ris sardonien , ne consiste principalement que dans un mouvement convulsif du Diaphragme. Les enfans qui ont des vers dans les intestins , rient quelquefois en dormant , parce que l'irritation que la morsure de ces insectes cause à ces visceres,passe facilement au Diaphragme, & luy donne un mouvement convulsif, non seulement à cause du voisinage , mais sur tout à cause de la communication des nerfs qui se trouve entre ces par-

Pourquoy les femmes rient dans le mal de mere

Pourquoy on meurt en riant, lors qu'on est blessé au Diaphragme.

Comment le Diaphragme est l'organe des pleurs.

La cause des soûpirs.

Comment le Diaphragme est l'organe du hoquet,

ties par le moyen de l'intercostal. Et parce que le même tronc envoye quelques rameaux à la matrice, les femmes rient souvent dans le mal de mere, la convulsion passant de cette partie au Diaphragme, du Diaphragme aux lévres. Enfin on voit encore par là pourquoy un Heros d'Homere meurt en riant, aprés avoir receu une blessure dans le Diaphragme.

La Tristesse remplit extraordinairement tous les visceres de sang & d'esprits qu'elle fait retirer en dedans, comme chacun l'experimente assés, de sorte que les fibres du Diaphragme se trouvant fort gonflées par cette concentration, rendent sa surface superieure si convexe, qu'elle presse beaucoup le poûmon, & en chasse avec force l'air qu'il contient dans ses bronches. Les fibres charnuës de ces tuyaux se gonflans à même temps pour la même raison, aident beaucoup cette explosion de l'air par leur sistole.

Les Soûpirs qui precedent, ou qui accompagnent les pleurs, sont causez par une inspiration & par une expiration extraordinaire. Quand la tristesse a fixé les esprits, en les attachant à la contemplation de quelque objet, ils ne coulent pas en assés grande abondance dans les muscles de la poitrine, dans le Diaphragme & dans les fibres charnuës du poûmon; de sorte qu'on est un espace de temps fort considerable sans respirer, pendant lequel le poûmon s'échauffe en se remplissant de fuliginositez, qui par leur irritation déterminent les esprits à y venir en foule, comme pour recouvrer le temps perdu, en luy faisant faire une forte expiration.

Dans le *Hoquet*, qui n'est autre chose qu'une agitation convulsive du Diaphragme, l'expiration est fort violente & fort incommode, alors ses fi-

bres

bres se gonflant excessivement ; rendent sa surface superieure si convexe , qu'elle presse fort le
poûmon , & en chasse l'air , qui faisant une collision extrêmement forte contre l'Epiglotte , cause
par secousses ce grand bruit que nous entendons.
Car l'experience nous apprend qu'une flûte rend
un son d'autant plus grand , que l'air y est poussé
avec plus de force. Les fibres du Diaphragme se
gonflent extraordinairement dans le hoquet , parce que l'irritation causée par quelque corps étrange détermine par reprises les esprits à y venir en
foule , & à les gonfler plus qu'à l'ordinaire.

Ceux qui n'ignorent pas que la cinquiéme paire
donne des nerfs à la Membrane qui tapisse les
narines , & au Diaphragme , concevront facilement que le mouvement convulsif de cette Membrane , qu'on appelle éternuëment , peut passer
bien-tôt à ce viscere. Ce qu'on concevra sans
peine , si l'on s'imagine le nerf des narines , &
celuy du Diaphragme , comme des tuyaux pleins
d'une liqueur tres-subtile & tres-mobile , & qui
ont une telle communication entr'eux , que la liqueur de l'un des deux peut passer librement dans
l'autre. Car comme on ne sçauroit exciter un
grand mouvement dans la liqueur d'un de ces
tuyaux , sans qu'il se communique bien-tôt à celle
de l'autre , de même on ne sçauroit donner une
grande agitation à l'esprit contenu dans le nerf
des narines , qu'elle ne s'étende bien-tôt jusqu'aux
esprits contenus dans celuy du Diaphragme. Voicy le progrés de ce mouvement. Quelque chose
de picottant , comme l'Hellebore, le Tabac, ou
la Betoine , irritent la Membrane des narines qui
est tres-sensible. Cette irritation luy cause une espece de mouvement convulsif , qui excite dans
le nerf comme une petite tempête , laquelle passe

Comment
le Diaphra-
gme cause
l'éternuë-
ment.

bien-tôt dans celuy du Diaphragme , comme les mers qui ont une communication fort libre par les détroits , se communiquent facilement leurs agitations. De sorte que l'esprit venant en foule dans les fibres du Diaphragme , il les gonfle extraordinairement , & rend tout d'un coup sa surface superieure tellement convexe , qu'elle presse beaucoup le poûmon , & en chasse l'air avec violence , ce qui cause le bruit éclatant de l'éternuëment.

CHAPITRE XII.

Des Maladies du Diaphragme.

Les principales Maladies du Diaphragme sont l'Inflammation , les Tumeurs , & les Playes.

L'*Inflammation* est causée par un sang acide & grossier , qui se coagule , & se grumele dans la substance du Diaphragme , & qui se corrompt en picotant les Membranes , & excitant des contractions.

Les Signes sont la fiévre violente & continuë , le battement des hypochondres , la tension du ventre sans qu'il y apparoisse tumeur , la douleur qui se fait sentir à l'extremité des côtes , & au bas du sternon , la respiration inégale , tantôt petite , tantôt grande , tantôt frequente , tantôt rare , la voix aiguë , le delire & les convulsions , ce qui n'est pas sans danger , aussi le malade en meurt-il plus promptement que de la pleuresie.

Les Tumeurs sont produites par une limphe épaisse & visqueuse , elles sont ordinairement fort dures , & attachées à la racine du Diaphragme , ensuite desquelles les malades deviennent peu à peu attenués, fans qu'il y ait paru de fiévre, ni aucune alienation d'efprit. On y remarque feulement une tenfion dans les hypochondres, une petite douleur vers la region du Diaphragme, une refpiration difficile, & un poux dur & petit.

Le Diaphragme peut quelquefois caufer une *Suffocation*, lors qu'il fe trouve oppreffé par la pefanteur des parties qui luy font attachées, ou bien par la douleur, ou par la tumeur de fa fub-ftance même, & pour lors la refpiration libre eft tres-difficile & tres-dangereufe. *La fuffocation.*

Si le Diaphragme eft bleffé dans fa partie ner-veufe, les hypochondres fe retirent vers la poi-trine ; on fent une grande douleur dans l'épine, dans les épaules, & dans les bras, la difficulté de refpirer eft grande, on touffe, & on crache du fang, la fiévre eft violente, & les convulfions & les delires ne manquent pas d'arriver, à caufe de la fimpathie que cette partie a avec le cer-veau. *Les playes.*

Les grandes playes du Diaphragme font toû-jours mortelles, parce qu'elles empêchent la ref-piration.

Quand on eft paralitique de tout le corps, le Diaphragme prend fa part en ce mal, ce qui fe reconnoît par la difficulté de la refpiration que l'on a pour lors. *La Paralyfie.*

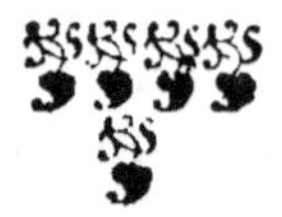

CHAPITRE XIII.

De la Pleure, du Mediastin, & du Pericarde.

Ce que c'est que la Pleure.

L A *Pleure* est une Membrane forte, dure & blanche, qui couvre & revêt interieurement toute la capacité de la poitrine. Elle est appellée par quelques-uns *Souscostale*, parce qu'elle est tenduë sous les côtes. Elle contient, & renferme toutes les parties qui sont dans la poitrine, de même que le Peritoine contient toutes celles de l'Abdomen, & la Dure-mere le Cerveau.

Sa figure & sa grandeur

Sa Figure, & *sa Grandeur* répondent à celles de la poitrine.

Sa substance.

Sa Substance est semblable à celle du Peritoine, c'est-à-dire, membraneuse, & capable de dilatation ; mais beaucoup plus forte & plus épaisse.

Sa Partie interne est unie & polie pour ne pas blesser les parties contenuës, & l'externe est rude & inégale, afin de se mieux attacher au Perioste des côtes, & aux autres parties qu'elle touche.

Son nombre.

Elle est unique, mais elle est double ; en sorte qu'une partie couvre les côtes par dehors, & l'autre par dedans, donnant des tuniques à toutes les parties contenuës dans la cavité de la poitrine. Ce n'est pas seulement entre la pleure & les muscles, que le sang extravasé fait la pleuresie ;

Le Siege de la Pleuresie.

mais fort souvent entre les deux tuniques de cette Membrane, à cause de la quantité d'arteres, de veines, & de nerfs qui y rampent, ce qui fait

pour lors que la fiévre , & les douleurs en font
plus aiguës.

Elle est fort adherente aux vertebres du dos ,
où elle prend son origine , elle s'attache au Perioste des côtes , & aux muscles intercostaux internes , & vient s'inserer à la partie anterieure &
interieure du Sternon.

Elle a plusieurs trous, dont les uns sont superieurs, par où passent la grosse Artere , la Veine-
cave, l'œsophage, la Trachée-artere, & les Nerfs
de la huitiéme conjugaison. Et les autres inferieurs, qui laissent passer la Veine-cave , & l'œ-
sophage.

Elle a beaucoup de Veines , d'Arteres , & de
Nerfs ; ses veines vont à la Veine intercostale superieure , & à l'Azigos ; ses Arteres viennent de
l'Intercostale , & de la grosse Artere , & ses nerfs
sortent des Vertebres du dos , & de la huitiéme
paire , ce qui rend les playes de cette partie dangereuses , & fort douloureuses.

Son Usage est de donner des tuniques communes à toutes les parties encloses dans la poitrine,
de les lier , & revêtir toutes , en donnant aux
vaisseaux un certain vehicule comme un renfort ,
& de servir comme de défense & de boulevart
aux poûmons.

Le Mediastin est une Membrane double , qui
separe la poitrine & les poûmons en deux parties.

Il tire son origine de la Pleure redoublée , qui
du corps des Vertebres du dos , vient s'attacher
à la partie interne & moyenne du Sternon. Il est
attaché par en haut aux Clavicules , & par en bas
au Diaphragme dans son milieu.

On voit dans sa doublure une cavité assés ample vers le Diaphragme, entretissuë de plusieurs

E iij

Sa conne-
xion.

Ses Trous.

Ses vais-
seaux.

Son usage.

Ce que c'est
que le Me-
diastin.

Son origin
Sa conne-
xion,

Sa cavité

EXPLICATION DE LA FIGURE IV,

Qui represente le Sternon coupé, & levé,
le Mediaſtin, les Poûmons, & le
Diaphragme ſeparé du Corps.

FIGURE I.

A A A Le Sternon.
B B Les Veines, & Arteres mammaires qui deſcendent ſous
 le Sternon.
C Le Corps glanduleux nommé Thymus.
D D D D Le Mediaſtin détaché par les côtés.
E E L'eſpace ou cavité qu'on voit entre les Membranes du
 Mediaſtin aprés que le Sternon eſt levé.
F Les Protuberances du Mediaſtin, où le Cœur eſt ſitué,
G G Les Poûmons.
H H Le Diaphragme.

FIGURE II.

A Le Nerf gauche du Diaphragme.
B Le Nerf droit.
C Une partie de la Membrane ſuperieure du Diaphragme
 ſeparée.
Γ La Subſtance charnuë du Diaphragme nuë.
E Le Trou par où deſcend l'œſophage.
F Le Trou par où monte la Veine-cave.
G G G La Partie membraneuſe, ou le Centre du Diaphrag-
 me.
H H H Les Tendons ou Appendices du même Diaphrag-
 me, entre leſquels deſcend la grande Artere.

FIGURE III.

A A A Les Glandes du Larinx.
B Une portion de la Veine jugulaire, d'où ſortent deux rameaux, qui ſe répandent par la ſubſtance des Glandes.

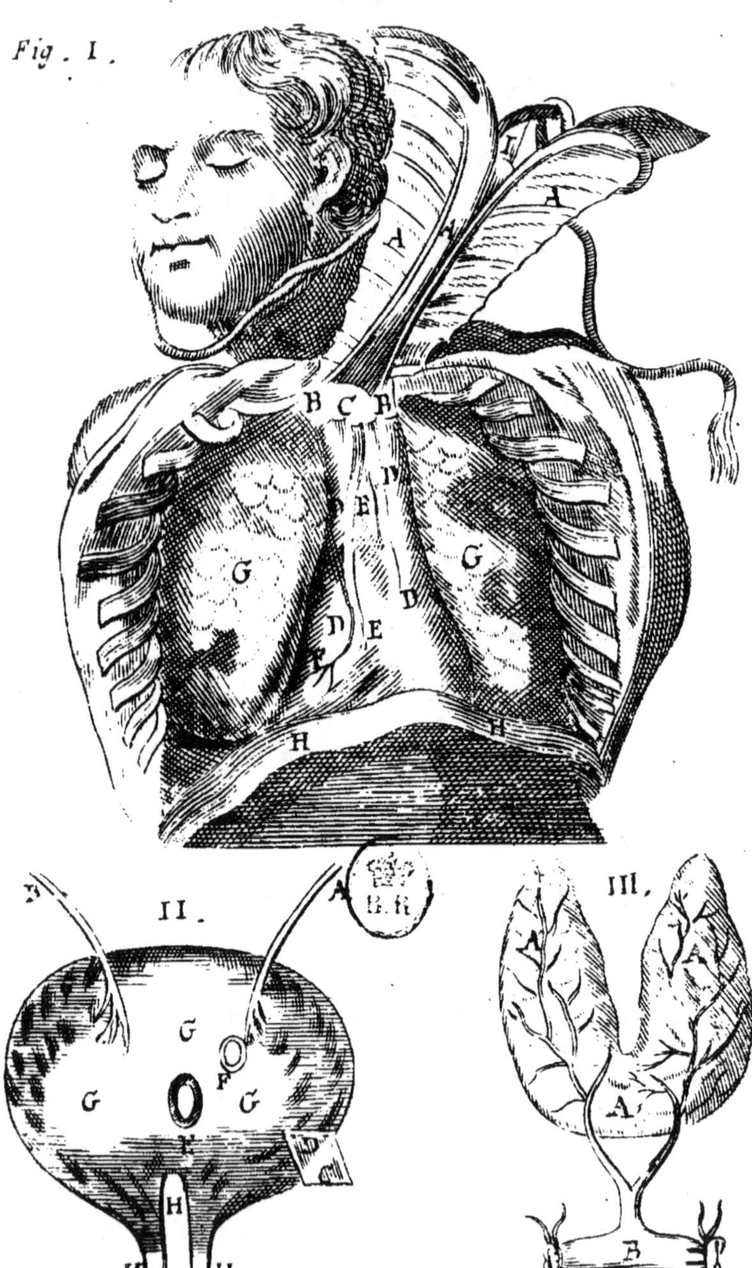
Fig. I.
A
B C F
F
E
G G
D
D E
F E
F
H H
H
II.
A B R
G
G O
F
G G
I
D
H
H H
III.
A
A
A
B
E iiij

filamens nerveux, & remplie vers la gorge de plusieurs nœuds membraneux, qui contient le Cœur, la Veine-cave, l'œsophage, & les Nerfs stomachiques, & on remarque qu'il s'amasse quelquefois dans cette cavité des humeurs sereuses & pituiteuses qui se pourrissent, & qui causent l'hydropisie de poitrine.

Quelques Auteurs modernes disent neanmoins qu'il n'y a point de cavité naturellement dans le Mediastin, qu'en levant le Sternon on déchire cette partie ; que le replis de la pleure s'écarte, que c'est ce qui fait qu'on apperçoit une espece de cavité, & qu'encore qu'il s'amasse quelquefois du pus dans le Mediastin, ce n'est pas une preuve qu'il y ait une cavité ; mais que cela prouve seulement que l'abscés a separé les Membranes.

Sa Substance est plus déliée & plus molle que celle de la pleure ; on y trouve un peu de graisse qui environne ses vaisseaux qui sont de quatre sortes. Ses nerfs sont des rameaux que luy jettent les nerfs stomachiques, ses arteres luy viennent des arteres mammaires, ses veines vont aux veines mammaires, & à l'Azigos ; il a outre cela une veine particuliere appellée Mediastine, qui va à la Veine-cave ; on la trouve quelquefois double ; enfin il a des vaisseaux limphatiques qui vont au canal thorachique.

L'Usage du Mediastin est de faire, comme avec deux murailles ou parois, une cavité dans laquelle le cœur demeure non seulement libre, & sans être pressé des poûmons ; mais le Pericarde en est aussi soûtenu, afin qu'il ne puisse tomber d'un côté ni d'autre, & afin que les poûmons étant separés en deux parties, un côté étant offensé, le mal ne se communique pas si-tôt à l'autre, &

qu'il supplée aussi au défaut de l'autre, en faisant sa fonction, en fournissant & apportant l'air au cœur. Il separe si bien la poitrine en deux cavités, que les humeurs épanchées dans l'une, comme du sang & de l'eau, ne peuvent passer dans l'autre. Il suspend le Cœur avec le Pericarde qui luy est attaché, & soûtient les vaisseaux & le Diaphragme, afin que les visceres qui y sont attachés, comme le Ventricule & le Foye, ne le tirent pas trop en bas.

La Fagouë est une glande conglomerée molle, spongieuse & blanchâtre, située à la partie superieure du Thorax sous les Clavicules, à l'endroit où la grosse artere se divise en rameaux sousclaviers ; on la nomme *Thimus*, parce qu'elle ressemble à la feüille de Thim, c'est elle que l'on trouve si delicate dans les ragoûts, & que l'on mange sous le nom de ris de veau.

Cette glande semble avoir quelque ressemblance de substance avec le Pancreas ; elle est grosse dans les personnes qui sont d'un temperament humide ; elle est plus grande dans les enfans que dans les adultes, à cause qu'elle se desseche dans ceux-cy, à mesure qu'ils avancent en âge.

Elle reçoit des nerfs de la Paire-vague, & des arteres des Carotides, elle a une veine particuliere appellée Thimique, qui va se rendre dans les jugulaires, elle a aussi quelques vaisseaux limphatiques, qui vont se décharger dans la veine soûclaviere. On remarque qu'elle a dans sa partie moyenne une cavité qui est pleine de limphe.

Son Usage, selon les anciens, est de servir de petit coussin à la division des gros vaisseaux, pour les défendre contre la dureté des Vertebres. Et selon les modernes, de servir au fœtus à separer une humeur chileuse & lactée, pour la verser

enfuite dans la veine foûclaviere ; cette humeur
dans l'enfant qui eſt encore dans la matrice, tenant lieu du chyle qui eſt porté par le canal thorachique dans la foûclaviere auſſi-tôt qu'il eſt né ;
& comme cette glande ne ſert qu'au fœtus, on
ne doit pas heſiter de la mettre au nombre des
vaiſſeaux umbilicaux, & du trou botal, qui n'ont
plus d'uſage l'enfant étant né ; étant à croire que
ſi elle avoit d'autre uſage qu'elle ne diminueroit
pas ; étant d'ailleurs neceſſaire qu'il y ait quelque
liqueur mêlée avec le ſang avant qu'il entre dans
le cœur du fœtus, pour le détremper de la même maniere qu'il eſt détrempé dans les adultes,
par la limphe & le chyle qui y ſont portés par le
canal thorachique.

Ethimolo-
gie & defi-
nition du
Pericarde.

Le Pericarde eſt ainſi appellé des Grecs, de
Pericircum, c'eſt-à-dire, autour, & *de Cardia*,
qui ſignifie, cœur, parce que c'eſt une Tunique
épaiſſe qui entoure le cœur de toutes parts, qui
le contient en ſon ſiege, & qui le garantit en
quelque maniere des attaques du dehors.

Sa fubftan-
ce.

Il eſt d'une ſubſtance plus dure que celle de la
Pleure, compoſée de deux Tuniques, dont l'exterieure eſt une production du Mediaſtin, & l'interieure eſt la Membrane propre du Péricarde,
que l'on veut n'être qu'une continuité des Membranes des quatre gros vaiſſeaux qui ſont à la
baſe du cœur.

Sa figure.

Sa Figure eſt ſemblable à celle du cœur : car
d'une baſe large elle ſe termine en pointe. Il a
auſſi ſa *Grandeur* à peu prés, n'étant éloigné de
luy qu'autant qu'il eſt neceſſaire pour luy laiſſer
ſon mouvement libre, & c'eſt dans cet eſpace
que l'humeur ſereuſe eſt contenuë pour rafraîchir
le cœur.

Sa fituation.

Sa Situation eſt la même que celle du cœur,

qui eſt dans les Membranes du Mediaſtin , occupant le milieu du Thorax , & étant par ſa pointe,
qui decline un peu à gauche , & en devant , fort
adherente au cercle nerveux du Diaphragme , &
par ſa baſe à l'épine du dos ; elle eſt continuë,
excepté en ſa baſe , où elle eſt troüée pour les
vaiſſeaux qui entrent , & ſortent du cœur.

Il a ſa ſuperficie externe fibreuſe & dure , &
l'interne polie & gliſſante , & l'une & l'autre ſont
ſans graiſſe.

Il a de fort petits nerfs qui viennent du recurrent gauche , & des rameaux de la huitiéme paire.
Ses arteres ſont ſi petites , qu'on a de la peine à
les voir ; elles viennent des arteres phreniques.
Il a une veine particuliere , que l'on nomme
Capſulaire , laquelle reporte le ſang aux Axillaires. Il a auſſi quelques limphatiques , qui vont ſe
rendre dans le canal thorachique.

Ses vaiſ-
ſeaux.

Ses Uſages ſont de ſervir d'enveloppe au cœur ,
afin qu'il ne touche point les parties voiſines , &
qu'il n'en ſoit point incommodé , & de contenir
une liqueur qui humecte , & rafraîchit le cœur
dans ſes mouvemens continuels , & qui empêche
par ce moyen qu'il ne ſe deſſeche.

Ses uſages.

Cette humeur ſereuſe , dans laquelle nage le
cœur , comme dans un bain , & qui le rend plus
leger , eſt pour l'ordinaire à la quantité de deux ou
trois cueillerées ; elle eſt ſemblable à l'urine , ſans
être ni âcre , ni ſalée , & reſſemble quelquefois à
de la laveure de chair. On en trouve en toutes ſortes d'animaux, morts ou vivans ; les femmes & les
vieillards en ont une plus grande quantité que
les jeunes gens,parce qu'ils ont moins de chaleur.
Il y en a auſſi dans le Pericarde du fœtus , étant
neceſſaire dés que le cœur commence à ſe mouvoir,

L'humeur
ſereuſe du
Pericarde.

EXPLICATION DE LA FIGURE V.

Qui represente la situation du Cœur dans le corps, & les vaisseaux qui en sortent.

A Le Cœur dans sa situation naturelle enfermé du Pericarde.

B B Les Poûmons.

C C La partie nerveuse du Diaphragme.

D D D Une portion de la partie charnuë du même Diaphragme

E Une portion de la Veine-cave qui est au dessus du Cœur.

F La même Veine qui penetre dans une partie du Diaphragme

G La grande Artere qui sort du Cœur.

H H Ses Rameaux appellez Carotides.

I La pointe du Cœur qui est panchée du côté gauche.

K K Les Nerfs de la sixiéme conjugaison, dont naissent les Recurrens, & qui distribuent quelques Rameaux au Pericarde, & au Cœur.

L L'Oreille gauche.

M L'Oreille droite.

N Les vaisseaux du Pericarde.

O Le Cartilage scutiforme.

P La premiere paire des Muscles du Larinx dans leur situation.

Q La situation de l'os Hioïde.

R L'Aspre artere.

S L'Artere axillaire.

<table><tr><td>Cause des palpitations du cœur.</td><td>*Quand* cette humeur sereuse est en trop grande quantité, elle cause des palpitations de cœur qui le suffoquent, & luy peuvent causer la mort, & elle se peut r'engendrer en ceux qui l'ont perduë par quelque playe au Pericarde, ainsi qu'il est arrivé à un homme que *Veslingius* rapporte avoir gueri d'un coup de poignard receu dans cette partie, quoy qu'à chaque pulsation de cœur, cette</td></tr></table>

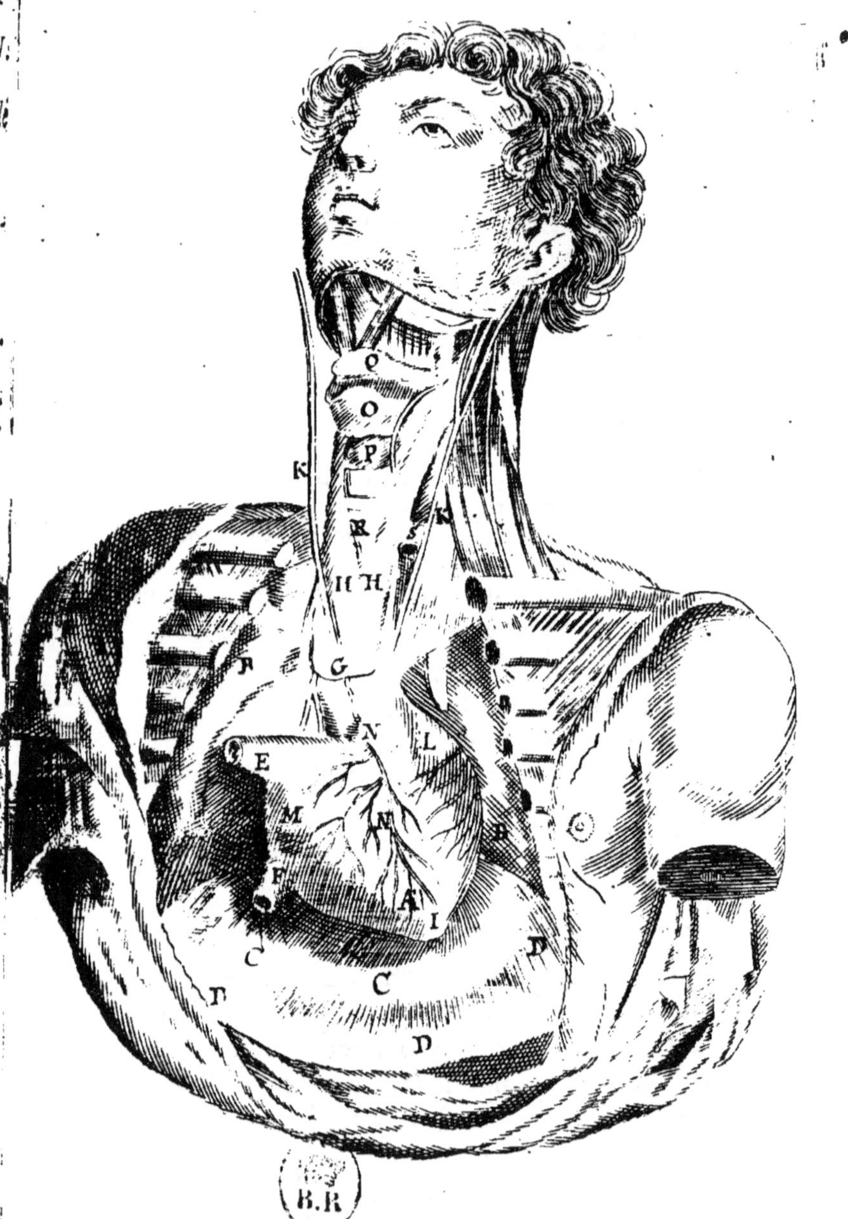

Q
O
P
K
R
S
K
H H
F
G
N
L
E
M
N
F
B
F
A
C
I
P
C
D
B.R

ſeroſité s'écoulât par la playe.

Cette eau qu'on nomme phlegmatique, eſt engendrée des vapeurs que la chaleur du cœur pouſſe au dehors, & que l'épaiſſeur & fraîcheur du Pericarde recuëille & condenſe ; d'autres croyent que cette liqueur eſt ſeparée par les glandes qui ſont à la baſe du cœur, qu'elle tombe goute à goute dans la cavité du Pericarde, à meſure qu'elle eſt filtrée par ces glandes, & qu'elle y eſt entretenuë dans une quantité mediocre, parce que les glandes ſont diſpoſées de maniere qu'elles n'en peuvent ſeparer qu'une certaine quantité proportionnée à leur groſſeur, & à leur poroſité, qui eſt à peu prés celle qui ſe conſume tous les jours par les mouvemens, & par la chaleur du cœur.

Cette eau ne ſert pas ſeulement pour rafraîchir & humecter le cœur ; mais auſſi afin que ſon mouvement ſoit plus libre & plus facile, & que le cœur nageant comme dans un bain, ſoit plus leger.

On trouve encore ordinairement une humeur dans la cavité du Thorax, qui reſſemble à de l'eau ſanglante, dont les parties contenuës dans la poitrine ſont humectées, de crainte qu'elles ne s'échauffent, & ne ſe deſſechent par trop ; d'où vient que du côté percé de nôtre Sauveur il en ſortit du ſang & de l'eau.

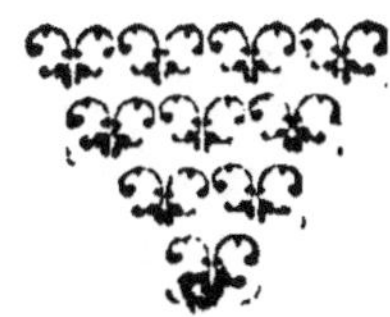

CHAPITRE XIV.

Des Maladies de la Pleure, du Mediastin, du Thimus, & du Pericarde.

LEs *Maladies* plus ordinaires qui arrivent à la Pleure, & au Mediastin, sont les inflammations qui viennent toutes d'une certaine acidité du sang.

La Pleuresie est l'inflammation de la moitié du poûmon seulement. Elle se nomme ainsi, à cause que la Pleure, la Membrane de cette partie est enflammée presque toûjours en même temps, & que reciproquement la Pleure étant enflammée, le poûmon du même côté se trouve toûjours enflammé.

La Cause prochaine de la Pluropneumonie, de la Pleuresie, & de la Peripneumonie, selon *Ettmuller*, est un acide qui peche dans le sang, & qui le dispose à se coaguler, & à se grumeler, & qui produit cette affection en s'arrêtant dans la Pleure, dans le Poûmon, ou dans les parties voisines, en picotant en même temps les Membranes, & en leur faisant faire plusieurs contractions.

Les Causes éloignées de la Pleuresie sont pour l'ordinaire le froid externe, inspiré après une grande chaleur du corps, soit l'air, soit une boisson froide, ou quelque autre cause rëceuë, quand le corps a été beaucoup échauffé; enfin la chute, les contusions, les coups, le ris, & l'éternuëment joints ensemble. Toutes ces causes coagulent le sang, & luy donnent lieu par consequent de s'arrêter, & de s'enflammer dans la Pleure, & les Poûmons.

Les maladies de la Pleure, & du Mediastin.
Ce que c'est que la Pleuresie.

Sa cause.

Ses especes.   *La Pleuresie* se divise en Pleuresie ascendante & Pleuresie descendante, suivant les veines dans lesquelles le retour du sang est empêché.

L'Ascen-dante.   *La premiere* consiste dans les deux entre-deux des trois côtes superieures, sçavoir entre la seconde & la troisiéme Vertebre, en commençant de compter par la gorge.

La Descen-dante.   *La derniere* ou descendante consiste dans les quatre intervalles des cinq côtes inferieures.

Ce qui a donné lieu à ces noms, c'est que les espaces occupés par la Pleuresie ascendante, reçoivent les veines intercostales superieures du rameau axillaire de la Veine ascendante, pour parler le langage des anciens, & les Arteres intercostales du rameau axillaire de l'Artere ascendante. La Pleuresie descendante reçoit au contraire des vaisseaux des troncs de l'Aorte, & de la Veine descendante.

Benigne & maligne.   *La Pleuresie* est maligne ou benigne, essentielle ou simptomatique, & dépendante de quelque autre maladie, enfin vraye ou fausse.

La vraye.   *La vraye* dont on a parlé jusqu'à present, est l'inflammation de la moitié du Poûmon, & de la Pleure du même côté, jointe à une fiévre aiguë.

La fausse.   *La fausse* est de trois sortes. 1. Celle de *Sennertus* dans sa pratique, où il entend par fausse Pleuresie l'inflammation des muscles externes & internes des côtes, accompagnée d'une petite fiévre, ou sans fiévre avec une toux rare, le poux peu dur, la douleur avec pulsation, & sans ponction, laquelle s'aigrit quand on y touche de la main. Cette Pleuresie n'a rien de commun avec la vraye, à moins qu'elles ne soient compliquées ensemble. 2. La Pleuresie qu'on nomme communément fausse, est une douleur insigne avec ponction à l'un des deux côtés sans fiévre, & sans soif, le poux eſt bon, excepté qu'il eſt quelquefois plus frequent à raiſon de la douleur. Il n'y a point de toux, où s'il y en a, c'eſt une toux ſeulement catharreuſe qui vient du défaut de la limphe, & à quoy il ſe joint ordinairement une fiévre catharreuſe. La cauſe eſt un acide vitié charrié dans la Pleure par la Limphe, où le Serum qui luy ſert de vehicule, ſans l'inflammation de la Pleure, ſans l'alteration des poûmons : En un mot, c'eſt plûtôt une douleur pleuretique, qu'une Pleureſie. Cette affection eſt familiere aux ſcorbutiques, & aux verolés. C'eſt cette eſpece de Pleureſie que le vulgaire croit qui vient des vents. On la diſtingüe facilement d'avec la vraye, non ſeulement par le défaut de fiévre aiguë, & des autres ſimptomes ; mais principalement, parce que dans la Pleureſie fauſſe, il eſt beaucoup plus difficile de ſe coucher ſur le côté malade, que dans la vraye. Dans la derniere, quand le malade ſe couche ſur le côté oppoſé, la partie enflammée eſt tirée par ſon propre poids, & ſouffre une diſtenſion beaucoup plus grande. 3. On ajoûte à cette fauſſe Pleureſie une autre eſpece qu'on dit qui vient des vapeurs malignes & âcres, qui montent des parties inferieures à la region de la poitrine, où elles produiſent par leur malignité, & par leur âcrimonie l'inflammation de la Pleure, l'eroſion des veines, le crachement de ſang, la difficulté de reſpirer, la fiévre, & tous les autres ſimptomes.

Les Signes communs de la Pleureſie, de la Pleuropneumonie, de la Peripneumonie, de l'inflammation du Diaphragme, & du Mediaſtin, ſont 1. La reſpiration difficile, ſçavoir frequente & petite, & ne répondant pas à la neceſſité naturelle. 2. La fiévre continuë aiguë, jointe à une chaleur extrême. 3. Le poux tres-frequent, vîte & grand, mais qui devient petit dans la suite. 4. Le visage est fort rouge, & enflé, & les yeux bouffis. La rougeur occupe particulierement la jouë qui répond au côté du poûmon affligé; de sorte que si le côté droit du poûmon est affligé, la jouë droite sera rouge. 5. La toux frequente, seche au commencement, & accompagnée successivement d'une sanie tenuë & écumeuse qui se teint de diverses couleurs. Les crachats deviennent ensuite sanglans, ils blanchissent sur la fin, s'épaississent, & deviennent mucilagineux. C'est ce qu'on appelle crachats cuits. 6. La douleur de tête, & les insomnies sont cruelles, & les malades ont une soif extrême.

Les signes qui distinguent la Pleuresie de la Peripneumonie, de l'inflammation du Diaphragme, & de l'inflammation du Mediastin.

Les Signes propres pour distinguer ces affections les unes des autres, sont quant à la Peripneumonie, la difficulté de respirer beaucoup plus grande, la douleur de la poitrine avec plus de pesanteur, & les vomissemens plus familiers aux premiers jours, que dans la Pleuresie pure; La poitrine est resserrée avec une douleur pesante qui se continuë jusqu'à l'épine, laquelle douleur est moins cruelle, quand la Membrane qui revêt les poûmons, n'est pas en même temps enflammée; la fiévre est continuë & aiguë.

A l'égard de la Pleuresie, la douleur de côté est aiguë avec un point qui s'augmente en respirant. *Vanhelmont* explique admirablement ce Phenomene par l'acide, & par la contraction des fibres de la Pleure. Le poux est dur à cause de la tension considerable, & comme convulsive de l'artere, par consequent avec la Pleure. La dureté du poux, ses pulsations frequentes, sa vîtesse & sa petitesse, font ce poux que les Medecins appellent *Siant*, & propre de la Pleuresie. *Barbette* fait icy une remarque digne d'attention ; sçavoir, que la Pleure étant enflammée vers la region du dos, au dessus du Diaphragme, est prise quelquefois pour la douleur nephritique, au grand peril du malade. Ce qui demande beaucoup de reflexion.

Dans l'inflammation du Diaphragme, la douleur se fait sentir à l'extremité des côtes, au bas du Sternon, qui est la partie où le Diaphragme s'étend. La douleur, outre cela, fait une espece de ceinture au dessus des Lombes, le delire survient souvent avec les convulsions, la respiration inégale, tantôt petite, tantôt grande, tantôt frequente, tantôt rare.

Dans l'inflammation du Mediastin, la douleur est à la partie anterieure de la poitrine, avec un peu de pesanteur, sans point, & sans aucun simptome cruel.

A l'égard du Prognostic, la Pleuresie est plus legere que la Peripneumonie, & le poux intermitent qui s'y trouve quelquefois n'est pas à craindre. La Peripneumonie est plus dangereuse, mais moins que l'inflammation du Diaphragme, qui est une maladie tres-aiguë, laquelle reduit le malade à une grande extremité, & l'enleve souvent. L'inflammation du Mediastin est plus fâcheuse que la Pleuresie.

Prognostic de la Pleuresie.

Toutes ces inflammations se guérissent 1. Par la resolution & dissipation du sang arrêté, ou par la sueur, ou par quelques hemorragies. 2. Par un crachement copieux. 3. Par la suppuration & le changement en empyéme. 4. Par un transport rare & singulier, elles se changent tantôt en phrenesie, tantôt en goutte, tantôt en ulceres aux jambes.

Lors qu'elles se terminent sans suppuration par

les fueurs, ou les hemoragies, ou de quelque autre maniere, il faut obferver le mouvement critique de la nature : car c'eft aux jours critiques que ces fortes d'évacuations ont coûtume d'arriver.

Le Prognoftic d'Hippocrate fur ces affections eft tel. Si le crachat, dit-il, paroît dans la Pleurefie au commencement avant le troifiéme jour, la maladie fera courte, finon elle fera longue : car la Pleurefie, où on ne crache rien, eft dangereufe. Si les pleuritiques ne fe purgent point par les crachats avant le quatorziéme jour, le mal fe changera en empiéme.

Si les Empiémes furvenus à la Pleurefie ne fe purgent pas en quarante jours, à compter du jour de la ruption de l'abfcés, les malades tomberont dans la phtifie.

Les Pleurefies fe terminent ordinairement le quatorziéme jour, quelquefois neanmoins quand le corps eft jeune, & la Pleurefie aiguë, elle fe termine le quatriéme.

La Diarrhée moderée au commencement de la Pleuripneumonie eft falutaire, particulierement fi elle arrive au jour critique avec le foulagement du malade.

Les Diarrhées immoderées furvenant au commencement, ou dans l'accroiffement, avec l'abbatement du malade, font funeftes.

Le vomiffement copieux & bilieux au commencement de la Pleurefie, annonce la guérifon.

Lorfque la douleur diminuë, & que les malades ont le vifage morne, & les yeux troublés, c'eft un figne que la matiere de la Pleurefie fe tranfporte au cerveau, & ce cas eft dangereux.

La Pleurefie qui commence mollement, & continuë ainfi jufqu'au cinquiéme, avec des redoublemens au sixiéme jour , est tantôt mortelle , tantôt difficile à guerir.

Le Delire qui survient à une forte Pleuresie n'est pas de consequence , n'étant qu'un simptome ordinaire, mais s'il survient à une Pleuresie douce sans beaucoup de douleur de poitrine , ou avec une douleur intermitente , le transport au cerveau est à craindre.

Quelquefois les urines des pleuritiques sont mauvaises, & les crachats bons , alors les malades échapent quelquefois, la nature poussant la matiere par une crise : Au contraire , si l'urine est bonne, & les crachats méchans, il y a du danger.

Comme il arrive ordinairement , dit *Ettmuller,* qu'aprés la Pleuresie le pus se ramasse dans le Thorax, l'usage a voulu que l'Empyéme s'entendît seulement de l'amas du pus dans le Thorax, ensuite de la Pleuresie ; ce qui est un grand abus : car l'Empyéme en general , & à proprement parler, comme distingué de l'apostume , & du vomica, ou abscés , est un épanchement de sang hors de ses vaisseaux , changé en pus , & ramassé dans quelque cavité , ou ventre du corps. On dit comme distingué du vomica ou apostume , qui est un amas de pus dans quelque partie, ainsi quand le pus se ramasse dans les poûmons , & dans les reins , c'est le vomica des poûmons , & dans les reins il fait le vomica des reins : mais l'Empyéme est un amas de pus dans une cavité , & d'un abscés il se fait souvent un Empyéme , lorsque le premier se rompt , & que le pus tombe en dedans dans une cavité , au lieu de sortir en dehors. On a ajoûté que l'Empyéme succedoit ordinairement aux Pleuresies suppurées, parce que le pus tombe facilement dans la cavité du Thorax.

Ce que c'e que l'Empyéme.

 Les Caufes de l'épanchement du fang, de fa
coagulation, & de fa fuppuration, font particulierement externes, fçavoir les playes faites de
pointe, la chûte d'en haut, ou les parties fe rompent, fe tordent violemment, ou fe froiffent, de
forte que le fang s'échappe par les vaiffeaux ouverts, & tombe dans les cavités du corps. Le
fang épanché, & profcrit du commerce vital, fe
corrompt bien-tôt, & contracte de la putrefaction qui eft fuivie d'un acide qui coagule le fang
épanché, & l'épaiffit en grumeaux ; le fang en
cet état commence fucceffivement à fermenter,
entant que l'acide coagulant concourt avec le
fel volatile qui abonde dans le fang, lefquels fermentant, & combattant enfemble, corrompent
le fang, & s'uniffent enfemble en un troifiéme
falé, fçavoir un corps épais, blanc & falé, ce
qu'on appelle pus. On a dit que dans la chûte
d'en haut, le fang s'épanchoit dans une cavité du
corps : ou s'il demeuroit dans les inteftins des
parties froiffées, il fe feroit une echymofe, ou
effufion de fang. L'Empyéme s'engendre donc de
deux manieres, ou du fang épanché, & fuppuré
dans une cavité, ou du fang qui caufe l'inflammation de quelque partie, & y produit une apoftume, qui venant à fe vuider dans une cavité du
corps, y engendre l'Empyéme. Une playe qui
perce le Thorax, fert d'exemple du premier Empyéme par le fang qui y tombe abondamment,
& qui s'y change en pus. La Pleurefie nous donne
un exemple du dernier; lorfque le poûmon fup-
purant, & l'abfcés fe vuidant dans le Thorax, y
forme l'Empyéme.

 Le Diagnoftic ou les fignes des caufes de l'Empyéme eft affés facile, principalement fi on confidere les caufes externes, & particulierement la
chûte d'en haut.

Le Sang grumelé dans l'Abdomen se connoît par une playe qui le perce, par la tumeur, par la lividité & noirceur répanduë de côté & d'autre, & on sent de la dureté & de la resistance ; enfin les lypothimies, les défaillances, & autres semblables simptomes surviendront.

Le Sang grumelé & ramassé dans la poitrine se découvre par les vices considerables de la respiration, par la toux, par les douleurs de poitrine, par la pesanteur vers les fausses côtes, par le froid des extremités, par la fiévre plus ou moins aiguë, par la maniere dont on s'est blessé. Si en tombant, par exemple, on se rompt une côte, il s'ensuivra necessairement un épanchement de sang dans la poitrine, à cause de la ruption des vaisseaux situés sous les côtes ; Si on reçoit un coup d'épée immediatement dessous quelque côte, où sont les veines & les arteres, c'est un signe de l'épanchement du sang dans la poitrine, de sa coagulation, de sa corruption, & de l'Empyéme.

Enfin le sang ramassé & grumelé dans la tête se manifeste par la douleur avec pesanteur, par le sentiment d'une insigne pulsation, par les larmes, par la rougeur du visage, par les simptomes de l'estomac, le vomissement, la nausée, enfin par les causes antecedentes qui fracturent le crane par une forte contusion, ou qui le separent par une incision.

La Suppuration du sang grumelé dans toutes les cavités, se connoît par la fiévre qui survient plus ou moins aiguë suivant les circonstances, par l'ardeur de la partie où se fait la suppuration, par les inquietudes de poitrine, par les veilles & par les delires ; mais principalement par la fiévre. Il se fait quelquefois un abscés externe par où le sang suppuré se vuide heureusement, par exem-

F iiij

Signes du sang grumelé dans l'Abdomen.

Signes du sang grumelé dans la poitrine.

Signes du sang ramassé & grumelé dans la tête.

Signes du sang grumelé dans toutes les cavités.

ple, si le sang est grumelé dans l'Abdomen; il
fera un abscés à l'aine.

Signes de l'Empyéme formé.

L'*Empyéme* formé paroît de ce que la fiévre,
la chaleur, & les autres simptomes cessent, & on
sent même le flotement du pus.

Signes de l'Empyéme de la poitrine.

Dans l'Empiéme de la poitrine, soit qu'il vienne de la Pleuresie, ou d'une playe, il y a une
toux frequente & continuelle, d'un son obscur,
& sortant du fond de la poitrine, parce que toute
l'action vient du Diaphragme qui est chargé de
la matiere purulente, non pas des poûmons. On
ressent en toussant une espece de secousse dans la
cavité de la poitrine, parce que la matiere située
sous le Diaphragme est élevée en toussant, on ne
rejette rien, si ce n'est dans la suite aprés plusieurs
efforts qu'on crache quelque chose de purulent,
& même de sanieux. La fiévre est tres-aiguë au
commencement, dans le progrés elle diminuë,
devient lente, & approche des fiévres hectiques
avec des redoublemens vers la nuit. La respiration est pesante avec un sentiment de pesanteur,
quand on est assis ou debout, quand on est touché on sent une espece de fluctuation, & on respire alors presque sans peine. Quand les malades
veulent lier ou délier leurs souliers, il leur semble qu'ils étouffent : car alors la matiere qui pese
sur le Diaphragme, en empêche le mouvement.
La palpitation du cœur arrive quelquefois, on
sent souvent des vapeurs à la bouche comme d'eau
chaude ; dans le progrés on y ressent je ne sçay
quoy de putride & de goût de cendre ; le poux a
cela de particulier, qu'il fait intermission d'un ou
de deux battemens à chaque moment. En un mot,
si l'Empyéme est au côté droit, les malades se
couchent sur ce côté-là sans douleur, ce qu'ils ne
peuvent faire sur le côté gauche, il faut raisonner

ne même si l'Empyéme est du côté gauche.

Le Prognostic est different suivant la quantité du sang épanché, & la qualité du lieu où il est retenu, & suivant le succés. Il est bon de vuider promptement le sang grumelé, ou du moins le sang suppuré.

Prognostic de l'Empiéme.

Il survient souvent à la suppuration des fiévres dangereuses, tantôt des ulceres, tantôt la cangrene des parties internes.

L'Empyéme de la poitrine cause ordinairement la Phtisie, & l'Empyéme de la tête donne la mort.

Le Thimus est sujet aux tumeurs, & aux inflammations causées par une limphe âcre & visqueuse, qui le gonfle, & le grossit extraordinairement, & qui cause des étranglemens aux hommes, & le plus souvent aux femmes affligées de suffocation de matrice.

Les Tumeurs & inflámations du Thimus.

Le Pericarde se ressent quelquefois de l'inflammation, qui luy est communiquée par le Mediastin affligé de cette même maladie, & alors on sent une ardeur & une douleur plus violentes, & on tombe souvent en sincope.

L'inflammation du Pericarde.

Cette Maladie est plus dangereuse que la Pleuresie, & la Peripneumonie, & pour l'ordinaire elle est mortelle, à cause du voisinage du cœur, & si elle dure quelque temps, les malades meurent phtisiques.

Son prognostic.

On remarque que le Pericarde manque quelquefois, & que ces personnes tombent souvent en sincope, & enfin meurent.

Causes de la Sincope.

On observe encore que l'eau contenuë dans le Pericarde, est quelquefois en si grande quantité, qu'elle cause la palpitation du cœur, & que lors qu'elle manque pendant trop long-temps, il s'en ensuit tres-souvent le dessechement du.

Causes de la palpitation du cœur.

cœur & la Phtiſie. Or le manque de cette
humeur vient, lorſque par quelque playe, par
quelque abſcés, ou par quelque ſolution de continuité du Pericarde que ce ſoit, cette ſueur du
cœur qui s'y eſt condenſée, s'en écoule, & n'y
eſt pas retenuë. Les Praticiens neanmoins ont remarqué que cette humeur s'étant écoulée par les
playes du Pericarde, il s'en étoit r'engendré de
nouvelle, aprés la guériſon & la conſolidation de
ces playes, en ſorte que les malades avoient été
bien retablis en ſanté.

Obſervation   *Diemerbroeck* dit avoir reconnu que la palpitation du cœur ne vient que de la trop grande abondance de la liqueur aqueuſe contenuë dans le Pericarde ; car, dit-il, de tous ceux en qui aprés
leur mort j'ay trouvé dans le Pericarde grande
abondance de cette liqueur, il n'en eſt aucun qui
pendant qu'il a vécu, quelque malade qu'il ait
été, ait jamais ſouffert des palpitations de cœur ;
au contraire ils ont tous eu le poux languiſſant &
rare. Il n'arrive pas non plus, que par cette abondance de liqueur la capacité du Pericarde devienne ſi étroite, que le cœur ne puiſſe pas ſe mouvoir librement, en ſorte que ce ſoit là la cauſe
de la palpitation ; mais au contraire nous avons
toûjours reconnu que le Pericarde en devient ſi
relâché, & ſi étendu, que le cœur peut s'y mouvoir beaucoup plus facilement, que dans une
moindre quantité de liqueur ; ainſi il eſt certain
que ce n'eſt point l'abondance de cette liqueur
qui eſt la cauſe des palpitations ; mais plûtôt
quelque autre liqueur quelle qu'elle ſoit, quoy
qu'en petite quantité, pourvû qu'elle puiſſe dilater le cœur ſubitement, ſur le champ, & contre tout ordre de nature, ou l'irriter par ſon acrimonie, par ſa pourriture, ou par quelque autre

qualité picotante, & qui l'incite à mettre dehors
un hôte si fâcheux,

On trouve aussi souvent dans le Pericarde des
vers qui y ont été portés par le sang, ou engendrés par une limphe douce & visqueuse, qui causent des tremblemens, des palpitations, & des
défaillances de cœur, & enfin une mort sou-
daine.

Enfin le Pericarde peut être blessé, ulceré,
& corrompu, ainsi que l'experience fait voir;
mais toutes ces maladies ne peuvent être recon-
nuës que par une legere conjecture.

Les vers du
Pericarde.

La playe
& l'ulcere.

CHAPITRE XV.

Du Cœur.

LE Cœur a pris son nom du Verbe Latin, *Cur-
ro*, *Courir*, parce qu'il est dans une course
continuelle, & dans un travail sans interruption,
qu'il ne finit point depuis le premier moment de
la vie jusqu'à celuy de la mort.

C'est le principal ou le Prince de tous les Visceres, le Soleil du petit monde, le principe de
toutes les actions de la vie, la source de la
chaleur & de l'esprit vital, & le premier & dernier mobile de tout nôtre corps. Tant qu'il est
en vigueur, les fonctions naturelles sont pareillement en vigueur; s'il languit, elles languissent,
& s'il manque, elles sont entierement abolies.
En effet, c'est en luy qu'est contenuë la matiere
qui peut exciter & entretenir la chaleur naturelle
dont il est le foyer, & cela est évident de cela
seul, que toutes les parties ausquelles le sang qui

Ethimolo-
gie du cœur

Ce que c'est
que le cœur

est poussé par le cœur ne peut arriver, deviennent
roides de froid, que le sang qui a demeuré long-
temps éloigné de ce foyer, est aussi luy-même
tres-froid, & enfin de ce que la dissipation de la
chaleur ne peut être reparée en aucune autre partie de nôtre corps qu'en celle-là. Tout cela est
sensib'e, & évidemment connoissable par les sens :
car si on met le doigt dans le cœur d'un animal
ouvert vif, on y ressent une chaleur si considerable, qu'on n'en peut trouver une semblable en
aucune autre partie.

Que la cha-
leur du
cœur est en-
tretenuë
par les hu-
meurs qui
sont infuses
& fermen-
tées dans ses
ventricules.

Quoique cette chaleur soit naturelle au cœur,
& qu'elle luy ait été comme imprimée en un degré tres considerable, dés le commencement même de la generation, il est neanmoins certain
qu'elle est entretenuë, & beaucoup augmentée
par les humeurs qui sont infuses & fermentées
dans ses ventricules., & que c'est par cette fermentation ou effervescence continuelle de ces
humeurs qu'elle est continuée. La chaux vive mêlée avec de l'eau s'échauffe par la fermentation
ou effervescence que ce mêlange cause, y a-t-il
donc lieu de s'étonner si la chaleur du cœur est
excitée, & comme allumée de temps en temps
par la fermentation des humeurs qui y sont répanduës ; & que selon que cette effervescence
fermentative est plus ou moins grande, elle soit
aussi elle-même tantôt plus grande, tantôt moindre ? Car les esprits chauds naturels ou insités du
cœur agissent sur la matiere immediatement aprés
qu'elle est tombée dans les ventricules, & la fermentent par le moyen de la chaleur ; & ainsi ils
renouvellent de temps à autre cette chaleur, qui
sans cela diminueroit peu à peu, jusques enfin
qu'elle manqueroit entierement.

Sa figure.

Sa Figure est piramidale, & semblable à une

pomme de pin, qui d'une bafe large fe termine peu à peu en pointe. La bafe du cœur qui eft fa partie fuperieure, eft large, la pointe qui eft fa partie inferieure eft étroite, & fon corps eft rond, & relevé par devant, & applati par derriere ; mais il change un peu de figure dans fes mouvemens de Diaftole, & de Siftole.

Sa Grandeur varie felon l'âge, & le temperament, neanmoins il eft plus grand dans l'homme à proportion de la grandeur de fon corps, que dans les autres animaux. Sa longueur ordinaire eft de fix travers de doigt dans les adultes, & fa largeur de quatre. Ceux qui ont un grand cœur ont moins de courage que ceux qui l'ont petit ; parce que les grands cœurs étant mols & flafques, & ayant les ventricules plus grands, ont moins de chaleur, & par confequent en communiquent moins au fang : Au contraire un petit cœur étant ferme, folide, dur, & ayant les ventricules petits, renferme mieux ce feu fans lumiere, dont il eft le centre, & mettant en mouvement par cette chaleur le fang & les efprits, rend l'homme plus entreprenant, & plus courageux.

Sa Bafe eft fituée au milieu de la poitrine, entre les poûmons, dont elle eft tellement environnée de toutes parts, qu'elle eft comme cachée entre leurs lobes ; fa pointe au contraire tourne un peu du côté gauche, ce qui fait que l'on fent un battement de ce côté-là, en mettant la main deffus. La raifon pourquoy cette pointe ne tourne pas auffi-tôt du côté droit, que du gauche, c'eft que la veine-cave y étant, la pointe du cœur auroit interrompu par fon mouvement continuel le cours du fang dans cette veine, & l'auroit empêché de monter dans le ventricule droit du cœur. Il arrive rarement que le cœur change cette

Sa Grandeur.

Sa Situation

EXPLICATION DE LA FIGURE VI.

Qui repreſente le Cœur détaché du Corps, couvert de ſon Pericarde, & environné des Poûmons, ſes Oreilles, & l'entrée & ſortie des vaiſſeaux.

FIGURE I.

A Le Cœur enveloppé du Pericarde.

B B Les Poûmons dans leur ſituation naturelle couvrant le Cœur.

C La Veine cave qui monte au deſſus du Cœur.

D Le principe de la veine Azigos.

E La Veine ſoûclaviere droite.

F La Veine jugulaire droite.

G La Veine jugulaire gauche.

H La Veine ſoûclaviere gauche.

I I L'Artere carotide droite & gauche.

R R L'Artere ſoûclaviere droite & gauche.

M Le principe de la grande Artere deſcendante.

FIGURE II.

A Le Pericarde ſeparé du Cœur.

B Le Cœur arroſé des Veines & des Arteres coronaires.

C Le Tronc de la grande Artere qui ſort du Cœur.

D Une portion de la même Artere tournée en haut.

E E La Veine arterieuſe qui ſe diſtribuë au côté gauche du Poûmon.

F Le Canal entre la Veine arterieuſe, la grande Artere qui paroît dans le Fœtus nouvellement né, & rarement dans les adultes.

G Le Rameau droit de la Veine arterieuſe.

H H Le Rameau droit & gauche de l'Artere veneuſe.

L L'Oreille du Cœur.

R R Les Poûmons proche du Cœur.

L La Tunique propre des Poûmons ſeparée.

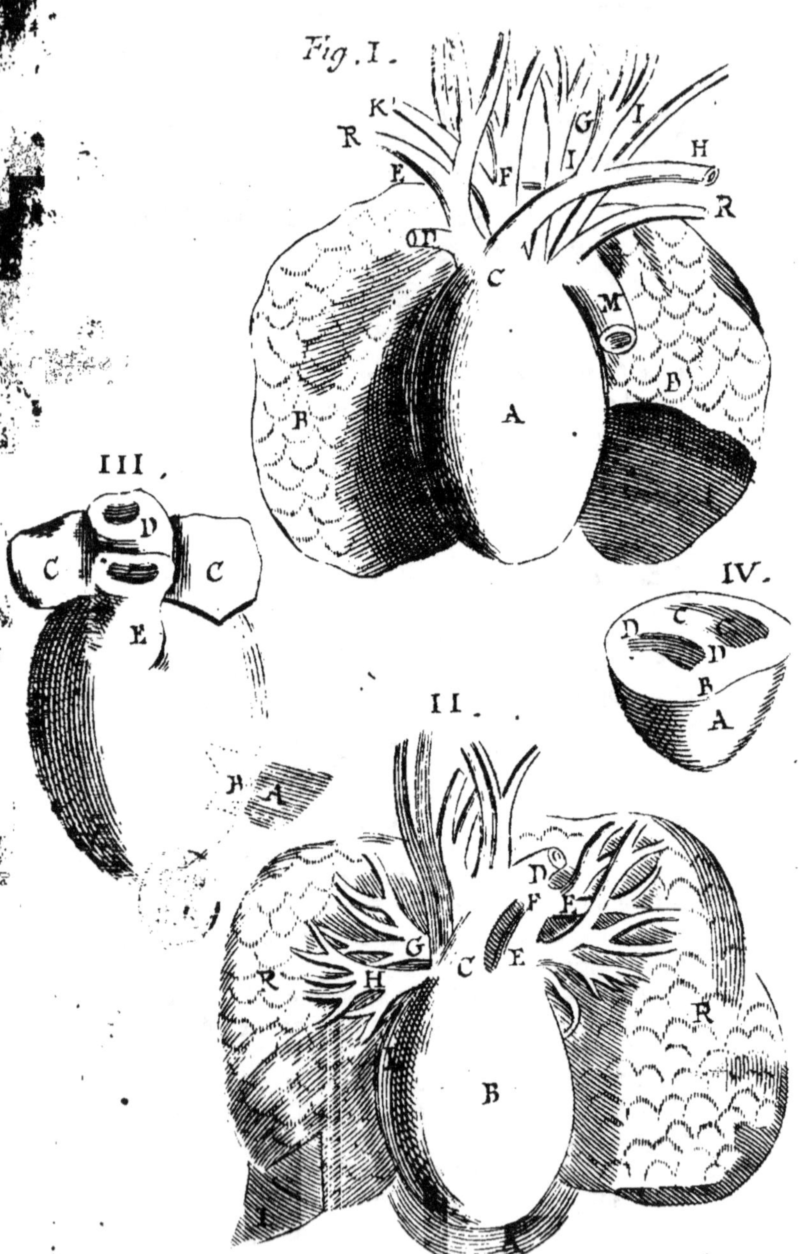
Fig. I.
R K F G I H R
F M
D C
B B
A
III
D
C C
E
IV
D C C
D
R
A
B A
II
N
F E
G C E
R H C
R
B

FIGURE III.

Le Cœur entier d'un Enfant.

A La Membrane propre du Cœur separée.
B Le Parenchine du Cœur nud.
C C L'Oreille droite & gauche du Cœur.
D La grande Artere qui fort du Cœur.
E Une Portion de la Veine cave, qui s'avance hors du cœur.

FIGURE IV.

A Une partie du Septum transverfum du Cœur coupé.
B Le Ventricule gauche.
C C Le Ventricule droit.
D D Le Septum du Cœur.

---

situation, que le ventricule droit soit au gauche, le gauche au droit ; & qu'il y batte. *Riolan* neanmoins écrit, qu'il a vû ce changement dans un homme de quarante ans, & dans la Reine, mere de Loüis XIII.

Ceux qui regardent le cœur comme la partie la plus noble, disent que sa situation répond à son rang, & qu'il n'en pouvoit avoir une plus digne de luy, étant placé au milieu de tous les viſceres, & même au milieu de tout le corps, si on en excepte les extremités ; Mais selon d'autres, la veritable raison de cette situation dépend de sa fonction : car comme il falloit qu'il envoyât du sang par les arteres à toutes les parties du corps, il falloit aussi qu'il fût dans un lieu d'où il le pût faire sans peine ; autrement s'il eût été placé plus bas, il luy eût fallu une impulsion trop forte pour le pousser par toute la tête, & quoy qu'il soit fort éloigné des pieds, il ne luy en faut qu'une mediocre

mediocre pour l'y faire aller , parce que le sang
descend assés par son propre poids , & ainsi cette
situation est la plus commode qu'il pouvoit avoir
pour la distribution du sang dont il arrose toute
la machine.

Le Cœur est fortement attaché par sa base au
Mediastin : il est encore suspendu & affermi dans
sa place par quatre gros vaisseaux qui s'inserent à
cette même base , dont deux entrent dans ses
ventricules , & deux en sortent ; le reste de son
corps n'est adherent à aucune partie , afin de pouvoir s'étendre , & se resserrer dans les mouvemens
de Diastole , & de Sistole.

Sa Substance est un Parenchime ou chair ferme , épaisse & solide , à cause de la ferveur de
la chaleur naturelle , de la subtilité des esprits ,
& de l'agitation perpetuelle du mouvement , &
afin qu'elle ne se rompe pas , disent *Archange* &
Bauhin, dans les mouvemens violens , comme
dans la palpitation ; elle est plus mince & plus
molle dans le côté droit , plus épaisse & plus
dense dans le gauche, encore plus solide & plus
dure en sa pointe , parce que toutes les fibres s'y
terminent. A l'extremité neanmoins de la pointe
où le ventricule gauche finit , elle est plus déliée,
comme n'étant en cet endroit-là principalement
composée que du concours de la Membrane interieure , & de l'exterieure.

On a découvert que le Cœur est composé de
deux sortes de fibres charnuës , dont les unes
sont exterieures , & les autres interieures ; les
unes & les autres ayant leur origine & leur insertion à la base du Cœur , les exterieures descendent de la base en ligne spirale , de droite à gauche vers la pointe , où faisant un demy cercle ,
elles remontent en même ligne spirale de gauche

Ses attaches

Sa substance

Il est com-
posé de deux
sortes de fi-
bres char-
nuës.

Tome II.　　　　　　　　　　G

à droite vers la bafe. Les fibres interieures font droites, elles defcendent de la bafe à la pointe, & remontent de la pointe à la bafe, où elles fi-niffent. Ce font ces fibres internes qui forment ces petites colomnes charnuës qui font dans les ventricules ; c'eft dans le milieu de ces fibres que font les deux ventricules, dont les Orifices & les Valvules font faites par la dilatation de leurs tendons ; fi bien que fuivant cette difpofition de fibres, il eft aifé de concevoir que les mouvemens du cœur fe font tout autrement que ne le croyoient les Anciens, qui faifoient trois fortes de fibres au cœur, les droites, les obliques, & les tranverfes, dont les unes fervoient à la dilatation, & les autres à la contraction : mais fuivant les dernieres découvertes, il n'y a que deux fortes de fibres, & le Diaftole eft un allongement du cœur, & le Siftole en eft le racourciffement. Diaftole vient du Verbe Grec *Diaftello*, je dilate, & Siftole vient de *Syftello*, je refferre ; ainfi ces mouvemens font naturels au cœur, comme la palpitation qu'on appelle en Grec *Palmos*, du Verbe *Pallo*, qui fignifie treffaillir, eft un mouvement violent, & contre nature. Enfin les Anciens vouloient que le cœur fe racourcit au Diaftole, & qu'il devient plûs long au Siftole, qui eft tout le contraire de ce qui arrive felon les dernieres découvertes.

51 Tunique nommée Pericarde.

Il eft revêtu exterieurement pour la fermeté du vifcere d'une Tunique déliée, mais forte, folide, & qu'on ne peut qu'à peine feparer. Il a cette Tunique commune avec la Tunique propre exterieure des grandes Arteres, comme auffi la petite Pellicule extrêmement mince qui revêt la face interieure de fes Ventricules continuë & commune avec la petite Pellicule auffi tres-déliée, qui tout ainsi qu'une legere cuticule, enveloppe les arteres. Ce qui donne lieu de croire que les arteres empruntent ces tuniques du cœur même, comme les nerfs leurs deux tuniques des meninges du cerveau.

L'on trouve beaucoup de graisse sur cette membrane exterieure ; mais plus à la base que vers la pointe, & *Riolan* remarque qu'elle est en plus grande quantité, & plus jaune dans les femmes que dans les hommes. Les usages de cette graisse sont d'humecter le cœur, de peur qu'il ne se desseche pas trop dans ses mouvemens ; & comme la pointe est plus humectée par l'eau du Pericarde, que la base, c'est peut-être la raison pourquoy elle a moins de graisse. *(La graisse du Pericarde. Ses usages)*

L'on a quelquefois trouvé au cœur de l'homme vers le haut du *Septum medium*, les tendons des fibres charnuës ossifiez, on y a trouvé aussi des lopins de graisse dans les ventricules, & des caroncules qui en sortoient, & des poils qui le rendoient tout velu ; mais ce sont des faits particuliers qui arrivent si rarement qu'ils ne doivent arrêter beaucoup. *(Faits extraordinaires.)*

Le Cœur a toutes sortes de vaisseaux. Il a deux arteres & deux veines que l'on appelle coronaires, parce qu'elles l'environnent par sa base comme une couronne. Les deux arteres prennent leur naissance du commencement même de l'Aorte, avant qu'elle soit sortie du Pericarde, elles rampent autour du cœur, & jettent plusieurs petits rameaux qui vont de la base du cœur à sa pointe ou cone, dont plusieurs paroissent dans le côté gauche ; l'usage de ces arteres est de recevoir le sang spiritueux à mesure qu'il sort du ventricule gauche, & de le porter pour la nourriture du Parenchime. Les deux veines embrassent le cœur *(Ses vaisseaux. Ses veines & arteres coronaires.)*

en rond comme les arteres, & vont s'inserer dans
la veine-cave, où elles déchargent le fang fuperflu qui a été apporté par les arteres coronaires,
& qu'elles ont receu de plufieurs petits rameaux
qui montent du Cone à la Bafe. Il a encore des
limphatiques qui fe vont décharger dans le canal.

Ses nerfs.　*Enfin* il a des nerfs qui fe portent depuis le
Plexus jufqu'à fa bafe, & aux orifices de fes ventricules qui luy viennent de la huitiéme paire;
mais ils font fi petits & fi fubtils qu'ils échappent
prefque à la veuë, en forte qu'on revoque en
doute, s'il en entre quelques-uns dans le cœur. La
raifon pourquoy ces nerfs font fi petits & fi déliés, eft que le cœur n'a pas befoin de beaucoup
d'efprits animaux pour fon mouvement, parce
qu'il eft difpofé de maniere que le fang qui y entre, l'oblige affés de fe dilater, & de fe refferrer.
Il ne luy en faut non plus davantage pour le fentiment, n'étant pas neceffaire qu'il l'ait exquis à
caufe de fon agitation continuelle.

Ses Glandes　*Parmy* la graiffe qui eft à la bafe du cœur, il y
a plufieurs petites glandes conglobées qui reçoivent des rameaux des arteres coronaires. L'ufage
de ces glandes eft de feparer quelque liqueur,
comme le font toutes les autres du corps; ce
font elles qui filtrent l'eau que l'on trouve dans
la capacité du Pericarde.

La conve-　*Le Cœur* a connexion avec le Cerveau par les
xion du　nerfs, avec le Pericarde, le Mediaftin & la Pleu-
cœur.　re par les membranes, avec le Foye par les veines cave & coronaires; avec les Poûmons par l'artere & la veine des poûmons, que les Anciens
appelloient veine arterieufe, & artere veineufe;
& enfin avec toutes les parties du corps par les
arteres, par lefquelles il leur envoye le fang
pour leur nourriture.

Le Cœur a deux ventres ou ventricules, c'est à-
dire, cavités, le droit & le gauche. Le *droit* que
quelques-uns appellent Sanguin, n'est pas tout à-
fait rond, mais semblable au croissant de la Lune,
& beaucoup plus grand & plus large que le gauche, mais moins long : car il ne descend pas
comme luy jusqu'à sa pointe. L'usage de ce ventricule droit, est de recevoir le sang conjointement avec le chyle, qui est porté par la veine-
cave, & de le pousser ensuite par la contraction
de ses fibres dans l'artere des poûmons.

Le Ventricule gauche du cœur, que d'autres
ont nommé le noble & spiritueux, est en forme
de piramide, plus étroit & plus long que le droit,
descendant jusqu'à la pointe. Son usage est, suivant les Anciens, pour empêcher que l'esprit qu'il
contient ne se dissipe par sa subtilité : mais l'u-
sage veritable de ce ventricule, est plûtôt de recevoir le sang qui luy est apporté par la veine des
poûmons, après avoir déja passé par le ventricule
droit, & de le verser avec impetuosité dans la
grosse artere, en se contractant, pour en faire la
distribution à toutes les parties du corps pour
leur nourriture; Ainsi l'usage des deux ventricules du cœur tendent à même fin, c'est-à-dire, à
subtiliser le sang, en le recevant par leur dilatation, & en le chassant dehors par leur contraction : Il y en a deux, parce qu'un seul n'auroit
pas suffi pour vivifier le sang, qui est plus échauffé, & mieux perfectionné à deux reprises, qu'il
ne le seroit par une seule; si le gauche est plus
épais que le droit, c'est qu'il a besoin d'une plus
forte impulsion que le droit, qui n'a qu'à pousser
le sang dans l'artere des poûmons qui est courte,
& le gauche envoye le sang dans toutes les arteres du corps, & le force à passer par les extre-

EXPLICATION DE LA FIGURE VII.

Qui represente l'Interieur du Cœur, les Ventricules, & ses Valvules.

FIGURE I.

A L'Orifice de la Veine coronaire.
B L'Anaſtomoſe qui eſt entre la Veine-cave, & l'Artere veneuſe dans le ſeul fœtus nouvellement né, & qui eſt conſolidée dans les adultes.
C C C Les Valvules Triglochines.
D D D Le Ventricule droit du Cœur ouvert.
a a Les Ouvertures dans le Septum.

FIGURE II.

A La Veine arterieuſe diſſequée dans le Ventricule droit du cœur.
B B B Les Valvules Sigmoïdes dans l'orifice de cette Veine.
C C C Le Ventricule droit du cœur ouvert.

FIGURE III.

A L'Artere veneuſe diſſequée.
B L'Anaſtomoſe entre l'Artere veneuſe, & la Veine-cave dans le ſeul fœtus.
b b Les Ouvertures entre les Membranes dans le Septum.
C C Les deux Valvules mitrales dans le Ventricule gauche, ſituées à l'entrée de la Veine arterieuſe.
D D Le Ventricule gauche du cœur ouvert.

FIGURE IV.

A La grande Artere diſſequée prés du cœur.
B B B Les Valvules ſemilunaires ou ſigmoïdes.
C C Le Ventricule gauche du cœur.
D Une partie du Ventricule gauche renverſée.

Fig. I.   II.

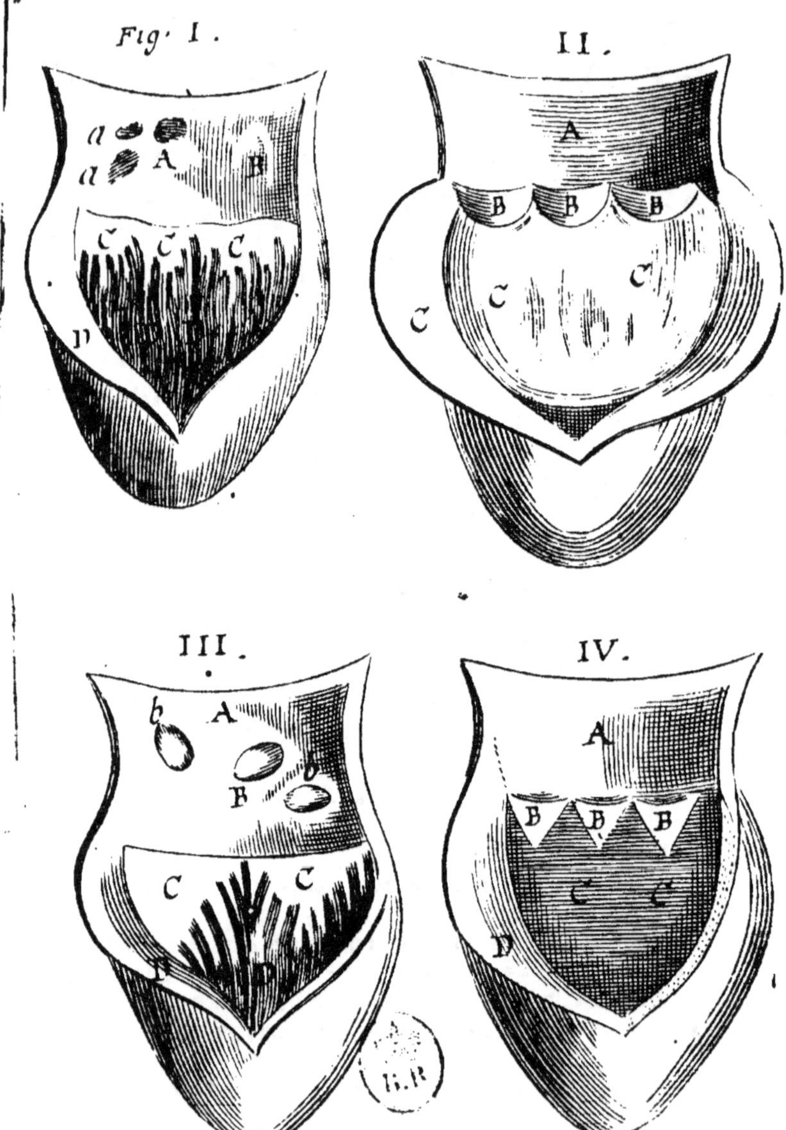

III.   IV.

mités des arteres dans toutes les parties pour les nourrir, & pousse ce sang extravasé dans les orifices des veines capillaires, & de ces capillaires dans de plus grosses, & enfin dans la veine-cave pour retourner au cœur, étant certain suivant les dernieres découvertes, que le mouvement circulaire du sang ne se fait, & ne se continuë, que par la force du ventricule gauche du cœur.

Le Septum medium. *On voit* entre ces ventres une *Cloison* que les Grecs appellent *Diaphragme*, & les Latins *Medium Septum*, qui les separe, & empêche que les matieres qu'ils contiennent ne soient confonduës; elle est solide; & quoique la plûpart des Anciens ayent crû qu'elle étoit poreuse, & percée d'une infinité de petits trous, afin, disent-ils, que le sang puisse passer du ventricule droit au ventricule gauche pour la generation de l'esprit vital, *Vesale* assure neanmoins n'avoir pû découvrir aucuns vestiges de ces trous, comme veritablement il n'y en a point; cette separation est épaisse d'un travers de doigt, ayant la même épaisseur que les parois du ventricule gauche, elle est charnuë, & de même substance que le reste du cœur, étant composée de fibres musculeuses qui luy aident à faire ses mouvemens.

Les Oreilles du cœur. *Les Oreilles* du cœur sont ainsi nommées, à cause de la ressemblance qu'elles ont avec les oreilles humaines, elles ressemblent pourtant mieux au capuchon d'un Moine: car d'une longue base, elles se terminent en une pointe émoussée. Ce sont des productions ou appendices membraneuses, situées à la base du cœur, & sur les embouchures des vaisseaux qui portent quelque matiere au cœur, pour, comme une cisterne, recevoir l'air & le sang qui veulent entrer avec effort aux ventricules, & empêcher, ainsi qu'en une foudaine contraction , le cœur ne foit fuffoqué par une grande oppreſſion , & déchiré ou rompu par les matieres qui veulent entrer trop abondamment.

Elles ſont deux en nombre , dont la droite eſt à l'embouchure de la veine-cave , & la gauche eſt à l'extremité de la veine des poûmons , de maniere que l'une & l'autre ſemblent ne faire qu'un même corps avec ces vaiſſeaux. Leur ſubſtance eſt membraneuſe , de même que celle de ces veines , afin de pouvoir s'emplir , & ſe vuider librement.

Leur Surface paroît extrêmement ridée , neanmoins lors qu'elles ſont pleines & tenduës , elle eſt égale & polie.

Leur Couleur eſt rouge dans le fœtus , & dans les enfans nouveaux nés ; mais dans les adultes elle eſt plus enfoncée que celle du cœur , neanmoins dans leur dilatation elle eſt plus rouge , parce qu'elles reçoivent alors du ſang , & dans leur contraction elle eſt plus pâle , parce que ce même ſang eſt pouſſé dehors.

Les Oreilles ſont proportionnées aux vaiſſeaux ſur leſquels elles ſont ſituées , & aux ventricules du cœur : car la droite eſt plus grande que la gauche , à cauſe que la veine-cave eſt plus groſſe que celle des poûmons , & que le ventricule droit eſt auſſi plus grand que le gauche. Et comme la veine des poûmons , & le ventricule gauche ſont plus petits , leur oreille eſt auſſi plus petite ; mais elle eſt plus ferme & plus ſolide que l'autre , parce que le ventricule gauche eſt plus ferme & plus compacte que le droit.

On obſerve qu'entre toutes les parties du cœur , les oreilles ſont les dernieres qui conſervent leur mouvement, parceque la mort arrivant, la pointe du

Leur nombre.

Leur Subſtance.

Leur Surface.

Leur couleur.

Leur grandeur.

Que les oreilles ſont les dernieres parties du cœur qui ſe meuvent.

EXPLICATION DE LA FIGURE VIII.

Qui represente les Oreilles, & les Fibres charnuës du Cœur.

FIGURE I.

a a La Veine du Poûmon étenduë droit devant l'entrée du
    Cœur.

b b L'Oreille gauche du Cœur.

c c Le Trou ovale par lequel le sang influë de la Veine-cave
    droit dans l'ouverture du ventricule gauche.

d d Les deux Valvules mitrales.

e e Les Colomnes charnuës qui sortent de l'un & de l'autre
    côté du Ventricule.

F La Base du Cœur à l'endroit où le sang influë de la Veine
    pulmonaire dans le Ventricule gauche.

G Le Lieu sous les Valvules mitrales où il est chassé dans
    l'Aorte.

H La Pointe du cœur.

I I I Les Fibres charnuës attachées deçà & de là par tout le
    circuit interieur du Ventricule.

FIGURE II.

A A A La Base de l'oreille à l'endroit où elle s'unit au ten-
    don du cœur.

B B Le Cercle de nature de tendon à l'endroit où il est distin-
    gué de la Veine cave.

C C Les Fibres charnuës qui se portent deçà & delà dans
    divers tendons avec les petites Fibres d'entre-deux, faits
    en forme de plumes.

D La grande veine coronaire.

E E D'autres veines plus petites, situées en cet endroit pour
    rapporter le sang du cœur.

FIGURE VIII.

Fig. I.

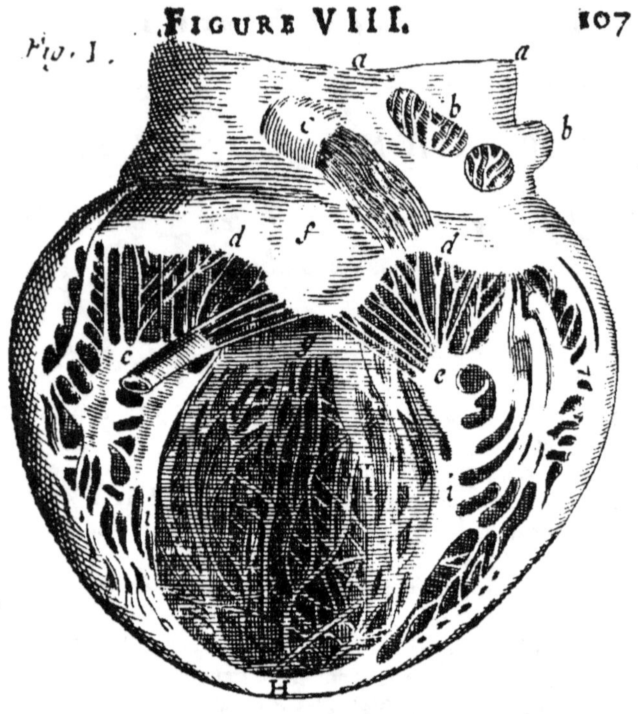

Fig. II.

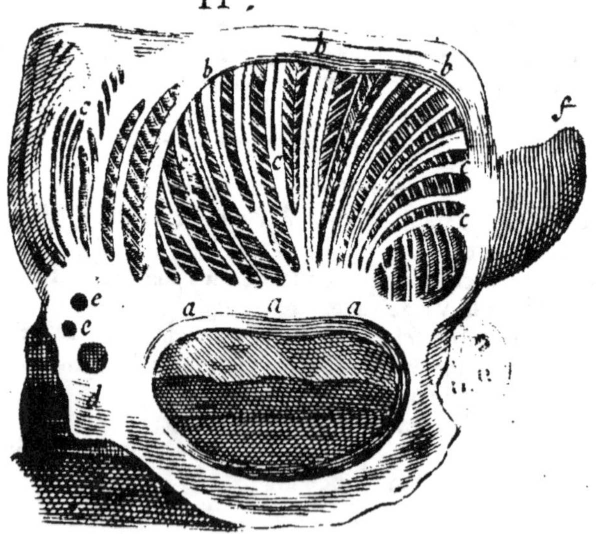

cœur commence à ceſſer à ſe mouvoir, aprés les
ventricules, enſuite la baſe, & enfin les oreilles,
comme marque de la derniere diſſolution de la
nature, & de l'extinction de la vie.

Que l'ac-
tion des o-
reilles dé-
pend des
mouvemens
du cœur.

Le Mouvement du cœur eſt different de celuy
de ſes oreilles, dit *Dulaurent*, parce que le cœur
ſe remplit à cauſe qu'il ſe dilate, & les oreilles
au contraire ſe dilatent, à cauſe qu'elles ſe rempliſſent. Enfin l'action des oreilles du cœur dépend des mouvemens du cœur : car en même
temps qu'il ſe contracte, elles s'ouvrent, & lors
qu'il ſe dilate, elles ſe reſſerrent, de maniere
qu'elles font leur Diaſtole, quand le cœur fait
ſon Siſtole, ainſi leurs mouvemens ſont alternatifs.

L'uſage des
oreilles du
cœur.

L'uſage de ces oreilles eſt en recevant des veines le ſang dans leur cavités, de luy ſervir de meſure, & d'empêcher qu'il ne tombe en trop grande
quantité à la fois, & avec trop de précipitation
dans les ventricules, & qu'il ne ſuffoque la perſonne : *Hippocrate* & *Dulaurent* leur attribuent
encore un autre uſage, qui eſt de ſervir d'éven-
tail au cœur pour le rafraîchir.

Les gros
vaiſſeaux
du cœur.

Il y a à la baſe du cœur quatre gros vaiſſeaux,
ſçavoir la Veine-cave, l'Artere des poûmons, la
Veine des poûmons, & l'Aorte. Le Ventricule droit reçoit la Veine cave, & l'Artere des
poûmons, & le gauche la Veine des poûmons,
& l'Aorte ; de maniere que chaque Ventricule a
une artere & une veine, contre l'opinion ancienne, qui vouloit que les deux vaiſſeaux du Ventricule droit fuſſent des veines, & que ceux du
gauche fuſſent des arteres.

La Veine-
ave.

La Veine-cave qui eſt le plus gros de ces quatre
vaiſſeaux, finit au Ventricule droit du cœur, où
elle eſt fortement attachée ; elle s'ouvre dans ce

Ventricule par une large embouchure, pour y
verſer le ſang qu'elle a receu de pluſieurs rameaux
de veines; ſa Membrane qui eſt mince en tous
les autres endroits, eſt fort épaiſſe en celuy-là,
& remplie de fibres charnuës, ce qui empêche
qu'elle ne puiſſe être déchirée par le mouvement
continuel du cœur, & qu'elle ne s'élargiſſe trop
par le concours du ſang qui luy vient en abondance de tous côtés; cette veine eſt capable de
quelque contraction, par le moyen de cette grande quantité de fibres charnuës pour pouſſer ce
ſang qu'elle apporte dans ce Ventricule droit.

A l'entrée de la Veine-cave dans le Ventricule
droit, il y a trois Valvules membraneuſes, qu'on
nomme *Triglochines* ou *Tricuſpides*, à cauſe de
leur figure triangulaire. Elles ſont faites de la dilatation des tendons des fibres qui compoſent le
cœur: elles ſont ouvertes de dehors en dedans,
& diſpoſées de maniere, qu'elles permettent l'entrée du ſang de la veine-cave dans le cœur, & en
empêchent le retour dans la veine-cave.

Les Valvu-
les Triglo-
chines.

L'uſage de la veine-cave, ſuivant les dernieres
découvertes, eſt de recevoir le ſang qui luy eſt
apporté de toutes les parties du corps par les rameaux des veines, & de le verſer dans la cavité
de l'oreille droite, d'où il tombe enſuite comme
par meſure dans le Ventricule droit du cœur.

L'uſage de
la Veine-
cave.

L'Artere des poûmons que les Anciens appelloient veine arterieuſe, eſt une veritable artere,
étant compoſée de pluſieurs Tuniques; elle ſort
du Ventricule droit du cœur, ſon embouchure
eſt bien moindre que celle de la veine-cave; elle
ſe diviſe en deux gros rameaux, ces deux en pluſieurs autres petits, qui vont ſe répandre à droit
& à gauche dans toute la ſubſtance des poûmons.

L'artere
poûmons.

EXPLICATION DE LA FIGURE IX.

Qui represente le Tronc de la Veine-cave,
sortant du Cœur, avec la distribution
de ses Rameaux par tout le Corps.

FIGURE I.

A Le commencement de la Veine-cave, qui s'éleve au dessus de l'orifice droit du cœur.

B B L'origine des rameaux sousclaviers.

C Le commencement du Tronc descendant.

D D Les rameaux Iliaques droit & gauche.

a a a &c. La Veine Azigos, & ses Rameaux répandus aux côtes.

b b La Veine Intercostale superieure.

c c La Veine Mammaire interne.

***** La Veine Mediastine.

d d La Veine vertebrale.

e e La Veine jugulaire interne coupée sous le Crane.

f f La Veine jugulaire externe, dont le rameau inferieur ou profond se répand aux organes de la voix, aux parties cutanées de la Face, aux Temples, & puis va aux oreilles.

g g La Veine cervicale.

h h Le progrés des rameaux sousclaviers.

i i La Veine scapulaire interne.

κ κ La Scapulaire interne.

3. 3. La Veine qui va au muscle Deltoide.

l l La Thoracique superieure.

m m La Veine Cephalique coupée.

n n La Veine Basilique coupée.

o o La Thoracique inferieure.

p La Veine phrenique gauche.

q La Phrenique droite.

r r Le Rameau insigne qui s'étend jusques dans la partie convexe du Foye.

ss. t t &c. Les propagations du même, & ses distributions aux parties exterieures droite & gauche.

u u Les Veines muscules lombaires superieures.

FIGURE IX.

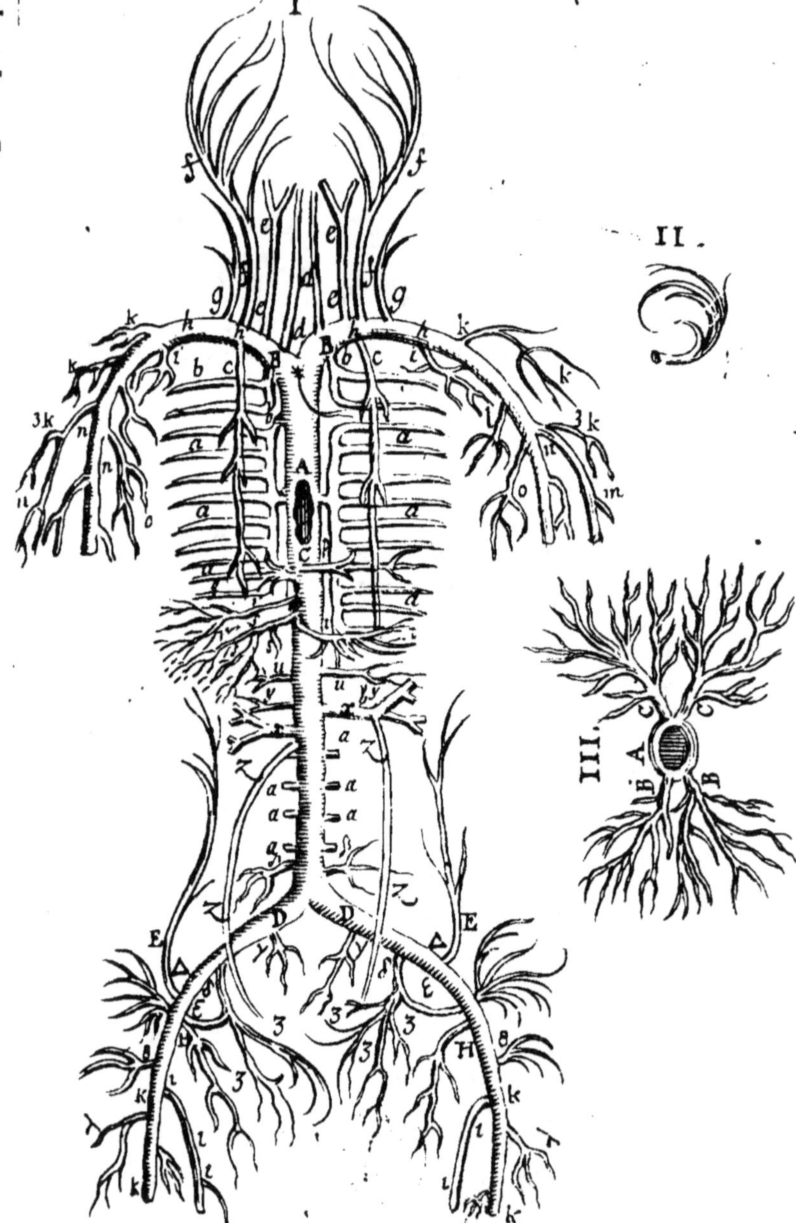

x x Les Veines des Glandes renales.
y y L'Emulgente droite & gauche.
z z La Veine spermatique droite & gauche.
α α La naissance des Veines lombaires.
ϐ ϐ La Veine muscule lombaire inferieure.
γ γ La Veine sacrée.
Δ Δ Le Rameau iliague externe.
Ε Ε La Veine Epigastrique.
δ δ Le Rameau iliaque interieur.
ε ε La Veine glutée.
ζ ζ Les Veines hipogastriques.
η η Les Veines honteuses.
θ θ Les Veines inguinales.
K K Le Rameau de la Veine crurale.
I I La Veine Saphene.
λ λ La Veine Ischiatique.

FIGURE II.

La Veine-coronaire du cœur particulierement designée.

FIGURE III.

A Le commencement de l'Artere veneuse dans le Ventricule droit du cœur.
B B Ses rameaux qui vont dans la partie droite du poûmon.
C C Ses rameaux qui vont dans la gauche.

Les Valvules Sigmoïdes.

A l'orifice de l'artere des poûmons, il y a trois Valvules qu'on appelle *Sigmoïdes*, parce qu'elles ressemblent au Sigma Grec. Ce sont de petites Membranes situées à côté les unes des autres, & autrement disposées que celles de la Veine-cave : car elles sont ouvertes de dedans en dehors, pour laisser sortir le sang du Ventricule droit dans l'artere, & pour en empêcher le retour de l'artere dans le Ventricule.

L'usage de l'artere des poûmons.

L'usage de l'Artere des poûmons, est de recevoir le sang qui sort du Ventricule droit du cœur, & de le distribuer par toute la substance des poûmons.

La

La Veine des poûmons, que les anciens appelloient Artere veineuse, a quatre membranes comme les autres veines; elle ne sort pas du cœur comme ils l'ont crû; mais elle sort de la substance des poumons, où elle commence par une infinité de petits rameaux qui s'unissent en un seul tronc pour la former, & va se rendre au ventricule gauche du cœur.

Il y a à l'orifice de ce vaisseau deux Valvules triangulaires qu'on appelle *Mitrales*, parce qu'elles ressemblent à la mitre d'un Evêque, lesquelles regardent de dedans en dehors, & s'ouvrent pour donner passage au sang qui vient du poûmon dans le ventricule gauche du cœur, & pour empêcher que ce qui est entré dans le cœur ne retourne aux poûmons.

L'Usage de cette veine des poûmons, est de reprendre par les extremitez de ses rameaux capillaires qui sont répandus dans toute la substance des poûmons, le sang qui a été apporté par l'artere des poûmons, que les Anciens appelloient la veine arterieuse, & de le rapporter dans l'oreille gauche du cœur, où il tombe comme par mesure de l'extremité de cette veine, qui y apporte aussi avec ce sang les parties les plus subtiles de l'air, qui passent des extremitez de la Trachée-artere dans son tronc.

La grande ou grosse artere appellée des Grecs *Aorta*, parce qu'elle renferme le sang arterieux avec l'esprit vital, est la source & l'origine de toutes les arteres du corps, excepté de celles du poûmon, qui sont les branches de l'artere du ventricule droit, que nous appellons l'artere des poûmons; elle est forte, ayant plusieurs tuniques dures & épaisses; elle sort du ventricule gauche du cœur, auquel endroit elle paroît cartilagineuse,

EXPLICATION DE LA FIGURE X.

Qui represente le Tronc de la grande Artere, sortant du Cœur, & la distribution de ses rameaux par toutes les parties du corps.

FIGURE I.

A Le principe de la grande Artere , qui s'éleve au dessus du Cœur.

B B Le commencement & le progrés des Rameaux des Arteres soûclavieres.

C Le Tronc descendant de la grande Artere.

D D Le Rameau iliaque droit & gauche.

a a L'Artere Carotide externe.

b b Ses Rameaux qui vont à la bouche , à la face , & aux Oreilles.

c c La Carotide interne coupée aussi de même.

d d L'Artere vertebrale coupée sous le Crane.

ᵭ ᵭ L'Artere muscule cervicale.

e e L'Artere mammaire interne.

f f Les Rameaux de l'Artere intercostale superieure.

g g L'Artere scapulaire interne.

h h L'Artere scapulaire externe.

i i L'Artere thorachique superieure.

k κ L'Artere thorachique inferieure.

l. m Les Arteres qui se distribuent aux muscles de l'Humerus & Adjacens.

n n Les Arteres intercostales inferieures.

o o L'Artere phrenique.

p L'Artere cœliaque.

q Son Rameau droit qui se divise en trois , dont le superieur & inferieur se distribuent au Foye , & le moyen à la Vescie du fiel.

r Le Rameau de l'Artere celiaque gauche.

ſ L'Artere gastrique droite.

t L'Artere splenique qui se divise en une infinité de petits Rameaux dans la Rate.

u L'Artere epiploique.

u v L'Artere gastrepiploique,

Figure X.

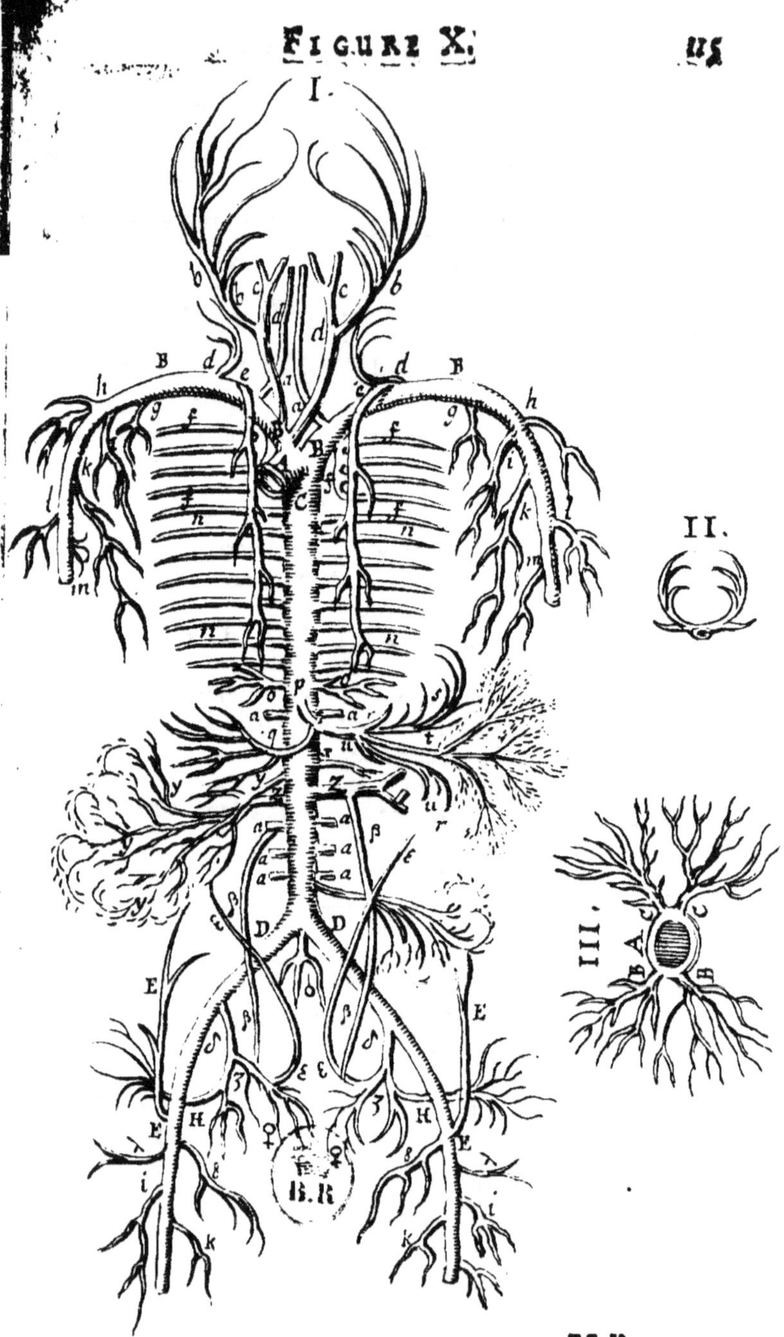

x Les Arteres des Glandes renales.
y y y L'Artere mesenterique superieure, qui se divise en
　　　d'insignes Rameaux.
z z Les Arteres émulgentes.
α α L'origine des Arteres lombaires.
ϛ ϛ Les Arteres spermatiques,
γ γ L'Artere mesenterique inferieure, qui se divise en plu-
　　　sieurs Rameaux.
δ L'Artere sacrée.
Δ Δ L'Artere iliaque externe.
δ δ L'Artere iliaque interne.
η η L'Artere glutée.
ζ ζ L'Artere hipogastrique qui est portée à l'intestin Rectum,
　　　& aux parties honteuses.
ϙ ϙ L'Artere hipogastrique qui va à la matrice.
ι ι L'Artere umbilicale.
E E L'Artere épigastrique.
θ θ L'Artere honteuse.
i i L'Artere Ischiatique.
K K L'Artere muscule inferieure.
λ λ L'Artere qui va au muscle iliaque interne.

FIGURE II.

L'Artere coronaire du Cœur representée exactement.

FIGURE III.

A L'Orifice de l'Artere veineuse au Ventricule gauche du
　　　Cœur.
B B Le Rameau qui se distribuë dans la partie droite du poû-
　　　mon.
C C Le Rameau qui se répand dans la partie gauche.

---

afin d'être toûjours ouverte, & en état de recevoir le sang qui sort avec impetuosité de ce ventricule.

Ses Valvu-
les.

La grosse Artere a à son orifice trois Valvules,
ou Epiphises membraneuses, qui sont semblables
aux trois Sigmoides, qui sont à l'entrée de l'artere des poûmons ; elles regardent de dedans en

'dehors pour permettre le cours du sang du ventricule gauche dans l'Aorte, & pour empêcher son retour de l'Aorte dans ce Ventricule.

L'Usage de l'Aorte est de distribuer & de communiquer à toutes les parties du corps ce qu'elle a receu du cœur.

Comme dans le Fœtus, pendant qu'il est enfermé dans la matrice, les vaisseaux sont autrement disposés que dans l'homme né, il est à propos d'expliquer icy de quelle maniere la sanguification se fait en luy.

Le Sang dans le Fœtus, dit *Diemerbroeck*, ne passe pas du ventricule droit au gauche par le poûmon comme dans l'homme né, ni non plus il ne se cuit pas, ne se fermente pas, & ne se dilate pas dans les deux ventricules ; mais seulement dans l'un d'eux : car celuy qui se cuit, & se rarefie dans le droit, ne va pas ensuite dans le gauche, pour y être de nouveau rarefié, & celuy qui se rarefie dans le gauche, n'a pas non-plus auparavant été rarefié dans le droit.

C'est pour cette raison, que dans le fœtus l'union des vaisseaux du cœur, par lesquels ce passage du sang se fait, est double. Cette union s'efface ensuite dans les adultes.

La premiere se fait dans le cœur par anastomose, & elle est un trou tres-grand & tres-évident, de figure ovale, que l'on appelle *Ovale*, situé sous l'oreille droite du cœur auprés de la coronaire, & un peu avant l'endroit où la veine-cave s'ouvre entierement dans le ventricule droit. Par ce trou se fait l'union de la veine-cave, & de la pulmonaire.

Au devant de ce trou, du côté de la veine pulmonaire, il y a une Valvule membraneuse tres-déliée ; mais solide & dure, plus grande que le

Son usage.

Le mouvement du sang dans le fœtus.

La double-union des vaisseaux.

Le Trou ovale.

Sa Valvule.

H iij

trou, laquelle empêche que le sang, qui est tombé de la veine-cave dans le ventricule gauche, ne reflue͏̈.

L'autre union par un canal.

L'autre union se fait hors du cœur, à deux travers de doigt, ou environ, de sa base, par un canal assés long, qui unit l'artere pulmonaire à la grande artere. Ce canal a la substance, l'épaisseur, & la cavité d'une artere. Il remonte transversalement un peu obliquement de l'artere pulmonaire à la grande artere, & il verse dans l'Aorte le sang qui du ventricule droit a été poussé dans la pulmonaire, en sorte qu'il ne tombe pas dans le ventricule gauche.

Pourquoy dans le fœtus le sang n'a pas besoin d'être refroidi ou rafraîchi.

Or d'autant que la chaleur du fœtus est comme un feu nouveau, qui d'une petite bluette commence premierement à s'allumer, & qui ensuite s'augmente peu à peu; il arrive de là que le sang, pendant que le fœtus est dans la matrice, ne parvient pas à un si haut degré de chaleur, qu'il luy soit necessaire de recevoir du rafraîchissement, & la double coction du cœur : car il n'a pas encore besoin de cette acrimonie, qui dans la suite est requise pour procurer au corps une plus solide nourriture. C'est aussi pour cette même raison que le fœtus ne respire pas dans la matrice, que ses poûmons n'agissent pas pendant ce temps-là, & qu'ils restent sans usage, & denses, laquelle densité fait que le sang qui a été cuit dans le ventricule droit, & de-là poussé dans l'artere pulmonaire, n'a pas le passage libre par le poûmon. Neanmoins pour que son cours ne fût pas interrompu, & qu'il eût un chemin ouvert, la nature a disposé ce canal dont nous parlons, afin que par son moyen ce sang fût poussé de l'Artere pulmonaire dans l'Aorte, le poûmon cependant recevant autant de sang qu'il luy en faut pour sa nourriture.

Mais afin que le ventricule gauche du cœur dans lequel le fang eſt rendu plus fubtil, & plus fpiritueux, ne demeurât pas inutile par le manque de matiere, le trou ovale eſt placé en telle forte à l'entrée de la veine-cave, que le fang qui coule par cette veine tombe au même temps, en partie dans le ventricule droit du cœur, & en partie par fon moyen dans la veine pulmonaire, & de là enfuite dans le ventricule gauche.

Et ainſi le fang dans le cœur du fœtus ne reçoit qu'une fimple & unique coction ou rarefaction, ſçavoir dans l'un ou dans l'autre des ventricules, & le fang qui a été cuit & rarefié dans le droit, fe mêle dans la grande artere avec celuy qui a été rarefié dans le gauche.

Ce Trou ovale qui dans le fœtus eſt tres-ample, n'étant plus d'aucun ufage dans l'homme né, fe réünit, & s'efface fi parfaitement dans peu de femaines, qu'il n'en reſte plus nulle part aucun veſtige, quel qu'il foit. Dans l'ordinaire il fe boûche fi bien, qu'il n'eſt perfonne qui jugeât qu'il y eût jamais eu là de trou. En effet, la Valvule dont on a parlé, s'aneantit, & fe confolide fi parfaitement quelque temps aprés là naiſſance, qu'il n'y paroît plus de paſſage, quoy qu'il arrive quelquefois dans pluſieurs adultes, que cette Valvule devienne ferme & folide, qu'elle foit encore viſible, & qu'elle paroiſſe diſtincte du reſte de la fubſtance du Septum.

Il en eſt de même du canal dont on a parlé, quoy qu'il foit tres-ample, & que fa fubſtance foit folide, & épaiſſe en là maniere de celle de l'Aorte : car aprés la naiſſance il fe deſſeche, & s'anéantit tellement, qu'on n'en trouve aucun reſte dans les adultes.

L'Action du cœur eſt de recevoir le fang des

H iiij

L'ufage du trou ovale.

Que le trou ovale s'aneantit aprés la naiſſance.

Que le canal fe deſſeche aprés la naiſſance.

L'action du cœur.

veines dans ſes ventricules, ſçavoir celuy de la veine-cave dans le ventricule droit, & celuy de la veine du poûmon dans le gauche, pour le perfectionner, & le ſubtiliſer, & de le diſtribuer enſuite dans toutes les parties du corps, ce qui ſe fait par ſon mouvement, qu'on appelle poux.

Son mouvement appellé Poux.

Le Mouvement du cœur eſt appellé des Latins, *Pulſus*, *Poux*, *Battement*, par lequel le cœur s'éleve, ou ſe gonfle, & s'abbaiſſe alternativement. Or ce mouvement ſe fait par Diaſtole, & par Siſtole, c'eſt-à-dire, par dilatation, & par contraction, un petit repos entre-deux.

Ce que c'eſt que Diaſtole.

Le Diaſtole eſt un allongement du cœur, ce mouvement, qu'on appelle de dilatation, ſe fait lorſque le ſang pouſſant les parois des ventricules pour y entrer, force les fibres charnuës de s'allonger, & alors la pointe s'éloignant de la baſe, le cœur en devient plus long, & ſes cavitez plus amples.

Ce que c'eſt que le Siſtole.

Le Siſtole eſt le racourciſſement du cœur; ce mouvement de contraction ſe fait, lorſque ces mêmes fibres qui ont été allongées par le ſang qui eſt entré dans les ventricules, ſe racourciſſent, & contraignent le ſang de s'élancer dans les arteres qu'il dilate en y entrant, & alors la pointe du cœur ſe rapprochant de la baſe, il en devient plus court, & ſes cavités plus étroites.

Ce que c'eſt que le Periſiſtole.

La Dilatation ſe fait en même temps dans les deux ventricules, & la contraction ſe fait de la même maniere. Les repos qui ſont entre ces mouvemens dans le cœur, & dans les arteres, s'appellent *Periſiſtoles*. Lorſque le cœur ſe reſſerre, il ne faut pas croire que ſa pointe approche de ſa baſe en ligne droite, comme on le croyoit, ce qui rendroit ſes cavitez plus grandes, mais obliquement, & en maniere de vis: car les fibres ex-

terieures du cœur descendent de la base vers la
pointe en forme de limaçon, & remontant de
même à la base où ils finissent, font de necessité
faire au cœur un demi tour qui le racourcit, &
qui approche les parois des ventricules les uns
des autres, & contraignent le sang qui y est entré, de s'élancer dehors. Ainsi on voit que pour
concevoir les mouvemens du cœur, il n'est pas
besoin d'avoir recours à des facultés pulsifiques,
& qu'il ne faut que considerer sa structure, pour
croire qu'il est capable de dilatation & de contraction, comme tous les autres muscles.

Si on examine la construction d'un moulin à
l'eau, on trouvera ses parties tellement agencées
les unes avec les autres, que l'eau venant à frap-
per contre la roüe, elle la fait tourner, & en
même temps mouvoir toutes les parties du moulin. Or le sang est à l'égard du cœur, ce que
l'eau est à l'égard du moulin, qui va plus ou
moins vîte, selon qu'il y a plus ou moins d'eau
dans le ruisseau qui le fait aller ; aussi le cœur se
meut avec d'autant plus de vîtesse, & ses battemens sont d'autant plus frequens, que le sang est
en plus grande quantité, ou qu'ayant plus de
chaleur, il coule plus promptement. On peut
rapporter encore cette chaleur à la pente qui est
au ruisseau : car étant plus ou moins forte, elle
fait le même effet que le plus ou moins de pente
du ruisseau, & pour continuer la comparaison,
on voit qu'aussi-tôt que l'eau cesse d'être conduite au moulin, il demeure immobile ; de même aussi le sang cessant d'être porté au cœur par
quelque cause que ce soit, il devient immobile,
& meurt.

Il est donc certain que le cœur est fait pour se
mouvoir, & qu'il en a l'obligation au sang. Tout

sang qui
meut le
cœur.

ce que l'on voit arriver tous les jours le confirme : car si on met la main sur la region du cœur
à une personne qui aura couru, ou fait quelque
action violente, on sent ses battemens plus frequens qu'auparavant, parce que l'agitation précipitant alors le cours du sang, le fait entrer & sortir du cœur avec plus de vîtesse ; si on touche le
poux d'une personne qui a été long-temps sans
manger, on trouvera ses battemens foibles, &
éloignés les uns des autres, parce qu'alors le sang
étant épais, il va lentement vers le cœur ; mais
aprés que cette personne a bû & mangé, son
poux va plus vîte, parce que les mouvemens du
cœur augmentent en élevation, & en vîtesse, à
proportion du sang, qui pour lors est en plus
grande quantité par l'addition du chyle.

L'usage du
poux.

L'Usage du poux est de pousser par les arteres
le sang rarefié, du cœur dans toutes les parties
du corps, afin qu'elles en soient nourries, que
chacune par la faculté qui luy est propre, en cuise
une certaine portion, la change, la convertisse
en une substance semblable à soy, se l'applique,
& renvoye le superflu au cœur par le moyen des
veines, afin qu'il s'y rarefie de nouveau, qu'il s'y
spiritualise, & qu'il y prenne une nouvelle vigueur.

Pourquoy
on appelle
le mouve-
ment du
sang, cir-
culation.

On appelle le mouvement du sang *Circulation*,
non pas à cause que le sang décrit un cercle : car
cela est impossible ; mais parce que le sang ayant
une fois commencé à se mouvoir du cœur aux extremités par les arteres, il revient des extremités
par les veines, en continuant toûjours de même
sans jamais cesser qu'avec la vie de l'animal ; ainsi
en prenant la circulation dans ce sens, pour une
liqueur qui revient toûjours dans le même lieu,
d'où elle avoit commencé à se mouvoir, on pourra

dire de même que la pluye circule , parce que la pluye aprés être tombée fur la terre , s'évapore par la chaleur du Soleil, pour retourner enfuite en goutes d'eau , & que l'eau des fources & des rivieres coule fans ceffe vers la mer, qui en ramene autant vers le bas des montagnes , qu'il en fort par le haut, ce qui fait que la mer ne croît jamais , quoy qu'elle reçoive la décharge de toutes les rivieres , parce qu'elle rend autant qu'elle reçoit.

La Caufe de ce mouvement local n'eft pas dans le fang ; puifque c'eft une liqueur comme toutes les autres , qui dépend, pour être pouffée, d'une caufe exterieure. Or il n'y a que le cœur qui puiffe déterminer le fang à fe mouvoir, parce qu'étant un puiffant mufcle dont les contractions font vigoureufes, il pouffe le fang jufqu'aux extremités du corps , d'où il revient enfuite pour circuler comme auparavant.

La caufe de ce mouvement,

Le Cœur eft donc la machine qui fait circuler le fang , c'eft une pompe qui pouffe la liqueur par tout le corps , qui luy donne ce mouvement circulaire , parce que le fang ne fçauroit être pouffé dans les arteres, qu'il ne le foit auffi dans les veines, pour retourner au cœur , parce que les vaiffeaux font tous pleins de fang , & qu'il y a des chemins de communication des uns aux autres , non par anaftomofe , comme on le fera voir.

Quand on parle de circulation du fang , il ne faut pas croire qu'il n'y ait que cette liqueur qui circule : car le chyle & la limphe doivent circuler enfemble, & par tout où il y a des vaiffeaux , il y a des limphatiques , & même les Anciens ont dit, que la ferofité étoit le vehicule du fang. Pour le chyle il circule auffi avec le fang, non pas en

Le chyle & la limphe circulent avec le fang

tout temps comme la limphe, parce qu'il n'y peut
entrer que lorsque la digestion est faite, & qu'il
commence à se distribuer. Si dans ce temps-là
on tire du sang, on apperçoit dessus une liqueur
blanchâtre qui n'est que du chyle, & qui paroît
sereux, parce qu'il y a beaucoup de limphe mêlée
parmi ; ainsi l'on voit qu'il faut mettre les lactés
& les limphatiques au nombre des vaisseaux qui
servent à la circulation ; ces derniers ne different
point des veines, puisque ces canaux servent à
rapporter la limphe des extremités qu'ils ont receu des arteres.

Cette Circulation, selon *Diemerbroeck*, est prou-
vée par trois fortes raisons, 1. *L'abondance du sang
poussée du cœur dans les arteres*, laquelle est si
grande, que les alimens que l'on prend n'en
sçauroient fournir la centiéme partie, puisque
cette pulsion se fait aussi-bien dans un homme qui
a jeûné deux ou trois jours, que dans celuy qui
a pris beaucoup de nourriture ; ainsi si le sang ne
retournoit pas des arteres au cœur par les veines,
cette matiere qui doit être ainsi poussée, manqueroit bien-tôt dans le cœur, outre cela les arteres se romperoient dans peu, & les parties dans
lesquelles le sang s'écoule, s'enfleroient d'une
étrange maniere. En effet le cœur d'un homme,
qui se porte bien, & qui est de bon âge, bat dans
l'espace d'une heure trois mille fois, ou un peu
davantage. Si à chaque battement il se poussoit
dans l'Aorte seulement un scrupule de sang, on
trouvera aprés en avoir fait la supputation, qu'en
une heure il passeroit par le cœur huit ou neuf livres de sang, donc dans l'espace de quatre heures il en passeroit trente ou quarante, selon le
plus ou le moins de battement. Or il n'y a pas de
vray-semblance, qu'il y ait tant de sang dans tout

le corps de l’homme ; Outre cela si l’on considere la quantité du sang, qui lors qu’on ouvre
la veine du bras, sort subitement par l’ouverture,
& que l’on fasse reflexion, combien il en doit
passer à même temps par une infinité d’autres
veines, dans lesquelles le cours & la circulation
du sang n’est empêchée par aucune ligature, tout
lequel sang passe generalement par le cœur, on
verra facilement qu’à chaque battement il en est
poussé du cœur dans la grande artere , non pas
seulement quelques goutes , un scrupule , ou une
ou deux dragmes ; mais beaucoup plus , peut-
être une demy once ou davantage.

2. *La Situation des Valvules dans les veines* , qui
est telle , que le sang peut facilement & librement
couler par elles dans la veine-cave , & nullement
de la veine-cave dans les petites veines ; même si
par un tuyau on remplit la veine-cave de vent , il
n’entre du tout point de ce vent dans les petites
veines, desquelles au contraire , si on les enfle ,
il passe tout aux grandes , & de-là dans la veine-
cave.

3 *La Ligature dans la saignée* : En effet , si l’on
fait une ligature au bras , ou à la jambe, au dessus
du lieu où on veut ouvrir la veine , la veine s’enfle au dessous , parce que le sang qui par les arteres est poussé vers les parties les plus éloignées ,
retourne par les veines , & monte vers le haut ;
& lors qu’il est arrivé à la ligature , il y est arrêté , ce qui fait que la veine s’enfle au dessous , &
que le sang ne pouvant aller plus loin , est contraint de couler par l’ouverture ; que si on lâche
la ligature , cet écoulement cesse , parce qu’il est
alors plus facile au sang de monter par son canal,
dont la capacité est suffisamment large , que de
sortir par l’ouverture qui est plus étroite. Il faut

2. Preuve par la situa-tion des Valvules.

3. Preuve par la liga-ture dans l’ouverture de la veine.

ajoûter à cela, que si on fait la ligature si forte,
que le sang ne puisse pas pénétrer dans les parties
d'en bas par les arteres, alors non plus il ne s'é-
coule point de sang par l'ouverture de la veine,
parce que n'en étant point poussé vers les parties
à cause de la ligature, il n'en peut point retourner & remonter vers celles d'en haut; mais si on
lâche tant soit peu la ligature, & que le battement de l'artere se fasse plus librement, le sang
d'abord coule de nouveau par l'ouverture; outre
cela, toute ligature ou compression des veines &
les arteres faites dans les animaux vivans, montre évidemment que le sang est poussé du cœur
dans les parties par les arteres, & qu'il revient au
cœur par les veines : car les arteres liées s'enflent
au dessus de la ligature, c'est-à-dire, vers le
cœur, parce que le passage du sang est empêché,
& les veines au contraire se désenflent, parce
que le sang peut facilement s'écouler, & retourner au cœur; le contraire arrive au dessous de la
ligature.

Comment se fait la circulation du sang. *La Maniere* dont la circulation se fait est telle :
Le sang sortant avec impetuosité du ventricule
gauche, est poussé par la contraction du cœur
dans la grande artere ; la portion la plus subtile
de ce sang monte en haut par le tronc superieur
de l'Aorte, & se distribuë aux bras par les arteres
axillaires, & à la tête par les arteres carotides &
cervicales ; Au contraire la portion la plus grossiere descend en bas par le rameau inferieur de
cette même artere, & se distribuë à toutes les
parties qui sont au dessous du cœur par les arteres celiaques, mesenteriques, émulgentes, spermatiques, iliaques, & par une infinité d'autres
rameaux.

Le Sang étant donc porté & distribué tant en

haut qu’en bas par les deux troncs de l’Aorte à toutes les parties du corps, il fort par les extremités des petites arteres, & s’extravafe pour nourrir toutes ces parties ; &comme tout ce qui s’extravafe de ce fang ne fe confomme pas entierement, ce qui refte, rentre dans les orifices des veines capillaires par l’impulfion du nouveau fang, qui fortant continuellement de ces arterioles, oblige celuy qui le precede, de retourner par des veines tres-petites dans de plus groffes ; de maniere que le fang qui a été diftribué à la tête, revient au cœur par les veines jugulaires, & celuy des bras par les axillaires dans les foûclavieres , & de là dans le tronc fuperieur de la veine-cave. Il en eft de même auffi à l’égard du fang qui a été diftribué aux parties inferieures, il retourne au cœur par les iliaques, & par toutes les veines du bas ventre, qui aboutiffent au tronc inferieur & afcendant de la veine-cave, & ainfi tout le fang, tant des parties fuperieures, que des inferieures, fe rencontre, & fe joint enfemble dans la veine-cave, & va fe dégorger dans l’oreille droite du cœur, & de là dans le ventricule droit, d’où il reffort auffi-tôt par la contraction du cœur, qui l’oblige d’entrer dans l’artere du poûmon, ne pouvant retourner dans la veine-cave, à caufe de la difpofition de fes Valvules triglochines.

L’*Artere* des poûmons ayant receu ce fang, le porte aux poûmons, & le diftribuë dans toute leur fubftance ; d’où il paffe enfuite avec la partie la plus fubtile de l’air qui y a été apportée par les extremités de la Trachée artere dans les rameaux de la veine des poûmons, qui le conduifent dans l’oreille gauche du cœur, & de là dans le ventricule du même côté. Et comme ce fang ne peut

reſſortir par où il eſt entré, à cauſe de la diſpoſition des Valvules de cette veine, il ſort avec
impetuoſité de ce ventricule par la contraction
du cœur, & entre dans la grande artere, qui le
diſtribuë derechef à toutes les parties du corps,
d'où il eſt encore rapporté à ſa ſource par de tres-
petites veines dans de plus groſſes, & de ces
plus groſſes enfin dans le tronc ſuperieur & inferieur de la veine-cave, pour recommancer ſans
ceſſe cette circulation, qui ne finit qu'avec la vie
de l'animal, ou pour mieux dire avec laquelle la
vie de l'animal finiroit ſi elle ceſſoit un moment,
puis qu'elle ſert non ſeulement à renouveller la
maſſe du ſang, qui ſans cette agitation continuelle croupiroit, & ſe corromperoit ; mais encore à
la ſubtiliſer en la purifiant de ſes excremens, &
enfin à la rendre plus propre à nourrir toutes les
parties du corps.

Neceſſité
de la circu-
lation.

Mais comme cette maſſe diminuë conſiderablement par la perte de ſes eſprits, qui ſont em-
ployés à la nourriture de toutes les parties du
corps, ou qui ſe diſſipent continuellement par les
pores de la peau, elle s'épuiſeroit enfin, s'il ne
ſe faiſoit tous les jours par le moyen du chyle, de
nouveau ſang, & de nouveaux eſprits capables de
la reparer.

Belle image
de la circu-
lation,

Le Cœur, dit un Auteur moderne, eſt au milieu
du corps, comme ces moulins à rouë qui ſont
au milieu des jardins, pour envoyer l'eau de tous
côtés par une infinité de petits ruiſſeaux qui vont
arroſer chacun leur quarré. Les canaux qui con-
duiſent l'eau par tout le jardin, ſont comme les
veines qui rapportent le ſang au cœur ; mais les
arteres ne ſont pas tout-à-fait comme ces conduits
qui portent l'eau par tout le jardin : car ces conduits ne contribuent pas comme cauſe efficiente

au mouvement de cette eau ; au lieu que les arteres aident beaucoup celuy du ſang, puiſque leurs fibres charnuës & circulaires ſont cõme autant d'anneaux mobiles, qui par leur contraction chaſſent devant eux le ſang qu'ils environnent. L'eau qui s'arrête dans les quarrés du jardin pour la nourriture des plantes, eſt comme le ſang qui s'arrête dans les parties pour les nourrir : & l'eau qui eſt ramenée au puits, n'ayant pû être imbibée dans la terre, eſt comme le ſang qui n'ayant pû être employé à la nourriture des parties, s'en retourne au cœur par les veines.

Le Cœur, dit M. *Duncan*, eſt comme la mer du petit monde ; les agitations du ſang en ſont comme le flux & reflux ; les paſſions comme les tempêtes ; les arteres qui portent le ſang du cœur aux autres parties, ſont comme les canaux ſoûterrains, où les eaux de la mer s'inſinuent, & les veines qui rapportent le ſang au cœur, ſont enfin comme les fleuves & les rivieres qui ramenent les eaux à la mer : De ſorte que le petit monde, auſſi-bien que le grand, ſe peut diviſer en mer & en terre ferme. Les humeurs en ſont comme les eaux, & les parties ſolides comme cette terre ferme. En prenant le contrepied de cette comparaiſon, on pourroit dire que la terre eſt comme un grand animal, dont la mer eſt comme le cœur. Les canaux ſoûterrains, qui menent les eaux de la mer, repreſentent les arteres, & les fleuves qui les y ramenent, en ſont comme les veines. Les petits conduits qui menent les eaux claires des fontaines, ſont comme les vaiſſeaux limphatiques de ce grand animal. Enfin le mouvement des eaux de la mer vers la terre, & de la terre vers la mer, eſt une image tres-expreſſe de la circulation du ſang.

Autre image de la circulation.

Qu'il n'y a point d'anaſtomoſes des arteres avec les veines.

Quelques-uns ont dit qu'il n'étoit pas difficile d'expliquer comment le ſang paſſoit des arteres dans les veines, puis qu'elles s'anaſtomoſoient enſemble ; mais ces communications d'arteres avec les veines ne s'accordent pas avec la raiſon, & l'on ſçait que c'eſt ce qu'on ne découvre pas ; & même en ſuppoſant avec les Anciens qu'il y en ait, il ſeroit impoſſible que le ſang pût ſe répandre dans tous les vuides des parties, pour en pénétrer la ſubſtance ; D'ailleurs il faudroit qu'il continuât ſa route ſans pénétrer le tiſſu veſſiculaire des parties, parce que tout liquide qui peut continuer ſon mouvement par des chemins larges, droits, & ouverts, n'ira jamais de luy-même en chercher d'autres plus étroits, & plus détournés. Ainſi, ſelon cette ancienne hypoteſe, point de ſeparations, point de filtrations dans les glandes, parce que le ſang paſſera immediatement des arteres dans les veines.

Deux experiences inconteſtables ſervent à le montrer.

On ajoûte à ces raiſons deux experiences inconteſtables. 1. Si l'on fait une injection d'eau tiede dans l'artere du bras ſur un cadavre, & qu'enſuite on faſſe une ligature à la veine qui l'accompagne ; qu'on pique cette veine au deſſous de la liqueur, on verra que l'eau ne ſortira point qu'elle n'ait rempli auparavant tout le bras & la main. 2. Si l'on ſeringue une artere avec de la cire rouge, ou telle qu'on voudra, & que l'on faſſe auſſi une injection d'une autre couleur dans la veine qui répond à l'artere, on aura le plaiſir de voir tous les rameaux capillaires, & la ſubſtance de la partie pénétrée de la cire ; mais on ne verra point que ces deux injections ſe mêlent enſemble, & que la cire ſe ſoit confonduë en paſſant par un canal commun de l'artere à la veine.

Ces deux experiences montrent évidemment,
qu'il n'y a point d'anaſtomoſes des arteres avec
les veines, & l'on voit en même temps que le
ſang au ſortir des arteres, ſe répand dans le tiſſu
ſpongieux des parties, d'où il eſt auſſi-tôt repris
par les veines qui le reportent au cœur, ainſi que
nous l'avons déja dit.

Le *Sang* des arteres qui paſſe dans les poûmons, s'y exalte, & s'y perfectionne ; celuy qui
eſt porté au cerveau, ſert à former le ſuc animal ;
celuy qui va dans les glandes parotides & maxil-
laires à ſeparer la ſalive, aux glandes de l'œſophage & de l'eſtomac, la liqueur acide ; au Pancreas le ſuc pancreatique ; dans le Foye, la bile ;
dans les reins, l'urine ; dans les teſticules, la ſemence ; dans les mammelles, le lait ; enfin il donne
à toutes les parties qu'il arroſe de la chaleur, & il
leur cauſe ce mouvement vital qu'on y remarque ;
c'eſt d'où vient que les parties privées du ſang,
meurent, & ſe deſſechent, comme les plantes qui
ne reçoivent pas aſſés de ſéve. Pour le ſang des
veines, s'il eſt de quelque utilité, ce n'eſt qu'en
conſervant la chaleur des parties par où il paſſe.
Au reſte il eſt facile de voir que la circulation
entretient la fluidité du ſang, & que ſans ce mouvement il ne pourroit ſervir à la nourriture, & ſe
tourneroit en ſeroſité, ou en grumeaux.

Le Sang, ſelon *Diemerbroeck*, eſt une liqueur
rouge, faite du chyle dans le cœur, & dans les
poûmons, pour la nourriture de tout le corps.

Il eſt compoſé de deux ſucs divers, & du Serum, qui tient le milieu entr'eux. De ces ſucs,
l'un eſt ſulphureux, & l'autre eſt ſalin. Le ſulphureux eſt un peu gras, huileux, & comme viſqueux, le ſalin eſt entierement privé de graiſſe ;
d'où vient que dans la diſſolution ils ne peuvent

L'uſage du
ſang des ar-
teres & des
veines.

Ce que c'eſt
que le ſang.

Sa ſubſtan-
ce.
Ses Sucs.

bien se mêler, & s'unir ensemble sans quelque
perte , & sans faire du bruit , à moins qu'il n'y
intervienne quelque mercure qui soit si familier à
la nature de l'un & de l'autre , que tous deux
puissent se mêler exactement avec luy & dans luy.
Or ce mercure est le Serum même , dans lequel
par le moyen des coctions , les particules les plus
aqueuses de ces sucs sont dissoutes , & mêlées ensemble. Ainsi le Serum est composé , non pas seulement de la partie aqueuse des alimens , mais
encore de quelques parties sulphureuses & de salines mises en fusion ; ainsi il participe d'une nature qui tient le milieu entre les deux ; en sorte
que ce mêlange , & l'union de ces deux sucs , se
peuvent fort bien faire en luy ; & c'est pour cela
qu'il est necessaire qu'il soit bien cuit , & mêlé en
quantité convenable aux autres sucs : car s'il est
en trop petite quantité , ou qu'il manque entierement , les principes actifs , sçavoir le suc salin ,
& le sulphureux s'unissent trop étroitement , s'a-
gitent avec excés , & se combattent , & par ce
combat se froissent , se brisent , & se consomment ; d'où vient qu'alors , ou le corps s'amaigrit , étant privé de son aliment , ou son aliment
se corrompant , il devient morbifique , & meurt
enfin. Que si au contraire le Serum est trop
aqueux , trop crud , & en trop grande quantité ,
alors ces mêmes principes actifs se separent , &
s'éloignent trop l'un de l'autre , & leur combina-
tion ou union devient trop lâche ; en sorte qu'ils
ne s'embrassent pas , & ne s'agitent pas suffisamment ; d'où vient que le sang est trop humide , &
sujet à corruption , & tout le corps étant nourri
d'un tel sang , devient foible.

Dans ce mêlange du suc sulphureux & du salin
dans le Serum , le suc sulphureux communique

à la verité l'excés & la promptitude de l'activité ;
mais c'est le suc salin qui donne la principale consistence : car étant d'une nature plus fixe, il empêche que le suc sulphureux qui est mêlé avec
luy, & qu'il embrasse par ses parties, ne se re-
solve facilement, & trop promptement ; ainsi il
retarde la dissolution de la masse du sang, & resiste beaucoup à sa pourriture, à sa corruption,
& à son inflammabilité ; & comme il a disposition
à se fixer, il arrive de là que le sang qui se répand sur la substance des parties, s'y coagule en
partie, s'y attache, & s'y assimile.

Le Sang, selon *Vuillis*, a cinq principes, sçavoir l'esprit, le soufre, le sel volatil, la terre,
& l'eau. L'esprit retient le sang en un juste & naturel temperament qui l'agite, aidé principalement par la chaleur du cœur, & en l'agitant s'il
est victorieux, ou il chasse les corps étrangers qui
se mêlent avec le sang, ou il les luy rend semblables. On appelle soufre les parties du sang huileuses, & embarrassées entr'elles, mais glissantes
neanmoins à l'égard des autres, & qui font cause
de la graisse qu'on voit par tout le corps, des inflammations & des ardeurs qui arrivent aux fiévres ; & enfin de la rougeur même du sang, puisque les corps sulphurés donnent cette couleur à
leurs dissolvans, appellés dans la Chimie, menstruës. Le sel volatil est le troisiéme principe du
sang, dont il empêche la crudité & la pourriture ;
au lieu qu'un sel trop fort, comme dans le scorbut & dans la fiévre quatre, l'aigrit, & qu'un autre sel propre à la coagulation, comme dans la
goute, dans la lépre, & dans la plûpart des maladies chroniques ou longues, le fixe, & l'épaissit. Comme en la composition de la poudre l'art
employe le charbon, la nature en celle du sang

Les parties
du sang.

employe la terre qui luy donne la confiſtence, &
qui empêche un mouvement trop prompt. Dans
le ſang on trouve du moins deux fois davantage
d'eau que d'autres principes, auſſi luy donne-t-elle
la fluidité & le rafraîchiſſement.

Il y a dans le ſang, diſent les Auteurs modernes, des particules graſſes qui compoſent les boules ou globules de la partie rouge , qui tournent
ſur leur centre ; une limphe épaiſſe qui contient
beaucoup de gelée , propre à la nourriture des
parties , & la partie aqueuſe & ſaline de cette limphe qui s'écoule par les urines.

La Gelée blanchâtre qui ſurnage le ſang humain
qu'on a tiré, n'eſt pas de la pituite, comme on
le dit ordinairement, mais c'eſt effectivement du
chyle qui n'eſt pas encore bien aſſimilé; de là
viennent les obſervations du ſang blanc comme
du lait , qu'on a tiré à des hommes ſains , c'eſt-à-
dire, du chyle mal alteré. Les fibres même du
ſang qui paroiſſent rouges , ſont veritablement
blanches , & du chyle.

La Sanguification , ſelon les Auteurs modernes , n'eſt autre choſe qu'une purification du chyle , non ſeulement en ſe débarraſſant dans les
glandes de pluſieurs particules , mais encore en
paſſant dans les poûmons, où l'air luy donne une
nouvelle modification.

Enfin ils expliquent en détail cette ſanguification en la maniere qui ſuit : Le chyle en paſſant
par les gland , ſe filtre , ou plûtôt il ſe change en pluſieurs ſubſtances ; l'une eſt gluante comme de la gelée; l'autre eſt liquide comme de l'eau,
il y en a encore une autre qui eſt graſſe & ſulphu-
reuſe : mais ce n'eſt qu'aprés pluſieurs circulations que le chyle ſe débarraſſe de ſa partie graſſe :
car il demeure long-temps dans les vaiſſeaux ſous

Les particules du ſang.

Le ſang blanc tiré n'eſt pas de la pituite , mais du chyle.

Ce que c'eſt que la ſanguification.

Comment elle ſe fait.

la premiere forme. D'abord que ces particules
salines & sulphureuses viennent à passer par les
poûmons, la vertu élastique de l'air les arrondit,
& aprés avoir traversé plusieurs fois les vessicules
des poûmons, elles se changent toutes en de petites vessicules assés fermes, pour garder leur figure ronde, & pour tourner sur leur centre ; enfin c'est l'amas de toutes ces petites boules, qui
donne au sang cette belle couleur d'écarlate.

Ce qui fait croire que c'est dans les poûmons
que cette partie sulphureuse acquiert cette modification, c'est que le sang qui en sort est toûjours
vermeil, & rempli d'écume ; mais une preuve invincible que la rougeur du sang vient de ces petites boules, c'est qu'on les voit piroüetter dans
une liqueur cristaline, quand on regarde du sang
qui est encore chaud avec le microscope. Ce mouvement continuë tant que le sang demeure fluide ;
mais si-tôt qu'il est caillé, ces boules cessent de
tourner, elles s'approchent étroitement ensemble, elles perdent leur figure ronde, c'est ce qui
fait paroître le sang noir. C'est aussi ce qui fait
que le sang des veines est toûjours moins rouge
que celuy des arteres, parce que la cavité de ces
petites boules n'étant plus aussi tenduë, qu'elle
l'étoit dans les poûmons, par le ressort de l'air
qui s'est affoibli, elles se flétrissent ; mais du moment que le sang repasse dans les poûmons, de
flétries, & d'entassées qu'elles étoient les unes
sur les autres, elles se quittent bien-tôt, & par
le mouvement circulaire que le ressort de l'air leur
communique, elles se gonflent, c'est ce qui fait
paroître le sang si rouge par les rarefactions que
la lumiere est obligée de faire en les traversant.

La Rougeur & la liquidité du sang dépendent
donc de ces petits globules, & de leur mouve-

ment. Il ne faut pourtant pas croire que ces petites boules ayent de la rougeur, quoy qu'elles paroiſſent rouges ; ſi on les regarde chacune à part, elles ſont auſſi tranſparentes que du criſtal : elles ne ſont donc pas rouges en elles-mêmes ; mais c'eſt qu'étant pluſieurs enſemble, la lumiere qui les traverſe ſe rompt ſous certains angles qui font paroître le rouge, de même qu'il arrive aux goutes d'eau qui font l'Arc-en-ciel, lorſque la lumiere les traverſe.

La Couleur rouge du ſang dépend de l'action de l'air qui touche le ſang, & qui en modifie la ſuperficie d'une maniere à renvoyer la lumiere pour faire ſentir le rouge. C'eſt ainſi que le ſang des veines qui eſt noirâtre, n'eſt pas ſi-tôt à l'air, qu'il ſe forme deſſus une pellicule d'une couleur d'écarlate. Si l'on renverſe le ſang de la palette, cette couleur noire devient bien-tôt d'un beau rouge par le ſeul attouchement de l'air. La même choſe arrive au ſang des arteres ; lors qu'il eſt coagulé, il n'y a que la ſuperficie que l'air touche, qui demeure rouge, le reſte eſt toûjours noirâtre.

Pendant que toutes les humeurs roulent ainſi par tout le corps, & que les particules les plus graſſes & les plus ſulphureuſes ſe changent en petites boules, le reſte du chile à force de circuler, ſe diſſout, & ſe fond, & l'air qu'il reçoit en paſſant dans les poûmons, le change en une ſubſtance qui n'a pas tant de mouvement, ni tant d'activité que ces particules, qui ont ſervi à faire la partie rouge du ſang. Cette liqueur eſt pourtant d'une ſi grande neceſſité, que ſans elle il n'y auroit point de nourriture.

Pourquoy les perſonnes groſſes

On demande d'où vient que dans les perſonnes groſſes & graſſes, en qui il y a grande abondance de particules fulphureufes huileufes du fang, qui font plus chaudes que les autres, il y a neanmoins moins d'agilité de tout le corps, & moins d'activité des efprits animaux ; mais qu'au contraire ces perfonnes font pareffeufes, tres-portées à dormir, & plus attaquées d'apoplexie, du carus, de l'afthme, & d'autres femblables affections que les maigres ? *Diemerbroeck* répond, que cela vient de ce qu'en ces perfonnes graffes, les particules huileufes fulphureufes furpaffent de beaucoup en quantité les falines, & qu'elles les embarraffent, & émouffent par leur oleaginofité graiffeufe ; en forte qu'elles ne peuvent ni s'enflammer, ni s'attenuer, ni fe fpiritualifer fuffifamment, ce qui fait qu'elles font moins difpofées, & moins propres, à ce que d'elles il s'en engendre commodément, & en affés grande quantité d'efprits animaux, qui font la caufe principale de l'agilité, & de l'activité de tout le corps, & ainfi ne s'en engendrant pas une fuffifante quantité, les actions animales deviennent lâches & pareffeufes, & il furvient des affections foporeufes ; Ajoûtés que la chaleur des parties fulphureufes eft de foy comme engourdie, & ne s'échauffe pas beaucoup, à moins que par le fecours des parties falines âcres, il ne fe faffe effervefcence dans le fang, & que par un mouvement de ces particules entr'elles, plus grand & plus rapide, il ne s'excite une plus grande chaleur. Que fi les particules graffes fulphureufes prédominent fi fort fur les falines, qu'elles les embarraffent, les émouffent, & les affoibliffent ; alors ces particules ainfi engagées ne fçauroient s'élever jufqu'à ce point, ou acte de fermentation. On objectera peut-être icy, que dans les Febricitans la chaleur fulphureufe tient le deffus, &

cependant les actions animales n'y font pas toûjours lâches, & engourdies ? Le même Auteur répond, que cela vient de ce que dans les Febricitans les parties fulphureufes huileufes du fang ne furpaffent pas, & n'émouffent pas par leur abondance, & par leur oleaginité les falines ; mais qu'augmentant l'acrimonie de celles-cy, & les agitant plus fortement, elles caufent une effervefcence, ou trop violente, ou vicieufe, & febrile.

Deux fortes d'efprits dans le fang

Il fe forme, dit le même Auteur, par les fermentations convenables, & par les coctions des vifceres, deux fortes d'efprits, fçavoir de fulphureux & de falins. Ceux-là font doux, ceux-cy âcres, tous deux tres-fubtils, tres déliés, & ils font confondus enfemble, les fulphureux neanmoins étant plus volatiles que les falins. La Chymie nous fait voir des efprits femblables à l'un & à l'autre, tels font les efprits fulphureux qu'on remarque dans les huiles tirées chymiquement des vegetaux, & les efprits falins que l'on tire auffi par chymie des fels & des chofes falines. Or que les efprits fulphureux foient plus fubtils & plus volatiles que les falins, cela eft évident dans la diftillation des vegetaux : car ils fe feparent les premiers, & ils montent tres-facilement par l'alembic, s'ils ne font retenus & embarraffés par les falins. Quant aux falins ils ne montent que difficilement, & les derniers, & on diftingue par le goût leur acrimonie d'avec la douceur des fulphureux.

Ces deux efprits fe mêlent à la maffe du fang, de laquelle ils ont été excités par les fermentations, & étant de temps en temps portés avec elle au cœur, & y étant plufieurs & plufieurs fois tous deux enfemble attenués & dilatés, ils s'y

uniſſent ſi exactement, qu'enfin ils deviennent
entierement un même eſprit, que nous appellons
Vital.

Or l'Eſprit vital eſt la partie du ſang la plus
ſubtile, & la plus efficace, compoſée de particules ſulphureuſes & de ſalines, dilatées, & unies
enſemble par la fermentation qui ſe fait dans le
cœur.

On dit qu'il eſt la plus ſubtile, & la plus efficace partie du ſang, c'eſt-à-dire, telle qu'elle a
été tirée de ſes particules ſulphureuſes & ſalines:
car il ne faut pas appeller eſprit, toute ſorte de
ſubſtance ſubtile & vaporeuſe, telle qu'eſt celle
qui s'éleve de la partie ſereuſe du ſang, parce
qu'elle n'eſt pas la partie agiſſante & efficace;
mais ſeulement telle que ſi elle luy eſt mêlée en
trop grande abondance, elle rompt ou diminuë
l'action & la force des eſprits, & reſiſte à leur
activité.

Lorſque le ſang eſt tombé dans le cœur ſur le
champ, la liaiſon des parties de toute la liqueur
ſe diſſout. Par cette diſſolution les particules ſpiritueuſes s'uniſſent tres-étroitement enſemble, &
étant ainſi unies, elles tâchent de ſe ſeparer d'a-
vec toute autre partie, & de s'étendre de tous
côtés; mais étant retenuës dans l'interieur par
les vaiſſeaux, elles ſe confondent avec le reſte de
la liqueur, & ainſi elles s'élancent, & ſe jettent
avec violence & gonflement dans les orifices ouverts des arteres, par leſquelles elles ſe répandent conjointement avec le ſang par toutes les
parties du corps, & y portent la chaleur.

Cet Eſprit vital dans les efforts qu'il fait ſans
ceſſe pour s'envoller, à cauſe de ſon extrême volatilité, agite continuellement les autres particules
groſſieres du ſang, dans leſquelles il eſt enve-

L'eſprit
vital.

La chaleur
du ſang.

Ioppé & détenu, & il s'élance parmi elles en differentes manieres ; mais comme le paffage pour
fortir luy eft refufé, il arrive de là qu'il eft de
temps en temps repouffé, & dans les differens
chocs qu'il fouffre en ces repercuffions, il défu-
nit ces particules, les écarte les unes des autres,
les altere, les fubtilife, & les tient en un mouvement continuel de fermentation, duquel, &
auffi de l'agitation de la matiere fubtile, procede
la chaleur du fang, laquelle dans une mediocre
agitation eft mediocre, moindre dans une moindre, & tres-grande dans une exceffive ; ainfi felon la varieté de cette agitation, laquelle peut arriver, ou être changée par plufieurs caufes, le
fang eft tantôt plus, & tantôt moins chaud.

Or par ce mouvement ainfi excité par l'efprit,
le fang n'eft pas feulement confervé en chaleur,
& en fon entier, c'eft-à-dire, en un parfait mêlange; mais encore il eft rendu fluide, & propre
pour la nutrition ; & fi au contraire il eft deftitué
de ce mouvement & de cet efprit, il s'épaiffit, fe
coagule, fe corrompt, & devient enfin entierement inutile. Outre cela cet efprit par ce mouvement ou agitation attenuë fi fort le fang, qu'il le
rend capable de s'infinuer, & paffer conjointement avec luy même au travers des voyes les
plus étroites, & d'être porté generalement en
toutes les parties du corps ; toutes lefquelles il
excite à faire les actions & les fonctions aufquelles elles font deftinées, & il appofe à chacune en
particulier pour leur augmentation, c'eft-à-dire,
pour le rétabliffement de ce qui a été diffipé par
la chaleur, les particules du fang qui leur font
convenables, & qui peuvent leur être affimilées ;
Ainfi ce même efprit, qui par fa continuelle agitation, & par la chaleur qui en procede, diffipe

sans cesse , & détruit les particules les plus fluides des parties , les remplace perpetuellement
par le sang , & souvent les augmente.

M. Villis & Rohaut disent, qu'on juge vray-
semblablement de la chaleur naturelle qui est en
nous , en l'attribuant originairement au sang , &
la concevant semblable à celle qui naît du mêlange de deux liqueurs ; par exemple du mêlange
de l'huile de tartre avec l'huile de vitriol. Car
quand les parties du sang qui s'étoient rarefiées
dans les cavités du cœur, en sont sorties pour
entrer dans l'Artere veineuse & dans l'Aorte , le
peu de sang qui reste alors dans les cavités , & celuy qui y tombe de nouveau des bouches ou des
oreilles du cœur, tiennent lieu de ces deux liqueurs , & celuy-là sert de levain à l'autre pour le
faire dilater. Ensuite de cecy, il est manifeste que
la chaleur se communique à toutes les parties du
corps , par le moyen du sang qui y arrive continuellement du cœur par les arteres. Ce qui se confirme , parce qu'on remarque , qu'on a d'autant
plus de chaleur, que le cœur & les arteres ont
un plus frequent battement, & que le sang a eu
moins de loisir de se rafraîchir par le peu de tems
qu'il a employé à venir du milieu du corps aux
extremités.

Pour sçavoir comment se forment les esprits
vitaux , dit M. *de la Chambre* , il faut se representer que le sang qui est dans la veine-cave entre
dans le ventricule droit du cœur, où il s'échauffe
par la chaleur & par le mouvement de cette partie , qui est la plus chaude de tout le corps , &
qu'aprés cela il en sort tout boüillant , & tout
fumeux , & entre dans les poûmons, où il rencontre l'air que la respiration a attiré , qui par sa
fraîcheur épaissit les fumées qu'il exhale de tou-

En quoy consiste la chaleur naturelle.

Comment se forment les esprits vitaux.

tes parts, lesquelles ne sont autres que les parties
spiritueuses dont il est rempli, & qui à la moindre chaleur se separent, & s'évaporent ; de sorte
que la nature fait icy ce que l'on fait dans les dis-
tillations de l'eau de vie, où l'on met de l'eau
froide à l'entour du recipient, pour ramasser, &
donner corps aux esprits du vin qui sont changez
en vapeur, & pour les faire couler avec les autres. C'est pourquoy la veine qui porte ce sang
tout fumeux dans les poûmons, est aussi épaisse
qu'une artere, afin d'empêcher la dissipation qui
s'en pourroit faire avant qu'il ait été rafraîchi. Au
contraire l'artere qui le reçoit aprés avoir été rafraîchi est aussi mince qu'une veine, la dissipation
n'en étant alors plus à craindre. Et peut-être que
c'est la raison pour laquelle cette artere n'a que
deux Valvules, au lieu que les autres vaisseaux
qui entrent dans le cœur en ont trois. Car comme ces Valvules ne sont faites, quoy qu'on
en veüille dire, que pour empêcher l'impetuosité du sang qui doit entrer dans le cœur, &
qui en doit sortir, il n'étoit pas besoin que l'artere veineuse eût tant d'obstacles pour retenir
l'impetuosité du sang qu'elle porte, lequel ne doit
pas être beaucoup impetueux, aprés avoir été rafraîchi & temperé par l'air qui est dans les poûmons. Quoy qu'il en soit, c'est de là que vient
la necessité indispensable de la respiration. Car si
ces parties du sang qui sont ainsi reduites en fumées ne s'épaississoient, & ne reprenoient corps,
elles se dissiperoient incontinent ; & comme ce
doit être la matiere des esprits, étant la portion
la plus subtile & la plus pure qui y soit, il ne s'en
feroit aucune nouvelle generation, si la nature
n'eût trouvé moyen de condenser ces vapeurs par
la fraîcheur de l'air qui est attiré continuellement

par les poûmons : c'eſt pourquoy on ne peut être
gueres de temps ſans reſpirer, parce que toutes
les parties du corps ayant beſoin de l'influence
continuelle des eſprits, il faut que le cœur les
repare à tous momens ; ce qu'il ne peut faire ſans
la reſpiration, pour la raiſon que nous venons de
dire.

Aprés que le ſang qui eſt ſorti du ventricule
droit, a traverſé les poûmons, il ſe décharge
dans le gauche, où l'on peut dire qu'il eſt remis
à la fournaiſe, où il eſt remué & agité de nouveau, & où ſes plus ſubtiles parties ſe rafinent de
telle ſorte, qu'elles acquierent toutes les diſpo-
ſitions qui ſont neceſſaires aux eſprits pour les
rendre vitaux, & alors ils en reçoivent la forme
& la vertu, & prehnent la place & la fonction de
ceux qui ont été diſtribués aux parties.

Comme les choſes ſe conſervent par ce qui leur
eſt conforme & naturel, & le mouvement étant
naturel aux eſprits qui ſont de nature ignée, &
proportionnée à l'element des aſtres dont parle
Ariſtote, il faut qu'ils ſoient en perpetuel mouvement comme ces corps-là. En effet on ne ſçauroit arrêter le mouvement du feu ſans l'éteindre,
& toutes les choſes qui empêchent les eſprits de
ſe mouvoir, comme les Narcotiques & la pleni-
tude, les corrompent, & détruiſent l'animal. Il
étoit donc de la providence de la nature d'inven-
ter quelque artifice, par lequel les eſprits vitaux
fuſſent continuellement agités, afin de les conſerver par ce qui leur eſt de plus propre, & de
plus naturel. Et il ne s'en pouvoit trouver de
plus commode, que le mouvement du cœur &
des arteres, qui excite, & réveille à tous momens les eſprits qui ſont mêlés avec le ſang : car
comme cette humeur eſt groſſiere & peſante, il y

eût eu danger qu'elle ne les eût étouffés par son poids, si ce ressort merveilleux qui fait mouvoir continuellement le sang arterial n'eût empêché ce desordre : C'est pourquoy les arteres accompagnent toûjours les grandes veines, afin que leur agitation excite les esprits qui sont mêlés avec le sang ; les petites n'ayant pas besoin de cette societé, à cause de la petite quantité de l'humeur qu'elles contiennent, qui n'est pas capable d'empêcher leur mouvement. Et dans les animaux qui n'ont point de sang, ce mouvement n'est pas si sensible, ni si necessaire, parce que les humeurs y sont plus subtiles, & ne sont presque autre chose que serosités qui obéïssent plus facilement aux esprits.

La premiere intention de la nature a donc été de donner ce mouvement au cœur, pour conserver les esprits ; mais cela n'empêche pas qu'elle ne l'employe à d'autres usages, car comme une bonne ménagere, elle fait que ce qui est necessaire à sa fin principale, sert encore à d'autres commodités dont elle eût pû se passer sans cela : C'est ainsi qu'elle employe ce mouvement du cœur pour subtiliser la matiere des esprits, pour chasser les impuretés qui s'y trouvent, pour temperer la chaleur qui s'y pourroit rendre excessive, & pour les pousser aux extremités des arteres, afin de répandre en toutes les parties la chaleur & la vertu vitale, qui sont tous des usages utiles, mais non pas absolument necessaires, puisque tout cela se fait en beaucoup d'animaux sans le mouvement du cœur.

La tempé-
rature du
sang.

Lorsque le sang, dit *Diemerbroeck*, est composé du principe sulphureux, & du salin mêlés ensemble en proportion convenable, il est tresbon, & naturellement bien temperé ; mais si les

forces

forces de l'un de ces principes furpaffent celles
de l'autre, & excedent trop, alors le fang devient
ou trop froid, ou trop chaud, & l'on voit felon
leur excés, prédominer tel ou tel temperament.
Or on dit, trop froid, non pas que la qualité,
que l'on appelle froide, procéde du fel ou de
l'efprit falin, comme de fon propre fujet ; mais
c'eft que fi ce fel prédomine, l'efprit fulphureux
en eft plus émouffé, & plus figé, d'où vient que
le mouvement & l'agitation des petites particules
entr'elles eft moindre, d'où il s'enfuit neceffairement qu'il s'en excite moins de chaleur actuel-
le ; Ajoûtés que le fel, ou fon efprit, n'eft appellé froid, que parce qu'étant jetté dans le feu,
il creve feulement, & petille, & ne s'enflamme
pas comme fait le foufre, ou l'efprit fulphureux.

Or du fang compofé de ces principes, il s'en
engendre plus ou moins grande quantité d'efprits : car fi le fang qui avec le chyle doit être rarefié dans le cœur, a été dans les autres vifceres
bien cuit, & bien difpofé à être fermenté, &
pour ainfi dire, élevé à une parfaite maturité,
alors il s'en fait une jufte & proportionnée effervefcence, ou dilatation dans le cœur, laquelle
fufcite une chaleur moderée, & produit une
quantité convenable d'efprits ; mais fi le fang par
quelque caufe que ce foit, n'eft pas fuffifamment
préparé, & qu'il refte crud, fon effervefcence &
fa dilatation dans le cœur font moindres, & il
s'en éleve peu d'efprits, d'où s'enfuit l'intemperie froide de tout le corps ; que fi au contraire il
a été trop cuit, & que fes particules, foit les falines, foit les fulphureufes, foit les deux enfemble, foient trop attenuées, alors il fe rarefie trop
dans le cœur, & il s'en engendre des efprits trop

La quantité des efprits, & leurs diferentes qualites.

âcres, & trop chauds, d'où procede l'intemperie
chaude de tout le corps, la pourriture des humeurs, les inflammations & les fiévres, sur tout,
si les esprits sulphureux prennent le dessus sur les
salins.

La Fermentation de la masse du sang, dit *Ettmuller*, est blessée en diverses manieres, tantôt
par exces, & alors l'effervescence est dangereuse,
ce qui se connoît de ce que le poux est grand,
vîte, frequent, & accompagné de la chaleur extrême de tout le corps, & c'est-là la source ordinaire des maladies aiguës. Tantôt elle est blessée
par défaut, & le poux est petit, tardif, lent, le
corps n'est que tiede, & toutes les fonctions sont
languissantes, comme il paroît sur tout dans les
maladies croniques. Enfin la fermentation du sang
est blessée de plusieurs autres manieres, d'où
viennent tant d'inégalités & de diversités du poux
& du corps, qui est tantôt chaud, tantôt froid,
tantôt rouge, & tantôt pâle, sur tout au visage.

La Cause efficiente & formelle de toutes ces
fermentations vitiées, est l'esprit vital, comme le
premier Auteur du mouvement intestin ; mais la
cause materielle & occasionnelle est le vice de la
tissure, & le défaut de la proportion, & de l'harmonie des petites particules salines & huileuses
du sang, qui vient tantôt des choses non naturelles, & sur tout des alimens, tantôt d'un vice
hereditaire, à raison de quoy les vieillards engendrent des enfans foibles & maladifs, tantôt de
quelque ferment étranger ou contagieux, receu
par la respiration, ou autrement.

Quand les particules salines du sang ne font pas
bien temperées par les huileuses, elles deviennent plus âcres, combattent entr'elles avec plus
de violence, & font une effervescence tres-forte.

comme il arrive dans les fiévres ardentes , dans la Pleuresie, dans la Squinancie, dans les rougeoles , & les petites veroles. Et lorsque ces mêmes particules sont trop temperées , & comme étouffées par le chyle crud , mal volatilisé, & pour l'ordinaire d'une acidité vitiée, alors la fermentation est trop forte , comme on voit dans les cachexies des hommes & des femmes, dans les leucophlegmaties, & les anasarques.

S'il arrive que l'acide & l'alcali soient tellement éloignés de la constitution naturelle que l'un ait trop le dessus sur l'autre, la fermentation s'abolira presque tout-à-fait : car si c'est l'acide, la masse du sang se coagulera, & on n'en doit attendre que des sincopes , des épuisemens de forces, & la mort même. Et si c'est l'urineux, elle se dissoudra ; ainsi que les infusions des liqueurs le démontrent.

Que si ces sels se corrompent de quelque autre maniere, en se mêlant entr'eux , ou avec d'autres particules, en sorte qu'ils contractent des saveurs étrangeres, alors les affections histeriques , le scorbut , le mal hypochondriaque , la jaunisse , la verole, & plusieurs autres maladies s'en ensuivront infailliblement.

Comme les particules subtiles du vin renfermé dans un vaisseau, dit *Vuillis*, agitent, & mêlent perpetuellement les autres, qu'elles coulent en tous les endroits, qu'elles separent de leur substance tous les corpuscules heterogenes ; enfin qu'elles ont quelquefois une action assés forte pour se faire passage à travers les corps les plus durs ; les esprits vitaux, pareillement renfermés dans l'animal sont dans un mouvement & dans une circulation qui ne cesse jamais , qui remuë toute la masse des humeurs, qui en chasse par les petites

---

Marginalia :

nancie , des rougeoles , & petites veroles.

Causes des Sincopes , des épuisemens des forces , & de la mort même.

Causes des affections histeriques, du Scorbut, du mal hypochondriaque , de la jaunisse, de la verole. La comparaison du sang avec le vin.

ou grandes ouvertures tout ce que les mêmes humeurs ont de substance étrangere ; enfin qui dans les obstructions rompt quelquefois les vaisseaux, ou seulement allume en eux un feu violent, & fait sentir à l'animal les effets de ce que l'on appelle fiévre.

Comme le vin & la plûpart des autres liqueurs semblables ont leur crudité & leur commencement, leur maturité & leur perfection, leur défaut, & leur fin, le sang les a pareillement, selon que les esprits sont enveloppés par le chyle, selon qu'ils s'en développent, selon qu'ils s'évaporent, & qu'ils sortent hors de l'animal. La crudité du sang paroît dans les sains, lors qu'aprés le manger ils se sentent pesans & moins propres à l'action. Elle paroît encore dans les malades d'hidropisie, dans ceux qui ont les pâles couleurs, qui sont attaqués de fiévres intermitentes, & generalement dans les malades qui ont le sang plein d'eau, de sel, d'aigreur, & d'indigestion. Sa maturité paroît quelques heures après le repas, lorsque par la conversion de l'aliment en sang & en esprits, on sent de la force & de la vigueur. Sa fin paroît dans la longueur des jeûnes & des travaux, ou encore dans cette maniere de coction qui brûle le sang & le rend, ou bilieux, ou melancolique.

Sa comparaison avec le lait.

Le Lait est composé de trois sortes de substances, qui sont le beurre, ou la creme, le fromage, & le petit lait, appellé par les Latins *Serum*. Le petit lait peut derechef se coaguler, parce qu'il contient plusieurs parties de beurre & de fromage. Il en est ainsi du sang, au moins de celuy qui n'est pas entierement éloigné de sa constitution naturelle. En effet, si on le tire, & qu'on le laisse refroidir, on voit en haut sa partie la plus pure, & la plus vermeille, que l'on peut nommer la

creme, ou la fleur du sang. Il y a ensuite une substance encore rouge, mais composée de filamens,
de fibres & de petits corps reciproquement joints;
cette partie du sang répond au fromage. Les serosités separées des deux autres sortes de corps plus
grossiers leur surnagent, & comme le petit lait,
peuvent derechef se coaguler. Car si l'on approche cette liqueur du feu, elle acquiert une couleur & un épaississement semblables à un blanc
d'œuf qu'on a fait un peu cuire. Si on luy mêle
quelque liqueur aigre, elle l'épaissit, & la blanchit. Quelques-uns pour cette raison croyent que
la partie du sang liquide & sereuse que nous venons de dire, est celle qui nourrit tous les corps,
& que les autres substances qui composent la
masse du sang, sont seulement le vehicule de la
chaleur & des esprits. Neanmoins M *Vvillis* croit
que ce sang, semblable à l'eau, nourrit les parties nerveuses, & celles qu'on appelle spermatiques vulgairement, comme il pense que le sang
fibreux nourrit les parenchimes & les muscles :
Erasistrate & les Grecs nomment parenchimes
les visceres qu'ils croyent faits de la prochaine
infusion du sang, comme le foye, & le poûmon.

Le Sang paroît défectueux, tantôt en sa couleur Ses défauts.
blanche, verte, & citrine, & tantôt en sa consistance
& en sa fluidité. Sa couleur est blanche comme
celle des chairs par l'ébulition, & par une sorte de
pourriture. Elle est semblable à celle d'un citron par
le mêlange du sel & du soufre, ou par le mêlange
de la bile, ou de quelque liqueur pareille à celle
d'une infusion de senné. Enfin elle est noire quand
le sang est sec & brûlé, ou d'ailleurs terrestre. Sa
consistance est quelquefois sans eau, comme dans
les hectiques, quelquefois l'eau est surabondante, comme dans les hidropiques, quelquefois

elle est semblable à un boüillon, quelquefois enfin le sang se coagule, non seulement tiré des
vaisseaux, mais renfermé dans les vaisseaux mêmes, & de la façon est cause d'une infinité de
maux dangereux, de la Pleuresie, par exemple,
de la Squinancie, de la Peripneumonie, de la
Disenterie, de l'une & de l'autre Verole, de la
Peste, & des maladies pestilentielles.

Il est certain que l'agilité & la promptitude des
esprits, la volatilité & la roideur des sels tiennent
le sang dans une perpetuelle & naturelle agitation, attenuent, & mêlent tout ce qui entre en
sa substance, & enfin sont cause des mêmes effets
que chacun peut remarquer dans le vin ! Il y a
cette difference entre le vin & le sang, que celuy-
cy souffre sans discontinuation un envieillissement
& un renouvellement de ses parties, une reception, & une expulsion de divers corps, & qu'ainsi il n'est jamais le même. Au lieu que le temps
de sa crudité, de sa coction, & de son défaut à
l'égard encore des divers corps qu'il contient, est
le même indubitablement. Ces choses ne peuvent
pas être sans levain, qui dépend ou de l'art ou de
la nature ; les remedes digestifs ou desopilans,
comme ceux qu'on tire de l'acier, sont artificiels,
les liqueurs aigres contenuës dans l'estomac, la
lie qui remplit la rate, la vigueur des parties genitales, enfin la chaleur du cœur dans lequel le
sang entre comme un doux ruisseau, & en sort
comme un torrent impetueux, sont un ferment,
ou un levain naturel. Le premier & le principal
effet de cette fermentation, est la conservation
du sang, & la separation des excremens, ou fuligineux, ou terrestres, ausquels le corps donne
passage.

Les Mouvemens du sang, non naturels & fié-

vreux viennent de ce que le fang mal difpofé bout
dans le cœur & dans les vaiffeaux, comme l'eau
fur le feu, ou plûtôt comme quelque liqueur pleine de foufre enflammé. Car enfin c'eft alors qu'il
jette une écume & une fumée d'une force & d'u-
ne qualité à détruire l'animal, il éleve le poux,
répand de tous les côtés une chaleur brûlante, &
pouffé comme par un emportement femblable à
celuy d'un furieux, fe fait place où il n'en a point,
& menace de tout ce qu'on a le plus à craindre.
La caufe de ces violences & de ces malheurs eft
triple, l'une exterieure, l'autre interieure, &
la troifiéme qui contient les précedentes. Les
deux premieres font communes au vin & au fang,
la derniere eft commune au fang & au lait. Donc
comme le vin bout quand on luy mêle quelque
chofe étrangere, & qui ne peut s'y mêler, quand
par exemple, on y diftille une goute de fuif, c'eft
d'une façon approchante que le fang encore bout,
joint avec quoy il ne fe peut joindre, par exemple, avec la pourriture d'un ulcere, ou avec quelques corpufcules trop gluans. Il luy faut alors dans
le trouble qui l'agite, ou vaincre, ou être vaincu, ou chaffer l'ennemi du camp, ou fouffrir
qu'il en foit le maître. Quelquefois l'ébulition du
fang & du vin même vient de leurs propres élemens, quand leurs parties fubtiles agiffent contre les autres, à peu prés de pareille façon que
dans le débordement des rivieres, dont le cours
eft empêché par les rochers, les précipices & les
obftacles, on voit l'eau agir d'elle-même contre
les poutres, les glaçons, la terre, ou contre d'autres corps. Ces deux ébulitions du fang prove-
nantes, l'une d'un principe exterieur, & l'autre
d'un principe au moins apparemment interieur,
font differentes, en ce que la premiere dure peu

de temps, ou souffre de l'interruption, au lieu
que l'autre est continuë. La troisiéme agitation
du sang luy est commune avec le lait, lorsque
comme les Chimistes parlent, il se précipite,
c'est-à-dire, lorsque ses parties se separent. Quand
cette separation arrive au sang, & que sa plus subtile portion laisse épaissir & figer l'autre, comme
dans la Pleuresie, & dans le mal venerien, il en
suit d'étranges accidens, & entre ces accidens
une fiévre qui n'est pas peu dangereuse.

La Fin de la nourriture est d'entretenir, & de
conserver la vie, & de servir à l'accroissement &
à l'augmentation des parties : car le sang étant un
fluide qui se meut sans cesse, il s'en dissipe à tous
momens quelques parties, & ainsi il est necessaire qu'il en revienne d'autre, pour reparer ces particules qui se sont perduës.

On établit deux sortes de nourriture; la premiere se fait d'abord, lorsque les parties n'ont
pas acquis tout leur développement, & l'autre
arrive quand toutes les parties ont acquis leur
juste grandeur & grosseur, & qu'elles ne font que
prêter pour s'étendre. Dans la jeunesse, & lorsque nous sommes encore enfans, toutes nos parties sont molles & tendres, & comme elles ne
sont qu'un amas de tuyaux & de vessicules qui
n'ont pas encore toute l'étenduë qu'elles doivent
avoir, la nourriture, pour ainsi dire, les souffle,
les étend, les allonge, & les enfle, non seulement en remplissant leurs pores, comme l'air ou
l'eau remplit une éponge; mais encore en se me-
tamorphosant en la substance des parties par les
arrangemens qu'elle prend en tant de manieres :
mais lorsque toutes les parties du corps sont arrivées à une certaine grandeur, le suc nourricier
qui les arrose, ne les fait plus croître, en se chan-

geant en leur substance ; mais il les entretient dans le même état de grosseur, en remplissant toutes leurs cellules, comme l'eau remplit une éponge ; c'est ce que l'on pourroit appeller nourriture fausse pour le distinguer de l'autre.

Ce n'est pas la partie rouge du sang qui sert à la nourriture des parties ; mais c'est selon *Svualve*, cette serosité douce & gluante qui s'épaissit quand on la met sur le feu. Ce suc nourricier n'est pas une liqueur heterogene qui renferme plusieurs particules de grosseur & de figure differente, comme des particules propres à faire des os, des muscles, des membranes ; mais cette gelée nourriciere est une liqueur homogene qui se moule suivant les arrangemens qu'elle prend dans les parties. Il n'est pas difficile de concevoir qu'une liqueur comme cette gelée puisse nourrir des parties si differentes en structure & en arrangement ; puis qu'il faut qu'elle se moule en tant de façons dans les parties en passant par leurs filieres ; ainsi on voit que la pluye, qui n'est que de l'eau, nourrit toutes les plantes, leurs racines, leurs feüilles, leurs fruits, & leurs fleurs. Cette eau qui n'a point de saveur est amere dans l'absinthe, âcre dans la moutarde, douce dans la reglisse, elle est solide dans le bois, pliante dans les feüilles & dans les fleurs, enfin elle est astringente dans la tormentille, elle est purgative dans la rhubabe, & dans les autres plantes elle a differentes vertus. Or y a-t-il lieu de croire que l'eau contienne tant de parties differentes ? Cela est impossible. Il faut plûtôt se persuader que toutes les vertus des plantes, & toute la diversité de leurs parties, ne viennent que des differens arrangemens de la séve.

La Cause efficiente de la nourriture dépend de

Si c'est la partie rouge du sang, ou la serosité douce & gluante qui sert de nourriture aux parties.

La cause

l'influence des esprits : car on voit que les parties maigrissent, lors qu'il y a des obstructions qui empêchent le passage des esprits, parce que les vessicules n'étant plus tenduës, ni bandées par les esprits qui ont coûtume de passer comme un vent impetueux dans les chemins les plus étroits, c'est une necessité que le suc nourricier ne s'y répande qu'en petite quantité ; c'est ce que l'on voit tous les jours dans les parties paralitiques qui sont maigres & froides, parce que les obstructions empêchent le cours des esprits. Ce que l'on dit de la maigreur, peut encore être confirmé par ceux qui relevent de maladie, & qui ne sont encore que convalescens : car pourquoy est-on si maigre & si foible alors, si ce n'est par la perte des esprits qui ont été consommés dans le cours de la maladie ? Les parties membraneuses sont aussi plus long-temps à reprendre leur embonpoint que les charnuës, parce que dans les premieres le suc nourricier y passe plus difficilement que dans les autres.

La Limphe, selon *Ettmuller*, est une liqueur naturellement aqueuse, subtile, spiritueuse, & un peu acide, empreinte d'une aigreur temperée. La matiere qui la compose n'est autre chose que le Serum empreigné du suc nourricier des parties spermatiques ou nerveuses, lequel se ramasse dans les glandes, & est emporté de là dans le sang par les vaisseaux limphatiques. Ce Serum reçoit dans les glandes conglobées une liqueur subtile, volatile & acide, ou acide salée que le sang arteriel y laisse.

La Limphe est portée à certaines cavités du corps pour quelques usages particuliers, ou à la masse du sang vers la veine axillaire gauche, pour un usage universel. On ne sçait pas encore quel est vet ufage de la limphe qui fe mêle au fang dans la veine axillaire. Comme elle fe jette proche du cœur dans le fang, qui y revient de tout le corps, & qu'elle entre d'abord dans le ventricule droit, puis dans les poûmons, & le ventricule gauche, les uns préfument de là qu'elle fert à reparer la vigueur vitale du fang dans la poitrine ; les autres que c'eft pour dilayer le fang pour le rendre plus fluide, plus prompt à fe fermenter, & plus difficile à coaguler, à caufe que celuy qui defcend de la tête eft dépoüillé d'efprits, & que celuy qui remonte des parties inferieures a beaucoup de Serum.

Quelques Modernes affurent, comme nous avons déja dit, que la limphe nourrit les parties, & ils conjecturent que la chofe fe paffe ainfi. Ils difent que toutes les parties boules du fang qui ont un mouvement tres-rapide, uniffent à elles tout ce qu'il y a de gelée dans le fang, cette gelée fe fond par le frottement de ces boules, elle devient par là plus liquide, & plus en état de pénétrer le tiffu vefficulaire des parties, où elle eft encore pouffée de nouveau par le mouvement des boules qui la chaffent par derriere, & qui luy fervent comme de pifton pour la faire entrer plus avant.

Ils ajoûtent que la Limphe fe meut comme le fang du cœur aux extremités, & des extremités au cœur ; que d'abord c'eft le fang qui la répand par les arteres, qu'enfuite elle revient par les veines, & par les limphatiques, qui font de petits canaux tranfparens, & fi minces, qu'en les touchant un peu rudement avec les doigts, ils fe rompent d'abord, & difparoiffent enfin tout-à-fait, parce que la limphe s'en écoule.

Ils veulent encore que ces canaux ayent deux

Conjectures que la limphe nourrit les parties.

Le mouvement de la limphe femblable à celuy du fang.

Ce que c'eft que les vaiffeaux limphatiques.

Leurs membranes.

membranes, par où la limphe est portée du centre à la circonference du corps; mais on n'a pû
encore découvrir ces deux membranes, ni l'espace qu'elles laissent entre deux, pour permettre à
la limphe de couler du centre aux extremités. La
limphe dans ses canaux ne va pas aux extremités;
mais au contraire elle en revient, comme on peut
s'en assurer par la ligature, & par les injections:
car puis qu'ils se gonflent entre la ligature & les
extremités, c'est une marque évidente que la
limphe ne se meut pas, comme on le dit, qu'elle
revient au contraire des extremités au cœur. Et
lors qu'on nie hardiment que les limphatiques
ayent des valvules, on s'oppose à l'experience,
qui fait voir que l'injection entre difficilement du
côté que les soupapes se ferment.

Les usages de la Lim phe.

Enfin ils disent que son usage est tout-à-fait necessaire dans l'animal, que c'est elle qui fournit la
salive qui est le dissolvant de l'estomac, que c'est
elle qui rend le chyle plus fluide & plus coulant,
& que c'est elle enfin qui fait la plus grande partie
du sang: car si on ôte la limphe, la masse du sang
se reduit à tres-peu de chose; qu'elle nourrit les
parties, & les vivifie par sa gelée grasse; & qu'a-
prés plusieurs circulations, elle laisse les particules sulphureuses & salines dans le sang, & sa gelée
dans les plus petits pores des vessicules des parties; qu'ensuite elle devient aussi claire, & aussi
transparente qu'auparavant, sans avoir rien perdu
de sa vertu dissolvante; de maniere qu'elle est en
état de dissoudre de nouveaux alimens.

Les maux que cause la limphe, quand elle est vitiée ou en sa gene- ration ou en la distri- bution.

La Separation de la Limphe, ou son infusion
des glandes dans les parties, est vitiée dans sa generation, quand elle est trop copieuse, ou trop
acide, ou trop salée, ce qui engendre aussi-tôt les
catarres, ou bien elle est vitiée dans son cours par

les vaiſſeaux limphatiques , ſoit que ſon état ſoit
naturel , ou contre nature , & cette ſeconde dépravation de la limphe engendre les hidropiſies.
La limphe qui ſuit continuellement de la trachée-
artere pour l'humecter , & la rendre capable de
former la voix , a ſa ſource dans les glandes qui
ſont proche de la fente du larinx ; & ſi cette limphe eſt trop abondante , ou trop épaiſſe , la voix
devient âpre & rude. Que ſi dans une affection
caterreuſe elle eſt trop acide , étant portée à la
tunique interieure de la trachée-artere , il eſt impoſſible qu'elle n'en ſoit irritée , & ne cauſe une
toux opiniâtre.

CHAPITRE XV.

Des Maladies du Cœur.

LEs *principales* Maladies qui arrivent au cœur
ſont les Intemperies , les Playes , la Palpitation , la Syncope , & les Fiévres.

Le Cœur peut être ſouvent incommodé de toutes ſortes d'*Intemperies* , à ſçavoir , chaude & ſeche , qui ſont les plus frequentes , lorſque par les
ardeurs des fiévres il ſe brûle , & ſe deſſeche ; ou
froide & humide , lorſque ſa ſubſtance rouge &
vermeille ſe flétrit.

Les Signes de l'intemperie chaude ſont le poux
& la reſpiration frequente , la fiévre , & l'expiration chaude & forte. Si l'intemperie eſt froide ,
les ſignes ſeront contraires ; ſi elle eſt humide ,
le poux ſera plein , mol , languiſſant ; & ſi elle eſt
ſeche , il ſera petit & dur.

On connoît que le cœur eſt bleſſé par la grande
quantité de ſang noir , chaud , & boüillant , qui

Les mala-
dies du
cœur.

Les Intem-
peries.

Leurs ſi-
gnes.

Les mar-
ques de la
playe du
cœur.

fort, si le ventricule droit a été blessé, & par le sang vermeil & écumeux; si c'est le gauche, par le battement foible des arteres, par la couleur pâle du visage, par la diminution de la chaleur naturelle, par la froideur des extremités, & par les sueurs froides qui précedent la mort qui s'en ensuit bien-tôt aprés.

Ce que c'est que la Lypothymie. La *Lypothimie* est une maladie dans laquelle le poux est petit ou foible, les sens internes & externes, & le mouvement animal, tant volontaire que naturel, en quelque façon abolis, & la respiration fort obscure ou imperceptible.

Ce que c'est que la Sincope. La *Syncope* est une maladie, où on tombe subitement, & sans y penser, où on ne remarque aucun poux, ni aucune respiration, où une sueur froide & gluante s'échappe par les pores de la peau, où toutes les parties du corps deviennent froides & pâles, où l'urine & les excremens sortent involontairement, & où enfin on est plus mort que vivant.

Causes éloignées de la Sincope. Les *Causes* de la Syncope sont éloignées & prochaines. Les causes éloignées sont les odeurs comme aux femmes histeriques, la grande joye impreveuë, la terreur subite & forte, l'imagination vive, les évacuations immoderées, les grandes pertes de sang, & celles de la semence, le changement d'un air chaud dans un air froid, la boisson à la glace aprés s'être beaucoup échauffé, les poisons, soit exterieurement par la piqueure ou morsure des animaux veneneux, soit interieurement, quand on les avalle, le trop grand exercice du corps, & les fatigues du dehors. Enfin la Syncope survient quelquefois aux paroxismes épileptiques, soit internes comme dans les maux de mere, & la douleur nephritique, soit externes comme l'épilepsie de tout le corps.

Les Causes prochaines de la Syncope, selon *Ettmuller*, sont la fermentation vitale du sang qui manque subitement, ou les esprits animaux qui cessent tout d'un coup dans le mouvement, ou la constriction du cœur.

Quant à la premiere, le sang, ou en trop petite quantité aprés les évacuations immoderées, ou depravé par le pus, ou coagulé subitement par une boisson froide aprés la chaleur, ou épaissi & incrassé de quelqu'autre maniere, & incapable par consequent d'une fermentation, & d'une expansion requise, cause la lypothymie & la sincope.

Si outre la grossiereté du sang, il abonde en acide vitié, le mal sera encore plus dangereux : car la masse du sang s'épaissira & se coagulera de plus en plus, le pous est alors aboli ou rare, à cause que la fermentation est diminuée.

A l'égard des esprits animaux, la sincope arrive quand ils manquent, comme aprés les grandes évacuations, ou quand ils sont si troublez dans leur mouvement qu'ils ne vont point du tout au cœur, ou qu'ils n'y vont pas assez abondamment, ainsi le cœur reste comme paralytique, ou quand ils sont dereglez dans leur mouvement, & étant portez au cœur, ils le tiennent dans une systole ou constriction perpetuelle, qui est une espece de convulsion continuelle ; quand les malades sont revenus ils se plaignent d'un grand resserrement de cœur.

Les Passions de l'ame donnent la sincope, parce que les esprits sont alors attaquez & en desordre. C'est la raison pourquoy la sincope & la lypotimie sont souvent precedées par le vertige, par l'obscurcissement de la vüe, par des douleurs, des picotemens, & des chatouillement à l'orifice superieur du ventricule, par des convulsions, & par

d'autres symptomes semblables , qui demontrent
que les esprits animaux sont dans un grand trouble.

Si le vice du sang s'y trouve joint , les sincopes
sont grandes & funestes.

Ce qui fait tomber tout le corps d'abord que le
sang s'épaissit & se coagule dans le cœur, c'est que
non seulement la circulation du sang est necessaire
pour soutenir tout le corps ; mais il faut outre cela
que les rayons de l'esprit vital soient envoyez du
cœur dans tout le corps sans interruption. Ainsi
dés que le sang s'arrête dans le cœur par la sincope, dés qu'il ne fermente plus , le mouvement du
cœur cesse, ou est interrompu , & avec luy toutes
les facultez necessairement. On dit par cette raison
que les esprits animaux sont lumineux, qu'ils éclai-
rent toutes les parties du corps par des rayons con-
tinués , & les rendent propres à leurs fonctions.
L'interception de cette lumiere fait la sincope, que
les *Paracelsistes* appellent ingenieusement l'éclipse
du petit monde , parce que la lumiere vitale du
corps est éclipsée.

On remarque toûjours dans la sincope le vice
du sang dans les vaisseaux & dans le cœur , & le
vice des esprits dans le battement & les nerfs.

Les signes
de la Sin-
cope.

Les signes de la sincope & de l'abbatement des
forces sont manifestes, la difficulté est de bien distinguer les causes, qu'on ne peut mieux sçavoir
que par le raport des assistans.

Le Pro-
gnostic.

Pour le prognostic, on sçait assés que la sincope
& la lipotymie sont plus ou moins dangereuses ,
selon que le battement du cœur est plus ou moins
de temps aboli.

Quand les syncopisans ne sont point réveillés &
ne reviennent point par les liqueurs spiritueuses ,
fortes & odoriferantes qu'on leur fait avaler , ou
dont on leur arrose la gorge , c'est un signe que

la sincope est grande & dangereuse.

La sincope causée par la perte du sang, de la semence, ou de quelqu'autres humeurs, est moins à craindre que la sincope d'une cause interne & cachée.

Plus la sueur est froide & gluante, plus la sincope est funeste. Cette sueur, suivant Vanhelmon, n'est autre chose que le mucilage ou rosée nourriciere des parties subcutanées, resoute & dissoute par la sincope, qui sort par où elle trouve passage, & produit cette sueur froide & crasse.

La palpitation du cœur est le vice opposé à la sincope ; c'est un mouvement convulsif du cœur, dereglé, forcé, & vehement, elle a differens degrés : car elle est impetueuse ou douce, grande ou mediocre.

La cause de la palpitation du cœur, selon Ettmuller, est tout ce qui est capable d'irriter en quelque maniere les muscles du cœur, ou les nerfs qui y sont portés, & exciter une constriction dereglée sans intermission, soit que les nerfs du cœur, ou le parenchime musculeux du cœur soient attaqués, soit que la cause morbifique soit dans les ventricules du cœur, soit qu'elle soit attachée au cœur en dehors.

Le tremblement du cœur est la maladie contraire à la palpitation ; c'est un mouvement diminué & tremblotant qui suit la constriction du cœur qui est diminuée, debile & depravée.

Quoique tous les Auteurs praticiens confondent ordinairement cette maladie avec la palpitation, elles sont neanmoins bien differentes. La palpitation est une secousse immoderée & violente, avec une sistole & diastole impetueuse & importune : car le cœur est effectivement secoüé avec violence dans la palpitation, qu'on peut appeller justement

Ce que c'est que la palpitation du cœur.

Ce que c'est que le tremblement du cœur.

un mouvement convulſif. Le tremblement du cœur c'eſt lorſque les pulſations ſont petites, frequentes, tremblotantes, & ſemblables au pous languiſſant & frequent. Il eſt vrai que le tremblement du cœur vient de l'irritation du muſcle du cœur ; mais il y a cette difference que le cœur irrité palpite, lorſque les forces ſont vigoureuſes, & qu'il tremblotte ſeulement lorſque les forces ſont foibles & abbatües, & ne luy permettent pas de faire davantage, de ſorte que le tremblement du cœur eſt un ſimptome des forces abbatues, & en quelque façon de la lipotymie.

*Caufes de la palpitation,
& du trem-
blement.*

Les caufes de la palpitation & du tremblement du cœur ſont externes, ou internes. Les externes ſont l'eau ſurabondante du pericarde, les excreſcences, ou polipes du cœur, & les vers du pericarde.

*Caufes ex-
ternes.*

*Caufes in-
ternes.*

Les caufes internes de la palpitation ſont principalement la fermentation dépravée du ſang, ſans exclure les autres vices internes : car de même que dans l'état naturel l'effervéſcence ou rarefaction du ſang dilate le cœur, & l'excite à faire le mouvement de conſtriction, de même dans l'état contre nature, ſi la fermentation excede, l'irritation excedera auſſi, & la conſtriction du cœur ſera par conſequent plus impetueuſe, & contre nature.

*Le vice du
fang.*

Les Hyppochondriaques ſont ſujets à la palpitation pour deux raiſons, la premiere, parce que leur ſang abondant en acidité, fait une effervéſcence dépravée, & excite facilement la palpitation ; la ſeconde, par ce qu'ils ſont ſujets aux convulſions des nerfs, ſur tout de l'intercoſtal, & de la paire vague, ce qui fait qu'étant couchez ſur la ratte ils ſont expoſez à des palpitations du cœur ; non pas à cauſe des vapeurs qui montent de la ratte au cœur ; mais à cause du rameau du nerf splenique qui est assés considerable, lequel étant alors en convulsion, la communique au plexus du mesentere, & celuy-cy à une branche de la paire vague, dont le tronc fait agir le cœur ; ainsi le cœur palpite dés que ce nerf souffre la convulsion ; ce qui se confirme, parce qu'avant la *palpitation* ces sortes de personnes ressentent des grouïllemens dans l'abdomen, qui ne viennent que de la contraction & de l'agitation convulsive du mesentere, & sur tout des intestins.

Les vents, la circulation du sang empêchée dans les ventricules, les calculs, & les pierres qui se trouvent quelquefois dans le cœur, peuvent aussi causer la palpitation, de même que l'irritation des nerfs qui meuvent le cœur ; & c'est par cette raison que la terreur, les odeurs, & autres choses semblables, qui mettent en desordre les esprits animaux ou qui irritent les nerfs, causent la palpitation. Les femmes histeriques, même sur la fin du paroxisme, si quelqu'odeur les frappe, tombent dans la palpitation, ce qui dépend des nerfs & des esprits qui font agir le cœur.

On remarque que l'ambre gris, qui a une vertu d'enyvrer, ainsi que l'esprit de vin, n'est pas neanmoins contraire dans la palpitation du cœur, parce que ceux qui ont cette maladie sont difficiles à enyvrer, ce qui n'est pas moins vray que surprenant, & que par consequent l'usage de l'ambre est seur dans la palpitation.

La palpitation du cœur ne se connoît pas toûjours suffisamment au pous, mais la relation du malade, & l'application de la main sur la region du cœur la découvre seurement, ce qui neanmoins n'est pas toûjours necessaire : car la palpitation est quelquefois si grande qu'on la voit & qu'on l'entend . & *Horſtius* fait mention d'une palpitation ſi violente qu'elle diſloqua & rejetta en dehors les côtes , d'où l'on peut inferer que le muſcle du cœur ſouffre convulſion dans la palpitation.

Les ſignes que la palpitation du cœur vient du mal hypochondriaque.

Si la palpitation vient du mal hyppochondriaque, comme il eſt tres-ordinaire, on entend avec le paroxiſme , des grouïllemens , & des murmures dans l'abdomen , particulierrement à la region de l'hyppochondre gauche. dans le paroxiſme , il ſemble que le cœur ſoit preſſé violemment entre les mains ; les vertiges & pluſieurs ſimptomes de l'abdomen accompagnent le paroxiſme , qui dependent tous du deſordre des eſprits animaux.

Les ſignes qu'elle vient de l'eau du Pericarde.

Si le mal eſt cauſé par l'abondance de l'eau du pericarde , il eſt plus difficile à connoître. Ordinairement le pous n'eſt ni grand , ni violent , ni vîte , parce que le cœur n'a pas la liberté de ſe mouvoir dans ſon pericarde. La maladie eſt rebelle & opiniâtre , & jointe à une eſpece de fiévre hectique ; la maigreur du corps & la difficulté de reſpirer y ſurviennent.

Les ſignes qu'elle vient du ver du Pericarde.

Les ſignes du ver du pericarde, ſont que les malades ſouffrent particulierement des palpitations du cœur qui reviennent ſans cauſe apparente , qu'ils reſſentent des picotemens ou corroſions dans la poitrine , & qu'ils ont le viſage pâle & défait. On remarque que ce mal eſt tres-ordinaire aux ſcorbutiques , & qu'il y a cela de particulier, qu'à la moindre agitation du corps , au moindre mouvement du bras , ou de la main , le paroxiſme de la palpitation commence , & eſt ſuivy par des lipotymies tres-dangereuſes.

Les ſignes du tremblement du cœur.

Le tremblement du cœur ſe diſtingue par le pous inégal , foible & languiſſant , par l'abbatement & la debilité des forces. .

Quant au prognostic, la diminution ou l'inter-
mittence du pous dans la palpitation, avertit les
assistans de se tenir sur leur gardes : car la sincope
menace.

Ceux qui sont sujets à la palpitation dans leur
jeunesse, rarement deviennent - ils vieux : car ils
meurent auparavant, c'est un aphorisme de *Galien*,
confirmé par l'experience.

La palpitation du mal hyppochondriaque est la
plus legere de toutes ; celle du scorbut est plus
dangereuse à cause des lipotymies.

La palpitation par le vice du pericarde, conduit
successivement le malade au trépas.

S'il y a de la malignité, ou quelque soupçon
de poison dans la palpitation du cœur, il y a beaucoup à craindre, & souvent elle ne se termine
que par la mort.

Le signe patognomonique & univoque de toutes les fiévres, c'est lorsque la pulsation est frequente sans aucune cause manifeste, ce qui demontre la fiévre en general, & les simptomes
joints à la celerité du poux, designent les especes des fiévres.

Les Anciens Auteurs soûtiennent que la chaleur
augmentée contre nature fait l'essence de la fiévre, & son signe patognomique ; mais les Modernes prouvent que la chaleur n'est point de
l'essence de la fiévre, puis qu'elle ne convient ni
à la fiévre seule, ni à toutes les fiévres, ni toûjours. La chaleur ne convient pas toûjours à la
fiévre : car au commencement des fiévres intermitentes, le frisson & le froid sans aucun sentiment de chaleur, saisissent les malades, qui sont
tenus alors pour febricitans. La chaleur n'est
point le propre de la fiévre seule, puisque la chaleur se trouve extrême dans plusieurs maladies.

ſans fiévre. Il y a même des fiévres malignes où
la chaleur n'incommode point, & ce ſont les plus
dangereuſes, le poux eſt alors frequent, petit &
lent, & la maladie mortelle pour l'oïdinaire. Enfin la chaleur ne convient point à toutes les fiévres, puis qu'il y en a de froides : car *Sylvius* dit
qu'on a vû des malades reconnus pour febricitans
par eux-mêmes, & par les Medecins, ſans aucune chaleur, ni avant, ni durant, ni aprés le paroxiſme. La chaleur n'eſt point par conſequent de
l'eſſence des fiévres, mais ſeulement un ſimptome qui les accompagne le plus ſouvent.

Le Poux frequent eſt, comme il a été dit, le ſigne
univoque des fiévres, & quand il eſt tel ſans cauſe
manifeſte, on peut prononcer hardiment que la
fiévre y eſt.

D'où vient le poux frequent dans les fiévres.

Le Poux, ſelon *Ettmuller*, devient naturellement frequent par la rarefaction, & la fermentation du ſang dans la poitrine, & dans le cœur,
lorſque celuy-cy ne ſe dilate point aſſés, qu'il eſt
en quelque façon irrité, & qu'il ſe retire frequemment. Cette contraction frequente du cœur venant de la fermentation augmentée du ſang, fait
le poux frequent, & celuy-cy dénote la fiévre,
qui conſiſte formellement dans la fermentation
contre nature du ſang, lequel fermente dans le
cœur avec trop de violence, ou d'impetuoſité,
ou d'une maniere vitiée ; la difference de la fermentation fait la difference des fiévres, & de
leurs ſimptomes.

Que la fiévre conſiſte eſſentielle ment dans la fermenta tion contre nature du ſang.

Comme la fermentation naturelle ſert à volatiliſer le ſang en eſprits, à le reparer, en luy aſſimi-
lant le chyle, & à le dépurer, en précipitant les
ſcories excrementeuſes, & en les pouſſant par les
urines ; De même la fermentation contre nature
luy fait faire des ébulitions & des efferveſcences

qui augmentent le battement des arteres, & causent le poux frequent qui marque la fiévre.

Plusieurs choses qui se passent tous les jours
dans la fiévre, confirment qu’elle consiste dans la
fermentation contre nature ; les fruits d’Automn-
ne engendrent, comme chacun sçait, les fiévres
intermittentes : or il est certain que ces fruits sont
fort fermentatifs, à raison de quoy ils excitent
ordinairement des diarrhées, des dissenteries,
& même des fiévres intermittentes, ceux qui sont
délivrés de ces fiévres, ne manquent presque jamais d’y retomber, s’ils mangent du fruit en substance, ou seulement le suc. Et c’est la coûtume
des scorbutiques, lors qu’ils usent des sucs tirés
par expression des herbes antiscorbutiques, de
tomber dans les fiévres intermitentes, par la fermentation que ces sucs y excitent.

S’il y a quelque chose qui excite les fiévres,
c’est la retention de l’insensible transpiration :
car ce qui doit transpirer étant retenu, regorge necessairement dans la masse du sang, où
étant ramassé en assés grande quantité, il excite
une fermentation & une effervescence qui fait
bien-tôt une fiévre ardente. Il est certain, suivant
Sanctorius, que l’évacuation de l’insensible transp-
piration d’un jour, est plus copieuse que les évacuations du ventre, ou des urines en quinze
jours.

De plus il y a beaucoup de fiévres qui se ga-
gnent par contagion, ce qui ne se peut concevoir ni expliquer que par la nature fermentative
de la contagion, & de ce que ces sortes de fiévres renferment un levain contagieux, qui se
multiplie en fermentant ; il paroît bien que les
fiévres qui en dépendent, consistent dans la fermentation.

Pourquoy
la retention
de l’insensi-
ble transpi-
ration cause
les fiévres.

A l'égard de la pourriture des Anciens, comment la concevoir autrement que par la fermentation.

Les grands vaisseaux, ni les petits, ni le cœur, ni aucun autre viscere, ne sont point le sujet, ou siege de la fiévre, toutes les fiévres resident dans la masse du sang qui souffre une fermentation vitiée, & souvent une effervescence, avec la difference de plus au moins. En un mot la racine de la fiévre est dans le sang. Par cette raison nous tirons dans les fiévres benignes beaucoup de signes de l'urine, & du poux; par celuy-cy nous connoissons la fermentation du sang dans le cœur, & par l'urine les differens états du sang aprés la fermentation, ce qui n'arriveroit pas, si la fiévre n'avoit sa premiere origine dans la masse du sang.

Ce n'est pas à dire que quelque viscere ne puisse être quelquefois le foyer qui renferme la cause de la fiévre. Par exemple, l'estomac est le foyer des fiévres intermitentes, sur tout de la quarte, & dans les fiévres simptomatiques des ulceres, & des places qui occupent la masse du sang, le foyer de la fiévre est dans la partie ulcerée, ou blessée.

Les Causes des fiévres, selon le même *Ettmuller*, sont en general tout ce qui peut troubler la constitution naturelle de la masse du sang, & causer l'intemperie, ou éterogenité, & pour ainsi dire, l'immiscibilité des principes qui la composent: car alors la masse du sang agitée, & secoüée par les efforts des sels, reçoit une fermentation contre nature. Ainsi dans la fiévre continuë, ou dans le paroxisme des intermitentes, la masse du sang est semblable à du vin, ou à du moût genereux qui fermente. Quoique le vin soit composé de plusieurs autres particules, sa fermentation vient particulierement de fon fel *Alcali*, ou *Uri-neux*, & de l'*Acide* ; on remarque dans cette fer-mentation une grande rarefaction, ou gonflement, par le moyen de quoy la lie eft précipitée, & les particules éterogenes font pouffées au fond, ou par le trou qui eft fur le tonneau. Il arrive quel-que chofe de femblable dans la rarefaction de la fiévre, les particules éterogenes ramaffées dans la maffe du fang, en font feparées par l'effervef-cence fiévreufe & précipitées, ou par les urines en forme de fediment, ou en forme de fueur, & fouvent par les felles dans un mouvement critique, ce qui a un rapport jufte & exact avec le vin. Dans les fiévres intermitentes il y a autant de fermen-tations que d'accés, dans lefquels le froid, la rarefaction, & l'effervefcence de la maffe du fang fe fuccedent, & font fuivies de la fueur, & d'une évacuation copieufe d'urine.

Tant que la conftitution du fang propre de cha-que individu qui dépend de la proportion de l'*Al-cali*, & de l'*Acide*, eft naturelle & jufte, le fang fermente doucement ; mais d'abord que cette pro-portion eft alterée, fur tout s'il fe fait un amas de particules, faciles à fermenter, & incapables de s'unir à la maffe du fang, envoyées des pre-mieres voyes, c'eft un foyer pour la fiévre, & lorfque ces particules commencent à faire une forte fermentation, la fiévre s'allume.

On dit vulgairement que les temperamens chauds & humides font fujets à la fiévre ; mais *Poterius* montre que tous les corps font prefque également difpofés à la fiévre, particulierement ceux dont les pores font obftrués, & qui font livrés à la crapule. Celle-cy pervertit la tif-fure du fang, & l'obftruction des pores donne occafion à plufieurs fels excrementeux, de ramaſſer , & de produire , étant amaſſées , une effervefcence fiévreuſe dans la maſſe du ſang.

C'eſt une choſe digne de remarque , que ceux qui travaillent aux mines du vif argent , ſont rarement attaqués de la fiévre , & ceux qui ont eu les frictions du mercure , ſont long-temps aprés ſans y être ſujets. C'eſt la remarque du même *Poterius* , qui en a fait l'experience.

On a déja dit , que le *Signe Diagnoſtique* general eſt le poux frequent. La chaleur qui ſe trouve avec la fiévre eſt un ſimptome qui n'eſt pas eſſentiel , ni neceſſaire , il n'importe qu'il s'y rencontre preſque toûjours. Il en eſt de même de la ſoif , qui afflige les febricitans ; le mal de tête , la ſincope , & divers autres ſimptomes y ſont quelquefois joints.

La Soif dans les fiévres n'eſt pas cauſée par la chaleur , mais par un ſel lixivieux ou ſalé , qui occupe la gorge dans le paroxiſme. Par cette raiſon la ſoif eſt extrême dans les fiévres ſcorbutiques , tant intermitentes que continuës , où un ſel ſalé & ſcorbutique picote la gorge.

Quant au Prognoſtic. Le poux grand au commencement , eſt un bon ſigne dans toutes ſortes de fiévres , ſoit benignes , ou malignes ; plus le battement eſt grand , plus il eſt ſalutaire , plus il eſt petit , plus il eſt dangereux.

Les Signes de coction dans l'urine au temps qu'il faut , ſont de bonne augure ; ces ſignes ſont quand les urines de claires deviennent troubles , groſſieres , avec un ſediment , ou en eneoreme , plus il y en a , mieux c'eſt. Tant que l'urine eſt cruë , la maladie eſt ſuſpecte , & le malade eſt comme en ſuſpens entre la mort & la vie.

On dit que la jauniſſe qui ſurvient avant le ſeptiéme jour eſt perilleuſe , ce qui n'eſt pas vray.

Que la chaleur , la ſoif , le mal de tête , la ſincope , ſont des ſimptomes de la fievre.

D'où vient la ſoif dans les fiévres.

Le Prognoſtic des fiévres.

La jauniffe eft un mouvement de la nature engendré par l'écume de la maffe du fang, précipitée par la fermentation dans la peau, à laquelle elle donne cette couleur jaune. La jauniffe qui furvient le trois, le quatre, ou le feptiéme jour eft heureufe; celle qui arrive le premier, le deux, le fix, ou le huitiéme jour, n'eft pas mauvaife d'elle-même, mais elle n'eft point feure, & les malades meurent fouvent. Ce fimptome eft frequent en Italie, mais rare dans les autres endroits de l'Europe.

On appelle Fiévre intermitente, celle qui revient par intervalles plus longs ou plus courts, en divers paroxifmes, ou accés; & *Ettmuller* remarque, que comme la fiévre en general, eft la fermentation du fang augmentée ou dépravée, accompagnée de la foif, de la chaleur, & de plufieurs autres fimptomes fâcheux, qui troublent diverfement l'œconomie animale, ainfi la fiévre intermitente eft la même fermentation morbifique à plufieurs reprifes, qui prend differens noms, felon la diverfité des accés, & des intervalles. Quand le paroxifme revient tous les jours, & répond en proportion au précédent, c'eft la fiévre quotidienne; lors qu'il n'arrive que de deux jours l'un, c'eft la fiévre tierce. Et fi aprés deux jours d'intervalle il recommence le troifiéme, c'eft la fiévre quarte. Il faut raifonner de même des quintes, des fextes, des octaves, des menftruales, des menfales, & des anniverfaires.

Toutes ces fiévres qui gardent le cours periodique font appellées fimples: il y a auffi des intermitentes compofées, comme les doubles, ou tierces quotidiennes, lorfque le même jour il y a deux ou trois accés qui fe répondent à proportion.

Ce que c'eft que la fiévre intermitente.

De la difference des fiévres intermittentes entr'elles & à periodes

reglés, de
la quoti-
dienne,
tierce, &
quarte.

Il y a des doubles, & triples tierces compofées
d'autant de fiévres tierces, par exemple, de deux
accés en un jour, & d'un accés l'autre. Enfin il y a
des doubles, & tierces quartes, fi le malade a un
jour de repos, & les deux jours enfuite de chacun un accés, c'eft une fiévre double quarte; fi le
paroxifme revient tous les jours, de forte que le
premier réponde au quatriéme, en proportion de
durée, de douleur, & des autres fimptomes, le
quatriéme au feptiéme, le fecond au cinquiéme,
le cinquiéme au huitiéme, le troifiéme au fixiéme, & celuy-cy au neuviéme, ce fera une fiévre
tierce quarte.

S'il y a des
fiévres quo-
tidiennes.

Lors qu'une fiévre prend tous les jours à la même heure, & avec les autres circonftances proportionnées, on croit que c'eft une fiévre quotidienne; mais la fuite fait voir que c'eft une double tierce: car cette forte de fiévre fe termine ordinairement de maniere que les paroxifmes qui
finiffent à certain jour fe rencontrent, il arrive
fouvent qu'un des paroxifmes retarde, & l'autre
garde fon cours, ce qui marque évidemment que
c'eft une double tierce.

Enfin quand les paroxifmes fe fuivent fans proportion entr'eux, à l'égard du temps, de l'inva-
fion, de la durée, & des autres fimptomes, le
fecond ne répondant point au premier, ni le troifiéme au fecond; mais le troifiéme au premier,
& le quatriéme au fecond, le cinquiéme au troifiéme, quoy qu'il vienne tous les jours, c'eft neanmoins une fiévre double tierce.

Outre ces fiévres à periodes reglées, il eft d'autres fiévres intermitentes, qui attaquent à des
temps incertains, & qu'on nomme par cette raifon irregulieres, vagues, & errantes.

Peintures

Toutes ces fiévres intermitentes font diverfes;

& ont differens fimptomes. Pour l'ordinaire elles commencent par le froid, & finiffent par le chaud. Elles font fâcheufes & importunes. Les avant-coureurs font les bâillemens de la bouche, & les extenfions des bras avec une laffitude univerfelle des membres, précedé quelquefois par des inquietudes; un leger refroidiffement du corps furvient, qui fe fait fentir particulierement à la region lombaire plus ou moins fort, & femble monter & defcendre le long du dos. Le corps fe refroidit de plus en plus, particulierement les extremités, fçavoir les doigts, le nez, les mains, le menton, l'horreur fe joint au froid, & quelquefois un friffon violent qui fecouë les membres; durant le froid des douleurs tantôt rongeantes, tantôt piquantes, tantôt des tranchées tourmentent l'Abdomen; au commencement du froid le poux eft plus frequent, plus petit, & plus foible, & la fermentation du fang eft fi diminuée, qu'à peine peut-on trouver le poux avec les doigts. Dans le froid, ou dans fon declin, les malades ont coûtume de fentir de grandes inquietudes de poitrine, & infenfiblement le froid fe change en chaud, la foif s'augmente à proportion, laquelle fe trouve rarement dans le froid, ou du moins elle eft moins preffante. Le poux devient frequent à mefure que la chaleur croît, & il devient fucceffivement grand & fort; fi dans la chaleur de la fiévre le poux eft petit, c'eft figne de malignité, ou que les forces font bien abbatuës, ainfi cet état eft dangereux. La fechereffe de la langue furvient à la chaleur, la refpiration s'augmente, la tête fait mal, les tempes font chaudes, & battent violemment, les infomnies & les delires s'y joignent. Lorfque la chaleur commence tant foit peu à diminuer, la fueur perce plus ou moins abondam-

ment , ou bien il se fait une grande évacuation
d'urine , le sommeil suit , inquiet , ou non , &
troublé par differens songes. Voila le cours ordinaire de la fiévre intermitente , lequel dégénere
neanmoins assés souvent de cette regularité , suivant diverses anomalies.

A raison des simptomes ces fiévres sont nommées froides , quand elles sont avec froid & horreur, sans être suivies d'aucun chaud , sinon d'une
legere chaleur.

On les nomme au contraire chaudes ou ardentes , particulierement les tierces , & rarement les
quartes , lorsque sans froid, & sans horreur, elles
commencent par le chaud qui est violent , & dure
même aprés le paroxisme , & ne s'éteint que peu
à peu.

Ces Fiévres dégénerent de l'une en l'autre : car
on en voit qui commencent par le cours ordinaire , & aprés quelques paroxismes n'ont plus de
froid , & sont seulement chaudes. D'autre côté
des fiévres tierces commençant sans froid , retournent ensuite au train ordinaire du froid & du
chaud.

De plus les fiévres intermitentes sont accompagnées , tantôt de la soif, tantôt de la faim :
Dans les premieres , la soif est extrême dans le
froid & dans le chaud, ce qui est familier aux
scorbutiques. Dans les dernieres , la faim est insatiable, sur tout au commencement du paroxisme , ou durant le paroxisme.

Souvent la Cardialgie afflige les malades , & on
appelle ces fiévres cardiaques.

Quelquefois à l'entrée du paroxisme , ou dans
l'état, les douleurs & les tranchées pressent l'abdomen , ce qu'on nomme fiévre avec colique , ou
tranchées.

Il eſt des fiévres avec de grandes inquietudes & reſſerremens de poitrine , & avec une grande tenſion des hypochondres , les vents rendus par en bas , & les rots ſoulagent les ſimptomes ; les hypochondriaques y ſont ſujets.

On voit des fiévres touſſeuſes qui commencent leur paroxiſme par une toux fâcheuſe , ſeche , & avec peu ou point de matiere.

On remarque auſſi des fiévres avec delire , qui ſurvient regulierement dans le paroxiſme , particulierement ſur le declin , on dit ſur le declin : car il eſt rare que le delire arrive au commencement de la maladie.

Ces Fiévres ont coûtume d'être ſujettes au vomiſſement , rarement aux ſelles. Les tierces font vomir , ſur tout au commencement du paroxiſme , les ſelles ſuivent rarement , du moins periodiquement.

Enfin il y a des fiévres intermitentes malignes & perilleuſes , ainſi nommées à cauſe que comme dans les fiévres malignes continües , le poux y eſt petit , les forces abbatües , avec éruption d'exanthemes , & de puſtules petechiales , inquietudes du cœur , & d'autres ſemblables ſimptomes , & qu'elles ſont mortelles.

Toutes les fiévres intermitentes , quelques periodes qu'elles gardent , & de quelque nature qu'elles ſoient , ſont toutes ſemblables eſſentiellement , & viennent de la même cauſe , ſoit qu'elles ſoient de huit en huit, ou de neuf en neuf jours, ſoit ſimples , ſoit doubles, elles ne ſont differentes qu'à raiſon des ſujet & des circonſtances ſelon la diverſité des choſes naturelles , non naturelles , & contre nature : mais la methode de les guerir en general eſt toûjours la même.

La cauſe éloignée des fiévres intermitentes , ſe-

Qu'il y a des fiévres intermiten-tes malignes.

Que les fiévres intermitentes , quoique differentes en ſimptomes , viennent d'une même cauſe

Que la cauſ

se éloignée des fiévres intermitentes, se forme dans l'estomac par le vice des disgestions.

Ion *Ettmuller*, se forme dans l'estomac par le vice de la digestion, soit du côté du levain digestif, soit du côté de l'aliment.

On a veu des persones bien saines tomber bien tôt dans la fiévre, aprés avoir mangé quelque chose, pour laquelle ils avoient de l'aversion & du dégoût, & d'autre se délivrer d'une fiévre inveterée, en mangeant au contraire quelque chose qu'ils desiroient passionément quoiqu'apparemment nuisible.

Ce qui se confirme de ce que la moindre faute dans la diete, ou dans la curation, cause des rechutes, ou augmente & redouble puissamment la fiévre; de plus il y en a qui se guerissent de ces fiévres, en s'opiniâtrant à ne point manger; d'autres au contraire se guerissent en beuvant par excés, par le vomissement, ou par la sueur qui s'en ensuivent.

L'erreur dans le changement de vie, produit pour l'ordinaire les fiévres, rarement ces fiévres sont épidemiques, qui se contractent par le vice de l'air, & des alimens.

La cause des fiévres tierces ou quartes ne vient point du foye, ni de la ratte, comme quelques-uns pretendent; puisqu'au commencement de ces fiévres, ces visceres sont sains & entiers, & que c'est seulement dans la suite, quand ces fiévres deviennent durables & rebelles, ou sont mal gouvernées, que les tumeurs ou scyrrhes surviennent au foye ou à la ratte. Qui sont par consequent plûtôt les effets, que les causes de la fiévre.

L'obstruction des visceres, ou les autres vices, comme la suppression des mois disposent à la fiévre; mais la premiere cause est dans l'estomac, & la digestion qui trouble toute l'œconomie du corps: car on remarque que dans la suppression

Que cette cause ne vient jamais du foye ou de la rate, comme quelques-uns l'ont prétendu.

des

des mois , la nausée , le vomissement , le pica &
semblables affections de l'estomac tourmentent
le malade.

Le *Chyle* mal digeré , ou mal separé de ses parties excrementeuses par le deffaut des sucs pancreatique & bilieux , & porté ensuite dans le sang,
au lieu de s'y assimiler , corrompt sa constitution ,
& la déprave diversement , ce qui est la racine des
fiévres intermitentes. De plus la masse du sang facile à fermenter d'elle même , par exemple , comme dans les jeunes , ou à l'occasion de la crapule ,
de la colere , ou du deffaut de la transpiration insensible , reçoit facilement des fermentations contre nature , ou si le chyle vitié est un peu fermenté,
comme celuy qui vient des fruits de l'Automne ,
des boissons mal dépurées , & des choses douces,
alors la masse du sang empreignée des particules
éterogenes incapables d'assimilation , dans lesquelles il faut toûjours considerer les premieres
facultés salines , fait une fermentation vitiée , &
conçoit le paroxisme de la fiévre.

Pour mieux comprendre cecy , il faut remarquer
que le vice de la digestion consiste en ce que le
chyle n'est point *assés salé, volatile, & temperé ,*
mais *trop acide ou trop visqueux* suivant que la digestion peche. Ce qui fait la diversité de la fiévre ,
aussi-bien que la constitution du sang, qui est differente dans tous les sujets.

La masse du sang saoulée & remplie jusqu'à
gonfler de cette matiere mal assimilée , trouble
la fermentation naturelle ; & comme cette matiere
est *acide & visqueuse* , elle étouffe en quelque façon les parties *salines, volatiles & huileuses* de la
masse du sang , elle coagule & épaissit le sang , &
en affoiblit la fermentation , ce qui fait qu'au commencement du paroxisme le poux est petit & foi-

ble, quoique le cœur irrité par la fermentation dépravée du fang, fe contracte frequemment, & fait par confequent le poux plus frequent.

La Fermentation naturelle du fang étant ainfi troublée, les *Sels fermentatifs* n'agiffent plus l'un fur l'autre, comme il eft requis, & les *parties huileufes* ne recevant plus affés de chaleur de la fermentation, la chaleur manque fucceffivement au corps, & le froid fuccede. Enfin le fang étant gonflé, les efprits vitaux confondus, & les animaux troublés, il en revient la grande laffitude qui occupe tous les membres.

Lorfque l'Acide vitié de la matiere morbifique picote les parties nerveufes & membraneufes, l'horreur ou le friffon deviennent plus forts, ou plus foibles, fuivant le picotement. Le Pannicule charneux eft non feulement picoté dans le friffon; mais encore les membranes particulieres de l'Abdomen font irritées, & fecoüent tout le corps, ce qui augmente la fenfation du froid dans l'Abdomen, & aux Lombes.

Les Parties nerveufes de l'Abdomen ne peuvent rien fouffrir, que l'eftomac, les inteftins, & les vaiffeaux cholcdoque & pancreatique ne foient irrités en même temps, à caufe de leur connexion, & qu'ils ne verfent plus abondamment ce qu'ils contiennent pendant ce mouvement convulfif. Les matieres contenuës produifent alors par leur efferveſcence les differens fimptomes de l'Abdomen, & regorgeant dans l'eftomac, elles le picottent, & y excitent de frequens vomiffemens, même avec violence.

Tout cecy dure tant que les parties de la matiere morbifique troublent la maffe du fang par leur gonflement, aprés quoy les parties *volatiles* de la maffe du fang commencent à fe dégager, à temperer l'*Acide*, à attenuer le *Visqueux*, & à concevoir une effervescence vehemente, pendant laquelle les parties *huileuses & sulphureuses* de la masse du sang sont agitées avec beaucoup de rapidité, & donnent une chaleur extrême.

A mesure que cette chaleur se répand par tout le corps, la fermentation s'augmente, & le poux paroît plus grand, plus robuste, & plus prompt, jusqu'à ce que la matiere morbifique domptée par la fermentation, qui se précipite comme la lie du vin se dégage d'avec les autres parties, soit entraînée par le Serum dégagé & attenué par la chaleur, poussée dehors par les urines copieuses, ou par les sueurs, alors la masse du sang fermente paisiblement, & naturellement, & la fiévre cesse, jusqu'à ce que la masse du sang se recharge de semblables sucs vitiés, qu'ils se meurissent, & se rarefient, & qu'un nouveau paroxisme revienne. Cette tragedie dure jusqu'à ce que la masse du sang ait été parfaitement dépurée, & comme purgée de sa lie.

La Raison poutquoy les paroxismes reviennent si regulicrement à certaines heures, & au temps précis, qu'il n'y a point d'horloge qui soit plus juste, c'est ce qu'on ne sçait pas : car les raisons de toutes ces periodes sont fort obscures. Il y a dix-sept opinions differentes des Auteurs là-dessus ; mais il n'y en a pas une bonne, la plûpart sont ridicules, ou absurdes.

Le Froid & l'horreur viennent de l'acide, ce qui est évident par la cure ; ainsi la combinaison de la matiere *froide*, & de l'*Acide* dorne les fiévres tant froides que chaudes dans le scorbut. Le Paroxisme dépend de la *viscosité* de la matiere, dans laquelle l'acide est embarrassé ; plus la matiere est visqueuse, plus les Paroxismes reviennent tard, comme dans la fiévre quarte, & moins elle eſt viſqueuſe, plûtôt ils recommencent, comme dans la tierce.

En quoy la fiévre tierce fauſſe differe de la legitime.

Il y a de la difference entre la fiévre tierce fauſſe & la legitime ; la premiere vient, à ce que diſent les Anciens Auteurs, d'une pituite viſqueuſe, & ſelon les Modernes, d'une matiere acide viſqueuſe, ce qui cauſe la diverſité des Paroxiſmes. La legitime garde un cours reglé, non pas la fauſſe. La chaleur des Paroxiſmes dépend du *ſel volatile huileux*, qui fait efferveſcence avec l'acide, & a le deſſus.

Que dans les fiévres periodiques longues, la coûtume ramene les paroxiſmes.

Dans les fiévres qui durent long-temps (car on en voit qui durent plus de dix ans,) ce n'eſt pas la matiere morbifique qui y étoit au commencement, qui ſubſiſte toûjours, c'eſt plûtôt la coûtume ou certaine impreſſion qui reſte, qui ramene le Paroxiſme regulierement : car l'experience fait voir que ces ſortes de fiévres ſe guériſſent ſans aucune évacuation de matiere qui ſoit conſiderable, comme par une alteration ſubite du corps, par la colere, l'emportement, par les amulètes, & par l'opium, qui interrompt l'habitude renduë naturelle.

Le Suc pancreatique, & la bile étant vitiés, & répandus au commencement du Paroxiſme dans les inteſtins, où ils font enſemble une ébulition tres-violente, le Paroxiſme s'augmente beaucoup, & il en reſulte pluſieurs ſimptomes de l'Abdomen qui ſuivent.

Cauſes du froid & de la chaleur des fiévres.

Le Suc pancreatique trop *acide*, & la bile trop peu *huileuſe*, augmentent le froid de l'Abdomen vers les Lombes au côté droit, où les conduits ont leur inſertion dans le Duodenum. La bile trop *âcre* au contraire, *ſaline*, & trop *huileuſe*, cauſe la chaleur inſupportable de l'Abdomen ; les ma lades disent alors qu'ils brûlent dans le corps, & montrent le lieu au dessous de l'hypochondre droit.

Lorsque ces sucs combattent ensemble, & font une effervescence vitieuse, ils excitent souvent des vents, ceux-cy des inquietudes & des resserremens de poitrine, la difficulté de respirer, & des douleurs aux fausses côtes; principalement si l'estomac est en même temps attaqué & enflé: mais un lavement receu avant le paroxisme, ou au commencement du paroxisme, remedie à tous ces simptomes.

L'Acide qui surabonde dans le corps engendre les fiévres fameliques.

Que si les sucs pancreatique & bilieux envoyent pendant l'ébulition des *vapeurs âcres* dans l'estomac par le Pylore, & le Duodenum, l'irritation de l'estomac causera des toux seches & violentes.

Le Sang gonflé qui distend les vaisseaux, donne les maux de tête.

La Chaleur du sang rend la langue seche, par la consommation de la limphe salivale qui la doit humecter.

La Soif extrême vient des *vapeurs salées & acides* qui exhalent de la poitrine, & picotent la gorge.

Si la Salive pour surcroît est trop *salée*, la soif sera augmentée considerablement.

Enfin lorsque l'effervescence & la chaleur du sang redoublent, il n'est pas surprenant que la respiration soit difficile; puisque le sang retarde & bout dans les poûmons, ni que la chaleur & le battement des arteres incommode les malades dans les parties, ni même que les esprits animaux troublés, & circulant avec trop de rapidité, produisent des insomnies opiniâtres, & des delires.

M iij

Fiévres in-
termitentes
fcorbuti-
ques, &
leurs fignes

Le Scorbut eft un Prothée qui prend diverfes
formes, & fe joint à toutes les maladies, fur tout
aux fiévres intermitrentes, plûtôt qu'aux continuës ; alors elles font bien plus cruelles, leurs
periodes font vagues, tantôt elles anticipent, tantôt elles retardent, & d'abord qu'une fiévre intermitente eft vague, on doit foupçonner le fcorbut.
Les douleurs piquantes des membres, les douleurs vagues, avant ou durant le paroxifme, foit
dans le froid, foit dans le chaud, défignent pareillement le fcorbut. Les fables rouges friables
attachés aux parois du pot de chambre, font des
fignes infaillibles du fcorbut, ce font des fels
morbifiques endurcis par concretion, friables,
non pas durs, comme les fables des graveleux.

Souvent en la place de ces fables, il y a dans
les urines de ceux qui ont ces fiévres fcorbutiques, un fediment groffier copieux, reffemblant
à du fon teint d'un rouge de fang, qui eft auffi
une marque du fcorbut.

Les Fiévres fcorbutiques font tres-rebelles, on
ne les peut guerir fi on n'ôte le levain fcorbutique : car autrement elles recidivent plufieurs fois.

Les Fiévres periodiques reviennent quelquefois à la même heure, quelquefois plûtôt, ou
plus tard, ce qu'on appelle anticiper, ou retarder.

D'où vient
que les fié-
vres de fim-
ples devien-
nent dou-
bles, triples.

La Multiplication de la fiévre, qui de fimple
devient double, triple ou quadruple, vient de
deux erreurs, fçavoir dans la cure, ou dans la
diette. Dans la cure, quand les Medecins ou les
affiftans font prendre les fpecifiques mal-à-propos, ou donnent inconfiderément de l'opium
avant le paroxifme, alors les fiévres fe multiplient facilement. Dans la diette les fiévres fe
multiplient auffi, lorfque les malades mangent

avant la fin du paroxifme , quand ils fuppriment la fueur , ou quand ils boivent du laitage avant le paroxifme , quand ils mangent trop de pois , & autres chofes femblables.

Pour bien juger des fiévres , felon *Ettmuller* , il faut confiderer deux chofes , fçavoir leur nature , & celle des urines.

Prognoftic des fiévres intermittentes.

Quant à la nature de la fiévre , toute fiévre maligne eft dangereufe. Les tierces & les quartes benignes font fans danger , la plus legere de toutes , c'eft la quarte , mais la plus opiniâtre. La tierce eft plus courte , mais plus dangereufe. La tierce legitime , dit *Hippocrate* , fe termine en fept accés , pourvû que le malade & le Medecin ne faffent point de faute. Plus la fiévre tierce eft bâtarde , douce & lente , plus elle eft longue , difficile à guerir , & dangereufe. La legitime fe termine en fept accés , la bâtarde dure plus long-temps , & va jufqu'au quatorziéme paroxifme.

A l'égard de l'urine , elle eft ordinairement tenuë & claire au commencement ; plus elle s'épaiffit , fe trouble , & laiffe un fediment copieux dans la fuite , plus la fiévre eft courte , & facile à guerir. Si l'urine eft cruë au commencement , & fi bien-tôt aprés elle reprefente un petit nuage blanc , ou eneoreme , c'eft un bon figne , qui denote que la fiévre fera terminée en quatre jours ; fi l'urine eft rouge , & fans nuage , elle ira jufqu'au feptiéme accés.

Si le fecond accés de la fiévre tierce eft tres-vehement , & que le troifiéme diminuë , la fiévre finira au quatriéme. Lorfque la fiévre eft lente dans fon état au quatriéme accés , & tous les fimptomes violens , & que les fimptomes diminuent au cinquiéme , la maladie fe terminera au feptiéme.

M iiij

Quand les ſueurs ſont copieuſes à la fin du paroxiſme, ſouvent il n'y a point de ſediment dans
l'urine, & le mal eſt ſans danger ; mais s'il n'y a
point de ſueurs, point de ſediment dans les urines, ni aucun ſigne de coction, la fiévre ſera
longue.

Les Scyrrhes des viſceres qui ſurviennent aux
fiévres tierces, & quartes longues, & mal gouvernées, rendent ordinairement la maladie mortelle, ſi l'hidropiſie y ſuccede.

La Fiévre quarte conſtante dans ſes periodes,
tend à la mort, ou à quelques fâcheux ſimptomes ; au contraire ſi elle varie, elle ſe termine
ſalutairement, & par quelque évacuation critique.

Les Quartes inveterées ne ſe terminent qu'au
Printemps, & aux autres équinoxes, auquel temps
elles ſe gueriſſent facilement, ou d'elles-mêmes,
ou par art.

Les Fiévres quartes d'Eté ſont plus courtes
que celles d'Automne, particulierement proche
de l'Hyver.

L'Appetit perdu dans la fiévre quarte eſt un
mauvais ſigne, & rarement on en échappe, ſuivant les obſervations d'*Hoëfferus*.

L'Urine dans la fiévre quarte eſt, ſelon *Joel*,
aqueuſe, tenuë, & pâle hors le paroxiſme, le
jour de l'acceés elle tire ſur un jaune obſcur, &
avant la terminaiſon de la fiévre, elle devient ordinairement trouble & noire. Les urines ſont dangereuſes dans les autres maladies, mais ſalutaires
dans celles cy.

C'eſt une choſe dangereuſe quand les intermitentes ſe changent en continuës, ou lors qu'ayant
été mal traittées, elles dégenerent en hectiques.
Les tierces ſe gueriſſent parfaitement par les éva-

cuations artificielles ou par les critiques, soit par les fueurs, ou par les urines abondantes, à quoy on peut raporter les puftules qui paroiffent quelquefois dans les fiévres malignes.

Enfin la jauniffe, ou noire, ou jaune, termine la fiévre tierce & la fiévre quarte.

Lorfque la *fiévre continüe*, dit *Ettmuller*, eft douce, & qu'elle ne dure qu'un jour, on la nomme *Ephemere*, que fi elle dure plufieurs jours, fçavoir trois ou quatre, on la nomme vulgairement *Synoque non putride*.

La caufe en general des *fiévres éphemeres* eft le mauvais ufage des chofes non naturelles, qui échauffent affés le corps pour exciter une fermentation un peu contre nature dans le fang, d'où s'enfuit que les fonctions font legerement bleffées, & le poux plus grand, & plus frequent que de coûtume. Ainfi toutes les chofes non naturelles, capables d'augmenter la fermentation du fang, & d'exciter cette effervefcence, font les caufes de la fiévre éphemere.

Cette Maladie eft peu confiderable, & rarement elle demande le Medecin. Elle s'arrête d'elle-même par une fueur fpontanée, ou même par une moëteur legere, finon il fuffit de procurer une *fueur douce* par une *mixtion fimple*, ou *teinture bezoardique*, qui guérit d'abord cette fiévre.

La Fiévre continüe qui n'eft ni fi douce, ni fi courte que l'éphemere, fe divife communément en *fiévre finoque*, & en *continüe fimple*.

La Fiévre finoque eft celle qui dure depuis le commencement jufqu'à la fin fans aucun redoublement.

La Fiévre continüe eft celle qui dure auffi depuis le commencement jufqu'à la fin ; mais avec des redoublemens qui furviennent tantôt vers les

Ce que c'eft que la fiévre continüe ephemere & fynoque.
Sa caufe.

Son Prognoftic.

Divifion de la fiévre continüe.

Ce que c'eft que la fiévre fynoque

Ce que c'eft que la fiévre continüe.

trois jours, tantôt tous les jours, ce qui est plus rare, tantôt de quatre jours l'un.

Ces dernieres qu'on appelle par excellence *Continuës periodiques*, ne font autre chose que des *fiévres compofées*, fçavoir d'une fiévre intermitente qui garde fes periodes, & d'une fiévre fynoque qui fuit fon cours regulierement.

A l'égard des fiévres fynoques, ou continuës non periodiques, on les divife pour plus de netteté, en *fiévres aiguës*, & *non aiguës*.

Les aiguës qui font connuës regulierement fous le nom de *Fiévres ardentes* ou *chaudes*, dépendent, felon *Ettmuller*, de la conftitution vitiée du fang qui eft fi remplie de fel volatile âcre, & fouvent en même temps huileux, (ce qu'on nomme autrement Bile) qu'à la premiere occafion elle conçoit une effervefcence fiévreufe contre nature, à l'exemple du vin violent qui bout avec furie, lorfque le fel volatile trop âcre, & trop huileux combat & fermente trop violemment avec l'acide. Comme la chaleur ne confifte que dans le mouvement, les parties huileufes s'échauffent alors prodigieufement, & communiquent une chaleur furieufe à tout le corps ; le fel volatile qui furabonde, produit une chaleur âcre & grande, à proportion qu'il eft huileux ; le poux eft frequent, & d'autant plus grand que la maffe du fang eft plus huileufe. Les urines font plus ou moins craffes, fuivant que les fiévres font plus éloignées de l'état, & plus le fel morbifique eft huileux, plus elles font teintes.

Cecy eft confirmé par les *Caufes antecedentes*, de ce que les fiévres ardentes continuës attaquent ordinairement de jeunes fujets, en qui la bile abonde, ou qui ont la maffe du fang empreignée de beaucoup de fel volatile huileux, de ce qu'el les regnent au Printemps , & en Eté , dans des corps replets , & d'un grand embonpoint , qui ont le sang gras & huileux , qui font bonne chere, & boivent de bon vin , qui menent une vie sedentaire , ou oisive , qui dorment trop. Ce sont là des dispositions à la fiévre ardente , qui n'attendent que les *causes externes* pour se mettre en action. Telle est principalement la transpiration empêchée : car les superfluités retenuës gonflent la masse du sang , & luy servent de levain pour la faire fermenter avec vehemence suivant ses propres dispositions.

De se mettre subitement dans l'eau froide aprés s'être échauffé , jette dans les fiévres ardentes qui y ont de la disposition. *Hildanus* en rapporte un exemple, & *Valeriola* un autre d'une fiévre synoque , tres-dangereuse par l'obstruction des pores de la peau. *Salmuth* fait mention d'une fiévre tres-ardente , causée par l'usage immoderé d'eau theriacale beuë pour des défaillances , & une autre pour avoir pris trop de theriaque , la chose est claire , & plus le sujet a de la disposition , plus la fiévre s'allume aisément.

Cette Fiévre reçoit plusieurs noms selon ses differens simptomes. Le plus usité est celuy de fiévre ardente , que les Grecs nomment *Causos* , à cause de sa chaleur , & de son ardeur extrême. La fiévre tierce continuë est aussi appellée *Causos* ; En un mot , pour nommer une fiévre ardente , il suffit qu'elle ait les deux principaux signes patognomoniques , sçavoir une grande chaleur , & une soif insupportable. Le Causos , ou fiévre ardente des Anciens , est suivant *Horstius* la *Fiévre Hongroise* d'aujourd'huy. Enfin l'usage a voulu que la fiévre accompagnée d'ardeur & de soif , fût nommée *Causos* ou ardente , laquelle est continuë simple

Que la fiévre continuë ardente reçoit differens noms , selon ses differens simptomes.

ou continuë periodique tierce.

Outre l'ardeur & la soif souvent l'aridité de la langue, les fissures des lévres, les douleurs de tête, le delire, & autres semblables simptomes surviennent. Quelquefois l'ardeur de la gorge, & une rougeur obscure s'y joint, la langue alors est non seulement seche, mais encore teinte d'un rouge noir, ce qui ne faut pas confondre avec l'esquinancie, comme on fait ordinairement. Ces sortes de fiévres ont coûtume d'être épidemiques.

Le Delire qui accompagne ces fiévres, & qui se trouve quelquefois dans les maladies scorbutiques, est violent, & tient de la fureur; il survient en peu de temps, & étonne les assistans. Souvent les convulsions suivent, & les malades sont emportés; les insomnies opiniâtres, & les maux de tête furieux précedent pour l'ordinaire le delire.

Ces Fiévres sont quelquefois colliquatives, & en peu de temps le corps s'amaigrit, & se consume extrêmement. Tantôt par des évacuations sensibles, comme par une diarrhée colliquative, par un flux d'urine, ou par une sueur pareillement colliquative. Tantôt par la chaleur seule de la fiévre, & l'insensible transpiration. On ne parle point de la malignité dont on traittera ailleurs.

De ce qu'on a dit, que l'effervescence du sel volatile âcre & huileux, qu'on appelle autrement bile, étoit la cause des fiévres ardentes continuës, il est facile d'expliquer ces simptomes.

A l'égard de l'ardeur on sçait qu'il n'y a rien qui s'échauffe davantage par la fermentation & l'effervescence, que les sels volatiles huileux. Comme l'esprit salin volatile huileux de therebentine, mêlé avec l'esprit de nitre, fait facilement effervefcence, s'ils font tous deux rectifiés, de même le fel volatile huileux, & la maffe du fang qui fe rarefie & bout, pour ainfi dire, pendant cette effervefcence, doit neceffairement rendre le poux tres-grand & tres-frequent, & en même temps vigoureux, fur tout au commencement, felon la conftitution des efprits.

D'autant que l'ardeur altere la limphe falivale qui humecte la gorge, & qui eft outre cela chargée alors de beaucoup de fel volatile huileux, la foif vehemente & cruelle doit s'en enfuivre.

C'eft cette même falive vitiée qui eft apparemment la caufe des fiévres, dans lefquelles la gorge paroît de la couleur qu'on a dit : car en fe colant contre la gorge, & contre la langue, elle les picote, les deffeche, & les fait fendre en crevaffes.

La Maffe du fang ne pouvant être dans une effervefcence fi forte fans agiter, & troubler les efprits animaux, & fans échauffer le cerveau, les infomnies, les maux de tête, & les delires funeftes fuivent neceffairement.

La Fiévre colliquative & fes caufes font manifeftes, lors qu'elle eft jointe à une évacuation fenfible ; mais quand le corps fe fond tout à coup fans aucune évacuation fenfible, c'eft une marque que la maffe du fang eft âcre & impropre à la nutrition, que la chaleur liquefie la rofée nourriciere des parties folides, & qu'elle la pouffe fucceffivement dehors en forme de ferum, ou de vapeur.

Ces Fiévres continuës aiguës, tant fynoques que continuës periodiques, commencent ordinairement par le froid & le friffon, ce qui arrive dans l'hypothefe que l'acide & l'urineux font les principes de toutes les fermentations, parce que dans

D'où vient la foif dans les fiévres.

D'où viennent les infomnies, les maux de tête, & les delires.

Explication du froid & du friffon.

le commencement de l'effervefcence fiévreufe la
fel volatile huileux eft empêché par l'acide fon
contraire, de fe rarefier, qu'il eft en quelque maniere fous le joug, & retardé dans fon effervefcence. Dans ce combat la maffe du fang fe trouble, la chaleur ordinaire s'éteint pour un temps,
& l'acide caufe le fentiment d'horreur & de friffon dans les parties nerveufes : mais ce fentiment
eft extrêmement leger, & de peu de durée : car
le fel volatile huileux, prenant bien-tôt le deffus
de l'acide, la chaleur continuelle fuccede, qui
produit la fiévre continuë fimple & fynoque.

Les continües periodiques font ordinairement
tierces, ou pour parler plus diftinctement, les fiévres intermitentes qui fe joignent aux continües,
font le plus fouvent tierces. Rarement la quotidienne s'y mêle & plus rarement la quarte. On
doute même qu'on ait jamais veu des quartes continües.

La tierce continüe qui eft violente eft appellée
Caufos ou *ardente* auffi-bien que la fiévre ardente
propre. Pour la fiévre quotidienne, la defaillance
ou la fyncope furvient quelquefois dans le redoublement, ce qui fait qu'on la nomme fiévre fyn-
copale.

Rarement ou prefque jamais le froid fe fait fentir dans les redoublemens des fiévres continües,
& on ne les diftingue que par l'augmentation d'ardeur & de chaleur.

La caufe de la combinaifon de ces deux fiévres
font les fucs vitiés, ramaffés dans l'eftomac par les
erreurs de la diette qui font charriés dans la maffe
du fang déja difpofée à la fiévre continüe. Ces fucs
font les intermitentes periodiques, & le fel volatil huyleux, qui s'eft trouvé auparavant dans la
maffe du fang, fait l'effervefcence continüe.

Les signes diagnostics des fiévres aigües continües sont manifestes ; en general, la chaleur & la
soif immoderée & presqu'insuportable sont les
signes patognomoniques de la fiévre ardente, soit
du genre des continües synoques, ou des continües periodiques, ou tierces. Le poux est grand,
ce qui est un bon augure; s'il est petit, il y a de
la malignité ; il est pareillement vehement, vîte
& frequent, semblable à celuy que chacun peut
observer en soy-même aprés s'être échauffé par
quelque exercice violent. Plus la chaleur & l'ébulition sont grandes, plus l'artere bat avec violence
& vitesse.

La chaleur est fort grande & humide, & quand
on touche l'artere, la main trouve une espece de
moiteur, si la masse du sang est temperée, peu
âcre, & peu saline, la chaleur est douce ; au contraire si elle est trop saline, la chaleur sera plus
âcre, & comme mordicante.

L'vrine dans ces sortes de fiévres, est grossiere,
rouge, trouble, sans sediment, crüe ou du moins
legerement cuite au commencement. Il est important pour le prognostic de bien considerer les
changemens des urines. Ceux qui sont d'une
constitution bilieuse, comme on dit, qui ont le
scorbut, ou sont menacés de la Phtysie, ont
les urines extrèmement rouges à la moindre
fiévre ; au contraire ceux qui ont la masse du sang
plus temperée, soit delayée par beaucoup de limphe, soit détrempée par le suc nourricier chyleux, ont les urines moins teintes. Ainsi il faut toûjours examiner la constitution du sujet.

Que si la fiévre continüe est periodique, soit
tierce, quotidienne ou quarte, elle se manifestera
par le redoublement. Il s'en voit même de continües doubles tierces, tel qu'est l'exemple de *Pote-*

Les signes
diagnosti-
ques des fié-
vres aigües
continües.

rius d'une double tierce caufée par la foudre qui brûla le Palais. *Panaralus* a obfervé une double tierce continüe compliquée avec une fiévre quinte mortelle , elles font pour la plûpart tierces continües. Pour les quartes continües , plufieurs Autheurs doutent de leur exiftence ; quant aux quotidiennes , ce ne font effectivement que des fiévres lentes qui procedent du vice de la lymphe. On ne s'attache icy qu'aux fiévres continües , fans s'arrêter aux quotidiennes , ni aux quartes continües.

Leur Pro-
gnoftic.

La fiévre fynoque continüe, ou la continüe tierce periodique felon *Ettmuller*, font plûtôt falutaires que dangereufes.

Il n'y a du peril que lorfqu'elles font trop aigües , & qu'elles font accompagnées d'un grand nombre de fymptomes atroces tout à la fois, & qu'elles font extrêmes au langage d'*Hyppocrate*.

La malignité fe trouve fouvent compliquée avec les fiévres ardentes continües , & c'eft ce qui les rend fi dangereufes.

Le flux de ventre copieux au commencement joint à l'abbattement des forces, ou dont les matieres font extrémemem corrompües, eft perilleux, & quelquefois mortel.

L'Urine blanche dans les fiévres ardentes eft funefte , & menace de la mort.

L'Urine blanche, tenüe & claire avec le delire eft un figne mortel dans la fiévre continüe ou ardente.

Les fiévres continües ardentes qui s'allument fans aucune caufe manifefte dans le repos du corps & de l'ame, font plus violentes & plus à craindre que celles qui ont une caufe évidente, comme l'agitation du corps, & la chaleur du jour.

Dans toutes les fiévres ardentes, il faut examiner

her la langue, si elle est enflée, noire, fendüe, ou vitiée de quelque autre maniere.

A l'égard du temps, la fiévre ardente pure passe rarement le septiéme jour, elle va neanmoins quelquefois jusqu'au quatorziéme.

Quand elle est tres-aigüe elle se termine en quinze jours, plus l'urine est rouge au commencement, plûtôt elle se termine. S'il paroît des signes de coction au quatriéme jour, la fiévre se terminera le septiéme, si les signes paroissent le septiéme, elle ira jusqu'à l'onziéme ou quatorziéme. C'est dans ces fiévres aigües que l'on observe principalement la crise.

Le visage bouffi marque la longueur de la maladie, & dure plus ou moins, suivant les signes de coction.

En un mot, c'est par la crise que cette maladie se guerit le plus souvent.

La crise la plus ordinaire dans les pays froids, c'est la suëur ; dans les pays chauds de France & dans l'Italie, c'est ordinairement l'hemorragie du nez. Pour la suëur critique, *Hildanus* en raporte un exemple remarquable, d'un certain homme robuste attaqué d'une fiévre ardente, qui tomba le septiéme jour dans une suëur si jaune & si copieuse, qu'il sembloit qu'on l'eut frotté de safran, & qu'il fallût changer les draps. Quant à l'hemorragie critique *Zacutus Lucitanus* écrit l'histoire singuliere d'une grande fiévre ardente terminée par un flux de sang critique & copieux des dents: l'hemorragie arrive pour l'ordinaire par le nez : mais celle-cy par les racines des dents est particuliere.

Il n'y a point de fiévre qui se guerisse si promtement, ni si seurement que la fiévre ardente par la crise.

S'il survient un flux de ventre spontané & suffisant, il tient souvent lieu de crise, & termine la fiévre.

Vanhelmont dit, que le medecin doit negliger la crise, & qu'il vaut mieux la prevenir comme il est vray : mais qui le peut le fasse.

Comme c'est une affaire qui demande beaucoup d'habileté, & un remede hardi, il est plus seur à un medecin d'attendre la crise, d'étudier la nature, & de la seconder par des remedes legitimes, que de la troubler mal à propos.

Les fiévres continuës non aigües, sont les Lentes & les Hectiques : celles-la ne sont pas fort incommodes par leur chaleur, & elles viennent, selon *Sylvius* de la limphe, qui sort des glandes conglobées, ou des conglomerées.

La Limphe des glandes conglobées trop âcre & trop acide, venant à se mêler avec le sang dans la veine axilaire, y excite une effervescence fiévreuse, importune par une chaleur plus corrosive que forte, avec diverses douleurs picotantes par tout le corps.

Aprés que cette limphe est devenuë trop âcre, c'est-à-dire trop salée, & particulierement trop acide, dans les petites glandes du Cerveau, elle produit une douleur de tête avec pesanteur, suivie du coriza ou enchifrenement, de l'enroüement, de la toux, & de semblables affections qui dépendent de cette sorte de lymphe, & elle s'engendre sur tout des fiévres catharreuses accompagnées d'une chaleur moins violente, que picotante & âcre.

Il est constant que les fiévres catharreuses tant avec que sans enchifrenement, tirent toûjours leur origine de la lymphe trop acide.

Comme ces fiévres catharreuses ont coutume d'avoir des redoublemens sur le soir, cela a donné lieu aux Anciens de les prendre pour une fiévre continüe quotidienne periodique. Et *Fernel* les a comprifes fous le titre de fiévres lentes.

Ces fiévres limphatiques, lentes & cathareufes, ont une horreur legere de temps en temps qui paffe facilement, le poux eft plus frequent que grand, les urines font teintes & rouges, elles fe troublent d'abord, & deviennent jaunes ou blanches. Une laffitude pefante & mordicante occupe les membres; enfin une chaleur qui redouble vers le foir fans être beaucoup grande, parce que la limphe trop acide ne peut donner qu'une effervefcence defectueufe au fang, dont il refulte une chaleur plus forte que la naturelle, mais moderée, laquelle redouble fur le foir, à caufe que les pores du corps fe refferent, que la tranfpiration de la limphe eft retenüe, & fa quantité & fon acrimonie augmentée, ce qui fait un leger redoublement de fiévre jufqu'à minuit. Voila les fiévres catharreufes caufées par la limphe des glandes conglobées.

Simptomes de la fiévre lente, provenans du vice de la limphe des glandes conglobées.

Lorfque la limphe des glandes conglomerées, comme la falive, & le fuc pancreatique eft vitié, il y a d'autres fimptomes.

Les vices de la falive, & du fuc pancreatique font d'être plus ou moins vifqueux, & fouvent trop falés.

Simptomes de la fiévre lente, provenans du vice des glandes conglomerées.

La falive trop vifqueufe & trop falée, engendre une fiévre douce & lente, avec une chaleur peu importune, dans laquelle l'appetit eft perdu, les repas font fuivis d'une douleur d'eftomac avec pefanteur, de la diftention ou gonflement des inteftins, & d'un affoupiffement, ou envie de dormir, la fiévre redouble quelquefois le foir, ou aprés fouper, le poux eft plus frequent fans être grand, à caufe que la limphe trouble la fermenration, elle dure toute la nuit jusqu'au lendemain à midi.

Que si la salive vitiée est jointe au suc pancreatique visqueux & salé, il y aura en même temps des inquietudes de poitrine, des tranchées & des déchiremens au ventre, le poux sera frequent, petit, & foible. La soif est souvent assés pressante dans ces fiévres, principalement quand la salive peche, la langue & la gorge sont chargées d'une matiere lente & visqueuse.

La Salive & le suc pancreatique en cet état, dépravent la digestion des alimens, & étant portés au cœur, ils donnent une fermentation vitiée au sang, étant à cause de leur saleure, peu propres à fermenter, ils augmentent la chaleur, & le poux par irritation du cœur, le battement est neanmoins foible, parce que la fermentation est diminuée, & un peu dépravée.

Cette derniere fiévre qui vient du vice de la salive, & du suc pancreatique, a beaucoup d'affinité avec la fiévre hectique, & c'en est une espece.

Les signes des fiévres. lentes.

Leur Prognostic.

Ce que c'est que la fiévre hectique, ses signes,

Les Signes des fiévres lentes sont évidens par les simptomes dont nous avons parlé cy-dessus.

Pour le Prognostic il est facile, & on voit bien que ces fiévres ne sont pas si dangereuses, ni si considerables que les fiévres ardentes.

La Fiévre hectique, selon *Ettmuller*, est extrêmement lente, & à peine se fait-elle sentir. Sa chaleur est douce, & comme cachée, & on ne s'en apperçoit point d'abord, si on tient neanmoins long-temps la main du malade, on s'en appercevra. Deux ou trois heures aprés le repas la chaleur est plus manifeste, plus âcre, & plus violente, le corps cependant s'amaigrit insensiblement, & successivement, ce qu'on nomme

Marafme. Lorfque la fiévre hectique commence,
elle eſt ſans émaciation, & ce n'eſt que dans la
ſuite qu'elle dégenere en marafme, enfin le poux
eſt plus frequent que de coûtume, mais petit &
foible, avec un abbatement de forces ſucceſſif &
ſecret. Ce ſont là les trois ſignes patognomoniques, & les ſimptomes principaux qui établiſ-
ſent, & font connoître la fiévre hectique, ſçavoir la chaleur occulte, l'émaciation du corps,
le poux petit, foible, & dur. Lorſque ces trois
ſignes ſe rencontrent, on peut prononcer hardiment que la fiévre y eſt, ou y ſera.

   Le Simptome qui afflige plus les malades, c'eſt   *Ses degrez.*
le *Marafme*, ou la conſomption du ſuc nourri-
cier des parties ſolides, à raiſon dequoy la fiévre
hectique parfaite ſe diviſe communément en trois
degrés. Le premier, c'eſt lorſque la ſubſtance balſamique & mucilagineuſe des parties qui fait leur
aliment prochain, eſt conſommée, & diſſipée. Le
ſecond degré, c'eſt lorſque cette ſubſtance changée en graiſſe, ou déja aſſimilée, ſe fond ſucceſſivement, & ſe conſume. Le troiſiéme degré,
c'eſt lorſque la ſubſtance balſamique cy deſſus,
eſt entierement conſumée, & que les fibres qui
ſervent de chaînes aux parties, ſe deſſechent de
telle ſorte, que leur ſiccité eſt manifeſte aux
ſens.

   La Fiévre hectique, ſelon le même *Ettmuller*,
s'engendre de deux manieres, tantôt par elle-
même, & eſſentiellement, tantôt elle ſurvient à
d'autres maladies en forme de ſimptome.

   La Fiévre eſſentielle, & qui commence d'elle-   *Fiévre hec-*
même, dépend du vice des choſes non naturel-   *tique eſſen-*
les, comme du trop grand exercice du corps, du   *tielle.*
travail continuel, d'une colere extrême, de la
triſteſſe, & du chagrin immoderé, des jeûnes

trop longs, des évacuations considerables du corps, de l'abus des eaux minerales, & du bain, des alimens de mauvais suc, mal digerés, & corrompus dans l'estomac. Cette derniere cause est la plus ordinaire, & il n'est gueres de fiévre hectique, qui ne vienne de la corruption des alimens.

Fiévre hectique simptomatique.

La Fiévre simptomatique, qui survient aux autres maladies, suit assés souvent les fiévres continuës, ou intermitentes rebelles & violentes qui ont été mal gouvernées; Ainsi *Horstius* entr'autres rapporte une fiévre hectique mortelle, ensuite d'une fiévre intermitente traitée par des specifiques empiriques.

La Fiévre hectique arrive tres-souvent aux inflammations des entrailles, & particulierement des poûmons, & aux abcés & ulceres qui succedent à ces inflammations. *Lindanus* a vû une fiévre hectique tres-opiniâtre, causée par un abcés du mesentere; une autre, par un ulcere des reins; une autre, par un ulcere chancreux, & specialement une à certaine femme qui avoit plusieurs cauteres qui consumoient tout le suc nourricier, laquelle fût guerie d'abord que les cauteres furent refermés. Ce qui est à remarquer contre les cauteres.

Que la fiévre hectique ne consiste pas dans les parties solides du corps, mais dans le sang & la limphe.

On dit ordinairement que la fiévre hectique consiste dans l'habitude du corps, & on la conçoit comme une certaine chaleur qui reside dans les parties solides & contenantes : mais *Sylvius*, *Vvillis*, & *Ettmuller* disent que cela n'est pas veritable, & qu'elle consiste comme les autres fiévres dans la masse du sang, & la limphe dépravées : car telles sont ces deux liqueurs, & particulierement le sang, tel est aussi tout le corps : Par cette raison les ulceres mêmes considerables des reins, ou des jambes, donnent la fiévre hectique, en infectant la maſſe du ſang qui circule autour de ces parties ulcerées, enfin que la chaleur lente des hectiques eſt plus manifeſte dans les arteres.

Entre les cauſes éloignées dont on vient de parler, la fiévre hectique eſſentielle dépend ordinairement du vice du ventricule.

La Cauſe prochaine de cette fiévre, eſt dans la maſſe du ſang, ſçavoir ſa conſtitution ſalée, & âcre jointe à la viſcofité de la limphe des glandes conglomerées : car la ſalive eſt en petite quantité viſqueuſe & gluante, & le ſuc pancreatique doit être de même nature : car tel eſt l'un, tel eſt l'autre. Cette acrimonie ſaline de la maſſe du ſang, ne fait point dans le cœur de fermentation douce & égale ; mais dépravée & foible, d'autant que les parties ſalines urineuſes & acides qui ſont les inſtrumens naturels de la fermentation ne combattent point, comme il eſt requis : car étant foibles & en petit nombre, elles s'uniſſent en partie en un ſel compoſé, & les particules libres ſont empêchées en partie de fermenter par leur ſalure ; Ainſi la fermentation dépravée augmente en quelque façon la chaleur, non pas en violence ; mais ſeulement en âcreté.

Que la cauſe prochaine de cette fiévre eſt la conſtitution ſalée & âcre du ſang, & la viſcofité de la limphe.

A quoy ne contribuë pas peu la viſcofité de la limphe, provenant de la trop grande conſomption de cette liqueur aqueuſe, dont on parlera cy-deſſous. La fermentation du ſang ralentie, repreſente un poux petit & foible, & le ſang même viſqueux & ſalé eſt impropre pour nourrir les parties ; au lieu de les nourrir, il corrompt par ſon âpreté le ſuc nourricier, & il le liquifie ſucceſſivement par ſa chaleur âcre, & lente, ce qui conſume neceſſairement le corps.

D'où vient la maigreur dans la fiévre hectique.

Aprés le repas que la partie la plus fluide & la

Pourquoy.

la chaleur, le poux &c. s'augmentent aprés le repas.

plus facile à digerer des alimens , est charriée par les intestins , & le canal thorachique a la masse du sang où il se mêle , le sang détaché par ce surcroit , & rendu plus fluide par ses sels resouts , suivant l'axiome des *Chymistes* , qui dit , que les sels n'agissent point s'ils ne sont dissouts , produit une fermentation un peu âcre dans la masse attenuée , & c'est ce qui fait que quelques heures aprés le repas la chaleur s'augmente , que le poux devient plus frequent , & un peu plus grand , & que le visage se couvre de rouge : Mais comme cette partie fluide des alimens ne peut pas s'assimiler , elle se dissipe la nuit , en forme de sueur , par les pores de la peau ; de là viennent les sueurs nocturnes , si frequentes dans la fiévre hectique confirmée.

D'où vient la perte d'appetit.

La perte de l'appetit accompagnée quelquefois de dégout , procede de la viscosité , & peut-être de la salure de la limphe salivale : car dans les vices de l'estomac , il faut toûjours avoir égard à la salive , qui y a beaucoup de part. La fermentation est ruinée par la même cause , & enfin la sanguification ; ainsi il s'ensuit necessairement que les sels fermentatifs de la masse du sang s'émoussent de plus en plus , & que la fiévre hectique devient successivement plus desesperée & incurable.

Comment les causes éloignées de la fiévre hectique , engendrent une acrimonie salée dans le sang & une viscosité dans la limphe.

Ce qu'on a dit de la cause prochaine est confirmée par toutes les causes éloignées qui donnent la fiévre hectique : car toutes ces causes éloignées tendent en general , à donner de la viscosité au sang , & sur tout à la limphe , ou engendrer une acrimonie saline dans le sang.

Ainsi quand la fiévre hectique naît du trop d'exercice , & de la lassitude du corps , alors non seulement les esprits animaux sont consumés , mais la partie aqueuse du sang, qui sert de vehicule aux autres, est dissipée, & le suc nourricier attenué s'exhale en même temps. Cette évaporation rend necessairement la masse du sang & la limphe plus visqueuses, plus âcres, & plus salées, par la réünion des sels en moins de liqueur.

Quand la colere engendre la fiévre hectique, le sel volatile huileux de la masse du sang, ou la bile, acquiert une acrimonie excessive, qui agit plus puissamment sur l'acide, & s'unissant avec luy, compose une acrimonie saline extrême.

Quand c'est le chagrin & la tristesse, l'acide immoderé se joint avec l'urineux, & dégenere en un salé émoussé.

Quand ce sont les veilles & les soins durables, alors les esprits animaux sont consumés, & les parties subtiles de la masse du sang sont épuisées, ce qui rend le reste plus épais, & plus âcre.

Enfin la fiévre hectique suit les longs jeûnes, parce que dans le défaut d'alimens temperés, l'acide & l'urineux s'unissent plus intimement, & font un troisiéme sel âcre. Ce qui a lieu aussi quand les alimens de mauvais suc, ou peu nourrissans, produisent la fiévre hectique. Quelquefois elle succede au pica, par le vice des alimens absurdes qu'on prend dans cette maladie.

Il est constant, comme *Lindanus* l'assure, que la fiévre hectique proprement telle, & qui ne survient point aux autres maladies, a le plus souvent son origine dans l'estomac par le vice des alimens. Il dit qu'il a vû plus d'hectiques par le vice de l'estomac, que par le vice des autres parties ; que les fiévres hectiques qui naissent avec la douleur du ventricule, ou à quoy cette dou-

Que la fiévre hectique essentielle a le plus souvent son origine dans l'estomac par le vice des alimens

leur survient, dépendent de la crudité vitiée de l'estomac, qui n'est ni acide, ni nidoreuse; mais plûtôt une corruption des alimens qui dégenerent en un chyle épais, visqueux, salé, & âcre. Aussi les malades ont coûtume de se plaindre d'une saveur de cendres, singuliere, & inexplicable, qu'ils ont le matin à la bouche, ce qui nous oblige dans la cure de cette fiévre d'avoir égard à l'estomac, & de corriger sa crudité.

Les choses non naturelles mêmes ne sont pas capables seules de produire la fiévre hectique, que l'estomac ne soit en même temps affecté, & que la corruption des alimens ne s'en ensuive.

La Fiévre hectique succede à la continuë, lorsque la limphe a été épuisée par les sueurs copieuses dans le cours de la maladie, & que la partie la plus subtile a été consumée, ou lorsque dans l'embrasement de la fievre, la masse du sang a degeneré en une constitution âcre, & trop salée.

Les Fiévres intermitentes qui se terminent par une sueur copieuse, & qui sont rebelles & durables, degenerent souvent en hectiques difficiles & dangereuses, lors qu'on donne des remedes âcres avant le paroxisme. Car l'acrimonie & la viscosité de la masse du sang s'augmentent à mesure que la limphe se consomme.

Enfin la fievre hectique qui survient à l'inflammation des visceres, & principalement des poûmons, degenere quelquefois en abcez ou en ulcere, parce que le pus âcre & salé qui vient de l'effervescence de l'acide & de l'urineux, rend la masse du sang âcre & salée, & que la viscosité du pus, qui se communique aussi à la masse du sang & aux autres humeurs, aigrit davantage le mal.

Les Signes patognomoniques qui conviennent à toute fievre hectique, à elle seule, & toûjours sont comme on l'a déja dit, la chaleur lente avec redoublement aprés le repas, le poux frequent, petit, & foible, enfin l'émaciation du corps, suivie de la sueur nocturne, & enfin de la depilation. Lorsque les circonstances qui disposent à cette fiévre, se trouvent jointes, le Medecin habile, fonde sa conjecture avec plus d'assurance.

L'urine des hectiques est au commencement semblable à celle des personnes saines, ce qui se rencontre aussi dans toutes les fiévres limphatiques, causées par la viscosité de la salive, & du suc pancreatique.

Que si le vice de l'estomac y est joint, comme il arrive souvent, l'urine est blanche, pâle, & tenüe.

A mesure que la fiévre hectique se confirme, l'urine devient huileuse, c'est-à-dire, qu'il surnage de la graisse qui represente une toile d'araignée, & il est avantageux de sçavoir que ce surnagement a aussi lieu dans deux autres maladies. La premiere est la fiévre ardente, & la fiévre intermitente accompagnée d'une grande chaleur qui fond la graisse du corps, laquelle sort en partie par les urines, & c'est la cause de l'émaciation subite. La seconde est le scorbut, & le mal hypochondriaque, mais c'est plûtôt une croute de sels pris ensemble qui paroît sur l'urine, que de la graisse.

Mais pour bien distinguer si c'est de la graisse ou non qui surnage, on doit sçavoir que la graisse est toûjours uniforme, & quoy qu'on la regarde de côté, elle n'acquiert aucune couleur, ni aucune splendeur. Au lieu que la croute qui est au dessous des urines des scorbutiques, ou des hypochondriaques, étant regardée de côté, represente la queüe d'un paon, ou d'un arc en Ciel.

Les selles des hectiques sont diverses, quelquefois dures, fur tout au commencement & dans l'augment où les malades vont avec peine au baf-fin. Aprés quoy elles deviennent fort liquides & abondantes, fçavoir quand l'eftomac entierement ruiné ne retient & ne digere plus les alimens. Dans le dernier degré de la fiévre hectique, le flux de ventre eft continuel, & les fueurs arrivent toutes les nuits, ce flux de ventre conduit les malades au tombeau.

Son pro-　*La fiévre hectique* fe guerit facilement au com-
gnoftic.　mencement, plus elle eft inveterée, plus la cure eft difficile. C'eft-à-dire, que moins elle eft éloignée du premier degré, plus elle eft aifée à guerir ; au contraire plus elle approche du troifiéme.

La fiévre hectique jointe à une fiévre putride, intermitente ou continüe eft difficile à guerir, & fouvent mortelle.

Les Jeunes. en font plûtôt gueris, les adultes plus tard, & les vieillards prefque jamais.

Lorfque le vifage eft décharné & hipocratique, le mal eft defefperé.

Si la lienterie, ou le flux de ventre furvient, fi le poil tombe, fi les jambes s'enflent, la mort eft proche.

A l'égard du cours, c'eft une maladie cronique & rebelle, longue, lente, & difficile.

Ce que c'eft　*La malignité*, felon *Ettmuller*, eft une conta-
que la ma-　gion, dont le fupreme degré eft peftilentiel.
lignité.
Ce que c'eft　*La fiévre* eft nommée maligne, lorfque les forces
que la fié-　du malade font fubitement abbatües & contre les
vre maligne　apparences, ou lorfque les fimptomes font extraordinaires & plus cruels qu'ils ne doivent; ainfi les defaillances dans la fiévre tierce intermitente, le peu de foif dans une fiévre ardente, & le grand abbatement de forces fubit à un homme qui paroît être en fanté, font des marques que la maladie eft fufpecte & maligne.

Les forces qui s'abbatent alors, font premierement les vitales, & enfuite les animales, comme
on le connoît par le poux foible & au commencement ou fubitement affoibli.

Les fiévres malignes font épidemiques ou particulieres.

Les épidemiques attaquent plufieurs perfonnes
en même temps, & ont une caufe commune, comme les alimens vitiés.

Les particulieres n'attaquent que quelques particuliers, & ont une caufe particuliere.

Les fiévres malignes font contagieufes ou non
contagieufes, les premieres fe communiquent
même aux perfonnes faines, & les infectent, les
dernieres ne fe communiquent point aux affiftans.

La contagion, felon le même *Ettmuller*, n'eft
autre chofe qu'une particule de levain falin qui
émane d'un corps malade, & eft receu dans un
autre qu'il altere, & particulierement la maffe du
fang en fermentant & en fe multipliant : car comme la moindre odeur de ferment eft capable de
troubler toute une cave de bierre ou de vin; de
même le moindre detachement du ferment contagieux peut infecter plufieurs hommes.

La maniere dont la contagion fe communique
eft differente; car c'eft ou par les alimens, ou par
l'attouchement corporel, en un mot la contagion
eft ou corporelle ou virtuelle.

C'eft neanmoins par l'air que la contagion eft
communiquée plus ordinairement, fur tout à l'é-
gard des fiévres épidemiques & peftilentielles.

Le levain malin receu avec l'air attaque d'abord
l'eftomac, & la maffe du fang qui circule par les
poûmons.

La preuve que l'eftomac eft attaqué, c'eft que
les malades fe plaignent avant toutes chofes d'une

Quelles
font les for-
ces qui s'ab-
batent pre-
mierement
dans les fié-
vres mali-
gnes.
Divifion
des fiévres
malignes.
Epidemi-
ques.
Particulie-
res.
Contagieu-
fes.
Non conta-
gieufes.
Ce que c'eft
que la con-
tagion.

De quelle
maniere elle
fe commu-
nique.

Qu'elle atta-
que d'abord
& premié-
rement l'ef-
tomac.

certaine douleur à l'orifice superieur du ventricule ; ce qui est un bon signe, parce que la nausée
fait connoître que le ventricule resiste à la malignité, & qu'il n'en est point alteré, pourveu d'ailleurs que la masse du sang ne l'ait point été.

Lindanus observe ingenieusement, que personne n'a la nausée dans les constitutions epidemiques, qu'il n'ait receu quelque ferment contagieux dans l'estomac qui irrite ce viscere, (à
moins que la nausée ne vienne de la crapule) il
est bon dans cette rencontre de provoquer le vomissement pour seconder la nature.

La contagion afflige l'estomac, entant que l'air
receu infecte la salive, & que celle-cy descend
dans l'estomac par l'œsophage.

Les causes éloignées de la malignité sont fort
differentes, suivant qu'elle regne épidemique-
ment ou non.

Souvent c'est le vice de l'air, qui étant trop reposé ou renfermé dans un lieu peu propre, contracte de la corruption, & ceux qui le respirent
ensuite en sont infectés, comme si c'étoit du poison ; ainsi *Rulandus* rapporte un exemple singulier
d'une fiévre maligne, causée pour avoir remüé du
bled, qui reposoit depuis quelques années.

Les alimens corrompus & qui commencent à
se pourir, engendrent ordinairement des fiévres
malignes ; ainsi *Borellus* a observé une fiévre maligne epidemique, pour avoir mangé de la chair
des bêtes malades. *Ferdinandus* parle d'une fiévre
mortelle maligne, aprés avoir mangé des champignons, & *Simon Pauli* décrit une fiévre maligne
petechiale pour avoir mangé de la cigüe avec d'autres herbes.

Quand la fiévre maligne commence, dit *Ett-*
muller, on est saisi d'une horreur legere & lente

Causes éloi-
gnées des
Fiévres ma-
lignes.

Les signes
qui arrivent
dans la fié-
vre maligne

qui est suivie de prés par la chaleur. Celle-cy est souvent petite, ou insensible, de sorte que les malades ne s'en plaignent point. L'abbatement soudain des forces survient inopinement, quelquefois le delire, les agitations, & les inquietudes du corps succedent, quelquefois des taches & des éleveures de differente grandeur, & couleur, paroissent sur la peau ; en un mot, il n'y a point de simptomes qui ne se rencontrent dans une fiévre maligne, ou dans une autre. On a même remarqué l'hydrophobie dans certaines de ces fievres. La malignité est quelquefois si grande, que les parties internes ou externes sont attaquées du sphacele, & de la cangrene, comme il arrive même dans la petite verole maligne.

Les Fiévres malignes ont differens noms, suivant leurs simptomes.

Lors qu'il s'éleve sur la peau des taches qu'on nomme petechies, les fievres sont appellées *Petechiales.*

Quand elles sortent en forme de petits boutons rouges, c'est la *Rougeole.*

Quand les pustules sont plus grosses, qu'elles suppurent, & laissent une croute puante, c'est la *petite verole.*

Lorsque le corps est parsemé de petites pustules, en forme de grains de millet, c'est la *Fiévre militaire*, ou le *pourpre rouge*, ou *blanc*, selon la couleur des grains, le pourpre blanc a coûtume d'être mortel aux accouchées.

Quand dans la fiévre maligne il y a une extrême douleur de tête avec des maux d'estomac, sur tout avec la cardialgie, alors c'est la *Fiévre militaire*, ou la *Maladie Hongroise*, qui est familiere aux soldats à cause des miseres du camp.

Il est cependant à observer, que les taches qui

*qui paroiſ-
ſent dans
les fiévres
ſont toû-
jours des
marques de
malignité.*

ſortent dans les fiévres malignes , & font la fiévre petechiale , ne ſont pas le ſigne patognomonique & univoque de la fiévre maligne : car il y a beaucoup de maladies qui ne ſont pas malignes, où ces taches paroiſſent. Quelquefois dans les fiévres tierces le corps eſt tout couvert de taches à la fin du paroxiſme, avant la ſueur , qui diſparoiſſent aprés qu'on a ſué , ſans qu'il y ait de la malignité.

De même dans le ſcorbut, pour leger qu'il ſoit, la peau ſe couvre quelquefois de taches rouges , les malades ne ſe plaignent pourtant pàs de malignité : En un mot, les fievres ſcorbutiques ont cela de particulier, qu'elles produiſent dans les parties des taches qui reſſemblent à des morſures de puces. Elles ne ſont pas neanmoins malignes.

*Quelle eſt
la cauſe
prochaine
des fiévres
malignes.*

On demande quelle eſt la cauſe prochaine des fievres malignes , ou en quoy conſiſte ce qu'on appelle venimeux, malin, ou virulent : car ces trois termes ſont ſynonimes ? *Sylvius* repond que la malignité de la fiévre eſt dans le ſel volatile âcre de la maſſe du ſang, qui briſe , & enerve l'acide , d'où s'enſuit la depravation de la conſiſtence naturelle , & la depravation du ſang , qui n'ayant plus de conſiſtence, ne peut plus ſe rarefier , ni fermenter dans le cœur , ni engendrer ſuffiſamment d'eſprits animaux ; de là viennent les ſimptomes , ſçavoir de la maſſe du ſang diſſoute par le ſel volatile âcre.

*Ce qu'on
remarque
de particu-
lier dans la
petite vero-
le.*

Cette réponſe paroît d'autant plus probable, qu'on obſerve que les acides temperés preſervent non ſeulement des fievres malignes, mais même de la peſte, & que dans la cure des maladies malignes, on eſt ſouvent obligé de donner des acides moderés , comme étant contraires aux ſels volatiles âcres

âcres pour les temperer, & leur ôter la malignité.
De plus les *Soufres metalliques fixes*, particulierement ceux de l'antimoine, qui eft fort fulphu-
ré, font recommandables dans la cure des maladies malignes, parce que ces foufres fixent, &
corrigent le fel volatile malin, qu'ils chaffent dehors par la fueur aprés l'avoir fixé, & comme ap-
privoifé.

Dans les fievres malignes le poux eft au commencement affez femblable au naturel, ou peu
different, il s'affoiblit infenfiblement, & devient
foible, & petit. Quelquefois le poux eft d'abord
fourmillant, c'eft-à-dire, tres-petit, & tres-frequent, il eft dur dans certaines fievres malignes.
En general, quand le battement de l'artere eft
petit dans les fievres qui reffemblent aux fievres
ardentes, on peut dire, fans fe tromper, qu'il y
a de la malignité.

Les fignes des fiévres malignes.

Il y a dans la petite verole quelque chofe de
particulier, qui n'eft point dans les fievres malignes : car elles font tantôt benignes, & tantôt
malignes ; on a vû de petites veroles fans aucune
malignité, & même fans effervefcence fievreufe
confiderable. Quelquefois la petite verole eft fi
douce, & fi benigne, qu'encore que la fievre
ardente s'y joigne, peu de gens en meurent, &
fe gueriffent naturellement d'eux-mêmes, fans
aucun fecours de la Medecine.

On remarque qu'il y a dans la petite verole un
acide vitié qui donne une effervefcence à la maffe
du fang, & qui étant concentré dans les puftules, produit de petits abcés, des corrofions à la
peau, & enfin de petites cicatrices. C'eft de cet
acide que vient la toux qui afflige les malades,
ainfi que les urines & les felles fanglantes, comme *Ettmuller* dit avoir vû fouvent, fçavoir lorf-

Tome II. O

que l'acide corrode les viſceres. La petite verole
ſe termine même aſſés ordinairement par la phtiſie qui procede de l'acide âcre morbifique qui a
corrodé les poûmons.

Il eſt évident que la malignité accompagne quelquefois la petite verole, qui eſt ſouvent mortelle,
& qui fait mourir en foule les enfans lors qu'elle
regne. On a de plus remarqué, que la peſte étoit
ſouvent de la petite verole, ou celle-cy de la
peſte, ce qui ne peut être ſans malignité.

La Soif eſt quelquefois ſi grande dans les fiévres malignes, qu'elle ſurpaſſe de beaucoup celle
des fiévres ordinaires, quoique la chaleur ne ſoit
pas ſi grande que dans les fiévres ardentes, ſouvent même il n'y a point de chaleur, ou du moins
le malade ne s'en apperçoit pas, & pour lors la
ſoif preſſante eſt une marque de malignité.

Si la boiſſon qu'on donne pour éteindre la ſoif
ne ſert de rien, ſi elle cauſe des fluctuations &
des inquietudes, & ſi la langue devient rude & ſeche, la fiévre eſt maligne.

Quand les malades ſe plaignent d'une grande
chaleur interieure, les parties externes étant peu
ou point chaudes, c'eſt un mechant ſigne qui démontre la malignité.

Les Forces trop abbatuës ſans raiſon, doivent
être ſuſpectes au Medecin. Cet abbatement arrive ordinairement trois ou quatre jours avant la
fiévre. Les inquietudes du cœur, les reſſerremens, & les agitations du malade, ſont beaucoup plus violentes que la fiévre ne demande.

Les Malades qui ont une extrême chaleur ſans
ſe plaindre de la ſoif, donnent à connoître la malignité.

Les Urines ne reçoivent aucune alteration, entant que la fiévre eſt maligne, les malades mêmes

meurent avec les urines tres-bonnes, & femblables à celles des perfonnes faines, fur tout lorfque les principaux fimptomes de la fiévre ardente
regnent.

Tantôt les urines font claires, cruës, & fans
fediment, lorfque la fiévre maligne eft ardente,
ou jointe à une fiévre ardente ; les urines font
tantôt groffieres, teintes, & troublées ; tantôt,
fuivant *Riviere*, l'urine paroît cuite dans l'état,
& les malades meurent. Par confequent les urines bonnes ou faines doivent être fufpectes au
Medecin, quand les autres fimptomes s'y trouvent.

Le Vifage des malades défait & changé, livide & plombé, eft de mauvais augure.

Les Maladies du cerveau, & des parties nerveufes arrivées foudainement, & fans ordre, font
des preuves de malignité, fur tout les infomnies
opiniâtres fans caufe legitime, ou les delires fu-
bits contre toute apparence.

Les Excremens, fur tout de la veffie & du ventre, extraordinairement puants, dénotent une
malignité peftilentielle.

Les Taches de pourpre qui paroiffent dans tout
le corps, & particulierement au dos, aux lombes, & à la poitrine ; les bubons ou tubercules,
& les charbons qui fortent, déclarent la malignité. La difference qu'il y a entre les petechies
malignes, & la petite verole, c'eft que les premieres attaquent d'abord les lombes, la poitrine
& le dos, & la petite verole la tête.

Enfin, lorfque l'abbatement fubit des forces,
la foif extrême, & l'appetit perdu fans caufe manifefte, les infomnies opiniâtres, ou un delire
leger fans raifon apparente, fe rencontrent enfemble, ils marquent pour l'ordinaire une grande
malignité.

Les Signes qui démontrent la petite verole, ou qui l'annoncent, font la douleur du dos, & la pulfation à l'épine, accompagnées fouvent d'un mal de tête avec pefanteur, la douleur des yeux avec tenfion, & les larmes involontaires.

Si la Toux feche, ou plûtôt des efforts pour touffer, fe trouvent avec les autres fignes, c'eft un prefage affuré.

La Refpiration eft quelquefois empêchée, ou un peu bleffée, & la voix rauque.

L'Urine eft femblable à celle de l'état de fanté. Lorfque les fimptomes de la fiévre ardente font joints à l'urine, peu ou point changée de l'état naturel, dans une jeune perfonne, la petite verole n'eft pas bien éloignée.

Les Terreurs, les fonges, les affauts épilepti-ques annoncent la petite verole.

Les petites veroles qui regnent, fortifient, & appuyent ces fignes, à quoy le Medecin doit bien prendre garde.

La petite verole eft manifefte d'elle-même par les puftules qui paroiffent. Elles font plus claires dans la rougeole, & plus élevées dans la petite verole, ces deux maladies ne font pas bien diffe-rentes. Ce que *M. Michael* a obfervé eft rare, fçavoir, qu'il a gueri une femme qui avoit la pe-tite verole à la moitié du corps, & la rougeole à l'autre moitié.

Lors qu'entre plufieurs freres & fœurs, l'un eft malade de la petite verole, les autres le font auffi. C'eft une chofe étonnante que cette fimpa-thie fe trouve même entre des freres éloignés l'un de l'autre. Car on a remarqué que deux freres, dont l'un étoit en Italie, & l'autre en Allema-gne, eurent en même temps la petite verole.

Le Progno-   *Toutes* les maladies malignes font fâcheufes d'elles-mêmes, & de mauvais augure, plus les simptomes joints à l'abbatement des forces sont grands, plus il y a à craindre.

Le Jugement des fiévres malignes est fort incertain, & elles demandent un habile Medecin, parce qu'elles se terminent promptement, & quand on y pense le moins, à la vie, ou à la mort : Ce qui a fait dire à *Hippocrate*, que dans les maladies aiguës, le prognostic de la vie ou de la mort étoient incertains.

Plus le battement est égal, & approchant du naturel, plus il est seur, le battement non accoûtumé, au contraire déreglé, debile, & comme retiré, est dangereux, principalement au commencement de la maladie. Plus le poux est grand, meilleur il est ; plus il est petit, plus il est funeste. La pulsation petite est cependant moins à craindre dans les fiévres malignes, que dans les benignes. Le poux intermitent dans la fiévre ardente, est ordinairement de mauvais augure. *Riviere* dit neanmoins, qu'encore que les jeunes gens ayent le poux intermitent durant plusieurs jours dans la fiévre maligne, ils ne laissent pas d'en relever quelquefois. Non seulement le poux petit, rare & foible ; mais même le poux naturel & bon, joint à de mauvais simptomes, predit une maladie maligne.

Le Delire que le sommeil appaise, n'est point à craindre, principalement si la sueur est jointe au sommeil : le delire qui dure même aprés le sommeil est fatal.

La Surdité est dangereuse au commencement des maladies aiguës ; elle est salutaire dans l'état, particulierement dans les maladies aiguës. *Riviere* dit avoir vû plusieurs malades à qui la surdité est survenuë dans l'état des fiévres malignes, lesquels

O iij

ont tous échappé, nonobstant les autres simptomes dangereux.

L'Urine graffe & huileufe, noire & livide, avec un fediment de même , annonce une mort affurée.

Le Flux de fang dans les fiévres malignes eft perilleux , & même mortel , felon *Hochfterus*.

Les Tenfions , ou chatoüillemens de la paume de la main & du poignet font les avant-coureurs des convulfions qui doivent fuivre.

Plus les taches de pourpre font nombreufes & grandes , leur couleur favorable , & leur fortie critique , elles marquent que la nature fera victorieufe ; fi c'eft le contraire , la maladie aura le deffus , fi les taches rentrent , il y a beaucoup à craindre.

La Couleur favorable eft la rouge , & c'eft un bon figne , quand les puftules font bien rouges , les vertes & les jaunes ne font pas bonnes , les bleuës , les livides & les noires font les pires de toutes.

On a dit que les taches & les puftules doivent fortir par crife : car celles qui s'élevent avant les fignes d'aucune coction , ou qui paroiffent irregulierement , font dangereufes , & reviennent fouvent. Il faut qu'elles fortent le quatriéme ou feptiéme jour , ou le dix , onze ou douze.

La Rentrée des puftules fe fait de cette maniere. Le levain malin , ou volatile eft fixé , & comme precipité par le cours de la maladie , & enfin dépofé entre la peau & la furpeau par l'effervefcence violente du fang , que fi ce levain n'eft pas bien fixé , il rentre , & caufe tres-fouvent la mort.

Le Prognoftic eft peu important dans la petite verole benigne , mais beaucoup dans la maligne. Les enfans de ceux qui ont eu la groffe verole, ſelon l'obſervation d'*Horſtius*, ſont ordinairement plus affligés de la petite.

S'il arrive une hemorragie du nez au commencement de la maladie, il ſortira moins de grains de petite verole, ou de rougeole, & le malade ſera plus facilement délivré.

Les meilleures puſtules ſont les rouges & les blanches, grandes, pluſieurs en nombre, molles, relevées, diſtinctes, ſeparées les unes des autres, & qui occupent des parties exterieures, & peu nobles.

Les Puſtules en pointe ſont ſalutaires, les plates, & un peu noires ſont mortelles.

L'Urine & les ſelles de ſang, ſelon les obſervations de *Foreſtus*, de *Riviere*, de *Salmuth*, & d'*Hoeſtheterus*, ſont non ſeulement dangereuſes, mais ſouvent mortelles.

Les Puſtules livides ou violettes, dures & applaties ſont tres-perilleuſes, principalement ſi elles ont des points noirs au milieu.

Quand les petechies ſont mêlées parmi la petite verole il y a beaucoup à craindre.

Si les Simptomes, particulierement les convulſions s'appaiſent aprés l'éruption, le malade eſt ſauvé ; mais s'il n'eſt point ſoulagé, ni les ſimptomes diminués, c'eſt un ſigne de mort.

Le Flux de ventre, ou l'hemorragie ſurvenant aprés l'éruption, eſt un mauvais preſage.

Les Convulſions épileptiques au commencement de la maladie, ne doivent point faire peur au Medecin, parce qu'elles ceſſent d'elles-mêmes, dés que les puſtules paroiſſent.

Il n'y a rien à eſperer, ſi la peau des mains eſt continuellement humide & moite, & les bras ſecs, à moins que le malade n'aye continuellement cette moiteur aux mains.

O iiij

Lorsque la tension & le groüillement du ventre est joint aux inquietudes & aux agitations diverses des malades, ils meurent en peu de jours, sur tout si la douleur marque que les intestins soient enflammés.

La petite Verole salutaire a coûtume de paroître le quatriéme jour.

Pour mieux observer leur cours & leur mouvement, on les distingue en deux temps, en celuy de l'ébulition ou effervescence fiévreuse, & en celuy de l'expulsion.

Le Temps de l'ébulition dure jusqu'au quatriéme jour, rarement jusqu'au septiéme.

Le Temps de l'expulsion est depuis le quatriéme jour jusqu'à l'onziéme, ou rarement depuis le septiéme jusqu'au quatorziéme.

Ceux qui meurent de la petite verole, c'est de l'esquinancie, parce que leur gorge s'enfle, & se ferme, ou de la sincope, du flux de ventre, ou de la disenterie.

La petite Verole est sur tout ennemie des yeux, ausquels elle cause la chassie, l'opthalmie, la suffusion, & l'aveuglement.

Si la petite verole n'emporte point d'abord le malade, elle luy peut laisser des maladies durables & mortelles dans les parties internes du corps, principalement des ulceres dans les poûmons.

La Fiévre pourprée, qu'on appelle aussi miliaire, & rougeole de feu, attaque les hommes & les femmes, les enfans & les adultes, particulierement les accouchées, ausquelles elle est plus funeste, peut-être à l'occasion de la suppression des mois. L'acide malin en est la cause : car ayant été separé, précipité, & porté vers la peau, il y excite de l'ardeur, de la démangeaison, & des

eroutes. De plus les remedes volatiles & la myrrhe y conviennent. C'est une maladie aiguë &
prompte , qui tuë même en flattant.

La Maladie Hongroise , ou la fiévre militaire ,
est la plus maligne de toutes les fiévres ; elle est
remarquable par trois sortes de simptomes cruels ;
Le premier est une grande cardialgie avec des inquietudes , le second un mal de tête insupportable avec le delire, le troisiéme est une squinancie
fâcheuse de la langue, la douleur ou lassitude des
membres nommée Osteocopos, & le flux de ventre s'y joint quelquefois.

La Peste , selon *Ettmuller*, n'est autre chose
qu'une maladie tres-contagieuse, & épidemique ,
qui vient d'un levain venimeux receu de l'air, &
multiplié ensuite par contagion qui attaque les
hommes insidieusement , & met leur vie en danger.

Ce Corpuscule contagieux est extrêmement subtil, ce qui luy donne la facilité de se répandre, &
de se multiplier si puissamment. Par cette raison
quelques-uns le nomment esprit pestilentiel , ou
air venimeux.

C'est un mal bien contagieux qui se multiplie ,
& infecte de mille manieres , non seulement par
le contact corporel ; mais encore par toutes sortes
d'intermedes : car elle se transporte d'un pays à un
autre par des étofes , des habits, de l'argent, des
lettres , & des marchandises.

La Nature de ce corpuscule ou ferment pestilentiel, n'a été connuë jusqu'à present de personne , & on la neglige comme ne pouvant être
connuë , cependant *Kircherus* l'attribuë à une
pourriture animée, *Vanhelmont* , *Deusingius* , &
Gabelhorerus disent que les passions de l'ame, l'i-
magination & la peur augmentent notablement la
peste.

Ce que c'est que la peste.

Que la na-
ture du cor-
puscule , ou
ferment pes-
tilentiel, n'a
encore été
connu de
personne.

Les causes éloignées qui produisent ce ferment venimeux sont differentes. La principale est le tremblement de terre, & on a plusieurs exemples de ces sortes de tremblemens qui ont été suivis de la peste.

La cause prochaine est rejettée avec justice sur les corpuscules ou emanations arsenicales, crües & non meures qui infectent l'air & produisent promtement la peste; de là vient que certaines maladies malignes qui regnent de temps en temps, degenerent en peste & que la petite verole, les dissenteries epidemiques, & particulierement les fiévres petechiales sont souvent les avant-coureurs de la veritable peste. Quoique le levain pestilentiel soit tres-puissant, & qu'il se multiplie par l'infection de l'air, cependant ceux d'un même sang, & qui ont quelque convenance naturelle, le reçoivent plus facilement l'un de l'autre, & il arrive que la peste ravage des familles entieres, sans attaquer les étrangers avec qui elles communiquent. Le fondement de cecy consiste dans l'archée, ou l'esprit animal, qui ayant receu une forte impression du levain pestilentiel, en infecte facilement l'archée, avec qui il simbolise.

La Peste est compliquée avec la fiévre, ou elle est sans fiévre, & celle-cy est plus rare.

Les Simptomes qui surviennent aux pestiferés, sont de toutes sortes. Les principaux sont une horreur ou frisson leger, suivi d'une chaleur interne, fort violente; & nonobstant cette violence, il n'y a point, ou tres-peu de soif: Au contraire, quoique la fiévre ou la chaleur soit petite, la soif est quelquefois extrême & criante.

Le plus souvent, soit que la chaleur du corps soit grande ou petite, la langue est seche & aride, & l'urine semblable à celle de l'état de santé. Les

malades ont envie de dormir , tantôt un grand
mal de tête, tantôt le blanc des yeux rouge comme du feu, sans pouvoir dormir. Ils ont tantôt
des inquietudes de poitrine, le poux petit & foible , il paroît d'abord grand , mais si on appuye
le doigt, on reconnoîtra bien-tôt sa foiblesse.
Les forces sont subitement abbatuës dés le commencement. Tantôt il survient un cours de ventre que l'on ne peut arrêter. Les uns vomissent
souvent, les autres n'ont que des envies de vomir.
Quelques uns ont des tumeurs aux aisselles , aux
aines , proche les oreilles , & aux lieux glanduleux. D'autres ont des pustules rouges ou blanches , des charbons , & des petechies.

Les Signes de la peste à venir sont particulierement les insectes en quantité , de differentes especes, & non accoûtumées, qu'on remarque
dans l'air, lesquels prédisent, & même engendrent la peste , suivant plusieurs Auteurs. On a
observé que des crapaux en grand nombre , &
des insectes non accoûtumés, ou trop abondans ,
prédisent si bien la peste , qu'elle suit ordinairement. On ne dispute point s'ils en sont les signes
seulement , ou les causes.

Les signes
de la peste à
venir.

Les Signes de la peste presente ne sont pas si
faciles : car à peine peut-on avoir des signes patognomoniques avant que la peste regne : Dans
toute sorte de peste , outre les signes des fiévres
ardentes ou continuës, les bubons, les charbons,
les taches, les ulceres malins ont coûtume de se
rencontrer. Lorsque la peste commence à se multiplier , il est aisé de la connoître, 1. De ce qu'elle
attaque un grand nombre de personnes , & que
la plûpart en meurent. 2. Par l'abbatement subit
des forces , & par les simptomes qui blessent la
faculté vitale sans cause manifeste.

Les signes
de la peste
presente.

Le Poux est petit dans le progrés, languissant, frequent, inegal, grand au commencement, puis intermitent, & irregulier.

Si dans le progrés du mal, la fiévre s'y joint, la chaleur ne paroîtra point en dehors, & sera extrême au dedans.

Les Malades ont quelquefois l'haleine & la sueur puantes, tout leur corps sent mauvais, & ce qu'ils mangent ou boivent leur semble fœtide & pourri.

Ils s'imaginent voir plusieurs couleurs devant leurs yeux.

Si durant le temps de peste, on sent aux aiselles, aux aines, aux parotides, certain picotement en cercle, c'est un signe infaillible de la peste qui n'a jamais trompé *Lindanus*, à ce qu'il dit, dans trois pestes qu'il a veuës. Il faut que les autres signes s'y trouvent joints.

Borellus rapporte quelque chose de curieux d'un certain Hermite qui connoissoit à la seule odeur un lieu empesté, qui ressembloit, selon luy, à l'odeur des savates brûlées.

Le Prognostic de la peste.

Quant au prognostic. Le Medecin doit être circonspect, il ne sçauroit neanmoins se tromper, comme dans les fiévres malignes, parce que les pestiferés meurent tres-souvent.

Entre les signes prognostiques, on remarque que la galle est salutaire en temps de peste, & que ceux qui ont le mal de Naples, ou des ulceres, en sont rarement attaqués, selon l'observation de *Forestus*.

Ceux à qui la peur donne la peste, ou qui la prennent aprés quelque exercice violent, sont en danger de mourir, quelque soin qu'on se donne pour les guerir. C'est la remarque de *Cabelhorerus*.

Les Bubons & les tumeurs qui sortent promptement avec la diminution des simptomes, donnent bonne esperance.

La Peste avec des bubons, en quelque partie que ce soit, est la plus sure, & aprés elle la peste avec des charbons.

Les pires de toutes sont les pestes petechiales qui couvrent tout le corps de petechies.

Les Bubons en grand nombre, & de bonne couleur, sont salutaires ; au contraire plus il y a de charbons, plus le danger est grand.

Si la Matiere se dissipe par des sueurs copieuses, c'est un bon signe, si la sueur & les extrêmités sont froides, principalement le nez, c'est un mauvais signe.

La Roupie au nez est mortelle.

Les Tumeurs qui rentrent sont tres-dangereuses.

Lorsque les exanthemes, ou bubons sont sortis, & que le hoquet survient, il y a du danger.

Le Delire avec les yeux secs, & la langue aride sont un mauvais signe.

Les Charbons aux doigts, quoy qu'apparemment plus surs, à cause qu'ils sont plus éloignés du cœur, sont cependant plus dangereux qu'aux parties charnuës, à cause des nerfs, & de plusieurs tendons.

Le Charbon qui sort sur un bubon est un signe mortel.

Il y a moins de danger quand les bubons & les charbons sortent avant, qu'aprés la fiévre.

Les Tumeurs un peu enflammées, ne sont pas considerablement dangereuses ; mais si elles ont un cerne plombé ou livide, le malade mourra avant deux jours.

Quand les cantharides appliquées n'excitent

point de veſſies, on peut dire que le malade aura de la peine à revenir.

Si le progrés du charbon ne peut être arrêté en douze heures, ou du moins en vingt-quatre, aprés l'application du veſſicatoire, ou du cautere actuel, le malade mourra.

Ce qui arrive parcillement, quand le lieu où on a appliqué le cautere actuel ou potentiel, demeure ſec & aride.

Lors qu'aprés l'application du cautere, la puſtule ou la veſſie eſt grande, c'eſt une bonne marque, & la matiere loüable qui s'y engendre, met le malade hors de danger.

Le Charbon avec une ligne jaune ou rouge eſt tres-dangereux, ſi la ligne eſt blanchâtre, ſans diminution de fiévre, il y a peu d'eſperance.

Si les Bubons du col ou des oreilles engendrent de la douleur à la gorge, & ſi la deglutition eſt empêchée ſans aucune inflammation interne conſiderable, le patient n'a que douze ou quinze jours à vivre, tout au plus.

La Fiévre violente ſans inquietudes de poitrine, eſt moins perilleuſe que les inquietudes ſans fiévre conſiderable.

Plus la langue eſt aride & ſeche, plus il y a de danger.

Si les Sudorifiques font peu, ou point ſuer les malades, ils mourront facilement.

Les Hemorragies ont toûjours été jugées perilleuſes par tous les Medecins.

L'Hemorragie legitime du nez, ou les mois ſont ſouvent ſalutaires.

L'Urine de ſang ſurvenant, tuë d'abord.

Les Charbons naiſſent quelquefois dans les yeux, dans le nez, dans l'eſtomac, & dans les inteſtins ſans aucune eſperance de ſalut.

Ils naissent aussi dans la vessie , & alors les malades meurent avec de grandes tranchées.

Quelques-uns regardent l'experience qui suit , comme un prognostic infaillible dans la peste. Ils jettent du lait d'une femme qui nourrit un garçon dans l'urine du pestiferé , s'il va au fond , le malade mourra avant six ou sept jours , si le lait n'y va pas , il échappera , on s'en rapporte à l'experience. La peste est plus aiguë l'une que l'autre. Il y en a qui font mourir en vingt-quatre heures , d'autres s'étendent jusqu'au quatriéme ou septiéme jour. Plusieurs en meurent le six ou le sept , le grand danger est jusqu'au quatre.

CHAPITRE XVI.

Du Poûmon , & de la Respiration.

LE *Poûmon* que les Grecs appellent *Pneumon,* du Verbe *Pneo , Spiro , Halener* ou *Respirer ,* est un viscere du ventre moyen , servant à la respiration , & destiné pour le rafraichissement du sang qui sort du ventricule droit du cœur , & aussi pour pousser au dehors quantité de vapeurs.

Ethimologie , & definition du poûmon.

Suivant les dernieres découvertes , le poûmon n'est qu'un amas de petites vessies membraneuses les unes sur les autres , & entrelassées de rameaux, d'arteres , & de veines , qui se forment des extremités de la tunique interne de la trachée-artere , & qui se terminent toutes à la membrane qui les enveloppe , de maniere que le poûmon est à peu prés comme une grappe de raisin qui seroit enveloppée dans une toile.

Composition nouvelle du poûmon,

Il est situé dans la cavité de la poitrine , qu'il

Sa situation

remplit toute entiere avec le cœur, quand il eſt enflé, parce que ſon mouvement dépendant de celuy du thorax, il ne faut pas qu'il y ait du vuide, afin qu'il ſe puiſſe dilater, & ſe reſſerrer en même temps que luy ; il s'affaiſe au contraire dans les corps morts, parce qu'il eſt alors vuide de ſang, d'air & d'eſprits.

Sa figure. *Sa Figure*, ſi on le regarde par ſa partie poſterieure, reſſemble à un pied de bœuf ; il eſt convexe & élevé par dehors du côté qu'il touche aux côtes, & cave par derriere, afin de mieux embraſſer le cœur.

Sa ſubſtance *La Subſtance* du poûmon, qui eſt fort rare & legere aux perſonnes vivantes hors de la matrice, eſt ſi épaiſſe au fœtus, que ſi on en jette un morceau dans l'eau, il va au fond, & celuy des adultes & des enfans qui ont reſpiré, c'eſt-à-dire, qui ne ſont morts qu'aprés leur naiſſance, nage deſſus ; ſi bien que la preuve qu'un enfant eſt venu mort au monde, eſt lors qu'un morceau de ſon poûmon mis dans de l'eau va au fond, & la preuve qu'il a vécu, eſt quand il nage deſſus l'eau ; parce qu'auſſi-tôt aprés la naiſſance, l'air trouvant par la dilatation de la poitrine un chemin ouvert, il entre dans le poûmon, s'inſinuë juſqu'aux extremités de la trachée-artere, & rend ſa ſubſtance rare, lâche, & ſpongieuſe, ainſi ſa chair en devient plus molle, & plus legere.

Sa couleur. *Sa Couleur* n'eſt pas toûjours la même, elle eſt rouge au fœtus, parce qu'elle n'attire point d'air ; mais aux adultes, ou à ceux qui ſont nez, elle eſt ordinairement d'une couleur pâle tirant ſur le jaune. On la trouve quelquefois cendrée ou marbrée, & ceux qui meurent de longue maladie, l'ont le plus ſouvent noirâtre. On en a même trouvé qui étoit en partie d'une couleur & en partie d'une autre.

Le

Le poûmon est divisé en partie droite, & en partie gauche par le mediastin, & chacune de ces parties est encore divisée en plusieurs autres lobes, ou lobules attachés de part & d'autre aux plus gros rameaux de la trachée-artere ; chaque lobule est composé de plusieurs petites vessicules rondes assés semblables aux trous que font les abeilles pour leur logement. qui ont toutes communications les unes avec les autres ; c'est dans ces vessicules que l'air entre par la trachée-artere dans le temps de l'inspiration, & d'où il sort par l'expiration.

Il est attaché au sternon & au dos par le mediastin, au col par la trachée-artere, au cœur par l'artere & la veine du poûmon, & quelquefois à la pleure & au diaphragme par des ligamens fibreux.

La cause de cette derniere adherence a embarassé les Anatomistes ; les uns veulent qu'elle ne puisse venir qu'aprés la naissance par quelque playe mal guerie, ou par supuration ; d'autres par une pituite visqueuse & gluante qui le colle aux côtes ; & d'autres que cela ne se fasse que dans le temps de l'agonie, de sorte qu'ils ne regardent tous cette adherence que comme un accident qui cause une longue difficulté de respirer : mais on croit que quand le poûmon est adherent à la pleure, cela vient de la premiere conformation : car on l'a trouvé de cette maniere à des personnes blessées à la poitrine, en dilatant leurs playes, ou faisant la contre-ouverture, & on a observé que bien loin que ces personnes-là eussent de la difficulté de respirer, elles avoient au contraire plus de facilité que les autres, & ainsi cette adherence est plus utile que inutile, non seulement parce que le poûmon étant obligé de suivre la dilatation du thorax, le fait plus aisément lorsqu'il est attaché ; mais encore parce que le cœur en est moins pressé.

Sa division

Sa connexion.

La cause de cette connexion.

Tome II.　　　　　　　　　　　　P

EXPLICATION DE LA FIGURE XI.

Qui represente les Nerfs qui s'inserent dans le Cœur, l'Artere bronchiale, les Rameaux ou Tuyaux de l'âpre Artere, & la substance des Poûmons.

FIGURE I.

A. B. Les Nerfs droit & gauche de la sixiéme paire qui se distribuent aux poûmons.

C Le Rameau mitoyen, ou Nerf du milieu.

D La Propagation du même au Pericarde.

E E Les deux grands Rameaux de l'âpre Artere membraneux dans la partie posterieure.

F F La partie posterieure des poûmons.

G La Membrane propre des poûmons separée.

H H Une partie du Pericarde laissé.

I Le Cœur dans sa situation avec les vaisseaux coronaires.

FIGURE II.

A L'âpre Artere d'un veau par la partie posterieure coupée vers le Larinx.

B Le Rameau gauche.

C Le Rameau.

D L'Artere bronchiale dont les petits Rameaux accompagnent jusqu'à la fin ceux de la Trachée Artere.

E L'Artere qui descend, & de laquelle sortent les Intercostales.

F Le grand Rameau qui se trouve seulement dans les vaches & les veaux.

FIGURE III.

Qui represente une portion de la substance du Poûmon dessechée, & qui ressemble à une raye.

FIGURE XI.

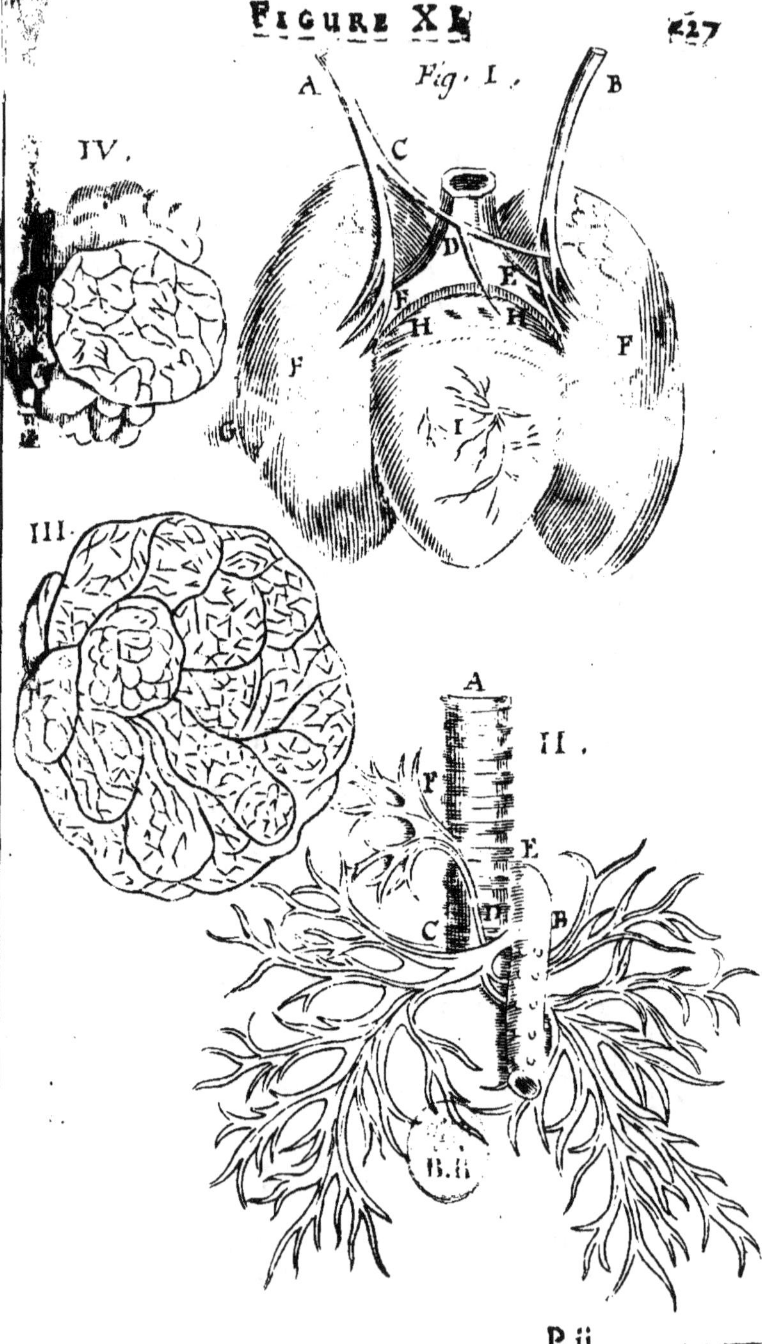

FIGURE IV.

Qui repreſente les Veſicules, & les Sinus attachés aux petits Interſtices dans la partie ſuperieure de la même ſubſtance des Poûmons, & les autres qui naiſſent, mais dont la propagation ne peut être repreſentée à l'œil.

Les vaiſ-
ſeaux du
poûmon.

Le poûmon a trois ſortes de vaiſſeaux principaux, c'eſt-à-dire, gros & fort apparens, comme ſont la trachée-artere qui apporte l'air, l'artere qui vient du cœur, & la veine qui retourne au ventricule gauche du cœur. Outre ces vaiſſeaux, il y en a encore pluſieurs autres, comme des nerfs, quoique *Dulaurent* aſſeure qu'il n'y en ait aucun ; mais on a découvert pluſieurs rameaux qui viennent de la paire vague, qui ſe diſtribuent par toute ſa ſubſtance, & qui portent les eſprits animaux aux fibres muſculeux des tuniques de la trachée-artere & de ſes bronches, pour ſervir au mouvement de la reſpiration. On a auſſi découvert dans le poûmon une artere particuliere, qu'on appelle

L'artere
bronchiale.

Artere bronchiale, elle luy vient du tronc deſcendant de l'aorte par deux rameaux, qui ſe gliſſant ſous ceux de la veine des poûmons, accompagnent toutes les diviſions de la trachée-artere, juſqu'à ce qu'ils ſe perdent en rameaux capillaires. Elle porte au poûmon & à la trachée-artere le ſang pour leur nourriture, & la veine bronchiale porte dans la veine cave le reſte de ce ſang, qu'elle reçoit d'autant de capillaires de veines, qu'il y a de rameaux capillaires de l'artere bronchiale. Cette découverte fait connoître que le poûmon auſſi-bien que le cœur, ſe nourrit de la même maniere que toutes les autres parties du corps, ſans conſumer aucune choſe du ſang qui

paſſe continuellement dans ſa ſubſtance , ces vaiſſeaux luy étant particuliers pour ſa nourriture.
C'eſt *Frederic Ruiſch* qui a le premier découvert
l'artere bronchiale , qu'il a ainſi appellée à cauſe
de ſa ſituation , & des connexions qu'elle a avec
les bronchies des autres vaiſſeaux , ayant trouvé ,
aprés avoir ſeparé l'artere & la veine du poûmon
de tout ce qu'ils avoient de parenchime , & en
avoir tiré tout le ſang qui y étoit contenu , que
la diſtribution de cette nouvelle artere ſe faiſoit
dans les bronchies de ces deux grands vaiſſeaux ,
& qu'elle les accompagne toûjours en ſerpentant
juſqu'à leur fin & à leurs extremitez.

Outre ces vaiſſeaux on a encore découvert les
limphatiques , qui ſont des vaiſſeaux qui environnent les rameaux de l'artere & de la veine du
poûmon , & qui vont rampans ſur la membrane
exterieure des lobes du poûmon , où ils ſe divi-
ſent en pluſieurs branches qui ſe joignent enſemble , & en forment de plus groſſes , qui vont ſe
rendre dans le canal thorachique , pour y porter
la limphe.

<sup>Les limpha-
tiques.</sup>

D'où on peut inferer que la ſtructure du poûmon
eſt ſi particuliere , & qu'il y a un ſi grand nombre
de capillaires des vaiſſeaux , que le moindre effet
& changement d'humeurs peuvent cauſer la rupture de quelqu'un de ces vaiſſeaux , & par conſequent des hydropiſies de poûmon , des crache-
mens de ſang , des aſthmes , empyémes , pthiſre ,
& autres fâcheux accidens.

Tout le corps du poûmon eſt revêtu d'une tunique fort deliée , afin d'être plus legere , & percée
d'une infinité de petits trous , afin de donner une
libre entrée à l'air qui vient de dehors , pour ſe
porter à la capacité de la poitrine , & rafraîchir le
poûmon , & afin que la ſanie , le pus , ou la puru-

Sa Tuni-
que.

lence amassée dans la poitrine, puissent passer par
ces trous, étant tirées & comme succées par la
chair spongieuse du poûmon, pour en toussant
& crachant, être chassées dehors par la trachée-
artere.

L'*Action* du poûmon est de servir à la respiration.

Or la Respiration, selon *Diemerbroeck*, est la
dilatation & contraction successive & alternative
du thorax, par laquelle l'air froid est tantôt poussé
dans le poûmon, & tantôt en est chassé avec les
vapeurs & les fuliginosités, & cela afin que par
la reception de cet air froid, & aussi par son expulsion, conjointement avec celles des vapeurs
sereuses, qui du sang spiritueux poussé dans le
poûmon, s'exhalent au travers des membranes
delices des vaisseaux sanguins, & se ramassent
dans les anfranctuosités des vessicules, le sang
qui sort ardent du ventricule droit du cœur, &
qui s'y rarefie en exhalaison tres-subtile, sort refroidi, & un peu condensé dans le poûmon, que
là il soit separé de quantité de vapeurs sereuses
qui luy sont inutiles, & qu'ensuite il puisse descendre & plus promptement, & meilleur qu'il
n'étoit dans le ventricule gauche du cœur, pour
y être de nouveau rarefié & spiritualisé, & pour
y acquerir une plus grande perfection.

Car d'autant que le sang entrant du ventricule
droit du cœur dans le poûmon, est à cause de sa
rarefaction, étendu en exhalaison subtile qu'il est
tres-leger, qu'il a besoin de vingt fois plus de
place, que lors qu'il est condensé, & que le ventricule droit ne luy sçauroit fournir un lieu si étendu, il est necessaire par ces raisons-là que cette
exhalaison soit condensée de nouveau en épaisseur de sang par l'air froid que l'on inspire, &

qu'ainſi elle devienne plus peſante ; en partie,
afin qu'à raiſon de ſon plus de graine, elle deſ-
cende, ou s'écoule plus facilement dans le ventricule gauche; & en partie, afin qu'ayant ainſi pris
plus de corps, elle puiſſe être plus commodément
embraſſée & contenuë dans ce ventricule, & enfin être de nouveau rarefié : car comme une liqueur reduite en vapeur tres-ſubtile dans un vaiſſeau chymique de diſtillation, ne peut ni être
contenuë en un eſpace ou vaiſſeau auſſi petit, que
celuy où elle étoit avant ſon attenuation, ni même être ramaſſée, & diſtillée de nouveau, pour
plus acquerir la perfection d'eſprits, ſi auparavant
vant heurtant contre l'alembic froid, elle ne revient, & ne ſe condenſe de nouveau en liqueur,
qui coulant par le bec de l'alembic en un autre
vaiſſeau, s'y réüniſſe, & s'y ramaſſe, pour être
enſuite diſtillée de nouveau : De même le ſang
ayant été entierement rarefié, & rendu ſpiritueux
dans le ventricule droit du cœur, a dû neceſſairement être de nouveau un peu condenſé dans les
vaiſſeaux du poûmon par le rafraîchiſſement de
l'inſpiration, afin que par ce moyen étant devenu
plus peſant, & occupant moins de lieu, il pût
couller dans le ventricule gauche, y être une ſeconde fois rarefié, y acquerir plus de ſpiritualité,
& enfin ſervir de nouvelle matiere à l'eſprit vital,
& à la chaleur ardente du cœur. Outre le rafraichiſſement dont on vient de parler, l'air froid
que l'on inſpire, apporte encore cet avantage,
que par la diſtenſion de tout le viſcere, & par la
forte compreſſion de tous les petits vaiſſeaux que
cette diſtenſion cauſe, le ſang qui a été pouſſé
dans le poûmon, qui eſt diſpoſé par le refroidiſ-
ſement de l'air à couler, & qui même coule déja,
s'exprime des petites arterioles du poûmon dans

EXPLICATION DE LA FIGURE XI.

*Qui represente les Lobes des Poûmons, leurs
Cellules, & leurs Vaisseaux.*

FIGURE I.

Les divers Lobes du poûmon situés sur la Trachée-artere,
& les Vaisseaux pulmonaires.

FIGURE II.

A Le Larinx demi cartilagineux.
B La Fente qui est exactement fermée aux animaux li-
   bres, & qui est remplie d'air pour l'usage de poûmons.
C La situation du cœur.
D La partie exterieure des Poûmons.
E La propagation & étenduë des Cellules & des Rets.
F La Propagation de l'Artere des Poûmons.
G La partie concave des Poûmons coupée par le milieu.
H La Propagation de la Veine pulmonaire.

FIGURE III.

A La place interieure des Cellules.
B Les Parois qui les divisent, & les separent.
C Le Tronc de l'Artere pulmonaire avec ses Rameaux sus-
   pendus, & semblables à des Rets.
D Le Tronc de la Veine pulmonaire, & les Rameaux qui
   en sortent.
E Les Vaisseaux qui sont dans le fonds, & l'Angle de la
   Paroy commune aux deux côtés, & qui continuent leurs
   Rets & Ramifications.

---

les venules, & de ces petites venules dans le ventricule gauche du cœur ; en sorte que c'est principalement par cette raison-là que le sang fait tres-

Fig. I. 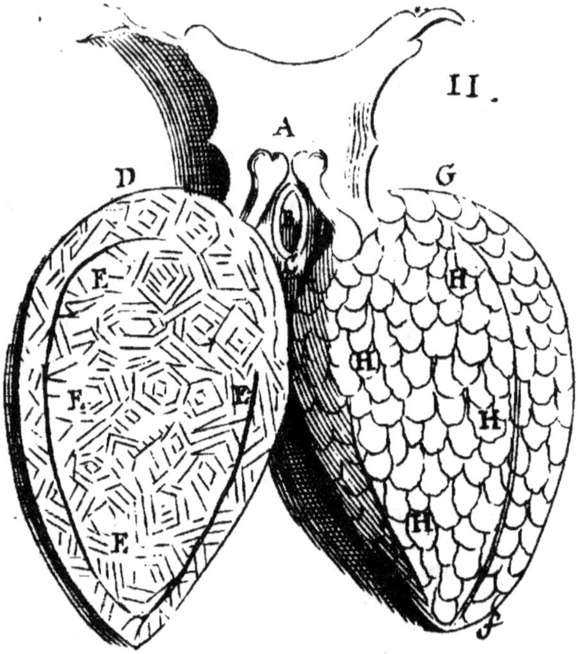 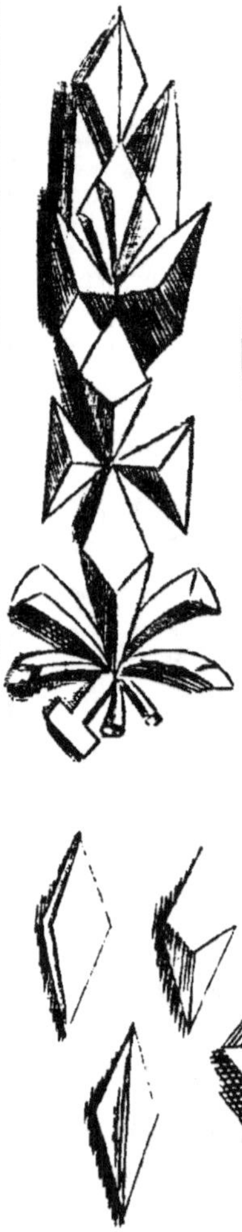
II.
A
D
G
E
H
F
F
H
H
E
H
F
III.
D
A
C

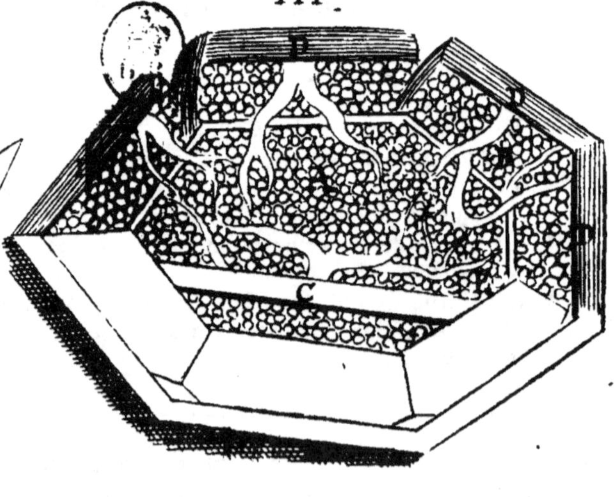

peu de ſejour dans le poûmon , & qu'on y en trouve peu aprés la mort.

Il paroît manifeſtement de-là , qu'eſt-ce ce qui tuë ceux qui ſont ſuffoqués : car outre qu'à raiſon du manque de reſpiration , les vapeurs fuligineuſes ou fereuſes , ne ſont pas diſſipées , il arrive auſſi que le ſang ſpiritueux & chaud pouſſé dans le poûmon , n'y eſt pas refroidi & condenſé , ce qui fait que ce viſcere ſe remplit trop d'eſprits vaporeux , & qu'il ſe diſtend ; en ſorte que ni il ne peut plus rien y être pouſſé du ventricule droit du cœur, (en la même maniere qu'on ne peut plus faire entrer d'air dans une veſſie qui en eſt déja pleine) ni auſſi en même temps , à raiſon de ſa legereté extrême, il n'en peut plus rien être porté , c'eſt-à-dire, deſcendre , à moins qu'en tres-petite quantité ſeulement , dans le ventricule gauche ; d'où vient qu'il eſt privé de tout nouvel aliment , & qu'il n'a rien qu'il puiſſe verſer dans l'artere-aorte ; ainſi la circulation s'arrête, le cœur par ces deux cauſes tombe tres-ſouvent en défaillance , & ſon ſang n'étant pas pouſſé , ou n'arrivant pas au cerveau , le cerveau luy-même s'affaiſe auſſi d'abord, ceſſe de ſe mouvoir, & n'engendre plus d'eſprits animaux, ou du moins n'en envoye plus dans les parties , ce qui cauſe la ceſſation de tout ſentiment , & de tout mouvement dans les parties. Il paroît auſſi de tout cela, pourquoy dans les lieux trop chauds, ou dans un air qui de ſoy l'eſt auſſi avec excés, on tombe en défaillance. La raiſon en eſt, que comme l'air que l'on reſpire eſt trop chaud, il ne peut pas par défaut de froid, condenſer ſuffiſamment le ſang étendu & dilaté en exhalaiſon, d'où vient qu'alors le poûmon eſt rempli de ce ſang, & qu'il n'eſt point fourni au cœur , ou du moins tres-peu de ſang condenſé pour être de nouveau rarefié.

Que ce ſoit là la veritable cauſe de la neceſſité de la reſpiration, cela eſt évident, 1. De ce que les animaux dont le cœur n'a qu'un ſeul ventricule, n'ont point de poûmons. 2. De ce que dans le fœtus, pendant qu'il eſt enfermé dans la matrice, il ne ſe fait point de reſpiration, par la raiſon que le ſang n'eſt pas alors pouſſé par le poûmon dans le ventricule gauche, & ainſi il n'a pas beſoin d'être dans le milieu de ſa route, condenſé ou comprimé par l'inſpiration ; mais ſeulement le poûmon alors s'augmente, & croît pour les uſages futurs. 3. De ce que l'on eſt obligé de reïterer ſouvent la reſpiration, lorſque par les fiévres, par les agitations, & par quelque autre cauſe que ce ſoit, le ſang eſt plus échauffé qu'à l'ordinaire, ou que lorſque l'on reſpire un air trop chaud, & cela afin que par cette reſpiration ſouvent reïterée, le rafraîchiſſement & la condenſation du ſang puiſſe ſe faire plus promptement, & plus convenablement.

Or le rafraichiſſement du ſang dans le poûmon ne ſe fait pas, parce que l'air inſpiré ſe mêle avec le ſang chaud, qui eſt pouſſé du cœur dans le viſcere, ainſi que pluſieurs ſçavans Philoſophes le croyent ; mais parce que l'air froid entrant dans les bronches, & dans la ſubſtance veſiculeuſe du poûmon, rafraichit tout le poûmon, & à même temps le ſang qui eſt contenu dans ſes vaiſſeaux ſanguins ; en la même maniere que le vin contenu dans une bouteille de verre que l'on met dans de l'eau froide, ou dans de la glace, ſe rafraichit ſans être mêlé avec l'eau ou la nege.

Le ſecond uſage du poûmon, eſt de fournir dans l'expiration les eſprits pour former la voix & la toux.

Preuve de la neceſſité de la reſpiration.

Comment le ſang ſe refroidit.

Si l'air ſe mêle avec le ſang.

Le ſecond uſage du poûmon.

Comment se fait la respiration.

Or le mouvement de dilatation & de contraction du poûmon qui arrive dans la respiration, ne dépend pas de ce viscere même, ni du cœur ; mais des muscles du thorax : car au même instant qu'ils dilatent le thorax, l'air entre par la trachée-artere dans le poûmon, & le dilate, & lorsque ces mêmes muscles resserrent le thorax, le même air qui a été inspiré, est conjointement avec les vapeurs sereuses, poussé par les mêmes voyes dehors. A l'égard de l'entrée de l'air, soit qu'on dise avec quelques-uns, qu'elle se fait pour la fuite du vuide, ou avec quelques autres par la pression de l'air exterieur, causée par la dilatation du thorax, au moyen de quoy cet air est poussé dans la trachée-artere ; tout cela revient au même, puisque l'un & l'autre est veritable.

Quelle sorte d'action c'est.

On demande quelle action c'est que le mouvement de respiration, si elle est naturelle, animale, ou mêlée de la naturelle & de l'animale ? Et on répond que la respiration est une action purement

Que c'est une action animale.

animale, parce qu'elle se fait par des organes qui servent au mouvement animal, sçavoir par les muscles, & qu'elle peut être hâtée ou retardée, augmentée ou diminuée, suivant nôtre volonté, ainsi qu'on le voit dans les Chanteurs, dans les Trompettes, & autres, & que chacun l'experimente en soy, que même elle peut être retenuë jusques la mort en ceux qui ne craignent pas de mourir, dont il y a deux exemples dans *Valere Maxime*, le premier de *Coma*, le second de *Licinius Macer*, qui se firent mourir en presence de tout le monde, en retenant leur haleine.

Objection.

Si l'on objecte que l'action volontaire se fait de nôtre consentement ; qu'ainsi elle ne peut pas être perpetuelle, & que tout mouvement animal qui dure long-temps, cause la lassitude, ce que nean

moins la respiration ne fait pas, qui continuë nuit
& jour, même quand nous dormons, sans que
nous en ayons aucune contraire ! On repondra
que les actions animales & volontaires sont celles
qui se font, ou qui se peuvent faire à nôtre volonté ; ainsi quoique la respiration se fasse quand
nous dormons, & sans que nous le sçachions, elle
est neanmoins une action animale ; puisque lorsque nous veillons, nous pouvons la diriger à
nôtre volonté. En ceux qui marchent, ou qui parlent en dormant, quoy qu'ils n'ayent aucune connoissance de ce qu'ils font, ces actions neanmoins
de marcher & de parler, ne sont pas moins animales que s'ils les faisoient en veillant, & avec
connoissance : car l'animalité des actions ne consiste pas seulement dans le seul agir ; mais encore
dans la puissance d'agir avec connoissance, selon
la determination de la volonté. Il faut donc sçavoir qu'à l'égard des actions animales ; les unes
se font par instinct, & sont libres, les autres servent aux affections de l'ame. Celles-là se font continuellement, & sans empêchement, même lorsque
nous n'y pensons point du tout ; mais neanmoins
nous pouvons les regler de telle ou telle maniere
quand nous y pensons, & c'est de cette nature
qu'est l'action de la respiration ; mais celles-cy ne
se font pas perpetuellement, comme combattre,
courrir, sauter, écrire. En celles-là il se fait par
une espece de coûtume, un écoulement assés
abondant & continuel d'esprits animaux dans les
muscles, & c'est pour cette raison que quoique
ces actions soient de longue durée, il ne s'en ensuit neanmoins aucune lassitude ; mais dans celles-cy les esprits s'écoulent tantôt en plus grande,
tantôt en moindre abondance, selon la determination qui en est faite dans le cerveau, & c'est

de ce changement, & de cette inaccoûtumance
que vient la laſſitude.

On demande encore ſi l'homme aprés qu'il eſt
né, peut vivre quelque temps ſans reſpirer ? On
répond, qu'il le peut, & que la chaleur du cœur
eſt la cauſe de la neceſſité de la reſpiration : car
tant que le cœur attenuë le ſang par ſa chaleur,
& qu'aprés l'avoir rarefié, il le pouſſe du ventricule droit dans le poûmon, il faut neceſſairement
qu'il vienne du rafraîchiſſement par la reſpiration,
afin que ce ſang attenué & chaud, ſoit de nouveau condenſé, & qu'il puiſſe tomber du poûmon
dans le ventricule gauche ; que s'il n'en vient
point, alors tant les petits vaiſſeaux du poûmon
ſe rempliſſent ſur le champ de ſang halitueux,
que la ſubſtance veſiculeuſe de vapeurs ſereuſes,
& rien ne deſcend dans le ventricule gauche du
cœur ; ainſi l'homme eſt tres-promptement ſuffoqué. De ce fondement il s'en enſuit un autre, ſçavoir que toutes les fois que le cœur eſt trop rafraîchi, ou que ſa chaleur eſt tellement opprimée
par quelque cauſe morbifique, qu'il ne s'y fait
aucune efferveſcence ou rarefaction du ſang qui
y eſt tombé, il n'eſt point beſoin de reſpiration,
& l'homme pendant ce temps-là peut vivre ſans
reſpiration.

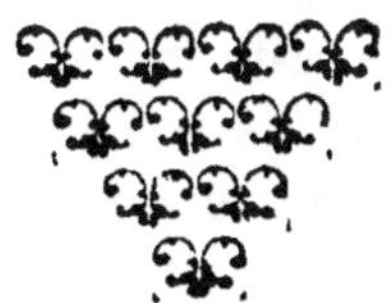

CHAPITRE XVII.

Des Maladies du Poûmon.

LEs principales Maladies qui arrivent au poûmon, sont la Peripneumonie, les Playes, les Ulceres, l'Asthme, la Toux, & le Crachement de sang.

La Peripneumonie est une inflammation, causée par un sang acide & visqueux, qui s'arrête dans le poûmon, picote sa membrane, & luy fait faire des contractions.

Cette Maladie est accompagnée d'une fiévre aiguë & continuë, d'une difficulté de respirer beaucoup plus grande que dans la pleuresie, d'une douleur, pesanteur, & resserrement de poitrine qui se continuë jusqu'à l'épine ; d'une rougeur des jouës, & de tout le visage, d'une boursouflure des yeux, d'une secheresse extrême de langue, d'une perte d'appetit, d'un vomissement plus familier aux premiers jours que dans la pleuresie vraye, d'un soufle chaud ; d'un desir insatiable d'eau froide, & encore plus d'un air rafraîchissant; enfin d'un crachement écumeux & sanguinolent, qui est un tres-mauvais signe, & le plus souvent mortel; principalement si les inquietudes sont plus grandes que de coûtume, & si les sommeils sont courts & profonds.

La Peripneumonie se termine le plûtôt au septiéme ou neuviéme jour, & va souvent jusqu'au quatorze ou vingtiéme.

Elle se termine en cinq manieres. 1. Par la mort, lorsque le malade est suffoqué par l'abondance de

Les maladies du poûmon.

La Peripneumonie,

Ses signes.

Son prognostic.

l'humeur acide, ou que la gangrene se met dans la substance du poumon. 2. Par suppuration, laquelle est suivie d'empiéme, & souvent de phtisie. 3. Par metastase ou transport de la matiere dans d'autres parties, comme sous les oreilles, ou aux cuisses. 4. Par les urines, par les sueurs, ou par une hemorragie ou flux de sang. 5. Par les crachats ; & cette derniere façon est la meilleure & la plus assurée, pourvû que le pus soit bon & loüable ; qu'il soit entierement évacué dans le terme de quarante jours, & que le malade soit fort & robuste.

Il se fait aussi quelquefois dans le poûmon un amas de matiere, qui degenere en une maladie appellée *Vomique*, dont peu de personnes échapent. Que si le pus entre dans le cœur, & qu'il ne passe au même instant dans la grande artere, il y a grand danger d'être étouffé à l'heure même, & s'il tombe dans le ventricule droit du cœur, il y a encore plus de danger, à cause qu'il n'en sort pas facilement.

L'Asthme est une difficulté de respirer sans fiévre, elle est ou continüe, ou periodique, & à proportion qu'elle est plus ou moins grande, on luy donne differens noms, y en ayant une plus petite & simple qui se nomme *Dispnée*, & une autre plus grande, dans laquelle on est obligé d'être debout, les bras élevés, & la poitrine étendüe pour pouvoir respirer, que l'on nomme *Ortophnée*.

Vanhelmont & Vvillis divisent *l'Asthme* en *humide* & en *sec*, ou autrement en *Asthme manifeste*, en *Asthme occulte*.

L'Asthme manifeste ou *humide*, est celuy qui est entretenu par une matiere vitiée, qui cesse avec l'expulsion de cette matiere.

L'Asthme

L'Asthme occulte ou *sec*, est celuy qui sans aucune matiere vitiée arrive par la convulsion des muscles du thorax, & particulierement du diaphragme.

Dans l'asthme manifeste ou humide, la matiere vitiée est quelquefois dans le poûmon,& tres-souvent dans l'estomac, à moins que ce ne soit par le vice du sang qui circule mal.

L'Asthme humide par le vice du poûmon, est lorsqu'il se ramasse des sucs grossiers, visqueux, & mucilagineux, nommés par quelques uns pituite visqueuse, qui viennent du vice de l'air, & des choses inspirées avec l'air, qui s'attachent aux bronchies du poûmon, empêchent l'entrée & la sortie de l'air, & interrompent par ce moyen la dilatation & la constriction du poûmon.

Ces sucs vitiés naissent en partie du vice de la limphe qui humecte continuellement la trachée-artere : car celle-cy ayant été corrompüe par l'air inspiré, il est manifeste qu'elle devient contraire au poûmon ; en partie, du vice de la nutrition du poûmon, lorsque son aliment est changé en un suc visqueux & mucilagineux, comme il arrive ordinairement à ceux qui travaillent aux mines, & qui manient les metaux, sur tout le mercure, dont la fumée maligne attirée avec l'air, gâte tellement la digestion, & la nutrition du poûmon, que l'aliment propre au lieu de s'assimilier, degenere en diverses sortes d'excremens. De ce genre, sont toutes les matieres qui s'arrêtent dans ou proche le poûmon, & qui luy ôtent le mouvement libre, comme aussi l'abscés, & le vomica du poûmon.

Les Phtisiques sont pour l'ordinaire asthmatiques à cause du pus, ou qui flote dans la cavité du thorax, dans l'empiéme, ou qui inonde les côtés du

L'Asthme occulte ou sec.

Causes de l'Asthme humide.

poûmon. Le ſerum trop abondant , rend le ſang trop fluide , & cauſe l'aſthme , & par cette raiſon les ſuppreſſions des évacuations accoutumées produiſent beaucoup d'aſthmes.

Non ſeulement le ſerum , mais le ſang même embaraſſé dans ſa circulation , & arrêté dans les vaiſſeaux du poûmon , engendre le catharre ſuffocatif, lorſque l'amas en eſt grand ; de là vient qu'aprés avoir couru,ou fait quelque exercice violent, nous ſommes naturellement aſthmatiques , parce que le ſang qui circule avec rapidité dans les autres vaiſſeaux , ne peut pas paſſer du ventricule droit au ventricule gauche auſſi promptement par le poûmon , & qu'il s'y arrête , d'où s'enſuit l'aſthme, de ce que le poûmon n'a pas la liberté de s'étendre ſuffiſamment.

C'eſt la raiſon pourquoy les femmes qui ont la ſuppreſſion de leurs mois, & les hommes celle des hemorrhoïdes , & les cachectiques ſont ſujets à l'aſthme , & à la difficulté de reſpirer au moindre mouvement. Dans les premiers , la retention du ſang le fait ſejourner dans le poûmon , & l'empêche de circuler , ce qui eſt confirmé par le crachement de ſang frequent dans la ſuppreſſion des mois & des hemorrhoïdes. Dans les derniers ou cachectiques, c'eſt par une autre raiſon. Leur ſang trop crud & demy-chile s'arrête dans le poûmon , n'étant pas aſſés mobile faute d'être aſſés-tôt alteré par l'air ; ainſi lorſque le mouvement fait circuler le ſang avec un peu plus de viteſſe , il ſe jerte dans le poûmon , il s'y arrête , & s'embarraſſe , d'où s'enſuit l'aſthme.

On a pareillement remarqué que la terreur produiſoit l'orthopnée , par un ſemblable ſejour du ſang dans la poitrine , témoin *Foreſtus* qui rapporte une orthopnée mortelle par cette cauſe.

Le Sang ou quelque autre matiere coagulée, ou croupiſſante dans l'oreille gauche du cœur, ou dans les poûmons, produit une dyſpnée mortelle. *Riviere* dit, qu'on trouva à un homme mort d'une difficulté de reſpirer, l'oreille gauche du cœur remplie d'une matiere viſqueuſe & coagulée qui avoit interrompu la circulation.

La Boiſſon & les bains froids durant la chaleur & la canicule, engendrent ſouvent l'aſthme; la raiſon eſt que le ſang extrêmement attenué, diſſout, & rendu trop fluide par l'excés de la chaleur ou du mouvement, ſe coagule ſubitement par la boiſſon froide, ou par l'application externe du froid, ſur tout à la poitrine, laquelle coagulation eſt ſuivie du retardement du ſang, & celuy-cy neceſſairement de l'aſthme.

On doit remarquer que le ſang ou les matieres vitiées dans le poûmon, qui ſont les cauſes de l'aſthme, ne diſtillent point de la tête, comme les Anciens l'ont crû fauſſement; mais qu'elles y ſont charriées par les arteres ſeulement, avec le ſang ſoit immediatement, ſoit mediatement par la degeneration de l'aliment, ou par l'alteration de la limphe.

Les Tubercules, les grains de grêle, les calculs qui s'engendrent dans le poûmon, ſoit qu'ils ſoient attachés au parenchime même du poûmon contre nature, ſoit qu'ils ſe trouvent dans les bronchies de la trachée-artere, cauſent également des aſthmes.

Le Deffaut de nutrition du poûmon fait le même effet: car étant ſec & fletri, il s'affaiſe comme une peau, & ne peut plus s'étendre; & il eſt certain que ces ſortes de ſujets contractent l'aſthme.

La Mauvaiſe conformation du ſternon & des fauſſes côtes, contribuent beaucoup à la genera-

tion de l'asthme; & on sçait que les bossus sont
ordinairement asthmatiques, parce que l'épine du
dos mal conformée empêche l'expiration du poûmon.

Signes de
l'Asthme
humide.

An reste l'asthme humide ou manifeste a sa cause bien plus frequemment dans l'estomac, que
dans le poûmon : car le plus souvent le ventricule
des asthmatiques se trouve farci d'une matiere
grossiere, visqueuse, & mucilagineuse, qui étant
agitée par quelque cause que ce soit, commence à
se gonfler, & à se rarefier, & engendre des asthmes tres-dangereux; en partie parce que la trop
grande distention du ventricule nuit au mouvement du diaphragme en bas, qui est tres-necessaire; en partie parce que le diaphragme participe
par consentement à l'irritation de l'estomac ; d'où
s'ensuit la convulsion & le mouvement perverti
du premier. Ainsi il est constant qu'il y a beaucoup plus d'asthmes humides par le vice de l'estomac, que par le vice du poûmon.

Le ronflement se trouve même dans ces sortes
d'asthmes, & quoyqu'on le regarde comme un
signe de la farcissure du poûmon, on l'a aussi remarqué dans la farcissure de l'estomac par la mus-
cosité dont on a parlé cy-dessus.

Les malades crachent souvent des matieres en
toussant, mais la toux vient aussi de l'estomac encore qu'on l'attribüe au poûmon; ce qui est conforme à l'experience de *Gabelhorerus*, qui est que
ceux qui sont sujets à l'asthme, ont ordinairement le
ventricule froid, foible & venteux, d'autant qu'il
s'y amasse des mucilages par le vice de la digestion.

Souvent ce sont les vers qui causent ses grandes
difficultés de respirer.

Les scorbutiques & les hypochondriaques ont

Aprés le repas de grandes difficultés de respirer, qui ne viennent que de la mauvaise digestion qui engendre un abondance de vents.

L'*asthme occulte*, ou *sec* qui fait commencer & cesser le paroxisme subitement sans aucune matiere sensible, est selon *Lindanus*, la crampe ou la convulsion du diaphragme, & d'autres muscles de la respiration, ce qu'il demontre clairement, en ce que les asthmatiques de cette sorte se plaignent d'un resserrement en forme d'une ceinture qui les presse à l'endroit où le diaphragme est attaché aux parties : car ce sont les secousses violentes qu'il souffre en enbas qui donnent ce sentiment de constriction. Pour les autres muscles du thorax, soit que ceux qui servent à l'inspiration souffrent convulsion, soit ceux qui servent à l'expiration, il dit que c'est la même chose, & que l'asthme survient toûjours, mais plus frequemment à la convulsion des premiers.

La Cause de l'asthme convulsif est donc dans le nerf, & particulierement dans la paire vague, & l'intercostal, lesquels sont attaqués, ou dans l'abdomen, ou à leur principe dans le cerveau.

Lorsque les nerfs sont attaqués dans l'abdomen, specialement dans les plexus du mesentere, dans ceux de la ratte, & des autres nerfs qui ont corespondance avec la paire vague, & l'intercostal, on sent des groüillemens dans l'abdomen, ou un mouvement vermiculaire, ou bien l'hypochondre gauche est distendu avec quelques autres signes semblables : car dans les femmes histeriques, & dans les hommes hipochondriaques, il y a un concours de plusieurs simptomes.

Quand les nerfs sont attaqués dans le cerveau, on ne trouve point ces simptomes dans l'abdomen, les malades sont tourmentés d'un vertige,

Signes de
l'Asthme
sec ou oc-
culte.

Ses causes.

Q iij

ou d'une autre affection semblable , qui declaré
que les esprits sont troublés dans le cerveau.

Ce qui afflige les nerfs , selon *Vvillis* & *Ettmuller* est ordinairement un acide vitié , qu'on sçait
qui leur est fort contraire , & particulierement
une limphe acide , ramassée dans les plexus de
l'abdomen, ou dans quelque autre foyer qui cause
ces desordres : soit dans le cerveau , soit dans le
voisinage auprés des plexus choroides , il n'importe , pourveu qu'elle picote les nerfs , & qu'elle
les mette en convulsion.

L'Asthme convulsif ou sec est souvent *hereditaire*, comme l'épilepsie, & les autres convulsions,
& il passe du pere au fœtus.

Il est des asthmes *periodiques* qui reviennent par
intervales , particulierement le soir , & il en est des
vagues , dont on trouve des exemples dans tous les
Auteurs.

Lorsque les convulsions des muscles , & le mouvement du poûmon vitié donnent l'asthme , le
sang a coutume de s'arrêter en même temps dans
le poûmon , & la circulation empêchée , il survient des inquietudes étranges , & on est menacé
de suffocation. La rougeur outre cela occupe les
joües par le sang qui ne circule point en haut, &
par son retardement dans le poûmon, ce qui augmente considerablement le mal.

Les signes
de l'Asthme　　*L'Asthme* se manifeste de luy-même ; mais il est
important d'en bien connoître les causes pour ne
pas faire des fautes dans la pratique.

Dans l'asthme humide ou manifeste , si l'humeur
grossiere est dans le poûmon ou dans les bronchies , la respiration est difficile , avec bruit & la
toux , & la maladie cesse d'abord que la pituite a
été évacuée , ou du moins elle diminüe , ce qui
arrive aussi, comme on l'a deja dit, quand la ma-

ladie reside dans l'estomac. Les autres signes de l'asthme manifeste sont faciles à connoître.

Enfin les signes pour distinguer l'asthme convulsif d'avec l'asthme manifeste, sont à remarquer, sçavoir 1. Si le mal a son origine dans la tête, le vertige précede, ou accompagne l'asthme convulsif, si la racine est dans l'abdomen, les groüillemens en sont les avant-coureurs, ce qui ne se rencontre pas dans l'asthme manifeste. 2. Quand le vice est dans le poûmon, ou dans le ventricule, c'est-à-dire, quand l'asthme est humide, il est continuel, & aprés avoir été une fois gueri, s'il revient, c'est successivement, au lieu que l'asthme occulte se guerit subitement, & revient de même sans succession de temps.

Les Asthmatiques par convulsion inspirent beaucoup ordinairement : mais l'expiration est petite, lorsque les muscles servant à l'expiration sont en convulsion, le contraire arrive dans l'asthme humide, où on ne sçauroit assés respirer.

Les Asthmes convulsifs sont sans aucune humeur, sans râlement, sans toux, sans l'expulsion d'aucune matiere, excepté deux ou trois crachats au plus sur la fin. Dans l'*Asthme humide* au contraire, on rejette abondamment, & avec soulagement.

Les Asthmes convulsifs viennent par les moindres causes procatartiques, par exemple, par une legere agitation du corps, par un peu d'emportement & de colere ; & comme ils commencent en un moment, ils finissent en un instant, l'*Asthme humide* au contraire vient, & s'en va successivement à mesure que les matieres s'acumulent, & s'évacuent.

Dans les Asthmes convulsifs on sent toûjours la ceinture douloureuse, là où le diaphragme est

joint aux parties. Enfin l'*Asthme convulsif* a coûtume de prendre le soir jusqu'à ce que le malade
s'endorme, après quoy il passe le reste de la nuit,
& le jour suivant sans aucune difficulté de respirer, jusqu'à ce que le paroxisme revienne, ou
periodiquement, ou non.

Le Progno-
stic.

Tout Asthme est dangereux, mais les occultes
le sont plus que les manifestes.

Les Asthmes inveterés sont rarement gueris parfaitement, & ils reviennent à la moindre faute
qu'on commet dans la diette, ou autrement.

L'Asthme qui survient à la fiévre aiguë est plein
de danger, & *Riviere* dit, que la pleuresie ou la
peripneumonie qui survient à l'asthme est mortelle.

S'il survient au malade durant qu'il est pressé
de l'asthme une nouvelle fluxion, ou une fiévre
aiguë, il y a grand sujet de craindre qu'il ne soit
suffoqué. Il est aussi dangereux, si pendant la
difficulté de respirer, le poux se rend inégal, ou
intermitent, & si la toux venant à quitter, la respiration difficile subsiste : car c'est une marque
que la cause du mal est tres-pernicieuse & rebelle,
& que la nature est si foible, qu'elle ne peut pas
la vaincre, ni la surmonter.

La Toux, selon *Ettmuller*, est une maniere
d'expiration, dans laquelle on pousse l'air, &
quelquefois avec luy les matieres contenuës dans
la trachée-artere, & dans les parties voisines, par
la bouche, non pas en une fois, mais en plusieurs
fois interrompuës, avec de violentes secousses de
tout le corps.

La Toux se fait, lorsque les muscles qui resserrent le thorax, & poussent l'air, ne s'affaisent pas
naturellement, & avec douceur ; mais avec violence & promptitude, & par une contraction mo-

mentanée, souvent reïterée, & tres-courte à la fois, d'où vient que la toux est plûtôt un mouvement convulsif de la poitrine, qu'une veritable convulsion.

La Toux, selon le même *Ettmuller*, est volontaire & involontaire, ce qui doit être puis qu'elle dépend des muscles, & principalement du diaphragme, qui obéïssent en quelque maniere à la volonté. C'est une action mixte, en partie naturelle, en partie animale, ce qui fait que nous pouvons arrêter l'expulsion, comme il nous plaît, & contrefaire la toux. Il est neanmoins des toux fort opiniâtres malgré nous, qui sont contre nature, & du ressort de la Medecine.

En disant que l'expulsion des matieres contenuës dans la trachée-artere, ou les parties voisines, se faisoit par la bouche, on a ajoûté *quelquefois*, parce que la toux est seche, ou humide.

La Toux humide est, lorsque par le moyen des efforts qu'on fait, on rejette par la bouche des humeurs, du sang, du pus, de la limphe, ou quelque autre matiere semblable, de quelque lieu qu'elle vienne.

La Toux seche est, lors qu'avec de grands efforts on ne rejette rien, & que le corps se fatigue inutilement à force de tousser, laquelle toux seche cause des douleurs de tête, & des hypochondres assommantes, & déchirantes. Souvent cette toux produit des hernies intestinales, ou des tumeurs du scrotum, & quelquefois des excretions involontaires d'urine, & des matieres fecales.

La Cause de la toux est tout ce qui peut irriter mediatement ou immediatement les muscles, ou les nerfs qui servent à la respiration : car le

picotement ébranlant les fibres des muscles &
des nerfs, y excite le mouvement, & le cours
rapide des esprits, ce qui fait retirer necessairement les muscles, & par consequent le thorax ;
& à proportion que l'irritation est interrompuë,
le mouvement du thorax est interrompu, & en-
trecoupé.

Cette Irritation, comme nous avons dit, est
mediate ou immediate. *Immediate*, quand la cause qui excite la toux, reside dans les nerfs mêmes, ou dans les muscles : *Mediate*, quand une
partie avec laquelle les muscles ou les nerfs intercostaux ont consentement, renferme cette cause, de cette maniere les nerfs ne font picotés
que mediatement ; d'où s'ensuit la toux : Ainsi
quand on irrite la trachée-artere, ou les oreilles,
la toux s'ensuit immediatement.

Le Siege de l'Irritation est, 1. Dans la trachée-
artere, partie tres-sensible, sur tout dans la tuni-
qué interieure qui la tapisse. 2. Dans l'œsophage
& l'estomac, dont le premier est contigu & attaché à la trachée-artere, & le dernier au diaphragme. 3. Dans les muscles, ou les nerfs mêmes mo-
teurs des muscles.

A l'égard de l'irritation de la trachée-artere,
ses causes font fort differentes.

Les Externes font tout ce qui est inspiré avec
l'air de contraire à la trachée-artere, comme les
fumées minerales acides : car l'attraction de la
fumée du nitre, ou du souffre, cause une toux
opiniâtre & violente, entant que les particules
acides corrosives, & extrêmement pointuës, picotent la trachée-artere, d'où resulte la toux. La
raison est, que les nerfs distribués au haut du larinx, & aux bronchies de la trachée-artere, partent du rameau du nerf intercostal, qui resserre

le thorax ; ainſi quand la partie de ce rameau , qui
ſert à la trachée-artere , ſouffre convulſion , la
partie qui ſert au muſcle contracteur du thorax ſe
met de la partie , d'où s'enſuit la contraction du
thorax , & la toux.

La moindre goute de boiſſon , ou une miette
de pain qui entre dans la trachée-artere , y cauſe
une extrême irritation , & engendre une toux opiniâtre par la même raiſon.

De ce Genre ſont les vices de l'air qu'on inſpire
dans la rigueur de l'hyver. *Vanhelmont* en rend la
raiſon , & c'eſt dans ſon langage , parce que les
gardes en ſont offencés , lors qu'ils en tirent l'humeur , c'eſt-à-dire , que la nutrition de la trachée-
artere eſt dépravée par la rigueur , ou la mauvaiſe qualité de l'air , & que l'humeur nourriciere
dégenere en une gelée ou mucilage viſqueux qui
enduit & irrite la trachée artere , & cauſe les toux
opiniâtres d'hiver.

Les Cauſes internes qui picotent la trachée-artere ſont trois principales , ſçavoir la limphe acide , la limphe trop ſalée , & la mucoſité vitiée , &
tirant ſur l'acide qui y eſt attachée.

A l'égard de la Limphe , il eſt neceſſaire de
ſçavoir qu'il y a contre les anneaux de la trachée-
artere des glandes , qui exudent continuellement
une limphe , pour humecter la membrane interieure , & faciliter la formation de la voix. Lors
donc que dans une affection catharreuſe , cette
limphe eſt trop acide , étant portée à la tunique
interieure de la trachée-artere , il eſt impoſſible
qu'elle n'en ſoit irritée , & ne faſſe une toux opiniâtre.

On doit obſerver que *Schneiderus* en traittant
du catharre , s'applique à prouver que les excremens qui ſont rejettés en touſſant , ſont philtrés

par les tuniques, qu'il appelle pituitaires ; mais
que *Stenon* a remarqué, qu'il y avoit derriere
ces tuniques beaucoup de glandes, dont les orifices aboutissent aux tuniques pituitaires, de sorte
que quand *Schneiderus* dit, que dans le coryfa la
mucosité suinte par la tunique en la membrane
qui tapiffe interieurement les narines, & dans la
toux, par la membrane qui revêt interieurement
la trachée-artere, on doit entendre avec *Stenon*
que ce font les glandes cachées fous ces tuniques
qui fe déchargent de leur limphe. Cela foit dit
en paffant.

Quand cette Limphe eft trop acide, la toux eft
neceffairement excitée, de même fi elle eft trop
falée, comme il fe connoît fouvent à la langue,
elle picote la trachée-artere, & elle caufe la toux.
La limphe devient falée par l'union de l'acide &
de l'urineux.

La Mucofité tirant fur l'acide qui enduit interieurement la trachée artere, vient principalement du vice de l'affimilation de l'aliment de
cette partie, qui arrive quand la trachée artere
eft offenfée par quelque chofe de dehors ; ainfi
en infpirant des fumées metalliques nous fommes
fujets à ce vice de nutrition, & à la toux qui s'en
enfuit.

On doit remarquer que ceux-là penfent mal,
qui croyent que ce qui eft rejetté par le poûmon
vient de la maffe du fang. Il eft évident par l'experience d'*Ettmuller* qui fuit, que c'eft de la trachée-artere, & non point de la maffe du fang. Il
dit que, préparant un jour, étant en tres-bonne
fanté, un *Clyffus d'Antimoine*, la retorte vint à fe
caffer, & qu'il attira avec l'air dans la refpiration
la fumée du foufre & de l'antimoine, qui luy
donna une toux de quatre femaines, & un coryfa

fort abondant , pendant quoy il jettoit beaucoup
de matieres mucilagineuſes qui n'étoient point
ſans doute dans la maſſe du ſang , ni dans le
ſang , mais qui étoient engendrées par l'acide
qui offenſoit la trachée-artere , & faiſoit dégenerer l'aliment propre de la partie en ce mucilage
viſqueux.

Les Matieres contenuës dans le poûmon , montant dans la trachée-artere , donnent la toux ; ainſi
dans l'empyéme , dans la phtiſie avec pus , la toux
fatigue les malades.

Schenkius a obſervé une toux tres-longue , venant de l'irritation continuelle de la tête du Larinx par des calculs engendrés dans les amigdales.

La Toux qui vient d'une limphe acide & ſalée , prend ordinairement la nuit , & tourmente
les malades depuis ſept ou huit heures juſqu'à
minuit , hors cela ils touſſent peu ſouvent , elle
eſt jointe à une petite fiévre qui fatigue alors
les malades. Quand on voit ces ſignes , on eſt
ſeur que c'eſt la limphe acide ou ſalée qui peche ; cette fiévre lente vient d'une limphe acide
& ſalée , on l'appelle autrement catarrhe.

L'Irritation de l'eſtomac & de l'œſophage eſt
aſſés frequente , quoique les Praticiens n'y faſſent pas beaucoup d'attention.

L'Oeſophage étant irrité cauſe la toux par ſa
connexion avec la trachée-artere , ou les anneaux
de celle cy ſont coupés , & a ſa partie membraneuſe , ce qui rend l'irritation de la trachée-artere tres-facile , à cauſe du voiſinage , d'où s'enſuit la toux par conſentement ; Ainſi quand nous
beuvons de l'eau de vie , ou quelque autre liqueur ſpiritueuſe , elle excite la toux en paſſant

par l'œsophage , & quand nous prenons des acides violens , le larinx a beau être bouché exactement , il se fait une toux plus ou moins violente ,
à proportion que la trachée-artere est plus ou
moins irritée.

L'Irritation de l'estomac produit la toux , sur
tout lors qu'elle est vers l'orifice superieur qui
est joint au diaphragme , d'où il s'ensuit des toux
rebelles & opiniâtres , qui ne cessent point qu'a-
prés le vomissement.

La Toux ferine est toûjours du ventricule , alors
la matiere qui est souvent tenuë , & rarement
grossiere , reste attachée à l'orifice , jusqu'à ce
que l'estomac secoüé par des efforts de tousser
opiniâtres , rejette ce qu'il contient.

Toutes les toux des enfans ont leur cause dans
l'estomac , & *Ettmuller* en rapporte un exemple
qui le confirme. Un jeune homme de sa connoissance revenant un soir bien yvre à sa maison ,
s'endormit sans se couvrir. Il tomba dans une
douleur d'estomac si grande , qu'il sent la compression de son estomac , avec une toux vehemente , dans laquelle il ressent un picotement à
la fossete du cœur ; ainsi les mucosités qu'il jette
viennent de la digestion vitiée de l'estomac. Le
matin il dit qu'il a la gorge embarrassée de mucosités : car dans ces secousses de l'estomac le
Diaphragme est irrité , & la matiere mucilagineuse monte insensiblement en haut , & remplit
la gorge.

Lindanus est du sentiment d'*Ettmuller* : car il
dit avoir reconnu par experience , que la toux ,
& principalement la toux farouche des enfans ,
vient le plus souvent du ventricule , particulierement quand la matiere picotante reside dans les

rides vers l'orifice fuperieur : car alors la toux
eft fort rebelle ; de là vient que dans les vers les
enfans touffent. *Sennertus* & *Foreftus* en rejettent
la caufe fur le picotement de l'eftomac , qui excite cette toux feche.

Il eft à prefumer que la caufe de la toux eft
dans l'eftomac, quand on a manqué dans le regime de vivre ; fi elle eft feche, c'eft par confentement, ou par une humeur tenuë ; fi elle eft humide , c'eft d'une matiere craffe.

Les Vieillards font fujets à la toux , & fouvent
par le vice de l'air , ou de la trachée-artere, fans
cela. S'ils rejettent des vifcofités , & s'ils fe plaignent de quelque douleur à la foffete du cœur ,
c'eft un figne que la toux vient de l'eftomac , &
non pas du vice de l'air.

Souvent au commencement des paroxifmes
des fiévres intermitentes, il arrive une toux opiniâtre , laquelle eft de l'eftomac : car dans l'effervefcence qui fe fait dans l'inteftin duodenum par
le combat du fuc pancreatique, & de la bile au
commencement du paroxifme, il s'éleve des vapeurs âcres qui picotent dans l'eftomac, & le
diaphragme par confentement , & produifent la
toux. Ceux qui font fujets à cette forte de toux
font ordinairement hypochondriaques , où ils
abondent en acide dans l'eftomac.

On demande pourquoy l'irritation de la membrane interieure de l'oreille avec un cure-oreil-
le , donne une toux feche ? On répond avec raifon, que c'eft par confentement, à caufe de
l'irritation du nerf auditif qui a communication
avec l'intercoftal , ou avec le plexus qui va à la
trachée-artere ; Ainfi de l'irritation du nerf acouf-
tique, fuit l'irritation du nerf de la trachée-ar-

tere, & par conſequent la toux ſeche par le chatoüillement du dedans de l'oreille.

Il y a auſſi des toux contre nature, comme
ſont les toux convulſives, où qui ſe trouvent
avec les maux de tête. Ces toux convulſives ſont
jointes aux convulſions des autres parties, &
tres-familieres aux hypochondriaques, aux femmes hiſteriques, & à ceux qui ſont ſujets aux maladies du cerveau, la cauſe eſt une limphe acide
qui croupit dans le cerveau vers le principe des
nerfs.

Non ſeulement les nerfs, mais les muſcles mêmes étant irrités, peuvent donner la toux ; ce que
Bartholin prouve par l'exemple d'une toux inveterée d'une vache qui dura un an, on trouva
ſon poûmon ſain & entier aprés ſa mort, & une
fleche fichée dans le diaphragme, laquelle irritant continuellement cette partie, avoit cauſé
neceſſairement cette toux inveterée, & continuelle.

Ces Toux convulſives, comme les autres maladies convulſives, qui ont rapport avec l'épi-
lepſie, ſont chroniques, & même periodiques.

Il eſt auſſi des toux épidemiques par le vice
particulier de l'air ; ainſi *Benivenius*, & *Schenkius*
aprés luy, font mention d'une toux ferine & épidemique qui regnoit à Rome.

Quelquefois dans la toux on rejette des matieres par la bouche, qui viennent ou du poûmon
ou du ventricule, & elles ſont groſſieres ou tenuës. Elles ſortent plus ſouvent du ventricule,
que du poûmon, ſur tout quand il n'y a point
de difficulté de reſpirer : car il eſt impoſſible qu'il
ſorte beaucoup de mucoſité du poûmon, ſans une
grande difficulté de reſpirer ; par conſequent
quand

Quand on rejette beaucoup de mucosités , c'est toûjours de l'estomac.

Le Bruit qu'on fait en toussant , selon l'observation judicieuse de *Lindanus* , sert à distinguer si le vice est dans l'estomac , ou dans le poûmon.

Il y a autant de differens sons dans la toux , qu'il y a d'endroits où la matiere reside , & la diversité même de la matiere est suivie de la diversité du son. Quand la limphe salée & tenuë est dans le ventricule , la toux est ferme & farouche , & on rejette peu ou point de matiere.

Si le Son vient de loin , & comme du fond de la poitrine , la cause est dans l'estomac , & les malades ressentent de la douleur en devant , & même un picotement avant que de tousser ; ce qui marque que l'estomac est le siege de la toux.

Quand le Son est superficiel , & suivi de prés par la matiere , alors le mal est dans les bronchies du poûmon.

Outre les mucilages , & les humeurs , on rejette quelquefois d'autres matieres extraordinaires. *Lucitanus* & *Benevenius* font mention de certains vers en forme de chenilles , rejettés en toussant. *Borellus* a vû jetter des pierres , & un gros calcul en toussant. *Tulpius* dans l'abcés , l'ulcere , & la phtisie du poûmon , a aussi vû sortir , en toussant des morceaux du parenchyme , & des rameaux de veines. Enfin ce qui est surprenant. *Hildanus* a vû jetter des tentes , en toussant , & les Chirurgiens modernes ont coûtume d'attacher un fil aux tentes qu'ils mettent dans les fistules de la poitrine.

Quant aux signes , la toux qui afflige les malades est évidente ; il ne s'agit que de distinguer , Les signes de la Toux.

fi elle eſt du poûmon, de l'eſtomac, ou des nerfs.
Pour cet effet les marques ſe tirent du lieu du
picotement, du ſon, & des ſimptomes. Quand
le picotement eſt dans la gorge, dans la trachée-
artere, dans l'eſtomac, il eſt clair que la toux en
vient. A l'égard du ſon, on a déja dit, que le ſon
profond marquoit la toux de l'eſtomac, & le ſon
ſuperficiel la toux du poûmon. Enfin par les ſimptomes, comme par l'apepſie, ou diſpepſie, c'eſt-
à-dire, par l'appetit perdu, on connoît que la
toux eſt dans l'eſtomac, par la fiévre nocturne,
& les autres affections catharreuſes, on doit juger que la toux vient d'une limphe âcre. Les vertiges, les convulſions épileptiques & hiſteriques,
montrent qu'elle vient des nerfs.

Son Pro-
gnoſtic.
   Le Prognoſtic eſt, que la toux frequente & longue attire ſouvent le crachement de ſang, & celuy-cy a beaucoup de ſuites fâcheuſes.

   La Toux opiniâtre & durable des enfans, &
même des adultes, cauſe ordinairement la hernie, & l'avortement aux femmes groſſes.

   La Toux eſt fort contraire à ceux qui ont la tête
foible, ou mal aux yeux.

   La Toux qui ſurvient aux fiévres ardentes,
principalement aprés leur gueriſon, ou dans leur
declin faute de purgation, par le tranſport de la
matiere morbifique bien cuite, ſi on n'y remedie promptement, précipitera le malade dans la
phtiſie, ou dans un aſthme dangereux.

Ce que c'eſt
que l'Hy-
dripiſie de
la poitrine.
Ses cauſes.
   L'Hydropiſie de la poitrine eſt, lorſque l'eau
flotte dans ſa cavité. Elle a les mêmes cauſes que
l'hydropiſie en general. Tantôt le vice de la maſſe
du ſang, comme quand dans l'hydropiſie univer-
ſelle, ou ſeulement des parties inferieures, l'hydropiſie de poitrine vient de ſurcroit. Tantôt le

Vice des vaiſſeaux limphatiques ou laƈtés, où la limphe s'arrête, rompt les vaiſſeaux, s'épanche, & s'amaſſe dans la poitrine. Par conſequent les hydatides du poûmon engendrent frequemment l'hydropiſie de poitrine. *Meara* obſerve une hydropiſie de poitrine venuë d'une hydrocele reſoute, & diſſipée. Cette obſervation eſt d'autant plus remarquable, que *Dulaurent* remarque une grande ſimpathie de la poitrine avec les teſticules, & il a même vû une hydrocele ſurvenir à une toux vehemente.

L'Eau de l'hydropiſie de la poitrine occupe, ou tout le thorax, ou la moitié ſeulement.

Quant aux ſignes de l'hydropiſie de la poitrine, on y reſſent une douleur avec peſanteur, à cauſe de l'abondance de l'eau, & quand le malade ſe remuë, on entend ſouvent le flotement de l'eau. La toux eſt ſeche, la reſpiration difficile, & même l'orthopnée, les malades ne pouvant reſpirer étant couchés, & dés qu'ils commencent à s'endormir, ils ſont ſaiſis d'une terreur qui les éveille d'abord, la difficulté de reſpirer s'augmente le ſoir & la nuit, l'appetit eſt abbatu, l'enflure des pieds, & la palpitation du cœur ſurviennent, avec une petite fiévre.

Pour le Prognoſtic, l'hydropiſie de poitrine eſt funeſte, & conduit pour l'ordinaire au tombeau. Quoy qu'elle paroiſſe guerie par les remedes, ou ſoulagée par l'ouverture du thorax, ce n'eſt pas pour long-temps, & les malades meurent d'une rechute.

Quand le poûmon eſt bleſſé, le malade crache le ſang vermeil, & écumeux avec effort, en touſſant, & l'air ſort de la playe avec bruit, il a grande difficulté de reſpirer, il entend du bruit dans la poitrine, & il luy eſt impoſſible de ſe coucher ſur le côté ſain, ſans reſſentir une douleur piquante, & fort ſenſible.

Son Prognoſtic.

Cette Incommodité eſt tres-dangereuſe, & le plus ſouvent mortelle, à cauſe du mouvement continuel du poûmon, & de la toux qui l'irritent davantage, & qui empêchent ſon entiere réünion, & conſolidation.

L'Hemoptiſie ou Crachement de ſang.

L'Hemoptiſie eſt proprement, lorſque le ſang qui ſort des arteres du poûmon, ou des arteres de la trachée-artere, eſt rejetté par la bouche en touſſant.

La Partie affectée dans l'hemoptiſie eſt, ou la partie ſuperieure du larinx, & ſa cavité, ou le milieu du conduit de la trachée-artere, ou ſes extremités annulaires, ou enfin le poûmon même, à quoy il eſt important de bien reflechir pour expliquer les differences de l'hemoptiſie. Elle eſt ordinairement accompagnée de la toux, quand le poûmon eſt bleſſé, ou les rameaux profonds de la trachée-artere.

Il peut y avoir quelquefois même une forte hemoptiſie ſans toux, ſçavoir quand il n'y a que la partie ſuperieure de la trachée-artere d'affectée, & alors le ſang ſort avec un crachement plus ou moins leger ; comme au contraire le ſang qui eſt rejetté en touſſant, eſt toûjours préciſément de la poitrine.

Ses cauſes.

Les Cauſes principales, & plus frequentes de l'hemoptiſie, ſont 1. La ruption de quelque vaiſſeau dans le poûmon, cauſée par des cris violens, par une diſtenſion, ou un effort du corps, en portant quelque gros fardeau, par la chute, par la toux vehemente, par un excés de rire. 2. L'érroſion des vaiſſeaux du poûmon, ou par des choses externes receuës dans l'infpiration, & par l'efprit des eaux fortes, ou par des caufes internes, comme par la limphe trop acide, falée, & corrofive, fouvent une toux ferme, particulierement durant la nuit. C'eft cette efpece d'hemoptifie qui laiffe aprés foy le vomica, & la phtifie, ou l'ulcere du poûmon. 3. La fuppreffion de quelque évacuation ordinaire, principalement des parties inferieures du corps : car il n'eft rien de plus frequent, que de voir la fuppreffion des mois, & des hemorroïdes, fuivie d'un crachement de fang qui regorge dans le poûmon, & y rompt quelque vaiffeau.

Ses diffe-
rences.

Les Differences qui font à obferver dans l'hemoptifie font telles, 1. Si le fang rejetté eft vermeil, ou à demi grumelé. 2. S'il eft en petite, ou en grande quantité. 3. Si on le rejette facilement, ou avec peine, l'hemoptifie eft recente ou inveterée, & celle-cy eft periodique, ou non periodique.

L'Hemoptifie eft tantôt indolente, tantôt plus ou moins douloureufe, avec conftriction du poûmon, pefanteur obtufe, ou avec corrofion qui irrite diverfement la trachée-artere, fuivant la diverfité des caufes.

Ses fignes.

Pour bien connoître l'hemoptifie, on remarquera de quel endroit le vaiffeau rompu verfe le fang, & pour cet effet on examinera bien les caufes antecedentes, & la maniere dont le fang fort.

A l'égard des *Caufes antecedentes*, fi l'hemoptifie vient de la fuppreffion d'une évacuation accoûtumée des parties inferieures, des cris violens, d'une toux farouche, on doit toûjours foupçonner la ruption des vaiffeaux du poûmon. On raiſonnera autrement des autres cauſes.

Pour la maniere dont le Sang ſort, ſi c'eſt avec un leger crachement , il procede du palais ; ſi c'eſt avec ſecration, il ſort de la gorge , & des lieux voiſins , qui ne font point partie de la poitrine ; ſi c'eſt un vomiſſement, il vient de l'eſtomac , du foye , ou de la ratte ; ſi c'eſt en touſſant , & avec douleur , il eſt ſouvent de la poitrine , non pas toûjours ; ainſi il faut examiner les autres ſignes : car le ſang ſortant en abondance par la gorge , & irritant le larinx , peut cauſer la toux , quoique le mal ne ſoit pas dans la trachée-artere , ni dans la poitrine.

L'Ecume qui paroît avec le ſang rejetté, eſt un ſigne qu'il part de la poitrine, & particulierement du poûmon ; pourvû qu'on le rejette en touſſant ; d'autant plus ſi la douleur de poitrine accompagne le crachement.

Le Progno-ſtic.

Pour le Prognoſtic. Le crachement de ſang qui vient par le vice des veines du poûmon, eſt ordinairement ſuivi de la phtiſie, & celle-cy de la mort.

Le Crachement de ſang par le vice des vaiſſeaux de la poitrine eſt moins dangereux que celuy des vaiſſeaux vitiés du poûmon.

Enfin le crachement de ſang eſſentiel eſt plus dangereux que le ſimptomatique, tel qu'eſt celuy de la pleureſie, ou de la peripneumonie.

La Phtiſie.

La Phtiſie eſt une ulceration du poûmon, accompagnée d'une fiévre lente qui conſume peu à peu tout le corps.

Ses cauſes.

Les Cauſes de cet ulcere ſont differentes , ſouvent c'eſt le trop de ſang, & l'acrimonie, ou ſaleure pontique de la limphe qui en ſort : car la phtiſie, qu'on dit venir de la diſtillation du cer-

veau , ne procede veritablement que du sang &
de la limphe , & de l'acrimonie de ces sucs , qui
doit sa naissance à la digestion vitiée du ventricule.

On peut ajoûter à ces causes encore d'autres ,
comme sont les playes penetrantes du thorax, les
contusions , ou les chûtes d'en haut , le crachement de sang , la pleuresie , & la peripneumonie
suppurée , & mal guerie , la petite verole , les
vapeurs acides , corrosives , & minerales , les
eaux aigreletes , & vitriolées , l'usage du vin trop
acide , & trop tartareux. Enfin la phtisie peut être
hereditaire , & passer des peres & des meres au
fœtus par la semence.

La Phtisie est un mal tres-contagieux , & le
levain de l'ulcere se communiquant par l'haleine
& les crachats , infecte les poûmons des personnes saines , & les dispose à un abcés , & à un ulcere. Par cette raison les gens mariés se donnent
la phtisie l'un à l'autre.

Celuy qui est affligé de cette maladie , devient   Ses signes
extenué & maigre par tout le corps , il a une pe-
tite toux seche , il crache du sang , & puis du
pus , il respire avec peine , il a une fiévre lente
qui redouble la nuit. Des sueurs nocturnes copieuses , son nez est pointu , ses tempes abbaiſ-
sées , ses yeux caves & enfoncés , ses joües de
couleur livide , & ses ongles courbées ; le mal
venant à s'augmenter , il luy arrive une enflure
des pieds , un flux du ventre , une soif extrême ,
une chute de cheveux , un crachement puant ,
& fetide , malin & virulent , qui tuë comme l'ar-
senic les mouches qui en goutent ; enfin les poûmons se consumant , & s'exulcerant , il rejette
des lobes entiers de poûmons corrompus , ou par

R iiij.

morceaux succeſſivement , il crache même des
morceaux de veines , ou d'arteres corrodées , &
pour lors il eſt proche de la mort.

Si la Phtiſie ſurvient à l'inflammation ou abcés
de quelque viſcere, ou à la pleureſie , ou au crachement de ſang , ou à quelque maladie ſemblable , il ne faut pas accuſer l'eſtomac qui eſt innocent , il faut ſeulement conſiderer la maladie principale.

On connoit la partie du poûmon qui eſt affectée , la gauche , ou la droite , par le côté ſur
lequel le malade ſe couche, il ne peut demeurer que ſur le malade ſeulement , ſur l'autre , il
ſeroit en danger d'étouffer , ſelon l'obſervation
de *Salmuth.*

Fin du ſecond Livre.

LIVRE III.

Du Ventre inferieur.

CHAPITRE PREMIER.

Du Ventre inferieur en general.

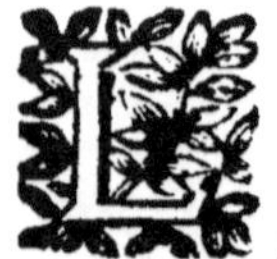E *Ventre inferieur* est toute cette cavité qui s'étend depuis le diaphragme jusqu'à l'os pubis. On l'appelle Ventre inferieur, pour le distinguer des deux autres superieurs.

Sa Substance est molle & charneuse par devant ; d'où vient qu'il peut s'étendre, & se resserrer librement, tant pour faciliter la coction des alimens, & l'expulsion des excremens, que pour donner de l'espace à la matrice pendant la grossesse.

Son Etenduë est limitée par le haut des fausses côtes, du cartilage xiphoide & du diaphragme, par le bas des os des iles, & du penil, par devant de tout l'épigastre, & par derriere des cinq vertebres des lombes, & de l'os sacrum.

On le divise ordinairement en partie anterieure, & en partie posterieure,

L'Anterieure est externe, bornée par le haut du cartilage xiphoide, & par le bas des os du penil. *Galien* l'appelle *Epigastre*, or épigastrion *Græcis*, id est, quasi circumventrem. Les Latins l'appellent

Ce que c'est qu: le ventre inferieur

Pourquoy ainsi nommé.

Sa substance

Son étenduë.

Sa division.

Abdomen ab abdendo, parce qu'il couvre, & défend les visceres destinés à la chilification, & à la procreation.

Cette Partie anterieure est divisée en trois regions, en la superieure, dite épigastrique, en la moyenne, nommée Umbilicale, & en l'inferieure, qui est l'hypogastrique.

La Region épigastrique s'étend depuis le cartilage xiphoïde quasi jusqu'au nombril, c'est-à-dire, jusqu'à deux travers de doigts au dessus de l'umbilic. Or ce mot Latin, *Umbilicus*, vient de *Umbo*, qui signifie milieu, parce qu'il est placé au milieu du corps, ainsi qu'il paroît en étendant les bras, & écartant les jambes.

La Region ombilicale commence où finit l'épigastrique, & finit un peu au dessous du nombril, qui est environ deux travers de doigts au dessous, & ainsi cette region a de largeur trois ou quatre travers de doigts.

La Region hipogastrique s'étend depuis l'umbilicale jusqu'au penil, c'est-à-dire, jusqu'à l'os pubis.

Chacune de ces trois regions se divise encore en trois parties, sçavoir, une moyenne, & deux laterales.

L'Epigastre   *La Partie moyenne* de la region épigastrique est appellée *Epigastre*, & les laterales *Hypochondres*, dont l'un est à droit, & l'autre à gauche ; l'épigastre renferme le petit lobe du foye, & une partie du ventricule avec son orifice inferieur, & la partie moyenne du colon ; l'hypochondre droit contient le grand lobe du foye, & la vessicule du fiel, & le gauche la plus grande partie du ventricule, & la ratte.

L'Umbilic.   *La Partie moyenne* de la region umbilicale, se nomme *Umbilic* ou *Nombril*, ses parties laterales font les deux lombes , un de chaque côté , c'eſt l'endroit où l'on met les ceintures , & que les Anciens ont eſtimé être le ſiege de la concupiſcence. L'umbilic renferme la plus grande partie de l'inteſtin jejunum , & le meſentere ; le lombe droit contient le rein droit , l'inteſtin cœcum , & une partie du jejunum , & du colon ; & le gauche , le rein gauche , & encore une partie du colon, & du jejunum.

Le milieu de la region hypogaſtrique s'appelle *Hypogaſtre* ; ſes côtés ſont les *Iles* , ou les *Flancs* , Sous l'hypogaſtre on y trouve le rectum, la veſſie, & la matrice aux femmes ; les iles ſont ainſi appellés , parce qu'ils contiennent l'inteſtin ileum.

La Partie baſſe de la region hypogaſtrique ſe diviſe auſſi en trois ; en la moyenne que l'on nomme le *Penil* , & aux laterales que l'on appelle les *Aines*. Le penil commence à ſe couvrir de poil à l'âge de quatorze ans ; les aines donnent paſſage aux vaiſſeaux ſpermatiques ; c'eſt à ces parties où il ne vient que trop ſouvent des tumeurs , qu'on nomme bubons.

La Partie poſterieure du ventre s'étend depuis les dernieres côtes juſqu'à la fin de l'os ſacrum. Elle ſe diviſe en ſuperieure , que l'on nomme le *Rabe* , & en inferieure , qu'on appelle les *Feſſes* , entre leſquelles il y a une *Raye* , & un trou appellé *Lanus* , qui eſt l'égout des plus gros excremens du corps.

Le Ventre eſt cette cavité qui contient & renferme les parties qui ſervent à la nourriture , & à la generation. Il eſt compoſé de deux ſortes de parties , dont les unes ſont externes & contenantes , & les autres internes & contenuës.

Les premieres ſont communes ou propres. Les parties contenantes communes , que l'on appelle

L'Hypogaſtre.

La compoſition du ventre inferieur.

Ses parties contenantes

autrement les tegumens, sont l'épiderme ou sur-peau, la peau, la graisse, le pannicule charnu, & la membrane commune des muscles, dont nous avons amplement parlé dans le premier livre. Les parties contenantes propres sont les muscles de l'Abdomen, & le Peritoine.

Ses parties contenuës. *Des Parties contenuës*, les unes font les coctions publiques, les autres servent à la distribution des alimens & du sang, les autres à la separation des excremens, & les autres enfin à la generation.

Celles qui font les coctions publiques, sont l'estomac, les intestins grêles, le pancreas, le foye, la ratte, & l'omentum qui leur sert.

Celles qui servent à la distribution des alimens & du sang, sont les arteres, les veines, les vaisseaux lactés, & les limphatiques.

Celles qui font la separation des excremens, sont les gros intestins, la vessie du fiel, le pore biliaire, les reins, & la vessie de l'urine.

Celles qui font destinées pour la generation sont les vaisseaux spermatiques, les testicules, les parastates, les vessicules seminaires, le membre viril, & la matrice avec son col. Or, quoique la verge, & les testicules dans les hommes soient hors de l'abdomen, neanmoins les Anatomistes ont coûtume de les mettre au nombre des parties contenuës, parce que les vaisseaux spermatiques vont des parties interieures au dehors vers les testicules, & les deferents des testicules vers les parties interieures, & que de plus la semence qui est ramassée dans les prostates & les vessicules seminaires qui font dans l'interieur, sort par la verge.

Signes physionomiques. *Les Physionomistes* assurent que de la figure & de la grandeur du ventre on peut former des conjectures certaines touchant la nature & les mœurs de l'homme. Ainsi *Aristote* dit que la *petitesse du*

ventre est une des principales marques de sagesse
dans l'homme. Selon d'autres le *Ventre plat &*
creux denote un homme avare, le *rond* un homme
sobre, le *long* un homme lent & gourmand ; le
Ventre qui se porte vers le haut, un homme endor-
mi, paresseux, & stupide. Le *Nombril qui sort*
beaucoup en dehors, témoigne grand panchant aux
plaisirs de l'amour.

CHAPITRE II.

Des Muscles de l'Abdomen.

L Es *Muscles* sont des parties organiques, &
les instrumens du mouvement volontaire, &
ce n'est que par leur moyen, que le ventre peut
s'étendre, & se resserrer.

Les muscles de l'Abdo-men.

Les Muscles de l'Abdomen sont ordinairement
au nombre de dix, sçavoir, quatre obliques,
deux transverses, deux droits, & deux pyramidaux. Ils sont manifestement distingués entr'eux
par leurs membranes propres, par leur situation,
& par le cours de leurs fibres, & ils sont des
deux côtés en egale opposition les uns aux autres.

Leur nom-bre.

Des quatre Obliques il y en a deux descendans,
ou externes, & deux ascendans, ou internes, ceux
qui se presentent les premiers sont les *Obliques*
descendans ; ils sont ainsi nommés, parce que leurs
fibres descendent obliquement de haut en bas.
On les appelle aussi *Externes*, à la difference des
autres qui sont situés dessous eux ; & enfin *grands*
Obliques, parce que leur grandeur excede celle
des autres obliques. Leur *Figure* est presque triangulaire.

Les muscles descendans.

EXPLICATION DE LA FIGURE I.

Qui represente une partie des Muscles de l'Abdomen.

A Les Muscles obliques descendans de l'Abdomen renversés
  en dehors du côté gauche.
a a Leurs principes dentelés.
b b Leurs Tendons adherans à la ligne blanche.
B Les Muscles obliques ascendans de l'Abdomen separés proche leur principe.
c c c Leur origine.
d d Une portion de leurs Tendons, qui se terminent aux
  Muscles droits.
e e Les Muscles droits de l'Abdomen.

Ils naissent de la partie inferieure des sixiéme ,
septiéme, huitiéme, neuviéme, & dixiéme côtes, un peu au dessus de l'endroit où elles dégenerent en cartilages, de plusieurs principes dé-
coupés qui s'entrelacent par digitation avec le
grand dentelé, & des apophyses transverses des
vertebres des lombes. Ils s'attachent tous ensemble à la marge de l'os ilion, & vont par un large
tendon aboutir à la ligne blanche, au milieu de
l'Abdomen. Ce tendon s'unit si fortement avec
le tendon du muscle ascendant le plus proche,
qu'ils sont indivisibles entr'eux, & on ne peut les
separer sans les déchirer. Or ce tendon membraneux commence à la ligne blanche, que *Spigelius*
appelle *la Ligne semilunaire.* Les productions du
peritoine dans les hommes, (ce qui arrive aussi
dans les deux paires de muscles qui sont au dessous, sçavoir, l'ascendant, & le transversal,) &
les ligamens vermiformes dans les femmes, tra-

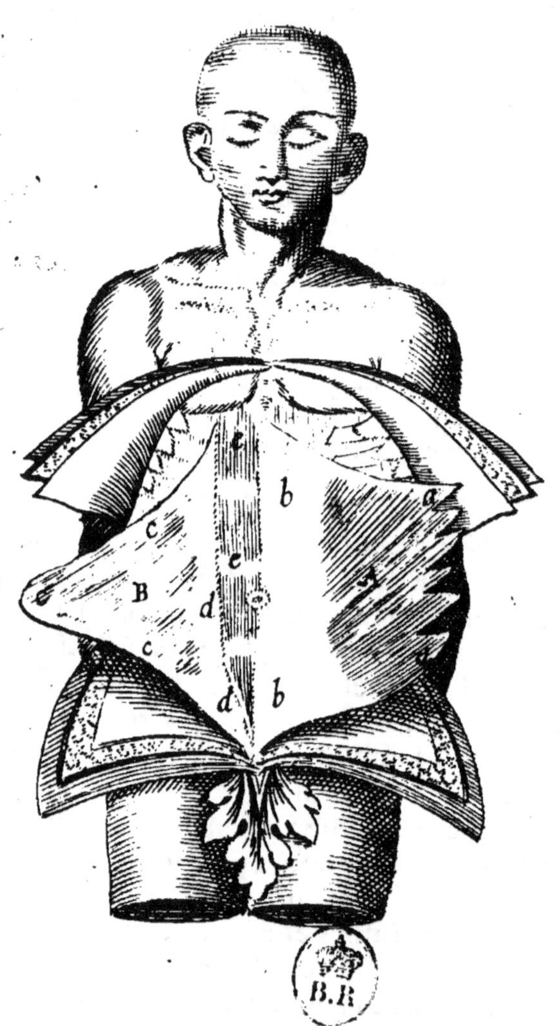
b
a
c
e
B
d
c
d   b

verſent des deux côtés ces tendons , & lorſque cé paſſage étant ou trop dilaté, ou rompu , l'omentum , ou quelque inteſtin tombe dans l'ame , ou dans le ſcrotum , il ſe forme une *Hernie*.

Ils reçoivent leurs nerfs, leurs arteres , & leurs veines , de la partie ſuperieure des rameaux des nerfs, des arteres, & des veines qui ſont entre les côtes.

Les obli-
ques aſcen-
dans.

Les Obliques aſcendans ſont ainſi nommés , parce que leurs fibres montent de bas en haut ; ils ſont *ſitués* immediatement ſous les autres ; c'eſt pourquoy on les appelle *Obliques internes*. Ils ſont beaucoup plus petits que les premiers , & ſont comme eux de *Figure triangulaire*. Ils prennent leur *Origine* de la partie ſuperieure de l'os pubis , ſe continuent à toute la partie moyenne de la crete des os des hanches , ils s'attachent enſuite aux apophiſes tranſverſes des vertebres des lombes , & aux extremités de toutes les côtes juſqu'au cartilage xiphoide , & s'inſerent par une large & double aponeuroſe à la ligne blanche. Ils reçoivent des nerfs à l'endroit où ils ſont attachés aux vertebres des lombes ; & ils tirent leur nourriture par les rameaux des arteres qui prennent leur origine de l'artere muſcule , laquelle prend ſa naiſſance joignant les lombes , & ils envoyent leurs veines à la veine muſcule.

De ces deux Aponeuroſes l'une paſſe par deſſus , & l'autre par deſſous le muſcle droit , afin qu'il ſoit égalemer t fortifié , tant deſſus que deſſous ; les fibres de ces muſcles , & celles des precedentes s'entre-croiſent en forme de Croix de ſaint André , ce qui fait le même effet , que lors qu'on veut preſſer quelque endroit ; par exemple , ſi une main n'eſt pas aſſés forte , l'on y met l'autre , qui croiſant ſur la premiere , fait que l'on appuye plus fortement.   *Les*

Les Tranfverfes font ainfi nommés, parce que
leurs fibres vont de travers ; ils font fitués fous les
obliques, & placés fur le peritoine, auquel ils
font fi adherens, qu'on a de la peine à les en feparer fans les déchirer ; ils font d'une *figure qua-
drangulaire.*

Ces Mufcles prennent leur *Origine* des aponeurofes tranfverfes des vertebres des lombes, ils
s'attachent à la côte interne des os des iles, & à
la partie interne des cartilages des côtes inferieures, puis paffant par le mufcle droit ils vont fe
terminer par une large aponeurofe à la ligne blanche.

Ces trois fortes de Mufcles ont des aponeurofes
qui leur tiennent lieu de tendons, & qui vont
chacune s'attacher à celle du mufcle qui eft de
l'autre côté, ce qui les unit fi bien, qu'elles ne
paroiffent qu'une. Elles font percées à leur partie moyenne, pour donner paffage aux vaiffeaux
umbilicaux, & à leur partie inferieure, pour laiffer
fortir aux hommes les vaiffeaux fpermatiques, &
aux femmes les ligamens ronds de la matrice qui
vont s'inferer dans les cuiffes.

Les trois Trous qui font aux aponeurofes de ces
mufcles font fi induftrieufement faits, qu'ils meritent d'être remarqués ; celuy du mufcle tranfver-
fe eft le plus haut de tous, celuy de l'oblique afcendant eft un travers de doigt au deffous, & celuy de l'oblique externe encore plus bas ; en forte
que ces trois trous ne fe trouvent point vis-à-vis
les uns des autres, & que l'aponeurofe de l'un
couvre l'ouverture de l'autre, afin d'empêcher
que les parties internes ne fortent en dehors ; cependant il ne laiffe pas d'arriver trop fouvent des
hernies par la fortie de l'épiploon, & des inteftins,
ainfi que nous l'avons déja dit.

Tome II.   S

Les Muscles droits font ainfi appellés, parce que leurs fibres vont en ligne directe de haut en bas, & de bas en haut : car les uns veulent qu'ils *naiffent* du fternon, & les autres de l'os pubis ; mais il eft indifferent que leur origine ou leur infertion foit à l'une ou à l'autre de ces parties, pourvû que l'on fçache qu'ils font attachés par un bout au Sternon, & aux côtés du cartilage xiplioide, & par l'autre à la partie fuperieure de l'os du penil.

Ces Muscles n'ont pas de fibres qui aillent d'une extremité à l'autre ; mais ils font entrecoupés par des endroits nerveux, que les *Anciens* ont appellé *Enervations*, quoy qu'ils foient de veritables tendons. Leur nombre n'eft pas toûjours le même, puis que les uns en ont trois, d'autres quatre, & quelquefois plus.

Il y en a qui ont voulu faire autant de mufcles, qu'ils voyoient de ces intervalles membraneux, parce qu'ils avoient remarqué qu'il entroit plufieurs nerfs dans ce mufcle ; mais cela doit d'autant moins furprendre, que ce mufcle eft long, & qu'il fait une action tres-forte, à laquelle un feul petit nerf n'auroit pas été fuffifant.

Quelques Auteurs ont rapporté que l'homme avoit plus de ces énervations au deffus du nombril qu'au deffous, parce qu'étant gourmand, & débauché, fon eftomac avoit plus befoin de s'étendre, & que la femme au contraire en avoit davantage au deffous, à caufe que ce mufcle étoit obligé de s'étendre dans cet endroit dans le temps de la groffeffe ; mais cette obfervation ne fe trouve pas, puifque les hommes & les femmes en ont également par tout.

Pour bien connoître à quoy fervent ces énervations, il faut fçavoir que tout mufcle, en agiffant, se racourcit, & qu'en se racourcissant, il se gonfle dans son milieu plus ou moins, selon que ses fibres sont plus ou moins longues. Or il est certain que si les fibres du muscle droit eussent été d'une extremité à l'autre, sans être entrecoupés par ces intervales membraneux, le gonflement de ce muscle eut été si grand dans sa partie moyenne, qu'il auroit meurtri les parties contenuës, au lieu de leur aider à l'expulsion des excremens par une compression égale & douce. Ce qui ne se peut faire que par ces entre-nœuds, qui coupans ce muscle en quatre, font qu'au lieu d'une tumeur il s'en fait quatre, lesquelles compriment également le bas ventre, & facilitent la sortie des superfluités des intestins, & de la vessie.

Ce n'est pas seulement sur l'usage de ces énervations qu'on n'est pas du sentiment de beaucoup d'autres ; mais encore sur celuy des veines mammaires, & épigastriques, plusieurs ayant crû qu'une des branches de la veine mammaire, que l'on trouve sous ce muscle, lors qu'on le retourne, s'abbouchoit avec la veine épigastrique ; que cette communication faisoit la grande simpathie qu'il y a entre les mammelles & la matrice, & que c'étoit le chemin par où le lait aux femmes accouchées se vuidoit par la matrice : mais la circulation nous fait connoître que ces veines n'ont point d'autre usage que ceux de toutes celles du corps, qui est de reporter le sang au cœur : car on a essayé en seringuant des liqueurs dans l'une & l'autre de ces veines, d'en faire passer, sans avoir jamais pû y réüssir, ce qui nous fait voir que cette belle anastomose qui a fait tant de bruit, n'est qu'une pure chimere.

Les Muscles piramidaux sont ainsi nommés à cause de leur figure piramidale, ils sont couchés

ſur les tendons inferieurs des muſcles droits, c'eſt
ce qui a fait croire à quelques uns, qu'ils en fai-
ſoient partie ; mais ce ſont deux muſcles diſtincts
& ſeparés des autres ; on ne trouve quelquefois
ni l'un ni l'autre, & plus rarement encore le gauche que le droit.

Ils prennent leur *origine* par un principe charnu
& fort étroit de la partie ſuperieure & exterieure
de l'os pubis, & montant en haut, ils s'étrecif-
ſent peu à peu, & vont ſe terminer par une pointe à la ligne blanche trois ou quatre doigts au deſſous de l'os pubis, & quelquefois juſqu'au nombril.

Fallope & Riolan leur donnent pluſieurs uſages.
Ils prétendent qu'ils fortifient les tendons des
muſcles droits ; qu'ils ſervent à l'excretion de l'u-
rine, & qu'ils contribuent à l'érection de la verge; mais ce ne ſont pas là leurs veritables uſages,
on croit au contraire qu'ils ſervent à élever le peritoine, & à empêcher que la region de la veſſie
où ils s'inſerent, ne ſoit preſſée, & que l'on ne
ſoit obligé de piſſer tout auſſi ſouvent que les autres muſcles compriment les parties internes. Ces
deux muſcles ſont tres-petits, & ils ne ſont jamais
égaux; celuy qui eſt plus long que l'autre, s'inſere
un travers de doigt au deſſus ; ce qui contribuë
encore à perſuader qu'ils élevent le peritoine en
cet endroit, qui ne comprimant pas la veſſie, la
rend capable de contenir une plus grande quantité d'urine qu'elle ne feroit.

Les uſages
de tous les
muſcles de
l'Abdomen.
　　Tous ces Muſcles, excepté les Pyramidaux, ſervent à comprimer également les parties contenuës
dans l'abdomen, lors qu'ils agiſſent enſemble, &
qu'ils ſont aidés par le diaphragme, & par conſequent à chaſſer, & à pouſſer dehors toutes les ſu-
perfluités du corps : car quoique chaque partie

fit une difpofition naturelle, pour mettre dehors
ce qui l'incommode ; que les inteftins pouffent
les matieres par leur mouvement vermiculaire,
que la veffie laiffe échaper l'urine avec facilité,
& que la matrice s'ouvre pour laiffer fortir l'enfant, neanmoins toutes ces parties ont befoin d'ê-
tre aidées par les mufcles, qui pour cet effet font
plufieurs fitués diverfement, & dont les fibres ont
auffi differentes figures. Quoy qu'ils foient deftinés pour le bas ventre, ils fervent encore au thorax dans de grands cris, dans la toux, & dans la
violente expiration.

La Ligne blanche a la fermeté de tendon, & elle
eft compofée du concours des extremités des aponeurofes des mufcles de l'abdomen, fçavoir des
defcendans, des afcendans, des traverfaux, &
des pyramidaux. On la nomme *Ligne*, parce
qu'elle eft droite & *blanche*, parce qu'elle n'a
point de chair. Elle s'étend par le milieu de l'abdomen, & par le nombril depuis le cartilage xiphoide jufqu'à l'os pubis.

Elle eft plus large au deffus du nombril qu'au
deffous, & elle divife les mufcles du côté droit,
d'avec ceux du côté gauche.

Souvent aux femmes groffes elle paroît un peu
livide, & l'on a vû quelquefois qu'elle a gardé
cette couleur jufqu'au troifiéme mois d'après l'a-
couchement.

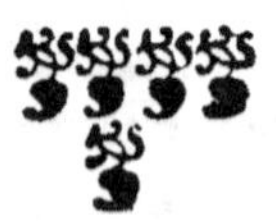

CHAPITRE III.

Des Maladies des Muscles de l'Abdomen.

Les mala-
dies des
muscles de
l'Abdomen.
L'inflam-
mation.

LEs Maladies plus confiderables des mufcles de l'abdomen, font l'Inflammation, la Convulfion, les Playes, & la Fiftule.

L'Inflammation eft caufée par un fang chaud & rempli d'acide, qui fortant des veines épigaftriques, fe répand dans les inteftices, ou dans la fubftance même des mufcles, où il fe coagule, & fe corrompt enfin.

Ses fignes.

Cette Inflammation eft diftinguée de celle du foye. 1. En ce que la tumeur, la rougeur, & la douleur font plus exterieures, & plus apparentes. 2. En ce que les fimptomes font beaucoup moindres : car on n'y remarque pas comme dans celle du foye une fi grande fiévre, un vifage fi enflammé, une langue fi feche, un pous fi vîte, & fi frequent, une urine fi échauffée, ni un fi grand abbatement de forces.

Cette Inflammation n'eft pas fi dangereufe que celle du foye, parce que la partie qu'elle occupe eft moins confiderable, & n'eft pas abfolument neceffaire à la vie. On doit neanmoins prendre garde, fi elle fe termine en abcés, de l'ouvrir au plûtôt, afin d'empêcher que le trop long fejour du pus n'y caufe la gangrenne, ou ne corrompe même les parties internes, s'il venoit à fe percer en dedans.

Les fignes
qu'elle de-
genere en
abcés.

Les Signes que l'abcés fe forme, font une grande douleur à la partie, une inflammation, un battement, & la tumeur augmente peu à peu. Quand

Ie pus eſt fait, le battement & la douleur ceſſent,
la tumeur eſt plus molle que dans le commencement, où il y a toûjours une tenſion, & devient
blanche en quelques endroits.

La Convulſion & Tremblement qu'on appelle
Spaſmotromos, eſt cauſée par les vapeurs qui s'élevent des impuretés bilieuſes, & acides amaſſées
dans le foye, la ratte, & autres parties qui ſont
dedans le haut du bas ventre.

On la reconnoît par la tenſion des muſcles, qui
s'étend même juſqu'à ceux du thorax, par la difficulté de reſpirer, par l'alienation d'eſprit qui dure
pendant la rigueur du paroxiſme, & par l'excretion involontaire de la ſemence qui arrive quelquefois.

Les Playes des muſcles de l'abdomen ont pour
cauſe toutes les violences exterieures, comme les
inſtrumens tranchans, un coup de mouſquet, de
piſtolet.

On connoît qu'elles pénetrent la capacité du
ventre, ou non par la ſonde & par la bougie.

Celles qui ſont à la ligne blanche ſont difficiles
à guerir, parce que cet endroit eſt membraneux,
elles font auſſi beaucoup de douleur.

La Fiſtule ſuccede ordinairement aux playes
penetrantes du bas ventre, c'eſt un ulcere profond
& caverneux, duquel ſort une ſanie purulente.

Elle eſt reconnuë par les duretés de la peau, &
par la matiere putride qui en découle.

Quant au Prognoſtic, elle eſt tres-difficile à guerir, parce qu'elle eſt entretenuë par les humidités
continuelles du bas ventre qui s'y déchargent, même d'une partie par elle.

La convul-
ſion, &
tremble-
ment.

Ses ſignes.

Les playes.

La fiſtule.

Ses ſignes.

Son Pro-
gnoſtic.

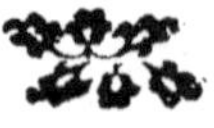

CHAPITRE IV.

Du Peritoine, & de l'Umbilic.

Ce que c'est que le Peritoine,

LE *Peritoine* est une Membrane fort deliée, & dure, semblable à une grande toile d'araïgnée, enveloppant, & contenant toutes les parties du ventre inferieur. Ce mot, selon *Hippocrate & Galien*, vient de *Periteinomai Circumtendor*, parce qu'il est étendu à l'entour de toutes les parties qui sont entre le diaphragme, & les cuisses.

Sa figure

Sa Figure approche de l'ovalle : car elle est ronde, mais un peu plus longue que large ; en un mot elle a la même figure, & la même grandeur que le bas ventre qu'elle tapisse par tout : Elle est fibreuse par dehors, afin de s'attacher plus fortement aux muscles, & elle est par dedans comme enduite d'une humidité aqueuse, afin que les visceres reposent plus doucement dans sa capacité.

Son origine

Elle a son origine de la semence en la matrice, & est fort adherente aux trois vertebres superieures des lombes, selon les *Anciens*; mais les *Modernes* font voir qu'elle n'y est pas attachée.

Les Anatomistes sont beaucoup partagés sur l'origine de cette membrane. *Vesalius* veut que ce soit des ligamens des lombes, & qui joignent l'os sacrum avec les os des iles. *Archange* soûtient que c'est des membranes du cerveau, c'est à sçavoir, que vers la premiere & seconde vertebre des lombes, il sort des nerfs de la moële de l'épine, & qu'ensuite il s'assemble là d'autres nerfs, qui font avec quelques arteres comme un certain corps ou

faiſceau , duquel s’étendant enfin plus au large ,
naît le peritoine. *Fallope* & *Dulaurent* aſſurent
qu’il tire ſon origine de ce grand entrelaſſement
de nerfs qui viennent du meſentere.

Sylvius remarque qu’il eſt plus fort & plus épais
aux hommes depuis le cartilage xiphoide juſqu’au
nombril , & aux femmes au contraire , depuis le
nombril juſqu’au penil , afin que cette membrane
puiſſe prêter , & s’étendre autant qu’il eſt beſoin ,
pour l’accroiſſement du fœtus en la matrice ; &
aux hommes , pour obéïr à la diſtenſion du ventricule , quand ils font de grands excés de boire
& de manger : mais *Spigelius* aſſure, que ſoit dans
les hommes , ſoit dans les femmes , il eſt toûjours
tres-épais en ſa partie d’enbas , & jamais en celle
d’en haut. Ce qu’il croit avoir été ainſi ſagement
inſtitué par la Nature , par la raiſon , qu’il a grande diſpoſition à ſe rompre en cet endroit-là, dautant que ſoit que l’on ſoit aſſis , ſoit que l’on ſe
tienne debout, ſoit que l’on marche , les viſceres
ſe portent toûjours vers le bas , & afin qu’il pût
en ſoûtenir le poids ſans danger , il a fallu neceſſairement qu’il fût en cet endroit-là plus épais &
plus ſolide qu’ailleurs.

Selon les Anciens , le peritoine eſt fait d’une
double membrane , dans la doublure de laquelle
paſſent les vaiſſeaux umbilicaux qui ſont la veine ,
les deux arteres, & l’ovraque : mais ſelon les *Mo-*
dernes , le peritoine n’a point de duplicature ; &
bien-loin de prendre ſon origine des vertebres
des lombes , il n’y eſt pas ſeulement attaché. Ce
que l’on peut voir par la deſcription de ſa route ,
qui eſt de contenir les viſceres du bas ventre comme un ſimple ſac , en s’attachant par devant aux
muſcles , par en haut au diaphragme , par en bas
au pubis, & paſſant par deſſus la veſſie & le rectum

EXPLICATION DE LA FIGURE II.

Qui represente aussi une partie des Muscles de l'Abdomen, les Veines, & les Arteres mammaires, & épigastriques avec leurs anastomoses, & une partie du Peritoine avec ses allongemens jusques dans le Scrotum.

A Le Muscle transversal.
a a a Son Principe.
b b Une Portion de son Tendon.
B Le Muscle droit de l'Abdomen.
c Son Principe.
d d d Ses Aponeuroses nerveuses.
e Sa Fin, ou Insertion.
C La Face posterieure de l'autre Muscle droit, dans laquelle on voit la Veine & l'Artere Mammaire qui descendent. *d.*
e La Veine, & l'Artere épigastriques ascendantes.
f L'Anastomose des Veines.
g g Le Peritoine separé des Muscles.
D D Les Muscles Piramidaux.
E E Les Allongemens du Peritoine qui descendent dans le Scrotum.

---

aux hommes, & par dessus la matrice aux femmes, en couvrant les vaisseaux spermatiques, & les deferens, sans pourtant les envelopper dans le mâle. Il passe enfin par dessus les muscles iliaques & psoas, & par dessus l'aorte, & la veine-cave, en couvrant de tous côtés les reins, où il forme cette membrane, qu'on nomme adipeuse, à cause qu'elle a beaucoup de graisses.

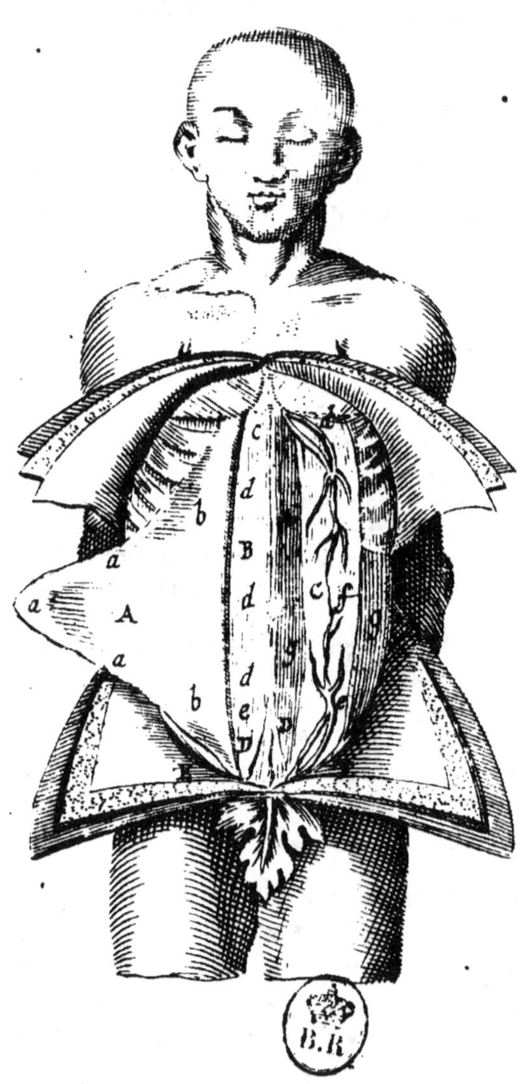
c
d
b
d
B
a
d
c f
a
A
g
a
g
b
d
e

Sa substan-ce.   *Elle est membraneuse,* tres-forte, & déliée , membraneuse pour s'étendre quand le ventre vient à s'enfler , tres-forte, afin qu'elle ne se déchire , quand elle souffre une violente distension , & déliée , afin de ne point presser les parties.

Ses fibres.   *Cette Membrane* a des *Fibres* de toutes sortes , qui luy ont été données pour la rendre plus forte, & afin qu'elle s'étende plus facilement ; elle reçoit ses *Nerfs* , qui sont tres-petits , des vertebres du thorax , & des lombes , ses *Arteres* viennent des phreniques , des mammaires , & des épigastriques, & ses *Veines* reportent le superflu de sa nourriture aux veines phreniques & épigastriques.

Ses trous.   *Elle est trouée* par haut , par devant , & par bas ; par le haut , où elle est adherente au diaphragme ; elle est percée au côté droit pour la veine-cave ascendante ; au côté gauche pour l'œsophage , & la grosse artere descendante , par devant pour les vaisseaux umbilicaux. Ce trou est fermé aux adultes , & s'il est ouvert , il fait une espece d'*Hernie* , ou *Descente* qu'on appelle *Omphalocele* , hernie de l'Umbilic ; elle est pareillement trouée & percée par le bas au fondement , au col de la matrice , & par les endroits que les vaisseaux spermatiques descendent , & que les éjaculatoires remontent : *Galien* dit que ce sont plûtôt des productions , que des trous. Or il faut observer que ces *Productions* ou *Allongemens* , outre les trous dont nous avons parlé cy-dessus , sont deux , un de chaque côté , qui conduisent les vaisseaux spermatiques aux testicules , il ne couvre dans la femme que jusqu'à moitié chemin , les ligamens ronds ; il est encore necessaire d'observer , que lorsque ces productions sont parvenuës aux testicules , elles s'élargissent pour les envelopper , & pour former leur deuxiéme tunique propre , qui est l'*Elytroi-*

de ou *Vaginale*, c'est-à-dire, qui ressemble à une guaine, les renfermant comme un étuy.

Hippocrate enseigne que l'artere descendante, la veine-cave ascendante, & l'œsophage, sont tellement attachés au diaphragme, qu'étant enflammé, les hypochondres sont attirés en dedans.

Les Usages du peritoine sont 1. De contenir comme un sac, & d'allier comme une membrane toutes les parties du ventre inferieur, afin que chacune demeure en sa place. 2. De leur donner des tuniques particulieres, afin de les défendre, & de les separer les unes des autres. 3. D'expulser les excremens & les vents, en pressant les boyaux par dessus, comme on pourroit faire avec les mains pour en hâter la sortie. 4. Afin qu'étant resserré, les intestins & le ventricule environnent & cuisent plus promptement les alimens, & empêcher par ce moyen qu'ils ne s'enflent par les vents, à cause de la crudité ou de quelque autre legere occasion.

Le Nombril est un nœud formé de la réünion des vaisseaux umbilicaux, que l'on coupe à l'enfant aussi-tôt qu'il est né ; on l'appelle aussi *Umbilic*, du mot Latin *Umbo*, qui signifie milieu ; parce qu'il n'est pas seulement placé au milieu du ventre ; mais encore au milieu du corps ; cela est si vray que si on étend les deux bras, & que l'on écarte les jambes, on trouvera que ces quatre extremités font un cercle.

Il faut considerer l'umbilic ou à l'enfant, ou à l'homme parfait ; à l'enfant, c'est un cordon de la longueur d'une aulne, ou environ, qui va de l'arriere-faix jusqu'au ventre de l'enfant, & qui renferme alors quatre vaisseaux qui sont une veine, deux arteres, & l'ovraque.

Ce Cordon sert à conduire ces vaisseaux qui auroient été trop foibles d'eux-mêmes pour faire ce long chemin, & pour pouvoir resister aux mouvemens de l'enfant. Sa longueur est utile à l'enfant, afin qu'il puisse se remuer commodément dans la matrice, & que l'enfant & l'arriere-faix puissent sortir l'un aprés l'autre. Aussi-tôt que l'enfant est né, l'on fait une ligature à ce cordon deux travers de doigts proche le ventre de l'enfant, & on le coupe au dessus de la ligature, ensuite la nature separe ce qui en reste, de maniere qu'il n'en demeure plus qu'un nœud.

Les quatre vaisseaux.   *Les quatre vaisseaux* qu'on appelle umbilicaux, y sont attachés ; l'un, qui est la veine, monte en haut, & les trois autres, sçavoir les arteres, & l'ovraque, en bas. Ces vaisseaux sont conduits du nombril jusqu'à leur insertion. La veine va s'inserer par la scissure du foye à la veine porte. Les deux arteres vont, ou plûtôt viennent des iliaques, & l'ovraque qui est au milieu, va s'attacher au fond de la vessie.

Leurs usages.   *Leurs usages*, selon les *Anciens*, est à la veine de servir de ligament au foye, aux arteres d'appuyer la vessie, & à l'ovraque de servir de conduit, pour vuider l'urine de l'enfant dans les membranes. Le sentiment des *Modernes* sur les usages de ces vaisseaux, est different de celuy des Anciens, nous les expliquerons en parlant du fœtus.

CHAPITRE V.

Des Maladies du Peritoine, & de l'Umbilic.

LEs *principales* maladies du Peritoine font les Hernies ou Defcentes, qui font prefque toûjours caufées par la dilatation de cette partie, & rarement par le dechirement, comme l'ont crû la plûpart des Auteurs: car le peritoine, qui eft une membrane épaiffe, humide & molle, peut plus facilement fe dilater, que fe rompre, comme on le voit manifeftement dans une veffie moüillée, qui peut bien plûtôt s'étendre; que fe déchirer. C'eft donc par la dilatation du peritoine que fe forment les hernies; de forte que le peritoine fe relâchant entre les anneaux des mufcles, forme une poche qui s'allonge plus ou moins, fuivant que l'impulfion des parties a été plus ou moins forte. Ce fac fe gliffe le long des productions du peritoine, qui font formées par fa membrane exterieure, & non point dans les productions qui enveloppent les vaiffeaux fpermatiques, comme on a toûjours dit. Lorfque le peritoine fe relâche à l'umbilic, il fe fait un exomphale.

On voit donc que les caufes des hernies font tout ce qui peut donner occafion au peritoine de fe relâcher, comme par exemple, toutes les violences externes, de courrir la pofte, de fauter &c. Dans les enfans les defcentes font le plus fouvent caufées par leurs cris continuels, & auffi parce qu'ils ont les parties plus molles , & plus capables de se relâcher. Enfin les causes internes des descentes viennent des obstructions du peritoine , qui font que les petits tuyaux de cette membrane se relâchent. C'est pourquoy le peritoine au moindre effort peut s'allonger. Les personnes qui ont beaucoup de limphe , ou qui mangent de l'huile , comme certains Religieux , sont aussi plus sujets aux descentes , parce que ces parties membraneuses sont plus en état de prêter , & de s'étendre à cause que le suc nourricier est huileux.

Leurs signes   *Les Hernies* se connoissent à la veuë & au toucher, on voit une grosse tumeur à l'aine qui cede aux doigts , lors qu'on la comprime , mais elle reprend d'abord sa même grosseur. Tantôt cette tumeur est molle , tantôt elle est dure. On l'appelle Epiplocele , quand il n'y a que l'épiploon qui la cause , & *Enterocele* , quand ce sont les intestins. L'épiploon & les intestins ne s'arrêtent pas toûjours dans l'aine , mais ils descendent plus bas dans le scrotum , où ils font quelquefois une tumeur grosse comme la tête , & où la couleur de la peau n'est point changée. Dans toutes ces especes d'hernies , il n'y a quelquefois point de douleur ; mais aussi quelquefois l'on sent une douleur piquante à l'aine , sur tout quand la hernie commence. Dans les grandes hernies le ventre est toûjours paresseux , & souvent il arrive un *Miserere* , principalement lorsque les intestins sont étranglés par les anneaux des muscles , de sorte que les excremens ne pouvant passer par en bas , ils remontent en haut , & sortent par la bouche ; d'où s'ensuit la lividité & la mortification des parties , qu'on connoit par la privation de la douleur.

Leur Prognostic.   *Pour le Prognostic des Hernies* , si les intestins ont

ont resté long-temps dans la tumeur, & qu'ils soient fort étranglés par les anneaux des muscles, & qu'on ne puisse les faire rentrer, le malade est en danger de sa vie. Plus la tumeur est grosse, dure & douloureuse, plus il est difficile de faire rentrer les parties tombées. S'il arrive de grands vomissemens, une suppression d'excremens, des convulsions, on doit beaucoup apprehender pour la vie du malade, parce qu'on ne sçauroit reduire les intestins. Dans les vieillards les hernies sont tres-difficiles à guerir; mais dans les enfans de huit ou neuf ans, & dans les jeunes gens un bandage bien fait les guerit.

Quelquefois il se glisse dans la duplicature du peritoine des serosités âcres & mordicantes, & y excitent une *Colique bâtarde*, qu'on distingue de la vraye, en ce que la douleur paroît plûtôt être en la surface que vers le fond du ventre. Elle s'étend souvent jusqu'au diaphragme, à cause que cette membrane est continuë jusqu'en ce lieu, & ce mal est alors beaucoup plus dangereux.

Il arrive aussi que ces serosités tombent dans le scrotum, & y engendrent la maladie que l'on appelle *Hydrocele*, ce qui se fait à cause que les allonges ou productions du peritoine vont jusqu'aux testicules.

Quelquefois la serosité est contenuë entre les membranes propres du testicule, ou bien elle est renfermée dans un kiste. Quelquefois aussi elle est en partie dans le scrotum, & d'autres fois dans une membrane particuliere attachée au scrotum, ce qui fait une double hydrocele.

L'Hydrocele qui n'est pas une suite de l'ascite, vient ordinairement de la lenteur du mouvement du sang, ou de sa dissolution.

Les Chûtes & les contusions peuvent aussi contribuer à sa formation , parce que le sang s'arrêtant, & croupissant dans ces parties , il donne lieu à la serosité de s'en separer.

On pourroit encore conjecturer que les differentes circonvolutions des veines spermatiques en peuvent aussi être la cause , parce que ces differens détours s'opposent en quelque maniere à la prompte circulation du sang, ce qui donne le tems à la serosité de se separer du sang , & de suinter dans les bourses.

Les Signes de l'hydrocele sont l'enflure , la tension , & la pesanteur des bourses , & la transparence des eaux.

Le Nombril peche souvent en conformation , comme lors qu'il n'est pas exactement placé au milieu du ventre , & qu'il se retire en haut , ce qui est cause , selon la remarque de *Riolan* , que la veine umbilicale étant trop courte , & ne pouvant bien suspendre le foye , ce viscere vient à s'affaisser , & à comprimer les autres parties du bas ventre , d'où il arrive quantité d'incommodités fâcheuses.

Quelquefois on a vû la veine umbilicale s'ouvrir , & jetter quantité de sang, & même de matiere purulente qui venoit du foye par la cavité de ce vaisseau , qui n'étoit pas devenu tout-à-fait solide , comme cela arrive ordinairement aprés la naissance. On a aussi trouvé des pierres dans l'umbilic , & même des vers aux petits enfans, ce qu'on peut reconnoître en appliquant sur le nombril un petit poisson, ou quelque autre chose semblable , & si aprés dix ou douze heures on le trouve rongé, on peut s'assurer qu'il y a un ver dans la veine umbilicale , ou dans quelqu'un des autres vaisseaux.

Quelquefois les vaisseaux du nombril souffrent

folution de continuité, laquelle de foy n'eſt point
mortelle, ſelon la remarque de *Riolan*, qui a vû
en pluſieurs femmes les trois vaiſſeaux umbilicaux entierement coupés, enſuite des efforts de
l'enfantement, ſans que pour cela elles en fuſſent
incommodées, d'autant que la veſſie demeuroit
aſſés ſuſpenduë par la duplication du peritoine qui
la contient, & l'enferme.

vaiſſeaux du nombril.

Enfin le nombril ſouffre inflammation, principalement dans les petits enfans, ce qui vient de
ce qu'on ne l'a pas bien lié, ou des efforts qu'ils
font en pleurant, ou d'un tranſport de feroſité
qui s'y fait par l'uraque pendant que ſa cavité ſubſiſte encore, laquelle feroſité cauſant de la diſtenſion & de la douleur, y attire quantité de ſang
qui forme l'inflammation.

L'inflam-mation.

On la reconnoît par la dureté, par la rougeur,
par la chaleur & par la pulſation de la tumeur, &
on remarque qu'elle eſt tres-dangereuſe, principalement ſi elle ſe termine en abcés, & que cet
abcés s'ouvre, & donne iſſuë à la matiere purulente par les inteſtins : car l'enfant en meurt bien-
tôt.

Ses ſignes.

Mais de toutes les maladies du nombril, il n'y
en a point de plus frequente & de plus ordinaire
que l'*Exomphalos*, c'eſt une relaxation ou tume-
faction du nombril faite ou d'humeurs ſereuſes,
qu'on nomme *Hidromphalos*, ou de ſang, appellé
Hiperſarcoſis. Dans la premiere la tumeur eſt molle & tranſparente ; & dans la ſeconde elle eſt dure, & de couleur livide. On remarque encore
que celle-cy peut être ſcyrrheuſe ou maligne,
dans la ſcyrrheuſe on ne ſent ni douleur, ni chaleur, & l'on ſent l'une & l'autre dans la maligne.

L'Exom-phalos.

Il s'en forme encore d'autres eſpeces, lorſque
l'épiploon & l'inteſtin tombent dans le nombril,

L'Epiplo-omphalos,

l'Entero-omphalos, & le Pneu-matomphalos.

Leurs si-gnes.

ou qu'il s'y amaſſe quantité de vents, & on les nomme *Epiploomphalos, Enteroomphalos,* & *Pneumatomphalos.*

On connoît l'Epiploomphalos par la tumeur qui eſt molle, & ſans douleur, le *Pneumatomphalos* par la même tumeur qui eſt plus molle, & plus tranſparente, & par le bruit des vents, quand on la comprime. Enfin l'*Enteroomphalos* par la tumeur moins claire & moins tranſparente que celle du *Pneumatomphalos.* On remarque que cette tumeur vient ſouvent aux enfans, lors qu'on n'a pas bien lié le nombril aprés l'Omphalatomie, ou lors qu'on a coupé trop tôt le filet.

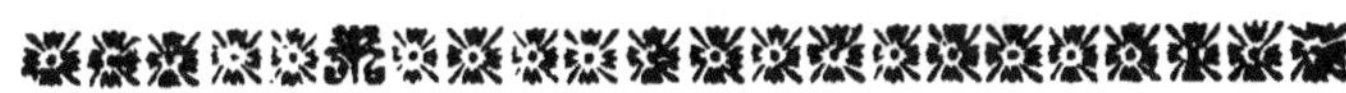

CHAPITRE VI.

De l'Epiploon.

Ethimolo-gie & defi-nition de l'Epiploon.

CE que les Grecs appellent *Epiploon*, les Latins *Omentum*, les Arabes *Zirbus*, & les François la *Coëffe* ou *Creſpine*, eſt une membrane deliée, double, & fort graiſſeuſe, contenuë au ventre inferieur, pour conſerver la chaleur des parties voiſines, & pour aider au ventricule à faire la digeſtion & la coction, elle nage ſur les boyaux ſuperieurs, & ne deſcend gueres plus bas que le nombril.

Sa figure.

Sa Figure eſt ſemblable à un rets ou filet à prendre des poiſſons, ce qui a porté *Archange* à dire, que comme le filet prend les oiſeaux ou les poiſſons ; ainſi l'épiploon prend les vapeurs adipeuſes. Il prend ſa naiſſance du meſentere ou de l'endroit du peritoine, qui couvre exterieurement le ventricule, & le colon

Il est situé sous le peritoine, & sur les boyaux ; il va même dans leurs sinuosités, & s'étend ordinairement depuis le fond du ventricule jusqu'au nombril, où il finit pour l'ordinaire : car il arrive quelquefois qu'elle descend jusqu'au bas de l'hipogastre, & même qu'il tombe aux hommes dans le scrotum, alors elle cause l'*Hernie épiplocelle*, qui se forme plus souvent du côté gauche, que du droit, parce que l'épiploon descend ordinairement de ce côté-là. Et lorsque cette membrane se glisse aux femmes entre la matrice & la vessie, elle presse l'orifice de l'uterus, & empêche par ce moyen la generation, selon que l'a remarqué *Hippocrate*. Sa *Pesanteur* est ordinairement de demie livre, quoique *Vesale* rapporte qu'il en a vû un de cinq livres.

Sa *Substance* est adipeuse & spermatique, & composée de membranes, de vaisseaux, de glandes, & de graisse.

Ses Membranes sont au nombre de deux, éloignées l'une de l'autre, & entretissuës de plusieurs éminences ou canelures, en maniere de petites fibres ou fibrilles filamenteuses tres-delicates ; l'exterieure ou anterieure est attachée au fond du ventricule à la partie concave de la ratte, & quelquefois aussi au lobe rond du foye, & l'interne & posterieure à l'intestin colon, & au dos, auquel elle est fortement attachée.

Ses Vaisseaux qui sont en assez grand nombre se répandent par toute sa substance en forme de rets, il reçoit de petits nerfs du rameau intercostal de la huitiéme paire, il a plusieurs arteres qui viennent de la celiaque, & plusieurs veines qui vont se rendre dans la porte ; l'on y trouve aussi une grande quantité de petites glandes qui n'y sont pas sans quelque utilité particuliere.

T iij

Sa situation

Sa Substance.

Ses vaisseaux.

EXPLICATION DE LA FIGURE III.

Qui represente la Situation des Intestins, & de l'Epiploon, & les Vaisseaux Umbilicaux.

A A Les Tegumens de l'Abdomen levez & renversez.
B Le Cartilage Xiphoïde.
C C La Partie gibeuse du Foye.
D D Le Ventricule.
E E Une Partie de l'Intestin Colon sous le Ventricule.
F F F F La Membrane superieure de l'Epiploon adherante au
    fond du Ventricule.
G L'Umbilic.
H H La Veine umbilicale.
I I Les deux Arteres umbilicales.
K L'Uraque.
a a a Les Vaisseaux Gastrepiploïques répandus par l'Epiploon
    & le Ventricule.
M M Les Intestins.

Il y a encore de *petits vaisseaux graisseux*, qui se terminent en des globules qui servent de canaux à la graisse que l'on y voit, laquelle se fond souvent à ceux qui ont la fiévre hectique. Enfin on y trouve une infinité de veines limphatiques, qui par leur rupture causent une hydropisie dans cette cavité, laquelle ne se guerit que par la ponction.

L'Epiploon se corrompt facilement, lors qu'il est alteré par l'air ; c'est pourquoy dans les blessures du bas ventre on est obligé d'en couper la partie qui est sortie dehors. Il y a aussi des maladies qui le gâtent, & qui le corrompent : comme il est aisé de l'observer aux scorbutiques, aux phtisiques, aux hypochondriaques, & à quelques autres.

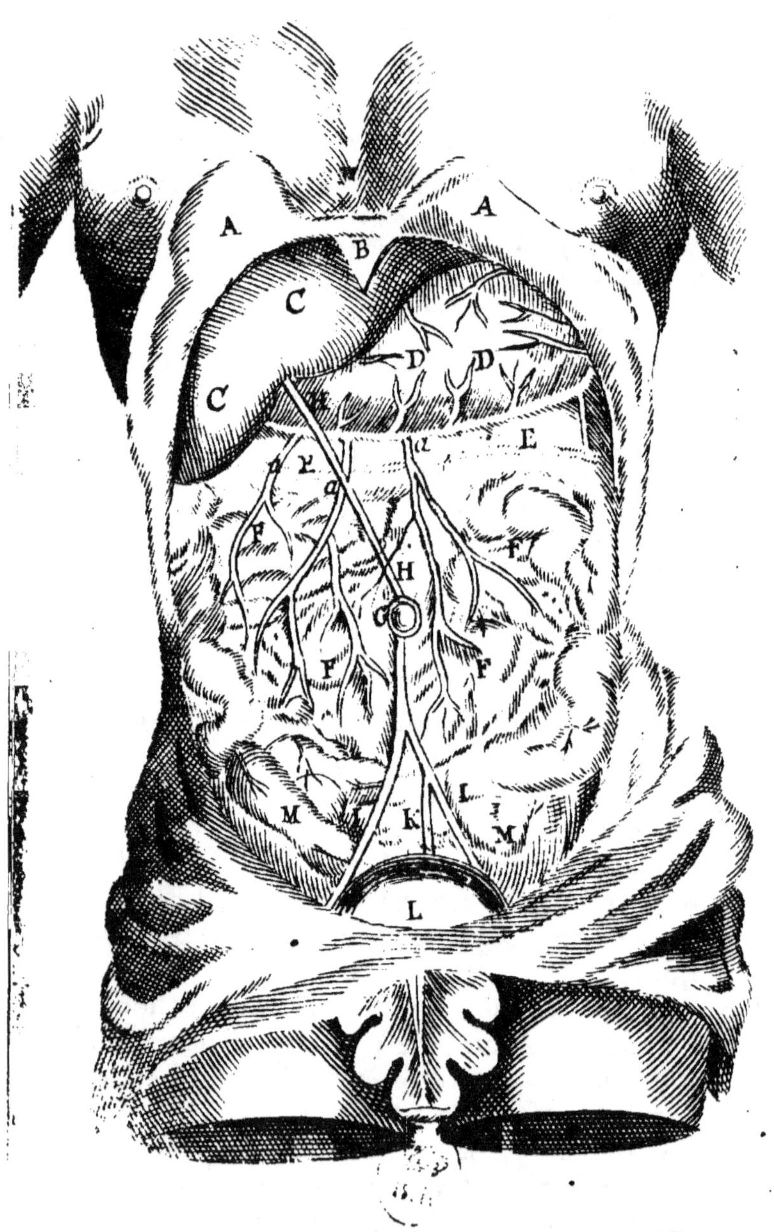
A
A
B
C
D
D
C
E
F
F
H
G
F
F
M
M
K
L
M
L

*Sa tempe-
rature.*

Sa Temperature en ceux qui sont maigres, est froide & seche, parce qu'ils n'ont point de graisse; mais en ceux qui sont fort gras, il est chaud & humide, à cause de la quantité de la graisse, selon *Dulaurent & Bauhin.*

Ses usages.

Ses Usages sont d'échauffer le fond du ventricule, afin de luy aider par sa chaleur à faire la digestion, & d'y exciter la fermentation des alimens, de couvrir les boyaux, & enfin de conduire le rameau splenique, & les autres vaisseaux qui vont au ventricule, au duodenum, ou au colon. *Galien* rapporte qu'un gladiateur à qui l'on avoit coupé de l'épiploon, étoit fort sensible au froid, & qu'il étoit obligé d'avoir son ventre couvert de laine. *Riolan*, & quelques-autres nous assurent au contraire que des personnes à qui on l'avoit coupé, se portoient fort bien.

❦❦❦❦❦❦❦❦❦❦❦❦❦❦❦❦❦❦

CHAPITRE VII.

Des Maladies de l'Epiploon.

*Les mala-
dies de l'E-
piploon.*

L'*Epiploon* est sujet à toutes sortes de maladies d'intemperie, de mauvaise conformation, & de solution de continuité.

*Son inflam-
mation.*

Il peut être travaillé d'*Inflammation*, & souffre quelquefois suppuration qui est tres-dangereuse, & ne réüssit gueres jamais bien, encore que l'ouverture s'en fasse assés à temps.

*Sa grosseur
excessive.*

Comme c'est le receptacle des impuretés du foye & de la ratte, il est sujet à être rempli de quantité d'ordures qui le rendent quelquefois si gros que *Vesale* en a vû un qui pesoit jusqu'à cinq livres, au lieu que naturellement il n'en pese gueres plus qu'une demie. Or il est difficile de le vui-

der, lors qu'il est ainsi rempli d'humeurs , parce
que c'est une partie qui a la vertu expultrice, aussi-
bien que la chaleur naturelle tres-foible. Quelquefois on l'a vû entierement pourri dans les longues hydropisies, & dans les dispositions scorbutiques.

Columbus l'a remarqué étroitement lié au peritoine , & aux muscles de l'épigastre, bien souvent il tombe au dessous du nombril , & même
jusqu'à l'os du penil. Quand il descend dans le
nombril , il fait l'espece d'hernie , que l'on appelle *Epiplomphalos* , dont la tumeur exterieure
est molle à l'atouchement , & presque insensible.
Lors qu'il se met entre le fond de la vessie & la
matrice, il presse l'orifice de l'uterus , & cause par
ce moyen la sterilité aux femmes ; & quand il descend dans le scrotum , il cause aux hommes l'*Epiplocele* , laquelle se fait plus souvent au côté gauche qu'au droit , parce que l'épiploon s'étend d'ordinaire vers le gauche. Il se trouve aussi souvent
sous le foye , laissant les intestins découverts. Il
ne faut pas croire que la strangulation en soit la
cause , veu qu'il se trouve en sa place dans ceux
qui ont été étranglés , & retiré hors de son siege
dans ceux qui ne l'ont pas été. L'opinion de *Spigelius* est plus probable, qui veut que les intestins
enflés par des ventosités l'en ayent chassé.

Enfin l'épiploon peut être blessé , & même tout-
à-fait coupé; & quoique *Galien* dise qu'alors la
personne a une grande foiblesse d'estomac, &
qu'il est obligé de tenir continuellement dessus de
la laine pour l'échauffer. *Riolan* ne croit pourtant
pas que cette foiblesse de l'estomac vienne de la
privation de l'épiploon, puis qu'il ne couvre point
du tout l'estomac , & qu'il ne fait que le toucher
par derriere.

Son atta-
chement.

Ses playes.

CHAPITRE VIII.

Du Ventricule, du Chyle, de la Faim, & de la Soif.

Etimologie & definition du ventricule.

LE *Ventricule*, ou *petit Ventre*, qui s'appelle en Grec *Gaſter* ou *Cœlia*, à cauſe de ſa capacité concave, eſt une partie diſſimilaire & organique, dans laquelle l'aliment pris par la bouche, ou déja préparé par la maſtication, & conduit en bas par l'œſophage eſt receu, & cuit, en ſorte que ſa portion la plus alimenteuſe étant diſſoute, eſt convertie en chyle, c'eſt-à-dire, en un ſuc blanchâtre, ſemblable à de la crême.

Sa ſituation & ſa grandeur.

Sa Situation naturelle eſt dans l'épigaſtre, immediatement ſous le diaphragme entre le foye & la ratte. Il devroit être au milieu du corps, étant une partie unique ; mais comme le foye eſt plus grand que la ratte, il le pouſſe vers l'hypochondre gauche, qu'il occupe preſque tout par ſa partie la plus ample & la plus large, il tient plus ou moins de place, ſelon qu'il eſt plus ou moins grand : car il n'eſt pas égal en tous. On dit que ceux qui vivent ſobrement l'ont mediocre, & que ceux qui ſont gourmands & yvrognes l'ont au contraire fort grand ; cela n'eſt pas toûjours vray, puis qu'on a diſſequé de grands beuveurs & de grands mangeurs, dans leſquels on l'a trouvé fort petit, mais en recompenſe deux fois plus épais que ceux des autres hommes. Les femmes l'ont pour l'ordinaire plus petit que les hommes, parce qu'elles mangent moins, & ainſi on ne peut luy donner une grandeur déterminée, d'ailleurs étant

membraneux, il peut s'étendre, & se resserrer
fort facilement ; puis qu'il peut contenir à la fois
jusqu'à trois pintes de vin ou d'eau, mesure de
Paris, & trois ou quatre livres de viande.

Sa Figure est ronde & oblongue, elle ressemble
à une cornemuse, particulierement lors qu'on y
laisse l'œsophage, & une portion de l'intestin duodenum. Il est également convexe, & rond par
devant & par derriere, il fait comme deux bosses
qui sont separées par l'épine, parce qu'il faut qu'il
s'accommode à la figure du lieu qu'il occupe. Sa
superficie externe est polie & blanchâtre, & l'interne est ridée & rougeâtre ; il est attaché en haut
au diaphragme, en bas à l'épiploon, du côté droit
au duodenum, & du gauche à la ratte.

Le Ventricule est composé de deux parties, sçavoir des similaires, & des dissimilaires. Les similaires sont quatre, les tuniques, les nerfs, les veines, & les arteres.

Il y a trois tuniques, une commune, & deux
propres. La *commune* est beaucoup plus épaisse que
les deux propres qu'elle renferme, & engendre
l'épiploon anterieur. Elle vient du peritoine couvrant du côté que l'œsophage penetre le diaphragme, le ventricule jusqu'au commencement du
boyau duodenum ; ses fibres vont d'un orifice à
l'autre, elles sont fort charnuës, afin de se pouvoir dilater à mesure que l'estomac s'emplit. C'est
elle qui soûtient, & qui renferme toutes les ramifications des vaisseaux qui rampent sur le ventricule.

La seconde qui est celle du milieu, est la premiere des tuniques propres ; elle est charnuë, afin
de mieux servir à la digestion ; elle a une infinité
de fibres droites, obliques & transverses, diversement arrangées ; les premieres vont en droite

EXPLICATION DE LA FIGURE IV.

Qui represente la Membrane inferieure de l'Epiploon, & le Mesentere, auquel sont attachés les Intestins, & les Glandes.

A A A La Membrane inferieure de l'Epiploon par laquelle est suspendu l'Intestin colon.
a a a Les Vaisseaux de l'Epiploon.
B B Une partie du Colon.
C C Le Ligament du Colon.
D D D D Le Mesentere.
E E E Les petites Glandes du Mesentere.
F La grande Glande du Mesentere, laquelle *Asellius* nomme Pancreas.
G G Les Vaisseaux du Mesentere.
H H Les Intestins grêles & gros.
I Le fond de la Vessie de l'urine.
R R Les Arteres umbilicales.
L L'Ouraque.
M L'Umbilic dissequé.

---

ligne depuis l'orifice superieur jusqu'à l'inferieur, que l'on nomme Pylore ; les autres descendent obliquement des côtés du ventricule vers le fond en sa superficie convexe, & les transverses en embrassent tout le corps de haut en bas. Toutes ces fibres servent à retrecir le ventricule de toutes parts, afin d'exprimer par ce moyen le suc des petites glandes de la troisiéme tunique, & de faire couler le chyle, & tout ce qui est contenu par le pylore dans les intestins.

La troisiéme membrane, qui est l'interieure, est toute nerveuse, & par consequent tres-sensible, & commune à l'œsophage, à la langue, au palais

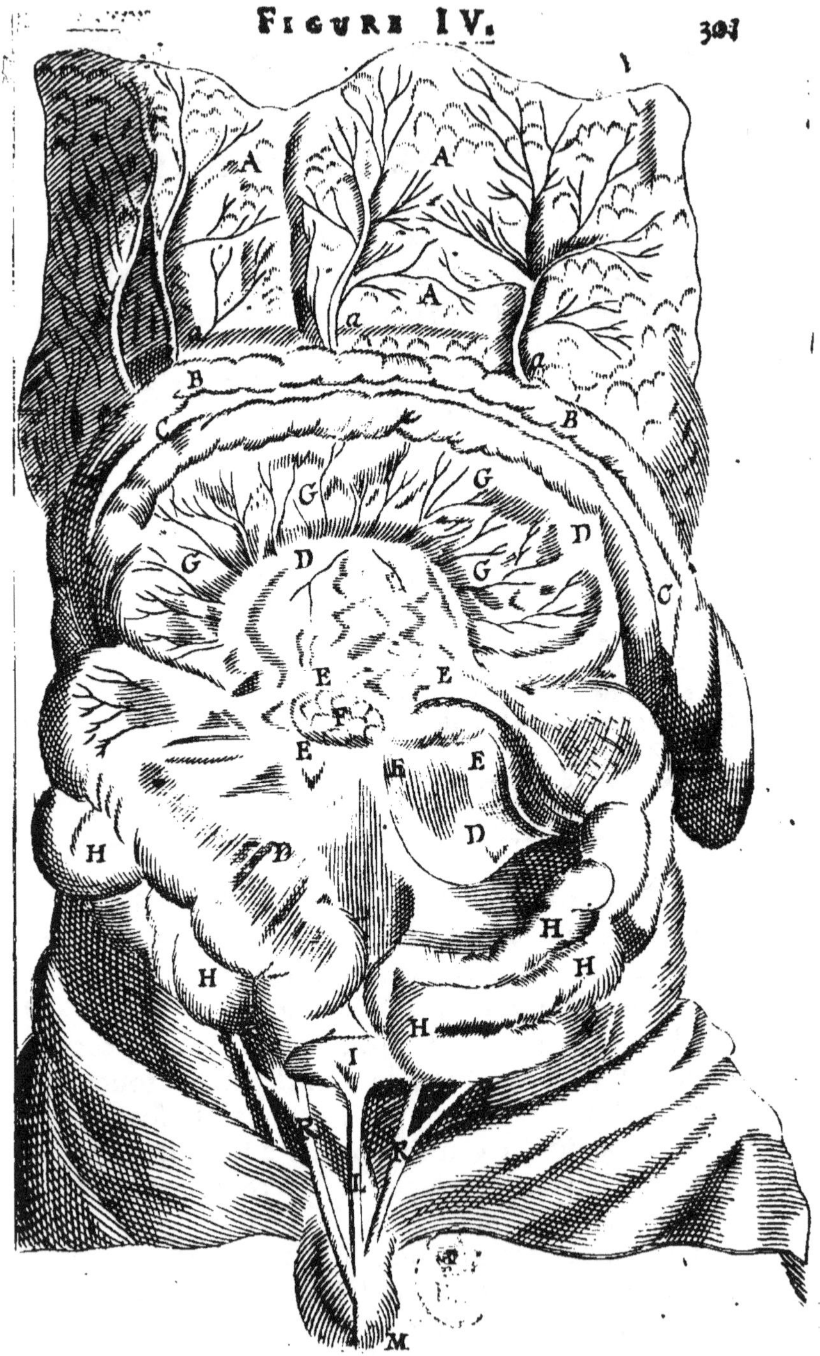
A
A
A
a
B
B
C
G
G
D
D
G
G
C
E
E
F
E
E
D
H
D
H
H
H
H
I
M

& à la bouche ; la marque de la continuité de cette tunique eft évidente par l'amertume de la bouche, quand il y a une trop grande quantité de bile autour du ventricule ; elle reçoit, & conduit tous les vaiffeaux du ventricule qui fe terminent en elle, elle eft couverte par dedans d'une croute comme veloutée qui s'engendre des excremens de la troifiéme coction, enfin on y voit quantité de plis & de replis qui la rendent plus ample que les autres, & qui empêchent que le chile ne s'échappe, & ne coule avec trop de facilité avant que d'être parfait.

Les dernieres découvertes font connoître que cette tunique eft parfemée de plufieurs petites glandes qui verfent continuellement dans l'eftomac un fuc acide qui fert de levain pour faire fermenter les alimens, & de menftruë pour les diffoudre, lequel joint au chyle refté d'un repas à l'autre dans fes rides qui s'aigrit, & picote cette tunique, excite la faim, & la fechereffe des fibres de cette membrane, caufe la foif, fuivant le fentiment des Modernes.

Les nerfs, les arteres, & les veines du ventricule.

Le Ventricule reçoit dès nerfs de la huitiéme paire, il y en a deux qui forment un plexus à l'orifice fuperieur, ce qui le rend extrêmement fenfible ; il en reçoit encore du plexus heparique & de l'intercoftal ; c'eft pourquoy il ne faut pas s'étonner fi le cerveau ayant été ébranlé, il arrive des vomiffemens, ni de ce que le ventricule étant indifpofé, tout le refte du corps s'en reffent. Il reçoit des arteres de la cœliaque, qui luy portent du fang pour fa nourriture, lequel eft enfuite reporté dans la veine-porte par les veines gaftriques & gaftrepiploïques : ces vaiffeaux nous prouvent que le ventricule eft nourri de fang, & non pas de chyle, comme quelques-uns l'ont crû.

L'on trouve au fond du ventricule un vaisseau que l'on appelle *Vas breve*, parce qu'il est fort court ; il y a plusieurs petits rameaux qui vont du fond du ventricule à la ratte, ou bien suivant l'usage que les Anciens ont voulu leur donner de la ratte au ventricule : car ils croyoient que la ratte luy envoyoit par ces vaisseaux un suc acide, qui agissant sur la membrane interieure de l'estomac, y causoit le sentiment de la faim, qu'il y arrêtoit les alimens autant de temps qu'il étoit necessaire, & que le même suc par son acidité aidoit à leur dissolution ; mais ce raisonnement se détruit, lors qu'examinant les rameaux de ce vaisseau, l'on voit qu'ils ne percent point dans l'estomac, & que ce ne sont que des branches de veines qui reportent le sang dans le rameau splenique, d'où il passe à la veine-porte.

Les Parties dissimilaires du ventricule sont trois, sçavoir ses deux orifices, & son fond.

L'Orifice superieur est au côté gauche, il est appellé par quelques-uns la bouche du ventricule, & par d'autres l'estomac. Il commence où l'œsophage finit, il est d'un sentiment tres-vif, à cause de la quantité des nerfs qui l'environnent, & l'on croit vulgairement qu'il est le siege de l'appetit naturel ; non pas que l'action de l'appetit, ou de desirer, qui est une action de l'ame, laquelle ne se fait que dans le cerveau, se fasse en luy ; mais c'est que de temps en temps il subsiste en luy une cause qui est de telle nature, que l'inquietude qu'elle produit, étant perçûe dans le cerveau, elle excite cet acte d'appetit, ou de desirer. Il est plus grand, plus gros, & plus ample que celuy qui est au côté droit, parce que c'est luy qui reçoit les alimens, & leur donne entrée, quoy qu'ils ne soient quelquefois qu'à demy mâchés. Il

Le Vas breve.

Ses parties dissimilaires.
L'Orifice superieur.

EXPLICATION DE LA FIGURE V.

Qui represente par la partie posterieure les Nerfs Stomachiques, & les Vaisseaux dispersez entre les Tuniques de l'Estomach, avec une partie de l'Oesophage, & les Orifices superieur & inferieur.

FIGURE I.

A Le Ventricule.
B L'Oesophage.
C La partie plus ample gauche du Ventricule.
D L'Orifice superieur de l'Estomac.
E F Les Nerfs de la sixiéme paire qui ouvrent l'orifice droit
　& gauche.
G Le Vaisseau gastrique qui se répand dans le fonds.
H L'Orifice inferieur du Ventricule appellé Pilore.

FIGURE II.

A L'Oesophage.
B La Bouche du Ventricule prés les Fibres motrices supe-
　rieures & obliques de l'Oesophage.
C Le Pilore avec une portion de l'Intestin Duodenum.
D D Une portion du Duodenum, dont les Fibres charnuës
　paroissent sous la Tunique exterieure.
F L'Antre du Pilore.
G G La partie superieure du Ventricule, où s'inserent les
　Vaisseaux sanguiferes, & où ils se divisent en petits ra-
　meaux.
H H H Le fond du Ventricule, où s'inserent aussi les mê-
　mes Vaisseaux.
I I I L'Insertion & la Communication mutuelle de ces vais-
　seaux.
K L. La fin droite & gauche de l'Estomac.

FIGURE

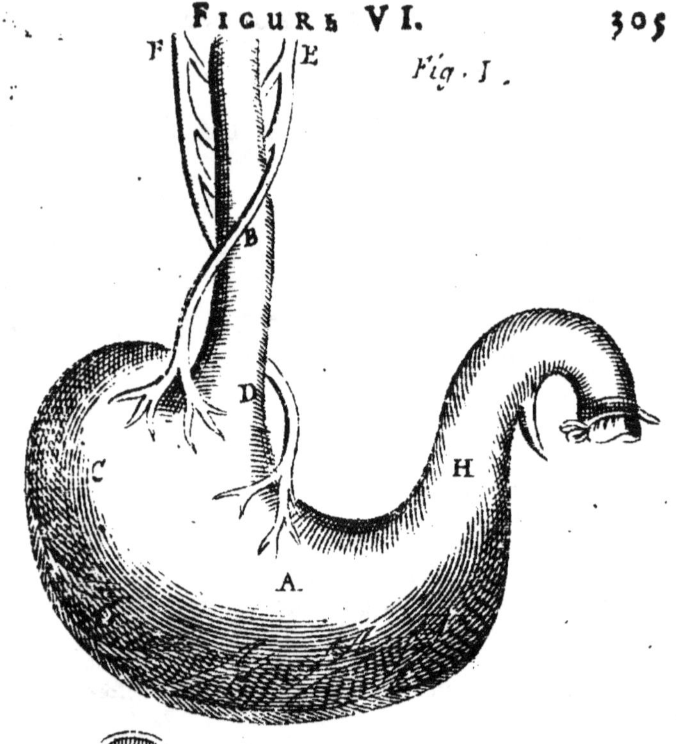

Fig. I.
F
E
B
D
C
A
H

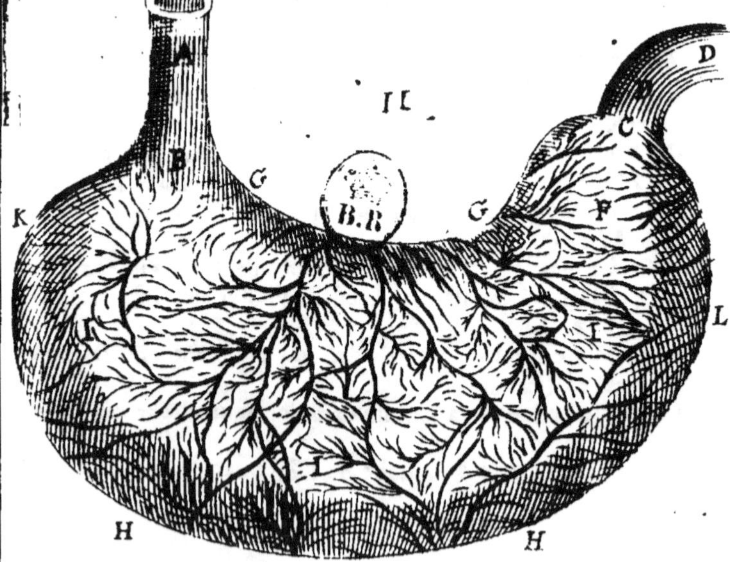

II.
A
B
G
B.B
G
C
D
K
F
L
H
H
H

est situé environ vers la onziéme vertebre du dos ,
vis-à-vis du cartilage xiphoide, & il est exactement
fermé par une infinité de fibres charnuës & circulaires dans le temps qu'il ne reçoit point d'aliment , ce qui étoit necessaire, non seulement pour
en mieux faire la coction ; mais encore pour empêcher que les alimens ne regorgeassent dans la
bouche , & que les fumées causées par la digestion
n'incommodassent.

L'Orifice inferieur. *L'Orifice inferieur* est au côté droit , il est appellé *Pylore*, c'est-à-dire, *Portier*, parce que c'est
luy qui laisse sortir les alimens du ventricule dans
les intestins, aprés qu'ils y ont été digerés , &
changés en chyle. Le passage neanmoins de ces
alimens ne se fait pas en descendant , & comme
par un chemin panchant; car cet orifice a sa situation aussi élevée que le superieur , mais en remontant , & c'est ainsi qu'ils sont poussés dans les intestins. Quoy qu'on le nomme inferieur , ce n'est
que par rapport au premier , qui est placé un peu
au dessus de luy , & non pas par rapport au fond,
puis qu'ils en sont presque également éloignés , il
est un peu recourbé sur le côté gauche vers l'épine , & quelquefois cartilagineux. Il est fort étroit,
parce qu'il est rempli de fibres transverses , & environné d'un cercle épais , comme si c'étoit un
muscle circulaire , ou un sphincter qui le fermât,
cependant son action differe de celle des sphincters de l'anus , & de la vessie , en ce qu'elles sont
volontaires,& que celle-cy est naturelle, puis qu'il
ne dépend pas de nôtre volonté , d'arrêter, ou de
laisser sortir le ventricule. On remarque au pylore
une éminence interieure qui tient lieu de valvule.

Le Fond. *Le Fond du Ventricule* est cette partie ronde ,
grande , & charnuë qui est entre les deux orifices ,
& qui panche sur le côté gauche , c'est l'endroit

où eſt le magazin du boire & du manger, & où ſe fait la fermentation & la digeſtion des alimens. Ce fond s'étend, & ſe reſſerre à proportion des ali-mens qu'il reçoit : car il embraſſe auſſi-bien une petite quantité qu'une grande. Il eſt unique, & s'il s'eſt trouvé quelquefois ſeparé en deux, cela eſt rare, & contre nature.

Quoique le ventricule ne ſoit pas une partie con-ſiderable ; mais ſeulement qui ſert aux autres, il eſt neanmoins une partie tres-noble, d'autant qu'il tient le premier lieu dans la preparation des alimens, d'où vient que le Poëte *Quintus Serenus* l'appelle avec raiſon le *Roy du corps* : car de ſa bonne conſtitution dépend la vigueur generale-ment de toutes les parties, qui perdent au con-traire leurs forces, du moment qu'il ſouffre : c'eſt pourquoy il faut conſiderer comme tres-dange-reuſes les maladies aiguës qui luy ſurviennent, & toutes ſes bleſſures ſont avec raiſon declarées mor-telles par *Hippocrate*, parce que cette partie étant membraneuſe, elles ne s'y gueriſſent que tres-dif-ficilement, même ſi elles arrivent aux environs de l'orifice ſuperieur, elles tuent le malade par des convulſions & des ſanglots continuels, cauſés par l'abondance des nerfs qui s'inſerent en cet en-droit-là. Que ſi elles arrivent dans ſa partie d'en bas, les alimens s'écoulent par la bleſſure dans la capacité de l'abdomen, où ils corrompent dans peu, en s'y corrompant eux-mêmes, les autres viſ-ceres ; cependant quoique l'uſage & la raiſon con-firme cette doctrine d'*Hippocrate*, neanmoins on a remarqué que cette regle a quelquefois receu, quoique tres rarement, des exceptions, & l'on a obſervé qu'il y a eu de temps en temps des bleſ-ſures du ventricule gueries ; *Fallope*, *Cornax*, *Ale-xandrinus*, & *Schenkius* rapportent des Hiſtoires

V ij

La nobleſſe du ventri-cule.

EXPLICATION DE LA FIGURE VI.

Qui represente par la partie posterieure le Ventricule ouvert, ses diverses Membranes, & la situation naturelle des Intestins.

A L'Oesophage.
B L'Orifice superieur de l'Estomac.
b b Le Nerf stomachique qui embrasse cet orifice.
C Le Pilore.
D D La Tunique commune du Ventricule separée.
E La premiere Tunique propre du Ventricule qui est au milieu.
F La seconde Tunique propre du Ventricule qui est la plus interieure & pleine de rugositez.
G Une portion du Duodenum.
b Le Pore cholidoque.
I I I I L'Intestin Jejunum, & Ileon avec les petits vaisseaux qui y rampent.
K L'Intestin Cœcum, ou Appendice vermiforme.
L L L L L L'Intestin Colon.
M La Valvule ouverte au commencement du Colon.
m m m Le Ligament du Colon qui contient les Cellules.
N N L'Intestin Rectum.
O Le Spincter de l'Anus.
P P Les Muscles levateurs de l'Anus.

de semblables guerisons, qu'ils disent avoir vûës.

Les calculs du ventricule.

C'est une chose assés ordinaire, & assés connuë, qu'il s'engendre des calculs dans les reins & dans la vessie, & qu'on en a quelquefois trouvé dans les poûmons, dans le foye, dans la vessicule du fiel, & en differentes autres parties; mais il est presque inoüi qu'il s'en soit formé dans le ventricule. *Bauschius*, & *Dobrezenski* neanmoins en rapportent deux exemples, le premier d'une certaine femme,

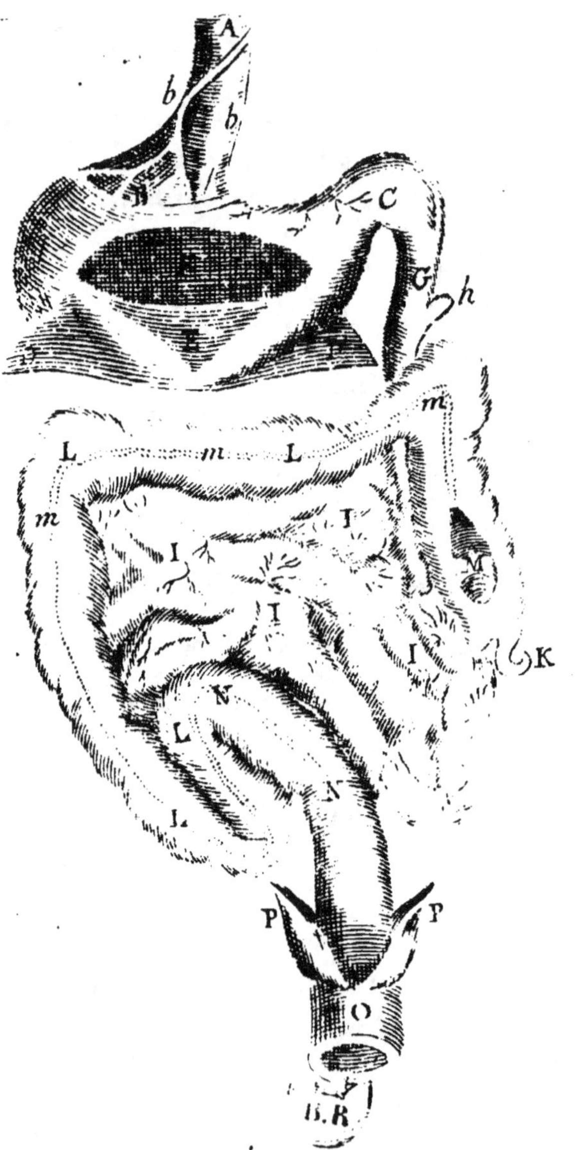
A
b
b
B
C
G h
L m L
m
m
L I I
I M
L I K
N
L N
L N
P P
O
B.R

laquelle aprés avoir souffert de longues douleurs du ventricule, rejetta par vomissement deux calculs de la grosseur d'une amande, & ensuite elle fût entierement délivrée de ses douleurs ; le second est d'un certain homme, lequel ayant été long-temps travaillé de semblables douleurs, vomit aussi une pierre assés longue & tres-dure, aprés quoy ses douleurs cesserent.

L'Action du ventricule est de recevoir les alimens, de les cuire, & de les convertir en un suc semblable à du lait, que l'on appelle chyle.

Le Chyle est une liqueur laiteuse semblable à de la créme de ptisane, tiré des alimens que l'on a pris par la preparation & par la coction qui s'en fait dans le ventricule. Cette coction se fait par le levain de l'estomac en maniere de fermentation, par laquelle les alimens sont rendus liquides, & c'est ainsi que le chyle en est tiré.

Le Chyle, selon *Svvalve*, n'est autre chose que les particules des alimens qui ont été dissoutes par la limphe du ventricule & des intestins, dont le mêlange ne fait plus qu'une liqueur qui paroît composée de petits globules, aussi transparens que du cristal, qui nagent dans une liqueur tres-claire, comme le microscope le fait voir.

Le Levain, selon *Ettmuller*, est un agent d'un volume tres-petit, subtil, penetrant, tres-mobile, spiritueux, extrêmement actif, qui altere facilement les humeurs & les esprits, moyennant l'impression d'un mouvement déterminé qu'il leur donne, & qui se multiplie en même temps. Le levain n'agit pas dans le corps comme un torrent ; mais comme une simple vapeur, ou une odeur subtile & penetrante.

La Fermentation est un mouvement intestin des petites particules qui constituent le mixte, causé

L'action du ventricule.

Ce que c'est que le chyle

Ce que c'est que levain.

Ce que c'est que fermentation.

par l'action mutuelle des sels acide & alcali, qui
sont toûjours dans chaque mixte, & qui sont dif-
soutes, pendant quoy les autres particules qui
composent le mixte sont diversement agités & mê-
langées, jusqu'à ce qu'il ensuive la derniere dissolution du mixte, ou une nouvelle alteration qui
dépend de la nouvelle union des sels, ou du moins
de leur moderation.

Il y a deux sortes de fermentations, selon *Diemerbroeck*, l'une par laquelle les particules du mixte s'agitent d'elles-mêmes, s'échauffent, & se rarefient, & enfin à raison de la dissolution des sels
qui leur servoient de lien, sont tellement separées
les unes des autres, qu'elles en deviennent plus
spiritueuses. Elles se mêlent ensuite tres-fortement
pour la plûpart, & quoy qu'elles soient spiritueuses, elles restent neanmoins ainsi mêlées en la maniere qu'on les voit dans les parties spiritueuses
du vin, lorsque par la fermentation elles ont été
agitées : car elles demeurent aprés que la fermentation est finie, mêlées avec les parties aqueuses.
La *seconde* espece de fermentation que plusieurs
appellent, non sans raison, simplement *Effervescence*, se fait lorsque le plus grand nombre des
particules acides de sel s'échauffant & boüillon-
nant avec quelque matiere aqueuse & tartareuse,
se concentrent par coagulation ; en sorte qu'elles
se separent tellement des autres particules du mixte, qu'il ne se fait plus entr'elles d'union, ni de
mêlange. Or c'est par la premiere maniere de fermentation que se fait le chyle.

Cette Fermentation se fait, lorsque par la chaleur
du ventricule, accompagnée d'un suc âcre, les
particules salines des alimens se dissolvent, se fondent, se spiritualisent, & à même temps rongent
les particules sulphureuses, & rompant ainsi par

V iiij

une espece de combat les liens étroits qui les te-
noient en union , & devenant un peu plus acides
& plus âcres , elles se répandent conjointement
avec les particules sulphureuses , avec lesquelles
elles sont en agitation , & s'élançant çà & là dans
toute la masse la plus grossiere de l'aliment , ou
ne pouvant se faire un passage pour sortir , à raison que les particules les plus épaisses de cette
masse ne sont pas encore entierement désunies ;
elles s'agitent de nouveau , & la penetrant de toutes parts par leur mouvement continuel , elles divisent ses plus petites particules entr'elles , les é-
cartent les unes des autres , & les disposent enfin
à une plus entiere separation, & à prendre une autre forme de mixte , telle qu'est la bouillie ou le
lait. Les parties qui ne peuvent pas se dissoudre
suffisamment par cette fermentation, ni être changées en forme de lait , sont les excremens , dont
la separation d'avec le suc lacté se fait dans les intestins.

Cette Coction ou fermentation est si forte, que
les alimens même les plus durs, & qui au feu de
la cuisine pourroient à peine se ramollir en cuisant
un jour entier , non seulement se ramollissent en
peu d'heures ; mais même se dissolvent si parfaitement , que leurs particules ayant perdu leur
union interne , & étant separées les unes des autres , & mêlées avec la liqueur qui se trouve dans
le ventricule , ou qui y est introduite de dehors ,
y acquierent une consistence semblable à de la
bouillie , & à peu prés comme à la crème de ptisane.

Ce que c'est que le levain du ventricule. *Le Levain* de l'estomac , selon *Ettmuller* , est un
suc acide , volatile , & spiritueux , ou salin & ar-
moniacal , qui lors qu'il est dans l'état naturel ,
incise , penetre , & dissout l'aliment apres qu'il a

été mâché, empreigné de la salive, & plus ou moins delayé par la boisson, y produit le mouvement intestin ou fermentatif, moyennant quoy l'aliment est volatilisé, reçoit la tissure & la qualité propre & specifique à tel sujet, & le caractere de vie special, qui fait qu'un tel chyle est convenable à tel sujet, & sans quoy le chyle n'est ni propre à s'assimiler avec le sang, ni à faire une bonne nutrition ; mais seulement à porter les semences de plusieurs maladies par toutes les parties du corps. Ce levain se joint aux sels volatiles, dont les alimens tirés tant des vegetaux que des animaux, sont empreignés, avec lesquels il rend la fermentation plus parfaite, & la continuë jusqu'à ce que les alimens ayent été suffisamment brisés & changés en un suc, tantôt tirant sur l'acide, tantôt sur le salé volatile, à proportion du sujet, c'est à-dire, en chyle parfait.

Ce Levain acide volatile de l'estomac fait deux offices dans l'affaire de la digestion. Le premier est celuy de menstruë, en penetrant, & dissolvant intimement les alimens, leur imprimant de l'acidité, détachant leurs particules les unes des autres, & mettant en liberté les sels auparavant emprisonnés. Le second est, de commencer la fermentation par son acide volatile avec les sels alcalis des alimens, de les volatiliser, & de leur donner une nature speciale. Et à cet égard on peut dire, que c'est une menstruë fermentatif. Pour cette raison les alimens durs ou privés de sels volatiles, comme les chairs, ou les poissons salés & enfumés sont de difficile digestion, parce que les choses dures sont difficiles à dissoudre, & les autres difficiles à fermenter, faute du sel volatile necessaire à la fermentation. Par cette raison pour faciliter la digestion des choses dures, on donne

Ses deux offices.

des acides, comme le vinaigre, & l'esprit doux de sel &c. pour digerer les choses privées de sels volatiles, on prend de l'esprit de vin, de la canelle &c. La moutarde préparée avec le vinaigre convient en ces deux cas par son acrimonie volatile, qui a beaucoup de rapport avec le levain de l'estomac.

Comme quoy il est dans l'estomac. *Ce Levain* n'est pas dans l'estomac en consistence d'un corps fluide, ou d'un menstruë abondant, il y est seulement inspiré, particulierement dans le temps de la digestion, & hors ce temps-là il est caché, & presque insensible à l'égard de son volume dans les rides des parois de l'estomac, suivant le sentiment judicieux de *Vanhelmont*. Une comparaison rendra la chose plus intelligible. Il en est de l'estomac comme d'un baril où il y a eu du vinaigre, lequel aigrit par son odeur simple l'eau commune, ou d'eau de pluye, & la change en vinaigre, seulement parce que les douves de ce baril sont imbibées de certaine rancissure ou aigreur qui est la cause réelle & efficiente de ce changement par l'inspiration de sa propre odeur. Par cette raison *Vanhelmont* explique les fermens vitaux par le nom d'*Odeur*, de *Qualité*, ou de *Rancissure*. Cette odeur ou rancissure est nommée *Levain*, non qu'elle excite une effervescence ou un mouvement fermentatif semblable à ceux du pain & du vin, lors qu'on les fait ; mais parce qu'elle se dévelope, & se répand comme les levains corporels, & se divise même en des particules beaucoup plus petites. Ainsi pour faire du fromage, on ne prend pas le *Coagulum* de la malette des cochons de lait, mais la malette même dessechée & dépurée.

Il est tres-different *Ces Levains* sont extrêmement differens dans tous les animaux, chaque espece ayant le sien, ils

conviennent neanmoins tous plus ou moins en acide. Par cette raifon une efpece digere ce qu'une
autre efpece ne fçauroit digerer. On peut même dire que les levains changent dans chaque individu, fuivant les circonftances. Dans l'homme, par
exemple, le levain varie à raifon de l'âge, du fexe,
des alimens, de l'état de fanté ou de maladie, en
faveur, en acrimonie, en volatilité, & en fes autres proprietés. Ce qui ne paroîtra point extraordinaire à ceux qui confidereront la diverfité admirable des fels, qui refulte de leurs divers mêlan-
ges entr'eux, & avec d'autres particules. Ce qui
fait que le levain eft tantôt plus ou moins acide,
tantôt acide falé, doüé d'une acrimonie particuliere, ou de quelque autre faveur, étant toûjours
fingulier & fpecifique, ou propre à l'eftomac, &
vital, c'eft-à-dire, qu'il imprime probablement
un caractere de vitalité aux alimens.

Le Levain du ventricule ne luy eft point naturel; puifque la digeftion & l'appetit fe perdent
quelquefois, & reviennent comme dans les fiévres; il ne vient point auffi de la ratte; puifque
les chiens dérattés font encore extrêmement voraces, & digerent tres-bien; mais elle vient d'une
certaine limphe fpiritueufe, douce, & peu faline,
qui eft filtrée par les glandes du ventricule. Cette
limphe penetre intimement les alimens, pour en
tirer la teinture; elle s'imbibe de toute leur fubftance laiteufe & mucilagineufe, elle fe mêle avec
elle, & felon que cette fubftance eft plus ou moins
abondante dans les alimens, ils rendent auffi plus
ou moins de chyle.

Dans le temps qu'on avalle les alimens, dit
Vuillis, l'eftomac eft irrité, cette irritation attire
un plus grand nombre d'efprits animaux qui fe
joignent à la limphe fubtile & faline, qui exude

alors pareillement en plus grande abondance , &
tous les deux conjointement penetrent les alimens,
& leur cause la fermentation qui produit le chyle. C'est par cette raison, ajoûte-t'il, qu'une triste
nouvelle abbat subitement l'appetit, qui étoit auparavant tres-aigu , que l'estomac est appesanti
aprés le repas ; qu'il est contraire à la santé de
manger dans la colere , & que l'application à l'é-
tude , immediatement aprés le repas , rend la digestion difficile , par le défaut d'esprits animaux.

Que la cha-
leur du ven-
tricule , &
des parties
voisines
contribuë à
faire la di-
gestion.

La Chaleur du ventricule , & celle des visceres
qui l'avoisinent , avec le mouvement de toutes
ces parties , sont aussi tres-necessaires pour la digestion : car la chaleur mettant en action toutes
les particules du dissolvant, elle les empêche de
se joindre ensemble , & de s'épaissir , ce qui
les rend plus penetrantes ; c'est d'où vient que
les alimens chauds sont toujours plûtôt digerés
que les froids , à cause que toutes leurs particules sont en action pour se mouvoir. Il est vray que
le mouvement des organes , est tout-à-fait necef-
saire à la digestion , parce que les alimens sont pai-
tris par l'estomac , & par les muscles du ventre
avec le diaphragme , qui compriment sans cesse ,
& à diverses reprises le ventricule.

L'ordre de
la prepara-
tion des ali-
mens.

La Preparation des alimens pour être reduits
en chyle , se fait avec quelque ordre. Aprés qu'ils
ont été mâchés & brisés dans la bouche , ils se
mêlent avec la salive , laquelle non seulement les
ramollit , mais encore leur imprime une certaine
qualité fermentative, les liqueurs que l'on y ajoû-
re en boisson , comme la biere , le vin &c. augmentent encore cette qualité : car elles contiennent aussi elles-mêmes le plus souvent des particules âcres , & des esprits fermentatifs. Le ventricule embrasse étroitement ces alimens , se res-

ſerrant à l'entour d'eux par le moyen de ces fibres, & faiſant par ce mouvement que les ſucs ſpecifiques fermentatifs, tant ceux qui ſont produits dans ſa tunique interieure, que ceux qui ont été introduits avec la ſalive, ſe mêlent parfaitement avec eux. Pour lors il ſe fait par le moyen de la chaleur convenante, c'eſt-à-dire, moderée un exact mêlange, & une parfaite fuſion du tout : car les particules fermentatives s'inſinuant dans les pores des alimens, penetrent leurs particules, les agitent, les fondent, diſſolvent, & ſeparent les plus pures d'avec les plus groſſieres, & les rendent plus fluides, afin qu'elles puiſſent prendre une autre figure de mixte, & s'unir entr'elles en forme de créme de lait, laquelle enſuite, conjointement avec toute la maſſe groſſiere où elle eſt encore enveloppée, coule par la contraction du ventricule dans les inteſtins, ou par l'action de la bile, & du ſuc pancreatique, avec leſquels elle ſe mêle, elle doit par une autre maniere de fermentation, être entierement ſeparée du reſte de la maſſe, & de là enfin être pouſſée dans les veines lactées.

La Digeſtion ſe fait plûtôt ou plus tard, ſelon la nourriture que l'on a pris : car les alimens ne ſont pas toûjours les mêmes, & l'on mange plus ou moins. Quelquefois les alimens ſont froids, ou difficiles à digerer ; & comme leur preparation eſt differente, il faut auſſi plus ou moins de tems pour achever la digeſtion ; ainſi le potage mitonné, la boulie, & les œufs frais ſe digerent ſans doute plus facilement que la viande ; une petite quantité d'alimens eſt plûtôt digerée, que lors qu'on mange trop, & les choſes bien cuites le ſont auſſi plûtôt que celles qui ſont cruës. Les morceaux bien mâchés qui ont été pénetrés de la ſalive, ne ſont pas ſi long-temps à ſe digerer, que ce que

Le temps de la digeſtion

l'on avale fans prefque mâcher. La digeftion eft
encore plus ou moins longue ,felon le temperamment , l'âge , la coûtume; ainfi elle eft plûtôt faite
dans les enfans que dans les vieillards , & les gens
de lettres ont pour l'ordinaire l'eftomac plus foible , que les perfonnes occupées à des exercices
rudes & penibles , comme les Artifans. Enfin la
digeftion fe fait inégalement bien dans ceux qui
font d'un même temperamment, parce que la limphe de l'eftomac n'étant pas toûjours dans la même quantité , & fe trouvant plus ou moins fpiritueufe une fois que l'autre , la digeftion fe fera
auffi plus ou moins vîte : mais en general on peut
dire que la digeftion peut être achevée en fix ou
fept heures , elle eft toûjours plûtôt faite le jour
que la nuit.

On remarque que les chofes graffes prifes en
abondance diminuent la faim , & rendent la coction qui fait le chyle plus difficile , par la raifon
qu'elles émouffent l'acrimonie des particules fermentatives , ou plûtôt parce qu'elles enveloppent
& embarraffent tellement les petites parties ou
particules des alimens que les fermentatives ne
peuvent agir fur elles avec affés de forces. Cette
force des alimens gras paroît auffi dans les chofes
exterieures : car le vinaigre , même le plus fort ,
ne peut ronger les vafes d'argent ou d'étain que
l'on a bien graiffés , quoy qu'il ne perde rien de
fa force , l'eau de vitriol pareillement , & l'eau
forte ne fçauroient non plus ronger la peau , fi on
l'a enduite de quelque graiffe ; ainfi la matiere
âcre , fermentative , ne peut agir que tres-diffici-
lement fur les alimens qui font entre mêlés de
beaucoup de graiffe , laquelle excite bien plûtôt
le vomiffement , qu'elle ne fe peut bien digerer.

Tout ce que l'eftomac reçoit , dit *Suvalve* , ne

resiste pas également à ses travaux, l'un est vaincu plûtôt que l'autre. A peine employe-t-il une petite heure au laitage, & deux aux herbages ; la delicatesse de la chair de poisson ne demande pas même tout ce temps là, à peine en quatre heures peut-il reduire en forme de créme le pain pesant & serré, & plus les chairs, sur lesquelles il doit agir, ont de la dureté, plus son action doit être forte & lente. La chair de mouton, & celle de bœuf ne peuvent être digerées qu'en six ou sept heures. Il ne peut neanmoins designer le temps de chacune. L'aliment acide luy est tres-agreable. Il en reçoit un soûtien de vie plus solide, il en agit avec beaucoup plus de vigueur, & sa substance en est plus ferme, tres-souvent neanmoins il est affoibli, & dépoüillé de forces : car on ne parle pas des accidens imprévûs qui troublent son action, tantôt celuy-là, & tantôt celuy-cy le rendent languissant. C'est là son malheur, & le sujet de ses larmes, qu'il ne peut se défendre contre les attaques du dehors, & qu'il est exposé à tant d'irregularités qui le troublent dans son employ, & le rendent presque sans effet. Cette source de ses malheurs est si feconde, que souvent dans ses coctions il ne peut arriver à sa veritable fin.

Cela à la verité est parfaitement bien décrit par *Suvalve*, & tres-succintement ; puis qu'il est constant, que lors qu'en un seul repas on prend plusieurs differens alimens, tous ces alimens ne déposent pas de soy à même temps, aussi-tôt les uns que les autres, leur suc laiteux ; mais selon que le suc acide fermentatif qui agit sur eux, a plus ou moins de force, & aussi selon leur diversité, en égard à leur substance, à leur quantité, à leur dureté, à leur propre viscosité, à leur legereté, à leur solidité &c. leurs particules les plus spiritueu-

L'ordre de la chylification.

ſes , ou les plus delicates ſe diſſolvent , & paſſent
en chyle , dans les uns plûtôt , dans les autres plus
tard , & celles qui ſont le plûtôt digerées , s'écoulent les premieres par le pylore , les autres reſtant
dans le ventricule juſqu'à une plus entiere diſſolution. Cela eſt évident par l'effet qui ſuit le repas : car les forces ſont rétablies incontinent aprés
qu'on a mangé , quoique l'on ſente bien que les
alimens reſtent encore long-temps dans le ventricule , ce qui vient des particules des alimens les
plus ſubtiles qui ſe diſſolvent , ſe cuiſent , & s'é-
coulent promptement du ventricule. Que ſi elles
y avoient dû y demeurer juſques à la parfaite coction des parties les plus dures , elles ſe ſeroient
trop cuites pendant ce long ſejour , & par conſequent corrompuës , ou du moins notablement vitiées.

De l'ordre
des alimens.
    On voit de-là l'erreur de pluſieurs Medecins, qui
diſent que les alimens qui ont été les premiers introduits dans le ventricule, en ſortent les premiers,
& les derniers pris les derniers , à raiſon de quoy
ils ont preſcrit l'ordre qu'ils prétendent qu'on doit
garder en les prenant, ſçavoir les plus faciles à digerer les premiers , & les plus durs les derniers ,
de peur que ſi on change cet ordre , il ne s'engendre de crudités : Mais il eſt certain que generalement tous les alimens qui entrent dans le ventricule , s'y confondent , s'y mêlent , & s'y agitent ,
& cela par la fermentation , par laquelle les particules déliées , & ſpiritueuſes s'étendent , & ſe dé-
gagent des parties groſſieres qui ſont en diſſolution ; & ainſi les particules ſubtiles & les groſſieres étant enſemble agitées , il ſe fait par ce mouvement un mêlange de toutes , & ce qui dans cette maſſe eſt ſuffiſamment digeré , s'écoule à meſure , & continuellement par le pylore , & ce qui
ne

he l'eſt pas encore aſſés demeure plus long-temps
dans le ventricule pour y être cuit davantage.

Le Chyle formé eſt une liqueur blanchâtre qui
tire ſur le lait, particulierement dans les hommes.
Cette couleur, ſelon *les uns*, vient du ſoufre, &
du ſel volatile des alimens mêlés avec l'acide du
ventricule ; de même que l'eſprit de corne de cerf
blanchit en le mêlant avec un acide. Et ſelon *les*
autres, du mêlange de la ſubſtance huileuſe &
mucilagineuſe des alimens avec le diſſolvant de
l'eſtomac : car toutes les fois que cette limphe s'eſt
imbibée de la partie laiteuſe des alimens, on voit
une liqueur blanche qui reprend ſa tranſparence,
lorſque la partie mucilagineuſe en a été ſeparée
par la circulation.

Le Chyle naturellement engendré des alimens
eſt ſalé, tirant ſur l'acide, & quelquefois ſur le
doux, un peu viſqueux, blanchâtre, & rarement
d'une autre couleur. Ce qui dépend de la diverſité des alimens, & de la nature du levain ; en un
mot, c'eſt une eſpece de boulie bien délayée, ou
un lait un peu épais, dont les parties paroiſſent
homogenes aux ſens ; mais il y en a effectivement
beaucoup d'éterogenes, d'excrementeuſes & caſeuſes, qui doivent être ſeparées dans les inteſtins,
afin que l'œconomie du corps ſoit entretenuë par
les parties pures, & ne ſoit pas offenſée par les
parties impures.

Le Chyle reçoit la derniere perfection dans l'inteſtin duodenum pour renouveller le ſang, & pour
mieux ſervir à la nutrition. Cette perfection dépend du baume ſalin, urineux, & huileux de la
bile, lequel tempere le chyle, & l'altere par un
mouvement fermentatif, luy communique la premiere diſpoſition à la ſanguification par le moyen
de ſon huile & de ſon ſoufre qui contient en ſoy

Marginal notes:

D'où vient la blancheur du chyle.

Les qualités du chyle

Le lieu où il reçoit ſa derniere perfection, & en quoy elle conſiſte

une teinture vive de rubis, & qui paroît jaune
dans la bile, & de couleur d'or. Cette premiere
couche de rouge pour la fanguification eft invifi-
ble dans le chyle, parce que l'acide même du
chyle, & l'acide du fuc pancreatique l'empêche
de paroître, & il n'eft rien de plus ordinaire que
de voir dans la Chymie des liqueurs plus rouges
que le fang, par exemple, le lait de foufre devenir blanc, quand on verfe deffus quelque acide.
Par cette raifon, quand le foufre de la bile eft
vitié, les maladies qui dépendent du défaut de
fanguification, furviennent d'abord, comme font
l'hydropifie, la jauniffe, la cachexie, & les pâles
couleurs des filles. La bile preferve encore le chyle par fa vertu balfamique, & par fa nature fulphureufe & huileufe, concentrée avec des particules falines, tant contre la corruption & la putrefaction, que contre la vermine : car chacun fçait
combien le corps & les humeurs tombent facilement en pourriture, & combien le chyle eft en
particulier fujet aux vers, à caufe des animaux &
des vegetaux qu'on mange, & qui font tres-fu-
jets eux-mêmes à la corruption, & remplis de femence de vermine. Il a été donc neceffaire de
fournir au chyle, & à tout le corps par le moyen
du chyle un remede prefervatif, fçavoir la bile
qui eft exterieurement & interieurement ennemie
des vers qui font les compagnons infeparables de
la putrefaction ; ainfi tant qu'il coulera dans les
inteftins une bile bien conftituée, il ne s'y engendrera aucuns vers, d'abord que fon conduit
fera boûché, ils y fourmilleront. Ajoûtés que les
corps graiffeux fulphureux, plus ou moins con-
centrés avec des fels volatiles, & par confequent
âcres, pénétrans & amers, font nommés *Balfa-*
miques, de la puiffance qu'ils ont d'éloigner la

corruption des corps des animaux. La bile eſt de
cette nature , & elle fait ſur les corps vivans ce
que l'aloé & la myrrhe font ſur les corps morts,
c'eſt-à-dire , qu'elle les empêche de ſe corrompre ; Enfin les ſimples amers, comme l'abſinthe,
la petite centaurée , la rubarbe , la gentiane &c.
tuent les vers , & remedient aux défauts du ſang
qui dépendent du manque ou du vice de la bile ,
parce que ces ſimples ſont de la même nature
qu'elle.

La Separation du chyle dans les inteſtins ſe fait
de ce que d'un côté la bile qui ſort du canal cholidoque , délaye , pénetre , & tempere le chyle , &
d'un autre côté le ſuc acide & ſalin , qui vient du
pancreas , trouvant le chyle déja attenué & fluide ,
y entre facilement , & ſepare par ſa ſaveur ſtipti-
que les parties les plus groſſieres du chyle , les
coagule doucement , & les précipite par le moyen
de la fermentation. Il s'unit en partie avec elles ,
& en partie avec le bon chyle , qui a été perfectionné par la bile , & forme avec celuy-cy un
corps qui eſt enſuite porté dans la maſſe du ſang.

La Bile & le ſuc pancreatique ſervent encore
en paſſant dans les inteſtins , à fondre , attenuer ,
& inciſer la pituite ou la mucoſité qui eſt attachée
aux parois des inteſtins , avec quoy ils ſont portés en partie dans le ſang par des conduits ordinaires , & ſont en partie jettés dehors avec les
ſels. Or cette mucoſité n'eſt autre choſe que la
partie la plus épaiſſe du chyle , qui reſte , lorſque
les parties les plus ſubtiles ſont écoulées par les
petites ouvertures des inteſtins , s'y attache , & les
enduit , pour les défendre contre l'acrimonie des
ſucs , pour les lubrifier , & rendre le cours du chyle & des ſels plus facile.

Le Chyle eſt ſeparé en deux parties , la plus ſub-

Comment
ſe fait ſa ſe-
paration
dans les in-
teſtins.

Que la bile
& le ſuc
pancreati-
que inciſent
& attenuent
la pituite ,
ou la muco-
ſité des in-
teſtins.

Sa partie

ſubtile &
groſſiere.

tile, la plus tenuë, & la plus fluide coule dans les
vaiſſeaux lactés qui le reçoivent ſans admettre ce
qu'elle a de viſqueux, à cauſe que les pores des
inteſtins ſont configurés & formés de telle ſorte,
qu'ils n'admettent qu'une crême ſeulement, à l'excluſion des parties groſſieres qui ne leur ſont point
proportionnées, & même des vents, & de l'air.
La partie la plus groſſiere eſt pouſſée par le mouvement periſtaltique des inteſtins, juſqu'à ce qu'elle ſorte ſous la forme des ſelles, lors qu'étant arrivée à l'inteſtin rectum, elle l'excite à s'en décharger par le poids, & l'incommodité qu'elle y cauſe,
qui eſt d'autant plus grande que les ſelles ſont
plus fluides ou plus venteuſes, & moins ſenſible,
plus les ſelles ſont groſſieres.

Son chemin
des inteſtins
dans les vei-
nes lactées,
& le reſer-
voir com-
mun.

Le Chyle s'exprime des inteſtins dans les vaiſſeaux lactés pour être porté ſucceſſivement de là
au reſervoir commun, où étant il y reçoit la limphe qui y monte par les rameaux limphatiques inferieurs, par laquelle il eſt délayé pour être ainſi
pouſſé le long du canal thorachique, & verſé dans
la veine axillaire gauche, où il eſt derechef délayé
par la limphe qui deſcend des rameaux ſuperieurs,
& enfin charié avec le ſang dans le ventricule droit
du cœur, & de là dans toutes les parties du corps,
& avant ſon aſſimilation, qui arrive plûtôt ou plus
tard, il ſert de matiere au lait, à l'aliment du fœtus; & à la ſemence, & en ſe ſeparant d'avec le
ſang par le moyen des parties glanduleuſes, il
conſtituë le lait, la ſemence, la nourriture du fœtus.

Le chyle
bien conſti-
tué ſe chan-
ge tout en
ſang dans
les perſon-

Le Chyle naturellement ſalin & empreigné d'u-
ne teinture de bile, eſt diſpoſé, & propre à ſe
changer en ſang dans les perſonnes ſaines. Que ſi
cela n'eſt pas, & qu'il ſoit dépravé, ou par ſon
propre vice, ou par celuy du ſang, les parties ex-

crementeufes fe feparent par la fermentation d'a-
vec les autres parties, elles fe précipitent, s'imbibent dans le ferum, qui les abforbe, & les entraîne avec foy dehors, en partie par les pores de
la peau en forme de fueur, en partie par les urines. On les voit fe raffeoir au fond du pot de
chambre dans les urines des perfonnes faines, rarement pourtant, à moins qu'ils ne foient addon-
nés à la crapule; mais elles paroiffent ordinairement dans les urines des vieillards, & des malades.

Le Chyle doit être naturellement falin, & empreigné d'une teinture de bile pour une bonne
fanguification, ainfi que nous l'avons déja dit;
Autrement s'il n'eft pas bien digeré, mais crud,
acide, vifqueux, il ne fermentera pas bien avec
le fang, & fe changera en une fubftance cruë &
vifqueufe, d'où s'enfuivra la corruption du fang,
qui dépend de l'acide furabondant ou vitié, & eft
la caufe ordinaire des maladies croniques. Que fi
le chyle eft crud ou nidoreux, & corrompu dans le
ventricule, il dégenerera en une fubftance jaune,
douceâtre, amere, & dégoutante, qui corrom-
pra la maffe du fang, & engendrera les fermentations vitiées, & les fiévres aiguës.

Comme la chylification ne fe fait pas, fi les alimens ne font introduits dans le ventricule, & que
mal-aifément y font-ils introduits fans faim, que
même ceux qui y font introduits fans faim, ne s'y
digerent qu'avec peine, il eft abfolument neceffaire d'expliquer icy les caufes de la faim, afin de
mieux comprendre ce que nous avons dit du changement des alimens en chyle.

La Faim n'eft autre chofe qu'un defir d'aliment,
comme la foif un defir de boiffon propre aux
animaux.

nes faines;
& quand il
ne l'eft pas,
il fouffre di-
verfes fepa-
rations.

Quelle doit
être fa con-
ftitution, &
les maux
qu'il caufe
quand il eft
crud, acide
& vifqueux

Pourquoy
on traite icy
de la faim,
& de la foif.

Ce que c'eft
que la faim,
& la foif.

La Faim ne vient point de la fuccion des veines de l'eftomac, ni de la chaleur du ventricule,
puifque l'appetit eft abbatu dans les fiévres ardentes, ni d'une humeur acide, comme le fup-
pofent prefque tous les Modernes ; puis qu'on
voit des perfonnes indifpofées, qui ont l'eftomac
rempli d'acides, & qui n'ont pas neanmoins une
plus grande faim : mais elle eft excitée, felon
Suvalve, par une limphe un peu falée, volatile,
qui a été filtrée dans les glandes du ventricule &
de l'œfophage, c'eft ce qui caufe la faim en irritant legerement les fibres de cette partie ; d'où
s'enfuit la fenfation qui fait la faim animale, ou
le defir des alimens, fuivant le développement
des idées feminales. On établit une faim naturelle, & une faim animale ; la premiere eft le picotement ou l'érofion des fibres du ventricule par la
limphe faline, volatile. La feconde eft la fenfation ou la perception de ce picotement, & le defir des alimens qui en dépendent.

L'Appetit eft different fuivant la difference &
la difpofition de la limphe : car l'un a appetit pour
une chofe, & l'autre pour une autre. C'eft encore
la diverfité de cette limphe qui fait les differens
goûts des efpeces des animaux, les uns fe nourrif-
fant des vegetaux, les autres de chair, le chat de
fouris, & le chien d'os. Cette limphe étant alterée
par la groffeffe, ou par la fuppreffion des mois,
engendre l'appetit dépravé nommé *Pica*, dans lequel les femmes groffes ont de l'appetit pour de
la craye, pour des charbons, des cheveux &c. Il
eft difficile de déterminer la maniere dont cela fe
fait. Les uns difent que c'eft par le temperamment
de l'eftomac, les autres par la nature, ou conftitution de la limphe, les autres par certaines idées
imprimées aux efprits du ventricule : mais il y a

par tout de la difficulté. Sans doute la conftitution
de la limphe eft icy d'une grande confideration ,
qui fuivant fes differences , détermine diverfement l'appetit de chaque efpece d'animal , & de
chaque individu qui ne defire que ce qui luy eft
convenable , & que fa limphe puiffe diffoudre :
car , par exemple , la chaux , la craye , ou les cendres pour lefquelles on a un appetit contre nature , devroient nuire , neanmoins elles ne nuifent
point aux filles , ni aux femmes groffes qui en
mangent dans le pica , à caufe que l'acide de leur
ventricule dépravé les leur fait defirer , & qu'il eft
capable de les digerer. L'accoûtumance change
fur tout la conftitution de cette limphe , & par
cette raifon nous digerons mieux les alimens accoûtumés, que les non accoûtumés, quoique ceux-
cy foient meilleurs.

Quant à l'averfion particuliere qu'on a pour certains alimens , il faut confiderer certain caractere,
quelquefois hereditaire , imprimé par la force de
l'imagination dans l'eftomac, & dans l'efprit implanté, & certain reffouvenir d'un mal caufé à l'eftomac par quelque aliment, lequel reffouvenir refte dans l'efprit implanté. Ainfi on a vû un enfant
haïr le pain durant toute fa vie, à caufe du regret
que fa mere étant groffe , eut du refus qu'on luy
fit d'un morceau de pain qu'elle defiroit. Un autre eut horreur toute fa vie pour les chats, à caufe
de la peur que fa mere étant groffe , eut d'un chat
qui fe jetta fur elle. Ces fortes d'antipathies fe
communiquent quelquefois hereditairement à des
familles entieres , & engendrent des fincopes ,
dont le premier affaut fe reffent vers l'orifice de
l'eftomac. Plufieurs perfonnes ont de l'averfion
pour le fromage, pour avoir tetté des nourrices
groffes : car le lait alors fe caille dans l'eftomac,

Averfion
particuliere
pour cer-
tains ali-
mens , d'où
vient.

X iiij

y fait mal, & cause l'aversion du fromage pour toute la vie par l'idée qui s'imprime. De même *Ettmuller* dit avoir connu une fille qui conçut une horreur extrême pour la canelle depuis qu'on en eût mis dans une medecine qu'on luy fit prendre. On ne dit rien icy de l'imagination qui détermine l'appetit par les idées & les perceptions. Par exemple, pourquoy une femme habillant un brochet, & luy trouvant un crapeau dans le ventricule, a depuis ce temps-là de l'aversion pour tous les brochets.

L'on demande, d'où vient que l'on a plus de faim aprés avoir été long-temps sans manger, qu'une heure ou deux aprés avoir mangé? *Svvalve* répond, que cela vient de ce que la limphe du ventricule devient plus âcre, aprés plusieurs circulations; ainsi elle en irrite plus fortement les fibres nerveuses; Mais quand il n'y a gueres que l'on a mangé, comme cette limphe est douce & huileuse, à cause du chyle qui s'y trouve mêlé, elle ne fait aucune irritation aux nerfs; De-là on peut rendre raison, pourquoy les enfans mangent à toute heure? Leur nourriture étant douce & facile à digerer, elle ne reste pas long-temps dans le ventricule; mais en y circulant fort vîte, tout le chyle est employé à la nourriture des parties, de maniere que la limphe qui retourne d'abord, & qui n'est plus douce, doit irriter l'estomac, & c'est là la veritable cause, pourquoy les enfans ont toûjours faim.

Il arrive souvent qu'aprés avoir été long-temps sans manger, on en perd l'envie, parce que la limphe du ventricule, aprés avoir circulé plusieurs fois, tout ce qu'elle avoit de particules salines se sont écoulées avec les urines, & que les sels âcres & huileux ont resté dans le foye pour faire la bile, il faut ajoûter tous les écoulemens qui sont arrivés par le nez, par la bouche &c. Ainsi la liqueur du ventricule étant douce, & n'étant plus saline, & n'y en ayant gueres, elle ne fait aucune impression qui puisse causer la faim.

Quand on a bien faim, la salive est plus abondante; ce qui vient de ce que la limphe est plus fluide & plus coulante, à cause qu'elle est débarrassée de toutes ses parties douces & huileuses; ainsi les glandes salivaires en separent davantage.

Les Alimens appaisent la faim, & rétablissent les forces, parce qu'ils s'imbibent comme une éponge de la liqueur du ventricule, ce qui doit empêcher son action, & parce que le chyle n'est pas plûtôt fait, qu'il en coule une partie dans les intestins, qui passe d'abord dans les veines lactées, & de là dans la masse du sang.

La Soif vient de l'acrimonie saline de la limphe qui picote & irrite l'orifice superieur du ventricule, & pour la delayer, & la laver, il est besoin de l'eau simple; plus cette limphe est âcre ou temperée, bilieuse ou visqueuse, plus la soif est violente ou moderée. La soif a donc une cause positive ainsi que la faim, & elle ne dépend pas simplement du défaut de salive, ni de la secheresse de l'œsophage, ou de la trachée-artere, quoy qu'en effet le défaut de la limphe en ces parties, surtout de la limphe salivale, & la chaleur des mêmes parties contribuent beaucoup à augmenter la soif, entant que la déglutition de la salive cessant, les sels ne sont point delayez, ni la gorge humectée, & à cause de la continuité de la membrane interieure de l'estomac avec ces parties, la soif est renduë beaucoup plus sensible.

Cecy est confirmé par toutes les choses qui excitent la soif, comme sont les alimens salés, les

Pourquoy la salive est plus abondante quand on a bien faim.

Pourquoy les alimens appaisent la faim, & rétablissent les forces.

D'où vient la soif.

choses âcres & salées, ou urineuses, les aromats ou épiceries plus ou moins empreignées d'un sel âcre, les chairs & poissons salés, comme le harang, le zingembre, les vegetaux âcres, & chargés de sel volatile âcre, & à demi caustique, comme la scamonée & l'ézula. La salive qui vient d'une salure vitiée, picotant la gorge, & étant avalée irritant l'estomac, y excite la soif, comme il paroît dans les hydropiques, les diabetiques, & quelques scorbutiques. La crudité nidoreuse excitée dans l'estomac par le défaut de la limphe, cause aussi la soif. Par cette raison dans les fiévres ardentes ou le levain acide manque, & où tous les alimens sont corrompus, & changés en ces sortes de crudités, la soif a coûtume d'être continuelle, & si fâcheuse, que l'eau ne peut l'éteindre, parce qu'elle ne corrige pas suffisamment la cause prochaine, & que la matiere de la fiévre s'alcalise alors dans l'estomac, pour parler le langage de *Vanhelmont*. En effet, plus l'acide de l'estomac est actif, moins la soif presse ; plus il est enervé, plus la soif est grande. Enfin les vapeurs qui s'élevent des entrailles par la fermentation, & sont empreignées de sels volatiles tres-âcres, causent la soif : car la chaleur ayant dissipé la partie saline, aqueuse, & spiritueuse, il reste des sels qui picotent la gorge : Par cette raison la soif est violente dans l'accés de la fiévre, & aprés les exercices.

Ce qui appaise la soif. *La même* chose est confirmée par les choses qui éteignent la soif, comme est l'eau & la boisson qui delaye, imbibe, & nettoye les sels âcres. Les acides soulagent particulierement la soif, & un ver de vin fait plus que deux pots de biere. L'acide appaise la soif des febricitans, parce qu'il corrige, precipite, ou change la matiere nidoreuse alcalisée dans

l'eſtomac. Le lait, ou le petit lait éteint admirablement la ſoif des ſcorbutiques, en adouciſſant, ou
émouſſant la pointe du ſel trop âcre qui la produit. L'eſprit de vin ſoulage la ſoif excitée par le
travail, parce que ſa partie volatile huileuſe tempere, & ôte l'acrimonie des ſels cauſée par le défaut d'eſprits. Lors qu'on rinſſe & gargariſe ſimplement la bouche, on ôte la ſoif, ſurvenuë pour
avoir mangé des choſes âcres & ſalées ; mais en
d'autres occaſions, c'eſt plûtôt tromper la ſoif,
que de l'éteindre.

On remarque que l'on a mal à la tête, quand
on a été long-temps ſans manger, parce que cette
douleur étoit cauſée par les particules âcres de la
limphe qui s'étoient mêlées avec le ſang, & qui
irritoient les membranes du cerveau, & que cette
douleur ceſſe d'abord que l'on a mangé, parce
que le ſang eſt d'abord adouci par le chyle : c'eſt
pourquoy toutes les liqueurs que filtrent les glandes ſont plus douces.

Pourquoy on a mal à la tête, quád on a été long-temps ſans man-ger, & que cet ed ou-leur ceſſe d'abord que l'on a man-gé.

CHAPITRE VI.

Des Maladies du Ventricule.

LEs *principales* Maladies qui arrivent au ventricule, ſont les Intemperies, l'Inflammation, les Tumeurs froides, les Ulceres, la Faim,
& la Soif bleſſées, la Chylification bleſſée, l'Enflure del'eſtomac, l'Extenuation, le Vomiſſement,
la Nauſée, le Vomiſſement de ſang, & la douleur
ou Cardialgie.

Les mala-dies du ven-tricule.

L'Intemperie du Ventricule vient, ou des cauſes externes, comme de l'excés du boire & du

Cauſes de l'intemperie

manger, & des autres choses non naturelles ; ou bien des internes, lors qu'elle luy est communiquée par le foye, ou par quelque autre partie voisine mal disposée.

Ses especes.   *Or l'Intemperie* du ventricule peut être ou simple, sçavoir la chaude, la froide, l'humide & la seche, ou composée telle qu'est la chaude & humide, la chaude & seche, la froide & humide, & la froide & seche.

Signes de l'intemperie chaude & froide.   *Quand* l'intemperie est *chaude*, la soif dure long-temps, sans pouvoir être appaisée, on desire les viandes & les breuvages froids, & on les digere facilement ; on est soulagé par les choses froides, & offensé par les chaudes. Que si quelque humeur chaude & bilieuse se mêle avec elle, pour lors la nausée, l'amertume de bouche, le dégoût des viandes, & le sentiment d'érosion paroissent aussi-tôt, & rendent la maladie beaucoup plus dangereuse. L'intemperie *froide* se reconnoît par les signes contraires.

Signes de l'intemperie humide & seche.   *Le Ventricule humide* est fortifié par l'usage des viandes solides & seches, comme au contraire il est incommodé par celles qui sont trop humides, principalement par le breuvage excessif ; d'où s'ensuit souvent une grande distension, ou relaxation, & s'il se rencontre quelque humeur aqueuse contenuë dans sa capacité qui imbibe la tunique interieure, il vient quantité de salive à la bouche, qui fait souvent cracher sans aucune toux. La *Sechereſſe* du ventricule se donne à connoître par des marques contraires à celle que nous venons de rapporter.

Le Prognostic.   *Il y a* plus de difficulté dans la guerison de l'intemperie humide & seche, que dans celle qui est chaude & froide, à cause que la chaleur & la froideur étant des qualités actives, elles peuvent

agit fortement l'une contre l'autre ; au lieu que
l'humidité & la fechereffe n'étant que des qualités paffives, elles n'agiffent, & ne fe chaffent
l'une & l'autre que tres-lentement. Il ne faut pas
plus de temps à corriger l'intemperie chaude que
la froide ; mais il n'y a pas tant de feureté à entreprendre la premiere, principalement s'il y a
quelque partie voifine qui foit foible, & qui puiffe
être incommodée de l'ufage des remedes froids.
La feureté eft auffi grande à corriger l'intemperie
feche que l'humide ; mais il faut bien plus de tems
à rectifier celle-cy, fur tout fi elle eft déja inveterée.

Chaque Intemperie eft de plus difficile guerifon,
fi elle eft jointe avec quelque matiere, & encore
plus, fi la tunique interieure eft par trop humectée, fi l'intemperie eft vieille, & fi elle eft fomentée par le vice de quelque autre partie.

L'Inflammation du ventricule a les mêmes caufes que les autres inflammations en general, &
particulierement les chofes âcres ou vitiées qu'on
avale. *Hildanus* remarque une inflammation du
ventricule, avec une fiévre ardente, & des fimptomes terribles, pour avoir avalé une épingle.

Caufes de l'inflamma-tion du ven-tricule.

Les Signes font manifeftes. Quand la fiévre ardente eft jointe à une tumeur douloureufe au deffous des fauffes côtes, avec une extrême chaleur
en cette partie, une foif infupportable, le vomiffement prefque continuel, il eft facile de prefumer l'inflammation du ventricule. Quelquefois les
frequentes défaillances & le delire furviennent
quelquefois les convulfions, particulierement lors
qu'un des orifices eft enflammé.

Ses fignes.

Il ne faut pas confondre l'inflammation du ventricule avec l'inflammation du lobe du foye, ou
des mufcles droits qui font couchés fur le ventri-

Comment on diftingue l'inflam-mation d'un

lobe du foïe ou des muſcles droits couchez ſur le ventricule.

cule. L'inflammation de celuy-cy eſt plus enfon-cée, celle du lobe du foye en garde la figure, & ſe ſent au toucher. L'inflammation des muſcles droits occupe la region externe du thorax. De plus l'inflammation du ventricule eſt accompagnée de ſimptomes tres-violens, & le mal eſt tres-aigu, ce qui n'eſt pas dans les autres inflammations.

Son Prognoſtic.

C'eſt un mal terrible & dangereux, & ſouvent deſeſperé, principalement quand les forces ſont abbatuës dés le commencement.

Pour l'ouverture de l'abcés, il vaut mieux qu'el-le ſe faſſe dans la cavité du ventricule, que du côté du peritoine, parce que le pus y cauſeroit la gan-grenne.

Cauſes des tumeurs.

Les Tumeurs froides du ventricule ſont cauſées par une matiere froide, craſſe, & pituiteuſe, ou acide qui s'y amaſſe peu à peu, & parce qu'elle n'eſt pas fort propre pour la ſuppuration, il arrive que ces tumeurs ſont de longue durée. Et *Foreſtus* dit avoir remarqué une tumeur froide du ventri-cule qui dura un an avant que de ſuppurer.

Leurs ſi-gnes.

On reconnoît bien ſouvent ces tumeurs par l'at-touchement, la premiere coction en eſt lezée, & par même moyen la nutrition de tout le corps, de plus on reſſent une peſanteur dans l'eſtomac, ſans ſoif, & ſans fiévre.

Leur pro-gnoſtic.

Ces Tumeurs à la verité ne ſont pas ſi dangereu-ſes que l'inflammation, & ne ſont pas accompa-gnées de ſimptomes ſi violens. Elles ne ſont pas neanmoins ſans peril, à cauſe de leur longueur, & de la partie affectée qui fait une action neceſ-ſaire à tout le corps, & dont toutes les autres ne ſçauroient ſe paſſer.

Signes des playes du ventricule.

On connoît que le ventricule eſt bleſſé par la ſortie du chyle hors de la playe ſi elle eſt grande, par la douleur extrêmement ſenſible, principalement si elle occupe l'orifice superieur par les fre-quens vomissemens bilieux, les sueurs froides, le hoquet, la perte d'appetit, par le delire & par la fiévre qui surviennent bien-tôt, & qui sont des présages de la mort prochaine.

Les Ulceres du ventricule succedent ordinaire-ment aux playes, aux tumeurs, aux ruptures des veines, ou bien ils sont produits par quelque hu-meur acide & âcre, ou par les medicamens cor-rosifs, & par les venins.

On les connoît par la douleur extrêmement sen-sible & fixe, qu'on ressent dans l'orifice superieur, qui s'aigrit lorsque l'on avale des choses âcres ou trop chaudes, ou trop froides, par le pus qui sort par le vomissement ou les selles, par la fiévre len-te, par le pous frequent, & par l'abolition entiere de l'appetit.

Ils sont estimés tres-perilleux, à cause des simp-tomes qui les accompagnent, & de l'inapplication des medicamens detersifs & dessicatifs : car on ne sçauroit user des premiers sans augmenter la dou-leur, ni se passer des derniers, à cause du boire & du manger.

La Faim animale, selon *Ettmuller*, est blessée en trois manieres par diminution, dans l'*Anore-xie*, ou manque d'appetit, par augmentation, dans la *Boulimie*, ou faim canine, par dépravation, dans le *Pica*, ou *Malacia*.

La Digestion des alimens, ou la faim dépend, comme nous avons déja dit, du suc fermentatif de l'estomac, qui picote l'orifice gauche ou supe-rieur du ventricule, & le manque d'appetit du défaut de ce picotement au même orifice : car si le picotement est la cause de la faim ou de l'appe-tit pour les alimens, il est certain que le défaut de ce picotement est la cause de l'anorexie, ou du manque d'appetit.

Causes des ulceres du ventricule.

Leurs si-gnes.

Leur Pro-gnostic.

En combien de manieres la faim ani-male est blessée.

Que la faim dépend du suc fermen-tatif de l'es-tomac.

Ce Picotement dans l'état naturel est causé par un levain salin, souvent aigrelet, ou subtilement acide, qui ronge & picote d'une certaine maniere l'orifice gauche de l'estomac, en quoy consiste la faim, laquelle par consequent est blessée par diminution. 1. Quand les nerfs qui font la pate d'oye de cet orifice sont tellement disposés, qu'ils ne sentent point le picotement. 2. Quand le levain de l'estomac qui doit faire le picotement, manque. 3. Quand il est comme étouffé par l'abondance de quelque matiere grossiere & visqueuse. 4. Quand il est émoussé par le mêlange de quelque matiere graisseuse ou saline.

Le Défaut de ce picotement en est la cause generale, les quatre autres sont particulieres, elles abbattent toutes en general l'appetit, & particulierement à raison des choses naturelles, des choses contre nature, & des choses non naturelles.

Les choses non naturelles sont en premier lieu l'air chaud ou impur. Il y a dans l'air quantité de petits corps insensibles, qui ne laissent pas d'être actifs, & il s'y trouve sans doute des sels volatiles qui font diminuer l'acide dans la masse du sang, d'où s'ensuit l'affoiblissement du levain de l'estomac : c'est par cette raison que l'appetit est ordinairement languissant en Eté, auquel temps on attire beaucoup de sel volatile avec l'air, en Hyver au contraire l'appetit se réveille, parce que l'air est alors empreint de beaucoup d'acide ; ce qu'on avale contribuë sur tout au manque d'appetit, la graisse, par exemple, émousse le levain du ventricule, & *Sennertus* cite un exemple d'*Avicenne* touchant un homme qui eut durant dix jours l'appetit entierement éteint pour avoir bû une livre d'huile violat, dans quoy on avoit dissout

sout de la cire & de la graisse. Les alimens pris en trop grande abondance, ou trop souvent, abbatent l'appetit, ainsi que les alimens durs, & de difficile digestion, qui ne se cuisent pas entierement, comme il est requis, mais qui laissent une grande quantité de matiere grossiere & visqueuse, qui accable le levain du ventricule, & empêche qu'il n'exhalte sa pointe, témoin les gourmands qui se chargent de trop d'alimens dans un repas, lesquels restent sans appetit plusieurs jours aprés.

La Biere & les autres boissons mal dépurées détruisent pareillement l'appetit, parce que le tartre, qui est la même chose que la lie qui les charge, a coûtume de se précipiter dans l'estomac, de faire un sediment au fond, & d'affoiblir ainsi le levain de l'estomac, ce qu'il est vray de dire, sur tout du vin nouveau.

L'Esprit de vin bû copieusement, a coûtume de soy-même de ruiner l'appetit, en moderant, & temperant l'acrimonie saline de l'estomac : car les esprits de tous les vegetaux ont la vertu de temperer, & de corriger l'acrimonie des humeurs de nôtre corps. Beuvés aujourd'huy beaucoup d'esprit de vin, demain vous serés sans appetit.

Les Opiates, & les *Narcotiques* font le même effet, parce qu'ils stupefient l'orifice gauche du ventricule, & qu'ils luy dérobent la perception du picotement. La *Fumée du tabac* suspend l'appetit, à cause qu'elle est narcotique, & qu'elle ôte le sentiment au genre nerveux, & en partie, parce qu'elle contient un sel volatile huileux, qui émousse, & modere la pointe saline du levain de l'estomac, le laudanum, & toutes les préparations d'opium font la même chose.

Les Indiens ont un remede pour tromper leur

Pourquoy la biere & le vin nouveau mal depurés détruisent l'appetit.

Pourquoy l'esprit de vin bû copieusement, abbat l'appetit.

Pourquoy les opiates, la fumée du tabac, & le laudanum diminuent l'appetit.

Par quel re

faim, qui a du rapport à cela, il est composé de feüilles de tabac, & de coquillages calcinés, & reduits en une masse de pilules, lesquelles détruisent l'appetit par deux raisons, d'un côté les feüilles de tabac, ôtent le sentiment à l'orifice de l'estomac, & de l'autre les coquillages calcinés absorbent, & précipitent la pointe du salino-acide du levain de l'estomac, l'appetit par consequent est suspendu pour quelques jours. La coûtume des soldats est de fumer du tabac pour tromper leur faim.

Entre les choses non naturelles, la suppression subite des évacuations ordinaires, engendre le manque d'appetit, & nous voyons que l'appetit des femmes se perd, & se déprave par la suppression de leurs mois. *Schenchius* rapporte un exemple singulier d'un manque d'appetit dans un homme veuf, produit par le chagrin, & la privation subite de l'usage du mariage.

Le petit Lait est du genre des alimens, dont l'usage immoderé éteint ordinairement l'appetit, parce qu'il y a dans luy un sel volatile fort temperé, qui fait qu'on le nomme rafraîchissant, qui énerve, & tempere l'acrimonie du levain de l'estomac, & arrête par consequent l'appetit.

A raison des choses contre nature, souvent l'appetit manque, ou bien il est considerablement diminué, la cause consiste en ce qu'il n'y a point pour lors d'acide dans l'estomac, qui ne sçauroit manquer sans produire l'affoiblissement de l'appetit. Ce qui arrive par le trouble & la confusion de toutes les humeurs, & particulierement dans la masse du sang, ou par l'abondance du sel volatile huileux, qui se trouve dans les fiévres, entr'autres dans les fiévres ardentes.

On rapporte aux choses contre nature, quand le

plexus de l'orifice gauche affligé par consentement, comme il arrive dans les convulsions de la
nephritique, ne s'apperçoit point de l'irritation
du levain. La raison consiste en ce que les reins
malades communiquent leur douleur spasmotique
au plexus de *Fallope*, ou du mesentere, ce qui
excite non seulement de la douleur, mais qui empêche encore que le picotement causé par le levain
de l'estomac ne soit apperçû, la même chose se
passe dans la colique, & dans toutes les maladies
des intestins, dans lesquelles l'estomac est attaqué
à raison de la continuité.

Quelquefois le calcul contenu dans l'estomac,
abbat l'appetit, suivant l'exemple de *Hœferus*,
d'un appetit abbatu, & d'une nausée mortelle,
procedant d'une abondance de calculs tres-durs
qu'on trouva dans l'estomac.

Souvent la bile par un mouvement corrompu
regorge dans l'estomac, y renverse l'appetit, &
produit une saveur amere dans la bouche avec une
douleur de tête. Il est indubitable que l'appetit
est ruiné par la bile, soit dans l'estomac, soit dans
la masse du sang, d'autant que le sel volatile huileux surabondant, précipite l'acide, & empêche
l'exaltation du levain de l'estomac, de qui le picotement dépend.

Les Signes sont trop évidens pour s'arrêter à
les décrire.

Quant au Prognostic, la perte de l'appetit n'est
jamais un bon signe, & elle doit être toûjours sus-
pecte : car l'estomac contribuë beaucoup à la santé
de tout le corps.

Le Signe est encore pire, si les malades demandent à manger, & ont en horreur ce qu'on leur
presente, parce que la dépravation de l'appetit est
jointe à la perte.

Y ij

L'Appetit éteint au commencement, & dans l'état de la maladie, n'eſt pas un ſigne mauvais, pourvû qu'il revienne vers le declin, que ſi l'appetit ſe perd même dans le declin de la maladie, c'eſt une marque de rechûte.

Enfin c'eſt un ſigne funeſte, lorſque dans un abbatement extrême des forces, les malades demandent ſubitement à boire, ou à manger. Que les aſſiſtans s'en réjoüiſſent, le Medecin doit craindre.

Le Pica en general, ſelon *Ettmuller*, eſt un appetit dépravé, dans lequel on deſire en quelque temps que ce ſoit des choſes abſurdes. Le *Malacia* au contraire eſt un appetit exceſſif des choſes vitiées, qu'on deſire avec un empreſſement extraordinaire, & qu'on mange avec excés, par exemple, quand une femme groſſe demande des charbons, c'eſt le pica, quand elle demande des harangs, ou d'autres viandes uſitées avec trop de paſſion, c'eſt le malacia ; le premier eſt pour les choſes abſurdes, le dernier eſt pour les choſes uſitées. Le dégoût déterminé pour certaine choſe eſt une maladie contraire, comme lors qu'on a de l'averſion pour le fromage.

Quant à la cauſe de l'appetit dépravé, comme il eſt certain que l'appetit procede en general du levain de l'eſtomac, on doit dire que les eſpeces d'appetit, ou augmenté, ou dépravé dans le pica, & le malacia, dépendent du même levain. On voit que tous les animaux ont chacun dans leur genre un levain déterminé dans l'eſtomac qui détermine leur appetit ; Ainſi le chien aime les os, le chat les ſouris, & la cigogne cherche les grenoüilles, par la raiſon ſeule que le levain ſpecifique de leur eſtomac, demande un objet proportionné à ſon activité, le pica, & le malacia ont la même cauſe, alors le levain de l'eſtomac a une certaine détermination qui le porte à telle ou telle choſe : mais en quoy conſiſte cette ſpecification de levain, qui fait les déterminations de chaque eſpece, ou de chaque individu pour une choſe plûtôt que pour une autre ? C'eſt ce que perſonne n'a pû expliquer juſqu'à preſent.

La Partie principalement affectée, eſt l'eſtomac, & ſon levain : car le ſiege de l'appetit naturel doit être celuy de l'appetit contre nature, en ſecond lieu la phantaiſie, le goût, & l'odorat ſont affectés.

La Phantaiſie eſt affectée, parce que les malades ſont portés d'inclination vers telle & telle choſe, comme la craye, le corail, la chaux &c. dés que l'eſtomac les deſire : car ce n'eſt pas le levain qui choiſit celuy-cy, ou celuy-là, mais la phantaiſie.

Le Goût eſt atteint, parce que les choſes d'une tres-mechante ſaveur ſont alors avalées avec un grand plaiſir, & on dit qu'elles ont un goût exquis ; ainſi *Salmuth* parle d'une fille qui mangeoit la chaux des murailles, & *Borellus* d'une autre, qui dans le pica mangeoit des excremens humains avec une douceur delicieuſe.

Enfin l'odorat eſt atteint, ce qu'on prouve par deux exemples, un de *Salmuth*, d'une fille qui prenoit plaiſir à ſentir de vieux livres corrompus & rongés par les vers, ayant tous les jours le nez deſſus ; un autre de *Borellus*, d'une autre fille qui aimoit tellement l'odeur du cuir, qu'elle en tenoit toûjours dans la bouche, pour le mâcher, & le ſentir.

La Dépravation ſinguliere du levain de l'eſtomac eſt confirmée par un exemple rapporté par *Hildanus*, d'un pica procedant d'un ulcere ſuppuré de la gorge ; de forte que le malade avaloit avec beaucoup de facilité des harangs & autres poiſſons, ou chairs ſalées & fumées, qu'il demandoit avec appetit. Il avoit au contraire beaucoup de difficulté à avaler ce qui étoit contre ſon appetit. La mecanique conſiſte en ce qu'il étoit deſcendu du pus de l'ulcere de la gorge dans la cavité de l'eſtomac qui avoit déterminé le levain, & enſuite la phantaiſie vers ces ſortes de ſalures. Ce qui ſervira à reſoudre la queſtion, ſçavoir ſi dans le pica on deſire des choſes ſemblables ou contraires, c'eſt-à dire, convenables au levain de l'eſtomac, ou non convenables ? en répondant qu'on deſire des choſes ſemblables, & qu'on entend par ſemblables des objets proportionnés à l'activité du levain de l'eſtomac, & ſur quoy il peut agir pour les digerer. On a du dégoût pour toute autre choſe.

Le Pica eſt ſouvent la ſuite de la groſſeſſe, ou de la ſuppreſſion des mois dans les femmes. Les petits enfans ſont auſſi ſujets au pica : car *Faber* & *Foreſtus* parlent de certains petits enfans malades du pica, leſquels mangeoient des cendres, de la terre, & de la chaux des murailles, & refuſoient le lait, & toutes les autres nourritures. Les hommes ſont ſujets au pica auſſi-bien que les enfans, & *Schenchius* en rapporte pluſieurs exemples, il ne faut pas s'en étonner, puis qu'ils ne ſont pas exempts d'une eſpece de paſſion hiſterique.

Le Pica eſt ſouvent hereditaire. *Fonſeca* dit qu'une fille de quatorze ans avoit été portée dés ſon enfance à manger de la chaux, & des morceaux de thuiles, ſans avoir pû ſe défaire de cette inclination pour toutes ſortes de menaces & d'artifices, la raiſon qu'il en donne, c'eſt que ſa mere étant groſſe avoit eu les mêmes envies, & luy avoit fait cette impreſſion hereditaire.

On demande, ſi quand on mange ces choſes abſurdes dans le pica, on en reçoit de l'incommodité, ou non? Il y a pluſieurs exemples qui démontrent que non ; mais pour répondre à cette queſtion, on doit dire avec *Ettmuller*, que comme dans la nourriture ordinaire, la ſobrieté eſt le fondement du regime, & que les alimens pris avec moderation conviennent, dont l'excés eſt fort préjudiciable ; de même dans le pica, ſi on garde de la moderation à manger ces choſes abſurdes, elles ne feront point de mal. *Tulpius* dit qu'une femme groſſe mangea durant ſa groſſeſſe quatorze cens harangs en pluſieurs fois, ſans en recevoir aucune incommodité. *Platerus* dit quelque choſe de plus ſurprenant, d'une fille qui mangea, ſans en être incommodée, un oignon cuit ſous la braiſe, qu'on avoit appliqué ſur un bubon peſtilentiel, & qui étoit ſans doute infecté de poiſon. Enfin cet Auteur écrit, qu'il a luy-même avalé pluſieurs cueillerés de theriaque ſans aucun danger.

Il y a des exemples contraires, qui marquent que ces ſortes de choſes abſurdes ont été nuiſibles ; mais toûjours ayant été priſes dans l'excés, l'appetit eſt la regle de ce qu'il faut manger, non pas de la quantité. L'excés empoiſonne les meilleures choſes. On a des exemples aſſés connus de l'un & de l'autre, & *M. de la Forge* parle d'une jeune mangeuſe de pierres, qui les trouvoit meilleures, quand elles avoient été expoſées quelque tems à la Lune.

Les Signes diagnoſtics du pica ſont évidens. A l'égard des *Prognoſtics*, on peut manger ſans danger les choſes deſirées ; quant aux femmes groſſes, il n'eſt pas permis de leur refuſer ce qu'elles

Y iiij

deſirent ; puis qu'il eſt certain qu'une femme ayant eu envie de mordre deux fois un homme à la poitrine, qui la laiſſa faire la premiere fois , mais qui la rebuta la ſeconde , accoucha dans la ſuite de deux jumeaux, dont l'un étoit vivant, & l'autre mort. *Salmuth* fait une hiſtoire encore plus remarquable d'une femme groſſe malade du pica, elle eût envie, dit-il, d'arracher la barbe à un Boucher , elle luy en tira une bonne partie la premiere fois , & autant la ſeconde ; mais voulant revenir une troiſiéme fois le Boucher la chaſſa. Elle eut trois enfans, un mort, & deux vivans. Il faut donc faire ſon prognoſtic avec beaucoup de circonſpection.

Ce que c'eſt que l'appetit exceſſif.

L'Appetit exceſſif eſt , lorſque nous mangeons plus que la nature ne demande , ſans nous raſſaſier. Cette maladie ſe diviſe en faim canine, & boulimie.

La faim canine.

La faim canine eſt ainſi appellée, parce que ceux qui y ſont ſujets, mangent, avalent, digerent, & même vomiſſent, & rejettent les alimens comme les chiens.

La Boulimie.

La *Boulimie* eſt un mot Grec compoſé, qui ſignifie grande faim.

En quoy elles ſont differentes.

Ces deux affections different en ce que ceux qui ont la faim canine, mangent avec avidité, & digerent ce qu'ils mangent, ou bien ils le rejettent auſſi-tôt ſans être digeré. La boulimie au contraire eſt une faim inſatiable, dans laquelle les malades mêmes ont des défaillances ; en un mot la boulimie eſt une défaillance cauſée par l'excés de la faim, & la faim canine eſt un appetit inſatiable de manger , ſoit qu'on digere ce qu'on a avalé, ſoit qu'on le rende ſans le digerer.

Les cauſes de l'appetit exceſſif.

La Cauſe de cet appetit exceſſif dans la boulimie , & la faim canine , ſelon *Vanhelmont* & *Ettmuller* , eſt le ſuc acide étranger & corroſif qui abonde dans l'eſtomac, ce qui eſt confirmé par plu-

fieurs experiences : car les acides, comme le vinaigre, le jus de citron, l'efprit de vitriol & de foufre
qu'on avale, reveillent l'appetit naturel par leur
acidité. Ainfi on peut conclure de la reffemblance
des effets, que la faim canine contre nature vient
pareillement d'un fuc acide, ce qui s'accorde avec
l'experience : car lorfque ceux qui ont la faim canine vomiffent à jeun, ce qu'ils rejettent eft extrêmement acide.

Au refte on a beau manger & digerer promptement dans la faim canine, on n'en devient point
plus gras, on s'amaigrit au contraire ; par la raifon
que ces fucs acides & trop âcres, rendent la maffe
du fang plus âpre, & moins nourriffante : car la
nutrition dépend d'un fuc benin, gras, chyleux,
& balfamique, & dans ceux où elle fe fait bien,
comme dans les enfans, la maffe du fang eft moitié lait, au lieu que dans ceux qui ont la faim canine, le fuc gras & chileux venant à manquer, &
l'acide à furabonder, il arrive que la nutrition fe
fait mal, & que la maigreur furvient à caufe de
l'âpreté de la maffe du fang ; cela fe voit dans les
fcorbutiques qui font fujets à l'atrophie, parce
que l'acide rance qui domine dans la maffe du
fang, la rend âpre, & peu propre à nourrir le
corps.

Les Signes diagnoftics de l'appetit exceffif font
manifeftes. Le *Prognoftic* eft fans danger, fi ce
n'eft que le malade ne meure dans la défaillance,
ou qu'il ne tombe dans quelque autre maladie.

La Faim canine qui furvient aprés les fiévres
dans l'état de convalefcence, n'eft pas dangereufe, elle marque au contraire que la nature fe re-
veille ; mais fi les convalefcens ne font pas fobres,
& s'ils font intemperans à manger, il y a à craindre une rechute.

La Boulimie qui arrive aux maladies chroniques, à la fiévre quarte, à l'hidropisie &c. menace ordinairement de quelque fâcheuse suite.

En combien de manieres la soif est blessée.

La Soif ou l'appetit de l'humide est blessée en trois manieres, par augmentation, ce qui est frequent, par abolition, ce qui est rare, ou par dépravation, lors qu'on desire des choses absurdes, & non accoûtumées.

On suppose, comme il a été dit cy-dessus, que les parties affectées dans la soif sont la gorge, & l'œsophage, qui étant picotés par un sel âcre & salé, excitent cet appetit des liquides, nommé la soif. A quoy contribuë le défaut de salive qui doit arroser la gorge, ou sa trop grande salure, comme dans l'hydropisie, la cachexie, & le scorbut ; dans ces cas-là la salive irrite la soif, plûtôt que de l'appaiser. Lors qu'aprés l'usage des alimens poivrés ou salés nous avons une grande soif, nous ne sentons rien qu'un picotement mordicant, à la gorge, & au larinx ; ce qui montre que la soif consiste dans la gorge, d'autant plus qu'en beuvant, ou en gargarisant la gorge, la soif peut être éteinte.

D'où vient la soif contre nature.

La Soif contre nature, selon *Ettmuller*, vient particulierement des sels subtils trop âcres, & trop abondans, qui picotent, & irritent la gorge, soit qu'ils soient urineux, & de la nature de la bile, comme dans les fiévres, soit purement salés, comme dans l'hydropisie, & le scorbut, & dans ceux qui ont la limphe salée. Ces sels, ou qui exhalent de la poitrine dans l'effervescence de la fiévre, ou qui empreignent la limphe salivale, irritent la langue, la gorge, & l'œsophage, & produisent ainsi la soif.

Le défaut de salive, quand il n'y en a pas assés pour arroser la bouche, & la gorge, devient aussi la cauſe de la ſoif naturelle , & contre nature , & c'eſt par cette raiſon que la ſoif ſuit les purgatifs , qui ont épuiſé, & vuidé la limphe. Ceux qui parlent trop long-temps , ne reſſentent la ſoif , que parce que la ſalive ordinaire leur manque , & dans les fiévres la ſoif eſt preſſante, non ſeulement par les ſels bilieux & âcres , mais encore par le défaut de ſalive , qui eſt ſi ordinaire dans les fiévres, que la langue eſt ſouvent ſeche & fenduë.

Enfin la coûtume fait beaucoup à augmenter , ou à diminuer la ſoif , & les grands beuveurs ont toûjours ſoif. *Deodatus* en apporte un bel exemple d'une fille de ſept ans, beuveuſe , & ayant toûjours ſoif, ce qu'elle tenoit de ſa nourrice qui étoit une beuveuſe inſigne , le mal ayant paſſé dans l'enfant avec le lait.

En general. Il y a à diſtinguer dans la ſoif, ſi elle eſt jointe à l'ardeur de la fiévre, ou non, le dernier eſt ordinaire au ſcorbut , cette difference eſt de conſequence dans la cure.

A l'égard des *Signes diagnoſtics* , le malade ſçait s'il a ſoif. Pour le *Prognoſtic*, ſi le malade a ſoif ſans s'en plaindre, c'eſt un mauvais ſigne , qui marque ou le delire, ou l'abbatement de toutes les facultés qui gouvernent le corps, & la mort qui eſt proche.

La Soif modique dans les fiévres ardentes eſt ſuſpecte, & le Medecin ne doit pas s'y fier.

Le défaut de ſoif eſt rare, ſur tout dans les jeunes gens, on en a neanmoins pluſieurs exemples tant des perſonnes malades que non malades qui ont été long-temps ſans uſer d'aucune boiſſon. *Lotichius* en rapporte un bien ſingulier d'un enfant, qui avoit une averſion étrange pour toute ſorte de vin, de biere, & d'eau, qui n'avoit même jamais goûté d'eau, il étoit cependant gros &

gras, & ce qui est surprenant, fils d'un insigne beuveur. *Borellus* parle d'une abstinence de toute boisson de six années, & d'un autre d'un an entier. *Rhodius* fait l'histoire d'un jeune homme qui n'avoit jamais bû, mais qui mangeoit beaucoup de fruits succulens qui fournissoient beaucoup de matiere à la limphe salivale, & aux mucosités, ce qui l'empêchoit d'avoir soif: car quand les mucosités abondent, la soif ne se rencontre point. *Borellus* fait mention d'un Medecin qui n'a jamais craché, ni mouché, & qui se portoit bien. La limphe que les autres jettent en crachant, luy restoit autour de la gorge; c'est pourquoy il n'avoit jamais soif, mais il avoit de la difficulté à parler, à cause de la trop grande humectation des parties.

Hippocrate dit, que ceux qui ont mal à la ratte sont cracheurs, ainsi ils peuvent facilement être long-temps sans boire. *Panarole* parle d'un rateleux qui demeuroit trois mois sans boire.

En combien de manieres la chylification peut être blessée.

La Chylification ou le changement des alimens en chyle est blessée en plusieurs manieres. Par diminution ou abolition, quand les alimens ne sont pas suffisamment digerés, & par dépravation, d'où il arrive une infinité de corruptions aux alimens.

On peut rapporter à la dépravation de la chylification les crudités, qui sont de deux sortes, sçavoir acides & nidoreuses; les acides sont quand les alimens degenerent en un suc acide qui n'est pas suffisamment volatilisé; les nidoreuses, lorsque les alimens se corrompent, acquierent une saveur horrible de pourri, & font une liqueur impropre à la nutrition. On compare l'odeur nidoreuse à celle des œufs frits au beurre qui n'ont pas été bien cuits, ou aux œufs couvis.

La Cause prochaine de la chylification blessée, selon *Ettmuller*, consiste dans le vice du levain de l'estomac, ou dans le vice des alimens. Dans le levain de l'estomac, lors qu'il digere trop peu, ou lors qu'au lieu de digerer effectivement, il déprave, & corrompt les alimens. La cause est dans ceux-cy, lors qu'ils sont eux-mêmes impropres à être digerés, ou parce qu'ils pêchent en quantité, comme quand on a trop mangé, ou parce qu'ils pêchent en qualité, comme quand ils sont viciés & incapables d'une bonne digestion.

Pour mieux éclaircir cecy. Le levain de l'estomac n'étant point assés volatile, mais acide & trop fixe, ou empreint d'une aigreur étrangere dans l'estomac, comme il arrive aux hypochondriaques, dissoudra à la verité les alimens avec beaucoup de promptitude ; mais au lieu de leur donner la fermentation, & la volatilité requise, il les changera par son aigreur en une masse d'une acidité vitiée, d'où s'ensuivent les crudités acides.

D'un autre côté si la bile descenduë dans les intestins par le canal cholidoque, pervertit son mouvement, & refoule dans le ventricule, il arrivera que le sel volatile huileux de la bile, debilitera, ou depravera le levain de l'estomac, & celuy-cy ne pourra plus digerer les alimens qui se changeront par conséquent en crudités nidoreuses. La même chose arrive, lors qu'on avale des alimens trop graisseux, ou assaisonnés de trop de beure : car tout ce qui est gras, donne des crudités nidoreuses.

Il est à observer que chaque sujet a un levain particulier, qu'il est impossible de connoître que par les suites, tant à l'égard des especes des animaux, que des individus, sur tout dans les hommes ; en

La cause prochaine de la chylification blessée.

Chaque sujet à un levain particulier.

quoy confiste non seulement la difference des ap-
petits, mais encore la difference des digestions ; de
sorte que ce que l'un mange avec avidité, & digere
facilement, l'autre l'a en aversion, & ne le digere
qu'avec peine. L'appetit doit être le juge de ce
qu'on doit manger, ce qu'on aime se digere facilement, parce qu'on n'aime que ce qui est conforme au levain de l'estomac, qui dissout, & fait
fermenter aisément ce qui luy est conforme.

Hippocrate autorise cecy, quand il dit, que les
alimens desirés sont plus aisés à digerer que les
autres. Selon ce principe, la coûtume a pareillement beaucoup de force ; & le même *Hippocrate*
écrit, que dans toutes les maladies les alimens
pires & accoûtumés, doivent être préferés aux
meilleurs non accoûtumés. La raison c'est qu'il
reste toûjours quelque chose de tous les alimens
dans les replis, & les rides de l'estomac, ces restes n'entrent pas, comme plusieurs le prétendent,
dans la composition materielle du levain, mais il
est certain qu'ils le modifient en quelque maniere, & le disposent à mieux agir sur des alimens
semblables, ce qui fait que nous sommes moins
incommodés par les alimens, avec lesquels le levain de nôtre estomac est en quelque façon homogene, & quand il ne se trouve aucune dispro-
portion entr'eux : car le levain est à l'égard des
alimens un agent qui doit être proportionné ; les
alimens accoûtumés au contraire sont nuisibles par
la disconvenance qu'ils ont avec ces restes. Par la
même raison ceux qui ont de l'aversion pour certains alimens, s'y accoûtument quelquefois, en
commençant d'en manger peu à peu, d'autant
que le levain de l'estomac s'altere peu à peu, &
reçoit comme amy ce qu'il regardoit auparavant
comme ennemy. Lorsque l'activité saline volatile

du levain fe debilite, c'eft encore par la raifon qui vient d'être dite.

A l'égard du fecond vice de la chylification qui confifte dans les alimens, la caufe en eft telle, felon *Ettmuller*, fçavoir quand on en prend en fi grande quantite, qu'on ne fçauroit les digerer, c'eft que chaque menftruë fermentatif, qui refout en fermentant comme le levain de l'eftomac, demande de la proportion dans l'objet furquoy il doit agir. Si donc on avale une trop grande quantité d'alimens, le levain de l'eftomac fera étouffé fans les diffoudre fuffifamment, parce qu'il eft trop foible, & fans les volatilifer par la fermentation, l'un eft la fuite de l'autre ; comme l'activité n'eft pas affés forte pour diffoudre tant d'alimens, la digeftion eft eft rallentie, la fermentation retardée, & par confequent la volatilifation. Souvent même la trop grande quantité d'alimens dégenere en crudités acides, qui reçoivent bien un commencement de fermentation, mais qui en demeurent là fans acquerir de la volatilité, & reftent en forme de pâte cruë & acide dans l'eftomac.

Que les alimens pris en trop grande quantité ont de la peine à être digerés.

Outre la quantité, la diverfité des alimens trouble beaucoup la digeftion. La puiffance du levain de l'eftomac a beau être étenduë, & capable de refoudre, & de fermenter divers alimens, il eft certain qu'elle n'eft pas univerfelle & infinie, mais déterminée à tels & tels alimens ; lors donc qu'on avale pêle & mêle divers alimens, des gras avec des maigres, des acides avec des doux, il eft fans doute que le levain agiffant plus puiffamment fur l'un que fur l'autre, la digeftion s'interrompt beaucoup, & qu'il en refulte des corruptions & des crudités, qui font accompagnées d'une mucofité copieufe qui refte dans l'eftomac,

Que la diverfité des alimens trouble beaucoup la digeftion.

d'autant que ce qui n'eſt pas aſſés digeré, a de la peine à paſſer par le pylore ; ainſi l'eſtomac ſe trouve toûjours chargé de cette mucoſité, qui déprave de plus en plus la chylification.

Qu'on doit choiſir la qualité des alimens.
Que le pain eſt l'aliment le plus familier.

Pour la qualité des alimens, il eſt conſtant qu'il y a du choix à faire. On parlera icy ſeulement du pain qui eſt l'aliment le plus familier, parce qu'il eſt amy du levain de l'eſtomac par ſon acide volatile abondant, & en quelque maniere homogene, & du même caractere que le levain de l'eſtomac ; ce qui fait que le pain, à raiſon du levain qu'il a receu par la boulangerie, ou à raiſon de ſon eſprit volatile acide, facilite la diſſolution des autres alimens, & ſeconde le levain volatile de l'eſtomac à les volatiliſer, & à les changer en chyle plus promptement : c'eſt pourquoy plus le pain eſt levé, & plus ſon eſprit acide volatile eſt exalté, plus il eſt ſalutaire ; au contraire moins il eſt levé, & plus il eſt denſe & viſqueux, plus il eſt nuiſible, & plûtôt il ſe change en une pâte cruë & viſqueuſe dans l'eſtomac.

La trop grande quantité de la boiſſon trouble outre cela conſiderablement la digeſtion par trois raiſons ; la premiere, parce qu'elle délaye trop le levain de l'eſtomac, & qu'en le délayant il s'affoiblit ; la ſeconde, c'eſt que les alimens flottent alors dans l'eſtomac, ce qui empêche en quelque façon la fermentation. La derniere, c'eſt que le trop de boiſſon force le reſſort de l'eſtomac, le diſtend, & relâche ſes fibres, les rend flaſques, & diminuë leur jeu ; de ſorte qu'elles ont de la peine à pouſſer par le pylore ce qui eſt digeré, lequel demeurant long-temps dans l'eſtomac, s'y corrompt, & dégenere en divers ſucs vitiés.

Il eſt aiſé de voir par ce qui vient d'être dit, ce qu'on

qu'on doit penser de l'*inégalité d'intemperie des Anciens*, qui est sans fondement ; puisque le sang qui cause l'intemperie prétenduë, est également distribué à toutes les parties, & porté à proportion au foye, & au ventricule. Tandis donc que le sang conservera sa chaleur naturelle, tant qu'il circulera par une égale proportion dans le foye & dans le ventricule, il leur donnera sans doute à l'un & à l'autre le temperamment requis, & le foye ne sera pas plus chaud que le ventricule.

L'Experience nous apprend que dans cette intemperie des Anciens, il y a toûjours du défaut du côté du levain de l'estomac, qui est ou trop acide, ou d'un acide vitié, ou trop peu volatilisé, & peut-être en même temps étouffé par une abondance de mucosités grossieres, & visqueuses : c'est pourquoy on ne choisit pas pour y remedier, ce qui peut échauffer l'estomac, & rafraîchir le foye ; mais on s'attache à ce qui peut attenuer, & dissoudre, & même volatiliser, & temperer la trop grande aigreur du levain.

Les Causes éloignées de la chylification blessée, qui troublent la retention ou l'expulsion des alimens, sont l'abbaissement du cartilage xiphoïde, les verruës qui naissent dans l'estomac, & les reins affligés du calcul, à cause de la simpathie qui est entre les nerfs de ces parties, & ceux du ventricule.

Causes éloignées de la chylification blessée.

Les Signes de la chylification blessée par diminution, sont la douleur d'estomac aprés le repas, les rots fâcheux de la même saveur des alimens pris, le manque d'appetit, le gonflement du ventricule, le visage enflammé, & rouge aprés le repas, qui vient de l'estomac chargé d'une abondance de mucosités acides, qui sont restés des alimens mal digerés, la difficulté de respirer,

Ses signes

lors qu'on eſt couché ſur le dos , & la bouche pâ-
teuſe , & remplie de mucoſités le matin. Le vice
de la digeſtion eſt démontré par les rots. Les crudités acides ont des rots acides , & des vents en
abondance , & ce qu'on rejette en vomiſſant , ou
naturellement , ou par art , eſt groſſier , viſqueux,
pituiteux , & d'une ſaveur acide. Les crudités ni-
doreuſes ſe reconnoiſſent à la mauvaiſe odeur des
rots , ou du moins qui ſont dégoutans , comme
quand on a mangé des œufs frits , on a des nau-
ſées frequentes , & on ſent le matin un certain
goût qui ne ſe peut pas bien expliquer , la matiere
du vomiſſement naturel ou artificiel , eſt liquide ,
jaunâtre , inſipide , ou tirant ſur l'amer , on a le
ventre plus libre que de coûtume.

Son Pro-
gnoſtic.

Quant au Prognoſtic , il eſt certain que la chylification bleſſée eſt la ſource de pluſieurs maladies
chroniques , & on peut dire , que les crudités
acides , ſuivant leurs differences, ſont la ſource
de la plûpart des fiévres intermitentes , & peut-
être que toutes les mêmes crudités acides dans un
certain degré de corruption , ſont ſans doute la
ſource du mal hypochondriaque , ou du ſcorbut,
à moins que celuy-cy n'ait été communiqué par
contagion à la maſſe du ſang. La colique & les
maladies ſemblables viennent de la même cauſe,
& une aigreur pareille à celle qui corrompt les
alimens dans l'eſtomac eſt la cauſe des maladies
cutanées, de la galle, de l'herpés , & peut-être
de l'ériſipele. En un mot , tout l'acide qui eſt répandu dans le corps hors l'eſtomac , & appellé par
Vanhelmont l'ennemy de tout le corps , vient du
vice de la digeſtion cauſé par la corruption de l'a-
cide , la goûte même en tire ſon origine , ſçavoir
lorſque le vin s'aigrit dans le ventricule , ou que
la boiſſon eſt déja empreinte d'un acide vitié. En-

fin on doit être affuré que toutes les maladies chroniques qu'on attribuë aux obftructions des vifceres, du mefentere , du foye , de la ratte, viennent du vice de la chylification, & particulierement quand le levain de l'eftomac eft trop acide, & mal volatilifé.

On appelle enflure d'eftomac, lorfque les vents font renfermés dans fa cavité, & le gonflent ; On appelle *Rots*, quand les mêmes vents fortent par en haut avec un bruit qui n'eft pas trop agreable. Enfin on appelle *Cholera fec*, quand ils fortent par haut & par bas, comme dans la maladie hypochondriaque. Ces trois affections ne different pas beaucoup entr'elles. Les vents qui reftent dans l'eftomac font affés fâcheux,& ils caufent quelquefois de terribles fimptomes.*Bartholin* fait mention d'une femme qui avoit l'eftomac fi enflé, qu'on la prenoit pour groffe.

Ce que c'eft que l'enflure d'eftomac , les rots, & le cholera fec.

Tous les vents, felon *Ettmuller* , font engendrés dans l'eftomac par une fermentation vitiée de l'acide, avec une matiere vifqueufe, groffiere , & pituiteufe ; de forte que l'acide eft la caufe efficiente des vents; la caufe materielle ou le fujet eft la matiere vifqueufe ou pituiteufe, & la maniere de laquelle les vents font engendrés & élevés , eft une fermentation particuliere : c'eft pourquoy les *Anciens* ont dit que les vents venoient de la melancolie, qui n'eft autre chofe qu'un fuc acide, & les hypochondriaques qui ont le ventricule accablé de mucilages acides , font fort fujets aux vents , à caufe de l'acide qui fait fermenter la matiere pituiteufe & vifqueufe.

Les caufes des vents.

On dit que les vents s'engendrent dans les inteftins , & dans l'eftomac par la fermentation des alimens : car il eft évident que les vents ne font point dans les alimens avant qu'on les prenne ;

Z ij

puifque de deux hommes qui vivent des mêmes alimens, l'un engendrera des vents, & l'autre n'en engendrera point. La raifon de cela, c'eft la diverfité des levains de l'eftomac, les hypochondriaques, & les femmes hifteriques engendrent des vents de prefque toutes fortes d'alimens, ce que les autres fujets ne font pas.

Remués le muftum ou moût, & gouvernés-le de quelque maniere qu'il vous plaira, il ne produira point de vents, qu'il ne commence de fermenter, mais d'abord qu'il fermente, on voit quantité de vents, ou un gas abondant, au langage de *Vanhelmont*, qui s'élevent avec furie jufqu'à rompre les plus forts tonneaux. Faites ce que vous voudrés de la farine, faites-la griller ou cuire, elle ne produit aucuns vents, s'aigrit-elle, commence-t'elle à fermenter, les vents font d'abord éruption.

Il eft vray, qu'il y a des alimens, dont il eft plus facile de tirer des vents que des autres, comme font les raiforts, l'armoracia ou raifort fauvage, l'ail, l'oignon, parce qu'étant abondans en fel volatile âcre, ils hâchent, & attenuent les mucilages de l'eftomac, & combattant enfuite avec l'acide du même eftomac, ils engendrent des vents qui ne font pas en eux-mêmes, mais qui font excités par l'acide. Que ces fortes d'eftomacs foient remplis d'un mucilage acide, l'experience le démontre: lors qu'en vomiffant ils rejettent des matieres groffieres, vifqueufes, gluantes, & acides en abondance.

Vanhelmont établit quatre fortes de rots. 1. Le *Rot acide* comme dans les hypochondriaques, & dans ceux qui font à jeun. 2. Le *Rot nidoreux* dans la crudité nidoreufe. 3. Le *Rot fpecifique* qui a la faveur fimple de ce qu'on a mangé, par exemple,

tre fortes de rots.

aprés avoir mangé du raifort ou du poiſſon, il
ſent le raifort & le poiſſon. 4. Le *Rot inſipide*,
c'eſt-a-dire, qui n'a point de ſaveur déterminée,
il y en a un cinquiéme, ſçavoir le *Rot fœtide &
puant*, qui eſt de mauvais augure, mais rare.

Lorſque l'eſtomac eſt enflé, & que les rots é-
chappent, il eſt aiſé de connoître le mal ; mais
quand l'orifice gauche de l'eſtomac eſt fermé, on
ſent des reſſerremens de poitrine, la poitrine eſt
diſtenduë ; ſi on y met la main, on ſent un peu de
ſoulagement ; les malades ſe plaignent d'une grande difficulté de reſpirer, parce que la diſtenſion
de l'eſtomac empêche le jeu du diaphragme, ſur
tout quand ils ſont ſur le dos, ce qui eſt ordinaire aux hypochondriaques, de plus ils ſentent
des flatuoſités dans l'eſtomac, lorſque d'un côté
ils ſe jettent ſur l'autre.

Les ſignes
diagnoſtics
de l'enflure
de l'eſtomac

Les Vents dans l'affection hypochondriaque
ſont mauvais, mais c'eſt le ſimptome ordinaire.
L'enflure du ventre qui dure long-temps ſans diſ-
paroître, menace du timpanite ; les rots fœtides
& puans ſont d'un tres-mauvais augure. *Gabecho-
rerus* les declare comme tres-funeſtes, & il avertit même les Medecins de ne ſe pas approcher
trop prés de ces roteux, de peur qu'ils n'attirent
avec cette puanteur une contagion maligne dans
leurs poûmons.

Le progno-
ſtic.

La Subſtance du ventricule doit avoir une épaiſſeur moyenne, afin d'embraſſer, & de cuire les
viandes comme il faut ; c'eſt pourquoi nous voyons
que les animaux qui digerent les choſes les plus
dures, juſqu'aux pierres mêmes, comme les oiſeaux, ont auſſi l'eſtomac tres-épais. Si donc les
tuniques du ventricule viennent à perdre leur é-
paiſſeur, & leur craſſitude naturelle, par l'excés
continuel du boire & du manger, la premiere

L'extenua-
tion du ven-
tricule.

coction en est entierement alterée , & on sent des fluctuations perpetuelles dans l'estomac.

Le vomis-sement.

Le Vomissement , selon *Ettmuller* , n'est autre chose que la convulsion du pylore , & successivement de tout le ventricule , causée par une irritation trop forte : car lorsque le pylore se resserre , & se ferme fortement , le mouvement peristaltique de tout le ventricule se pervertit entierement,

Sa cause prochaine.

commençant du pylore vers l'estomac, c'est à-dire , vers l'orifice superieur , à cause des fibres nerveuses circulaires qui entrelassent les tuniques du ventricule, lesquelles se retirent pareillement aprés la contraction du pylore. Cette convulsion du pylore est suivie par la convulsion de l'estomac , & celle-cy par la convulsion de l'œsophage , d'où s'ensuit l'expulsion de tout ce qui est contenu dans l'estomac vers l'œsophage , & de l'œsophage vers la bouche. C'est avec justice que *Vanhelmont* appelle le pylore , le Recteur , & le Maître de la retention dans l'estomac , lequel étant ouvert naturellement , donne passage aux matieres contenuës dans le ventricule vers les intestins , & en se refermant contre nature , il les fait regorger en haut.

D'où provient la naufée.

La Nausée precede souvent le vomissement. Elle ne vient pas de la trop grande relaxation de l'orifice superieur , comme les Anciens l'ont crû , mais plûtôt de la contraction opiniâtre de l'orifice superieur , comme disent les Modernes , quand le ventricule est irrité par quelque chose de fâcheux , le pylore & l'orifice superieur se retirent , & c'est là proprement la nausée. Que si l'irritation continuë , la constriction du pylore étant plus forte , prevaut enfin sur l'autre , & le vomissement suit ainsi la nausée. Que cette constriction & ce resserrement de l'orifice superieur se trouve dans la nausée, il est évident de ce que la nausée est une espece de dégoût : car dans toute sorte de dégoût l'orifice superieur a coûtume de se resserrer ; De-là vient que dans tous les dégoûts, & particulierement dans la nausée, la déglutition est si difficile : car les morceaux s'arrêtent dans l'œsophage sans pouvoir descendre, à cause de la constriction du ventricule. De plus, quand nous mangeons quelque chose à contre-cœur, nous rotons après l'avoir avalée, non pas auparavant, parce que l'orifice superieur étoit fermé, & qu'il ne s'est ouvert que depuis, par ce qui a été avalé ; ainsi quand on nous parle de certaines choses qui nous font mal au cœur, ou quand nous approchons le nez des choses dégoutantes, alors tout l'estomac, & tous ses orifices font une espece de contraction, & si nous nous forçons à prendre quelque chose avec repugnance, souvent nous la rejettons avant qu'elle entre dans le ventricule, ce qui vient du resserrement opiniâtre de l'orifice superieur. La nausée est donc la constriction de l'orifice superieur qui ne veut point admettre quelque chose désagreable, comme le vomissement est la contraction convulsive du pylore, suivie d'une semblable convulsion du ventricule.

Le Vomissement étant donc une contraction convulsive, on ne doit pas le mettre au nombre des actions volontaires. Ceux qui vomissent volontairement, ont la même tissure d'estomac que ceux qui ruminent. Ces ruminateurs ont le ventricule plus fibreux, & plus charnu que les autres, & couvert d'une espece de muscle, par le moyen duquel l'estomac se meut volontairement, comme par les autres muscles, & renvoye les alimens à la bouche, ou pour les vomir, ou pour les remâcher.

Les Causes secondes du vomissement & de là nausée sont tout ce qui peut irriter violemment l'estomac, & luy faire de la peine : car il arrive qu'à l'occasion des nerfs & des fibres nerveuses qui ont été frappées, les esprits animaux y viennent en foule, & excitent un mouvement convulsif.

L'Irritation de l'estomac d'où vient le vomissement, est essentielle, lorsque l'estomac est malade par idiopathie, ou simptomatique, quand l'estomac est malade par simpathie, ou par consentement. La premiere arrive, lorsque les humeurs ou les excremens âcres sont dans le ventricule, ou qu'ils y refoulent des intestins, & principalement du duodenum, à raison du conduit pancreatique & cholidoque, quand le ventricule est enflammé, excorié, ou exulceré : car dans tous ces cas il s'irrite facilement, & le vomissement s'ensuit ; l'acrimonie des sucs qui se mêlent avec la salive, produit des vomissemens opiniâtres, ce qui est familier aux scorbutiques. Au reste, quand le vomissement est durable & continuel ; quand il resiste à tous les remedes, souvent le vice est dans le pylore, qui est entierement boûché ou scyrreux.

On vomit aussi au commencement des fiévres intermitentes, parce que le suc du pancreas, & la bile faisant une forte effervescence dans l'intestin duodenum, où ils se déchargent, irritent le pylore qui est proche, & celuy-cy cause le vomissement.

Les Choses grasses prises en quantité, ou souvent, font la même chose pour deux raisons ; La premiere, c'est qu'étant de difficile digestion, elles resistent au levain salin, acide de l'estomac, & chargent beaucoup ce viscere ; la seconde, c'est

qu'elles relâchent extrêmement l'orifice superieur ; ainſi la contraction du pylore ſurvient par
l'irritation , & le combat cy-deſſus , & le vomiſſement par la relaxation de l'orifice ſuperieur.

Le Vomiſſement par ſimpathie , ou conſentement
eſt tres-frequent. Il arrive dans la colique & la
paſſion iliaque par la ſimpathie des tuniques qui
ſervent à revêtir les inteſtins & le ventricule. Le
vomiſſement ſurvient à la paſſion iliaque par un
ſemblable conſentement des tuniques ; ainſi que
dans la nephritique , ou l'affection des reins , qui
reçoivent des nerfs du même plexus , & dont quelques-uns ſont portés à l'eſtomac ; de-là vient que
les reins ayant le calcul , l'eſtomac ſouffre des mouvemens convulſifs.

On ſçait que le vomiſſement ſurvient aux playes
de la tête , à cauſe des membranes du cerveau , ſur
tout des internes qui ſont communes à l'eſtomac ,
& à toutes les autres parties. Les femmes ſont ſujettes à des vomiſſemens remarquables , quand
elles ſont amoureuſes , & quand leurs mois ne
ſont pas reglés.

Pour les differences du vomiſſement , il eſt en
general naturel ou artificiel. Le naturel eſt ſpontanée , ou non ſpontanée: le ſpontanée eſt celuy
que la nature procure , étant irritée par une matiere vitieuſe , il vient d'une cauſe externe. Le
non ſpontanée eſt morbifique , & contre nature ,
quand on rejette des matieres qui ne doivent pas
être rejettées , ou ſimptomatique , quand il arrive
à l'occaſion d'une autre maladie , ou enfin il eſt
critique , lorſque la nature ſe décharge elle-même
au ſoulagement du malade.

Le Sang eſt ſouvent vomi auſſi-bien que les autres matieres , ce qui arrive par l'ouverture d'une
veine de l'eſtomac , de quelque cauſe que ce ſoit ,

par le vice de la ratte, & l'ouverture du vas breve, ou enfin par le vice du pancreas : car une veine ou deux de ce viscere corrodées par la limphe
causent souvent des vomissemens de sang.

Les causes
éloignées.

Les causes éloignées sont principalement les suppressions des évacuations accoûtumées du sang ;
ainsi dans la suppression des mois on voit des femmes se purger par le vomissement de sang. Les
femmes grosses mêmes sont souvent affligées du
vomissement de sang par la suppression de leur
mois, mais sans danger, parce que c'est un mouvement de la nature qu'il n'est pas facile de changer. On a dit que les personnes rateleuses étoient
sujettes à des vomissemens continuels, & même
au vomissement de sang. Voicy comment. La ratte
qu'on suppose opilée reçoit continuellement du
sang par l'artere splenique, lequel à cause de l'o-
pilation ne peut être suffisamment repris par la
veine splenique pour observer les loix de la circulation. Le mouvement circulaire du sang n'étant
point libre dans l'artere & dans la veine splenique, il croupit en quelque façon, & s'acumule
dans l'artere splenique, particulierement vers son
vaisseau court, avant l'entrée de l'artere dans la
ratte, & dans le ventricule ; de là viennent les
pulsations que l'on sent quelquefois au dos du
côté gauche, & aprés la ruption du vaisseau court
arteriel, le dégorgement du sang dans le ventricule, d'où s'ensuit le vomissement de sang souvent
salutaire à ces sortes de sujets.

Il est évident, selon *Ettmuller*, que le vomissement de sang vient quelquefois du pancreas, par
la douleur profonde qu'on ressent alors en vomis-
sant sous l'hipochondre droit, les malades montrent, sans le sçavoir, l'endroit où le conduit pancreatique entre dans le duodenum, de plus le vo-

miſſement de ſang a coûtume d’être ſuivi par du
pus , qui ne peut venir que du pancreas exulceré,
ou affligé de quelque abcés. Ce vomiſſement du
pancreas eſt ordinairement precedé d’une douleur
avec peſanteur aux lombes, à la partie ſuperieur ,
juſtement où eſt ſitué le pancreas. *Sylvius* eſt là-
deſſus du même ſentiment qu’*Ettmuller*. Il dit que
le ſang qui eſt rejetté par le ventricule , & par les
inteſtins en même temps , vient du pancreas , lorſque quelqu’un de ſes vaiſſeaux eſt corrodé par ſon
ſuc trop âcre. Le ſang qui tombe alors dans les
inteſtins, deſcend en partie par en bas , & il remonte en partie dans le ventricule par l’irritation
du duodenum , & le pus même qu’on rejette en
vomiſſant eſt du pancreas.

Les ſignes diagnoſtics & prognoſtics du vomiſſement.

    Les Signes diagnoſtics du vomiſſement ſont ma-
nifeſtes. Pour le *Prognoſtic*. Le vomiſſement qui
n’eſt point exceſſif, eſt ordinairement celuy qui
vient d’une cauſe externe , ou de la ſuppreſſion
des mois, comme le vomiſſement des femmes
groſſes , le vomiſſement ſpontané moderé au
commencement des maladies , & le vomiſſement
critique ſur la fin, ſont plus avantageux que dangereux.

    Le Vomiſſ ment livide, ou de vers , particulie-
rement dans les maladies malignes , a coûtume
d’être mortel.

    Le Vomiſſement periodique de ceux qui ont mal
à la ratte eſt tres-ſalutaire, s’il n’y a point d’excés,
& ſi les hemorroides ſuivent, le malade en rece-
vra un ſoulagement aſſuré.

    Les Evacuations de ſang par haut, & par bas,
ſont mortelles dans les exanthemes , la petite verole , la rougeole , & les puſtules petechiales , ſelon les obſervations d’*Hocſtetcrus*.

    Dans le vomiſſement de ſang, l’*Indanus* fait ſon

prognoftic en la maniere qui fuit. Les malades, dit-il, rejettent du fang de deux manieres, l'un grumelé, ou groffier & noir, l'autre tenu, fluide & noir comme de l'ancre, & âcre; ceux qui rejettent de ce dernier meurent tous, fans qu'il en échappe un; le premier eft rejetté fans danger, l'un ni l'autre n'eft point l'attrabile qui s'engendre du concours dépravé des fucs dans le duodenum, ceux qui rendent l'attrabile meurent le lendemain. L'attrabile eft bien differente du fang, & elle cauterife prefque les parties en fortant.

Ce que c'eft que l'inquietude & la douleur d'eftomac, ou cardialgie.

L'eftomac, comme dit *Ettmuller*, n'eft incommodé de foy par aucun fentiment fâcheux; mais il arrive fouvent qu'on reffent des inquietudes, des douleurs, & des peines confiderables à la poitrine, c'eft-à-dire, à la region comprife entre la courbure des fauffes côtes en devant vers le fternon. Lorfque les malades fe plaignent d'un certain refferrement en cette partie, quand ils font inquiets, & fe jettent de côté & d'autre dans le lit, on appelle cela une *fimple inquietude de l'eftomac*, parce que cette forte d'inquietude vient toûjours de l'orifice gauche du ventricule. Quand la douleur qui occupe violemment cette partie, & que les malades montrent avec le doigt, eft renfermée dans la cavité qu'on nomme la foffette du cœur, où elle tourmente cruellement les malades, on l'appelle *douleur d'eftomac*, ou *Cardialgie*. La raifon eft, que les Anciens appelloient cette partie *Cardia*, qui fignifie proprement le cœur, & qu'ils luy ont donné ce nom, à caufe que la douleur de l'eftomac, ou de l'orifice fuperieur, fe communique fouvent au cœur; d'où s'enfuivent les lipothimies ou défaillances, les abbatemens de forces, ou divers autres fimptomes. Cardialgie, au langage des Anciens, veut donc dire mal de cœur. Et en effet cette douleur de l'orifice superieur est tres-sensible, & tres-dangereuse, à cause des simptomes frequens & cruels dont elle est accompagnée. Par cette raison *Vanhelmont* a établi dans l'orifice superieur de l'estomac, le siege de l'ame, & le duûmvirat, ou la ligue de la ratte avec l'estomac, la jurisdiction de ce duûmvirat s'étendant sur toutes les operations animales propres de l'homme. C'est une partie extrêmement noble : car la moindre playe qui atteint l'orifice gauche est mortelle, un coup de poing même sur cet endroit peut causer la mort, selon l'observation de *Bartholin*. Si la cardialgie est vehemente, ses simptomes sont terribles, & souvent elle produit l'épilepsie, ainsi qu'*Amatus Lusitanus* dit l'avoir vû en un femme.

La Cause prochaine de la cardialgie est une offense insigne faite à l'orifice superieur du ventricule, laquelle choque l'*Archée*, pour parler comme *Vanhelmont*, qui preside à cette partie, & conçoit à cette occasion des idées d'emportement & de fureur; ainsi l'œconomie de tout le petit monde est troublée, les simptomes naissent en foule, & tout le genre nerveux se soûleve, & par consequent les actions animales sont dépravées ou abolies. Tout ce qui peut blesser l'orifice superieur du ventricule, peut donner occasion à ce desordre, soit essentiellement, soit par consentement. Essentiellement comme les vents qui regnent dans l'estomac vuide, & qui étant enfermés étroitement par le resserrement des deux orifices, engendrent de grandes inquietudes, & de grandes incommodités. Ces simptomes de la part des vents sont ordinaires aux hypochondriaques, sur tout dans le commencement des paroxismes des fiévres intermitentes. Les causes essentielles, outre les vents,

Les causes prochaines de la cardialgie.

font tous les excremens qui fejournent dans l'eftomac. 1· La matiere vifqueufe & acide, nommée
pituite acide, qui ronge, picote, & perce, pour
ainfi dire, l'eftomac avec les pointes de l'acide
vitié, d'où naiffent ces grandes douleurs. 2. Les
excremens nommés bile porracée & erugineufe
de leur couleur verte, qui s'engendrent en partie des alimens corrompus dans la digeftion, &
qui font envoyés en partie dans l'eftomac par les
inteftins, & particulierement par le duodenum :
car quand le fuc pancreatique & le fuc bilieux font
corrompus & gâtés, il fe forme de leur mêlange
des humeurs differentes & diftinctes, tantôt noires, tantôt vertes, tantôt bourbeufes, tantôt d'u-
ne autre couleur. Dans la bile porracée & erugineufe, c'eft principalement l'acide du pancreas
qui pêche par excés, & peut-être en faveur auftere, parce que ceux qui vomiffent ces fortes d'excremens en ont les dents agacées. Ce qui eft confirmé par la mechanique de *Groffius*, qui ayant
pris la bile jaune de la veficule d'un chien diffe-
qué, & l'ayant mêlée avec de l'efprit de vitriol
extrêmement acide, elle prit une couleur de vert
enfoncé, femblable à la bile erugineufe ou ifato-
des. Quand ces fortes d'excremens acides, âcres
& corrofifs fe trouvent dans l'eftomac, ils y excitent le vomiffement, le cholera morbus, ou
une grande cardialgie.

Les Enfans font fujets à des excremens porra-
cés ou verts, qui font toûjours accompagnés de
tranchées, ce qui vient de la corruption du lait,
empreint d'un acide vitié, qui s'aigrit au lieu de
fe digerer, & qui reçoit cette teinture verte du
mêlange de la bile. Ces excremens ont coûtume
d'ecorcher par leur acrimonie le fondement tendre de ces petits, & d'exciter des tranchées dans

les inteſtins qu'ils picotent par leur acidité. On dira en paſſant que les yeux d'écreviſſes, la ſemence d'abſinthe &c. y remedient, d'autant qu'ils corrigent l'acide, & le vice du lait. De plus les poiſons & les choſes nuiſibles avalées engendrent la cardialgie, ſur quoy *Valeriola* rapporte l'exemle d'une cardialgie extrême, pour avoir pris une ſolution de mercure coſmetique, au lieu d'une émulſion d'amandes douces. *Platerus* propoſe une cardialgie mortelle pour avoir avalé de l'arſenic, & *Faber* fait mention d'une forte cardialge avec de cruels ſimptomes pour avoir trop mangé de fromage mol, & de miel, qui s'étoit coagulé dans le ventricule. Il arrive la même choſe ſi on boit du lait mal à propos, ſi on prend de l'acide par deſſus; car il ſe coagule, & ſe grumele dans l'eſtomac, & produit des ſimptomes funeſtes, ſçavoir des cruelles inquietudes, des ſueurs froides &c. de ſorte qu'on a eu raiſon de mettre le lait coagulé au nombre des poiſons. On a remarqué qu'une ſangſuë avalée en beuvant avoit produit un vomiſſement de ſang, & *Rhodius* propoſe une cardialgie cauſée par des ſangſuës qu'on avoit attachées aux narines, comme c'eſt la coûtume en France pour exciter une hemorragie artificielle, & qui ſe gliſſerent dans l'œſophage. On y remedia en faiſant boire de l'eau ſalée au malade, d'autant que le ſel eſt tres-contraire aux ſangſuës; ainſi en appliquant des ſangſuës au fondement pour exciter les hemorroïdes, s'il arrive qu'elles entrent dans l'inteſtin, & qu'elles cauſent de fâcheux ſimptomes, on les tire facilement avec un cliſtere d'eau ſalée.

Il faut appliquer aux vers ce qu'on a dit des ſangſuës: peut-on douter que les vers ne produiſent la cardialgie, puis qu'elle ceſſe d'abord qu'on les a rendus, selon la remarque de *Rhodius*. *Pla-teras* fait une belle obfervation d'une cardialgie jointe à une tres-grande douleur, pour avoir avalé une anguille vive, qui fût renduë enfuite par bas morte, & à demi écorchée, ce qui marque que le levain de l'eftomac avoit commencé d'agir fur l'anguille. On voit la même chofe dans les poiffons voraces, par exemple, dans le brochet, qui digere ainfi infenfiblement les petits poiffons. Le même Auteur fait mention d'une autre forte cardialgie, pour avoir avalé une coquille, qui fortit le lendemain par le fondement.

Ces Douleurs d'eftomac ou cardialgies font quelquefois periodiques, & reviennent à certains tems, par paroxifme ; ainfi *Bartholin* décrit une cardialgie de deux jours l'un à la même heure, & *Guarinonius* propofe une douleur d'eftomac cruelle, qui affligeoit une femme, feulement au temps de fes menftruës.

Les fignes diagnoftics. *A l'égard* des *Signes diagnoftics*, il eft à remarquer que la cardialgie n'occupe pas toûjours la partie épigaftrique anterieure de l'abdomen, elle attaque fouvent le dos, non feulement à la region fuperieure des lombes, & vers les derniers vertebres de la poitrine, ou le pancreas fe couche fous l'eftomac ; mais ce qui eft furprenant, la cardialgie fuit fouvent le conduit de l'œfophage, & la douleur monte jufqu'entre les épaules, ce qui fe fait par un mouvement convulfif. Il eft vray que la douleur d'en bas eft plus vive que celle d'entre les épaules.

Les Caufes font faciles à reconnoître, fçavoir fi ce font des humeurs, ou des vers, fi c'eft par le confentement des reins, ou de quelque autre partie.

Il faut bien diftinguer, pour ne pas prendre la
cardialgie

cardialgie pour la colique, & la colique pour la cardialgie, à cause que l'estomac est immediatement sous le colon. *Schenkius* rapporte l'exemple de certains Medecins qui traitoient un malade d'une douleur qu'il souffroit à la region anterieure de l'estomac, comme si c'eut été une cardialgie, un clistere seul les détrompa, en appaisant la colique, ce qui ne seroit pas arrivé, si ç'avoit été une cardialgie.

On connoît la colique d'avec la cardialgie, parce que la douleur de la colique s'étend en bas vers le nombril & les reins.

Pour les Signes prognostics, la cardialgie est de soy un mal leger ; mais si elle est cruelle ou durable, elle n'est pas à mépriser, à cause de l'apprehension de la sincope. Si le froid des extrêmités survient à la cardialgie, elle est dangereuse, comme quand elle survient elle-même aux fiévres malignes.

CHAPITRE VII.

des Intestins.

LEs *Intestins* sont continus à l'orifice droit du ventricule, c'est-à dire, au pylore. Les Grecs les appellent *Entera* & *Endina*, & les Latins *Interanea*, qui signifie dedans, parce qu'ils sont placés dans l'interieur du corps.

Ce sont des corps longs, membraneux, concaves, ronds, repliés en diverses circonvolutions, étendus depuis le ventricule jusques à l'anus, & destinés pour contenir & conduire le chyle, & les excremens de la premiere coction.

Ils sont situés sous l'épiploon dans le ventre inferieur, dont ils remplissent presque toute la capacité, qui eft depuis le ventricule jufqu'à l'os pubis. Les grêles, ou mênus comme plus nobles, occupent le milieu, & font environnés des gros comme d'un rampart. Ils font attachés au dos par le moyen du mefentere qui les lie enfemble ; de maniere que les grêles font au milieu du ventre à la region umbilicale, & les gros à la circonference.

Leur grandeur.   Les *Inteftins* n'ont pas tous la même groffeur, ni le même diamettre ; mais ils ont pour l'ordinaire fept fois la longueur du corps dont on les a tiré, un peu plus, ou un peu moins ; cette grande étenduë, & les differentes circonvolutions que la nature a été obligée de leur donner, à caufe de la petiteffe de l'efpace qu'ils occupent, étoient neceffaires, dit *Diemerbroeck*, tant pour y retenir plus long-temps le chyle, & le faire fermenter par le mêlange de la bile, & du fuc pancreatique que pour le feparer d'avec fes excremens, & le rendre par le moyen de ces deux liqueurs plus coulant & plus fubtil, & par confequent plus en état de paffèr dans les veines lactées.

D'ailleurs fi l homme n'avoit eu qu'un boyau, il auroit été obligé de manger fans ceffe, comme font les loups cerviers, & les cormorans, à caufe qu'ils ont les boyaux fort courts ; c'eft par cette même raifon qu'un homme mort hydropique, dont on a fait l'ouverture, & dans lequel on n'a trouvé des boyaux qu'autant qu'il en falloit pour aller du ventricule à l'anus, mangeoit à toute heure pendant fa vie, & avoit même foin de mettre tous les foirs du pain auprés de luy, afin d'en manger la nuit, lors qu'il s'éveilloit.

Leur graiffe   *Les Inteftins* font couverts de graiffe par dehors, & par dedans ils font enduits d'une mucofité qui les défend contre l'acrimonie de la bile, & des humeurs qui y passent continuellement.

Leur Substance est membraneuse, afin qu'elle se puisse étendre sans se déchirer, lorsque les boyaux sont pleins de chyle, ou d'excremens, ou de ventosités, & se resserrer pour faire que le chyle entre dans les extremités des veines lactées, & pousser les excremens vers le fondement, & afin qu'elle ait le sentiment fort vif, afin que les boyaux ne soient pas incités à décharger leurs excremens par la nature seule ; mais aussi par l'acrimonie de la bile. Elle est composée comme celle du ventricule de trois tuniques, sçavoir d'une commune, & de deux propres.

La premiere est la membrane que l'on appelle *Commune*, laquelle est continuë avec celle du mesentere à quatre des intestins, qui sont le Jejunum, l'Ileon, le Colon, & le Rectum : car le Duodenum & le Cœcum la reçoivent des membranes de l'Epiploon.

La seconde tunique des intestins est charnuë, & tissuë de differentes petites fibres ; mais particulierement de deux sortes, dont les unes sont circulaires, & les autres droites, les circulaires sont placées sous les droites, & aboutissent à la partie du mesentere, qui touche les intestins, & les fibres droites traversent les circulaires à angles droits, & se rendent à la membrane externe des intestins.

Le Mouvement peristaltique des intestins se fait par la contraction de ses fibres de haut en bas, comme le *Mouvement antiperistaltique* arrive par leur contraction de bas en haut. Ce mouvement se fait toûjours de haut en bas, tant pour la distribution du chyle, que pour chasser dehors les grosses matieres ; dans le mouvement au contraire qui se fait de bas en haut, les matieres remontent, &

EXPLICATION DE LA FIGURE VII.

Qui represente les Tuniques, & les Vaisseaux des Intestins.

FIGURE I.

A A Une portion entiere de l'Intestin.
B B La Tunique externe des Intestins separée, & commè Vaisseaux s'insinuent par dessous.
C C La Tunique moyenne ou premiere des Intestins.
D. E. F. Les Vaisseaux mesenteriques, desquels D. est la Veine. E. L'Artere, & F. Les Nerfs.

FIGURE II.

G G La Tunique commune des Intestins separée.
H La Tunique moyenne des Intestins.

FIGURE III.

I La Tunique plus interieure des Intestins avec ses plis.

FIGURE IV.

K Une portion de l'Intestin droit.
L L Les deux Muscles levateurs de l'Anus.
M Le Sphincter de l'Anus.

sortent par la bouche, au lieu de suivre leur cours ordinaire, c'est ce qui arrive dans le *Miserere*, & dans les étranglemens de boyaux, qui se font dans les aînes.

M. Duncan remarque que quand les esprits animaux coulent des lacis nerveux du mesentere dans les fibres circulaires de la seconde tunique des intestins, où ils rencontrent le suc arteriel, il s'y

FIGURE VII.

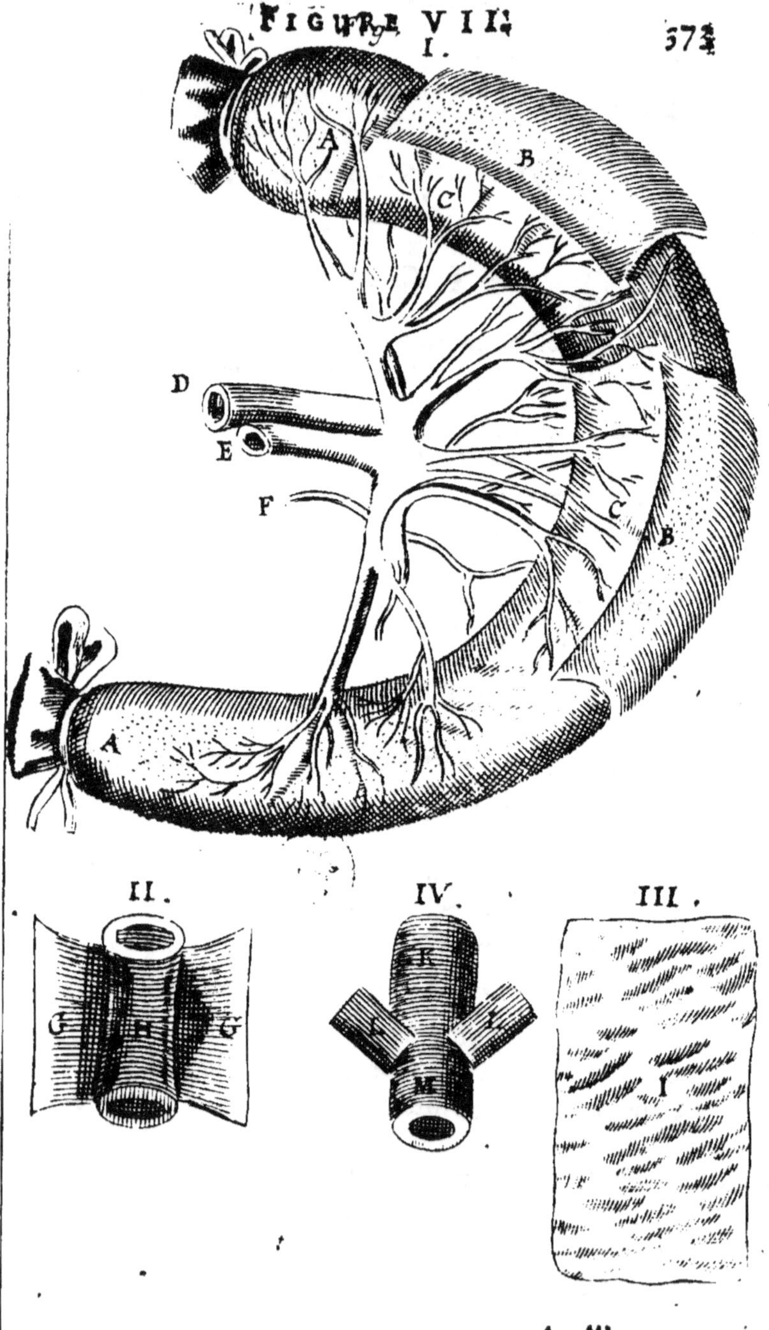

fait une prompte rarefaction qui les gonfle, & qui rendant les anneaux petits, étreffit la cavité des inteftins, preffe le chyle contenu dans les grêles, & l'oblige à fe filtrer par les glandes de la membrane interne, pour entrer dans les veines lactées, comme le mercure qui eft dans une peau de chamois qu'on preffe, fort par fes pores en petites goutes. Cette même caufe oblige la partie la plus groffiere du chyle, qui n'a pû paffer par fes glandes, à defcendre dans les gros boyaux, pour y être la matiere des excremens, qui font enfin chaffés dehors par le même mouvement periftaltique. Et parce que la contraction de toutes les fibres ne fe fait pas en même temps, mais fucceffivement, toutes les parties des inteftins ne fe meuvent pas à la fois, mais l'une aprés l'autre, le mouvement commençant à l'endroit qui a été irrité le premier : car cette irritation détermine les efprits à y venir en foule, & à gonfler les fibres fucceffivement : c'eft pourquoy le mouvement des boyaux eft fort femblable à celuy des vers. Il fe fait ordinairement de haut en bas, parce que l'efprit qui coule dans ces fibres circulaires comme dans un tuyau entortillé autour des inteftins, ou comme le ferpentin circulaire d'un alembic eft déterminé à defcendre par la pefanteur du fuc nerveux qui l'accompagne, & qui l'entraîne en bas, comme fi l'on verfoit de l'efprit de vin dans un ferpentin entortillé en fpirale autour d'un bâton fort courbé, ou fort incliné, il ne manqueroit pas de defcendre ; mais il y a cette difference entre l'efprit de vin qui coule dans ce ferpentin artificiel, & l'efprit animal qui coule dans le ferpentin naturel, que fi le premier rencontre quelque digue dans fon chemin, il s'arrêtera ; au lieu que l'efprit animal rencontrant un obftacle invincible,

qui l'empêche de defcendre , & de continuer le
mouvement periftaltique en faifant les contractions des fibres de haut en bas , il rebrouffera chemin , & par une efpece de repercuffion il remon-
tera , & fera le mouvement antiperiftaltique , en
faifant les contractions des fibres de bas en haut.
C'eft ce qui arrive dans le *Miferere*. La caufe de
cette difference confifte en ce que l'efprit animal
etant encore plus fubtil & plus remuant que l'efprit de vin , ne peut prefque jamais s'arrêter ; de
forte qu'étant empêché d'aller en bas , il faut neceffairement qu'il aille en haut.

La troifiéme tunique des inteftins eft nerveufe
comme celle du ventricule ; elle eft environ trois
fois plus longue que les deux autres qui la couvrent ; elle a beaucoup de rides & de plis qui forment encore plufieurs petits cercles membraneux
qui fervent à retarder le mouvement du chyle &
la defcente des excremens ; les arteres , les veines , & les vaiffeaux lactés qui font répandus par
tout le mefentere , fe terminent à la fuperficie interieure de cette tunique ; fa fuperficie exterieure
eft remplie auffi d'une infinité de petits rameaux
d'arteres , & de veines , & de petites glandes qui
font rangées par petits paquets de diftance en diftance dans les inteftins grêles. Chacune de ces
glandes eft percée par un petit tuyau , qui rend
une liqueur blanchâtre , quand on la preffe ; mais
dans les gros elles font femées une à une dans
toute leur furface , elles ont la figure d'une lentille , & font pareillement percées pour fournir
une liqueur qui fert à faire couler les matieres les
plus groffieres. Le grand nombre de nerfs qui
forment cette troifiéme tunique , la rend tres-
fenfible : c'eft pourquoy fa partie interne eft toûjours remplie d'une vifcofité glaireufe qui l'hu-

La tunique
nerveufe
propre.

A a iiij

mecte, & qui défend ſes fibres contre l'acrimonié de la bile, & la dureté des excremens.

Leurs vaiſſeaux. *Les Inteſtins* ont beaucoup de nerfs, d'arteres & de veines qui ſe répandent entre leurs membranes. Les *Nerfs* viennent de la huitiéme paire. Ils portent le ſuc animal qui eſt neceſſaire aux mouvemens des fibres charnuës de la ſeconde tunique. Les *Arteres* viennent de la meſenterique ſuperieure, & inferieure, elles leur apportent quantité de ſang, tant pour leur nourriture, que pour filtrer à travers les glandes. Les veines vont à la porte, elles reportent au tronc de cette veine le ſang ſuperflu de la nourriture des boyaux.

Leur diviſion. *Quoique* les boyaux ne ſoient qu'un corps contenu depuis l'eſtomac juſqu'à l'anus, neanmoins on ne laiſſe pas de les diviſer en grêles, & en gros. Les grêles ſont le Duodenum, le Jejunum, & l'Ileon; les gros ſont pareillement trois, ſçavoir le Cœcum, le Colon, & le Rectum.

Les inteſtins grêles. *Les Inteſtins grêles*, ou menus boyaux ſont ainſi nommés, à cauſe de la tenuité de leur membrane. Ils ſont ſitués dans la region moyenne du ventricule, aux environs du nombril, parce que leur principal uſage étant de perfectionner, & de diſtribuer le chyle, ils le font plus commodément, étant prés du meſentere, qui les tient attachés comme à leur centre, que s'ils en étoient éloignés, d'ailleurs les veines lactées n'ayant pas tant de chemin à faire, la diſtribution du chyle s'en fait mieux, & beaucoup plus promptement.

Les gros inteſtins. *Les gros Inteſtins* ſont ainſi appellés, à cauſe que leurs tuniques ſont beaucoup plus épaiſſes que celles des autres. Ils ſont ſitués tout autour des grêles, auſquels ils ſervent comme de rampart. Leur uſage eſt de retenir quelque temps la partie groſſiere du chyle, & de ſervir de magaſin aux excremens.

Le premier des inteſtins grêles eſt le *Duode-nùm* ; il eſt ainſi appellé , parce que ſa longueur eſt de douze travers de doigts , ce qu'on a pourtant peine à trouver , à moins que l'on ne comprenne le pylore dans cette longueur. Il prend ſon origine au pylore , & d'abord ſe portant en bas vers le derriere , au deſſous du ventricule , il ſe reflechit vers le rein droit , & s'étant uni au plus large bord du pancreas , il va s'attacher aux vertebres des lombes , & au rein gauche par des ligamens membraneux , d'où deſcendant juſqu'à l'endroit où commencent les anfractuoſités , ou circonvolutions , il y finit ſous le colon. Quoy qu'il ſoit le plus étroit des inteſtins , il eſt neanmoins plus épais en ſubſtance que les autres. Il eſt d'une figure droite , ſans aucun repli , ni circonvolution, parce que s'il eut été courbé , ce qui ſort du ventricule auroit eu de la peine à y entrer. L'on trouve ſur la fin de cet inteſtin , ou vers le commencement du Jejunum , *deux trous*, qui ſont les extremités de *deux canaux*, dont l'un s'appelle *Cholidoque*, & l'autre *Pancreatique* : le premier décharge dans la cavité de l'un ou de l'autre de ces inteſtins la bile qui vient de la veſſicule du fiel & du foye , & celuy-cy le ſuc pancreatique qui vient du pancreas.

Veſlingius rapporte , & on l'apprend chaque jour par des diſſections anatomiques , qu'on trouve quelquefois cet inteſtin d'une inſigne largeur ; en ſorte que pour lors il reſſemble à un ſecond & petit ventricule , uni , & ajoûté au grand. Cette largeur extraordinaire luy vient des ſucs fermentatifs trop âcres & vitieux qui tombent en luy , & qui y excitent des fermentations trop violentes , qui non ſeulement luy cauſent cette exceſſive diſtention ; mais encore font qu'on en reſſent de fâ-

Le duodenum.

EXPLICATION DE LA FIGURE VIII.

Qui represente les quatre sortes de Vaisseaux du Mesentere, & le Pancreas dans sa situation naturelle.

A A La Partie convexe du Foye.
B La Partie concave du Foye.
C La Vessicule du Fiel.
D Le Meat biliaire.
E Une Portion de l'Intestin Duodenum.
F Le Pancreas entier dans sa situation.
G G Le Vaisseau splenique découvert dans le Pancreas.
H La Ratte.
I I Le Rameau mesenterique de la Veine porte.
K L'Artere mesenterique.
L Le Nerf de la sixiéme paire qui se distribuë dans le Mesentere.
M M M M La Conjonction des Intestins au Mesentere.
N Le Commencement de l'Intestin Jejunum.
O O O O Le Mesentere.
P P P P Les Vaisseaux du Mesentere, dont les noirs sont les Veines, les rougâtres les Arteres, les blanchâtres & luisans les Nerfs, & ceux qui sont entierement blancs, comme du lait, les Veines lactées.
Q Q Q Q Q Les Glandules dispersées par le Mesentere.

---

cheux rongemens, de grandes douleurs, de déchiremens, & des inquietudes presque insupportables.

Le second des intestins grêles est le *Jejunum*, que l'on appelle ainsi, par la raison que le plus souvent on le trouve moins plein que les autres, soit à cause de la grande quantité des veines lactées qui entrent dans ses membranes, soit à cause de la prompte effervescence du chyle qui y est ex-

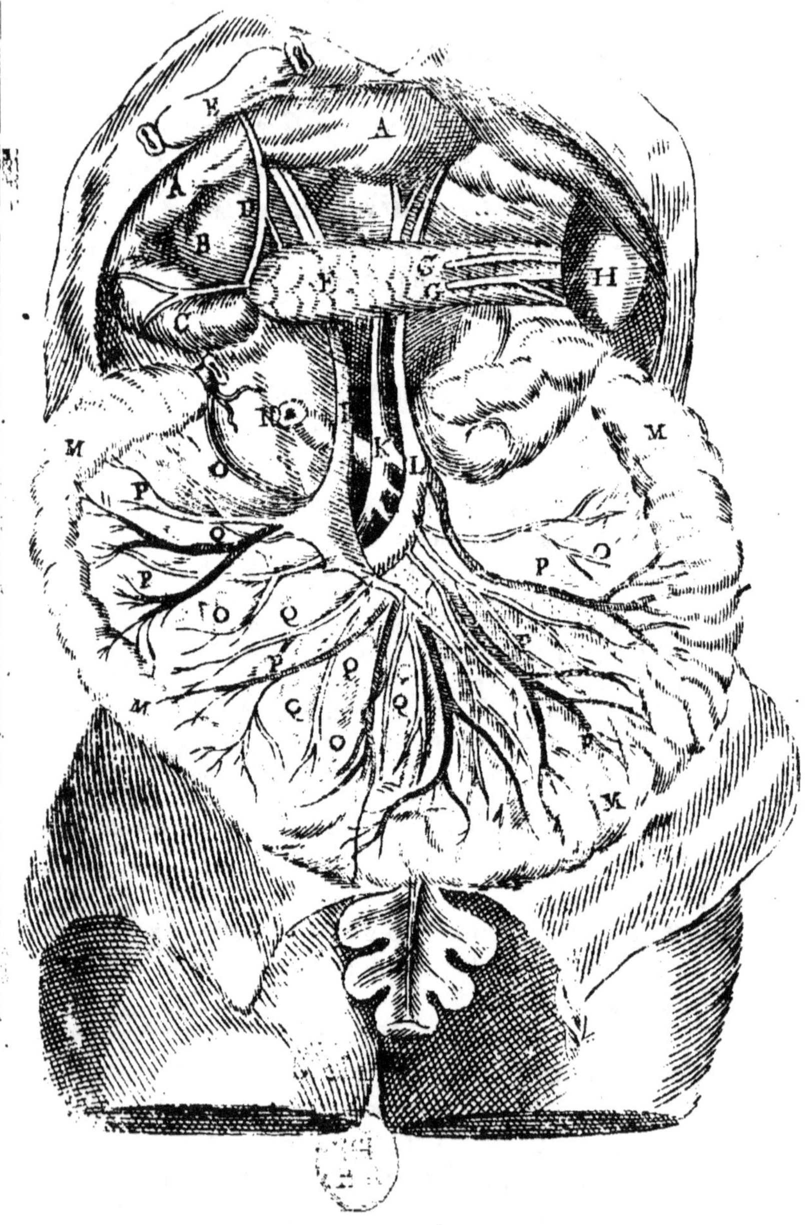

citée par la bile, & par le ſuc pancreatique qui
s'y écoulent immediatement par les conduits qui
leur ſont propres, c'eſt-à-dire, par la ſeparation
du chyle d'avec les excremens, & ſon entrée dans
les inteſtins. Sa longueur eſt de douze à treize
paumes, & ſa largeur d'un doigt, ou environ. Il
fait pluſieurs détours & circonvolutions, afin de
retenir le chyle, & l'empêcher de couler avec trop
de violence ; & il eſt ſitué dans la region umbilicale ſous le pancreas auprés de l'épine, principalement vers le côté gauche, ayant ſon commencement à la premiere circonvolution des inteſtins,
& ſa fin là où il ceſſe d'être livide & vuide.

Kerckringius obſerve en cet inteſtin quelques
Valvules, qu'il appelle *Conniventes*, leſquelles ne
ferment pas ſi bien l'inteſtin, qu'elles en rempliſſent entierement la cavité ; mais qui n'en occupent
qu'environ la moitié ; en telle ſorte que chacune
en particulier, de large qu'elle eſt en l'une de ſes
parties, devient peu à peu plus étroite, & eſt enſuite receuë un peu plus bas par une autre, qui
eſt pareillement plus large à l'endroit où elle reçoit la partie étroite de la precedente ; ainſi toutes en general donnent à l'inteſtin une telle diſpoſition, que ce qui deſcend d'en haut peut bien
tomber en bas inſenſiblement, mais non pas ſe
precipiter comme par une ſeule & unique chûte.

L'Ileon. *Le troiſiéme* des inteſtins grêles, eſt l'*Ileon*, ou
le boyau des hanches, ainſi nommé, parce qu'il
eſt placé en cet endroit. On l'appelle auſſi *Volvulus*, à raiſon de la multitude de ſes circonvolutions, & de ſes détours. Sa couleur eſt un peu
plus noire que celle du Jejunum, c'eſt à quoy on
le reconnoît. Il commence immediatement où finit le Jejunum, & va ſe terminer au Cœcum. Il
eſt plus long luy ſeul que tous les autres enſem-

ble, ayant pour le moins vingt pieds de longueur.
Il a moins de veines lactées que le Jejunum ; c'est
pourquoy il se trouve plus plein. Il occupe presque toute la partie inferieure de l'umbilic, & s'é-
tend par ses circonvolutions jusqu'aux iles de côté
& d'autre. Ce boyau n'étant pas si étroitement attaché aux parties voisines, que le Colon & le
Cœcum, tombe souvent dans le Scrotum, & fait
la *Hernie*, qu'on nomme *Enterocele*. C'est aussi
dans luy que se fait le *Volvulus*, & le *Miserere*,
qu'on appelle *Passion iliaque*, dans laquelle on
vomit les excremens par la bouche ; parce qu'alors
les membranes de cet intestin rentrent l'une dans
l'autre, & font des nœuds qui empêchent le cours
des matieres.

Le premier des gros boyaux est le *Cœcum*, ou
l'*Aveugle*, on l'appelle ainsi, à cause qu'étant fait
comme un sac, il n'a qu'une ouverture qui luy
sert d'entrée & de sortie, ou bien selon *Bartholin*, parce que son usage est inconnu. Il est situé
dans l'hypochondre droit, plus bas que le rein
droit, où il est étroitement attaché au peritoine.
Il a une petite appendice en forme de ver assés
long, faite de la jonction des trois ligamens du
Colon, de longueur environ de quatre travers de
doigts, & une petite cavité vuide le plus souvent
dans les adultes, mais pleine d'excremens dans le
fœtus, Tous les Anatomistes prétendent que le
Cœcum sert d'un second ventricule, pour cuire
quelques parties de l'aliment qui se sont échapées
de la premiere coction.

Le second des intestins gros est le *Colon*, ainsi
appellé, parce que c'est en luy que se font sentir
les douleurs de la colique. Il est beaucoup plus
ample & plus large que tous les autres. Sa longueur est de huit ou neuf pieds. Il commence à

EXPLICATION DE LA FIGURE IX.

Qui represente en particulier les Veines lactées dispersées dans le Mesentere.

A A A Les Rameaux des Veines Meseraïques, & des Arteres Cœliaques.

B B B Les Veines lactées liées par la partie inferieure, & la Valvule découverte.

C C Les Nerfs qui courent par le Mesentere.

D Le Fonds du Ventricule.

E Le Pilore.

F L'Intestin Duodenum.

G L'Intestin Jejunum.

H L'Ileon, & les Veines & les Arteres qui entrent dans le fonds du Ventricule.

K Une Partie de l'Epiploon.

L La grande Glande au milieu du Mesentere.

---

la fin du Cœcum vers le rein droit auquel il est attaché, & remontant à la partie cave du foye, où il s'attache aussi quelquefois, il touche la vessicule du fiel qui le teint en cet endroit de sa couleur jaune, de là il passe le long de la partie inferieure du ventricule, & s'attache à la ratte, & au rein gauche, d'où il descend en forme d'un S jusqu'au dessous de l'os sacrum, & va se terminer au rectum. Il occupe la partie superieure du ventre, 1. Afin que les excremens se ramassant en luy peu à peu, leur propre poids, les fasse plus facilement rouler, & se precipiter en bas pour être mis dehors. 2. Afin qu'il aide en quelque façon à la coction du ventricule, par la chaleur des excremens. En effet, les Chimistes croyent qu'il n'y a point de digestion plus naturelle que celle

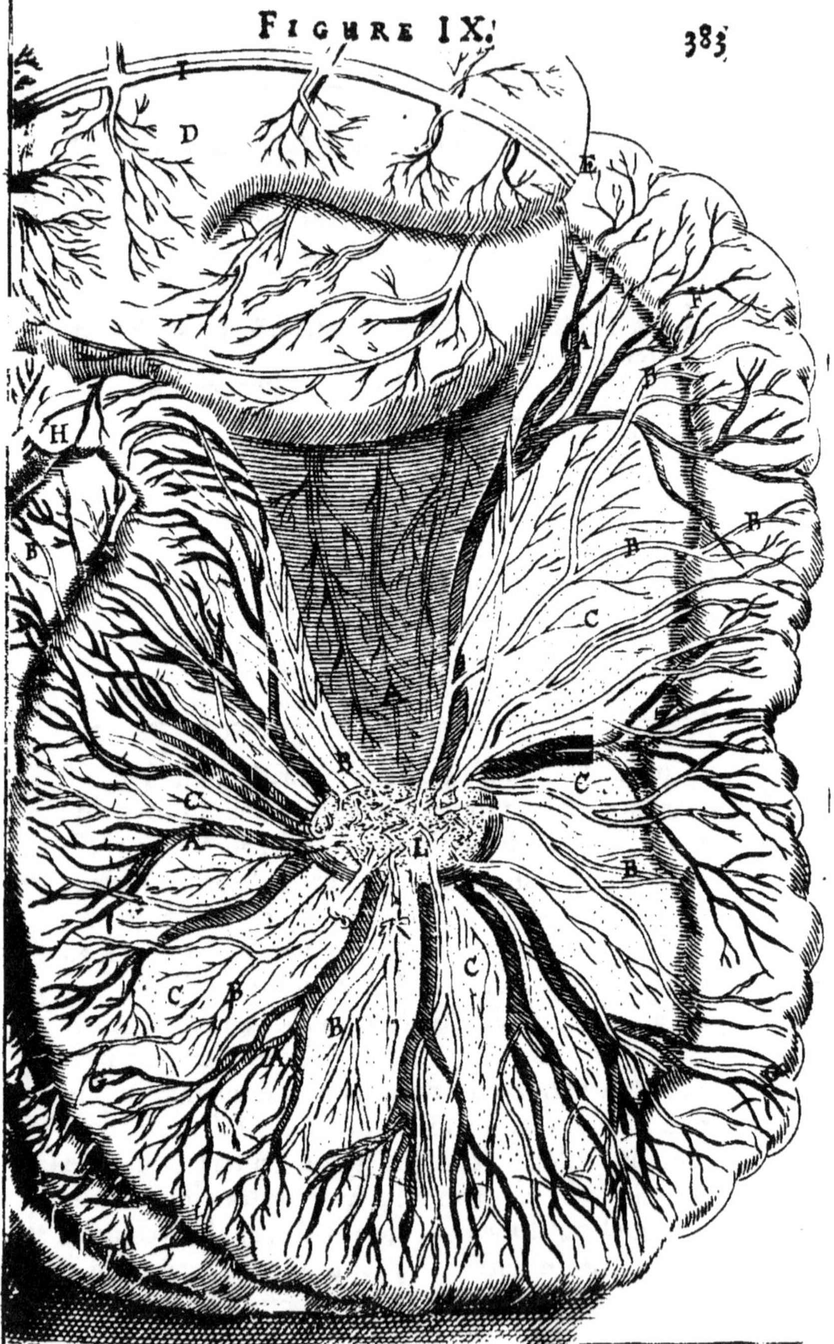

qui se fait par la chaleur du fumier. 3. Afin qu'il n'appuye pas sur le milieu du mesentere, & qu'ainsi les veines lactées, les limphatiques, les arteres & les veines meseraïques ne soient pas comprimées par le poids des excremens. Au défaut du mesentere cet intestin est arrosé de plusieurs petites appendices graisseuses. Il a trois ligamens, dont deux l'attachent en haut, & en bas, & le troisiéme forme plusieurs petites cellules qui servent à retenir quelques temps les matieres, & les ordures qui doivent sortir par le fondement. Il a à son commencement une *Valvule membraneuse* & *circulaire*, pour empêcher que les excremens, les vents, & les lavemens même, ne passent des gros intestins dans les grêles ; on la peut voir aprés avoir lavé, & retourné cet intestin.

C'est dans le Colon que les excremens les plus grossiers s'amassent, & sont detenus jusqu'au tems de l'excretion : car il auroit été & honteux, & incommode à l'homme, s'ils avoient coulé continuellement. C'est pour cette fin que la nature luy a donné une ample capacité, plusieurs celules, & plusieurs valvules conniventes, comme autant d'obstacles pour en retarder l'écoulement : mais d'autant qu'il fait presque tout le tour de l'abdomen, & que tantôt il monte, & tantôt il descend, il arrive de là que les excremens coulent beaucoup plus lentement, & que dans le temps que le ventre se décharge par les selles, ils ne se presentent pas tout à la fois, mais à deux & trois reprises.

Le Rectum. 　*Le troisiéme*, & dernier des gros boyaux est le *Rectum*, ou *Droit*, ainsi nommé, à cause qu'il descend en ligne droite de l'os sacrum au fondement où il se termine. Il cede beaucoup en grosseur & en longueur au colon : car sa longueur n'est que d'un d'un pied, & sa largeur d'environ trois doigts ; mais il est le plus épais, & le plus charneux de tous les autres intestins, & est recouvert d'une enveloppe particuliere qui luy sert à chasser les excremens avec plus de force. Il est attaché au col de la vessie aux hommes, & à celuy de la matrice aux femmes, & c'est de là que vient la grande simpathie qui est entre ces parties. Sa partie exterieure est humectée d'une grande quantité de graisse, c'est pour cela qu'on l'appelle le boyau gras. L'Anus qui est formé par son extremité inferieure, a trois muscles, sçavoir un sphincter, & deux releveurs ; le premier se nomme le *Spincter de l'Anus*, sa figure est semblable à celle d'un anneau, il est large de deux travers de doigts, il tient par devant à la verge aux hommes, & au col de la matrice aux femmes, par derriere au coccix, & lateralement aux ligamens de l'os sacrum, & des hanches ; il sert pour ouvrir, & fermer l'anus, selon nôtre volonté. Les deux autres que l'on appelle *Releveurs de l'Anus*, naissent de la partie inferieure & laterale de l'os ischion, & s'inserent au sphincter de l'Anus pour le relever aprés la sortie des excremens. Lorsque ces muscles, par quelque cause que ce soit, sont trop relâchés, il se fait descente de l'Anus, ou plûtôt chute de l'Intestin.

Les Veines Hemorrhoidales qui sont doubles, s'inserent à l'Anus par leurs racines. Les interieures qui remontent le plus souvent à la mesenterique gauche, rarement à la droite, & quelquefois au rameau splenique, portent le sang à la veineporte ; mais les exterieures entrent dans le rameau hypogastrique. Les veines sont accompagnées d'*Arteres*, qui viennent en partie du rameau mesenterique inferieur, en partie de l'artere hypogaſtrique. A ces veines, & à ces arteres ſe joignent trois ou quatre petits *Nfs*, dérivés de l'extremité de la moële de l'épine, leſquels communiquent à cette partie un ſentiment vif, & fournißent des eſprits aux muſcles pour leur contraction.

CHAPITRE VIII.

Des Maladies des Inteſtins.

Les mala-dies des in-teſtins.   LEs *principales Maladies* qui arrivent aux inteſtins ſont l'Inflammation, le Ulceres, les Playes, les Tumeurs bubonocele & enteroc le, les Vers, la Colique, le Volvulus, ou paſſion iliaque, le Cholera morbus, le Teneſme, la Conſtipation du ventre, la Diarrhée, la Diſſenterie, les Hemorroides.

L'inflam-mation.   *L'Inflammation* des inteſtins a du rapport avec celle du ventricule, les inteſtins ſont enflammés par les cauſes communes; & outre cela, tantôt par la paſſion iliaque, ou le Miſerere, tantôt par une hernie, tantôt par une contuſion externe.

Ses ſignes.   *Les Signes* de cette maladie ſont faciles; car on apperçoit au lieu enflammé une tumeur ronde & reſiſtante, que les *Anciens* appelloient *Chordapſus*, parce que les inteſtins paroiſſent entortillés, & durs comme une corde. On ſent au même en droit une douleur vehemente, le ventre eſt conſtipé, & ſouvent retiré, la matiere fecale eſt rejettée par la bouche, comme dans le Miſerere, il y a une fiévre aiguë, & les tranchées des inteſtins vont en montant. Quand les inteſtins grêles ſont fflés, tous ces ſimptomes ſont plus grands & plus dangereux, & la douleur & la chaleur oc-

cupe le milieu du ventre. Quand l'inflammation
est aux gros intestins, les simptomes sont plus
doux, & la situation montre s'ils sont attaqués.

L'Inflammation des intestins est une maladie
dangereuse;mais la plus funeste est celle de l'ileon.

Les Intestins enflammés conçoivent facilement
la cangrenne, & le sphacele.

Rarement les malades en échapent, & on meurt
promptement de cette maladie aiguë.

L'Inflammation du Fondement vient d'une contusion ou percussion violente, d'une cause externe, ou de l'irritation des choses âcres, poivrées,
ou vitriolées qu'on y applique. Quelquefois la
cause est interne, ainsi les hemorrhoides supprimées, causent souvent l'inflammation dans l'intestin Rectum, & à l'Anus.

Les Signes que le fondement est enflammé, sont
la douleur avec pulsation, à cause des arteres hemorrhoidales, & du mouvement du sang reper-
cuté qui excite ce sentiment. Cette pulsation est
tantôt lente & obscure, lorsque l'inflammation est
interne, tantôt elle est sensible au doigt, qu'on
applique exterieurement, ou avec quoy on presse
l'Anus. Le signe particulier est lorsque le trou du
fondement est retiré en dedans.

L'Inflammation du fondement n'étant pas bien
traitée, dégenere en abcés, & celuy-cy en fistule,
laquelle penetre quelquefois dans la vessie, par
où les vents & la matiere fecale sortent.

Les Ulceres des intestins succedent ordinairement à l'inflammation suppurée, quelquefois ils
sont causés par des humeurs âcres & corrosives,
qui coulent du foye, de la ratte, ou de quelque
autre partie voisine.

Les Signes sont presque les mêmes que ceux de
l'inflammation, excepté que la douleur est plus

*Son pro-
gnostic.*

*L'inflam-
mation. de
l'Anus.*

Sa cause.

Ses signes.

*Son Pro-
gnostic.*

*Les causes
des ulceres
des intestins*

Leurs signes

piquante & âcre, que le malade rend quelque matiere purulente, & que la fiévre est beaucoup plus
petite.

Leur Pro-
gnostic.

Les *Ulceres* qui sont inveterés, & accompagnés d'un picotement perpetuel, sont tres-dangereux, & le plus souvent mortels.

La fistule.

La Fistule est un ulcere caleux, profond & caverneux, dont l'entrée étroite se termine en un
fond large, & rend une matiere âcre & virulente.

Sa cause.

La cause des fistules vient ordinairement d'un
ulcere caverneux, & rempli de clapiers, formé
par la partie du sang la plus âcre, & la plus salée.

Les Causes de la fistule de l'anus sont internes
ou externes. *Les causes externes* sont quelques contusions, des approches impures, des chûtes, des
sangsuës mal appliquées. Toutes ces causes empêchant la circulation, le sejour que les liqueurs font
dans un lieu, ne manque pas de produire un abcés qui dénegere en fistule.

Les Causes internes sont des abscés qui se forment interieurement par les obstructions, les inflammations, les ulceres, & les hemorrhoides.

Pourquoy
les fistules
arrivent
plus sou-
vent à l'a-
nus que
dans les au-
tres en-
droits du
corps.

La Raison pour laquelle les fistules arrivent plus
souvent à l'anus que dans les autres endroits du
corps, vient de ce que l'intestin rectum est garni
de quantité de graisse, il est dans un lieu qui est
comme l'émonctoire & la sentine de tout le corps,
il est abbreuvé de quantité d'humidités, & d'un
fort grand nombre de vaisseaux qui entrent dans
sa substance, qui sont des branches des veines &
des arteres hipogastriques, une branche de l'aorte, une branche de l'artere mesenterique inferieure, les veines hemorrhoidales, & grand nombre
de vaisseaux limphatiques. Cette partie est garnie
de glandes qui fournissent dans ce lieu une humeur blanche, glaireuse, & visqueuse. Toutes

ces causes jointes avec les causes exterieures qu'on a rapportées, sont suffisantes pour produire un abscés dans cette partie, qui par son séjour y produit ce que nous appellons fistule, ou bien jointes avec quelques-unes des causes interieures, ne manqueront pas de produire des fistules de differentes especes qui se distinguent par ces signes.

Lorsque la fistule est dans les chairs, le pus qui en sort est épais, trouble, & visqueux.   Les signes

Si la Fistule occupe les parties nerveuses, elle fait sentir au malade des douleurs vives & aiguës, & elle jette une humeur âcre & sereuse.

Si elle attaque les veines ou les arteres, elle les rompt ordinairement par son acrimonie, & pour lors les matieres qu'elle répand sont semblables à des laveures de chairs.

Si la Fistule répand une humeur claire, tenuë & âcre, c'est une marque qu'elle attaque les os, & qu'ils sont alterés. Et pour lors il y a plus de calosité que dans les autres fistules, parce que les matieres sont plus âcres & plus salées, puis qu'elles ont été capables de carier les os, & de les creuser par leurs pointes. Ce sont aussi ces pointes qui venant à se ficher dans les chairs, en font la dureté & la calosité, comme on voit que la chair de porc devient dure aprés qu'on l'a saupoudrée de sel, parce que le sel venant à se dissoudre par l'humidité des chairs, les pointes se fichent dedans, qui sont comme autant de petits pieux qui tiennent les parties des chairs en repos, & par consequent dures, si l'on veut accorder que la dureté consiste dans le repos des parties.

Les Fistules recentes, & qui attaquent les personnes, qui d'ailleurs sont d'un bon temperamment sont guerissables, pourvû qu'elles attaquent des parties où l'on puisse porter les remedes.   Son prognostic.

Si les Fiſtules ſont vieilles, & qu'elles attaquent un mauvais ſujet, ſi elles occupent des
parties abſolument neceſſaires à la vie, comme
ſont la veſſie & les inteſtins, où l'on ne peut porter les remedes, on n'en doit rien eſperer.

Il y a pluſieurs eſpeces de fiſtules : car les unes
percent l'inteſtin, & n'ont point d'ouverture au
dehors.

Il y en a qui s'ouvrent par dehors, & ne s'ouvrent point dans l'inteſtin rectum. Ces deux eſpeces s'appellent incomplettes.

Il y en a qui s'ouvrent par dehors, & par dedans, celles-cy s'appellent complettes.

Il y en a enfin qui ont pluſieurs cavernes ou clapieres qui viennent tous ſe décharger dans un ſac.

L'on connoît que la fiſtule perce ſeulement l'inteſtin, lors qu'on voit une petite tumeur au dehors avec une petite inflammation, & que le pus
s'écoule par l'inteſtin, il y a de la douleur d'excoriation & démangeaiſon à l'inteſtin, & un teneſme qui eſt cauſé par l'âcreté du pus, lequel
venant à picoter l'inteſtin, le malade ſent une envie de ſe preſenter à la ſelle, quoy qu'on n'en
ait point de beſoin.

Si la Fiſtule s'ouvre ſeulement par dehors l'ouverture, elle eſt ſenſible aux yeux & à la ſonde,
le pus ne s'écoule point par dans l'inteſtin, & l'on
n'apperçoit aucun des ſignes décrits cy-deſſus.

L'on connoîtra avec la ſonde ſi la fiſtule a des
clapieres & des cavernes, elle ſe connoît encore
par la douleur, & par l'abondance de la matiere
qui eſt de differentes couleurs & conſtitutions.

Les Fiſtules qui percent l'inteſtin, & qui laiſſent
ſortir les gros excremens, ou qui penetrent dans
la veſſie, en ſorte que l'urine coule par la fiſtule,
ſes maladies ſont preſque toûjours incurables.

Les Fistules simples, & non penetrantes dans l'intestin, donnent bien de la peine à guerir. Lors qu'elles sont anciennes, elles causent souvent une maigreur universelle, parce que toute la limphe prend son cours par la fistule.

Si les Intestins sont blessées, & que la playe soit petite, il arrive des défaillances, des inquietudes, des convulsions, & la fiévre ; mais si le malade vomit le sang, qu'il en rende par les selles, & que les matieres fecales sortent par la playe, il est certain qu'il y a une grande playe aux intestine. — Les signes des playes des intestins

Les Playes des intestins sont mortelles, leur réünion étant fort difficile, à cause de leur mouvement peristaltique, & que le chyle & les excremens s'écoulent par la playe, & font une pourriture dans le bas ventre. — Leur Prognostic.

Le Bubonocele & l'*Enterocele* sont deux especes d'hernies ou tumeurs, causées par la descente de l'intestin Ileon dans les aînes, & dans les bourses ce boyau sortant de sa place par la dilatation, ou rupture du peritoine. — Les causes du Bubonocele & de l'Enterocele

On reconnoît le bubonocele par la tumeur qui est d'une figure ronde, & qui occupe l'aîne, & parce que lors qu'elle est pressée, elle rentre facilement au dedans. — Leurs signes.

On reconnoît aussi l'enterocele par la tumeur qui est dure & inégale, & dans les bourses, par le vomissement qui a coûtume de survenir, & par un certain bruit qu'on entend, lorsque l'on veut remettre le boyau en son lieu naturel.

Ces deux maladies sont tres fâcheuses & incommodes, & l'enterocele l'est beaucoup plus que la bubonocele, à cause de la rupture du peritoine, & de la difficulté qu'il y a à remettre l'intestin dans sa place. — Leur Prognostic.

B b iiij

Comme tous les Auteurs ne parlent point de la separation blessée du chyle d'avec la matiere fe-cale, qu'il est neanmoins important de bien entendre, nous rapporterons icy ce qu'en dit *Ett-muller*, qui est le premier qui en a traité.

Les causes de la sepa-ration du chyle bles-sé d'avec la matiere fecale.

Les Alimens étant convertis en un chyle tenu tombent hors de l'estomac par le pylore, & dés le commencement du duodenum le chyle se mêle avec la bile qui sort de la vessicule du fiel, & avec le suc qui coule du pancreas. Ces deux sucs, sçavoir la bile qui contient un sel volatile huileux, & le suc pancreatique qui contient un acide temperé, pénetrent le chyle, ils l'attenuent, le hachent, le resoudent, & en faisant effervescence, ils separent les parties les plus grossieres, & les plus lentes des plus tenuës, temperées, & nourrissantes; de sorte que ces dernieres sont facilement philtrées dans les vaisseaux lactés. Dans ces entrefaites le soufre rouge de la bile, quoy qu'elle paroisse jaune, se joint à la partie utile du chyle, & luy communique une premiere disposition à se changer en ce nectar rouge qui fait le sang.

C'est de cette separation du chyle nourricier d'avec les excremens aprés la digestion requise dans l'estomac, que dépend particulierement nôtre santé: car si l'utile ne se separe point d'avec l'inutile, le corps est frustré de sa nourriture; que si la separation se fait mal, & s'il reste des excremens mêlés avec le chyle, qui entrent avec luy dans la masse du sang, qu'en peut-on attendre que la cacochymie & la corruption du sang. La separation du chyle par le concours des deux sucs dans le duodenum, & par l'effervescence benigne qui s'y fait est le point en quoy la plûpart des Modernes, & sur tout *Sylvius* fait consister la plus grande partie des maladies. Ce dernier a établi avec un applaudiſſement univerſel un *Triumv.rat* dans les inteſtins, ſçavoir la bile, le ſuc pancreatique, & la pituite ; celle-cy eſt compoſée en partie de la ſalive qu'on avale-continuellement, & en partie des reſtes du chyle digeré dans l'eſtomac, & philtré par les inteſtins. Ces trois ſucs dans l'état naturel & requis, font une efferveſcence douce & temperée dans les inteſtins ; mais étant vitiés, & hors de leur état naturel, il en reſulte diverſes maladies, qui travaillent tantôt l'abdomen, tantôt tout le corps ſucceſſivement. Voila, dit-il, non ſeulement la racine des paroxiſmes des fiévres intermitentes ; mais encore le fondement de la colique, de la diarrhée, de la maladie hypochondriaque, de la ſuffocation prétenduë de matrice, & de pluſieurs autres affections : car puiſque c'eſt une loy inviolable de la nature, que ces ſucs mêlés enſemble faſſent efferveſcence, étant impoſſible qu'un ſel volatile, tel qu'eſt celuy de la bile, & un acide, tel qu'eſt celuy du ſuc pancreatique, ſe rencontrent, & ſe choquent ſans efferveſcence, on doit conclure que ſi les ſucs ſont bien conſtitués, l'efferveſcence ſera douce & temperée, & que s'ils ſont vitiés, elle ſera violente, & impetueuſe. C'eſt par cette raiſon, qu'au deſſous de l'hypochondre droit, où ces ſucs entrent dans le duodenum, on reſſent ſouvent, tantôt des ardeurs d'une bile trop abondante & trop huileuſe, tantôt des groüillemens, des diſtenſions, & des vens qui s'élevent par la fermentation de la pituite avec l'acide vitié. Ces trois ſucs pêchent.

A l'égard de la Bile 1. Quand elle ſurabonde. 2. Quand elle eſt trop ſaline & trop âcre. 3. Quand elle eſt trop huileuſe ou graſſe.

Le Suc pancreatique peche. 1. En abondance. 2. En trop d'acidité. 3. Par une auſterité contre nature ; celle-cy eſt cauſe des obſtructions opiniâtres du ventre , des douleurs qui travaillent les inteſ-tins , & des ſuffocations de matrice.

La Pituite enfin peche , ou par ſon abondance, ou par ſa groſſiereté , & ſa viſcoſité.

Voila les principaux vices des humeurs qu'il faut corriger avec beaucoup d'attention pour cou-per la racine de pluſieurs maux.

La Bile ſe corrige 1. Par les acides. 2. Par les auſteres moderés , particulierement les acides ſe radouciſſent , & s'uniſſent avec la bile pour la temperer.

Le Suc pancreatique eſt corrigé par tous les ſels alcalis , tant fixes que volatiles , qui précipitent l'acide , & par les terres qui l'abſorbent.

Enfin la Pituite eſt corrigée , outre les évacua-tions que l'on ſuppoſe icy , par les ſalins volatiles aromatiques qui hachent & reſoudent , & par les ſalins ſalés qui détergent.

On a dit cy deſſus que le chyle , ou ce qui ſort de l'eſtomac eſt ſeparé dans les inteſtins en deux parties , une alimenteuſe qui ſe filtre dans les vaiſ-ſeaux lactés , l'autre excrementeuſe , qui aprés quelque ſejour dans les inteſtins , eſt pouſſée en-fin dehors ſous le nom de gros excremens.

En combien de manieres l'expulſion des gros ex-cremens eſt bleſſée.

Cette Expulſion eſt bleſſée en diverſes manie-res. 1. Par diminution ; lorſque les ſelles ſont pe-tites , ou qu'elles ſont abolies , comme dans la ſuppreſſion , ou reſſerrement du ventre , ou lors qu'on eſt long-temps ſans aller. 2. Par augmenta-tion , lorſque les ſelles ſont copieuſes ou trop fre-quentes , comme dans le cours de ventre. 3. Par dépravation lorſque les ſelles ſont accompagnées de douleurs , de tranchées , & d'autres ſimptomes ſemblables.

Les cauſes

La Conſtipation ou ſuppreſſion du ventre , a ſa

eauſe dans les inteſtins, ou dans les matieres contenuës, dont ſe doit faire l'expulſion.

Les Cauſes de la conſtipation du ventre par le
vice des inteſtins, qui ne pouſſent pas ſuffiſamment les matieres qu'ils contiennent, ſont 1. L'inflammation des boyaux qui les durcit, & les rend
calleux, que ſi la cangrenne ſurvient, c'eſt un mal
ſans remede. 2. La diſſenterie : car il arrive quelquefois aprés cette maladie que les inteſtins ſe
réüniſſent, & ſe conſolident enſemble, ce qui
fait une ſuppreſſion de ventre ſouvent mortelle.
3. L'inſenſibilité & la paralyſie des inteſtins ; d'où
vient que dans l'apoplexie les cliſteres ſont quelquefois inutiles, à cauſe de cette ſtupeur.

Les Cauſes de la ſuppreſſion du ventre par le
vice des matieres contenuës dans les inteſtins,
ſont 1. Quand elles ne deſcendent pas au Rectum
pour l'irriter, à cauſe de leur paucité, & du peu
de nourriture : car lors qu'il n'y a rien dans cet
inteſtin, le ventre eſt arrêté. 2. Quand ces matieres ne s'accommodent pas au mouvement periſtaltique des inteſtins, s'arrêtant dans les cellules des boyaux, ſur tout dans celles du colon,
d'où elles ne peuvent être chaſſées, ce qui les
rend impropres au mouvement, c'eſt leur ſiccité
& leur dureté. Par cette raiſon dans les fiévres ardentes, & dans les grands exercices, les excremens ſe deſſechent & s'endurciſſent, & ont de la
peine à être pouſſés dehors.

Les Alimens trop durs cauſent auſſi la dureté
des excremens, tels ſont particulierement ces ſortes de gâteaux entortillés, qui étant mangés avec
excés, donnent des conſtipations tres-dangereuſes, parce qu'ils ſont gluans & viſqueux. Les œufs
durs, comme on ſçait, conſtipent extraordinairement le ventre, ſelon l'obſervation de *Corna-*

rie. Les fruits d'Eté couverts d'une peau dure &
visqueuse, comme les groseilles blanches, les rai-
sins mangés avec leur peau, resserrent aussi le ventre : car ces petites peaux resistent fortement à
l'estomac, & elles en sortent cruës, indigestes,
acides, elles se ramassent ensuite dans l'intestin
colon, avec les autres matieres, qu'elles conden-
sent & engluent, d'où s'ensuit une constipation
tres - opiniâtre. Les cerises avalées avec leurs
noyaux, endurcissent pareillement les excremens,
& en rendent la sortie difficile. La viscosité des
excremens y contribuë encore : car elle colle les
excremens aux parois des intestins, & les empêche de passer ; c'est la raison pourquoy ceux qui
se nourrissent de beaucoup d'alimens visqueux,
ou qui les convertissent en une pituite excrementeuse, & en une mucosité gluante, sont sujets aux
resserremens de ventre. Ceux qui abondent en
pituite vitrée, qui est un mucilage acide & gluant,
comme les hypochondriaques, ont pour l'ordinaire le ventre constipé, ceux qui boivent trop
peu, ceux qui menent une vie sedentaire sont sujets au même mal ; dans les derniers, faute du
mouvement necessaire pour faire joüer les intestins, les matieres s'arrêtent, & sont poussées avec
peine vers le rectum, de plus les excremens con-
densés & coagulés, causent la suppression du ventre, ce qui arrive par le vice du suc pancreatique,
on sçait que ce suc avec la bile separent non seulement l'utile d'avec l'inutile ; mais qu'ils donnent
outre cela certaine consistence aux excremens qui
les rend plus ou moins coulans. L'abondance de
la bile les délaye, & les rend fluides, le suc pancreatique au contraire trop abondant, trop acide,
ou trop austere, les coagule, & les endurcit trop :
cette verité se démontre par la jaunisse, causée par

l'obſtruction du canal cholidoque : car alors les excremens ſont entierement, ou beaucoup endurcis, de plus les hypochondriaques & les femmes hiſteriques, qui eſt la même choſe, ont coûtume d'avoir le ventre conſtipé, par la ſaveur trop auſtere du ſuc pancreatique, qui endurcit les matieres fecales, & les rerient dans les inteſtins.

Les Signes diagnoſtics de la conſtipation ſont manifeſtes. Pour le *Prognoſtic*, la ſuppreſſion eſt un mal frequent, & rarement mortel, ſi neanmoins il eſt exceſſif, s'il dure long-temps, il peut donner la mort immediatement ou mediatement par le miſerere qui ſurvient, ſuppoſé qu'il ne cauſe pas la mort, l'experience nous apprend qu'il traîne aprés ſoy de funeſtes ſimptomes, comme les défaillances, & les hemorragies du nez qui arrivent dans les efforts mêmes qu'on fait pour aller. Souvent les ſuppreſſions de ventre ſont priſes pour des maux de ratte, ce qui donne lieu aux Medecins de faire des prognoſtics ridicules : car c'eſt la coûtume de pluſieurs, d'attribuer mal à propos à la ratte tous les ſimptomes du côté, ou de l'hypochondre gauche. Comme l'inteſtin colon eſt plus étroit vers le côté gauche, & qu'il ſe replie vers le rectum, il donne occaſion aux excremens endurcis, de s'arrêter dans cet angle, & d'y exciter des ſimptomes qu'on attribuë à la ratte. Les purgatifs qui font leur effet ſans emporter ces ſimptomes, ne prouvent pas pour cela qu'ils ſont de la ratte, ils impoſent ſouvent, & ſe contentant d'emporter les matieres tenuës, ils laiſſent quelquefois les dures dans les replis du colon. Enfin l'obſtruction du ventre, augmente les ſimptomes de la tête. Et les bons praticiens recommandent inceſſamment dans les playes, & dans les maladies de la tête, qu'on tienne le ven-

Les ſignes diagnoſtics & prognoſtics de la conſtipation.

tre libre, à cause du consentement que tous les
visceres, & particulierement les intestins, ont
avec le cerveau, qui est leur principe par le moyen
d'un nombre prodigieux de nerfs, répandus dans
leur substance.

La Passion Iliaque, ou *Miserere*, est une expulsion des matieres fecales par la bouche.

La Cause de cette maladie est sans doute le mouvement peristaltique des intestins renversé, & le
Miserere est à l'égard des intestins, ce qu'est le
vomissement à l'égard de l'estomac : car quand le
renversement du mouvement peristaltique commence sur la fin de l'ileon, & vers le commencement du colon, où est le siege ordinaire de cette
maladie, c'est le miserere. Pour entendre cecy, il
faut se representer qu'il n'y a qu'un conduit d'une
même substance & tissure, depuis le haut de l'œ-
sophage jusqu'à l'extremité du rectum, ou à l'ouverture du fondement. Tout ce conduit n'est qu'u-
ne substance membraneuse, composée de fibres
nerveuses circulaires, lesquelles se coupent obliquement. Cette substance est tantôt plus large,
tantôt plus étroite, l'endroit le plus large fait l'estomac, les plus étroits sont l'œsophage, les intestins grêles & les gros. Comme dans l'état naturel
il n'y a qu'un mouvement continué en descendant,
depuis le haut de l'œsophage jusqu'au fondement,
pour pousser peristaltiquement & successivement
les alimens dehors ; de même si ce mouvement se
change en quelque endroit, & se fait en montant,
alors l'expulsion des matieres ne se pourra faire
que par l'anus. Quand le mouvement peristaltique
s'arrête, & commence à se faire à rebours au pylore, c'est le vomissement ; s'il continuë à l'insertion du conduit cholidoque, & pancreatique,
c'est le cholera morbus ; s'il commence dans l'i-

leon, ou dans les autres inteſtins, c'eſt le miſerere, quelquefois ce mouvement ſe renverſe dés
le fondement, & alors les cliſteres & les ſuppoſi-
toires ſortent par la bouche, comme on voit dans
les obſervations des Auteurs.

La Cauſe occaſionnelle du mouvement de compreſſion, & periſtaltique renverſé, eſt l'irritation
des inteſtins, & l'empêchement de ſe mouvoir en
enbas : car dés qu'un inteſtin eſt irrité en quelque
endroit, il fait ſon preſſement ſucceſſif en deſcendant, que ſi quelque choſe s'y oppoſe, l'irritation
ne laiſſe pas de continuer ; mais le preſſement ſe
fait de bas en haut, & les matieres remontent.
Les cauſes occaſionnelles qui irritent les inteſtins,
& empêchent leur compreſſion ſucceſſive en enbas, ſont de pluſieurs ſortes. *Hildanus* aſſure que
la cauſe ou la racine du miſerere eſt à la fin de l'i-
leon vers le cœcum, au commencement du colon,
ou l'ileon fait une valvule, que ſi elle s'ouvre vers
le cœcum, elle fait un reſſerrement en cet endroit, ou un amas de matieres dures autour du
cœcum, qui ſont les cauſes les plus ordinaires du
miſerere, ce qu'il confirme par une paſſion iliaque, cauſée par un ſcirrhe & un ulcere chancreux
au cœcum, qui avoit rempli l'ileon, & empêchoit
que rien ne paſsât dans le colon. Tout le monde
ſçait que les hernies, tant umbilicales que du ſcrotum, ne ſont ſi ſouvent ſuivies du miſerere, que
parce que les excremens ne peuvent pas paſſer par
les inteſtins engagés dans le nombril ou le ſcrotum, & qu'ils ne ſçauroient ſortir que par en haut.
Pannarolus établit quatre eſpeces de miſerere, ſuivant quatre cauſes differentes ; la premiere eſt la
hernie, la ſeconde l'entortillement des inteſtins,
la troiſiéme la conſtipation de l'inteſtin rempli
comme un ſauciſſon de Bologne, la quatriéme,

c'est l'entrée d'un intestin dans la cavité de l'autre.

Ettmuller rejette l'entortillement des intestins comme faux : car, dit-il, il est impossible que les intestins étant attachés au mesentere, puissent s'entortiller, comme il est démontré par *Vanhelmont* : c'est pourquoy le nom de *Volvulus,* que les Latins donnent à cette maladie, est ridicule, si on prétend le dériver du Verbe *Volvere,* qui signifie entortiller. Pour l'entrée des intestins l'un dans l'autre, ou de la partie superieure dans l'inferieure, ou de l'inferieure dans la superieure, elle est assés frequente, & a été plusieurs fois remarquée par *Sylvius* dans sa pratique, où il donne deux causes de cette insertion. La premiere sont les vents qui dilatent les intestins grêles plus en un endroit qu'en un autre ; la seconde est l'agitation des malades qui se tournent dans les tranchées, tantôt sur un côté, tantôt sur l'autre, pendant quoy l'intestin distendu reçoit la partie qui ne l'est point, laquelle étant entrée reste à cause du resserrement du lieu, c'est la cause la plus frequente du miserere. Enfin l'inflammation des intestins, & la cangrenne qui s'en ensuit, est la cause du miserere mortel.

Les signes du miserere. *Les Signes Diagnostics* sont manifestes. Il faut neanmoins exactement remarquer, comme dit *Ettmuller,* ceux qui montrent le miserere present, ou qui annoncent le miserere à venir, sçavoir 1. La suppression opiniâtre du ventre. 2. Les tranchées cruelles des intestins grêles. 3. La nausée & le vomissement, si le hoquet survient, c'est fait du malade.

Son Prognostic. *Quant au prognostic.* Rarement on en échappe, les uns neanmoins sont plûtôt gueris que les autres.

Le Miserere causé par l'inflammation, où la cangrenne est mortelle.

Le Miserere venant des excremens endurcis, &

de

de l'entrée mutuelle des inteſtins peut être gueri.
Celuy qui vient d'une hernie eſt tres-ſouvent mortel.

Avant que de parler du *Cours* ou *Flux de ventre*, qui eſt une maladie dans laquelle les excremens ſortent trop tôt des inteſtins, ou trop ſouvent, ou trop abondamment, il faut reſoudre une
queſtion qu'on fait ordinairement, ſçavoir par où
eſt ce que dans les purgations artificielles les excremens ſont chariés dans les inteſtins, par quel
chemin, par exemple, en prenant de la poudre
de jalap, de rhubarbe, ou d'ellebore, les excremens ſont-ils purgés par les inteſtins? *Ettmuller*
répond qu'il y a deux chemins ſeulement, & non
davantage, qui ſont les conduits cholidoque &
pancreatique. 1. Parce qu'ils ſont naturellement
deſtinés pour conduire dans les inteſtins tout ce
qui ſe ſepare de la maſſe du ſang dans leurs colatoires. 2. Parce qu'il n'en paroît point d'autres.
Sur ce que pluſieurs Auteurs, avec *Plempius*, veulent que les excremens du ſang ſe ſeparent par les
vaiſſeaux meſeraïques dans la purgation artificielle, il répond que cela eſt contre les loix generales
de la nature, qui ſont ſuivant l'experience, qu'il
ne ſe faſſe jamais de ſeparation d'aucune matiere
ſeparable de la maſſe du ſang, que par un colatoire propre & déterminé, pour ſeparer l'utile
d'avec l'inutile ; que ſi quelque choſe ſe ſepare
immediatement de la maſſe du ſang ſans l'entre-
miſe d'aucun colatoire, les matieres ſortent pêle
& mêle avec le ſang, comme on voit dans le flux
des hemorrhoïdes, dans les hemorragies critiques, dans le vomiſſement de ſang des rateleux
periodique & ſalutaire. Ce qui luy fait dire, que
rien n'eſt porté dans la purgation artificielle par
aucun vaiſſeau meſeraïque dans les inteſtins, &

Par où eſt-
ce que dans
les purga-
tions artifi-
cielles les
excremens
ſont chariés
dans les in-
teſtins,

que tout ce qui y eſt porté, c'eſt par le canal cholidoque & pancreatique ; c'eſt la raiſon pourquoy
les excremens dans les purgations ſont teints d'une
couleur blancheâtre ou jaunâtre, qui vient de la
bile détrempée par beaucoup de ſuc pancreatique
dans l'état naturel : mais s'il arrive que ces deux
ſucs ſoient mal conſtitués, ou que le purgatif ait
la force de teindre comme la rhubarbe, l'aloé, &
le mars, alors les excremens prendront differentes
teintures.

Ce que c'eſt que le Cholera morbus

Le Cholera morbus eſt une maladie dans laquelle
les excremens ſont rejettés abondamment par en
haut, & par en bas, avec beaucoup de violence
& d'impetuoſité.

Sa cauſe prochaine.

La Cauſe prochaine ſelon *Ettmuller*, eſt l'irritation forte des inteſtins, cauſée par les excremens âcres en efferveſcence. Le ſiege de l'irritation eſt la fin du duodenum, & le commencement du jejunum, là où les deux conduits, le
pancreatique, & le cholidoque, entrent dans
l'inteſtin : car les deux ſucs âcres & contraires,
qui ſe joignent en cet endroit, ne peuvent pas
n'y point exciter une grande efferveſcence, & irriter puiſſamment les inteſtins par leur acrimonie
ſaline, leſquels inteſtins ſe retirant par un mouvement convulſif, deviennent le principe de deux
mouvemens oppoſés, d'un qui eſt naturel en en
bas, & d'un contre nature en en haut ; par ce dernier les matieres refoulent dans l'eſtomac, & le
preſſement antiperiſtaltique continuant en en haut,
elles ſortent enfin par la bouche en vomiſſant.

Sa cauſe éloignée.

La Cauſe éloignée eſt la fermentation vehemente, & corrompuë de la maſſe du ſang, cauſée par
un levain vitieux & étranger, qui y eſt, & qui en
fermentant l'altere, la change, & la corrompt ;
de ſorte que les parties corrompuës, & vitiées,

enveloppées par le serum , sont emportées dans les intestins par les conduits cy-dessus , ou se joignant ensemble , & faisant effervescence , ils excitent la tragedie , qu'on appelle cholera morbus.

Il paroît qu'il y a un levain vitieux qui corrompt la masse du sang , de ce que , nonobstant que les alimens corrompus donnent souvent occasion au cholera, la quantité des excremens est si grande , qu'elle surpasse de beaucoup tous les alimens qu'on a pris, de quelque maniere qu'ils ayent été corrompus. Or d'où vient ce surcroît , si ce n'est de la masse du sang. C'est aussi par cette raison que les purgations excessives excitent souvent le cholera , dans les personnes qui abondent en sels contraires & âcres , que le purgatif fait fermenter , & pousse dans les intestins , où étant ils font effervescence , & engendrent le cholera.

C'est la raison pourquoy les fruits d'Automne , ou corrompus par le vice de l'air , ou vitiés dans l'estomac par la digestion , excitent le cholera, en fermentant la masse du sang par la fermentation , à quoy ils sont tres-disposés. Et c'est de cette fermentation contre nature du sang , d'où naissent les simptomes fiévreux , tant à l'égard du pous , qu'à l'égard de la chaleur & du mal de tête.

Ce Levain de la masse du sang dans le cholera est souvent malin ; témoin les simptomes terribles & fâcheux , dont il est accompagné , comme les lipothimies , le froid des extremités , le pous petit , vîte & frequent ; ainsi la theriaque , les sudorifiques , & tout ce qui resiste à la malignité , remedient principalement au cholera.

En un mot tous les simptomes qui suivent la purgation maligne & violente de l'antimoine , se trouve dans le cholera. Or qui ne sçait pas que le poison de l'antimoine est entierement ennemi

C c ij

& contraire au corps , avec un certain caractere de malignité.

Les Caufes éloignées occafionnelles qui engendrent le levain vitié du cholera , font en general les alimens faciles à fe corrompre par la fermentation dans l'eftomac , comme les pêches , le melon , les concombres , le lait , le mout , la bierre nouvelle , le vin nouveau , les champignons , les œufs de barbeau & de brochet , les purgatifs âcres & malins , ou en trop grande dofe , comme l'antimoine mal preparé , la fcamonée , le jalap , la gomme gutte , certains poifons âcres arcenicaux & mercuriels , fur tout le mercure fublimé corrofif , ou d'une autre nature propre , contribuent beaucoup à produire le cholera.

Enfin les fiévres malignes font quelquefois jointes au cholera en leur commencement , & fouvent tres-funeftes.

Les Signes diagnoftics & prognoftics du cholera morbus

Les Signes Diagnoftics font manifeftes. Pour le *Prognoftic.* 1. Le cholera qui furvient au commencement des fiévres malignes , eft ordinairement funefte , fur le declin il peut être falutaire , s'il arrive en forme de crife ; autrement c'eft une maladie tres-perilleufe & tres-aiguë , qui tuë en peu de temps. 2. Il faut traitter le cholera avec beaucoup de precaution , à caufe de fa malignité , & parce que la rechûte eft à craindre : car plufieurs malades convalefcens font morts par une rechute inopinée. 3. Plus le ventricule fouffre , plus le cholera eft dangereux , plus les fimptomes font fâcheux , & plûtôt il donne la mort. 4. Plus les excremens font éloignés de l'état naturel , fur tout s'ils font livides , ou puans , ou corrofifs , comme ceux qu'on appelle erugineux & porracées , plus le mal eft grand. Si le cholera tient lieu de crife , il peut neanmoins être falutaire , comme il a été dit.

La Diarrhée vient de la masse du sang , qui se décharge par la fermentation de ses excremens dans les intestins.

Elle prend differens noms , suivant la diversité des excremens, elle est tantôt pituiteuse , tantôt sereuse , tantôt bilieuse , tantôt purulente quand le pus sort par en bas. Toutes les autres especes de diarrhée arrivent, lorsque la masse du sang se separe de ses excremens par la fermentation , & la purulente vient toûjours de la ruption de quelque abscés. On voit , par exemple , que la pleuresie aprés la suppuration , est suivie quelquefois d'une diarrhée purulente. Pareillement dans les abcés du foye , & les ulceres des articles , le pus sort quelquefois par les selles, en forme de diarrhée. L'habitude du corps fait beaucoup à la diarrhée, ceux qui transpirent peu , y sont sujets, parce que ce qui est retenu se precipite en enbas , comme il est remarqué ingenieusement par *Gabelhoverus* : Ceux, dit-il, qui ont le cuir épais, vont plus souvent à la selle que ceux qui ont les pores ouverts.

Les Causes de la diarrhée , selon *Ettmuller* , sont ou les alimens faciles à fermenter , ou le mouvement interne de la nature.

Ces Alimens sont entr'autres les fruits d'Automne , tres-faciles à fermenter , lesquels excitent la diarrhée , en fermentant la masse du sang.

La Diarrhée vient d'une cause externe , ou par un mouvement de crise , ou en maniere de simptome. Par un mouvement de crise , quand dans les longues maladies, la matiere cuite , ou les excremens de la masse du sang , aprés avoir été separés , & precipités par la fermentation , se philtrent par les lieux convenables , & sont rejettés tous à la fois. La diarrhée simptomatique est , lors qu'au commencement des maladies, la maſſe du ſang eſt dans une grande efferveſcence, & dans un gonflement qui la liquefie. Dans ces deux cas, on ſuppoſe toûjours une fermentation augmentée, & vitiée de la maſſe du ſang. La diarrhée eſt ſouvent periodique. *Foreſtus* apporte l'exemple d'une diarrhée ſpontanée, revenant preſque tous les trois mois, dans laquelle on rendoit des matieres ſereuſes,& quelques humeurs. *Schenkius* parle d'une diarrhée qui revenoit tous les mois dans le décours de la Lune, accompagnée de diverſes tranchées qui emporterent enfin le malade. Les matieres ſont differentes dans les diarrhées, comme il a été dit; mais ce qui eſt ſurprenant, c'eſt qu'on a vû quelquefois ſortir des os dans la diarrhée, & *Sckenkius* fait mention d'une qui fût mortelle, pendant laquelle le malade jetta quantité d'os. Les diarrhées de ſang, quoique rares, & en forme de criſe, ſont de ce genre. *Rhodius* en a remarqué quelques-unes, qui ont été critiques, & ont ſauvé les malades dans les fiévres. Le même Auteur remarque une diarrhée dans une ſuppreſſion d'urine, où l'eau qui devoit paſſer par les reins, ſe déchargea par le pancreas. La diarrhée dont parle *Meara*, n'eſt pas moins ſinguliere. Toutes les fois, dit-il, que cette diarrhée ſereuſe qui venoit de la maſſe du ſang, s'arrêtoit, il naiſſoit une infinité de poux à la tête, & lors qu'elle couloit les poux diſparoiſſoient.

Les Signes Diagnoſtics ſont évidens, & il ne faut qu'interroger le malade.

Les ſignes diagnoſtics de la Diarrhée

Le Pronoſtic.

A l'égard du Prognoſtic. La diarrhée qui ſurvient aux perſonnes ſaines, eſt utile pour la ſanté, pourveu qu'elle ne paſſe pas le ſeptiéme jour, que les forces ne ſoient pas abbatuës, & que la fiévre n'intervienne point, que la nature ſe décharge du fardeau qui l'incommodoit.

La Diarrhée critique est encore salutaire aux malades, & on ne doit point l'arrêter, lors qu'elle arrive aprés la coction des humeurs, que la maladie est diminuée, & que les forces de la nature en sont augmentées.

La Diarrhée simptomatique qui survient à la maladie, est toûjours, ou tres-souvent mortelle; ainsi la diarrhée qui succede à la peripneumonie est tres-dangereuse. 1. Parce qu'elle empêche la coction de la matiere morbifique, ou sa separation legitime par une fermentation naturelle. 2. Parce qu'elle abbat les forces. 3. Parce qu'elle est la suite d'une fusion ou colliquation furieuse, comme il paroît par la mauvaise odeur des excremens. Il faut donc arrêter cette diarrhée simptomatique, ou la regler de maniere qu'elle ne devienne point contre nature.

Les Medecins croyent ordinairement que c'est une indication pour la purgation; mais ils ne sçavent pas, dit *Lindanus* fort judicieusement, ce que c'est que ce simptome: car puisque cette diarrhée survient seulement par la grande crudité de la matiere souvent maligne, on ne doit pas l'irriter, ni l'aigrir par des purgatifs.

On dit communément, que si une femme grosse a le ventre trop libre, il est à craindre qu'elle n'avorte, suivant *Hippocrate.* L'avis de *Scholfius* là-dessus est tres-sage, il dit: si on voit que le flux de ventre de la femme grosse soit difficile à arrêter, qu'on ne presse rien, car les femmes grosses souffrent quelquefois ces sortes de dévoyemens sans danger jusqu'à l'accouchement; comme il est arrivé à la belle-sœur d'*Ettmuller* dans sa grossesse durant quatre mois, qui a eu un flux de sang avec des raclures des intestins, sans qu'on ait pû l'ar-

rè er par aucuns remed.s , & qui a cessé d'abord
qu'elle a accouché d'un fils en bonne santé.

Ce que c'est que la Lienterie.

La Lienterie est un dévoiement par lequel on
rend les alimens ainsi qu'on les a pris , ou à demi
digerés.

Puisque dans l'état naturel il est necessaire pour
une bonne digestion , que le levain resoude deuëment les alimens , & que le ventricule les retienne , il faut par la loy des contraires que la lienterie vienne d'une cause opposée.

Sa cause.

Cette Maladie vient , selon *Ettmuller* , de ce
que le levain de l'estomac manque entierement ,
ou est émoussé , ou parce que le pilore est tellement relâché , & les autres parties du ventricule
en même temps si fort irritées , qu'au lieu de retenir les alimens , il les laisse sortir , & passer
plûtôt qu'il ne les met dehors. Ce qui arrive particulierement quand l'irritation de l'estomac est
jointe avec la relaxation du pilore , ainsi on a observé une lienterie tres-opiniâtre causée par un
ulcere du ventricule , qui non seulement avoit corrompu le levain de l'estomac , & affoibli la digestion ; mais qui outre cela irritoit continuellement
ce viscere,& ne luy permetoit de rien retenir. L'ulcere fût gueri , & par consequent la lienterie , 1. en
detergeant avec de *l'hydromel*,ou une *decoction d'orge avec du miel rosat.* 2. En *consolidant* avec une
*decoction de racine de consoude , & de la terre si-
gillée*, suivant *Forestus. Gabelhorrus* a observé une
lienterie par l'irritation de l'estomac , dans un
homme qui étoit travaillé de groüillemens , &
d'une foiblesse d'estomac, & qui rendoit par enbas tous les liquides de la même nature qu'il les
avoit pris. Il fût neanmoins rétabli par des *detersifs* & des *temperans* , sur tout par le *petit laict.*

L'excés de la boisson donne la lienterie en relâ-

chant trop l'estomac, & particulierement le pylore, parce que les fibres de celuy-cy étant relâchées, ne peuvent pas se resserrer suffisamment,
pour retenir les alimens, d'où il s'ensuit qu'ils
sortent avant qu'avoir été digerés.

Enfin le Scorbut est souvent accompagné de la
lienterie, comme *Barbette* l'a remarqué le premier, & la plûpart des scorbutiques rendent les
alimens comme ils les ont pris. Ce mal est fort
difficile, & rebelle dans le scorbut. *Ettmuller*
croit qu'il vient de la corruption de la salive, ce
qui est d'autant plus vrai semblable, que leurs
gencives sont pleines d'ulceres. La salive de ces
ulceres descendant dans l'estomac luy doit causer
de l'irritation, & les alimens dans la mastication
ayant été empreints de la même salive, ne peuvent pas ne luy en point causer de leur côté, ainsi
au moindre relâchement du pylore ils passent outre.

Les Signes Diagnostics sont manifestes ; pour le
Prognostic. La lienterie qui dure long-temps engendre l'atrophie, la phtisie, & par consequent
l'abbatement des forces. Il est impossible que la
chose soit autrement.

La Lienterie qui survient à de grandes mala-
dis, soit aiguës, soit chroniques, dispose le malade à la phtisie, parce qu'il est difficile de la guerir, à cause de la perte des forces qu'il faudroit
reparer par celle des alimens.

Le Flux celiaque, ou *Passion celiaque* est une
maladie, dans laquelle les alimens sont digerés
dans l'estomac, & rendus par les selles en forme
de chyle.

Elle est de deux sortes, selon *Sylvius*. La premiere, c'est lorsque le chyle n'est point separé
dans les intestins, & alors les excremens sont

blanchâtres, & mêlées enfemble. La feconde ; lorfque le chyle eft feparé d'avec les excremens, mais faute d'être pris par les vaiffeaux lactées, il fe confond avec les excremens, & fort avec eux.

Ses caufes. *La premiere* efpece de paffion celiaque arrive par le vice du chyle qui defcend dans les inteftins pour y faire la feparation de l'utile d'avec l'inutile, ou parce qu'elle n'y defcend point par l'obftruction du canal choledoque, comme on voit dans une efpece de jauniffe : car le fuc pancreatique feul ne peut pas faire cette feparation, fans la bile qui eft le principal agent. D'ailleurs, quoique la bile defcende dans les inteftins, fi elle eft émouffée, trop peu faline, & trop peu âcre; mais plûtôt trop huileufe, ou trop graffe, il ne fe fera pareillement aucune feparation du chyle nourricier d'avec les matieres fecales.

La feconde efpece de paffion celiaque, c'eft quand la partie utile eft feparée de la partie inutile, mais fans que celle-là foit diftribuée, à caufe de l'obftruction de l'orifice des vaiffeaux lactées qui empêche le chyle d'y entrer. Si la fubftance qui tapiffe interieurement les inteftins par où le chyle nourricier eft filtré, & coulé comme par un philtre, eft enduite d'un mucilage vifqueux & gluant, elle ne permettra pas au fuc chileux d'y entrer, & celuy-cy fe remêlera avec les excremens, & fera pouffé par les felles. Dans cette derniere efpece le ventricule eft ordinairement fain, comme il paroît par le chyle même, qui fort étant tres-bien digeré, comme le remarque la *Frambroifiere*, & de ce que les malades ont fouvent beaucoup d'appetit, fuivant l'obfervation de *Foreftus* à l'égard d'une femme fujette à ce mal avec un extrême appetit.

Tout le vice confiste donc , ou dans la bile qui ne fait point la feparation de l'utile d'avec l'inutile , ou dans les pores des inteftins qui ne laiffent point paffer le chyle pour être diftribué.

Les Signes pour diftinguer de laquelle de ces deux caufes vient la paffion celiaque , font les fuivans.

Quand la bile manque dans les inteftins , les excremens font blancs , ou du moins pâles , & ils font fi exactement mêlés, qu'il n'y a aucune apparence de feparation.

Lorfque les orifices des vaiffeaux lactées font bouchés , alors les excremens font teints par la bile , & un peu jaunes , & le chyle n'eft pas tellement confondu avec les excremens , qu'on ne le puiffe diftinguer.

Le Flux celiaque n'eft pas à meprifer , parce qu'il donne lieu à l'atrophie , à la cachexie , ou à l'hidropifie timpanite. Il eft plus ou moins facile à guerir , felon que l'obftruction des vaiffeaux lactées eft grande ou petite , inveterée ou recente , & felon que les pores des inteftins font plus ou moins larges ou ferrés.

Tous les Auteurs entendent par la *Dyffenterie* toute forte de flux de fang par le fondement , excepté les hemorroides.

Ils établiffent trois differentes dyffenteries. La premiere , lorfque le fang dans l'état naturel , mais furabondant dans tout le corps , fe répand par l'orifice des veines qui aboutiffent aux inteftins. Cette efpece de dyffenterie eft differente du flux des hemorroides , en ce que dans ce dernier il n'y a que les veines du fondement qui foient ouvertes ; au lieu que dans la dyffenterie les veines font ouvertes dans toute la longueur , & dans toutes les anfractuofités des inteftins , excepté

Ses fignes.

Son prognoftic.

Ce que c'eft que la diffenterie.

Ses differences.

l'anus. Cette maladie est ordinaire à ceux à qui on a extirpé quelque membre, comme un pied, un bras : car alors il est impossible que le sang ne surabonde aux personnes qui souffrent la suppression de quelques grandes évacuations de sang accoûtumées ; ainsi les femmes dont les mois sont arrêtés, sont sujettes à ce flux de sang, & les rateux en sont souvent travaillés, comme du vomissement de sang. Ceux qui ont un ulcere au pancreas y sont pareillement sujets, suivant l'observation de *Sylvius*, & ils font tantôt du pus, tantôt du sang.

La seconde espece de dyssenterie, ou flux de sang, est celuy qu'on attribuë à la foiblesse du foye, qui en est pourtant bien innocent. Lorsque les malades font du sang, tenu, aqueux, & semblable à des laveures de chairs, on le nomme ordinairement flux hepatique, même parmy les Modernes.

La troisiéme espece de dyssenterie, c'est lorsque les intestins font corrodés, excoriés, & souvent exulcerés, & que le sang sort avec de grandes tranchées, est mêlé d'un mucilage blancheâtre, & d'une matiere purulente. Cette derniere espece a retenu le nom de dyssenterie, & c'est proprement un flux de sang avec des tranchées, qui differe des autres flux de sang qui sont sans tranchées,

Sa cause prochaine.

La Cause prochaine, selon *Ettmuller*, est un suc assés âcre, corrosif, & sur tout acide, qui corrode les intestins, qui les racle, & enfin les excorie.

On divise la dyssenterie en benigne, ou maligne.

La Dyssenterie benigne.

La Benigne est le plus souvent sans fiévre, sans contagion, & ne regne point plus en un lieu qu'en un autre.

La Maligne est ordinairement jointe à une fiévre maligne ou pestilentielle, elle est épidemique, elle ravage des Provinces entieres, & se multiplie par une contagion manifeste.

La Dyssenterie benigne, ou la plus legere vient d'un suc âcre & corrosif, qui ronge les intestins, lequel suc naît des alimens déja tels ou corrompus dans l'estomac, & dégenerés en aigreurs étrangeres, ou enfin du suc pancreatique, trop corrosif de luy-même, ou qui n'est pas suffisamment temperé par la bile, rarement la dyssenterie benigne procede de la masse du sang, elle tire seulement son origine de la destruction, ou de la corruption des matieres contenuës dans les intestins. On sçait, par exemple, que les fruits d'Automne qui se corrompent facilement, & s'aigrissent en se corrompant, donnent la dyssenterie, tels sont entr'autres les melons & les prunes, qui ont, au rapport de *Mœbius*, fait un nombre prodigieux de dyssenteries, le sucre, les douceurs, le miel qui se corrompent dans l'estomac, & s'aigrissent extraordinairement comme dans les hypochondriaques, ont coûtume de causer cette érosion. L'excés du raisin crud, ou du mout, fait le même effet. Enfin la chair des animaux qui ont été nourris de casse, donnent la dyssenterie, suivant *Sennertus*, aprés *Zacutus Lusitanus*.

Les Purgatifs violens, comme l'antimoine, & la coloquinte &c. engendrent tres-souvent la dyssenterie, de même que le mercure vif enduit exterieurement. Le diamant qui n'est pas suffisamment pulverisé, donne infailliblement la dyssenterie : car ses petites pointes doivent corroder, & offenser necessairement les intestins, puisque le verre, qui est moins dur, le fait, lors qu'il est mal alcolisé. On a dit le diamant mal pulverisé,

parce qu'étant suffisamment broyé, il ne fait point
de mal, au rapport de *Vormius*, & de *Zacutus
Lufitanus*. Voila les caufes de la dyffenterie benigne qui ne fait pas beaucoup de peine.

La Dyffenterie maligne demande plus d'attention. Il faut fur tout bien examiner fa nature contagieufe, qui fait qu'elle fe communique prodigieufement : car non feulement les latrines la donnent à ceux qui s'y mettent aprés les dyffenteriques, mais la dyffenterie, felon la remarque d'*He-
lidée de Padoüe*, fe communique même par les
clifteres, quand on n'a pas foin de bien laver la
feringue dont on s'eft fervi à un dyffenterique.

Cette malignité contagieufe confiftant comme
toutes les autres dans des corpufcules ou detache-
mens fermentatifs, elle fe multiplie jufqu'à une
maffe convenable, & on trouve la penféc de *Vvillis* tres-jufte fur la caufe de la dyffenterie, fçavoir
que la dyffenterie ne vient pas d'une humeur vitieufe, engendréc dans les vifceres qui corrode
par fon acrimonie : (non que la moindre odeur
fermentative ne puiffe être extremement infectée) mais que la veritable caufe de la dyffenterie,
eft un corpufcule dont le fang reçoit l'impreffion,
qui s'unit intimement à fa fubftance, & étant pouffé
avec luy vers les embouchures des vaiffeaux des
inteftins, les ouvre, y fait des ulceres, & donne
paffage au fang.

Il n'y a point de doute qu'il n'y ait un levain contagieux de cette nature, qui corrompt le fang en
le fermentant, & luy imprime une acrimonie ou
une nature tres-contraire aux inteftins : c'eft la raifon pourquoy *Vanhelmont* rejette la caufe de la
dyffenterie fur l'irritation de l'archée des inteftins,
laquelle irritation eft excitée par un levain acide,
ennemi des inteftins qui corrompt leur aliment

En quoy
confifte la
malignité
contagieufe
de la diffen-
terie.

prochain, & le fait diftiller peu à peu en forme de mucilage blanchâtre, & outre cela l'archée des inteftins pouffe le fang vers l'anus. Le même Auteur dit judicieufement que la dyffenterie & la pleurefie ne different point à l'egard de la caufe ; mais feulement quant au fiege de la maladie. Enfin on dit communement que l'acide de la dyffenterie eft de la nature de l'antimoine, ou de la coloquinte, deux chofes tres-nuifibles aux inteftins ; mais n'eft-ce pas dire avec *Vanhelmont* en d'autres termes, que l'archée des inteftins en eft irritée.

Le Progrés de la dyffenterie eft tel. Au com- Son progrés mencement que les douleurs & les tranchées attaquent les inteftins, on fait des mucilages blanchâtres ; enfuite de la fanie, & du pus avec le fang. Le mucilage eft en fi grande quantité, qu'on s'étonne d'où il peut venir. Les uns difent que c'eft la pituite qui enduit naturellement les parois des inteftins, ce qui eft impoffible, dit *Ettmuller*, à caufe de la quantité prodigieufe qui en fort, fur tout dans la diffenterie qu'on nomme blanche, dans laquelle on fait peu de fang, & beaucoup de mucilage. L'opinion de *Vanhelmont* eft plus vrai-femblable, qui croit que ce mucilage diftille des ulceres des inteftins, & que ce n'eft point autre chofe que leur aliment prochain, corrompu, ou apporté inutilement aux inteftins, lequel ne pouvant s'affimiler aux parties bleffées, en tombe neceffairement tantôt en forme de mucilage, tantôt en forme de fanie, & de ferofités faigneufes fuivant les derniers degrés de corruption de l'aliment prochain.

Il y a trois degrés dans la dyffenterie qui font Ses degrez. à obferver ; le premier, quand il n'y a encore que des tranchées, le fecond quand les inteftins font raclés, le troifiéme, lorfqu'ils font ulcerés. Il y

a outre cela trois fortes de raclures, la premiere
eft celle de la membrane veloutée, qui deffend la
chair des inteftins, la feconde, quand la tunique
épaiffe perd quelque chofe de fa fuperficie, la
troifiéme, c'eft quand la chair ou la fubftance même des inteftins eft emportée, & alors fuivant
Hippocrate, il fort des morceaux de chair. La doü-
leur tres-vive qui tourmente les dyffenteriques,
ne vient pas toute de la corrofion des inteftins qui
paroît en être la caufe totale, elle vient particulierement des mouvemens convulfifs des inteftins qui
font irrités, fe retirent, fe replient, & fouffrent
differentes contorfions vermiculaires, ce qui ne
peut être fans de cruelles douleurs qui precedent
les felles, parce que les contractions convulfives
agitant les inteftins, en expriment les matieres
contenües, & en procurent l'expulfion.

Ses fignes.

Les Signes diagnoftics, felon *Ettmuller*, fe tirent
de la douleur & des excremens, pour les fignes
des caufes, la dyffenterie benigne eft rarement
avec la fiévre, la maligne eft ordinairement avec
la fiévre, qui eft quelquefois petechiale, ou avec
puftules. Les forces s'abbatent confiderablement,
le delire furvient, & enfin la convulfion.

On connoî lefquels des inteftins grêles, ou des
gros font affligés, 1. par la fituation de la douleur.
Si elle eft autour du nombril, ce font les inteftins
grêles, fi elle eft au deffous proche l'eftomac,
ou aux côtés, ce font les gros inteftins. 2. Par la
difference de la douleur qui eft plus violente dans
les inteftins grêles, & plus obtufe dans les gros.
3. Par le temps des felles, qui fuivent de plus
prés la douleur dans les gros inteftins, que dans
les grêles. 4. Par le mêlange des excremens, fi
le mal eft dans les inteftins grêles, les excremens
feront mêlés plus exactement, fçavoir la matiere
fecale,

fecale, le fang & les mucofités, à caufe du long chemin qu'ils font enfemble ; dans les gros intef-tins ils font moins mêlés , & on les peut diftin-guer l'un d'avec l'autre.

Quant au prognoftic. Le tenefme, & le fonde-ment relâché, enforte que les clifteres refforent d'abord qu'on les a receus, ou fi refferré qu'on ne puiffe pas les recevoir, font des fignes affurés de la mort, felon la *Moniere.*

Une femme groffe qui a la dyffenterie avec le tenefme avorte toûjours , & avec danger, fi le fœ-tus eft deja grand. *Sarona* dit que la dyffenterie avec l'amertume de bouche, ou un vomiffement bilieux eft tres-mauvaife , fur tout au commence-ment.

Riviere dit que les puftules qui s'élevent au vi-fage dans la dyffenterie & le hoquet , font des fi-gnes mortels ; celuy-cy defigne la convulfion du diaphragme qui eft dangereufe.

Le même Auteur affure que la gangrenne des inteftins eft la principale caufe de la mort des dyf-fenteriques. Les eleveures ou puftules autour des oreilles qui paroiffent dans la dyffenterie , font regardées par *Hofferus,* comme des fignes mortels.

La Diffenterie qui arrive aux femmes groffes avant l'accouchement a coûtume de leur être falu-taire , felon la remarque de *Foreftus* & d'*Amatus Lufitanus,* parce qu'elle fe guerit alors. Il faut que cette dyffenterie foit benigne, non pas maligne ni beaucoup violenté avant l'accouchement ; car alors elle feroit dangereufe & mortelle.

Le Tenefme felon *Ettmuller* eft à l'égard de l'in-teftin rectum, ce qu'eft la dyffenterie à l'égard des autres inteftins. C'eft une envie continuelle d'aller à la felle fans rien faire, ou peu d'excre-mens.

Sa cause.   *La Cause* est l'irritation continuelle du rectum qui fait des contractions, & excite ces envies d'aller, car les moindres matieres qui soient dans le rectum, le poussent incontinent à s'en décharger.

Cette Irritation est essentielle ou simpatique: celle-ci se rencontre dans la nephretique, ou douleur des reins, à cause des nerfs du plexus mesenterique qui communique des rameaux aux reins & au rectum. Le calcul de la vessie étant à l'entrée de l'uretere, cause souvent le tenesme aux hommes, irritant par son poids, & son picotement le rectum.

Les femmes prêtes d'accoucher souffrent le tenesme à cause de la matrice qui est couchée sur le rectum.

Le Tenesme essentiel vient d'un mucilage acide, ou d'une pituite visqueuse acide qui corrode, excorie, & enfin exulcere le rectum.

L'Inflammation de l'anus, & les ascarides qui rongent & picotent le rectum, produisent aussi le tenesme.

Le Tenesme est frequent dans la dyssenterie, à cause que les matieres sont âcres & corrosives. La même chose arrive dans les purgations violentes, lorsque les excremens âcres s'attachent au rectum.

Ses signes & son prognostic.   *Les Signes diagnostics* sont evidens par les plaintes du malade: Pour le prognostic. Le tenesme est un mal leger; mais si on le neglige il degenere en un ulcere sordide, & celuy-ci en une fistule de l'anus, qu'on ne peut guerir que par l'operation chirurgicale. Cette maladie survenant aux femmes grosses, cause presque toûjours l'avortement.

Ce que c'est que le flux hepatique.   *Le Flux hepatique*, selon les *Anciens*, est lorsqu'un sang aqueux & imparfait, tenu, & semblable aux laveures des chairs crües, est rendu copieusement par les selles sans douleur, & sans aucuns simptomes considerables. Selon les *Modernes*, ce n'est autre chose que l'ouverture des veines hemorrhoïdales superieures, par où le sang s'échape, & sort par les selles.

Les Signes de cette maladie sont manifestes. Pour le *prognostic*, il est le même que celuy du flux immoderé des hemorrhoïdes, c'est à dire, que l'évacuation trop frequente & trop abondante du sang, dispose le corps à la cachexie, à l'hydropisie, à la langueur, & à de semblables simptomes ; par cette raison le flux hepatique des Anciens survenant aux jeunes gens, se guerit quelquefois ; mais celui des vieilles gens est incurable.

Les Hemorroïdes sont l'ouverture des veines hemorroïdales au fondement.

Ces Veines sont de deux sortes à raison de leur insertion dans l'intestin rectum, les superieures ou internes, & les inferieures ou externes.

Les Superieures ou internes viennent du rameau mesenterique de la veine porte, par où les Anciens disoient que la rate se vuidoit dans les hemorroïdes, ce qui est opposé à la loy de la circulation.

Les Inferieures ou externes, viennent de la veine cave, sçavoir du rameau hypogastrique qui fournit la veine honteuse, la veine du muscle des fesses, & les hemorroïdes externes qui s'inserent dans le rectum. Dans les femmes ce même rameau hypogastrique fournit les vaisseaux du col de la matrice par où le sang menstrüal se purge, de sorte que les veines hemorroïdales externes, & les vaisseaux menstruels sortent dans les femmes du même tronc, ce qui fait voir pourquoy le defaut des menstrües est quelquefois recompensé par le flux des hemorroïdes.

Ses signes & son prognostic.

Ce que c'est que les hemorroides. Deux sortes de veines hemorroïdales.

D d ij

Division
des hemor-
roïdes.
Les seches
ou aveugles

Les coulan-
tes ou ou-
vertes.

Les criti-
ques.
Les morbi-
fiques.

Que les
hommes
font plus
fujets aux
hemorrhoi-
des que les
femmes.

Les hemor-
thoïdes er-
rantes & pe-
riodiques.

Les caufes
des hemor-
roïdes.

On divife les hemorroïdes en feches, ou coulantes. Les *Seches* font nommées auffi *Aveugles*,
parce qu'elles ne font point ouvertes, & qu'elles
reffemblent à un œil fermé, ce qui les rend tres-
douloureufes.

Les *Coulantes* font encore appellées *ouvertes*, &
font ou *fpontanées* ou *non fpontanées* : les *fpontanées*
font un benefice de nature.

Les *non fpontanées* font ou *critiques*, ou *morbifiques* ; les *Critiques* arrivent par un benefice de nature dans une maladie pour la terminer. Les *morbifiques* viennent de la mauvaife difpofition du
fang, ou de quelqu'autre caufe, au grand malheur
du malade.

Les *Hommes* font plus fujets aux hemorroïdes
que les femmes, rarement aux pays Septentrion-
naux, & frequemment en Italie. Les hemorroïdes
tiennent lieu dans les hommes de flux menftrüal
periodique, on en a veu qui les avoient tous les
mois, & d'autres toutes les fix femaines. On divife par cette raifon les hemorroïdes en periodiques, & en errantes.

Les *Errantes* n'ont aucuns temps reglé, les *Periodiques* ont de certains intervales, & des periodes reglés. *Amatus Lufitanus* rapporte l'exemple
d'un homme qui avoit les hemorroïdes tous les
mois, comme les femmes ont leurs regles, & il
ajoûte que la fuppreffion des hemorroides a caufé
à quelques-uns un crachement de fang tres-cruel.

Les *Hemorroïdes* arrivent quelquefois aux femmes ; mais elles font jointes au flux menftrual.
Ettmuller dit avoir connu des femmes d'un grand
enbonpoint, à qui aprés la quarante-neuviéme année que le flux periodique s'étoit arrêté naturellement, il furvint un flux hemorroidal periodique, de forte que la fuppreffion des mois étoit
fupplée par ce flux.

Les jeunes femmes mêmes qui ont leurs mois arrêtés contre nature, deviennent quelquefois sujettes aux hemorroides periodiques, felon la remarque d'*Horftius.*

Enfin les femmes groffes en qui la fuppreffion des mois eft naturelle, ont fouvent des hemorroides qui y fuppléent, felon l'exemple rapporté par *Schenkius.*

Quoique pour l'ordinaire ce foit du fang qui coule des veines hemorroidales, on a vû neanmoins d'autres humeurs excrementeufes que le fang en fortir, tantôt une liqueur blanchâtre, tantôt une humeur aqueufe, & un peu vifqueufe, femblables aux fleurs blanches des femmes.

Les Hemorroides douloureufes ou fermées, ne font autre chofe qu'une inflammation commencée du fondement. Lorfque le fang, au lieu de s'évacuer, s'arrête neceffairement à caufe de l'obftruction des vaiffeaux, il entre dans les pores des parties, qu'il gonfle, & commence d'enflammer : car les inflammations viennent du mouvement du fang interrompu.

L'état des hemorroides fermées eft tres-douloureux ; de forte que quand les malades vont au baffin, ils fouffrent fouvent des défaillances par l'excés de la douleur, & quand les excremens paffent par deffus les hemorroides internes, les douleurs font quelquefois fi grandes, que les convulfions furviennent. *Ettmuller* dit avoir connu une femme, qui dans ces cas d'hemorroides fermées tomboit en défaillance, ayant le vifage enflé, rouge, & enflammé ; mais d'abord que les felles étoient faites, tous ces fimptomes difparoiffoient.

Les Hemorroides fermées, fur tout les externes, font fouvent une groffe tumeur à mefure que le

fang fe ramaſſe, qui paroît quelquefois en dehors.
Et *Lindanus* aſſure qu'il a vû de ces ſortes d'hemorroides ſi gonflées, qu'elles ſortoient hors le
fondement de la groſſeur du poing.

Le *Medecin* a beſoin en cette rencontre de prudence, pour ne pas prendre les hemorroides pour
des crêtes, ou des condilomes de l'anus. Il arrive même que quand le ſang qui croupit, ne ſe
reſout, & ne ſe diſſipe pas, les hemorroides dégenerent en ſcyrrhes, & que le ſang ſe coagule
prodigieuſement. Ainſi *Sanchez* fait mention d'u-
ne femme morte d'hemorroides ſeches, à qui l'on
trouva dans la diſſection l'extremité du rectum
vers le fondement, ſcyrreuſe & endurcie, de la
longueur de ſix travers de doigts. Et *Riviere* rapporte un exemple ſemblable d'hemorroides qui
dégeneroient en une tumeur dure.

Les *Femmes* prennent les hemorroides aux derniers mois de leur groſſeſſe, & dans les accouchemens difficiles. Dans ces deux cas, c'eſt le
mouvement du ſang interrompu autour de la matrice & de l'anus, qui donne occaſion au ſang de
s'arrêter dans les veines hemorroidales, ce qui
gonfle les vaiſſeaux, & la partie, & produit les
hemorroides douloureuſes.

Les *Hemorroides* coulent ordinairement contre
nôtre volonté, & au gré de la nature; mais la coûtume, qui eſt une ſeconde nature, eſt ſi puiſ-
ſante, qu'elle peut les rendre volontaires. *Panarollus* rapporte, qu'un vieillard ayant eu dés ſa
jeuneſſe un flux d'hemorroides tres-ſalutaire, s'y
étoit ſi bien accoûtumé, que dans ſa vieilleſſe,
d'abord qu'il avoit quelque legere indiſpoſition,
il ſe procuroit les hemorroides, faiſant plus ou
moins de ſang ſuivant ſon plaiſir.

Les *Purgations violentes* cauſent ſouvent les he-

morroides, en partie quand une portion du purgatif eſt portée vers le rectum, ce qui l'enflamme & ouvre les veines hemorroidales ; en partie
quand les humeurs âcres & ſalines pouſſées par la
purgation, excitent des douleurs au rectum, &
des picotemens qui donnent lieu à l'ouverture des
mêmes veines.

Il paroît par ce qu'on vient de dire, que la
cauſe des hemorroides eſt du ſang qui doit être
évacué ; quelquefois à cauſe de ſa quantité par
une évacuation naturelle, quelquefois par une irritation réelle externe qui ouvre les veines hemorroidales.

Quant aux Signes, ceux qui ont les hemorroides ont le plus ſouvent le teint pâle tirant ſur le
vert. Il eſt d'une grande conſequence de diſtinguer les hemorroides veritables d'avec le flux de
ſang ſcorbutique, qu'on appelle communément
dyſſenterie ſcorbutique fauſſe. *Horſtius* dit que
celuy-cy eſt different des veritables hemorroides,
en ce qu'elles viennent du preſſement des gros
excremens, & que le ſang ſort en même temps
que les matieres fecales, & rarement le ſang paroît avant les excremens ; mais s'il arrive que le
ſang ſorte, tant devant qu'aprés les excremens,
même long-temps aprés, & en abondance, on
peut ſe perſuader que c'eſt plûtôt le flux ſcorbutique que le flux hemorroidal.

Pour le Prognoſtic. Les hemorroides critiques,
ou ſpontanées moderées, ſont tres-ſalutaires ; elles préviennent, & gueriſſent les maladies qu'on
attribuë ordinairement à la melancolie, comme
la manie, la paſſion hypochondriaque, les ſcyrrhes, les tumeurs des viſceres, & autres ſemblables maux. Quand elles ſuppléent au flux menſtrual des femmes, elles ſont pareillement heu-

D d iiij

Les ſignes

Le prognoſ-
ſtic des he-
morroides.

reufes : mais fi elles font ou trop durables, ou trop abondantes, elles menacent de beaucoup de maladies, entr'autres de l'hydropifie, & de la langueur, de plus le flux immoderé des hemorroides rend les hommes impuiffans au grand chagrin de leurs femmes.

Les Hemorroides feches mal panfées, lors qu'il y a inflammation, donnent fouvent des ulceres qui dégenerent en fiftules, mal affés frequent, fâcheux, & quelquefois mortel.

Les caufes de la chute de l'anus. *La Chûte de l'Anus* vient des efforts que l'on fait en allant à la felle, qui caufe un renverfement au rectum, ou des humidités qui relâchent les fibres. La paralyfie du fpincter, la toux violente, le cours de ventre, la dyffenterie, & les hemorroides font les caufes ordinaires de la chûte de l'anus.

Ses fignes. *Les Signes* de cette maladie font manifeftes, puis qu'on voit un long boyau qui fort de l'anus.

Son prognoftic. *S'il y a* long-temps que l'inteftin foit tombé, fans qu'on l'ait remis, cette indifpofition eft dangereufe, & difficile à remettre, parce qu'il s'y fait une groffe tumeur, l'inteftin s'enflamme, & quelquefois la cangrenne y furvient.

Si la Chûte de l'anus vient de la paralyfie du fphincter, elle eft difficile à guerir, on a beau le remettre, il retombe toûjours : mais cette indifpofition fe guerit aifément, quand les perfonnes font d'un bon temperamment, ou qu'elles font fort jeunes.

Les fiffures ou rhagades. *Les Fiffures* ou les *Rhagades* font de petites fentes profondes, feches, ou un peu fanieufes qui fe font autour de l'anus.

Leurs fignes. *Ces Ulceres* font fuperficiels ou profonds, avec des condilomes, ou fans condilomes. Quelquefois ils font une douleur & une demangeaifon in-

ſupportable , principalement lorſque la liqueur
des glandes inteſtinales vient à ſe mêler avec le
ſuc âcre qui ſuinte de ces fentes.

C'eſt l'âcreté des liqueurs nourricieres qui cauſent les fiſſures , en déchirant les fibres cutanées
de la peau de l'anus. La dureté des excremens qui
rompent , & qui froiſſent les fibres de l'anus ,
peut encore être une occaſion des rhagades , ou
bien , c'eſt parce que la liqueur qui humecte les
inteſtins & l'anus , vient à manquer. C'eſt peut-
être auſſi pour avoir demeuré trop long-temps à
la ſelle , parce que l'air froid qui entre dans l'a-
nus , refroidit ces parties.

On ne doit point negliger les fiſſures de l'anus ,
parce qu'il peut en arriver des ulceres rongeans ,
& des fiſtules.

La grande douleur qui les accompagne preſque toûjours , peut cauſer la perte des forces , l'a-
maigriſſement , des défaillances &c. parce que la
douleur étant produite par l'irritation des fibres
nerveuſes , les eſprits animaux ſont déterminés
à couler du cerveau dans ces fibres nerveuſes ;
ainſi les autres parties n'en recevant pas aſſés , on
tombe en défaillance ; c'eſt auſſi la raiſon pour laquelle les parties ſe deſſechent & ſe fletriſſent , il
s'y fait des obſtructions , parce que le ſang étant
dépourvu de parties ſpiritueuſes , il s'aigrit.

Le Fic eſt une petite tumeur en forme de figue
qui vient au bord de l'anus. Il eſt quelquefois accompagné d'inflammation & de douleur , mais
ſouvent il n'y a rien de tous ces accidens.

Les Condilomes ſont de petites tumeurs dures
& calleuſes , qui viennent aux environs de l'anus.
Les hypochondriaques y ſont les plus ſujets , parce que dans cette maladie le ſang eſt épais & acide ,
& tres-propre à faire des obſtructions.

Leurs cau-
ſes.

Leur pro-
gnoſtic..

Le fic.

Les condi-
lomes.

Leurs si-
gnes.

Les Condilomes se connoissent à la douleur brûlante du siege, principalement à la douleur que
l'on ressent toutes les fois qu'on est à la selle. Les
excremens sont durs. Ces tubercules sont d'inégale grosseur, les uns sont gros & les autres petits, ils empêchent souvent la sortie des excremens, & quelquefois ils causent des suppressions
d'urine.

Les causes
des condi-
lomes.

Les Condilomes sont causés par des sels acides
mêlés avec le suc nourricier, qui font des obstructions dans les glandes des intestins, ce qui cause
ensuite des tumeurs, parce que le nouveau suc
qui aborde à la partie, est arrêté dans son cours :
car la cause generale de toutes les tumeurs ne peut
être que des obstructions dans les tuyaux de la
partie.

Leur pro-
gnostic.

Les Condilomes dégenerent souvent en des ulceres, ou en des fistules qui font toûjours de la
peine à guerir. On a vû ces tubercules boûcher
entierement le passage aux excremens, & causer
une suppression d'urine.

Ce que c'est
que la coli-
que.

La Colique est une douleur des intestins, qu'on
divise à raison de la partie affectée, & à raison de
sa situation.

Sa division.

Les Douleurs des intestins se divisent à raison
de la partie affectée : car tantôt les grêles sont
tourmentés, tantôt les gros.

Lorsque ce sont les grêles, sçavoir le jejunum,
ou l'ileon, la douleur se nomme passion iliaque ;
la douleur qui se ressent, & se distingue dans l'intestin colon, se nomme colique ; mais souvent on
confond la passion iliaque avec la colique, &
toutes les douleurs des intestins sont appellées coliques, ce qui n'est pas un grand inconvenient.

Comment
on distin-

On distingue la passion iliaque d'avec la colique par la situation des intestins de l'ileon, & du

colon qu'il eſt neceſſaire de ſçavoir.

Le Colon prend ſon commencement dans l'iſle droite, & monte par le rein droit à la partie cave du foye, il paſſe de là ſous les fauſſes côtes vers l'hypochondre gauche, qu'il occupe preſque tout, & en ſe retreciſſant il deſcend par le rein gauche en forme d'une S vers l'iſle gauche, & ſe joint enfin au rectum, au deſſus de l'os ſacrum.

Toutes les douleurs qui ſe font ſentir dans la circonference de l'abdomen qu'on vient de décrire, ſont coliques, quoique pluſieurs ne donnent ce nom qu'à la douleur qui traverſe la partie ſuperieure & anterieure de l'abdomen, comme une ceinture; mais ſouvent la douleur deſcend juſqu'au nombril, & même juſqu'à la veſſie; ainſi c'eſt toûjours la colique.

Les Inteſtins grêles commencent à la fin du duodenum, tirant vers l'hypochondre gauche, & ſe repliant, ils viennent occuper tout le milieu du ventre; ainſi les douleurs des environs du nombril ſont la paſſion iliaque.

Les Douleurs des inteſtins ſont diviſées à raiſon de leur ſituation, & la douleur eſt quelquefois nommée hypochondriaque, & quelquefois lombaire.

La Douleur hypochondriaque, ſelon *Ettmuller*, eſt celle qui ſe fait ſentir particulierement, & ſouvent à l'hypochondre gauche ſous les fauſſes côtes, douleur cruelle & opiniâtre qu'on attribuë ordinairement à la ratte : car toutes les douleurs qu'on reſſent en cet endroit, ſont priſes pour des ſignes du mal de ratte : mais ceux qui conſidereront le parenchime de ce viſcere, capable à la verité d'obſtruction, mais inſenſible de ſoy, comprendront facilement que la ratte ne peut produire qu'une douleur avec peſanteur, & obtuſe

gue la colique d'avec la paſſion iliaque.

Que la colique ou douleur hypochondriaque n'eſt point dans la rate, mais dans l'inteſtin colon.

causée par les sucs vitiés , ou par le sang dont elle
est farcie , ou du moins une douleur avec tension
tres-obscure par la distension que la membrane
qui enveloppe la rate souffre alors. Quant aux
douleurs piquantes & perçantes, la rate n'en est
aucunement capable, que si avec ces douleurs de
l'hypochondre gauche , il se trouve une tumeur
qui resiste au toucher, ou le gonflement de tout
l'hypochondre gauche , ces simptomes ne conviennent nullement à la ratte qui est beaucoup
enfoncée , & qu'il est impossible de toucher. Il
faut donc que cette douleur piquante & perçante
qui se remarque dans l'hypochondre gauche , appartienne aux intestins , en partie au jejunum ;
mais le plus souvent au colon.

A l'égard des intestins grêles , le duodenum
au sortir du pylore , se courbe vers le commencement du jejunum , celuy-cy se replie d'abord
vers l'hypochondre gauche , & montant des lombes avec le mesentere , il se replie encore vers le
milieu de l'abdomen. Dans l'angle qu'il fait en
se repliant , il s'arrête souvent tantôt des vents ,
tantôt un mucilage acide qui s'y attache fortement , & cause ces cruelles douleurs situées profondement dans l'hypochondre gauche : mais ces
douleurs sont le plus souvent situées dans le colon , suivant la remarque judicieuse de *Fabritius
Hildanus* , par la raison que le colon , large auparavant , se retressit dans l'hypochondre gauche ,
& qu'en se retrecissant il se replie en bas ; ainsi &
par sa situation , & par sa conformation, il est facile que les vents s'y repercutent , que les excremens s'y arrêtent , & qu'il s'en ensuive non seulement une douleur tres-cruelle ; mais encore un
gonflement sensible, & de la resistance au toucher. C'est là la douleur si frequente aux hypo-

chondriaques, parce que leurs inteſtins ſont em-
barraſſés de beaucoup de mucilage acide & viſqueux ; en partie, parce qu'ils ſont fort ſujets
aux vents, & il n'eſt pas vray que cette douleur
appartienne à la rate, qui en eſt incapable en ce
ſens.

On dira que les remedes ſpleniques, tant internes qu'externes, que les emplâtres & les onguents appliqués ſur la ratte, font paſſer cette
douleur, & par conſequent qu'elle appartient à
la ratte ? On nie la conſequence, & on répond ;
à l'égard des remedes internes ſpleniques, qu'é-
tant ou carminatifs, ou capables de temperer l'a-
cide dans les inteſtins, ils ôtent la cauſe antece-
dente. Pour les onguens & les emplâtres, la gomme ammoniac y entre ordinairement, qui a la
vertu de diſſoudre, & de fondre le mucilage viſqueux de cette partie. Ainſi ces remedes qu'on
croit convenir à la ratte, conviennent veritablement pour le colon.

La Douleur lombaire eſt tres-frequente, & on
la confond ſouvent avec la nephritique, parce
que l'inteſtin duodenum qui prend ſon commencement du pylore, ſe courbe ſous l'eſtomac, &
ſe couche ſur la region droite des lombes. Ainſi
les douleurs qui occupent le duodenum vers le
commencement du jejunum, ſe font ſentir aux
lombes, & au dos, & c'eſt ce qu'on appelle avec
raiſon douleur lombaire, la partie affectée eſt veritablement la fin du duodenum, & le commencement du jejunum.

Voila les differences des douleurs des inteſtins, à raiſon de la partie affligée.

Quant à la difference de la douleur en elle-
même, il y a quelques remarques à faire, pour
ſe bien conduire dans la cure.

Colique ou
douleur
lombaire.

Colique
chaude.

1. *On sent* quelquefois une *douleur brûlante* bien avant sous l'hypochondre droit , vers la region lombaire , juftement à l'endroit où le canal pancreatique , & le cholidoque viennent fe rendre au duodenum. Cette douleur , felon *Ettmuller* , eft produite par la bile trop huileufe , qui fait une effervefcence vitieufe avec le fuc du pancreas , d'où s'enfuit la chaleur & l'ardeur fi fâcheufe pour les malades. Il dit en avoir fait l'experience depuis peu dans un fujet doüé d'une bile extrêmement huileufe. L'exemple fuivant éclaircira la chofe : mêlés de l'efprit acide de vitriol avec l'huile de therebentine , il s'élevera une chaleur confiderable qui brûlera les mains au travers de la fiole , & rompra même le verre ; ou bien mêlés de l'efprit de nitre rectifié avec l'efprit de vin auffi rectifié , agités le tout , il fe fera une chaleur fi grande , que la flamme en fortira , & fi le verre n'eft pas affés grand , il fe caffera en mille morceaux. Il en eft de même de la bile , & du fuc pancreatique , comparant la premiere à l'huile de therebentine , & à l'efprit de vin , & le dernier à l'efprit acide de vitriol , & à l'efprit de nitre. Il eft donc évident que la chaleur dont il s'agit , naît de la rencontre de ces deux vitiés.

On reffent outre cela d'autres ardeurs dans l'abdomen comme dans les autres parties ; mais qui font jointes à un fentiment de pulfation , & naiffent de l'inflammation de quelque inteftin ; lorfque le fang arrêté dans les vaiffeaux capillaires des inteftins , fe déchargent dans leur parenchime , où il produit une inflammation infeparable du fentiment de pulfation.

Colique
froide.

2. *On reffent* quelquefois dans l'abdomen une *douleur froide* , ou un *froid douloureux* affés étendu , particulierement au commencement des fié-

vres intermitentes, ce qui procede d'une cause
contraire, sçavoir du suc pancreatique trop acide
ou trop auſtere, ou doüé de quelque autre aigreur
exceſſive, qui rencontrant peu de bile, ou trop
peu huileuſe, ou embarraſſée de beaucoup de
matiere viſqueuſe dans le duodenum, fait à la verité quelque effervescence, mais avec un ſentiment de froid; de même que l'eſprit de vitriol
verſé ſur un ſel volatile non huileux, fait une effervescence aſſés froide. Ce froid ſe fait ſentir,
tantôt en la region des lombes, tantôt en d'autres endroits des inteſtins, ſuivant que le ſuc pancreatique eſt plus ou moins acide, & abondant.

3. *Il y a* une *douleur fixe & perçante*, dans la-   Colique
quelle il ſemble qu'on perce les inteſtins en un   perçante.
endroit arrêté. Ce qui vient d'un mucilage viſqueux & acide, attaché dans un certain lieu déterminé, particulierement dans le colon, ſous l'hypochondre gauche, où les cellules de cet inteſtin
ſont tres-propres pour le loger, parce qu'en cet
endroit il ſe retreſſit, & ſe replie en en bas, comme il a été dit.

Ce Mucilage viſqueux & acide, adherant aux
inteſtins, cauſe une douleur continuë & fixe, à
raiſon de ſa viſcoſité, & une douleur perçante à
raiſon de ſon acidité; cette douleur attaque frequemment les hypochondriaques, & c'eſt la colique la plus ordinaire.

4. *La douleur eſt avec diſtenſion*, & une eſpece   Colique
de déchirement, cauſée par les vents qui naiſſent avec tenſion
de l'effervescence vitiée de la matiere viſqueuſe & déchire-
avec l'acide, ce qui ſuffit pour la generation des ment, ou
vents, ſelon *Vanhelmont*. Les vents renfermés venteuſe.
dans les inteſtins y font divers mouvemens, qui
engendrent ces douleurs diſtenſives, & déchirantes. C'eſt la ſeconde cauſe de la colique la plus
frequente.

Colique pituiteuse.

5. *La douleur est avec pesanteur*, lors qu'il se fait un amas de mucilage visqueux, mais sans acrimonie en quelque endroit des intestins. Que si cette pituite est un peu acide par le vice de l'estomac, ou du suc pancreatique, outre la pesanteur, elle donnera un sentiment de contusion, ou martelant.

Colique avec contorsion.

6. *Il y a une douleur tres-vive de contorsion*, où il semble que les intestins sont tors & en presse, ce qui est frequent au colon, & naît de la convulsion & contraction spasmodique des intestins dont nous parlerons incontinent.

Colique vague ou rongeante.

7. *Enfin il y a une douleur vague*, tantôt rongeante, tantôt accompagnée d'autres simptomes, ce sont ordinairement des vers qui sont souvent en assés grand nombre dans les intestins.

Que l'acide de l'estomac & du pancreas vitiés, causent les tranchées.

Les causes de la colique en general sont deux ; la premiere est la matiere contenuë dans les intestins ; la seconde est la convulsion spasmodique des mêmes intestins, qui souffrent des contorsions & des contractions, ou crispations tres-dangereuses. Ces deux causes concourent le plus souvent ensemble, de sorte qu'il y a quelque chose d'âcre qui picote les intestins, à quoy survient la contraction convulsive & douloureuse.

Quant à la matiere contenuë, qui est la premiere cause, il faut prendre garde sur tout à l'acide : car il n'y a point de colique veritable qui ne doive sa naissance à un acide vitié ennemi des intestins, qui excite par sa presence des tranchées ou des vents qui distendent les intestins ; cet acide est envoyé de l'estomac aux intestins par une mauvaise digestion, ou bien il y est apporté par le pancreas.

La Bile n'est pas propre de soy à engendrer la colique, son sel volatile huileux de la nature des

alcalis

alcalis & du favon , deterge les inteftins , tempere l'acide , & fert comme de cliftere naturel,
pour nettoyer les ordures adherentes.

C'eft donc l'acide de l'eftomac , ou l'acide du
pancreas vitiés , qui font les auteurs ordinaires
des tranchées ; de là vient qu'aprés les alimens
de difficile digeftion , ou qui fourniffent beaucoup de mucilage vifqueux au lieu de chyle , les
coliques font frequentes : car ce mucilage vifqueux mal digeré s'aigrit , & étant dans les inteftins , il jouë fon jeu ; ce qui eft confirmé par l'hiftoire qu'*Horftius* rapporte d'une colique tres-opiniâtre , pour avoir mangé trop d'huitres. Et chacun fçait que les fruits d'Automne , & les boif-
fons mal dépurées , foit vin ou biere , fur tout la
biere blanche faite de froment , qui font facilement effervefcence , & s'aigriffent de même , produifent tres-fouvent la colique.

Les Hypochondriaques , qui fans contredit fura-
bondent en acide , & qui ont toûjours l'eftomac ,
& les inteftins remplis d'une matiere vifqueufe &
acide , font fujets aux vents , & ils ne font pas
beaucoup à couvert contre la colique.

On fait bien de deffendre l'acide aux nourrices , de peur que les enfans n'ayent des tranchées : car outre que l'acide coagule le lait dans
l'eftomac , il s'y engendre un mucilage vifqueux
qui defcend dans les inteftins , & donne les tranchées aux enfans.

Les Excremens trop endurcis ont rapport à la
matiere contenuë dans les inteftins , leur dureté
au refte procede en partie de leur vifcofité & grof-
fiereté , en partie de l'aufterité du fuc pancreatique , & de leur coagulation. On appelle cette maladie colique excrementeufe , qui arrive fouvent
par le défaut de bile , & l'excés du fuc pancrea-

tique , & eſt tres-rebelle.

De ce genre ſont les differentes choſes qu'on a avalées , & qui cauſent une ſemblable douleur dans les inteſtins , comme quand des pieces d'or avalées s'arrêtent dans les cellules du colon , & empêchent les excremens de paſſer , elles donnent occaſion à une colique tres-opiniâtre. Les pierres qu'on a trouvées dans les inteſtins , ou qui ont été renduës au grand ſoulagement du malade , engendrent auſſi des coliques furieuſes , ſelon les obſervations d'*Horſtius* , & de *Benivenius*.

La convulſion ſpaſmodique, ou contorſion des inteſtins.

La ſeconde cauſe de la colique , eſt comme on a déja dit, la convulſion ſpaſmodique & contorſion des inteſtins , dont l'exiſtence eſt démontrée ſuffiſamment par le bel exemple rapporté par *Vanhelmont* , d'un enfant qui avoit une hernie , lequel ſouffroit de cruelles douleurs , parce que ſes inteſtins s'élevoient quelquefois , & ſe tordoient comme des vers.

Telle eſt la colique jointe aux douleurs nephritiques , ſuivie de vomiſſement , & d'autres ſimptomes ſemblables. Elle part des plexus du meſentere , qui diſtribuent des rameaux de nerfs aux inteſtins , aux reins , & à l'eſtomac , par exemple , la convulſion du nerf diſtribué au rein , ſe communique par ce nerf au plexus d'où il derive , & le plexus la communique à tous les autres nerfs de ſon reſſort ; ainſi tous les inteſtins entrent en convulſion , & entretiennent une colique opiniâtre , qui tourmente cruellement les malades , & ne cede à aucuns remedes , ni purgatifs , ni évacuatifs.

Telles ſont les tranchées des femmes , qu'on nomme vulgairement hyſteriques , qui ne ſont autre choſe que les convulſions du meſentere.

des plexus des nerfs, & des intestins qui y sont attachées. Lesquelles convulsions sont suivies de celle de la gorge, & d'une espece d'étranglement : car on ne peut pas douter que la suffocation histerique ne soit une espece de colique convulsive, qui a son origine dans les plexus du mesentere, irrités, & mis en convulsion : car le sentiment de la boule qui monte dans l'estomac, que les femmes & les Medecins ignorans prennent pour le mouvement de la matrice, est veritablement le grand plexus du centre du mesentere, puisque cette boule est sentie même par les hommes qui n'ont point de matrice.

Ce n'est pas une chose rare que les femmes, dont les mois ne coulent pas, comme il est requis, souffrent ces sortes de tranchées, par la convulsion spasmodique des intestins. Les douleurs de l'enfantement dans l'abdomen, & celles d'aprés l'enfantement, ne sont que de semblables convulsions du mesentere, & des intestins, avec la contraction convulsive de la matrice dans l'acouchement : c'est pourquoy les femmes ont souvent la colique aprés avoir accouché.

Il n'est pas extraordinaire que les maladies durables, particulierement les fiévres intermitentes, mal gueries, soient suivies d'une colique tres-rebelle, qui resiste à tous les remedes, à cause de l'effervescence interrompuë dans les intestins, & du transport de la matiere dans les glandes du mesentere, où elle picote les parties nerveuses, & cause là des convulsions, ou coliques tres-opiniâtres. Le fondement, comme on a déja dit, est donc dans le mesentere ; ajoûtés que ces tranchées succedent ordinairement aux abscés du mesentere, & à autres semblables maladies.

E e ij

Colique
fcorbutique
de l'abdo-
men.

La Douleur fcorbutique de l'Abdomen qui eft fi furieufe, que toutes les autres ne font qu'un jeu auprés d'elle, vient de la convulfion des inteftins. Les malades fentent que cette colique commence vers la region lombaire, & fe continuë de là en avant ; c'eft-à-dire, qu'elle commence à l'endroit où le mefentere eft attaché, s'avançant de là vers le nombril ; ce mal eft vague & errant dans l'abdomen, tantôt il y caufe des convulfions, & aux inteftins qui ceffent dans ces parties, & paffent aux articles, & quittent enfuite les articles pour revenir à l'abdomen, ce qui eft inconcevable dans ces fortes de convulfions du mefentere. Ajoûtés que le fondement eft quelquefois fi refferré, & fi retiré, qu'on ne fçauroit donner des lavemens, par la raifon que les inteftins font en convulfion. Il arrive même fouvent que l'abdomen eft tout concave, & le nombril retiré en arriere par les convulfions communes au nombril, & au peritoine. Ces douleurs convulfives de l'abdomen font tres-dangereufes, & fi on n'y remedie fagement, elles dégenerent en paralyfies, ou en contraction de membres. Enfin on obfervera que le vomiffement & le hoquet de ces fortes de coliques arrivent par le voifinage de l'eftomac, & du diaphragme ; & par de femblables convulfions commencées dans le mefentere.

Les fignes
diagnoftics
de la coli-
que.

Comment
on diftin-
gue la coli-
que fimple
d'avec la
compliquée

Les Signes diagnoftics de la colique fe tirent du malade : mais il faut être prudent à diftinguer la colique fimple d'avec la compliquée.

La fimple fe diftingue facilement de celle qui eft mêlée avec les affections de la matrice, fi la convulfion des parties de la matrice eft jointe à la convulfion des inteftins, fi la douleur fe continuë des lombes en bas vers le conduit de la pudeur, & passe même jusqu'à l'os de la cuisse.

Si la Douleur est jointe avec une difficulté de se mouvoir, si on sent une pesanteur dans le dos aux lombes proche des reins qui précedent, & si la colique survient, enfin si la douleur s'augmente, on sentira un resserrement de poitrine, avec une difficulté de respirer, à cause de la convulsion commune du diaphragme en en bas.

Pour connoître la douleur nephritique d'avec la colique, on doit remarquer que dans la colique la douleur s'appaise aprés le repas, particulierement aprés avoir pris des aromatiques, qui sont les veritables remedes de la colique. La colique nephritique au contraire redouble aprés le repas. Dans la nephritique il y a toûjours du changement dans l'urine, ce qui n'est pas dans la colique, on dira neanmoins en passant, que dans la colique scorbutique, il y a souvent une strangurie insigne, & que l'urine est fort brillante & saline, mais non pas toûjours. Dans la nephritique on ressent toûjours au dos vers les lombes, une douleur obtuse & pesante, non pas dans la colique. Enfin les clisteres & les selles soulagent beaucoup la colique, non pas dans la nephritique. Dans la convulsion la douleur est déchirante, mais non pas pesante & obtuse, comme dans la nephritique. Les urines sont pâles, ressemblent au lait, sont chargées de beaucoup de sediment, ce qui n'arrive pas dans les autres especes de colique.

Quant au Prognostie. La colique est rarement dangereuse; mais étant opiniâtre, elle peut devenir mortelle. Celle qui est causée par les matieres contenuës dans les intestins, est plus douce que celle qui vient de la convulsion : car celle-cy est souvent suivie de l'épilepsie, & de la cephalalgie,

Comment on distingue la douleur nephritique d'avec la colique.

Le prognostic de la colique.

E e iij

selon la remarque d'*Hoffrus*, & de *Tonnerus*. Les paralyfies, les contractions des membres fuccedent fouvent à la colique convulfive.

Comment les vers s'engendrent dans les inteftins. *Les Vers* s'engendrent dans les inteftins d'une pituite douce & vifqueufe, qui fe corrompt par l'excés de la chaleur naturelle, ou étrangere, introduite dans ces parties, de la même maniere que fe forment les infectes, par le moyen d'une matiere putride, & de la chaleur celefte.

Leurs efpeces. *De ces Vers*, les uns font ronds & longs, les autres courts & larges, & les autres menus & ronds, qu'on nomme *Afcarides* Cette diverfité de figure & d'efpeces dépendent de la diverfité des formes que reçoit la nature corrompuë qui les engendre. Les enfans font beaucoup plus travaillés de ces vers que les adultes, à caufe que leur chaleur eft plus humide, & qu'ils ont davantage de vapeurs.

Leurs fignes. *On reconnoît* qu'il y a des vers dans les inteftins par les tranchées frequentes, le flux lienterique, la debilité des membres, la couleur pâle du vifage, les yeux enflés & abbatus, la démangeaifon du nez, & la mordication, principalement quand on a été long-temps fans prendre aucun aliment : car cés vers venant à manquer de nourriture, ils mordent, & fuccent les boyaux, & excitent une toux feche qui eft tres-fâcheufe, & s'ils s'attachent à l'orifice du ventricule, & aux autres entrailles, ils caufent des défaillances de cœur, & des épilepfies. Enfin continuant de monter plus haut vers le diaphragme, ils caufent des mouvemens convulfifs, une difficulté d'avaler, & des fuffocations, defquels accidens on a vû mourir plufieurs enfans.

CHAPITRE IX.

Du Mesentere.

LE *Mesentere* est appellé de la sorte, parce qu'il est placé au milieu des intestins.

   C'est une partie membraneuse, située au milieu du ventre inferieur, destinée non seulement pour porter en seureté les vaisseaux aux intestins, & pour les en rapporter ; mais encore pour tenir tous les intestins liés ensemble, afin que leurs differens plis ne se confondent, & ne s'embarrassent pas ; ce qui ne sçauroit être sans peril pour la santé, & pour la vie.

   Quoique le mesentere soit unique, il est neanmoins divisé par quelques-uns en deux parties, le *Mesereum* ou *Mesentere*, & le *Mesecolon*, entant que les intestins grêles sont attachés à celuy-là, & les gros à celuy-cy.

   Il est composé d'une double & forte membrane, continuë au peritoine, laquelle a par tout de la graisse. Outre ces membranes, *Vvarthon* dit en avoir trouvé & démontré une troisiéme moyenne & propre, plus épaisse que celles dont on vient de parler, laquelle soûtient & appuye les vaisseaux & les glandes.

   Sa Figure est presque circulaire, si l'on en excepte l'allongement du colon, & du rectum.

   Il a environ quatre travers de doigts de diametre, & trois aunes de circonference, laquelle se replie en une infinité de plis, afin de ramasser tous les intestins, reduire leur longueur en un plus petit espace, & les contenir dans l'ordre & dans

E e iiij

Ethimologie du mesentere.
Sa definition.
Son nombre.
Ses membranes.
Sa figure
Sa grandeur

EXPLICATION DE LA FIGURE XIII,

Qui represente le Mesentere détaché du Corps.

A Le Centre du Mesentere, où la grande Artere, & la Veine-cave sont liées vers les Vertebres du dos.

B B La grande Glande du Mesentere, appellée d'Asellius Pancreas, dans laquelle toutes les Veines lactées sont attachées.

C C Les Vaisseaux des Glandules qui vont jusqu'aux intestins.

D D. E E Une partie du Mesentere qui lie les mêmes intestins vers le dos.

F F Une partie du Mesentere qui joint l'Intestin colon depuis le Rein droit jusqu'au Foye.

G H La Membrane interieure de l'Omentum, par laquelle le Mesentere, une partie du Colon, & le fond du Ventricule sont attachés au dos.

H I Une partie du Mesentere qui lie le Colon depuis la ratte jusqu'à l'Intestin droit.

I K Une partie du Mesentere qui attache l'intestin Rectum au dos.

L Les deux Membranes doubles du Mesentere, entre lesquelles sont portés les vaisseaux, & sont contenuës la Graisse, & les Glandes.

M La premiere Membrane du Mesentere.

N La seconde Membrane du Mesentere.

la situation qui leur convient. Il est ample en son milieu, un peu long dans ses côtés, sur tout au gauche, où il descend à l'intestin droit. Son épaisseur est excessive dans les personnes grasses, étant beaucoup augmentée par l'abondance de la graisse. Il est plus délié & mince dans les autres.

Il prend son origine environ vers la premiere ou superieure, & la troisiéme des vertebres des

Son origine & sa connexion.

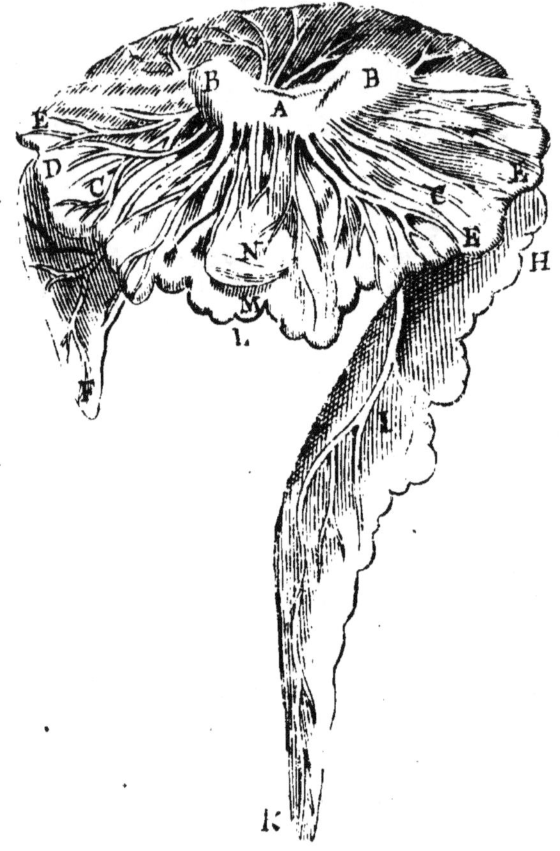

lombes, ausquelles il est fortement attaché.

    Tous ses Vaisseaux sont renfermés dans sa dou-
blure. Ses arteres viennent de la mesenterique
superieure & inferieure; ses veines sont les me-
seraïques superieures & inferieures qui font plu-
sieurs acrs : de la circonference du dernier partent
tous les rameaux qui vont se distribuer aux intes-
tins. Les superieurs & les inferieurs s'anastomo-
sent vers le colon, les nerfs du mesentere viennent
de l'intercostal, ils accompagnent les arteres.

Ses vais-
seaux,

Il y a encore dans cette partie une infinité de petites glandes, & de vaisseaux qui sont les veines lactées, qui portent le chyle des intestins aux glandes, qui sont en plus grand nombre dans le centre du mesentere, qu'à sa circonference, de ces glandes le chyle va par d'autres veines lactées au reservoir, & de là dans le canal thorachique, pour être versé dans l'axilaire gauche. Les autres vaisseaux du mesentere sont des limphatiques qui viennent de la partie convexe du foye, où qui s'y vont perdre, pour renaître ensuite de la partie concave du foye, & de là ils vont verser leur limphe dans le reservoir, pour augmenter la fluidité du chyle.

Les Veines lactées sont de veritables limphatiques par où passe la limphe, lors qu'il n'y coule point de chyle. Cette limphe les entretient toûjours ouvertes, afin que si l'on est quelque temps sans manger, le chyle trouve toûjours les boyaux ouverts, pour y passer plus facilement.

La Graisse.   *La Graisse* s'amasse au mesentere, comme à l'épiploon, d'un sang huileux & sulphuré, qui exude des vaisseaux, & qui est retenu par l'épaisseur des membranes. Cette graisse y étoit necessaire, tant pour conserver la chaleur naturelle de ces parties, que pour humecter les veines lactées, qui n'ayant qu'une membrane tres-fine, & n'étant remplies que dans le temps de la distribution du chyle, se dessecheroient facilement.

Les glandes   *Les Glandes* du mesentere ont chacune une arteriole qui leur porte du sang, une venule qui le rapporte, & un vaisseau excretoire qui décharge dans les boyaux ce qui a été filtré par ces glandes. On remarque que l'obstruction de ces glandes cause souvent le flux celiaque, & l'atrophie, ou maigreur de tout le corps, & que quelquefois elles groſſiſſent , & deviennent ſcyrrheuſes , parce que les humeurs les plus groſſieres qui ſe portent au meſentere, comme á leur égout naturel , trouvent les poroſités de ces glandes , trop étroites pour s'en pouvoir échaper, de maniere qu'elles s'y arrêtent , & y cauſent des duretés qui croiſſent avec le temps , & qui difficilement peuvent être reſoutes ; d'où vient que quelques-uns ont appellé le meſentere, la mere nourrice des Medecins.

Riolan a eu une opinion ridicule touchant ces glandes : car il dit, qu'à raiſon de ces glandes, la racine & le fondement des écroüelles eſt dans le meſentere , & qu'il n'en paroîtroit jamais au dehors, ſi le meſentere n'en étoit plein. Il ajoûte que c'eſt là le ſentiment de *Guidon*, & de *Julius Pollux*, avec leſquels il a mieux aimé errer , que de s'en tenir à la pratique de Medecine, qui enſeigne que les écroüelles n'ont aucune infinité avec ces glandes , leſquelles ne ſont deſtinées à autre uſage qu'à celuy de preparer , & de filtrer le chyle, & même il n'eſt pas poſſible que la cauſe & l'origine des écroüelles qui paroiſſent au dehors, ſoit en cette partie-là ; puiſque l'on voit chaque jour par experience, que ceux qui en ſont atteints, ont le reſte du corps ſain , & qu'ils ne ſe plaignent d'aucune incommodité du bas ventre , quoique neanmoins les maladies du meſentere ayent coûtume d'en cauſer de tres-fâcheuſes. On apprend encore le contraire par leur gueriſon, laquelle le plus ſouvent ſe fait par des topiques qui ne ſçauroient être d'aucune utilité, ſi la ſource du mal étoit dans le meſentere. Enfin cela eſt encore évident aprés la mort des écroüelleux, par l'ouverture de leurs corps , en qui l'on trouve le meſentere en aſſés bon état.

L'*Usage* du mesentere, est d'attacher les inïestins ensemble aux vertebres des lombes, & d'empêcher qu'il n'arrive aucun desordre dans leurs circonvolutions ; celuy de ces deux membranes est, afin que les vaisseaux passant dans leur duplicature, aillent se rendre aux intestins, & en revenir sans être offensés.

Les Nerfs du mesentere sortent des vertebres des lombes, & des rameaux de l'intercostal ; d'où vient qu'il a en sa partie membraneuse un sentiment assés vif, quoique dans sa partie grasse & glanduleuse, il l'ait assés obtus, & c'est ce qui fait que les apostumes y demeurent long-temps cachées, avant que le malade, & les Medecins les puissent connoître. Ces nerfs sont tous si bien entre-lassés ensemble au milieu du mesentere, qu'ils y font un plexus, d'où sortent une tres-grande quantité de ligamens nerveux, déliés comme des cheveux qui se répandent sur les membranes de tous les intestins.

Les Arteres qui sont renfermées dans la duplicature des membranes du mesentere viennent de la mesenterique superieure & inferieure, qui sont deux gros rameaux qui sortent du tronc de l'aorte, & qui vont se terminer à tous les intestins. Un des plus gros rameaux se traînant le long du rectum, va finir à l'anus. Ce rameau est l'artere hemorrhoidale, qui porte un sang grossier à ces parties pour y être purifié, & lorsque ce sang ne peut remonter par les veines hemorrhoidales, comme il arrive quelquefois à cause de sa pesanteur, il y cause cette maladie si incommode, qu'on appelle les hemorrhoides.

Les Veines du mesentere paroissent surpasser en nombre celuy des autres vaisseaux qui y sont, parce qu'étant pleines de sang, elles sont faciles à voir, & que les autres vaiſſeaux au contraire étant vuides ne ſe peuvent pas diſcerner. A meſure que toutes les veines approchent de la baſe du meſentere, elles s'uniſſent, & en font de tres-groſſes, leſquelles forment un tronc de veine, que l'on appelle meſenterique, qui ſe joignant avec un autre qu'on nomme ſplenique, font enſemble une tres groſſe veine, qui eſt la *Porte*, ainſi nommée par les Anciens, à cauſe qu'ils croyoient qu'elle apportoit au foye le chyle pour y être converti en ſang.

Ces deux Troncs, dont le ſuperieur eſt le ſplenique, qui vient de la ratte, & l'inferieur le meſenterique, qui vient du meſentere, reporte au tronc de la porte le ſang qui avoit été porté à ces parties. Il y a quatre veines qui s'inſerent au premier, ſçavoir l'épiploique poſterieure, la coronaire ſtomachique, l'épiploique & la gaſtrique majeure; & au ſecond il n'y en a que deux, qui ſont l'hemorroidale, & la cecale. Enfin la veine porte, avant que de ſe perdre dans le foye, y eſt jointe par quatre veines, qui ſont l'inteſtinale, la gaſtrepiploique, la petite gaſtrique, & la ciſtique.

L'on donnoit à toutes ces veines deux uſages tout-à-fait oppoſés, & même impoſſibles, l'un étoit d'apporter le chyle des inteſtins au foye, & l'autre de reporter le ſang du foye aux inteſtins. Cette opinion a été ſuivie juſqu'à ce ſiecle, que l'on a découvert les veines lactées, qui portent le chyle des inteſtins aux glandes du meſentere; & ainſi la veine porte n'a point d'autre uſage que celuy qui luy eſt commun avec toutes les veines du corps, qui eſt de reporter le ſang au cœur.

Il eſt impoſſible de voir les veines lactées ſur un ſujet mort, parce qu'elles diſparoiſſent auſſi-tôt qu'elles ſont vuides. Lors qu'on les veut voir, il

EXPLICATION DE LA FIGURE XIV.

Qui represente les Visceres ôtés , les Glandes lombaires , & leurs Rameaux lactées , & les Veines axillaires.

a La Glande superieure , ou nouvelle lactée.
b b Les deux Glandes inferieures separées , & les Rameaux lactées conjoints mutuellement.
c c c Le Rameau lactée des Glandes ascendantes.
d Le seul Rameau thoracique.
e L'Artere émulgente droite relevée au gauche , à laquelle un Rameau lactée des Glandes , s'y joint , & s'y attache.
f f Les Reins.
g g Le Tronc de l'Artere descendante coupé au dessous du cœur.
h L'Epine du dos.
i La Lactée thorachique a la Soûclaviere gauche qui rampe sous l'Artere soûclaviere.
k L'œsophage relevé.
l La Glandule nommée Thimus.
m L'Artere soûclaviere coupée.
n La Valvule de la Lactée thorachique , & l'Insertion de la Lactée interne.
o La Valvule de la jugulaire interne.
p La Veine axillaire coupée en long , selon la face interieure.
q La Veine interne jugulaire.
r La Veine externe jugulaire.
s La Veine axillaire qui s'avance au bras.
t Les Côtes des deux côtés.
u La Vescie dans sa cavité.
x Le Diaphragme relevé d'un & d'autre côté.

---

faut faire beaucoup manger un chien , & quatre heures aprés il faut le lier sur une table , & luy ouvrir le ventre promptement , alors on verra les

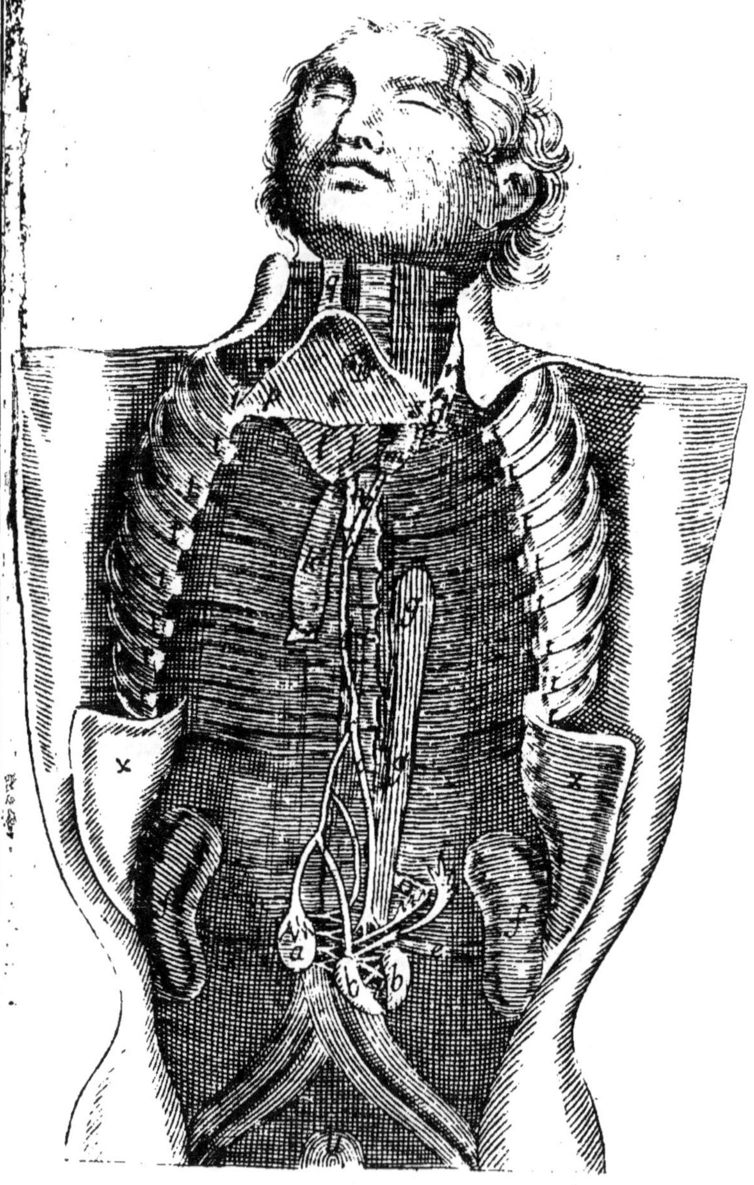

veines lactées dispersées par tout le mesentere ; pleines du chyle qu'elles portent au reservoir de pequet.

Pourquoy elles sont ainsi appellées. *Ces Veines* sont ainsi appellées, à cause qu'elles contiennent une substance blanche, & liquide, semblable à du lait ; elles étoient entierement inconnuës aux Anciens, elles n'ont même été découvertes qu'en l'année 1622. par *Asellius*, Anatomiste de Padouë, qui rapporte que ces vaisseaux sont tres-déliés, & transparens, composés d'une simple tunique, entretissus de toutes sortes de fibres, de droites, de traverses, & d'obliques, dispersées par le mesentere en nombre infini, & destinés pour porter le chyle en le separant de ses excremens.

Deux sortes de veines lactées. *On distingue* deux sortes de veines lactées, les unes que l'on appelle *Premieres*, & les autres *Secondaires*.

Les premieres. *Les Veines lactées premieres*, sont celles qui portent le chyle des intestins à des glandes qui sont répanduës en tres-grande quantité par tout le mesentere ; mais principalement vers la grande glande qui est au milieu, dans laquelle elles entrent pour la plûpart.

Les secondaires. *Les Veines lactées secondaires*, sont celles qui portent le chyle de ces mêmes glandes, aprés qu'il y a été rendu plus liquide par la limphe qu'il y reçoit, dans le reservoir de pequet, ou du chyle.

Le reservoir du chyle. *Le Reservoir du Chyle* n'est autre chose que l'origine & le commencement du canal thorachique, lequel il surpasse de beaucoup en largeur & en capacité. Il est presque comme une cellule ovale, située entre les origines du diapragme, à l'endroit où l'on trouve des glandes que l'on appelle lombaires, parce qu'elles sont placées sur les vertebres

tebres des lombes, dans laquelle le chyle & la limphe tombent immediatement au fortir des lac_tées mefenteriques, & des vafes limphatiques, & s'y ramaffent comme dans un refervoir conimun ; d'où vient que c'eft tres à propos que *Pequet* luy a le premier dònné le nom de *Refervoir du Chyle*.

Le Canal thorachique chylifere , ou *Conduit lim-phatique* ; eft un vaiffeau fait du concours des deux rameaux qui fortent des glandes lombaires ; il eft compofé, auffi-bien que le refervoir, d'une mem-brane déliée & tranfparente. Il monte le long de l'aorte, entre les côtes & la pleure , & va abou-tir par deux ou trois rameaux dans la veine foû-claviere gauche proche l'axillaire, dont le chyle attenué par la limphe , eft porté dans le ventri-cule droit du cœur par la veine cave defcendan-te, afin d'y être changé en fang par le fang mê-me.

Ce Canal, de même que les veines lactées, ont interieurement des valvules d'efpace en efpace, difpofées de maniere, qu'elles permettent facile-ment l'entrée du chyle & de la limphe, & en em-pêchent le retour. Ces valvules font manifeftes, en ce que, fi avec le doigt on pouffe vers le haut le chyle qui eft contenu dans ce conduit, on le fait facilement monter ; mais on ne fçauroit en aucune maniere le pouffer vers le bas , & l'obli-ger à defcendre. Cela paroît encore, en ce que fi l'on perce ce conduit en quelque endroit, le chyle, qui d'en bas fe porte vers le haut, s'écoule veritablement ; mais celuy qui eft en haut au def-fus de l'ouverture, demeure entre les valvules , & ne defcend point dans l'incifion que l'on a faite. Outre cela fi l'on introduit du vent dans ce con-duit par quelque tuyau ou que l'on y injecte quel-que liqueur par un fyphon, ils montent l'un &

Le canal thorachi-que chyli-fere.

Ses valvules

l'autre avec facilité, mais on ne peut les repousser
en bas.

Quelle est
la cause de
l'impulsion
du chyle
dans le ca-
nal thora-
chique.

On demande quelle est la cause qui pousse le
chyle & la limphe du reservoit dans le canal thorachique, & de là dans la veine soûclaviere ? *Diemerbroeck* répond, que c'est le mouvement des
muscles de l'abdomen, mûs dans la respiration
par haut, & par bas, par lequel le chyle est doucement, & insensiblement poussé dans tous les
vaisseaux lactées. Ce qui est constant & manifeste
en ce que si on ouvre l'abdomen d'un animal en
vie, & que d'abord, & subitement on en coupe
les muscles, en sorte que tout mouvement cesse
en eux, & qu'alors on presse doucement les parties interieures du bas ventre, on voit que par
cette pression le suc lactée est poussé generalement
dans tous les vaisseaux lactées, & que quoique
cette pression n'agisse pas sur le canal thorachique, elle contraint neanmoins le chyle d'y entrer
au sortir du reservoir, & d'avancer, ou monter
en haut, en la maniere absolument qu'une onde
en pousse une autre.

Si tout le
chyle mon-
te à la soû-
claviere.

Il naît de cette question une autre, & on demande si generalement tout le chyle va par ce canal à la soûclaviere ? & aussi s'il n'en passe pas une
bonne partie dans les veines meseraïques, par
lesquelles il monte au foye ? Le sentiment du même *Diemerbroeck*, est qu'il passe tout dans la soûclaviere, si l'on en excepte celuy qui quelquefois
demeure dans le milieu du chemin, mais neanmoins tres-rarement, va par un cours extraordinaire du conduit, ou suc chylifere à la vessie, ou
par un cours ordinaire dans les femmes enceintes, à la matrice, & dans les nourrices aux mammelles.

Ce que c'est

Les vaisseaux lymphatiques, ou vaisseaux aqueux

font des petits vaiſſeaux déliés & tranſparens, qui portent la limphe, c'eſt à dire, une liqueur claire & tranſparente, aux vaiſſeaux chyliferes, & aux veines.

Ils ſont compoſés d'une petite pellicule tres-dé-lirée, & tranſparente, laquelle diſparoît entiere-ment, ſi étant rompuë en quelque endroit, cette eau s'en écoule, par la raiſon qu'alors leurs tuni-ques s'appliquent aux vaiſſeaux & aux membra-nes qui ſont au deſſous, d'avec leſquelles on ne peut les diſtinguer, à cauſe de leur delicateſſe, & de leur tranſparence.

Leur nombre eſt innombrable, & ainſi il eſt im-poſſible de les fixer.

Ils ſont de couleur tranſparente & criſtaline, leur *figure* eſt oblongue, cave, en forme de tuyau, comme les veines; mais ils ont quantité de nœuds, & peu de capacité interieure.

On en voit beaucoup dans le meſentere qui por-tent la limphe dans le reſervoir de *Pequet,* afin d'y rendre le chyle plus actif & plus coulant. Il en vient auſſi des glandes du foye, de la ratte, & de celles des autres parties. C'eſt ce qui a trompé ſi ſouvent les Anciens, qui les prenant pour des veines lactées, croyoient qu'elles por-toient le chyle du meſentere au foye, & à la ratte : mais *Bartholin* fit voir en l'année 1652. que ces conduits qu'on prenoit pour des veines lac-tées, étoient des vaiſſeaux qui apportoient la lim-phe dans le reſervoir.

Ils ont pluſieurs *Valvules* qui permettent à la limphe d'aller en avant, & d'entrer dans les vaiſ-ſeaux chyliferes, & dans pluſieurs veines, mais qui luy empêchent le retour en arriere.

La Limphe, ſelon *Diemerbroeck,* eſt une liqueur fermentative, ſeparée dans les glandes conglo-

F f ij

bées d'avec la partie sereuse du sang ; non pas
neanmoins une liqueur simple ; mais chargée de
beaucoup de sel en fusion , volatile , & empreinte
de quelques particules de soufre , laquelle , à raison de sa fluidité , s'introduit dans ces petits vaisseaux qui la portent aux vaisseaux chyliferes , & à
plusieurs veines. A *ceux-là* , afin qu'en se mêlant
avec le chyle , elle le rende plus fluide , & propre
à se dilater facilement dans le cœur. A *celles cy* ,
afin qu'étant introduite dans le sang veneux déja
devenu moins coulant , elle le dispose à être subitement rarefié dans le cœur : car par l'une & par
l'autre de ces raisons son mêlange est tres-necessaire. En effet , de soy le chyle est doux & un peu
gras , ce qui paroît par un suc sulphureux , non
encore assés volatilisé , qui y prédomine ; d'où
vient que s'il entre seul dans le cœur , il est incapable de s'y promptement dilater , à cause de la
viscosité , & de l'épaisseur des particules qui le
composent : car tout ainsi que le soufre mineral ,
qui de soy ne s'enflamme que lentement , & seulement par degrés , à raison de la viscidité de ses
parties , s'enflamme tres promptement quand on
en approche le feu , si on le mêlange avec du sal-
pêtre qui en incise , & divise les parties : de même les particules sulphureuses du chyle ne se di-
lateroient que lentement dans le cœur , & ne se
spiritualiseroient pas , s'il n'en joignoit en quantité requise d'autres subsalines , & déliées. Il est
donc necessaire que la limphe qui est une liqueur
simple , subsaline , un peu âcre , & tant soit peu
fermentative , se mêle au chyle à mesure qu'il fait
chemin , pour en attenuer la viscidité , & le pré-
parer à la fermentation , afin qu'étant porté conjointement avec elle au cœur , il puisse plus facilement se rarefier , & se changer en sang spiri-

tueux. En la même maniere que dans la poudre
à canon, le foufre mineral qui y eſt mêlé avec le
fel nitre & les charbons, ſe dilate ſur le champ,
quand on y applique le feu. Or le ſang veneux ſe
trouvant aprés la nutrition des parties, & le long
chemin qu'il a fait, privé de la plus grande partie
de ſes eſprits, a auſſi beſoin de quelque mêlange
de la limphe, pour plus facilement ſe rarefier dans
le cœur, neanmoins, comme il eſt moins épais,
& plus délié que le chyle, & qu'il eſt encore
fourni de beaucoup d'eſprits, il n'en a pas beſoin
de tant, & c'eſt là la cauſe pourquoy il s'infere,
& s'ouvre peu de vaiſſeaux limphatiques dans les
veines, & beaucoup dans les vaiſſeaux lactées.

Mais puiſque la limphe eſt ſeparée de la partie
ſereuſe du ſang, on demande ſi elle eſt elle-même
le ſerum, ou un ſuc qui en ſoit different ? On
répond qu'elle n'eſt pas le ſerum ; mais une liqueur particuliere tres-ſimple, tirée de la partie
ſereuſe du ſang : car outre les parties aqueuſes
qui ſont dans le ſerum, il y a encore grande abondance de particules ſalines, & quelque peu de
ſulphureuſes, & outre cela dans ces deux ſortes
de particules il y en a encore d'autres, dont les
unes ſont plus viſqueuſes, plus cruës, & plus fixes, telles qu'on les voit tres-ſouvent dans les
urines, les autres plus tenuës, & plus ſpiritueuſes, qui étant ſeparées des groſſieres par
les glandes conglobées, entrent facilement à
raiſon de leur extrême fluidité, conjointement
avec la partie aqueuſe du ſerum la plus ſubtile, où elles ſont contenuës dans les orifices
étroits des vaiſſeaux limphatiques qui viennent
de ces mêmes glandes, & par eux elles ſont portées aux vaiſſeaux chyliferes, & à differentes veines.

Si la limphe
eſt le ſerum.

F f iij

La differen-
ce qu'il y a
entre la lim-
phe & le se-
rum.

La Difference qu'il y a entre la limphe & le serum paroît en ce que si l'on ramasse de la limphe dans une cuelliere, & qu'on la mette sur le feu, pour en faire évaporer les plus petites particules, ou même qu'on la laisse refroidir d'elle-même sans la faire évaporer au feu, elle s'épaissit en forme de gelée, ce qui n'arrive pas au serum, qui ne se coagule jamais, soit qu'on l'approche du feu, ou qu'on ne l'en approche pas. car le sel étant reduit en extrême fusion & tenuité dans des particules aqueuses tres-subtiles, & étant empreint de quelques parties sulphureuses, est tres-fluide tant qu'il demeure en chaleur, & quand il s'est condensé par le froid, il ne se fige pas en cristaux durs & salins; mais à raison de la viscidité grasse des parties sulphureuses ausquelles il est mêlé, & qui ramolit sa dureté, il se change conjointement avec ces particules en gelée, laquelle encore elle-même se resout en liqueur par la chaleur du feu ; lors qu'au contraire les particules cruës du serum, quand elles ont été condensées par le froid, ne se resolvent par la chaleur du feu, qu'en certains filamens cruds & tenaces, & plusieurs même d'entre elles retiennent la forme de pierre & de tartre, & ne parviennent jamais à cette tenuité & fluidité dont on a parlé.

De quels
vaisseaux
se separe la
limphe.

On demande de quels vaisseaux se separe la limphe ? *Bartholin* répond, qu'elle ne peut être tirée d'aucun vaisseau en plus grande quantité que des arteres : car il n'est point de glande qui ne reçoive en soy l'extremité de quelque petite artere, & ainsi il y a de l'apparence, que du sang arteriel qui est poussé dans les glandes, il se fait dans ces mêmes glandes, à raison de leur structure specifique, la separation de la limphe, presque en la même maniere, que dans les reins, le serum se separe du sang , & que des petites arterioles du plexus choroide , il se fait par le moyen des glandes qui y sont en quantité , la separation de cette liqueur sereuse transparente, qui est déposée dans les cavités des ventricules du cerveau , pour de là être évacuée par les productions papillaires ; mais dans le foye qui reçoit tres peu d'arteres, qui envoye neanmoins beaucoup de vaisseaux limphatiques , & qui produit par ses glandes grande abondance de limphe , il est certain que tant de limphe ne peut pas y venir de si peu d'arteres, qui pour la plûpart sont dans sa membrane exterieure ; mais qu'elle vient plûtôt du sang qui y est apporté par la veine-porte, qui fait là la fonction d'artere, & que la separation en est faite par les glandes de cette même veine , lesquelles sont dans la cavité de ce viscere.

On demande encore quelle est la cause qui exprime la limphe des glandes conglobées du foye , de la rate , & des autres parties , & qui pareillement la pousse en avant dans les vaisseaux limphatiques aprés qu'elle y est entrée ? *Diemerbroek* répond , que cette cause est la même que celle qui fait mouvoir , & avancer le chyle , sçavoir le mouvement & la pression , en partie du bas ventre par les muscles de l'abdomen , agités & mus vers le haut & vers le bas , & en partie du thorax dans la respiration. A l'égard de la limphe qui vient des membranes ou extremités du corps , elle est poussée par le mouvement des muscles de ces parties là ; en la même maniere que nous voyons , que par le mouvement de la mâchoire , la salive qui est une liqueur presque limphatique, mais un peu plus épaisse , coule en abondance dans la bouche , & que dans le repos & dans le sommeil , il y en a qui coule peu , ou point du

Quelle est la cause de l'impulsion de la limphe.

F f iiij

tout. En effet, par cette preſſion les parties , les glandes , & les vaiſſeaux limphatiques qui ſe trouvent en elles , ſont enſemble comprimés , tant par les muſcles que par l'affaiſſement des viſceres qui ſont ſur elles , & pour lors la liqueur qu'elles contiennent , en eſt exprimée , & pouſſee en avant.

Que la limphe nourrit les parties.

Quelques Modernes aſſurent que la limphe nourrit les parties , & ils conjecturent que la choſe ſe paſſe ainſi. Ils diſent que toutes les petites boules du ſang qui ont un mouvement tres-rapide, uniſſent à elles tout ce qu'il y a de gelée dans le ſang, que cette gelée ſe fond par le frottement de ces boules , qu'elle devient par là plus liquide , & plus en état de penetrer le tiſſu veſſiculaire des parties , où elle eſt encore pouſſée de nouveau par le mouvement des boules qui la chaſſent par derriere , & qui luy ſervent comme de piſton pour la faire entrer plus avant.

Son mouvement ſemblable à celuy du ſang.

Ils ajoûtent que la limphe ſe meut comme le ſang , du cœur aux extremités , & des extremités au cœur. Que d'abord c'eſt le ſang qui la répand par les arteres , & qu'enſuite elle revient par les veines , & par les limphatiques.

L'uſage de la limphe.

Enfin ils diſent que ſon uſage eſt tout-à-fait neceſſaire dans l'animal ; que c'eſt elle qui fournit la ſalive qui eſt le diſſolvant de l'eſtomac , que c'eſt elle qui rend le chyle plus fluide & plus coulant , & que c'eſt elle enfin qui fait la plus grande partie du ſang: car ſi on ôte la limphe , la maſſe du ſang ſe reduira à tres peu de choſe ; qu'elle nourrit les parties , & les vivifie par ſa gelée graſſe. Et qu'aprés pluſieurs circulations , elle laiſſe les particules ſulphureuſes & ſalines dans le ſang , & ſa gelée dans les plus petits pores des veſſicules des parties , qu'enſuite elle devient auſſi claire & auſſi tranſparente qu'auparavant , ſans avoir rien

perdu de sa vertu diſſolvante ; de maniere qu'elle
eſt en état de diſſoudre de nouveaux alimens.

Il faut remarquer touchant les vaiſſeaux limphatiques qui ſont dans le ventre inferieur, que
ſi par quelque cauſe que ce ſoit ils ſe rompent, car ils ſont tres-menus, il tombe pour lors
dans la capacité de l'abdomen une limphe ſereuſe, par le ramas de laquelle ſe forme peu à peu
l'hydropiſie aſcite, quoy qu'auſſi elle puiſſe être
excitée par d'autres cauſes.

La cauſe de
l'hydropiſie
aſcite.

CHAPITRE X.

Des Maladies du Meſentere.

LEs *Maladies* plus conſiderables qui arrivent
au meſentere, ſont l'obſtruction de ſes vaiſſeaux, les Tumeurs, l'Inflammation, & l'Abſcés.

Les mala-
dies du me-
ſentere.

L'Obſtruction des vaiſſeaux du meſentere eſt
une maladie tres-frequente, & la ſource de quantité d'autres : or comme il y a deux ſortes de veines, ſçavoir celles de la porte, & les lactées,
les unes & les autres ſont ſujettes à cette incommodité.

L'obſtruc-
tion des
vaiſſeaux.

L'Obſtruction des Lactées eſt ordinairement cauſée par un chyle groſſier & viſqueux, mal digeré
& mal volatiliſé, & celle des autres par un ſang
pituiteux, acide ou bilieux ; l'une & l'autre peut
encore arriver par la compreſſion des glandes du
meſentere, ou des tumeurs de la ſubſtance voi-
ſine des inteſtins.

Ses cauſes.

On reconnoît l'obſtruction des veines lactées
par le manquement de la diſtribution du chyle,

Ses ſignes.

qui eſt accompagné d'un flux de ventre chyleux
& blanc , & de l'atrophie & maigreur de tout le
corps , qui vient ſans autre cauſe manifeſte.

Si l'Obſtruction eſt à celles de la veine-porte,
il y a beaucoup d'accidens qui la ſuivent , comme
un ſentiment de laſſitude , & de diſtenſion , des
douleurs & des bruits vagues dans le ventre , des
peſanteurs & étourdiſſemens de tête , & même
des fiévres , lorſque le ſang groſſier , viſqueux &
acide commence à ſe fermenter , & à ſe corrompre.

Ces Incommodités , lors qu'elles ſont inveterées,
ſont fort opiniâtres , & ne cedent que difficilement aux remedes. Elles ſont même tres-dange-
reuſes , parce qu'elles privent le corps d'une bonne partie de ſa nourriture , ſi elles ne la luy ôtent
entierement , & donnent occaſion à un grand nombre de maladies.

Croyez-moy , dit *Lindanus* , & la pratique vous
en convaincra , les maladies & les vices qu'on attribuë ordinairement aux obſtructions du meſentere , du foye , de la rate , & du pancreas , ſont
les veritables effets du ventricule indiſpoſé , ou
affligé par des crudités , & particulierement par
une corruption acide. Plût à Dieu que les Medecins appriſſent cette verité , aprés tant de purgations inutiles , & qu'ils fiſſent reflexion , qu'il n'y
a point d'obſtruction dans le meſentere ; mais
quand il y en auroit , qu'y a-t'il de plus ridicule,
que de vouloir ôter des obſtructions par des purgatifs. De plus trouvés-vous jamais dans les cadavres le meſentere opilé , ſans ſcyrrhe , & ſans que
le corps ait été attenué par la longueur du mal ?
Suppoſé que le ſang corrompu produiſe le ſcyrrhe & l'obſtruction du meſentere , de quoy vous
ſerviront les purgatifs ? Corrigés , & fortifiés le

ventricule , & vous ôterés les obſtructions , &
tout le mal, La nature a ſuffiſamment pourvu à
l'obſtruction des vaiſſeaux meſeraïques , en filtrant exactement le chyle par des filets délies
comme la ſoye, de ſorte qu'il paſſe dans les vaiſſeaux lactées , plûtôt comme un eſprit blanchâtre, pour ainſi dire , que comme une ſubſtance
ſous la forme d'une matiere aqueuſe tres-limpi-
de : mais comment concevoir qu'il s'y faſſe des
obſtructions , ſi on conſidere que les petits rameaux vont toûjours en s'agrandiſſant : car l'obſtruction n'eſt à craindre que dans le paſſage d'un
grand vaiſſeau dans un plus petit. Pour moy, je
gueris ces obſtructions , & les affections melancoliques , & hypochondriaques , en gueriſſant le
ventricule.

Les Abſcés du meſentere , ſes tumeurs , & particulierement ſes inflammations , ſont auſſi la ſource ordinaïre des maladies cachées & opiniâtres ;
ils ſont difficiles à connoître , parce que le meſentere eſt ſitué profondement , inſeré à pluſieurs
autres parties , & d'un ſentiment obtus & obſcur,
qui rend les ſimptomes moins clairs , & trompe
ſouvent les malades & les Medecins.

Il y a outre cela pluſieurs petites glandes , qui
étant diverſement affligées , produiſent divers
ſimptomes dans l'abdomen ; ajoûtés le tiſſu des
nerfs innombrables , dont le meſentere eſt parſe-
mé , qui affligent les autres parties par conſentement , & empêche qu'on ne puiſſe bien diſtinguer les maladies du meſentere d'avec celles des
autres parties.

Les Inflammations du meſentere , les tumeurs,
& les abſcés occultes ſont tres-frequens , il eſt
ſujet outre cela à des tumeurs ſerophuleuſes , ou
ſcyrrheuſes des glandes , ce qui paroît dans les

Pourquoy
les tumeurs,
les abſcés ,
& l'inflam-
mation du
meſentere
ſont diffici-
les à con-
noître.

enfans qui font en chartre, & ont le ventre enflé comme dans le tympanite. Par cette raifon les affections mefenteriques venuës de ces caufes, les tumeurs, & les abfcés font differentes, vagues & frequentes, fur tout à ceux qui font un peu replets, avec plus ou moins de douleur, qui s'étend tantôt vers le dos, & les lombes, tantôt dans l'abdomen avec des tranchées autour du nombril. Toutes ces affections font lentes & durables, compliquées avec une fiévre errante, ou du moins accompagnées de friffons & de chaleurs periodiques, fimptomes propres des parties membraneufes. Le corps s'amaigrit fucceffivement, la refpiration devient difficile, & les malades difent qu'ils fentent je ne fçay quoy de fâcheux dans l'abdomen, & vers la poitrine, qu'ils ne fçauroient exprimer, Tantôt le ventre s'enfle, tantôt il eft retiré en dedans comme vers le dos. La douleur des lombes ou de l'abdomen revient par intervalles, & afflige durant plufieurs années, & les vents ont coûtume de tourmenter les malades.

Le Mefentere eft beaucoup plus fujet aux inflammations que les autres parties, parce qu'il a une infinité de vaiffeaux qui portent le fang, & un nombre prodigieux de petites glandes, ce qui engendre facilement l'inflammation, principalement quand quelque affection des inteftins y eft jointe.

Le Mefentere s'enflamme quelquefois feul, quelquefois les inteftins s'enflamment avec luy, ce qui eft plus avantageux pour le Medecin.

Outre les caufes communes aux autres inflammations, il y a deux principales caufes de l'inflammation du mefentere, fçavoir la dyffenterie mal guerie, & la hernie, lors qu'il tombe avec les inteftins grêles dans le fcrotum, ce qui le comprime, & contraint, empêche la circulation du sang, & donne lieu à son inflammation.

L'Inflammation du mesentere n'est pas moins difficile à connoître que les autres tumeurs, ou abscés de ce viscere, parce qu'il est enfoncé, & que ces affections souvent ne sont pas douloureuses, ou si elles le sont, on les prend pour des maux de matrice, pour la colique, ou pour la nephritique : car la nausée & le vomissement surviennent souvent.

On sent dans l'inflammation du mesentere un poids à l'abdomen, quand le malade se tourne, la chaleur occupe la poitrine & le nombril, & il y a une douleur avec pulsation enfoncée dans l'abdomen, & une espece de tension au dessous du ventricule au fond de l'abdomen, sans beaucoup de dureté, & qui ne se remarque qu'en pressant. Quelquefois les matieres fecales sont chyleüses, sans aucun vice du ventricule. La raison de ce phenomene est manifeste.

Les Signes des inflammations des autres parties sont faciles à confondre avec ceux-cy, au reste il n'y a point de douleur âcre, ou violente.

On doit sur tout prendre garde de ne pas confondre l'inflammation du nombril avec l'inflammation du mesentere. Le premier s'enflamme souvent, & vient même à suppuration dans sa partie externe vers les muscles droits. Il faut être circonspect pour ne pas prendre cette inflammation pour celle du mesentere : car à trois ou quatre doigts autour du nombril, on peut toucher, & connoître les inflammations, & abscés du mesentere ; que si l'inflammation est en un autre endroit, on ne pourra pas la sentir en touchant.

Dans l'inflammation du nombril la tumeur est moins enfoncée, que dans l'inflammation du mefentere, la fiévre qui s'y joint est differente selon la diverfité de la partie enflammée, quand la partie interne du mefentere est enflammée, la fiévre est ordinairement lente avec des redoublemens fur le foir.

Si l'Inflammation occupe les parties externes du mefentere avec les autres vifceres de l'abdomen, la fievre fera aiguë, & quelquefois double, tierce felon l'obfervation de *Sennertus*.

Son prognoftic.

Quant au Prognoftic. En general, quand la fuppuration fe fait, la fiévre, la douleur, & les autres fimptomes font dans la plus grande violence, comme dans toutes les autres inflammations, lorfque l'apoftume fe rompt, ou commence à fe rompre, le friffon eft grand, accompagné de l'évacuation fucceffive du pus par les felles.

Les Inflammations du mefentere fe terminent par un abfcés, ou par un fcyrrhe, lors qu'elles font durables : ceux-cy font affés frequens, foit dans le mefentere, foit dans fes glandes.

Les Suppurations du mefentere font fort lentes, & n'achevent leur cours que fort tard, les malades pour lors ne font point leurs fonctions accoûtumées.

Ceux qui font long-temps affligés de ce mal deviennent phtifiques, ou hectiques.

Si le Pus fe jette ailleurs que dans les inteftins, & où il ne trouve pas une fortie libre, il furvient fouvent une maladie femblable à la colique. S'il fe jette dans la cavité de l'abdomen, il infecte, & cangrenne les membres voifins, ou bien il les corrode par fon acrimonie, & devient la fource de mille maux. Quelquefois le pus ne fortant point par les felles, comme il eft ordinaire, ou par les urines, ce qui eft plus rare, il corrode les inteftins, & leur communique la cangrenne ou la fphacele , selon la remarque de *Tulpius*.

Pour diftinguer l'excretion purulente qui vient du mefentere d'avec celle qui part de l'exulceration des inteftins , il faut remarquer que fi les matieres purulentes fortent fubitement , abondamment , fans douleur , & mêlées du fang , il eft impoffible que ce ne foit du mefentere ; que fi elles fortent en moindre quantité , tard , avec des tranchées , peu à peu , & fucceffivement , c'eft de l'ulcere des inteftins , ainfi que les exemples rapportés par *Bartholin* , & par *Rhodius* le confirment.

Il y a une chofe digne de remarque dans les fuppurations des inflammations du mefentere, fçavoir qu'il furvient un flux copieux d'urine, fans le foulagement du malade ; ainfi quoique le fediment des urines foit loüable , le Medecin n'en doit pas concevoir plus d'efperance , parce que ce n'eft pas un veritable fediment ; mais une efpece de fufion du corps qui tombe en contabefcence.

La Separation de la lymphe , ou fon infufion des glandules dans les parties , eft vitiée dans fa generation , quand elle eft trop copieufe , ou trop acide , ou trop falée , ce qui engendre auffi-tôt les catarres ; ou bien elle eft vitiée dans fon cours par les vaiffeaux limphatiques , foit que fon état foit naturel , ou contre nature , & cette feconde dépravation de la limphe engendre les hydropifies. La limphe qui fuinte continuellement de la trachée-artere pour l'humecter , & la rendre capable de former la voix , a fa fource dans les glandes qui font proche de la fente du larinx , & fi cette limphe eft trop abondante , ou trop épaiffe , la voix devient âpre & rude. Que fi dans une affection catarrheufe elle eft trop acide , étant por-

tée à la tunique exterieure de la trachée-artere ;
il eſt impoſſible qu'elle n'en ſoit irritée , & ne
faſſe une toux opiniâtre.

CHAPITRE XI.

Du Foye:

Ce que c'eſt que le Foye

LE *Foye* , que les Latins nomment *Jecur* , eſt
un viſcere tres noble, & d'une grandeur conſiderable, ſitué dans l'hypochondre droit ſous le
diaphragme , dont il eſt éloigné environ d'un travers de doigt , afin de ne luy pas nuire dans ſon
mouvement. Dans le fœtus il s'étend juſqu'au côté gauche , parce que le ventricule n'eſt jamais ſi
plein d'alimens , c'eſt ce qui l'oblige à ceder au
foye; mais aprés la naiſſance il eſt placé preſque
tout dans le côté droit. On le trouve quelquefois
au côté gauche ; mais cela arrive fort rarement.

Sa ſituation

Sa grandeur

Le Foy n'eſt pas égal en *Grandeur* en tous les
animaux ; mais eu égard à la proportion du corps ,
il eſt plus grand dans l'homme que dans les autres. Sa grandeur ordinaire & naturelle eſt telle ,
qu'elle deſcend trois ou quatre doigts au deſſous
des fauſſes côtes , & qu'elle s'étend un peu au
delà du cartilage xiphoïde. *Dulaurent* écrit que
l'on croit que les timides & les gourmands addon-
nés à leurs ventres , ont le foye plus grand , il y a
neanmoins de la vrai-ſemblance que cette regle a
beaucoup d'exceptions. Dans la conſtitution non
naturelle , il eſt tres different de la grandeur ordinaire ſoit dans l'excés , ſoit dans le défaut. Il
arrive aſſés ſouvent que le foye pêche en grandeur exceſſive , mais il arrive plus rarement qu'il
pêche

pêche en défaut de grandeur, & on remarque que
la petitesse du foye est toûjours nuisible, non la
grandeur.

La Figure du foye est presque ronde ; & assés
semblable à un pied de bœuf ; il est convexe du
côté du diaphragme, pour s'accommoder à la figure du lieu qu'il occupe, & concave du côté
du ventricule ; c'est en cette partie qu'on appelle la voute du foye, qu'est attachée la vessicule
du fiel.

Il est unique dans l'homme ; mais il est divisé
en deux lobes, dont l'un qui est rond & ample,
est à droit, & l'autre qui est étroit & pointu, est
à gauche ; ces lobes sont separés par une scissure
par où entre la veine umbilicale. Outre ces deux
lobes, l'on y en trouve un troisiéme, situé à la
partie posterieure du foye, dont la chair est plus
molle, & qui est enveloppé d'une membrane déliée qui s'étend jusqu'à l'épiploon.

La Substance du foye est molle & rouge, en
maniere de sang figé, d'où vient qu'il est appellé
Parenchime, c'est-à-dire, épanchement d'une humeur qui occupe, & remplit les espaces qui sont
entre les vaisseaux, & les glandes,

Malpighius qui a recherché avec soin la structure du foye, a remarqué qu'il étoit tissu d'une
quantité de petits lobes de figure conique ; que
ces petits lobes étoient composés de plusieurs petits corps glanduleux, qui ont des membranes
particulieres qui les unissent, & les attachent les
uns aux autres, & que chaque lobe du foye,
quelque petit qu'il soit, ne laisse pas de recevoir
un rameau de la porte, un du vaisseau biliaire, &
un de la cave ; de maniere qu'on peut dire que
toute la substance du foye n'est qu'un amas & un
assemblage d'une infinité de petits corps glandu-

Tome II. Gg

Sa figure.

Son nom-
bre.

Sa Substan-
ce.

Veritable
structure du
foye.

EXPLICATION DE LA FIGURE XVI.

Qui repreſente la partie cave du Foye detaché du Corps.

FIGURE I.

A A A Le Foye revêtu de ſa Tunique dans la partie cave.
B La Veine porte ſortant de la partie cave du Foye.
C C Les deux T.oncs de la Veine-cave proche la partie gibeuſe du Foye.
D La Veine umbilicale qui ſort du Foye.
E E La Veſſicule du fiel ſituée dans la partie cave du Foye.
F Le Conduit biliaire, dit Ciſtique.
G L'autre conduit biliaire, appellé Hepatique.
H Un Rameau de l'Artere celiaque dans la partie cave.
I Un autre Rameau de cette Artere qui entre dans le Foye.
K K L'autre Rameau de la même Artere qui va à la Veſſie du fiel.
L Le Nerf de la ſixiéme paire qui ſe diviſe dans le Foye.
M Un petit Lobe étendu dans l'Omentum, par lequel le Foïe évacuë les eaux qui l'abreuvent.
N N Les Eminences du Foye, autrefois dites les Portes.
a Le fond de la Veſcie du Fiel, qui s'éleve hors du Foye
b Le Canal commun qui forme le Rameau, ou conduit hepatique.

FIGURE II.

Qui repreſente les Vaiſſeaux du Foye ſeparés du Parenchime, avec la Veſſicule du fiel.

A A Une portion de la Veine cave
B B Une portion du Tronc de la Veine-porte qui ſort du Foie.
C C La Veſſicule du fiel.
D D La Veine umbilicale qui ſe termine dans un Rameau de la Veine porte.
E E E E E E Les Rameaux de la Veine-porte qui ſe diſperſent par tout le parenchime du Foye.

Fig. I.

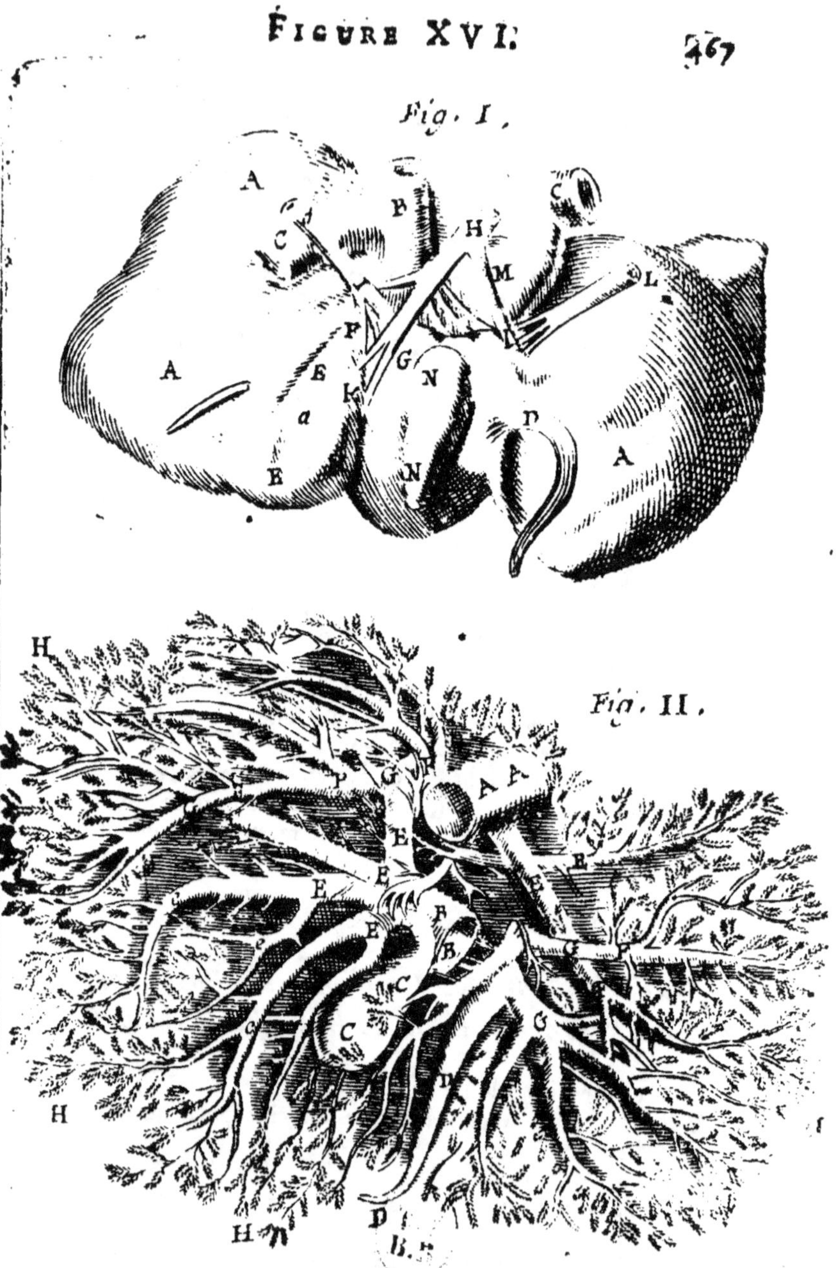

F F F F Les Rameaux de la Veine-cave qui se distribuent
dans la partie superieure du foye , & qui se joignent en
plusieurs lieux avec ceux de la Veine-porte.

G G G G Les insignes Anastomoses des Veines-cave , &
porte.

H H H H Les extremités des mêmes Veines , qu'on appelle Veines capillaires.

a Le Meat cistique.

Son couleur.

Son tempe-
ramment.

Sa tunique.

Ses liga-
mens.

leux representans une grappe de raisin , & de ramifications diverses de vaisseaux , dans laquelle
se fait la filtration de la bile.

La Couleur rouge dont on le voit teint , si l'on
a égard à la tissure des parties qui le composent ,
ne luy est pas propre , mais étrangere , le sang
qu'il reçoit en tres-grande abondance la luy communiquant , selon l'experience que *Glisson* en a
faite. Sa veritable couleur est d'être pâle , tirant
legerement sur le jaune , telle qu'elle se montre
dans un foye cuit ; cette couleur neanmoins semble luy venir de la bile , qui dans le passage la
luy communique , & c'est pour cette raison que
Maipighius luy attribuë la couleur blanche.

Son Temperamment est chaud & humide , à raison de la quantité de sang dont il est rempli , &
il échauffe le ventricule par sa chaleur.

Il est enveloppé d'une membrane mince & déliée , laquelle prend son origine du peritoine , qui
aprés avoir entouré le diaphragme , revient sur le
foye , & l'environne de toutes parts. On trouve
quelquefois sous cette membrane des vessicules
pleines d'eau , qui ne sont autre chose que des
limphatiques gonflées entre deux valvules , qui
venant à se rompre , font cette espece d'hydropisie qu'on nomme *Ascites*.

Il est tenu , suspendu , & étroitement attaché

par en haut selon toute sa surface au diaphragme
par un ligament membraneux, fort & large, qui
vient du peritoine, par lequel aussi il tient au cartilage xiphoide. Ce ligament ne s'applique pas
seulement à la membrane exterieure du foye;
mais il la compose elle-même, & afin de soûtenir
facilement le poids d'un si grand viscere, sans
danger qu'il ne se rompe, il descend jusques dans
son interieur, & s'attache à la capsule commune,
ou enveloppe du rameau de la veine-porte, à l'endroit où la veine umbilicale luy est continuë. Il y
a encore auprés de ce ligament large un autre ligament particulier, rond, & fort, venant aussi
du peritoine, par lequel le foye est attaché au
diaphragme par sa partie gauche & posterieure. Il
est attaché en bas à l'abdomen par le ligament
umbilical, c'est-à-dire, par la veine umbilicale,
qui ayant été coupée aprés la naissance, se change en ligament, par lequel ce grand viscere est
contenu en son lieu, & empêché de monter trop
haut avec le diaphragme.

Enfin il est encore attaché aux parties qui luy
sont voisines, comme à la veine-cave, à la porte,
à l'omentum &c. mais ces liaisons ne le tiennent
pas suspendu.

Tous ces ligamens, quoy qu'ils affermissent
le foye en son lieu, ne le tiennent pas neanmoins si fortement, qu'il ne puisse suffisamment
se mouvoir vers le haut, & vers le bas, dans la
respiration, & dans les agitations du corps, à
droit & à gauche, & enfin en plusieurs autres manieres selon la necessité.

Il y a dans le foye cinq sortes de vaisseaux, sçavoir des nerfs, des arteres, des veines, des conduits biliaires, & des limphatiques.

Il reçoit quatre petits nerfs tres-déliés; deux de

la ſixiéme paire, le troiſiéme du rameau ſtomachique, & le quatriéme de l'intercoſtal, leſquels
communiquent à ſa tunique ſeulement un ſentiment obtus, & peu vif; car à peine ces nerfs ſem-
blent-ils entrer dans ſa ſubſtance interieure, & la
penetrer. Il n'a pas eu beſoin ni de davantage de
nerfs interieurs, ni de plus grands, d'autant qu'à
peine a-t-il dû avoir du ſentiment, & que faiſant
luy-même le ferment, comme dit *Diemerbroeck*,
il a bien pû ſe paſſer de la qualité fermentative
des eſprits animaux.

Ses arteres. *L'Artere celiaque*, en ſortant de l'aorte, ſe diviſe en deux branches, dont l'une va au foye, &
l'autre à la rate; la premiere qui eſt la plus petite,
jette la gaſtrique, les deux ciſtiques, l'épiploique,
l'inteſtinale, & la gaſtrepiploique, avant que d'entrer dans le foye, où elle ſe perd enfin, en ſe
diviſant preſque en autant de petits vaiſſeaux que
la veine-porte. Il y a des Anatomiſtes qui prétendent faire voir que les rameaux de cette artere
ſont enveloppés avec ceux de la veine-porte, &
avec les branches du canal hepatique dans une
même membaane.

Ses veines. *Les principaux* vaiſſeaux du foye, ſont la *Veine
cave*, & la *Veine-porte*, qui ſont répanduës en pareil nombre dans toute la ſubſtance du foye; de
ſorte que chaques lobules, & tous ces petits corps
glanduleux qui forment la partie cave, & la convexe de ce viſcere, ſont également fournis de ces
vaiſſeaux; ainſi il ne faut pas croire que la porte
ne ſoit qu'en la partie concave, & que la veine-
cave ne ſoit que dans la partie convexe du foye;
puiſque l'on conduit leurs rameaux dans toutes
les parties de ce viſcere. Ceux de la veine-porte
ne ſe déchargent point dans ceux qui reçoivent
la bile, ni dans ceux de la veine-cave par des anaſ-

tomoses qu'ils ayent les uns avec les autres, comme le croyent quélques Anatomistes ; mais au travers de ces petits grains glanduleux, dont le foye est composé, & qui servent de moyen entre les rameaux qui donnent, & ceux qui reçoivent, de maniere que tout le foye est parsemé de ramifications de la veine-porte, & de celles de la veine-cave, avec cette difference neanmoins que celles de la porte y entrent, & que celles de la veine-cave en sortent.

Les Conduits biliaires sont en aussi grand nombre dans le foye, que les rameaux de la veine-porte ; puisque par tout où il se trouve une branche de l'un, il y en a toûjours une de l'autre, & qu'ils sont enfermés dans la capsule de *Glisson*. Ces conduits reçoivent la bile aprés que la separation en est faite d'avec le ferment du sang, & se réünissant ensuite ensemble, vont par un seul conduit la porter dans la vessie du fiel, ou dans le duodenum.

Les Vaisseaux limphatiques du foye tirent leur origine des petites glandes conglobées, que l'on découvre sous la tunique de sa partie cave, vers l'entrée de la veine-porte, dans la capsule de laquelle *Glisson* dit qu'on voit entrer ses vaisseaux, sans qu'ils ayent pour cela aucune communication avec le foye. Leur *usage* est de porter la limphe de ces glandes dans le reservoir de *Pequet*, & non pas d'apporter le chyle au foye, comme l'ont prétendu ceux qui les prenoient pour des veines lactées.

Les Anciens se sont imaginés que c'étoit le foye qui faisoit le sang, & qui le distribuoit aux parties pour leur nourriture, & que le chyle ne pouvoit être porté ailleurs, & pour cet effet ils vouloient qu'il y fut conduit par les mêmes veines

Les conduits biliaires.

Les vaisseaux limphatiques.

Usages que les Anciens donnoient au foye.

G g iiij

qu'ils diſoient porter le ſang du foye aux inteſtins.

Le ſang &
le chyle ne
peuvent
paſſer par
le même
conduit.

Pour détruire cette opinion, il ne faut qu'examiner les mouvemens oppoſés qu'ils donnoient
au chyle, & au ſang, n'y ayant pas apparence de
croire que deux liqueurs, dont l'une, ſelon eux,
montoit, & l'autre deſcendoit, puſſent paſſer en
même temps par un même canal, d'ailleurs la circulation du ſang que l'on a découverte de nos
jours, s'eſt trouvée ſi oppoſée à cette diſtribution
du ſang par les veines, que bien loin de le porter aux parties, elles n'ont au contraire point d'autre uſage, que celuy de le reporter au cœur.

Le veritable
uſage du
foye.

Le veritable uſage du foye eſt de ſervir, comme
pluſieurs autres parties, à purifier le ſang. Cette
purification ſe fait en cette ſorte. Le ſang qui eſt
porté dans le foye par les arteres, & celuy qui
eſt rapporté de la rate, & des autres parties du
bas ventre par la veine-porte, étant plein de bile
& d'impuretés, eſt conduit par les extremités de
ces rameaux dans les petites glandes qui forment
les lobules dont toute la ſubſtance du foye eſt
compoſée, le ſang ayant été à travers les poroſités de ces glandes, comme à travers un papier
gris empreint d'huile, & ſeparé de la bile, eſt
repris par les extremités des vaiſſeaux de la veine-cave qui le porte au cœur, & la bile eſt receuë dans les conduits biliaires qui vont la verſer
dans la veſſicule du fiel, ou dans le duodenum.

Si on fait reflexion ſur la neceſſité qu'il y avoit
que ce ſang qui venoit des parties du bas ventre,
où il avoit contracté de mechantes qualités, fût
épuré avant que d'être mêlé dans la maſſe, & que
d'être porté au cœur, on avouëra qu'il ne falloit
pas une partie moins conſiderable que le foye,
qui luy ſervant de tamis, en ſepare la bile, & en

même temps luy redonne sa douceur, & les bonnes qualités qu'il avoit perduës.

CHAPITRE XII.

Des Maladies du Foye.

LEs principales *Maladies* qui arrivent au foye sont l'Intemperie; l'Obstruction, l'Inflammation, l'Ictere, le Scyrrhe, les Playes, les Ulceres, la corruption de sa substance, l'Atrophie, la Cachexie, & l'Hydropisie.

Le Foye peut recevoir, étant malade, toutes sortes d'*Intemperies*, ou simples, ou jointes à quelque matiere, quand au lieu de bien purifier le sang, il tient trop de la nature de la bile, & de la pituite.

Quand il est attaqué d'intemperie chaude, les signes sont la perte d'appetit, la soif vehemente, & la grande chaleur par tout le corps, principalement dans les paumes des mains, & les plantes des pieds. Que si cette chaleur est accompagnée de secheresse, les parties deviennent arides, si d'humidité excessive elles deviennent moëtes. Si l'intemperie est composée, & que l'humeur chaude, c'est-à-dire, le sang ou la bile domine, les signes sont le vomissement, ou les déjections bilieuses, l'amertume de bouche, le dégoût des viandes, la soif ardente, & la fiévre tierce ou lente, qui y arrive ordinairement, ce qui desseche peu à peu tout le corps. Les marques de la trop grande froideur, tant du foye que de l'humeur pituiteuse qui y prédomine, sont les déjections du ventre peu frequentes, peu abondantes,

Les maladies du foye.

L'intemperie, & ses causes.

Les Signes.

& peu colorées & fœtides, l'appetit, ou envie de manger des viandes, fans avoir foif, ni fiévre, & fans que le corps foit extenué.

Le Progno-ftic. *L'Intemperie* du foye eft plus dangereufe que celle du ventricule, à caufe de la nobleffe de la partie affectée, & celle qui eft froide & feche, que celle qui eft chaude & humide, parce que les caufes qui la produifent ordinairement font plus fortes, & tout-à-fait contraires à la nature. Celle qui eft jointe à quelque matiere eft auffi plus mauvaife que celle qui eft fimple, & fans aucune humeur qui la fomente.

L'obftruc-tion, & fes caufes. *L'Obftruction* eft une maladie affés ordinaire au foye, à caufe de la petiteffe de fes veines qui fe bouchent facilement par les impuretés groiffie-res & vifqueufes du fang.

Les fignes *Les Signes* de l'obftruction font la pefanteur & diftenfion de l'hypochondre droit, & la douleur obtufe qu'on reffent, principalement quand on fait quelque exercice aprés le repas. Pour la tu-meur & la fiévre, elles ne fe manifeftent pas en cette maladie.

Le Pro-gnoftic. *Cette Incommodité* n'eft pas à méprifer : car le plus fouvent elle menace de fiévre, d'inflamma-tion du foye, d'ictere, ou jauniffe, de fcyrrhe, & d'hydropifie, d'où vient qu'*Avicenne* la nom-me la mere des maladies du foye.

L'inflam-mation, ou Hepatites. *L'Inflammation du Foye*, ou *Hepatites*, a les mêmes caufes que les autres inflammations, les principales font les contufions, & les chûtes fur le côté droit.

Les Emplâtres & les *Onguents* trop chauds ap-pliqués à la region du foye, les *Ventoufes* qu'on y attache, peuvent engendrer l'inflammation fui-vant l'obfervation d'*Hildanus*.

Ses fignes. *Pour* ce qui eft des *Signes*, l'inflammation d.

la partie gibbeuse, ou convexe, eſt plus facile à
connoître que l'inflammation de la partie concave. Dans la premiere les ſimptomes ſont beaucoup plus preſſans, & reſſemblent à ceux de la
pleureſie ; dans la derniere les ſimptomes ont rapport à ceux qui denotent les affections de l'eſtomac.

En general on reſſent dans l'inflammation du
foye une douleur obſcure avec tenſion vers la
region du foye, il y a en même temps une fiévre
aiguë, ſi l'inflammation eſt grande, ou lente, ſi
l'inflammation eſt petite, d'autant qu'il eſt impoſſible que le foye ſoit enflammé, ſans que le diaphragme compatiſſe à quoy il eſt fortement attaché par un ligament large, cela fait la toux ſeche,
qui tourmente les malades par intervalles, la difficulté de reſpirer s'y trouve. Il eſt difficile de ſe
coucher ſur les côtés, le poux eſt frequent, vîte
& inégal, la ſoif extrême, l'appetit abbatu, & ſi
la partie convexe eſt affligée, une douleur âcre
occupera la foſſete du cœur.

Si c'eſt la partie concave qui ſoit enflammée,
les malades auront un hoquet continuel, & ſouvent il leur ſurvient un vomiſſement bilieux : mais
tous ces ſimptomes ſont familiers aux pleureſies,
ce qui nous oblige d'être exacts à diſtinguer ces
deux affections.

Les Signes pour les diſtinguer ſont particulierement la douleur avec point, tres-violente dans
la pleureſie, & petite, ou nulle dans l'inflammation du foye ; dans celle-cy l'inſpiration eſt difficile, & l'expiration facile ; au lieu que ces deux
actions ſont laborieuſes dans la pleureſie. De plus
la toux eſt vehemente, frequente, & humide dans
la pleureſie, douce & ſeche dans l'inflammation du
foye. Le poux des pleuretiques eſt dur & ſiant,

Comment on diſtingue la pleureſie de l'inflammation du foye.

comme on dit , & onduleux dans l'inflammation du foye. Enfin quand le foye est enflammé on sent un certain poids qui tire en en bas le thorax vers le côté droit, & quand l'inflammation est à la partie convexe , on trouve de la tumeur & de la resistance au toucher. En un mot tous les simptomes sont plus cruels dans la pleuresie que dans l'inflammation du foye.

Il arrive quelquefois que les douleurs de ventre accompagnent l'inflammation du foye, ce qui donne lieu à quelques-uns de prendre ce mal pour la colique, la fiévre , la toux , la difficulté de respirer , & les autres simptomes qui ne se trouvent point dans la colique , servent à la distinguer de l'inflammation du foye.

Les Inflammations des muscles de l'abdomen trompent aussi les Medecins , & passent pour l'inflammation du foye. La distinction est pourtant facile à faire par la douleur avec pulsation dans l'inflammation des muscles , qui n'est pas dans l'inflammation du foye , lequel n'a qu'une artere seule , & tres-petite.

Enfin il ne faut que toucher & examiner si la tumeur est de la figure du foye , & si elle est profonde, ou non , pour juger si l'inflammation est au foye , ou aux muscles.

Sennert avertit prudemment les Medecins de ne se pas tromper , en voyant la tumeur au milieu du ventre , parce que le foye s'étend jusqu'à là.

Le prognostic de l'inflammation du foye.

Quant au Prognostic. L'inflammation du foye se dissout ou suppure , & dégenere en abscés, qui se vuide tres-souvent par les selles , ou par les urines , quelquefois par la bouche , selon l'observation de *Salmuth* , mais neanmoins rarement. Il est aussi rare que le foye suppure , & qu'il soit rejetté en touſſant en forme de pus, ce qui arrive par la circulation du ſang, & dont on a un exemple dans *Schneider*. Enfiu il eſt encore plus rare que l'abſcés ſoit tranſpotté au gras des jambes, comme *Schenkius* aſſure, ſçavoir que la matiere purulente de l'abſcés du foye, paſſa aux jambes, où elle fut évacuée par un abſcés.

L'Inflammation du foye eſt un mal dangereux, & ſouvent mortel. Celle de la partie cave eſt plus perilleuſe, à cauſe des ſimptomes du ventricule, comme le dégoût, la nauſée, le vomiſſement &c. L'inflammation de la partie gibbeuſe eſt plus douce.

Le Hoquet opiniâtre qui ſurvient à l'inflammation du foye eſt mortel, ſelon les obſervations de *Foreſtus.*

Si l'uſage du nitre fixe pouſſe copieuſement par les urines dans l'inflammation du foye, le malade eſt ſauvé, ſelon *Ettmuller* : car c'eſt un fort bon ſigne.

Lorſque l'inflammation du foye paſſe vingt-un jour, que la fiévre dure, & que la tumeur ne s'abbaiſſe point, elle vient à ſuppuration.

Quand le foye ou la rate ſuppurent, l'hemorragie du nez ſurvient ordinairement les ſept premiers jours, rarement le douze.

Les Signes plus certains de l'inflammation du foye ſont, la fiévre ardente, la ſoif indeſalterable, la langue rude, le froid des extremités, avec une ardeur interne, & les vomiſſemens noirs ou erugineux. Aux approches de la mort le ventre s'enfle, & aprés la ruption de l'abſcés, une ſueur froide occupe le col & le viſage, & le malade tombe en défaillance. Quand l'inflammation du foye eſt accompagnée d'une fiévre ardente & continuë, c'eſt un mauvais ſigne, qui marque que le viscere est furieusement enflammé.

Ce que c'est que l'Ictere   *L'Ictere* est une maladie, dans laquelle le corps se teint de couleur jaune, livide, noire ou verdâtre.

Sa cause   *La cause prochaine*, selon *Ettmuller*, est l'éloignement de la bile, & du suc pancreatique de leur état naturel, & leur alteration vitiée qui separe mal le chyle, le teint de même, & déprave toute la masse du sang.

Les vices de la bile.   *Les Vices du côté de la Bile* sont 1. Lors qu'elle manque : car alors elle ne separe, & ne teint point le chyle. Ce défaut est ordinaire, quand la bile n'est point filtrée dans le foye, ou quand il y a obstruction dans le canal choledoque, ce qu'on ne peut nier : car l'experience parle assés ; puisque les selles sont alors blanches, visqueuses, chyleuses, & gluantes, les malades sont mêmes sujets aux vers, qui s'engendrent faute de l'assaisonnement balsamique de la bile, les douleurs rongeantes occupent frequemment les intestins, à cause que l'acide n'est point temperé par la bile. 2. Quand la bile est émoussée, c'est-à-dire, trop peu active, & trop peu salive, de quelque cause que ce soit ; mais le plus souvent à cause de l'acide qui a été charié dans la vessicule de la bile, lequel non seulement se coagule avec le sel volatile urineux de la bile, se granule, & dégenere enfin en calculs ; mais il corrompt même l'huile balsamique de la bile, & la rend incapable de communiquer une bonne teinture au chyle. 3. La trop grande épaisseur & la substance trop huileuse peuvent dépraver la bile, la derniere mal exaltée par le défaut des volatiles, & n'ayant pas la teinture convenable, ne sçauroit bien teindre le chyle, ni le separer convenablement, tant que les sels volatiles sont emprisonnés dans l'huile. Le chyle étant ainfi mal feparé , & mal teint, infecte indifpenfablement la maffe du fang , & en corrompt la tiffure.

Les vices du fuc pancreatique qui fe rencontrent fouvent avec ceux de la bile , confiftent en ce qu’il eft d’un fuc acide vitié , fur tout alumineux , & auftere, & même vitriolé , ce qui corrompt par une effervefcence vitiée la feparation naturelle des matieres fecales d’avec le chyle dans les inteftins , & fait que le chyle vitié altere la maffe du fang , & luy communique diverfes couleurs obfcures & defectueufes par une précipitation dépravée. De là viennent les couleurs tantôt livides , & plombées , tantôt vertes.

Il faut rechercher dans ces deux fucs la caufe des deux jauniffes , la bile pêchant en quantité ou en qualité fait la jaune , & le fuc pancreatique fait la noire.

La Maffe du fang étant empreinte d’excremens vitiés , au lieu de bon chyle , il eft impoffible que la fermentation naturelle ne foit troublée ; de là viennent les inquietudes de poitrine , la douleur de cœur avec oppreffion , les lipothimies , les abbatemens de forces , & les autres fimptomes ordinaires au commencement de la jauniffe, & avant qu’elle paroiffe, jufqu’à ce que la fermentation naturelle du fang, ou l’effervefcence fiévreufe fepare ou précipite les excremens, lefquels étant abforbés par le ferum, font enlevés par le mouvement circulaire de la maffe du fang au travers des parties folides , qui les retiennent dans leurs petits pores , comme dans des philtres & des colatoires, où ils s’attachent en place du fuc nourricier , & s’aglutinant fucceffivement, ils donnent aux parties folides une couleur étrangere , fuivant que les excremens differens acquierent de differentes couleurs par de differentes précipitations. Ces couleurs occupent non feulement l'habitude exterieure du corps; mais même les vifceres internes du thorax & de l'abdomen. Ces excremens feparés, précipités, & abforbés par le ferum, font pareillement pouffés par les urines.

Par cette raifon les urines font claires au commencement, opaques dans le temps de la fermentation, & dans l'approche de la précipitation, aprés quoy elles font teintes, & chargées de beaucoup de fediment, & deviennent enfin claires & naturelles. Ce qui montre manifeftement que ces excremens font détachés de la maffe du fang par la fermentation, avant que d'être pouffés par les urines, ou recoignés dans l'habitude du corps. Ce jeu dure jufqu'à ce que ces matieres & la maffe du fang ayent été corrigés, & repris leur tiffure naturelle, & que tout ce qui eft dépofé dans l'habitude du corps ait été diffipé, tant par la fueur, que par l'infenfible tranfpiration.

Que fi un levain étranger change fubitement la conftitution de la maffe du fang, & y produit une fermentation, & une précipitation contre nature, & finguliere comme les poifons, & le levain des ulceres refermés peuvent facilement faire, il ne faut pas s'étonner qu'il s'en enfuive de pareils alterations dans le fang, & de femblables couleurs & teintures dans les parties folides, parce que les parties infeétées du levain étranger font fermenter la maffe du fang, & font précipités çà & là dans les parties où elles fe fixent, & engendrent promptement la jauniffe.

La veritable maniere dont la jauniffe fe fait eft telle. Les particules éterogenes ramaffées dans la maffe du fang, comme la lie dans le moût, en

fo nt

font feparées par la fermentation, & acquierent diverfes couleurs étrangeres. En cet état où elles font pouffées par les urines, ou recoignées neceffairement dans les parties folides, aufquelles elles communiquent leur couleur.

On connoît affés la jauniffe par la couleur de tout le corps, particulierement du blanc des yeux, par la raifon que ce blanc eft une efpece de rets admirables, tiffu de plufieurs arteres tres-fines & tres-delicates, comme il paroît dans l'inflammation des yeux, où elles font plus apparentes. Par confequent le fuc vitié precipité dans l'œil, & s'arrêtant dans les vaiffeaux capillaires qu'il a penetrés, teint plus fenfiblement qu'aucune autre partie le blanc de l'œil, qui eft moins coloré naturellement.

Outre cela les laffitudes de tout le corps, & de tous les membres, les cephalalgies vehementes, les douleurs avec pefanteur à la region des lombes, les vertiges, & les tournoyemens de tête, les inquietudes de la poitrine, & les refpirations difficiles font les marques generales de la jauniffe.

La Jauniffe jaune fe connoît en particulier, en trempant un linge dans l'urine du malade, qui femble teint de fafran quand on le retire, ce qui n'arrive pas à l'égard des autres urines, pour jaunes qu'elles foient, quoique l'urine des icteriques, foit de couleur de feüille morte, felon *Zacutus Lufitanus*, opaque, fordide, & non pas jaune.

On a une faveur amere à la bouche, ou changeante, ce qui vient de la corruption de la limphe.

Les Signes de l'obftruction de la vefficule du fiel font les felles blancheâtres, ou la conftipation rebelle du ventre, qui étant une fois libre, va tout seul.

La Diarrhée même survient quelquefois à la jaunisse jointe à la fiévre, ce qu'on nomme diarrhée bilieuse.

Tantôt la fiévre y est, tantôt elle n'y est pas, tantôt elle precede la jaunisse qui survient comme critique, ou comme simptomatique, tantôt il survient une fiévre legere, causée par la fermentation du sang augmentée pour precipiter les parties excrementeuses de la masse du sang.

Quand la jaunisse est opiniâtre, quand elle recommence après avoir été guerie, il y a ordinairement des calculs dans la vessie du fiel qui ne se connoissent à aucune autre marque.

Les Signes de la coction de l'urine font connoître si la jaunisse est critique ou simptomatique, l'urine bien cuite marque la crise, sinon la jaunisse est simptomatique.

L'Urine est tenuë au commencement, un peu blancheâtre, elle se trouble dans la suite, devient obscure & grossiere, dans l'état elle a beaucoup de sediment, & paroît teinte d'un jaune plus fort que le naturel. Lorsque l'urine devient grossiere, trouble & noire, c'est une marque de la victoire de la nature sur la maladie, & de la guerison.

Son pro-gnostic.

La Jauniss jaune est plus aisée à guerir que la noire, sur tout quand celle-cy suit la fiévre quarte, selon l'observation de *Forestus.*

Des Jaunisses jaunes la plus sure est celle qui est critique dans la fiévre, après celle-cy la plus facile est la jaunisse qui vient de l'obstruction de la vessicule du fiel, la plus dangereuse ou mechante, suivant *Hippocrate*, est la simptomatique dans les fiévres, les calculs de la vessicule du fiel sont difficiles à guerir, ils reviennent toûjours, & causent à la fin la mort. La jauniſſe jointe au ſcyrrhe du foye, ou de la rate, eſt ſouvent incurable, & elle eſt ſuivie d'une hydropiſie mortelle.

La Jauniſſe cauſée par le poiſon ou venin, eſt plus ou moins dangereuſe, ſuivant la qualité du venin ou du poiſon.

L'Eſcyrrhe eſt une tumeur dure, & ſans dou-leur, à laquelle le foye eſt beaucoup ſujet, à cau-ſe que c'eſt une partie glanduleuſe.

Ce que c'eſt que le ſcyr-rhe du foye.

Le Foye devient ſcyrrheux, lorſque le ſang & les autres liqueurs s'épaiſſiſſent dans le tiſſu de ſes glandes. Les particules inégales, & les plus embarraſſantes du ſuc nourricier, ayant des figu-res qui les empêchent de circuler, elles s'arrêtent dans la ſubſtance de ce viſcere, les glandes & les tuyaux ſe boûchent, & ſe rempliſſent de plus en plus, la limphe terreſtre & ſaline qui s'eſt embar-raſſée dans les glandes, s'endurcit à la fin comme du plâtre, à cauſe que les particules les plus mo-biles ſe ſont évaporées. C'eſt ainſi que ſe forment ces matieres petrifiées qu'on trouve tous les jours, lorſque le foye, la rate, & les reins ſont ſcyr-rheux.

Sa cauſe.

On connoît que le foye eſt ſcyrrheux, parce qu'en touchant l'hypochondre droit, on y ſent de la dureté. Le malade ſent auſſi une douleur peſante, il a une petite toux ſeche qui le prend de temps en temps, il eſt maigre, & fort pâle. Bien ſouvent il ſe forme auſſi une tumeur au ven-tricule, ce qui vient de la compreſſion du foye. Lorſque la maladie eſt ancienne, on devient hy-dropique, parce que la limphe des vaiſſeaux lim-phatiques du foye ne pouvant retourner dans le ſang, à cauſe que ces vaiſſeaux ſont boûchés ou deſſechés, les autres ſe rempliſſent trop, ils ſe rompent à la fin, & la limphe ſe répand dans le ventre.

Ses ſignes.

La Respiration est empêchée, à cause de la tumeur du foye qui presse le diaphragme. Lorsque
les obstructions du foye sont considerables, on
ne peut demeurer couché sur le côté gauche, parce que dans cette situation le foye pese sur le ventricule, ce qui empêche la digestion, & ce qui
cause de la douleur.

Le Scyrrhe du foye est une maladie fort fâcheuse, & bien difficile à guerir, on n'en peut gueres esperer qu'une hydropisie, avec un dessèche-
ment de tout le corps, ou bien une jaunisse épan-
chée.

L'Ulcere du foye a toûjours été precedé de l'inflammation de cette partie : car si on suppose
qu'il y ait dans le sang un acide âcre qui l'épais-
sisse trop, il est certain que le sang aura de la
peine à passer dans le foye ; c'est pourquoy il se
fera des obstructions dans les glandes de cette
partie, la matiere arrêtée dans les tuyaux fermentera, & ulcerera bien tôt la substance du
foye.

On connoît l'ulcere du foye à la douleur ardente de l'hypochondre droit, on y sent un battement, on a la toux, & une difficulté de respirer,
le visage est jaune, & rempli de petites pustules. Si l'ulcere occupe la partie cave du foye, les
déjections sont mêlées de pus, & quelquefois
aussi de sang, on sent des douleurs dans le ventre, à cause de l'irritation que le pus âcre fait
en passant dans les intestins. Ces matieres ne
peuvent venir que par le canal biliaire, pour se
décharger dans le duodenum. Dans le progrés de
la maladie il arrive une fiévre lente qui dégenere
en hectique ; on voit le malade dessecher tous
les jours, il perd l'appetit, son haleine sent mauvais, enfin il luy survient souvent des défaillances

Son pro-
gnostic.

Cause de
l'ulcere du
foye.

Ses signes

Les Ulceres du foye sont souvent mortels, par-ce que le pus s'écoulant sur les intestins qui en sont proches, les ulcere, ce qui fait que le sang & les autres liqueurs nourricieres s'écoulent avec les excremens, de sorte que les parties demeurent privées de nourriture.

Quelquefois le foye reçoit changement en sa substance, & se corrompt, quand sa force se perd, qu'il n'a pas la fermeté, qu'il se relâche, & s'éloigne de la perfection qui est necessaire à ses actions.

On connoît que sa substance est corrompuë par la fiévre lente qui accompagne le malade, l'extrême dégoût des viandes, principalement de la chair, dont l'odeur même déplait beaucoup, la sincope ou défaillance de cœur qui arrive, à cause des exhalaisons mauvaises & fœtides qui s'élevent de la partie affectée, laquelle est petite au commencement, ensuite plus grande, & enfin tres-forte, & tres-dangereuse, suivie d'une sueur froide qui emporte bien-tôt le malade.

Si l'on a receu une playe au côté droit, un peu au dessous de l'umbilic, qu'elle penetre assés avant, & obliquement vers les fausses côtes, qu'il sorte du sang noir de la playe, & abondamment, que le blessé sente une grande douleur dans cette partie, qu'il vomisse de la bile, qu'il demeure plus commodément couché sur le ventre qu'en toute autre situation, on peut prononcer que le foye a été blessé.

Les Playes du foye sont mortelles, à cause de la forest des vaisseaux qui arrousent ce viscere, qu'on ne peut y porter les remedes, & que le cœur & les poûmons souffrent beaucoup par la communication de leurs nerfs qui causent la défaillance, le vomissement bilieux, & la difficulté de respirer.

H h iij

Son pronostic.

La corruption de la substance du foye.

Ses signes

Les signes de la playe du foye.

Son pronostic.

Ce que c'eſt que l'atrophie.

L'*Atrophie* ou maigreur de tout le corps eſt, lors qu'il ne ſe nourrit point, ce qui arrive, ou par le défaut d'aliment dans la maſſe du ſang, ou par l'inaptitude de l'aliment pour nourrir.

Ses cauſes.

Le défaut de Nutrition arrive 1. Quand il ne s'engendre point de chyle dans l'eſtomac, comme dans le jeûne volontaire, ou quand on mange des choſes peu nourriſſantes, ou vitiées.

2. *Quand* le chyle engendré n'eſt point porté juſques dans les vaiſſeaux qui contiennent le ſang, ce qui arrive ou par le vice des vaiſſeaux lactées, qui ont leurs embouchûres dans les inteſtins obſtrués, comme nous avons dit qu'ils étoient dans la paſſion celiaque, ou par le vice des glandes du meſentere qui ſont obſtruées, gonflées, ſcyrrheuſes, ou ſcrophuleuſes : car ces maladies ſe ſuccedent l'une à l'autre, ce qui boû-che le paſſage au chyle.

3. *La Nutrition* manque, quand le chyle mêlé avec le ſang, & en quelque maniere aſſimilé, s'é-vacuë trop comme dans les grandes hemorragies, par le nez, par la matrice, & le plus ſouvent par les hemorroides : car ces grandes évacuations de ſang dérobent beaucoup de ſuc nourricier, d'où l'atrophie s'enſuit neceſſairement.

La Crainte exceſſive donne lieu à l'atrophie, en épuiſant le ſuc nourricier par les glandes cutanées en forme de ſueur.

La Chaleur produit le même effet, en lique-fiant le ſuc nourricier, & en le conſumant ſucceſ-ſivement.

Le Flux de ventre trop copieux eſt de ce genre, & *Borellus* fait mention d'une attrophie arrivée aprés une medecine qui cauſa une ſuperpurga-tion.

Les Fleurs blanches des femmes, qui ne ſont

qu'une veritable gonnorrhée, étant durables, dégenerent en atrophie, & en maigreur. Enfin l'u-
fage du plaifir amoureux trop frequent, évacuë
confiderablement le fuc nourricier avec la femence.

La Maladie des nouveaux mariés, nommée
phtifie dorfale, ou hectique des nouveaux mariés, eft de la même nature, lorfque leur empreffement leur fait confumer trop de fuc nourricier.
Ils deviennent fucceffivement attenués par le dos,
l'épine avance, & on fent une efpece de fourmil-
lement avec chatoüillement le long du dos.

La Caufe de l'atrophie par le vice de l'aliment
impropre à nourrir, eft lors qu'il eft trop âcre ou
trop falé, ou vitié de quelque autre maniere, ce
qui arrive 1. Par la generation vitiée du chyle dans
l'eftomac. 2. Par la maffe du fang vitié qui corrompt l'aliment.

La Caufe de la langueur hectique & de l'atrophie
refide fouvent dans l'eftomac. Il corrompt les alimens, & au lieu de les changer en un chyle doux,
il les fait dégenerer en un fuc vitié, falé, âcre &
vifqueux. Ce vice fuit frequemment les alimens
vitiés qu'on avale comme dans le pica, mais il
arrive beaucoup plus fouvent du défaut de la limphe falivale trop âcre, & trop falée, qui trouble
la digeftion de l'eftomac, & gâte fon levain, d'où
viennent les faveurs de cendres, dégoutantes dans
la bouche.

Quand le fang eft vitié le chyle même le plus
loüable fe corrompt de neceffité, & produit l'a-
trophie, c'eft-à-dire, quand le fang eft trop falé,
ou trop acide, ou trop âcre, ou rendu par quelque autre vice impropre à la nutrition. C'eft par
cette raifon qu'enfuite des fiévres continuës ou intermitentes mal gouvernées, la fiévre hectique

H h iiij

survient, qui cause l'atrophie, tant par l'acrimonie, que par la viscosité du sang & de la limphe.
Les scorbutiques ont pareillement l'atrophie, à
cause que l'acrimonie du sel scorbutique empêche
que la masse du sang ne soit nourrissante, & c'est
l'ordinaire dans le mal hypochondriaque de tomber dans l'atrophie, lorsque le mal est avancé.

La Masse du sang s'infecte particulierement par
le pus engendré de l'ulcere de quelque partie qui
se mêle avec le sang, le corrompt, ou putrefie,
le rend âcre & salé, & produit par consequent
l'atrophie. C'est une espece particuliere qu'on
nomme proprement pthisie, & dont on a parlé
en traittant des maladies du poûmon.

Les signes de l'Atro-phie.

Les Signes de l'atrophie sont évidens. Le corps
s'amaigrit, & s'attenuë peu à peu, les forces se
perdent de même insensiblement, jusqu'à ce que
l'atrophie soit confirmée, & qu'outre le visage
hippocratique, au langage des Medecins, les côtes s'élevent dans le thorax, le cartilage xiphoide
paroît courbe, les os des épaules ou scapules ressemblent à des aîles, & les clavicules à des arcs,
l'épine du dos sort en dehors, le ventre est abbatu, & retiré, les fesses pendent, ou sont con-
sommées entierement, les cuisses, les bras, les
pieds, les mains, & les doigts sont arides. Il y
a des bosses autour des articles, les ongles se
courbent, le poil tombe, la peau est fletrie &
ridée, les veines sont manifestes & livides, &
peu s'en faut que tout le corps ne soit diaphane
& transparent.

Les Choses qui donnent l'atrophie par le défaut
d'alimens sont manifestes. Lorsque la maladie provient du vice des glandes du mesentere, l'abdomen est enflé avec une douleur profonde, obtuse, & distensive, les excremens sont liquides

& chyleux, & le corps s'attenuë peu à peu.

Les Signes que la maladie dépend de l'eſtomac, ſont l'enflure d'eſtomac, & de l'abdomen au commencement de l'atrophie, le reſſerrement de poitrine qui precede l'appetit perdu, & la toux ſeche, à quoy ſurvient une petite fiévre continuë, ſemblable à la fiévre hectique. Au matin en ſe levant les malades ont une ſaveur ſalée à la bouche, & quelquefois en un autre temps, ou bien, ils ſe plaignent d'un goût de cendres ou de poiſſon, ou de chair corrompuë. Alors la racine du mal eſt dans l'eſtomac.

Dans le progrés du mal la fiévre hectique s'augmente, la chaleur eſt non ſeulement plus conſiderable aprés le repas ; mais les ſueurs nocturnes copieuſes ſurviennent, la toux au commencement petite devient plus groſſe, d'abord ſeche, ou rejettant peu de matieres tenuës & aqueuſes, & particulierement elle regne la nuit. Enfin la toux eſt continuë, & on rejette des matieres groſſieres, blanches, viſqueuſes, & même abondantes. Lorſque l'ulcere du poûmon ſuccede à cette toux, les crachats ſont purulens, & la reſpiration plus ou moins difficile.

L'Atrophie eſt toûjours dangereuſe ; mais elle l'eſt plus ou moins ſelon la benignité ou la vehemence de la cauſe qui la produit. Le flux de ventre copieux, ou long, ſurvenant, avance la mort du malade.

Son prognoſtic.

La Cachexie eſt une maladie qui fait dégenerer le teint naturel & vif du corps, en pâle, livide, jaune ou vert, & rend l'habitude du corps boufie & fletrie.

Ce que c'eſt que la cachexie.

La Cauſe prochaine, ſelon *Ettmuller*, eſt la trop grande crudité de la maſſe du ſang, ou ſa fermentation abolie, ou diminuée ; ce qui empêche

Sa cauſe.

le chyle de s'aſſimiler , & fait demeurer toute la maſſe cruë & bouſie. Le ſang ainſi crud ou pituiteux , comme l'on dit , circulant par les parties , les farcit d'un chyle , ou d'un ſuc nourricier non alteré , & non volatiliſé , plûtôt qu'il ne les nourrit , de ſorte que le corps , ſuivant l'expreſſion de *Foreſtus* , eſt gonflé comme une pâte mal fermentée , qui garde l'impreſſion du doigt qu'on y appuye.

Les Particules ſalines fermentatives de la maſſe du ſang accablées de ce ſuc crud , ſont incapables de produire dans le ſang une bonne fermentation , & de perfectionner l'alteration du chyle , ſa volatilité , & ſon aſſimilation : c'eſt pourquoy tout le ſang demeure crud , viſqueux , & tirant ſur l'acide , le ſang de cette nature s'arrêtant dans la poitrine d'abord qu'il eſt porté au cœur & aux poûmons avec un peu trop de rapidité dans les legeres agitations du corps , il y cauſe des difficultés de reſpirer , & des inquietudes , de plus la fermentation de la maſſe du ſang ne ſçauroit être dépravée ou diminuée , que la fermentation menſtruale des femmes ne ſe déprave & diminuë conſequemment. Par cette raiſon la ſuppreſſion des mois ſurvient à la cachexie confirmée , qui devient par ce ſurcroît plus grande & plus opiniâtre : car ce n'eſt pas la ſuppreſſion des mois qui donne la cachexie , mais celle-cy qui donne la ſuppreſſion des mois.

Que ſi le mal augmente de plus en plus , de ſorte que l'habitude du corps ſoit extrêmement gonflée & molaſſe par le relâchement des fibres nerveuſes & muſculeuſes , on l'appelle alors *Leucophlegmatie* , qui eſt le plus haut degré de la cachexie.

Lors qu'outre cela les glandes des parties muſculeufes, ou même les vaiffeaux limphatiques s'obftruent par ce fuc crud, de forte que la limphe, ou du moins les ferofités ne peuvent pas être reprifes par les vaiffeaux limphatiques ; mais qu'elles croupiffent dans les parties qu'elles gonflent de plus en plus, il furvient une maladie nommée *Anafarca*, qui paffe pour la troifiéme efpece d'hydropifie, fçavoir l'hydropifie de tout le corps.

On confond fouvent la leucophlegmatie & l'anafarca ; mais ces affections ne conviennent qu'à l'égard du fujet, c'eft-à-dire, de l'habitude du corps : car la leucophlegmatie vient de la pituite, & l'anafarca d'une ferofité ichoreufe & cruë, déchargée dans l'habitude du corps, peut être comme on a dit, par le vice des vaiffeaux limphatiques.

Il eft facile de diftinguer l'une d'avec l'autre. Dans la leucophlegmatie le corps eft plus obfcur, & plus terne qu'il ne doit ; dans l'anafarca au contraire il eft plus refplendiffant que le naturel. On les diftingue encore par le preffement du doigt qui laiffe long-temps fon enfonceure dans la leucophlegmatie, & difparoît promptement dans l'anafarca ; de plus celle-cy fuit ordinairement l'autre, & la leucophlegmatie dégenere en anafarca. On fuppofe ordinairement que la cachexie, & les affections femblables viennent du foye, & de fon intemperie froide ; mais comme cette opinion eft fondée fur l'hypotefe qui attribue la fanguification au foye, moyennant fa chaleur fpeciale ; il eft évident qu'elle doit tomber avec l'hypotefe qui luy fert de fondement.

La Cachexie eft facile à connoître : car outre le changement du teint de toute la peau, il y a une difficulté de refpirer, qui eft plus preffante lorfque l'on monte, & qu'on agit, la palpitation mê-

Comment on diftingue l'anafarca d'avec la leucophlegmatie.

Les fignes de la cachexie.

me du cœur survient, & on sent le battement des
arteres à la gorge, & aux tempes. Ajoutés la lassitude du corps, & particulierement des jambes,
on sent des douleurs avec compression & inquietude à la poitrine, qui redoublent aprés le repas.
Il y a quelquefois une fiévre lente continuë, ou
intermitente, ou composée de l'une & de l'autre,
le battement du poux est inégal, petit, frequent
& foible. Les urines sont cruës & aqueuses, rarement grossieres & troubles. Enfin le corps est
bouffi & enflé, la leucophlegmatie, & l'anasarca
ensuite succedent, quelquefois l'hydropisie des
jambes ou de l'abdomen.

Aucun âge, ni aucun sexe n'est exempt de la
cachexie, les femmes y sont plus sujettes, à cause de leur vie sedentaire, & plus long-temps à
cause de la suppression des mois qui survient.
Souvent le mal hypochondriaque, & le scorbut
s'y joignent.

Au commencement de la maladie la coction des
alimens ne se fait point, quoique l'appetit subsiste, enfin l'appetit manque, & le corps devient
tres-debile.

Son pro-
gnostic.

La Cachexie est une maladie chronique longue
à guerir, & plus elle est inveterée, plus elle est
incurable, & dégenere souvent en anasarca, &
hydropisie ascite.

Si le Scyrrhe du foye ou de la rate y est joint,
si elle suit une maladie aiguë, ou la fiévre ardente, elle sera opiniâtre, & peut-être incurable.

La Cachexie qui survient aux femmes, que
leurs mois ont quittées, est d'une cure tres-longue.

En combien   *La Sanguification* & la fermentation du sang,
de manieres selon *Ettmuller*, est blessée par deux causes prin-

cipales , par le vice du chyle , ou par le vice du
fang même. Par le vice du chyle qui n'eſt pas
propre à devenir le fang , par le vice du fang qui
eſt inepte à s'aſſimiler en chyle. La principale
cauſe eſt neanmoins le plus ſouvent du côté du
chyle , & on ſçait que la cacochymie eſt la fille de
la cacochylie.

Le Chyle pour ſe changer par la fermentation
en un fang loüable & requis , doit être ſalin , volatile , un peu doux , & de la conſiſtence de petit
lait , tenu , & empreint ſuffiſamment du ſoufre
univerſel de la bile , quoy qu'il ne paroiſſe pas
tel aux yeux , à cauſe du mêlange de l'acide qui
le rend pâle , afin de s'unir par le moyen de ce
ſoufre plus facilement au fang , & de s'échauffer
plus promptement. Le chyle legitime doit outre
cela avoir été purifié de ſes ſcories excrementeuſes dans les inteſtins. En un mot , il y a trois cauſes d'où dépend la cacochylie. 1. Quand le chyle
n'eſt pas ſuffiſamment volatiliſé dans l'eſtomac.
2. Quand il n'eſt pas aſſés bien teint par le ſoufre
de la bile. 3. Quand il n'eſt pas aſſés bien purgé
de ſes ſcories.

Le plus grand des défauts du chyle dans l'eſtomac , c'eſt quand il n'eſt pas bien volatiliſé , quand
il eſt trop fixe & viſqueux , & trop acide , ce qui
eſt la ſource d'une infinité de maladies chroniques , dont l'eſtomac eſt la pepiniere : car le chyle
de cette nature déprave conſiderablement la maſſe du fang , diminuë la fermentation & la ſpiri-
tualiſation , & les parties ſolides en ſont plûtôt
chargées , & boufies , que veritablement nourries.

De plus comme la bile & le ſuc pancreatique
varient beaucoup , il eſt évident que la ſeparation
du chyle dans les inteſtins eſt plus ou moins loüa-

la ſanguifi-
cation & la
fermenta-
tion du fang
eſt bleſſée.

La Caco-
chylie.

ble, & que par confequent le chyle qui eſt porté au ſang, eſt tantôt de la qualité requiſe, tantôt non. Voila les cauſes qui bleſſent la ſanguification par le vice du chyle.

La Sanguification eſt bleſſée par le vice de la maſſe du ſang, quand celle-cy dégenere de ſon naturel, & de la conſtitution dûë, propre, & particuliere à chaque individu : car il eſt certain que chaque homme en particulier a ſon ſang propre, & caracteriſé de certaine maniere, cette proprieté & ce caractere reſultant de la diverſité & de la tiſſure des principes naturels qui le compoſent, & c'eſt de là d'où viennent tant de proprietés, de convenances, de diſconvenances, & de temperamens particuliers.

La Conſtitution de la maſſe du ſang dépend, comme on a dit, de la proportion que les particules naturelles qui la compoſent, ont entre-elles, dont il faut rechercher le fondement, & la racine dans la premiere formation du fœtus, à qui il eſt communiqué en quelque façon par le pere : car comme la diſpoſition morbifique paſſe du pere au fils, de même le fondement de la conſtitution naturelle dépend de la ſemence.

Parmi les principes naturels qui compoſent le ſang, & luy impriment certain caractere particulier, les ſels volatiles, ſçavoir l'urineux & l'acide, tiennent le premier rang. Tous deux ſans interruption agitent continuellement la maſſe du ſang par un mouvement fermentatif, doux & reglé, & par ce moyen ils la volatiliſent en partie en eſprits, en partie ils luy aſſimilent le chyle, & en partie ils ſeparent, & précipitent ce qu'il y a d'éterogene dans toute la maſſe du ſang, pour les couler par des colatoires convenables, & les jetter hors du corps.

D'abord que cette conſtitution du ſang , & que la proportion requiſe de ces ſels, eſt vitiée, la fermentation naturelle & vitale du ſang , & l'aſſimilation du chyle ſont pareillement vitiées, & enfin les ſucs vitiés inondent, & infectent la maſſe du ſang.

La Fermentation eſt bleſſée 1. Par *excés* , & par une eſpece d'efferveſcence dangereuſe , comme on le remarque par le poux grand , vîte & frequent , par la chaleur & l'ardeur conſiderable de tout le corps , qui ſe rencontrent dans les fiévres ardentes , dans la pleureſie &c. 2. Par *défaut* , ce qui fait le poux petit, rare & tardif, le corps eſt deſtitué de la chaleur requiſe , il eſt engourdi & pareſſeux , on apperçoit un défaut conſiderable d'eſprits , comme dans les maladies croniques , dans les cachexies &c. 3. Elle eſt *dépravée* de diverſes manieres , ce qui change quelquefois le poux d'heure en heure, comme il arrive dans le ſcorbut, dans le mal hypochondriaque inveteré , dans la paſſion hiſterique , & ſemblables , où on remarque une infinité de poux differens , le corps eſt tantôt chaud, tantôt froid, tantôt pâle , tantôt rouge , le ventre tantôt libre , tantôt conſtipé , en un mot, les ſimptomes hypochondriaques & ſcorbutiques changent de moment en moment.

Les Cauſes de ces vices de la fermentation du ſang , doivent être tirées de la dépravation de la conſtitution du ſang , à cauſe du ſel urineux volatile , & du ſel acide volatile qui ne gardent pas l'harmonie , & la proportion requiſe entr'eux.

Ces Sels pêchent. 1. A l'égard de l'urineux volatile dont la bile eſt formée , pour être trop abondant , trop âcre , trop huileux & gras , & quelquefois par un vice ſingulier & inexplicable , ſuivant l'uſage des choſes non naturelles. Par exemple, pour s'expliquer par les saveurs, entre les plantes scorbutiques, la cochecaria, l'absinthe, la fumeterre, ont toutes un sel volatile specifique, mais different, de même ces sels volatiles de nôtre corps, comme le sel urineux de la masse du sang peut varier en diverses manieres dans le genre urineux, & suivant ses differentes saveurs changer differemment la fermentation.

Les Choses qui donnent occasion au vice de ce sel sont particulierement les alimens aromatiques, les alimens âcres & penetrans qui augmentent la quantité, ou l'acrimonie de ce sel volatile de la masse du sang. Ajoûtés les veilles, les exercices, la colere, & semblables passions, qui exhalent, aigrissent, ou disposent de quelque autre maniere ce sel volatile, & par consequent la masse du sang.

2. *Les Vices du sel acide* sont, quand il excede ou en quantité, ou en acidité, ou quand il est vitié, & infecté d'une saveur rance, alumineuse, austere, ou de quelque autre nature.

Quand ce sel est trop abondant, ou trop acide, la masse du sang s'épaissit, & circule lentement. Lors qu'il est vitié, toutes les irregularités de l'effervescence du sang, familieres aux scorbutiques, & aux femmes histeriques, surviennent.

Il y a differentes causes, sçavoir les alimens plus ou moins acides, l'air froid, qui semble être empreint d'un acide occulte, la tristesse, l'ennuy, le chagrin, le défaut d'exercice, & autres choses semblables qui augmentent la quantité ou l'aigreur de l'acide.

Snvalue compare ingenieusement le sel alcali, & urineux, à deux athletes qui combattent continuellement dans la masse du sang par la fermentation, tant que leurs forces sont égales, & proportionnées

portionnées , le fang conferve un mouvement reglé , & une fermentation naturelle ; mais d'abord
que l'un des deux manque de force , la fermentation fe déprave , & tout l'état de la maffe du
fang fe trouble.

On ne dit rien des contagions qui font comme
autant de differens levains qui corrompent la maffe du fang , & viennent tous deux particulierement du dehors , par l'air , ou par quelque autre
milieu.

Comme l'air pénetre intimement le chyle , &
toute la maffe du fang dans les poûmons , il ne
faut pas s'étonner que l'air chargé des levains
contagieux en infecte effectivement la maffe du
fang.

Ces Levains receus par l'infpiration , alterent ,
fuivant leur coûtume , la maffe du fang , & fe multiplient tellement par cette action , que le corps
en eft totalement affligé. S'il y a quelque levain
contagieux qui trouble , & corrompe puiffamment l'état de la maffe du fang , c'eft celuy qu'on
attire avec l'air , ou d'un autre corps malade.

Le Sang ainfi vitié par de mauvais levains , fait
non feulement une mauvaife affimilation du chyle , il infecte outre cela tout le corps : car tel eft
le fang , ou chaud ou froid , tel eft l'état & l'habitude de tout le corps , & ce qu'on dit vulgairement des intemperies , eft comme on voit par là ,
fans fondement.

On doit entendre par *temperamment* avec *Marcus Marci* , non pas les premieres qualités , ni
leur fimmetrie ; mais la conftitution radicale de
chacun , dont les premieres qualités dépendent
comme les effets de leurs caufes. Cette conftitution radicale confifte particulierement dans le
fang , qui eft le fujet prochain de l'ame , & le

Ce qu'on
doit enten-
dre par tem-
peramment

premier vivant, pour lequel il semble que le corps ait été bâti. Pour l'humide radical, ou c'est le sang même, ou il consiste dans le sang ; puisque le corps privé de sang se refroidit d'abord, & ne garde rien de son temperamment.

Les Loix de la circulation du sang, & sa distribution égale, & proportionnée dans toutes les parties, persuadent que la chose est ainsi : car tant que la constitution requise du sang subsiste, & qu'il conserve sa fermentation & sa chaleur, il est impossible que tout le corps, & toutes ses parties n'ayent une temperature égale & proportionnée.

Ce qui montre la fausseté de l'intemperie inégale, c'est-a-dire, de l'intemperie chaude du foye, & froide de l'estomac, qui est aussi ridicule, qu'elle est frequente dans les Livres des Praticiens, en ce cas le vice est souvent, & peut-être toûjours dans l'estomac.

Quand le Sang est trop échauffé, c'est sans doute par l'abondance du sel volatile huileux, quand le sang ne fermente pas assés, ou quand l'intemperie est froide, c'est par l'abondance de l'acide, d'autant plus si la masse du sang est empreignée d'un chyle visqueux, puisque nous voyons que les volatiles huileux augmentent la chaleur du corps, & qu'au contraire les acides la temperent, & la diminuent.

Si on recommande dans toutes les maladies d'intemperie chaude les *Acides volatiles*, comme les *Sucs de Citron*, de *Groseilles*, d'*Epine-vinette*, d'*Ozeille*, d'*Alleluya*, de *Framboises*, les *Esprits de Sel*, de *Nitre*, de *Vitriol*, l'*Epaticum rubrum*, & autres semblables acides, c'est parce qu'ils arrêtent les trop grandes effervescences, en corrigeant le sel volatile huileux, & en conduisant doucement la maſſe du ſang.

Dans l'intemperie froide, où le ſang fermente trop peu, on recommande au contraire les *Sels volatiles âcres des aromats*, & les *Sels volatiles huileux*, comme ſont tous les *Aromats*, les *Eſprits ardens volatiles*, les *Extraits des Vegetaux amers*, & autres ſemblables.

Enfin on a dit que la fermentation de la maſſe du ſang étoit bleſſée par le vice des ſels, ſurquoy il eſt évident, que quand c'eſt le *Sel urineux* qui pêche, il doit être corrigé par des *Acides* qui le détruiſent, & le changent en un troiſiéme ſalé ; mais que ſi le vice eſt dans l'*Acide*, il faut le guerir par des *Alcalis* contraires, ſoit effectivement tels pour précipiter l'*Acide*, ſoit d'une nature approchante de l'*Alcali*, pour abſorber l'acide.

Pour les ſaveurs & les vices ſpecifiques de ces ſels que nous ne connoiſſons point par leur cauſe, & *à Priori*, on doit les corriger par les *Specifiques* que l'experience nous a fait connoître.

Dans le ſcorbut, par exemple, où l'*Acide* pêche, tous les alcalis ne conviennent pas ; mais ſeulement les appropriés, qui outre l'*Acide* general *corroſif*, corrigent encore l'*Acide ſpecifique* du ſcorbut.

Dans la jauniſſe tous les *Amers* ne ſont pas propres ; mais l'*Amer ſpecifique* de la *grande Chelidoine*, qui cede neanmoins à celuy de l'*Abſinthe*, parce qu'outre la nature generale des *Alcalis*, il poſſede la vertu *ſpecifique* de corriger la ſaveur qui pêche dans la jauniſſe.

L'Hydropiſie eſt un amas contre nature d'eaux ou de ſeroſités, accompagné neceſſairement de la tumeur, & de la diſtenſion de la partie avec moleſſe & fluctuation. Ces eaux gonflent tout le corps, ou ſeulement une partie du corps déter-

Ii ij

minée, ce qui fait l'*Hydropisie universelle*, & la *particuliere*; la premiere se nomme *Anasarca*, & la seconde prend differens noms, suivant les parties qu'elle attaque. Dans la tête c'est l'*Hydrocephale*, dans le thorax l'*Hydropisie de poitrine*, dans le pericarde, c'est l'*Hydropisie du Pericarde*, dans l'abdomen, c'est l'*Ascite*, qui signifie un outre, parce que l'abdomen en represente un alors; dans la matrice, c'est l'hydropisie de matrice, dans les testicules, c'est l'hydrocele, dans les parties externes elle n'a point de nom particulier, & elle garde le general. Il se ramasse quelquefois des eaux dans la bourse de l'épiploon, qui éleve puissamment le ventre. La duplicature du peritoine renferme aussi des eaux qui representent l'ascite. Le tympanite n'est pas proprement une hydropisie, & on ne le met du nombre, que par sa ressemblance avec l'ascite.

L'Hydropisie est tantôt primitive & essentielle, provenant d'elle-même, sans aucun vice des choses naturelles, ou non naturelles, tantôt simptomatique, tirant son origine de quelque autre maladie qui a précedé. Car l'hydropisie, comme dit *Ettmuller*, provient frequemment des fiévres intermitentes chroniques mal traitées, de l'asthme, particulierement de l'orthopnée, des reins obstrués, ou affoiblis, ou ulcerés, des tumeurs & scyrrhes du foye, de la rate, des glandes du mesentere, de la matrice, de la jaunisse, & du scorbut, du sang perdu ou supprimé contre nature, comme des hemorroides, ou des mois supprimés, ces grandes hemorragies, ou trop frequentes, les cours du ventre excessifs, les boissons froides trop frequentes, & trop abondantes, enfin la retention de l'urine, & de l'insensible transpiration.

Elle est essentielle ou simptomatique.

L'Hydropifie afcite est vraye ou fauffe ; la *vraye* est caufée par une quantité d'eau qui remplit toute la cavité du ventre, & qui le gonfle extraordinairement.

Dans la fauffe afcite les eaux font feulement contenuës fous les tegumens du ventre, & ne vont point dans fa cavité, & il n'y a que les tegumens d'alterés.

Quoique les eaux nagent fur les mufcles, on obferve dans l'ouverture des corps de ceux qui font morts d'hydropifie, que les fibres des mufcles font blanchâtres, auffi-bien que les parties voifines, pour avoir été trop long-temps détrempées par les eaux, mais elles font auffi faines, auffi folides, & auffi fermes, que fi elles n'avoient point été inondées ; mais parce que les eaux qui forment l'anafarque, & la fauffe afcite, font douces, infipides, & fans acrimonie, & par confequent moins capables d'infecter les parties qu'elles occupent, c'eft auffi la raifon pour laquelle le malade eft fans fiévre, & fans foif, & que les urines font douces & cruës : mais dans la veritable afcite elles font rouges & lexivieufes, avec une foif exceffive, une fiévre lente qui n'abandonne point le malade, qui urine fort peu.

Deux caufes principales contribuent à la formation de l'hydropifie, la diffolution du fang, & la lenteur de fa circulation.

Le Sang devient fereux, & incapable de liaifon, fi les parties balfamiques fe trouvent diffipées, foit par les exercices violens, foit par les longues meditations, foit par les profonds chagrins, foit par l'abondance & l'exaltation des fels ; de maniere que fe liquefiant il eft capable d'échaper de fes vaiffeaux, & de former des hydropifies.

Lorfque la circulation du fang eft ralentie par

I i iij

quelque cause que ce soit, les serosités s'en separent, comme on voit que celles du lait se separent du fromage, ou bien comme celles du sang se separent dans la palette aprés la saignée, parce qu'ayant beaucoup diminué de son mouvement dans les vaisseaux, il devient plus froid, ce qui fait que les parties du sang se rapprochant les unes des autres, elles chassent les serosités qu'elles contiennent, de la même maniere qu'on exprime l'eau qui est contenuë dans une éponge, lors qu'on la serre avec la main. Ces serosités n'étant plus embarrassées par les huiles du sang, elles échapent, & transpirent entre les intervales des fibres pour former l'hydropisie.

Ce qui nous doit confirmer dans cette pensée, est que si l'on fait la ligature des veines dans quelque partie, & qu'on empêche le cours du sang, la partie devient hydropique.

Nous voyons encore que la plûpart des femmes ont les jambes hydropiques pendant leur grossesse, parce que le fœtus comprimant les vaisseaux des jambes qui rapportent le sang au cœur, sa circulation est supprimée, ou de beaucoup ralentie.

Ajoûtés à cela que ceux qui habitent en des lieux marecageux, & qui sont d'un temperamment froid, en sont plûtôt attaqués que les autres, parce que cela contribuë à ralentir le sang.

Lorsque les eaux s'amassent dans un kist, l'hydropisie devient pour l'ordinaire incurable.

Ce Kist est une enveloppe qui se separe peu à peu de quelque membrane voisine, parce qu'elle est abreuvée de quantité d'eaux limoneuses & salines qui l'ont separée de quelques membranes, en corrodant les petits liens qui l'y attachoient.

Ce Kist est parsemé d'une infinité de glandes

& de vaisseaux qu'il reçoit des parties voisines, & qui sont la source des hydropisies.

L'Anasarque, ou la leucophlegmatie, est une tumeur molle & aqueuse de tout le corps, & principalement des muscles, dans laquelle, en touchant l'enflure, l'impression du doigt y est marquée.

Les Signes de l'hydropisie sont l'enflure du ventre, la transparence des eaux, leur fluctuation, & une difficulté de respirer, une fiévre lente, un poux lent, une pesanteur de tout le corps, une soif insatiable, & une difficulté d'uriner. Ses signes.

Les Marques de l'hydropisie, ou presente, ou à venir, selon *Ettmuller*, sont tels. Les pieds commencent de s'enfler aux parties inferieures vers les talons. La tumeur est œdemateuse, plus ou moins sereuse, & gardant les impressions des doigts, elle diminuë la nuit, & paroît plus petite le matin. Elle augmente le jour, & le soir elle est plus grosse. Cette tumeur monte peu à peu jusqu'au ventre qu'elle occupe successivement. Elle gagne le scrotum, & les testicules s'enflent avec le prepuce & la verge ; quelquefois celle-cy se cache entierement, d'autres fois elle est quatre fois plus grosse que le naturel, & transparent. Quand le malade se tourne d'un côté sur l'autre, il sent le bruit & la fluctuation de l'eau. Le ventre s'enfle pour l'ordinaire peu à peu, & sans que les malades le sentent ; quelquefois tout d'un coup, & en peu de temps. Tantôt l'enflure n'occupe qu'un côté du ventre, tantôt tous les deux, tantôt il paroît divisé en deux parties, tantôt il est distendu également, depuis les hypochondres jusqu'au pubis. Lors qu'on est debout, on sent un poids qui pese sur les aînes, le ventre

I i iiij

a coûtume de demeurer enflé aprés la mort, & rarement il se desenfle. A mesure que les parties inferieures grossissent, les superieures diminuent, & s'amaigrissent sur tout le col & la poitrine, & le visage à quelques-uns. Ils sont enflés particulierement le matin aprés avoir dormi. Sur la fin les mains s'enflent, le teint du visage est pâle, & plus ou moins livide. Les uns ont des demangeaisons tres fâcheuses, les autres de la gale. Quelques-uns ont des abscés & des taches aux jambes, souvent mortelles. La fiévre a coûtume d'accompagner l'hydropisie, elle est continuë, lente, & plus apparente le soir. Le poux est petit, frequent, un peu dur, & avec quelque tension. La soif presse sur tout les malades, & plus ils boivent, plus ils ont soif. Ils ont en même temps un grand dégoût. Lors qu'ils ont moins de soif, ce qui est rare, & plus d'appetit, c'est un bon signe. Ils ressentent des inquietudes de poitrine, & une grande difficulté de respirer, lors qu'ils montent, ou qu'ils sont couchés, c'est dequoy ils se plaignent particulierement, même avant l'hydropisie, & ce qui la designe. L'hydropisie paroissant, la difficulté de respirer augmente, & les malades sont contraints de se lever la nuit pour respirer, comme dans l'orthopnée. *Platerus* infere de là, que la difficulté de respirer nocturne annonce l'ascite, alors il y a une toux seche, ou une envie inutile de tousser, ordinairement de mauvais augure. Le ventre est tantôt resserré, tantôt libre avec soulagement. Quelquefois l'épilepsie survient à l'ascite, ce qui est bien dangereux, quelquefois elle dégenere en apoplexie mortelle.

Comment on distin- *On distingue* la grosseße de l'hydropisie. 1. Par le teint du visage vif & bon. 2. Par la qualité de la tumeur qui monte dans les femmes grosses vers la poitrine, & est inégale dans les hydropiques ; au contraire la partie inferieure de l'abdomen est occupée par la tumeur qui est égale par tout, & comme œdemateuse, pour ne rien dire du mouvement du fœtus. 3. La fluctuation est un signe assuré. On la sent en touchant. 4. La vivacité des yeux marque la grossesse, les yeux sont mornes & livides dans l'hydropisie. 5. Les urines ne sont point dans la grossesse, telles qu'elles sont dans l'hydropisie. 6. L'hydropisie pese sur les membres, non pas la grossesse. 7. L'eau des hydropiques tombe du côté qu'ils se tournent, ce qui n'arrive pas dans la grossesse. La soif accompagne l'hydropisie, non pas la grossesse. 8. Les mois coulent souvent dans l'hydropisie, non pas dans la grossesse.

La Fiévre dans l'hydropisie est causée par l'impureté du chyle & des eaux salines, qui se mêlant dans le sang, passent dans le cœur, ou venant à fermenter, deregle ses mouvemens.

Le Cœur en communiquant ses battemens déreglés aux arteres, excite une fiévre, qui ne se fait sentir que tres-foiblement, à cause de la petite quantité des esprits, qui n'ont pas la force de maintenir le sang dans un plus grand degré de mouvement, ce qui cause la lenteur du poux.

La Couleur pâle, & la pesanteur du corps vient de la lenteur du sang, de la quantité des eaux dont il est chargé, & de la dissipation des esprits qui sont même amortis dans les eaux.

La difficulté de respirer vient de la grande tension du ventre qui repousse le diaphragme contre les poûmons, de sorte que n'ayant pas la liberté de s'étendre, la respiration devient frequente, & forcée.

que la grossesse de l'hydropisie

Explication de tous les accidens qui accompagnent l'hydropisie

La Soif exceſſive vient des eaux ſalées qui cauſent cette maladie.

Le Malade a une difficulté d'uriner, parce que les urines qui avoient accoûtumé de prendre leur cours par les reins, ſe dégorgent dans la capacité du ventre, dautant que les eaux ſalines irritant les conduits de l'urine, & le ſphincter de la veſſie, il ſe reſſerre plus fortement qu'à l'ordinaire, ce qui empêche l'urine de ſortir.

Les Signes de l'hydropiſie tympanite ou venteuſe, ſont que la tumeur n'eſt pas peſante comme dans l'aſcite; mais plûtôt tenſive, lors qu'on frappe le ventre, il raiſonne comme un tambour, lors qu'on le preſſe avec le doigt, la marque n'y demeure point, & le malade en ſe remuant n'y ſent pas la fluctuation comme dans l'aſcite.

L'Hydropiſie n'eſt point à craindre lors qu'elle commence ſans aucune maladie précedente, pour celle qui ſurvient à une longue maladie, ſi les viſceres ſont entiers, ſi la reſpiration eſt facile, s'il n'y a point de douleur, ſi le corps eſt ſans ardeur, & également maigre par toutes les extrêmités, ſi le ventre eſt mol, ſi le malade ne touſſe point, s'il n'a point ſoif, ſi la langue n'eſt jamais ſeche, même en dormant, ſi l'appetit eſt bon, ſi le ventre obéit aux remedes, ſi les excremens ſont mous, & bien figurés, ſi le corps n'eſt point attenué, ſi les urines ſont changées par le vin, non pas par les medecines, s'il n'y a point de laſſitude, ſi la maladie ne fait point trop de peine à ſupporter, en un mot, ſi toutes ces choſes ſe rencontrent, le malade eſt en ſeureté; ſi une grande partie ſeulement, il y a beaucoup à eſperer.

L'Hydropiſie jointe au ſcyrrhe de quelque viſcere conſiderable, comme du foye, de la rate, du meſentere, eſt tres-difficile à guerir, ou ſi elle se guerit, elle revient facilement, & la rechûte est mortelle.

L'*Hydropisie* qui succede à la fiévre n'est pas si dangereuse, ni si difficile à guerir que celle qui commence d'elle-même. Les selles noires sans les medicamens sont mortelles dans l'hydropisie, dans la cachexie, & les autres maladies chroniques ; l'hydropisie causée par l'abus des purgatifs est dangereuse ; moins on urine, plus l'hydropisie est perilleuse.

La *Toux* survenant à l'hydropisie est un mauvais signe, dit *Hippocrate*. Les abscés ou les taches qui paroissent aux jambes sont mortelles.

CHAPITRE XIII.

De la Vessie du Fiel.

DAns la partie droite & concave du foye, il y a pour l'évacuation de la bile deux conduits, sçavoir la *Vessie biliaire*, ou du *Fiel*, & le *Pore biliaire*. Par celuy-cy la bile la plus grossiere & la plus douce s'écoule dans les intestins, & la plus subtile va se rendre en celle-là, & y restant quelque peu, elle contracte par le sejour qu'elle y fait, à cause de la proprieté specifique de cette partie, ou plûtôt du residu de la liqueur qui y reste, plus d'acrimonie, & une qualité plus fermentative.

La *Vessie du Fiel* nommée des Grecs, *Kistis Cholidoches*, est un vaisseau oblong, en forme de poire, situé dans la partie concave du foye, & destiné pour contenir la bile qui resulte du sang.

Ce que c'est que la vesicule du fiel.

Sa Figure ressemble à une petite poire, & elle

Sa figure

& sa gran-
deur.

n'excede pas pour l'ordinaire la grosseur d'un petit œuf ; neanmoins ceux qui sont fort bilieux l'ont plus grosse & plus grande que ceux qui le sont moins : Sa longueur est environ de deux travers de doigts , & sa largeur d'un pouce.

Son nom-
bre.

Elle est unique , & quand il y en a deux , ce qui est rare , c'est toûjours contre le dessein de la nature.

Sa connexion.

Elle est attashée par sa moitié superieure au sinus interieur du foye , hors duquel elle pend par son autre moitié , par lequel elle touche au côté droit du ventricule , & à l'intestin colon , qui souvent l'un & l'autre sont imbus & teints par la bile qui se filtre par ses tuniques.

Ses membranes.

Elle est composée de quatre membranes , la premiere , en commençant par celle de dedans , est un concours des canaux excretoires des glandes , elle est plus épaisse que les autres , & revêtuë par dedans d'une certaine espece de croute ou mucosité onctueuse qui la deffend contre l'acrimonie de la bile qu'elle contient , la deuxiéme est nerveuse & mince , la troisiéme est faite de fibres charnuës , enfin la quatriéme est commune à la vessicule & au foye , non pas qu'elle vienne du peritoine : car il faut remarquer que tous les visceres du bas ventre ont des membranes qui leur sont particulieres.

Ses vaisseaux.

La Vessicule du fiel reçoit un petit *Nerf* d'une branche de l'intercostal qui se disperse par la tunique du foye. Elle a deux *Arteres cistiques* , qui viennent de la celiaque , & qui aprés s'être divisées en plusieurs rameaux , vont enfin se terminer aux petites glandes qui sont entre ses deux tuniques. Elle a aussi deux *Veines* que l'on nomme *cistiques* , lesquelles reçoivent le residu du sang que les arteres y ont apporté ; enfin elle a un vaisseau limphatique qui va se rendre à ceux du foye dans le reservoir du chyle.

On la divise en son fond, & en son col.

Le Fond est ample, rond, en forme de poire, & pendant, situé en la partie inferieure du foye, lors qu'il est en sa situation naturelle. Il est teint de la couleur de la bile qu'il contient, & on y trouve quelquefois des calculs, mais tres-legers, & qui étant jettés dans l'eau la surnagent.

Le Col est tres-étroit, & vers sa partie superieure il s'allonge, & se resserre en un petit *Canal* appellé *Biliaire*, qui aboutit au conduit commun qui va aux intestins. A l'endroit où ce col se forme, il y a un petit anneau fibreux qui se dilate, & se resserre comme un sphincter, pour lâcher, ou pour retenir la bile dans la vessicule, & pour empêcher qu'elle ne remonte d'où elle vient; cet anneau fait le même office que le pylore au ventricule.

Diemerbroeck dit que le col de la vessie biliaire a été ainsi formé étroit, afin que la bile y étant entrée, n'en sortit pas d'abord, mais s'y arrêtât un peu, pour acquerir, soit par la nature, & la proprieté du lieu, soit par son mêlange avec le residu de la bile âcre qui y est resté, plus d'acrimonie, & la qualité fermentative; du moment qu'elle est imbuë de cette qualité, il s'excite en elle une legere effervescence qui cause distension dans la vessie, & cette distension fait aussi dilater & entr'ouvrir les rides de son col, & alors la portion de la bile la plus attenuée & la plus rarefiée, & qui à raison de cette effervescence ne peut être contenuë dans la vessie, tombe dans les intestins.

Or la bile est portée à la vessicule par plusieurs petites racines tres-déliées, dispersées dans le foye entre les rameaux de la veine-porte, & de la veine-cave, lesquelles se réünissent toutes en un seul conduit, par lequel elles versent la bile dans la vessie du fiel. Ces petites veines sont si delicates, que le plus souvent elles échappent à la veuë, & on ne peut trouver que le tronc seul, dans lequel elles se réünissent.

L'usage de la vessicule.   *L'Usage* de la vessie du fiel est de recevoir la bile, dont dans les hommes sains elle est seulement mediocrement remplie ; en sorte qu'elle pourroit encore en contenir environ une demie cuilliere, & dans les mal-sains quelquefois elle est entierement pleine, & fort gonflée, quelquefois elle n'en a point du tout, mais cela arrive rarement.

Le canal cholidoque.   *Le Cholidoque* est un conduit ou canal assés long, deux fois plus large que le col de la vessie du fiel. Il vient du foye, non loin de la veine-porte, & recevant immediatement du foye la bile, il la porte dans le conduit commun, où elle est non seulement un peu plus épaisse, mais encore plus douce que celle qui est dans la vessicule, parce que coulant par ce large canal sans s'y arrêter, elle n'y acquiert ni par un long sejour, ni par la nature du lieu plus d'acrimonie qu'elle en avoit, ce qui n'arrive pas dans l'autre bile qui se ramasse dans la vessicule, laquelle s'y arrêtant devient plus âcre. L'on croyoit qu'il portoit la bile du foye dans la vessicule ; mais l'intestin enflant, & non pas la vessicule, lors qu'on soufle dans ce conduit, cela fait voir que la bile de ce canal va droit dans l'intestin, & en même temps fait presumer que celle que l'on trouve dans la vessicule y est apportée d'ailleurs.

Le canal commun.   *Le Canal commun* de la bile est formé par la jonction du cholidoque, & du pore biliaire, il va se terminer obliquement à la fin du duode-

nûm, ou quelquefois au commencement du jeju_
num, & rarement au ventricule. Il se coule entre
les deux tuniques des intestins, & en perce l'exterieure deux travers de doigts plus haut que l'interieure. Cette maniere d'entrer dans l'intestin,
fait qu'il n'a pas besoin de valvule qui permette
l'entrée de la bile, & qui empêche son retour,
étant impossible par cette disposition que la bile,
& même le chyle puissent monter par ce conduit.

Les Pigeons, & beaucoup d'autres animaux qui
n'ont point de vessicule du fiel ne laissent pas cependant d'avoir de la bile, leur foye se trouvant
amer ; mais ils ont le cholidoque, qui faisant la
fonction de la vessicule, porte la bile tout droit
dans l'intestin.

· *Les Auteurs modernes* remarquent qu'il y a deux
sortes de bile, l'une subtile, qui est portée par
les conduits biliaires dans la vessicule, qui la dé-
gorge ensuite dans les intestins, & l'autre qui est
grossiere, laquelle ayant été separée par les glandes du foye qui sont aux extremités des rameaux
de la veine-porte, est portée par de petits canaux
dans le cholidoque, & delà dans le canal commun, où l'une & l'autre se rencontrent, & vont de
compagnie se rendre dans les boyaux.

Ils prétendent que la bile subtile est apportée
dans le fond de la vessicule par trois endroits differens, & que même elle est composée du mêlange
de trois biles differentes. La premiere est celle
qui y est apportée par les conduits biliaires, c'est
celle dont on vient de parler, la seconde est celle
qui y est portée par un conduit que *Blasius* appelle singulier, & qu'il dit se glisser entre les deux
tuniques pour s'inserer dans le fond de la vessicule, il assure qu'il a une valvule qui permet à la

Qu'il y a
deux sortes
de bile.

bile d'en fortir, & qui empêche qu'elle ne regorge dans le même conduit. Et la troifiéme, fuivant *Malpigius*, eft celle qui eft filtrée & feparée par les glandules qui font entre les deux tuniques de la veſſicule.

La neceſſité de la bile.

Enfin ils difent, que fi la bile n'étoit qu'un excrement, & qu'elle n'eut fon conduit dans les inteftins que pour être évacuée avec les impuretés du bas ventre, la nature auroit dû mettre ce conduit dans les gros boyaux, & non pas au commencement des grêles, où la plus grande partie de la bile fe mêlant avec le chyle, eft reportée dans le fang, dont toute la maſſe fe corromproit infailliblement fans elle, comme il arrive dans la plûpart de ceux qui font hidropiques aprés avoir eu la jauniſſe; que d'ailleurs étant un diſſolvant tres-puiſſant, elle acheve de rompre & de brifer dans ces premiers inteftins les parties de l'aliment qui ne l'avoient pas été fuffifamment dans l'eftomac, & qu'ainfi bien loin d'être un pur excrement, comme on l'a toûjours crû, on doit au contraire être perfuadé par les ufages importans que la nature luy a donnés, que c'eft une liqueur neceſſaire, fans laquelle le chyle ne pourroit jamais acquerir le degré de perfection, dont il a befoin pour devenir fang.

Si la bile coule fans interruption ou par repriſes dans le duodenum.

On demande fi la bile coule fans interruption dans le duodenum, ou bien fi c'eft à diverfes repriſes? Il y a lieu de croire qu'il en coule toûjours dans le duodenum; puifque dans les animaux vivans on voit la bile dégoûter, & fi l'on apperçoit qu'elle s'arrête, & qu'elle recommence à couler enfuite, ce mouvement n'eft pas naturel; mais il faut l'attribuer aux convulfions de l'animal, & à la foibleſſe du cœur, qui pouſſe le fang lentement, & fouvent d'un mouvement inégal.

On

On demande encore à quoy sert la bile qui cou-le dans le duodenum ? On répond, que c'est pour se mêler avec le chyle, afin de le rendre plus flui-de & plus coulant, & même elle y coule davan-tage, quand les intestins sont pleins de bile, que lors qu'ils sont vuides : car ils ne sçauroient se remplir sans comprimer la vessicule, ce qui occa-sionne son ressort ; c'est pourquoy la bile coulera en plus grande abondance dans le temps de la distribution du chyle. Il ne faut donc pas se per-suader que le mêlange de la bile avec le chyle puisse empêcher la digestion, & qu'il en arrive des vomissemens & des flux de ventre, comme quelques-uns ont dit, au contraire c'est le mêlan-ge de la bile avec le chyle qui le perfectionne, & qui le met en état de passer par les embou-chures des lactées, elle ne sçauroit causer de vo-missement, parce qu'elle ne remonte point ordi-nairement dans le ventricule. Quand même elle y couleroit, il n'arriveroit point de vomissement, & la digestion ne s'en feroit que mieux, on en a des experiences dans ceux où le conduit de la bile s'ouvroit dans le ventricule, comme, par exemple, dans ce Forçât dont *Vesale* fait l'histoi-re, qui ne vomissoit jamais, même dans les plus grandes tempêtes.

Le Sejour de la bile dans la vessicule est neces-saire, afin qu'elle acquiere plus d'acrimonie, & plus d'activité ; ce qu'elle avoit d'aqueux s'évapo-re ; ainsi ses particules salines en sont plus déve-loppées, & plus capables de dissoudre le chyle. L'experience que l'on a faite sur la bile confirme assés cette conjecture : car avant mis de la bile en digestion sur un feu de sable, de jaune qu'elle étoit, elle devint verte, ce qui n'arriva sans doute que par la perte des particules spiritueu-

fes, qui rendit les fels plus âcres, & plus acides.

Qualités de la bile, du foye, & de la veſſicule.

La Bile du foye, & celle de la veſſicule, ſelon
Ettmuller, ont toutes deux une conſiſtence qui
leur eſt particuliere, on les trouve un peu épaiſſes. Ces deux ſortes de bile ont une amertume
tres-conſiderable, en ſorte qu'elles peuvent la
communiquer à d'autres liqueurs : car ſi l'on
verſe un peu de bile dans l'eau, elle en devient
amere. L'amertume de la bile n'eſt pourtant jamais ſi grande, qu'on n'y apperçoive quelque
douceur. Sa couleur eſt jaune en tirant un peu ſur
le verd. Il ne faut pas ſe perſuader que la bile
ſoit toûjours de même, elle change ſouvent, ce
qui peut venir de pluſieurs cauſes, tantôt par les
alimens, & tantôt par l'indiſpoſition du foye. Enfin la bile n'eſt pas ſemblable dans tous les animaux.

❖❖❖❖❖❖❖❖❖❖❖❖❖❖❖❖❖❖❖❖❖❖❖❖

CHAPITRE XIV.

Des Maladies de la Veſſie du Fiel.

Les mala-
dies de la
veſſie du
fiel.

L'obſtruc-
tion.

L A *Veſſie du Fiel* eſt ſujette à l'obſtruction,
au calcul, à la repletion, & à l'inanition.

L'Obſtruction ſe fait ou dans le conduit par lequel la bile eſt attirée hors du foye, ou dans celuy par lequel elle ſe décharge dans les inteſtins.
En l'une & en l'autre le ventre eſt dur & conſtipé, on ſent en l'hypochondre droit une peſanteur ſans qu'il y apparoiſſe tumeur, les matieres
fecales deviennent blanches, à cauſe que la bile
ne peut couler dans les inteſtins, les urines ſont
tellement jaunes & groſſieres, que ſouvent elles
en paroiſſent toutes obſcures, la bile ſe mêlant

avec le fang fe répand enfuite fur la furface du
corps, & rend la peau infectée de jauniffe.

Le Calcul s'engendre fouvent dans la veffie du
fiel de couleur noire ; mais neanmoins leger, &
qui furnage fur l'eau quand on le jette dedans,
fans aller au fond, comme fait celuy qu'on tire
des reins & de la veffie. Il provient d'une bile
jaune, laquelle étant long-temps retenuë dans
fon propre refervoir, & n'étant pas évacuée quand
il eft befoin, ni renouvellée par le moyen d'une
autre plus recente, s'endurcit d'une façon mer-
veilleufe, ce qui arrive principalement lorfque
tous les deux conduits de la veffie font boûchés. Ce mal n'a point de marques évidentes, ni
de fimptomes fâcheux, par lefquels on le puiffe
facilement & affurément découvrir. *Fernel* rapporte d'un certain vieillard qui étoit fort prompt
à fe mettre en colere, qu'il fut trouvé aprés fa
mort fans fiel & fans veffie, au lieu de cela il s'é-
toit fait un grand calcul.

Au refte la bile abonde quelquefois en fa propre veffie, qu'elle la rend extrêmement tenduë &
groffe, & alors elle incommode beaucoup par fa
pefanteur, par fon oppreffion, & par fon ardeur,
& fi elle vient à fe pourrir par des fiévres intermitentes. De là donc provient de fâcheufes maladies, & à la verité il n'en refulte pas de moindres quand elle fe décharge tout à coup : car
quand la veffie fe vuide entierement, & qu'elle
jette dehors toute fa bile, elle excite ou des vomiffemens bilieux, ou une diarrhée, ou une dyffenterie.

CHAPITRE XV.

De la Rate.

Ce que c'est que la rate.   L*A Rate* est une partie organique, ou un viscere située dans l'hypochondre gauche à l'opposite du foye sous le diaphragme, entre les côtes & le ventricule.

Sa situation   Elle est aux uns plus haut, & aux autres plus bas ; mais en tous elle est à la partie posterieure, étant appuyée sur les vertebres & les fausses côtes.

Il est extraordinaire que la rate change de place avec le foye ; en sorte que celuy-cy soit dans l'hypochondre gauche, & celle-là dans le droit, neanmoins *Cornel*, *Gemma*, *Talentonius*, *Carterius*, & *Bartholin* en rapportent deux ou trois histoires. Il arrive aussi tres-rarement que la rate manque entierement, ce que neanmoins *Hollier*, *Ortelius* & *Dulaurent* rapportent avoir vû en une femme, & en un homme.

Son nombre   *Elle est unique* dans l'homme, & il arrive rarement qu'il y en ait deux ; neanmoins *Cabriolius*, *Postius* & *Marchetis* en ont trouvé deux, & *Fallope* en a vû trois. Quelquefois dans les chiens il s'en rencontre trois, égales en grandeur, de chacune desquelles il se porte un vaisseau au rameau splenique.

Sa grandeur   *Quoique* l'homme ait la rate assés grosse, elle est neanmoins beaucoup plus petite que le foye ; sa longueur est de demi pied, sa largeur de trois travers de doigts, & son épaisseur d'un poûce. Ceux qui sont naturellement melancoliques l'ont plus grande, parce qu'étant rare & lâche, elle groffit à mefure que la partie la plus groffiere du fang y eft reçûë ; mals il eft plus avantageux de l'avoir petite que groffe.

Sa Figure eft oblongue, en forme de la langue d'un bœuf ; elle eft un peu convexe du côté des côtes, & concave du côté du ventricule : elle a dans le milieu de fa longueur une certaine ligne blanche qui a quelques ruberofités, c'eft l'endroit où les arteres font receuës.

Sa figure.

Sa Couleur eft differente fuivant les âges ; au fœtus elle eft rouge comme le foye, aux adultes elle eft noirâtre, à caufe du fuc melancolique qui l'emplit, & à ceux qui font plus avancés en âge, elle approche de la couleur livide. Enfin elle eft plus ou moins brune, felon que l'humeur qu'elle reçoit eft plus ou moins noire.

Sa couleur.

Elle eft attachée au diaphragme par fa partie convexe, non pas fortement comme le foye, mais fuperficiellement, elle l'eft auffi au rein droit par de petites fibres membraneufes tres déliées qui viennent du peritoine, & elle tient par fa partie convexe ou plate à l'omentum, & aux parties voifines. Elle eft auffi attachée à l'eftomac par deux ou trois veines remarquables, qui font appellées *Vafa brevia*, ou vaiffeaux courts, parce qu'ils font fort peu de chemin. En cet état, & ainfi attachée, (fi le corps eft bien difpofé,) elle ne décend pas plus bas que la derniere côte ; mais lorfque fes ligamens fe relâchent, on la fent plus bas avec grande incommodité pour la fanté, & on a vû quelquefois que ces ligamens s'étant rompus, elle eft tombée dans l'hypochondre ; ce que *Cabrolius* a remarqué en un gentilhomme, dans lequel la rate nageoit par toute la cavité du ventre. Et *Riolan* a vû une femme de Paris, dans laquelle la rate étoit tombée fur la matrice, ce qui avoit

Sa connexion.

K k iij

trompé les Medecins pendant deux ans sous l'apparence d'une mole , jusqu'enfin qu'étant morte , & son corps ayant été ouvert , on trouva que la cause , & de sa tumeur & de sa mort avoit été la chûte de sa rate.

Ses membranes. *Elle est* entourée d'une double membrane ; l'une exterieure & épaisse qui vient du peritoine , l'autre déliée & poreuse qui luy est propre , qui vient de la membrane exterieure des vaisseaux qui entrent dans la rate , c'est un tissu admirable de fibres charnuës qui sont empaquetées avec les filamens propres de sa capsule , pour mieux conserver les vaisseaux du sang , & la structure molasse de la rate , & qui sont placées comme on voit ces liens ou cercles de fers dans les edifices , qu'on met par dessous les voutes ou les arcades , pour les fortifier davantage.

Ses nerfs. *Les Nerfs* de la rate viennent de l'intercostal, ils ne s'arrêtent pas à sa membrane , comme on l'a crû ; mais ils se distribuent en plusieurs petites branches dans toute la substance de la rate. Que si on demande , pourquoy étant munie de tant de petits rameaux de nerfs , elle a neanmoins le sentiment grossier & obtus ? *Diemerbroeck* répond , que cela vient de la substance même de la rate , qui de soy est subacide & subaustere , & aussi du suc acide fermentatif qui s'y engendre, lequel étant répandu autour de ces nerfs, l'un & l'autre leur causant une stupefaction continuelle , & émoussant leur sentiment en la même maniere que lors qu'on a mangé ou mâché des choses aigres , on en a ensuite les dents agacées , & leur sentiment en est bien moins subtil , & seulement obscur.

Ses arteres. *Ses Arteres* sont les extremités des rameaux interieurs de la celiaque , qui aprés avoir penetré toute la rate par une infinité de ramifications , en

fortent pour s'inferer dans cette membrane : c'eſt
pourquoy, lors qu'on l'enleve de force, on y voit
paroître une infinité de petits points rouges, qui
font autant de petites goutes de fang forties par
les orifices de ces ramifications d'arteres qui y ont
été déchirées.

Ses Veines aprés avoir rampé fur cette membrane, & y avoir diſtribué un grand nombre de petits rameaux entrelacés en forme de rets, ſe réüniſſent, & forment le rameau fplenique.

Enfin fes petits *vaiſſeaux limphatiques* qui font
en tres-grande quantité, s'entortillant autour des
veines & des arteres qui entrent dans ce viſcere,
vont ſe rendre dans le reſervoir du chyle pour y
porter la limphe, dont ils ménagent le cours par
une infinité de valvules. La couleur de cette limphe eſt jaune, & quelquefois rouſsâtre.

La Rate, felon les Anciens, eſt comme un parenchime fait de fang coagulé, & épaiſſi entre les
fibres & les vaiſſeaux, qui n'eſt differente du foye
que par fa ſubſtance & par fa chaleur. Selon les
Modernes, elle eſt compoſée d'une tres-grande
quantité de membranes, qui forment de petites
cellules de differentes figures qui s'entretiennent,
& qui font jointes enſemble par des fibres & des
petits vaiſſeaux qui les traverſent, ces cellules ont
communication les unes avec les autres, & contiennent toutes de petites glandes de figure ovale,
& de couleur blanche, où aboutiſſent les extremités des nerfs & des arteres. Les membranes
qui forment ces cellules, viennent de la tunique
interne de la rate, n'étant toutes qu'un même tiſſu, & une production continuelle de la membrane qui enveloppe immediatement ce viſcere.

La Rate a des vaiſſeaux confiderables, elle a
deux nerfs qui accompagnent les rameaux de l'ar-

K k iiij

Ses veines.

Ses vaiſ-
ſeaux lim-
phatiques.

Sa compo-
ſition felon
les Anciens
& les Mo-
dernes.

tere, & qui ont tous deux la même enveloppe ; l'artere celiaque luy fournit un tres-gros vaisseau, qui se divise en trois ou quatre branches qui vont se rendre dans ces cellules, & enfin se terminer aux petites glandes dont on vient de parler. De ces glandules partent de petites veines, qui se joignant ensemble, en forment de grosses ; ces grosses ensuite en sortant de la rate, se réünissent, & font la veine splenique, qui aprés avoir receu quatre rameaux en chemin, va finir à la veine-porte.

Si on souhaite voir la distribution de tous ces vaisseaux dans une rate, aussi bien que dans un foye, on n'a qu'à dépoüiller l'un & l'autre de leurs membranes, & ensuite les foüetter sur une planche, en versant de l'eau continuellement dessus, ayant ainsi dissout & lavé tout ce qui occupe les espaces qui sont entre les vaisseaux, on aura lieu d'admirer la prodigieuse quantité de ces vaisseaux, & l'industrie avec laquelle ils sont fabriqués.

Son tempe-
ramment.

A l'égard du *Temperamment* de la rate, quelques-uns demandent, si elle est une partie chaude ou froide? Il faut répondre qu'on la doit nommer une partie froide, non pas qu'elle soit veritablement froide; mais parce qu'elle est moins chaude que le cœur, que le foye, & que plusieurs autres visceres. Ajoûtés à cela qu'elle rafraîchit le sang arteriel qui coule par sa substance, qu'elle rend subacide, qu'elle fige, & émousse la pointe de ses particules sulphureuses, & enfin qu'elle le prive de toute volatilité.

Son usage.

Quant à son usage, les uns disent contre l'experience, que c'est une partie inutile, qu'elle pourroit se retrancher du corps, & que l'on en vivroit plus commodément; D'autres assurent que la rate est un second foye, qui fait le sang

d'une partie du chyle, qui y est porté pour nourrir les parties du bas ventre ; d'autres enfin croïent
qu'elle sert de reservoir à la melancolie, & qu'il
se separe dans la rate un suc acide qui passe dans
l'estomac par le *Vas breve*, pour y faire la coction
des alimens : mais le veritable usage de la rate,
conformement à sa structure, est de subtiliser le
sang, & voicy comment ; le sang étant porté dans
la rate par les arteres, qui s'inserent, & s'abouchent aux petites glandes situées dans les sinus,
& dans les cellules membraneuses qui en composent toute la substance, il y est subtilisé & revivifié par l'esprit animal que les nerfs portent dans
ces mêmes glandules, d'où le sang alors s'écoule
en se filtrant par leur fond dans leurs petits pores, qui sont d'une structure particuliere, pour
être ensuite reporté dans les sinus, où il est encore retenu pour s'y perfectionner davantage, &
y prendre comme une nouvelle nature. Ce sang
ayant été ainsi purifié, passe de ces sinus dans le
rameau splenique, qui le porte droit au foye, où
il reçoit encore une nouvelle perfection avant que
d'aller au cœur.

CHAPITRE XVI.

Des Maladies de la Rate.

LES *principales* maladies qui arrivent à la rate
sont l'Obstruction, la Tumeur, l'Inflammation, le Scyrrhe, les Playes, les Ulceres, l'Affection hypochondriaque, le Scorbut, & l'Ictere
noir.

L'Obstruction, les *Tumeurs* & le *Scyrrhe* vien

des obstruc-
tions , des
tumeurs , &
du scyrrhe.

Les signes
de l'obstru-
ction.

Les signes
de la tu-
meur.

Les signes
du scyrrhe.

nent comme celles du foye , de ce que le sang & la limphe grossiere & saline s'arrêtent dans les glandes & les cellules de la rate , les boûchent & enfin les durcissent.

On connôit l'obstruction par la pesanteur & par la douleur qu'on ressent dans l'hypochondre gauche, principalement lors qu'on fait quelque exercice. Que si le mal est si grand, qu'il empêche tout-à fait la separation de l'humeur grossiere & acide d'avec la masse du sang , on voit qu'elle se répand par tout le corps, qu'elle en déprave la couleur , & qu'elle y cause une pesanteur universelle. On a aussi une difficulté de respirer , une toux seche, & une constipation de ventre.

Si la Tumeur est simple , les signes sont la respiration frequente & difficile , sur tout quand on court, ou qu'on travaille , ou même quand on se couche sur le côté droit , dautant que la tumeur presse le diaphragme , particulierement quand l'estomac est rempli d'alimens. On ne perd pas ordinairement l'appetit , mais la digestion du ventricule en est interessée , ce qui fait que la plûpart ont l'estomac rempli du chyle crud & aqueux, qui rend souvent la bouche humide , & fait beaucoup cracher. Enfin l'humeur qui cause la tumeur venant à se répandre , & à envoyer des vapeurs putrides vers les parties superieures, l'on tombe dans de petites foiblesses , & l'on a des pesanteurs de tête , & des assoupissemens turbulens & fâcheux.

On connoît le scyrrhe de la rate à peu prés par les mêmes signes que celuy du foye. Il y a une tumeur au côté gauche , les malades sont tristes & melancoliques , ils se plaignent toûjours de sentir du froid , ils respirent avec peine , & ils sentent du côté de la rate un peu de douleur.

L'Obstruction de la rate est ordinairement longue & opiniâtre, à cause de l'humeur qui la produit. Elle n'est pas de si difficile guerison, lors
qu'elle est recente ; mais lors qu'elle est inveterée, elle dégenere souvent en un veritable scyrrhe.

Les Tumeurs de la rate sont dautant plus mauvaises, qu'elles approchent plus de la nature du
scyrrhe. Celuy-cy est incurable, lors qu'il est inveteré, & il est souvent suivi de l'hydropisie, de
la cachexie, ou de l'atrophie, lorsque le foye
vient à en être incommodé par simpathie, autrement on a vû des personnes qui ont vécu fort long-
temps avec cette incommodité.

Le Flux des hemorroides guerit souvent les
maladies de la rate, principalement, lors qu'elles
sont recentes, comme aussi le flux de ventre,
pourvû qu'il soit moderé, & qu'il n'affoiblisse
point par trop le malade.

L'Inflammation de la rate arrive rarement, &
ses causes sont presque les mêmes que celle du
foye.

On reconnoît cette maladie par la tumeur, par
la douleur, & par la pulsation ou battement d'arteres qu'on ressent dans l'hypochondre gauche,
par la fiévre qui est continuë, & quelquefois quarte, par la difficulté de respirer par la couleur rouge des genoux & des pieds, & par la pâleur du
nez & des oreilles.

Cette Inflammation n'est pas à mépriser, dautant qu'elle dégenere facilement en scyrrhe, &
qu'elle cause de fâcheux simptomes.

C'est un bon signe, lors qu'il y survient une hemorragie de la narine gauche, ou un flux de ventre, pourvû que ce soit un jour critique, & avec
les marques de coction, mais si le sang vient à

couler par la narine droite, c'est un tres-mauvais
signe, selon *Hippocrate.*

**Les signes
de la playe
de la rate.**

On juge que la rate est blessée dans les playes
penetrantes du bas ventre, lors qu'il sort de l'hypochondre gauche un sang grossier & noirâtre,
lorsque le même hypochondre devient dur à cause
de la tumeur, que la douleur s'étend jusqu'à la
clavicule, qu'il arrive des vomissemens, & des
dijections sanglantes, & que le malade est extrêmement alteré.

**Son pro-
gnostic.**

La Playe de la rate qui penetre bien avant dans
sa substance est ordinairement mortelle, à cause
de la privation de son action, du flux de sang qui
s'en ensuit par l'ouverture de ses vaisseaux & de
la simpathie qu'elle a avec le foye, le ventricule,
le diaphragme, les reins, & autres parties considerables.

**L'ulcere de
la rate &
ses causes.**

L'Ulcere de la rate succede ordinairement à
l'inflammation de cette partie, & est produit de
même que celuy du foye par un sang acide &
âcre qui obstruë les glandes, qui s'arrête dans les
cellules, & s'y fermente, & ulcere en peu de
temps la substance de la rate.

**Comment
on le distin-
gue de celuy
du foye.**

Il se distingue de celuy du foye par la situation
de la partie. Quelquefois il sort du pus avec les
excremens ou avec les urines, parce que ces matieres retournent par la circulation, & qu'elles
sont criblées par les reins, ou par les glandes intestinales. Car il n'y a point d'autre voye. On sent
une douleur piquante à l'hypochondre gauche,
qui s'étend souvent jusqu'au diaphragme & à l'é-
paule gauche. On ne sçauroit se tenir couché que
difficilement sur le côté droit, parce que la rate
peze sur les intestins. On ne peut non plus rester
couché sur le côté gauche, à cause de la grande
douleur qui vient de ce que la rate est pressée en

même temps par le ventricule, le foye, & les inteſtins. Cet ulcere eſt toûjours précedé d'un abſcés où il y a inflammation, comme on le peut connoître facilement à la tumeur de l'hypochondre gauche, à la douleur piquante. De plus on eſt alteré, on perd l'appetit, la langue eſt couverte d'une croûte épaiſſe & noirâtre, la bouche eſt amere, le viſage eſt d'un pâle obſcur, il ſurvient quelquefois une fiévre tierce ou quarte, les malades ne peuvent dormir, ils ſont abbatus. Si les veilles continuent, il ſurvient un delire.

Les Ulceres de la rate ne ſont point ſi dangereux que ceux du foye, cependant à la longue ils ne laiſſent pas que d'alterer le ventricule, les inteſtins, & le foye, parce que ces parties étant proche de la rate, les matieres âcres qui coulent de ces ulceres les corrodent, & ſe mêlant avec le ſuc nourricier, elles ſont entraînées par la circulation. Ces maladies ſont difficiles à guerir, auſſi-bien que celles du foye.

Le Mal hypochondriaque, ſelon *Ettmuller*, eſt une douleur avec peſanteur & conſtriction au ventricule, au diaphragme, & à tout le meſentere qui dépend de la convulſion des nerfs de ces parties par la viſcoſité acide des humeurs, qui picotent les premieres voyes, & particulierement les parties nerveuſes du ventricule.

La Douleur tient lieu de genre, laquelle n'eſt autre choſe, ſuivant *Brunon*, que le ſimptome du toucher bleſſé par augmentation. Les plaintes des malades ſont aſſés connoître que la douleur eſt avec peſanteur, & conſtriction. Il leur ſemble qu'un poids les preſſe, & en même temps les parties nerveuſes voiſines, qui ont l'origine de leurs nerfs avec ceux de l'orifice gauche du ventricule ſe retirent vers luy, & les fibres du ventricule

Le Prognoſtic de l'ulcere de la rate.

Ce que c'eſt que le mal hypochondriaque.

souffrent les mêmes contractions.

L'unique Partie essentiellement attaquée dans cette maladie, selon *Higmhorus*, *Barbete*, & *Heckster*, est le ventricule, ce qui est démontré par la douleur qui se fait sentir à la fossète du cœur, qui est la place naturelle de l'orifice du ventricule. On ne nie pas pour cela qu'il n'y ait souvent dans la courbure sigmoide de l'intestin colon, quelque pituite visqueuse, ou des excremens endurcis qui causent ce mal par consentement, & alors les malades se plaignent de l'hypochondre gauche sous les fausses côtes, & le colon distendu & dilaté par les vents a coûtume de presser avec douleur le ventricule qui est couché sur luy. La cure même confirme cette verité : car à l'égard de la courbure du colon, il n'est rien de plus present pour chasser le mal qu'un clistere, & à l'égard du ventricule un vomitif donné methodiquement emporte en un moment la douleur.

Quand on a dit dans la définition que le diaphragme & le mesentere compatissoient, on n'a pas prétendu dire qu'ils fussent le foyer de la maladie, & qu'il se ramassât des matieres morbifiques dans ces parties ; On entend seulement que les fibres du ventricule communiquent leur convulsion au diaphragme & au mesentere par consentement : car la structure des nerfs & des membranes de nôtre corps ressemble à plusieurs cordes tenduës & attachées ensemble, si on en ébranle une fortement en quelque endroit, les autres seront ébranlées en même temps. Par cette raison le diaphragme paye toutes les folies du ventricule, & comme il est inseré par ses tendons aux fausses côtes, & aux vertebres des lombes par ses productions, il s'ensuit qu'on doit ressentir de grandes douleurs aux fausses côtes & aux vertebres de l'abdomen, ce qui arrive en effet comme dans la nephritique. Au reste, parce que le nerf intercostal communique ses rameaux au diaphragme, il faut que la convulsion de celuy cy s'étende aux muscles de la respiration, particulierement vers les parties posterieures. De ces convulsions des nerfs, des muscles, & des membranes successivement naissent les douleurs criantes & insupportables avec tension, principalement au dos, & qui s'étendent quelquefois jusqu'aux vertebres du col. On peut inferer de là, pourquoy l'asthme sec survient à quelques hypochondriaques, & pourquoy la palpitation du cœur se joint souvent aux autres simptomes.

La Cause prochaine de cette maladie est la convulsion des nerfs, causée par une matiere visqueuse acide, que les Anciens appelloient suc atrabilaire, ou melancolie acide.

Le principal Ouvrier & reservoir de cette matiere morbifique, est le ventricule, comme les rots frequens, & les vomissemens acides le témoignent; A l'égard des rots, ils tirent immediatement leur origine de la matiere visqueuse, dans laquelle ils s'engendrent successivement durant l'effervescence, & dans laquelle ils sont renfermés comme l'air dans une bulle, ou bouteille d'eau, plus il y a de cette viscosité dans le corps, plus il s'y fait de vents; comme il paroît par la mixtion chymique de deux liqueurs: car lorsque l'une est d'une consistence épaisse, il en sort beaucoup plus de vapeurs venteuses; ces rots, ou ces vents ne sont autre chose qu'un air renfermé dans les pores des matieres visqueuses, engendrées par les alimens, lequel étant chassé de ces pores, & sur tout de ceux des particules alcalines par l'acide qui s'y jette, se dilate par sa vertu elastique dans ce combat, & se joignant aux vapeurs les plus subtiles de la matiere qui fermente, sort, & enleve en sortant la saveur, & l'odeur des alimens qu'on a pris. Il est évident que les vomissemens de ces sortes de malades sont acides par la stupeur & l'agacement qu'ils causent aux dents en passant, & *Higmorus* a observé, qu'ils exulceroient souvent les lévres, la langue, la gorge, & le gosier.

Quand les intestins sont remplis d'une semblable matiere venteuse, les groüillemens, & les bruits regnent dans l'abdomen. Quand la matiere reside dans les cellules des intestins, particulierement du colon, elle produit par son aigreur les douleurs & picotemens opiniâtres que les Anciens attribuoient à la pituite vitrée, ou gipseuse. Les malades se plaignent de certain embarras dans l'abdomen, & lors qu'on leur demande le lieu, ils montrent justement le colon situé sous l'estomac, ce qui fait que le mal hypochondriaque est ordinairement accompagné de la colique. Le chyle vitié étant porté dans la masse du sang, la rend épaisse, & incapable d'une bonne fermentation, ce qui est la racine d'une infinité de maladies : car il est charié par le mouvement circulaire à tous les visceres, où s'arrêtant, il est coagulé toûjours de plus en plus par son acide dépravé, il produit des tumeurs & des obstructions accompagnées de diverses douleurs, attendu que l'acide ennemi des parties nerveuses, picote leurs fibres, & cause differentes convulsions avec des affections tres-douloureuses.

Les causes éloignées.   *Les Causes éloignées* sont de differentes sortes entre les choses naturelles, sont le temperamment du ventricule froid ou melancolique, suivant les Anciens, & la discrasie acide, suivant les Modernes, laquelle est tres-frequente aux peuples du

Nord

Nord aux deux sexes, & à tous âges.

Entre les choses non naturelles est l'air âcre rempli de sels âcres élevés dans ses pores, & délayés par les vapeurs aqueuses, ce qui est évident en Automne, & au Printemps, qu'on appelle vulgairement les saisons des rhumes. L'air de cette sorte infecte la salive, & descend avec elle dans le ventricule, où il communique une saveur vitiée aux alimens qui restent dans l'estomac, entre les alimens sont le pain mal fermenté, la bouillie composée d'eau & de farine sans fermentation, les poissons, & les chairs enfumées, & mal mâchées, la biere mal fermentée &c. à quoy le trop de repos contribuë beaucoup, parce qu'étant continuellement assis on comprime l'abdomen, & le mouvement du diapragme est empêché, ce qui ne peut arriver que les alimens ne restent long-temps au fond du ventricule, qu'ils ne fermentent trop, & que les parties terrestres ne soient par consequent dissoutes avec les salines. Le foye en même temps est continuellement comprimé, & le passage du suc bilieux bouché, lequel d'amer dégenere en un alcali trop lixivieux. Ainsi les sucs devenus trop fixes dans les intestins, excitent une quantité prodigieuse de vents âcres, de là vient la colique dont le mal hypochondriaque est accompagné, & le scorbut qui en procede est reduit avec justice par *Barbete* sous le même titre.

Les Evacuations supprimées sont aussi les causes de ce mal, qui arrivent souvent aux filles & aux femmes grosses par la suppression de leurs mois, & aux hommes qui se privent entierement de l'usage de Venus. Lorsque ces vaisseaux sont trop remplis, la circulation des humeurs est plus lente, & par consequent elles s'encraslent. Par la même raison le trop long sommeil nuit plus qu'il ne refait, en donnant occasion à la lenteur de la circulation des humeurs ; principalement si on dort incontinent aprés avoir soupé, à moins qu'on n'y soit accoûtumé. Les trop grandes veilles nuisent au contraire, parce que les muscles se lassant par les longues agitations du corps, poussent plus lentement les humeurs.

Cette Maladie ne dépend pas seulement de la matiere visqueuse acide, dont on vient de parler ; mais encore de l'irritation contre nature du principe actif, ou de l'archée qui dirige les nerfs : car l'experience nous fait voir que ce mal est souvent causé par la colere seule. Il semble dans ce cas que nôtre ame souffre la même chose qu'*Ammanus* dit avec beaucoup d'érudition, qu'elle souffre dans les delires, & dans la manie ; puis qu'il est certain que c'est l'ame, & non pas le corps qui sent, & entant qu'elle est dans le cerveau, non entant qu'elle actuë les membres du corps, de ce qu'étant en extase, ou distraite par une profonde contemplation, les sens externes demeurent comme stupides & à demi morts.

Entre les choses contre nature sont toutes les suppressions subites, & les fiévres maltraitées, sur tout les intermitentes.

La division du mal hypochondriaque.

A l'égard de la difference du mal hypochondriaque, il se divise en aquis & hereditaire. Le premier est celuy que nous venons d'expliquer, l'autre passe des peres aux enfans.

Ses signes.

Pour les Signes Diagnostics. On sent des douleurs avec pesanteur & tension qui commencent à la region des lombes, courent dans l'abdomen avec des contorsions tres sensibles, passant en devant, & s'étendant jusques aux vertebres du col. Quand le mal est confirmé, il prend des redoublemens aprés le repas, avec des ardeurs &

des difficultés de respirer. Les envies de dormir
sont frequentes sur tout à jeun. Les vents & les
rots sont presque continuels, nonobstant la constipation opiniâtre du ventre. Les vertiges, les
maux de tête, les inquietudes, les envies de dormir, la terreur, & la tristesse sans aucune cause
manifeste, surviennent. Quelquefois les hommes
ont les mêmes simptomes que les femmes histeriques. Le poux est inconstant, inégal, & changeant
à chaque moment dans le paroxisme, & hors du
paroxisme, il est quelquefois moderé en sa grandeur, & lent. L'urine nouvellement renduë est ordinairement de couleur de citron, grossiere, mais
transparente, elle est quelquefois trouble, & pâle
avec beaucoup de sels. Quand elle a été un peu
reposée, il se précipite au fond beaucoup de matiere visqueuse, & de sable gris tirant sur le rouge,
qui trompe les Medecins ignorans qui accusent
le calcul des reins, à cause de la douleur des lombes.

Ce mal au commencement se peut guerir. Quand
il a jetté ses racines, il se mocque souvent de la
diligence du Medecin. Tant que les maux de tête
ne sont pas opiniâtres, que l'appetit n'est point
abbatu, que les vents & les rots ne sont pas continuels, il y a de l'esperance; quand le mal est inveteré, il enfante le scorbut, suivant *Barbete*, qui
dit le scorbut, dit une pepiniere de maux, comme les palpitations rebelles du cœur, la melancolie, les insomnies, l'incube ou cochevieille, &
quelquefois une épilepsie si extraordinaire, qu'on
diroit que le diable s'en mêle, sur tout aux femmes. Quand le mal ne se guerit point, quand il
survient un vomissement de matiere noire, tel que
Petermanus a souvent remarqué. C'est un signe que
la mort a coûtume de suivre de prés, si la reten-

Son pro-
gnostic.

tion rebelle des excremens endurcis cause la constipation, le miserere est à craindre, l'inflammation & le sphacele successivement. Le mal hypochondriaque hereditaire ne peut jamais être gueri parfaitement.

Ce que c'est que le scorbut.

Le Scorbut est une maladie nouvelle qui vient du Dannemarc. Elle a été appellée dun mot Danois *Scharbuct*, qui signifie en nôtre langage ulceres de la bouche, & tranchées de ventre, parce que ce sont les principaux simptomes qui accompagnent cette fâcheuse maladie. *Forestus* l'appelle *Gingibracchium*, à cause des douleurs que l'on ressent aux gencives, & dans les bras. Il y en a d'autres qui l'appellent *Gingipedium*, parce que l'on ressent aussi quelquefois de la douleur dans les pieds.

Ses causes.

Le Scorbut n'est pas seulement une maladie eudemique aux lieux où elle est ordinaire, mais aussi elle arrive à differentes nations, ou à cause de l'air que l'on respire, ou à cause du mauvais regime que l'on garde. Il est quelquefois hereditaire, & d'autres fois il succede au mal hypochondriaque, aux fiévres intermitentes & continuës, & à d'autres maladies. Enfin il se peut communiquer par l'attouchement : car il est certain qu'il sort du corps d'un scorbutique des sels fixes & âcres qui peuvent corrompre le sang en le rendant acide. Leur salive en est aussi toute chargée : c'est pourquoy si on boit dans le verre d'un scorbutique, on gagnera le scorbut, de même qu'en beuvant aprés un verolé, il arrive souvent à la bouche des chancres, & quelquefois on gagne la verole, comme on l'a vû assés souvent.

La Cause du scorbut consiste donc dans un sel lixivieux extrêmement âcre & corrosif qui se trouve dans le sang, & qui tient tantôt de la nature d'un soufre grossier, & tantôt d'un sel fixe, & tartareux, quelquefois l'acidité de la limphe est semblable à celle du vitriol ou de l'alun, & quelquefois cet acide est semblable a de l'eau forte : car il faut s'imaginer que suivant que ce sel a ses parties plus ou moins grosses & solides, ou plus ou moins longues, tranchantes & pointuës, le scorbut est different, & les accidens qui l'accompagnent pareillement.

Le principal Signe du scorbut, sont les taches livides & noirâtres aux bras, aux cuisses, & aux jambes, qui disparoissent, & qui changent de place, lesquelles se forment en cette maniere. Le sel âcre & acide du sang ouvrant trop les pores des petites arteres capillaires, les particules du sang les plus grossieres & les plus terrestres, s'extravasent sous la surpeau, & ne pouvant pas continuer leur circulation, parce que leurs particules sont irregulieres, en s'attachant les unes aux autres, elles font ces taches livides, mais parce qu'il vient toûjours de nouvelles particules que le sang charie, & pousse en ces endroits, ces taches sont souvent emportées ailleurs par le torrent de la liqueur, & c'est de là que dépend la mobilité de ces taches.

Les Malades se plaignent d'une grande douleur de tête, parce que ces sels âcres & piquans étant portés à la tête, ils irritent les membranes du cerveau. Les veilles & les vertiges viennent de la trop grande agitation des esprits animaux ; ou bien peut-être, c'est parce que le cœur est irrité par les sels âcres du sang : car ces irritations sont causes que le cœur chasse le sang avec plus de force ; c'est pourquoy il en monte beaucoup à la tête.

Les Scorbutiques ont peine à respirer, ce qui peut venir du défaut des esprits, ou de l'obstruc-

Ses signes.

L l iij

tion des nerfs du diaphragme, ou de la coagulation du sang dans les ventricules du cœur.

Les Palpitations sont occasionnées par l'irritation que le sang cause aux fibres nerveuses, en
passant dans les ventricules du cœur, de maniere
que les esprits animaux se portent dans le cœur en
si grande abondance, & avec tant de rapidité,
que c'est une necessité qu'il entre en convulsion.
Enfin si les scorbutiques sont si sujets aux défaillances, c'est parce que le sang s'engorge dans les
ventricules du cœur en s'y coagulant. Lorsque l'a-
cide âcre du sang se porte au ventricule & aux intestins, & qu'il se fait des obstructions dans ces
parties, les malades ressentent de cruelles douleurs dans le ventre, ils ont des envies de vomir,
des flux dissenteriques, & les hypochondres enflés & tendus.

Si cet acide âcre se répand en abondance dans le
ventricule, il excite une faim canine, & lors qu'il
se resoud comme en saumure, & qu'il coule dans
les intestins, il cause des diarrhées & des dyssenteries, selon que cette saumure est plus ou moins
âcre & corrosive. Enfin le ventre est resserré, lorsque cet acide est acerbe & visqueux, c'est-à-dire,
lors qu'il resserre par ses particules astringentes
les fibres & les petites glandes des intestins.

Les Gencives saignent dans le scorbut; mais toutes
les fois qu'elles saignent, ce n'est pas toûjours un
signe certain du scorbut, parce qu'il y en a qui ont
les vaisseaux sanguins des gencives pleins de sang,
& si delicats, que pour peu que l'on comprime les
gencives, il en coule un peu de sang; mais si le
sang coule des gencives à la moindre occasion, &
que ce sang soit sereux, & qu'il sente mauvais,
on peut croire que c'est un signe certain du scorbut, principalement s'il paroît aux bras, aux cuis-

ſes , ou aux jambes , des puſtules rouges ou livides , comme nous avons dit , parce qu’alors cela
marque un ſang empreint d’un ſel fixe qui s’eſt coagulé dans les vaiſſeaux capillaires de la peau , &
qui eſt devenu livide & noirâtre par la perte des
ſoufres & des ſels volatils.

A l’occaſion de ces puſtules , il faut remarquer
qu’elles font ſouvent des ulceres rongeants , ce
qu’on peut expliquer facilement , en ſuppoſant
que c’eſt le ſuc nourricier qui s’eſt coagulé dans
les petits tuyaux de la peau , & des glandes cutanées : c’eſt pourquoy ſi ce ſel ſe reſoud , & qu’il
ſe débarraſſe des autres principes , il s’en fera une
eau forte qui rongera toutes les parties.

La Langueur de tout le corps , la foibleſſe des
ſens , les laſſitudes dont ſe plaignent les malades ,
n’ont point d’autre cauſe que le défaut des eſprits :
car un ſang auſſi fixe , & auſſi âcre que celuy des
ſcorbutiques , n’eſt pas capable de produire beaucoup d’eſprits.

L’Hydropiſie ſuccede ſouvent au ſcorbut , parce
que l’acide coagulant le ſang , la limphe s’en ſepare en abondance.

Pour l’Atrophie , rien n’eſt plus facile à expliquer ; elle vient des obſtructions qui empêchent
le paſſage du ſuc nourricier.

Les Urines changent beaucoup dans cette maladie ; quelquefois elles ſont remplies d’un ſediment épais & ſabloneux , tantôt elles ſont claires
& limpides , & tantôt blancheâtres ; enfin elles
ſont quelquefois rouges , ou de couleur de citron :
cette couleur rouge & éclatante de l’urine ne vient
pas de la bile , comme quelques-uns le croyent ;
mais plûtôt de l’abondance des ſels , ce qui eſt évident ; puiſque l’urine devient quelquefois à un ſi
haut degré d’acrimonie , qu’elle cauſe une ſtrangurie.   L l iiij

Pour la Puanteur de la bouche, elle vient ou du ventricule, ou des intestins, ou des dents cariées, & des gencives ulcerées. Pour la soif, elle vient des vapeurs chaudes, & salées qui dessechent la gorge.

L'Enflure & l'inflammation du visage ne viennent que par les obstructions de la peau du visage, causées par une limphe âcre.

Il arrive quelquefois une chose assés particuliere aux scorbutiques, c'est qu'en se remuant, on entend le bruit de leurs os, comme si l'on remuoit un squelete, & quelquefois même ils se font cassés. Tout cela ne sçauroit s'expliquer, qu'en disant, que la liqueur nourriciere des os est devenuë tout-à-fait saline, que l'huile en a été consumée, que la liqueur qui enduit les articles est tout-à-fait dissipée, que les cartilages qui couvrent les têtes, & les cavités des os ont été entierement consumés par l'âcreté des sucs, de sorte que les apophises touchent à nud leurs cavités; & comme elles se frottent par le mouvement des os, elles font ce bruit que nous entendons, lorsque les scorbutiques agissent. Le suc nourricier des os devient quelquefois à un si haut degré d'âcreté, que les os se carient dans toute leur substance, c'est pourquoy au moindre effort ils se cassent facilement.

Son Pro-gnostic.

Le Scorbut est une maladie longue & difficile à guerir, on en peut venir à bout dans le commencement, pourvû qu'on employe de bons remedes; mais lorsque le scorbut a jetté de profondes racines, & qu'il a communiqué sa malignité aux visceres, il est bien difficile de le guerir : car le plus souvent il se change en hydropisie, & quelquefois dans un catarre suffoquant, comme on l'a vû arriver il n y a pas long-temps à une femme.

Le Scorbut se termine aussi quelquefois en une

diſſenterie mortelle, mais le plus ſouvent dans une maigreur de tout le corps.

Pour l'apoplexie & la paralyſie, elles arrivent plus rarement. Si le ſcorbut eſt une maladie du pays, ou qu'il ſoit hereditaire, il eſt preſque toûjours incurable, à moins que le malade n'obſerve un exact regime en prenant des remedes propres à ſa gueriſon.

Le Scorbut des vieilles gens eſt une maladie fâcheuſe, parce qu'ils ſont foibles & languiſſans, & qu'ils manquent d'eſprits. On dit que les femmes ſont plus ſujettes au ſcorbut que les hommes, parce qu'elles font moins d'exercice.

Le Scorbut accompagné d'une difficulté de reſpirer, avec des taches livides, & des ulceres, & avec de grandes tranchées, eſt toûjours à craindre.

Les Taches des ſcorbutiques ſont dautant plus dangereuſes, qu'elles ſont noires & livides, & lors qu'elles s'ulcerent, elles ſont tres-difficiles à guerir. L'enflure des gencives avec des chairs fongueuſes marque une extrême âcreté dans la ſalive. Si l'on n'adoucit la ſalive, & ſi l'on n'empêche la corruption des gencives, les os des mâchoires ſe carieront, & les dents tomberont de leurs alveoles, comme il arrive preſque toûjours dans les enfans ſcorbutiques, auſſi-bien que dans les adultes; enfin, lorſque les ſcorbutiques ont les viſceres ſcyrrheux, & tout remplis d'obſtructions, & les poûmons ulcerés, on ne doit plus eſperer de gueriſon, & encore moins une longue vie.

L'Ictere noir, ſelon *Sennertus*, eſt produit par un ſang fort acide & viſqueux qui s'accumule dans la rate, & dont elle s'en décharge d'une partie dans les veines qui la répandent enſuite par tout le corps.

Cauſe de l'ictere noir

Ses signes. *Cette Incommodité* efface la vivacité du tein, lequel devient premierement obscur, puis livide, & noir, sans qu'il en apparoisse aucune occasion manifeste. Le corps est à la verité moins lâche & moins pesant que dans l'ictere jaune; mais l'esprit est beaucoup plus troublé d'imaginations, suivies de crainte & de tristesse, les éjections & les urines ne s'éloignent pas manifestement de leur état naturel, on sent avec cela la rate pesante & enflé, ce qui n'est pas sans danger.

CHAPITRE XVII.

Du Pancreas.

Ethimologie & definition du Pancreas. LE *Pancreas*, comme qui diroit *tout charneux*, & que les Latins appellent *Lactes*, à cause de sa couleur interieure qui est blanche, & ressemblante au lait, est un corps glanduleux, mol & informé, situé vers les premieres vertebres des lombes, sous la partie posterieure & inferieure du ventricule, enveloppé d'une membrane déliée qui vient du peritoine, & à laquelle il est comme suspendu.

Sa figure. *Sa Figure* est oblongue & plate.

Sa convexion. *Il s'approche* des bords du foye par sa partie la plus large, & il est ainsi qu'on vient de dire, couché sous le ventricule, environ vers la premiere vertebre des lombes, & enfermant le conduit biliaire, & le tronc de la porte, il se joint à l'intestin duodenum; de là il s'étend vers la rate en se diminuant insensiblement, à laquelle neanmoins il ne s'attache pas.

Sa couleur. *Sa Couleur* est pâle, ayant à peine une legere teinture de sang; en sorte que ni dans sa substançe, ni dans sa couleur, il ne ressemble point aux autres parties charneuses ; d'où vient qu'il y a lieu de s'étonner que les Anciens l'ayent appellé *Tout charneux*, puis qu'il auroit été plus à propos de le nommer *Tout glanduleux*.

Sa Grandeur n'est pas égale en tous les sujets. Sa longueur est pour l'ordinaire de dix travers de doigts, large de deux, & épais d'un. Sa pesanteur dans les personnes de bon âge est de quatre ou cinq onces, & dans celles qui sont mal constituées de huit à neuf. *Blasius*, *Graef*, *Horstius*, & *Tulpius* observent que souvent il contracte une tres-grande corruption, & qu'il s'y engendre aussi quelquefois des pierres.

Sa Substance est toute glanduleuse, & comme composée d'une grande quantité de glandes, attachées les unes aux autres par les vaisseaux qui sont entre-deux, & renfermées dans une membrane qui vient du peritoine.

Les Modernes ne reconnoissent que deux especes de glandes, ausquelles ils reduisent toutes les autres, excepté les renales. Ils appellent les unes *Conglobées*, & les autres *Conglomerées*, nous allons les expliquer icy toutes deux, à cause du pancreas qui est au rang des conglomerées.

Les Glandes conglobées sont celles qui n'étant point divisées, ont une substance & une composition qui en paroît plus ferme & plus continuë, dont la superficie est égale, & fort unie : elles ont toutes une artere qui leur apporte du sang, & une veine qui le reporte aprés avoir été filtré dans ces glandes. Elles ont aussi un ou plusieurs vaisseaux excretoires qui conduisent & versent en quelque endroit ce qui a été separé. Il y en a qui ont une cavité dans leur milieu, & des vaisseaux limphatiques qui vont se rendre dans le reservoir ou dans le canal.

Marginalia : Sa Grandeur. — Sa Substance. — Deux sortes de glandes. — Les conglobées.

Les conglo-
merées.

Les Conglomerées font celles qui font compofées de plufieurs petits corps, ou grains glanduleux joints enfemble fous une même membrane, comme les glandes falivales, fudorales, lachrimales, & le pancreas; ces glandes, outre des arteres, des veines, & des nerfs, font encore fournies chacune d'un vaiffeau excretoire ramifié dans leur propre fubftance, par le moyen duquel elles déchargent dans des refervoirs les liqueurs qu'elles ont filtrées.

L'ufage des
glandes.

L'Ufage des Glandes étoit inconnu aux Anciens; puis qu'ils croyoient qu'elles ne fervoient qu'à appuyer la diftribution des vaiffeaux, apparemment qu'ils ne fe donnoient pas la peine d'examiner fi les vaiffeaux entroient ou non dans les glandes : car ils auroient connu comme les Modernes, qu'il n'y a pas une glande qui ne fe fepare quelque liqueur par fa difpofition naturelle, de même qu'un crible qui laiffe paffer par fes trous des particules qui en ont la figure.

Les Liqueurs qui font feparées par les glandes ont des ufages differens ; les unes fervant à diffoudre, les autres à humecter, & les autres étant deftinées pour être évacuées.

Les vaif-
feaux du
pancreas.

Le Pancreas etant, comme nous venons de le dire, de la nature des glandes conglomerées, il reçoit toutes fortes de vaiffeaux. Il a des *Nerfs* qui font tres-déliés, lefquels viennent de la fixiéme paire, & principalement du plexus fuperieur de l'abdomen. Il reçoit des *Arteres* du rameau gauche de l'artere celiaque qui eft appuyée fur le dos, & quelquefois de l'artere fplenique. Il envoye des *Veines* au rameau fplenique, tout auprés de la porte, & outre cela il donne naiffance au tronc de cette veine, qu'il embraffe en quelque façon. Il a auffi plufieurs *Vaiffeaux limphatiques* qui vont au refervoir.

Il a en son milieu un canal mediocrement gros, qui le parcourt selon toute sa longueur ; on l'appelle le *Canal de Vvirtsungus*, du nom de son inventeur. Il est composé d'une membrane tres-forte, mais tres-déliée.

Il est unique, & rarement double, sa grosseur est comme celle d'une petite plume, quand il est dans son état naturel ; car il grossit quelquefois par excés.

Ce Canal ne vient pas de la rate, à laquelle il ne touche point, mais des rameaux des petites glandes qui composent le pancreas, de maniere qu'il grossit à mesure que ces rameaux s'unissent, il vient se terminer dans le duodenum, où il a une petite valvule qui permet la sortie de la liqueur qu'il contient, & empêche que le chyle & les autres matieres ne passent des intestins dans sa petite ouverture.

L'usage du pancreas n'est pas de servir de coussin au ventricule, ni d'appuy aux vaisseaux qui se distribuent dans l'abdomen ; mais de separer, & de filtrer par le moyen des glandes dont il est composé, un suc acide qui est porté ensuite par son canal dans le duodenum, ou ce suc sert de dissolvant conjointement avec la bile pour y donner au chyle sa derniere perfection.

Diemerbroeck, *Higmorus*, *Graef*, & *Sylvius* remarquent, que quand ce suc peche, c'est-à-dire, quand il est ou trop âcre, ou en trop grande abondance, & sur tout lorsque la bile qui concourt avec luy, est pareillement, & trop âcre, & trop abondante, il se fait dans les intestins une effervescence excessive & viticuse, qui cause des vomissemens aigres, des rongemens, des vents, des tensions, des diarrhées, des dissenteries, des coliques, & autres semblables maux ; quoique

Le canal de Vvirtsungus.

Sa composition.

Son nombre & sa grandeur.

Son origine & son insertion.

L'usage du pancreas, & du suc pancreatique.

Les vices du suc pancreatique & les maladies qui en proviennent.

EXPLICATION DE LA FIGURE XV.

Qui represente le Corps du Pancreas , le nouveau Canal de Virsungus , & le Parenchime de la Rate avec ses Vaisseaux.

FIGURE I.

A A A Le Pancreas disséqué.
B B Le nouveau Conduit découvert dans le Pancreas.
c c c c Les Rameaux de ce Conduit.
d Son Orifice.
e L'Orifice dans le Meat biliaire.
f f Le Meat biliaire.
g g g Une partie de l'Intestin Duodenum.
H H Le Rameau splenique.
I I L'Artere splenique.
K Une portoin de l'Artere celiaque.
L L L Les Anastomoses de la Veine,& de l'Artere splenique.
M La Veine hemorrhoidale , Rameau de la Veine splenique.
N N Le Corps de la Rate.
O O Les Vaisseaux dispersés dans la Rate.

FIGURE II.

A La partie convexe de la Rate.
B B La Membrane separée de la Rate.
C Le Parenchime noir de la Rate.

FIGURE III.

A A A La partie concave de la Rate avec les Vaisseaux qui
   y sont attachés.
B La Veine splenique.
C L'Artere splenique.

---

neanmoins ces maux puissent aussi être causés par le vice de la bile seule. Que si ce suc est en trop petite quantité, trop doux, & point salé, alors il

FIGURE XV.

Fig. I.

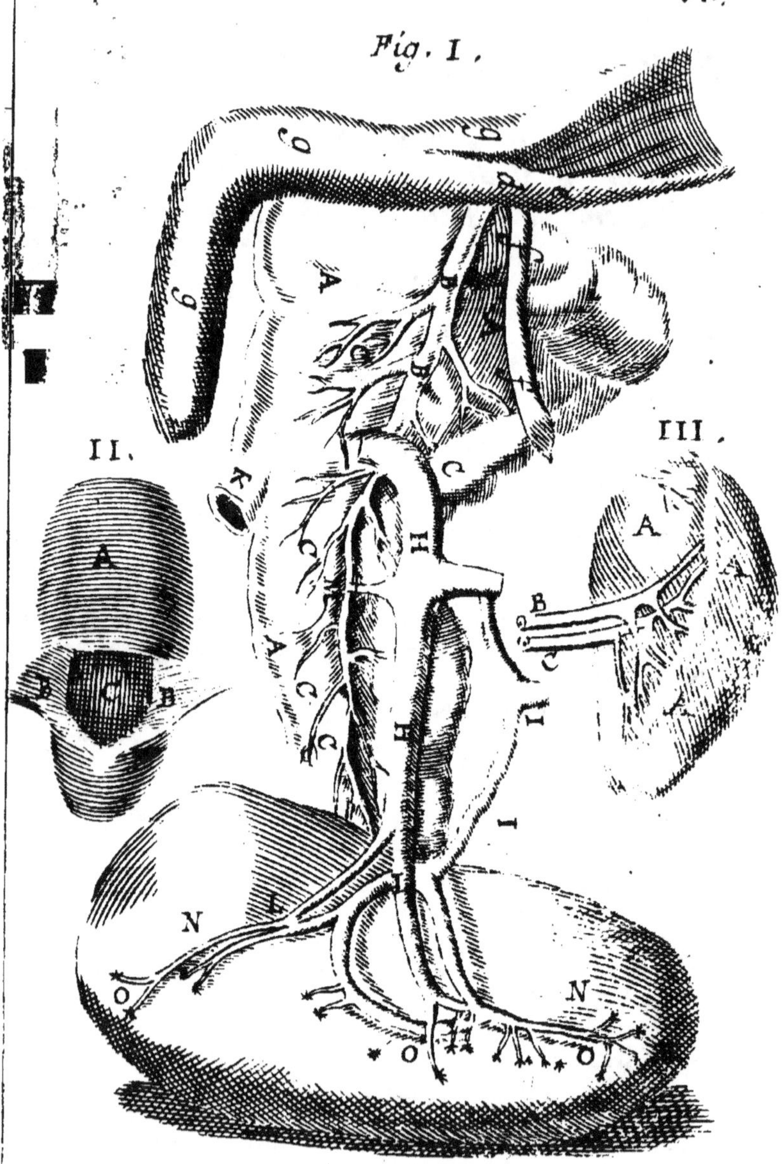

ne se fait qu'une tres-petite effervescence, ce qui cause des obstructions, des maigreurs, des constipations de ventre &c. Quelquefois aussi si étant trop salé, & trop aigre, il remonte dans le ventricule, il y cause la faim canine, des vomissemens, des rots aigres &c. S'il descend dans les intestins, il y cause des tranchées, des ulcerations, des flux de ventre &c. Que si avec le sang il monte à la tête, il cause des convulsions épileptiques, des delires melancoliques, des affections semblables aux passions histeriques &c. Que si ce suc se porte vers l'estomac ou vers le cœur, il y cause des palpitations de cœur, des lypothimies, grande inégalité, & foiblesse de poux &c. Ainsi selon les differens degrés d'alteration de ce suc, il se produit dans le corps humain differentes affections, telles qu'on les voit dans les malades hypochondriaques, dont la plus grande partie doit avec justice être attribuée aux vices de ce suc. Or ce suc devient vicieux, principalement ou par un regime de vivre mal reglé par l'usage trop frequent de viandes salées, d'acides, de dessechées & endurcies à la fumée, d'âcres, & d'autres semblables, ou par un trouble dans les coctions qui se font dans les autres visceres, principalement dans la rate : car toutes ces causes introduisent dans le ferment du sang une disposition vicieuse, qui fait que plusieurs particules du sang ne se spiritualisent pas suffisamment dans le cœur, & deviennent subacides, subsalines, & tres-disposées à se coaguler ; ensorte qu'étant en cet état portées par les arteres à ce viscere, elles ne peuvent s'y attenuer assés, ni être changées en un ferment capable de faire fermenter dans les intestins les alimens, qui aprés leur digestion dans le ventricule, y sont tombés.

CHAPITRE

CHAPITRE XVIII.

Du Serum, des Reins, & de l'Urine.

LE Serum, selon *Diemerbroeck*, est la partie aqueuse des alimens & de la boisson, cuite conjointement avec les sucs sulphureux & salins de ces mêmes alimens dans le ventricule, & dans les autres visceres, & répanduë abondamment dans le sang, pour luy procurer un parfait mêlange, & la tenuité, & fluidité qui luy est necessaire, pour pouvoir s'insinuer en toutes les voyes les plus étroites, & aussi pour le laver, & le purifier de ses impuretés, & de ses particules salines les plus cruës, se les unir, & les évacuer avec soy par la salive, par les crachats, par les sueurs, & par les urines.

Ce que c'est que le serum.

Or dautant que ce serum doit être mêlé en abondance au sang, & qu'il est necessaire qu'il s'en engendre beaucoup chaque jour, & que cependant il ne s'unit pas, & ne s'applique pas à la substance des parties, il est aussi necessaire qu'il y ait des évacuatoires déterminés, par lesquels sa quantité trop abondante puisse être suffisamment évacuée.

Ces Evacuatoires sont de deux sortes, les exterieurs, & les interieurs.

Les Exterieurs sont encore de deux sortes. 1. Ceux par lesquels l'évacuation s'en fait évidemment; mais non pas continuellement, tels que sont les yeux, la bouche & les narines. Par les yeux les humeurs s'écoulent en forme de larmes, par la bouche & par les narines, il se fait une éva-

Les evacuatoires exterieurs du serum.

cuation ou expulfion confiderable de vapeurs &
d'humeurs fereufes & pituiteufes, dans les crachats, dans la toux, dans la falivation, dans la
diftillation du cerveau, & auffi dans l'expiration,
laquelle eft tres - apparente en temps d'hyver. 2.
Ceux par lefquels l'évacuation infenfible fe fait,
tels que font les pores de la peau, par où le ferum
tranfpire continuellement & infenfiblement jour
& nuit, en forme de vapeur, lequel ferum fort
auffi quelquefois fenfiblement en forme de fueur
par ces mêmes pores. Or cette évacuation de l'humeur fereufe par les pores furpaffe de beaucoup
par fa quantité toutes les autres évacuations des
excremens quelles qu'elles foient. Comme fi par
exemple, un homme a pris en un jour des alimens
jufqu'à douze livres, il s'en exhalera par les pores
de la peau, & par l'expiration neuf livres, plus
ou moins, & peut-être à peine s'en évacuera-t-il
d'eux par les voyes fenfibles, felon l'experience
fubtile & ingenieufe de *Sanctorius*.

Les Evacuatoires interieurs font les reins & la
veffie de l'urine, avec les parties qui en dépendent.

On demande, fi la matiere du ferum, celle de
la fueur, & celle de l'urine font femblables entr'elles, ou plûtôt la même matiere, & fi elles
conviennent en fubftance. Le même *Diemerbroeck*
répond, que le ferum eft de foy une liqueur purement aqueufe, & que l'urine & les fueurs ne le
font pas tant, ni fi fimples que le ferum proprement pris ; mais qu'elles ont un peu de falfugino-
fité, qu'elles font preparées, & cuites avec des
particules falines, qu'elles font peu ou point du
tout differentes en fubftance entr'elles, & que cependant le ferum eft leur bafe, c'eft-à-dire, leur
plus grande portion, d'où vient qu'elles font

auſſi des humeurs ſereuſes, & que ce n'eſt point hors de propos qu'on les appelle communément *Serum*; la ſignification de ce mot étant priſe en un ſens un peu étendu, & tirant ſa dénomination de la plus grande portion de ſa ſubſtance.

Les Reins ſont ainſi appellés du mot Grec *Rheo*, *Couler*, parce que l'urine coule ſans ceſſe dans leur baſſinet.

Ils ſont ordinairement deux, afin que l'un étant affecté, l'autre puiſſe ſuppléer à ſon défaut, ſelon le ſentiment de quelques-uns, ou plutôt, parce que la ſéroſité étant en grande quantité, elle n'auroit pas pû être purgée par un ſeul; ils ſont d'une groſſeur convenable, & propre à ſeparer, & purger le ſang de la ſéroſité, & aux corps bien ſains, l'un ne doit pas être plus gros que l'autre, afin que le corps demeure en équilibre; on trouve neanmoins le plus ſouvent le droit plus gros que le gauche, & quelquefois le gauche plus gros que le droit. Leur longueur ordinaire eſt de quatre ou cinq travers de doigts, leur largeur de trois, & leur épaiſſeur de deux. Leur ſuperficie eſt polie & douce, comme celle du foye, & leur couleur eſt d'un rouge obſcur, & ſe changent facilement en maladie.

Ils ſont ſitués dans les regions lombaires, ſous le foye, & la rate, aux côtés de l'aorte, & de la veine-cave, joignant de chaque côté l'épine à la tête du muſcle pſoas, là où le nerf entre dans ce muſcle; d'où vient que ce muſcle étant comprimé par le calcul des reins, on ſent un engourdiſſe-ment dans la cuiſſe. Ils ne ſont pas directement ſitués vis-à-vis l'un de l'autre, parce qu'ils ſuſ-pendroient la ſéroſité que les arteres émulgentes leur portent, & l'empêcheroient de couler; mais le droit eſt ordinairement plus bas que le gauche,

M m ij

Les Reins;
pourquoy
ainſi appel-
lés.

Leur nom-
bre.

Leur gran-
deur.

Leur ſitua-
tion.

EXPLICATION DE LA FIGURE XVII.

Qui represente les parties qui servent à l'Ex-cretion de l'Urine, & à la Generation.

A A A La partie cave du Foye.
B La Veſſicule du Fiel.
C Le Conduit biliaire relevé en haut.
D La Veine ciſtique.
E L'Artere qui ſe diſtribuë dans le Foye, & la Veſſie du Fiel.
F La Veine umbilicale relevée en haut
G G Le Tronc deſcendant de la Veine cave.
H H Le Tronc deſcendant de la grande Artere.
I I Les Veines émulgentes.
K K Les Reins dans leur ſituation naturelle.
L L Les Arteres émulgentes.
M M Les Capſules atrabilaires avec leurs propagations, & leurs diſtributions dans les émulgentes.
N N Les Arteres qui deſcendent des Reins à la Veſſie.
O Le fonds de la Veſſie de l'urine
P P L'Inſertion des Ureteres par les côtés de la Veſſie.
Q Une Portion de l'Uraque.
R Une Portion de l'Inteſtin droit coupé.
S S Les Veines ſpermatiques qui naiſſent des émulgentes.
T Le Corps piramidal qui procede de l'union des Veines & des Arteres ſpermatiques.
V Les Arteres ſpermatiques qui ſortent du Tronc de l'Aorte.
X X Les Teſticules, dont le gauche eſt dépouillé des Tegumens communs.
Y Y Les Vaiſſeaux déferens, qui montent des Teſticules à l'Abdomen.
a a Le Scrotum ſeparé du Teſticule gauche.
b b Les Iles
c c Les Os Pubis.
d d Les Lombes.

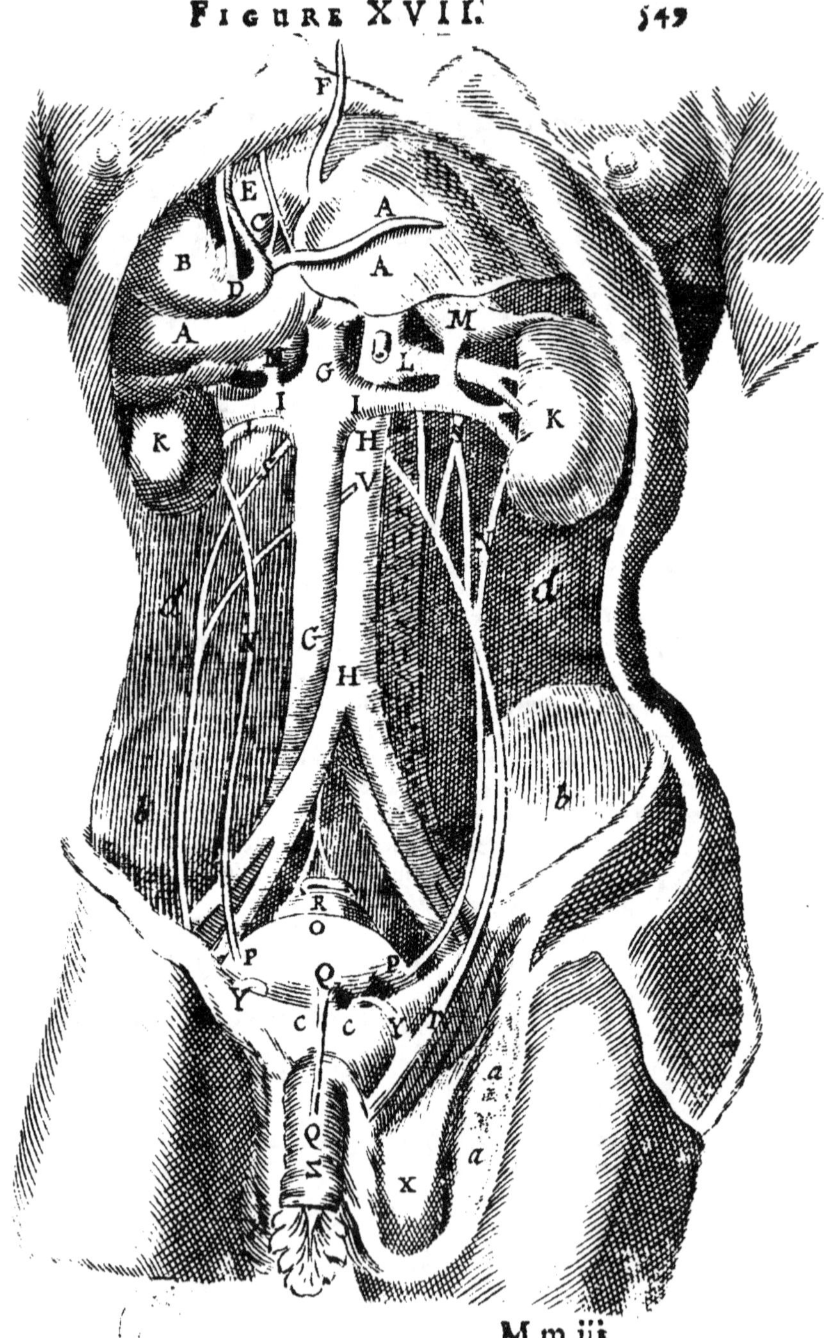
F
E
C
A
A
B
D
M
A
G
L
I
G
K
H
K
V
A
N
G
H
d
b
R
O
P
P
Q
Y
C
C
Y
a
Q
x
a

non feulement pour cette raifon , mais encore
parce qu'il eft placé fous le foye , qui occupant
plus d'efpace , & defcendant plus bas que la rate ,
ne luy permet pas de monter fi haut que le gauche. Ils font éloignés l'un de l'autre environ de
quatre travers de doigts.

Leur temperamment & leur connexion. *Ils font* chauds & humides , & ont une connexion avec les lombes , le diaphragme , & le colon
par le moyen du peritoine , avec le cerveau , le
cœur , & le foye par le moyen des nerfs , des arteres , & des veines émulgentes , & à la veffie par
les ureteres , le rein droit eft attaché au cœcum ,
& quelquefois au foye , & le gauche au colon , &
quelquefois à la rate.

Leur figure *Leur Figure* approche de celle d'un croiffant ,
étant faite à peu prés comme une feüille de caba-
ret , ou comme une feve. Ils font caves par la partie qui regarde les vaiffeaux , & convexes & ronds
par celle qui regarde les côtés.

Leur Subftance. *Leur Subftance* , felon les Anciens , eft comme
fibreufe , compofée du concours & du mêlange de
plufieurs petits vaiffeaux joints enfemble , entre
lefquels il y a quelque peu de chair , ayant plufieurs
differentes alveoles tres-petites , étant tant foit
peu dure à la toucher au dehors ; interieurement
neanmoins , modérement fpongieufe , de couleur
d'un rouge obfcur à l'exterieur , mais plus pâle
vers le baffin.

Leur ftructure nouvelle. *Selon les Modernes* , les reins font compofés fur
tout vers leur partie convexe , d'une infinité de
petites glandes qui paroiffent rondes comme les
yeux des poiffons , & de quantité de fibres étroites , ou plûtôt de petits canaux membraneux qui
font proprement les vaiffeaux excretoires des
reins. Toutes ces petites glandes font attachées à
autant de rameaux d'arteres , d'où elles reçoivent

la matiere de l'urine , la tirent, & la feparent du fang, aprés quoy elles la déchargent dans le baffinet par les fibres membraneufes creufes qui partent de la partie convexe du rein , & qui fe ramaffant en une efpece de faifceau , fe terminent aux caruncules papillaires qui fortent du baffin , & entrent dans les tuyaux avancés. L'urine étant déchargée du rein dans le baffinet , diftille fucceffivement dans la veffie par le canal de l'uretere.

Les Tuniques, ou membranes des reins font deux, l'une externe, & l'autre interne.

L'externe enveloppe les reins de tous côtés, & eft recouverte de beaucoup de graiffe, elle vient du peritoíne, & fert pour attacher fortement les reins aux mufcles internes des lombes. Sur cette membrane, dans la graiffe qui eft dans la partie fuperieure vers la veine-cave, eft attachée une glande de chaque côté, qui fert, felon *Riolan*, pour appuyer la divifion du nerf coftal, qui fe diftribuë au mefentere ; on les appelle *Glandes renales*, à caufe de leur fituation proche les reins ; *Capfules atrabilaires*, à caufe que l'on trouve toûjours dans leur cavité une liqueur noire, & *Reins fuccenturiaux*, parce qu'ils ont pour l'ordinaire la figure des reins ; on les trouve quelquefois au deffus du rein, & quelquefois entre le rein & la groffe artere, de la groffeur environ d'une noix applatie ; on les trouve quelquefois ronds, & quelquefois ovales, d'autres fois quarrés ou triangulaires, ils n'ont pas auffi toûjours la même couleur, ils font quelquefois rouges, & quelquefois comme la graiffe qui les enveloppe.

L'ufage de ces capfules ou glandes, eft de feparer l'humeur feculente & noire du fang que les arteres leur portent, pour enfuite cette humeur

EXPLICATION DE LA FIGURE XVIII.

*Qui represente les Reins entiers, & dissequês,
avec les Vaisseaux, & les Caruncules.*

FIGURE I.

*Qui represente la figure des Reins, & les
Vaisseaux émulgens.*

A A La Membrane commune des Reins environnée de la
    Graisse, & separée du Parenchime.
B B Les Capsules atrabilaires, ou Reins succenturiaux.
C C Les Reins
D Une partie de la Membrane propre des Reins separée.
E E Le Tronc descendant de la Veine cave.
F F Le Tronc descendant de la grande Artere.
G G Les Ureteres
H H Les Veines émulgentes.
I I Les Arteres émulgentes.
K K Les Veines spermatiques.
L L Les Arteres spermatiques.
m m La Veine adipeuse de l'émulgente.
n L'Artere adipeuse.

FIGURE II.

*Qui represente l'entrée des Vaisseaux émul-
gens dans la partie cave du Rein.*

A A A La Face interne du Rein dissequé.
B Le Bassin des Ureteres.
C La Veine émulgente qui se disperse en plusieurs Rameaux
    dans le Rein.
D L'Artere émulgente qui se divise aussi en un grand nom-
    bre de rameaux, & qui se joignent à ceux de la Veine
    émulgente.

FIGURE XVIII.
Fig. I.
n
B
F
B
I
E
I
A
C
C
H
H
A
L
K
A
D
L
K
m
K
G
G
L
IV.
V.
F
B
A
A
B
E
A
C
B
C
A
D
C
B
A
B
C
B
A
III.
II.
A
D
A
E
C
D
B
D
E
B
A
E
D
A
E
C
A

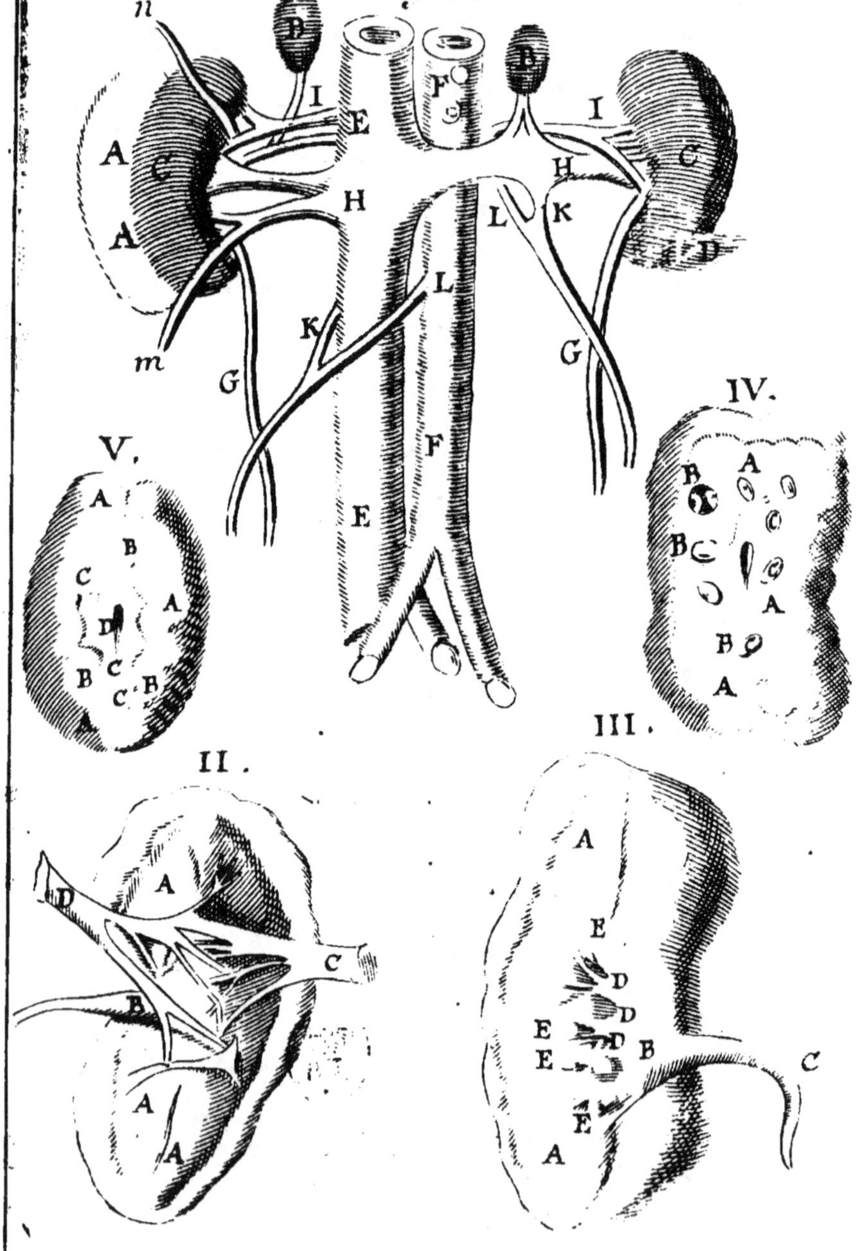

FIGURE III.

Qui represente l'origine, ou la sortie des Ureteres du Rein.

A A A Le Rein dissequé.
B Le grand Sinus, ou Bassin de l'Uretere vers le Rein.
C L'Uretere qui sort dehors.
D D D Les Tuyaux des Ureteres qui embrassent les Caruncules.
E E E Les Caruncules papillaires.

FIGURE IV.

Qui represente les Caruncules.

A A A La Face du Rein coupé.
B B B Les Ureteres qui environnent les Caruncules, & leur entrée ouverte.
C C C Les Caruncules papillaires, par lesquelles l'urine découle dans les Reins.

FIGURE V.

Qui represente le Rein ouvert jusqu'au fonds du Sinus.

A A A Le Rein divisé par la partie gibeuse.
B B B Les Caruncules divisées par le milieu.
C C C Les Tuyaux des Ureteres.
D Une Incision qui penetre jusques dans le Sinus.

être versée par une petite veine dans l'émulgente, où elle est mêlée avec le sang, auquel elle sert de ferment, & on voit une valvule dans la cavité de ces glandes, qui s'ouvre du côté de l'émulgente, disposée d'une maniere que cette humeur peut bien entrer dans l'émulgente ; mais qui empêche

que le fang ne remonte de l'émulgente dans ces
glandes.

La Membrane interne & propre des reins , eft
fort déliée , & fans graiffe , elle couvre immediatement la chair du rein , elle prend fon origne de
la tunique commune des vaiffeaux qui entrent
dans les reins , elle les ferre fortement , afin que
leur chair qui d'ailleurs eft ferme & denfe , foit
plus ferme & plus refferrée , de crainte qu'étant
relâchée , l'humeur fereufe n'y coulât de tous côtés , & que les reins qui font enveloppés de cette
membrane , & contenus dans leur lieu, n'en foient
feparés par les parties qui les environnent. Il y a
des Modernes qui prétendent que cette membrane eft une continuité de la tunique des vaiffeaux qui y entrent , & qui en fe dilatant , les ta-
piffent interieurement , & fe reflechiffant en dehors , les environnent par tout.

Les Vaiffeaux des reins font de deux fortes ;
les uns fortent , & les autres entrent.

Ceux qui entrent font auffi de deux fortes, les
arteres & les nerfs.

Il y a deux Arteres des reins , une de chaque
côté qui entre dans chaque rein , elle eft groffe ,
& naît de l'aorte , elle eft groffe , non feulement
pour porter l'efprit vital au rein , dit *Galien* : car
une moindre pouvoit fuffire pour cela ; mais auffi
pour purger le fang arterieux , & vuider les ferofités des arteres , ou plûtôt pour porter confufé-
ment le fang & la ferofité dans une infinité de petites glandes qui compofent la fubftance du rein,
parce qu'on a obfervé que cette artere auparavant
d'entrer dans le rein , fe divife en trois ou quatre
branches , lefquelles apres avoir penetré fa fubftance par fa partie cave , vont fe rendre à ces petites glandes , comme il a été dit.

Les vaif-
feaux.

Les arteres.

Les nerfs. *Les Reins* reçoivent chacun deux nerfs, dont il y en a un qui vient du rameau stomachique, & se perd dans leur membrane propre, c'est par ce moyen que se fait l'admirable communication d'entre le ventricule & les reins, comme experimentent ceux qui ont le calcul, & c'est par la raison de cette communication, qu'il se fait aussi une telle subversion d'estomac en la nephritique, que les malades ne peuvent souffrir aucunes viandes, & les rejettent aussi-tôt qu'ils les ont prises; l'autre nerf vient des environs du mesentere, & entrant par la partie cave du rein, va se perdre dans sa substance.

Les Vaisseaux qui sortent des reins sont de deux sortes, les veines, & les ureteres.

Les veines. *Les Veines* qui sortent des reins sont deux l'émulgente, & l'adipeuse. L'émulgente se trouve quelquefois double, & quelquefois triple, elle s'insere en la partie cave du rein.

Emulgente. *Cette Veine* est appellée *émulgente*, parce que les Anciens supposoient que les reins attiroient par cette veine l'humeur sereuse des veines; mais quoy qu'elle garde toûjours son nom, son usage est neanmoins bien different; parce que nous sommes persuadés par les nouvelles découvertes, & par la circulation du sang, que les rameaux de la veine émulgente, reprennent le sang qui a été porté aux petites glandes des reins par les arteres, & qui n'a pû passer par les orifices des canaux qui sont fort petits, pour le reporter dans la veine-cave.

Adipeuse. *La Veine adipeuse* vient de la membrane graisseuse du rein, mais elle se perd dans les tuniques qui l'environnent, & l'enveloppent; on l'appelle adipeuse, parce qu'elle est remplie de graisse qui est faite de la partie onctueuse & huileuse du sang, épaiſſi par une chaleur remiſe & moderée ; cette graiſſe ſert pour conſerver la chaleur naturelle, le rein droit étant plus chaud, en eſt moins garni que le gauche ; ce qui fait connoître qu'elle s'engendre par cette chaleur remiſe & foible, comme eſt celle du rein gauche, qui eſt ſitué ſous la rate, par la frigidité de laquelle le ſang eſt comme gelé, au contraire du droit qui eſt ſous le foye, & par conſequent plus chaud, comme il a été dit.

Il faut encore obſerver que les arteres vont à toute la circonference de la partie interieure du rein, & qu'elles retournent aux petits corps ou caruncules mamillaires, qui ſont au nombre de neuf ou dix ; ainſi appellés, parce qu'ils reſſemblent à un mammellon, par le travers deſquels paſſent les ſeroſités, pour entrer dans les ureteres qui y aboutiſſent, ou plûtôt par où tombe l'urine dans le baſſinet, qui eſt une cavité faite de l'extremité de l'uretere, qui ſe dilate dans la partie cave du rein, lequel forme en s'étreciſſant la figure d'un entonnoir, dont la partie la plus étroite ſort du rein, & fait le commencement de l'uretere, dont l'uſage eſt de recevoir l'urine qui diſtille de ces mammelons.

L'uſage des Reins eſt de ſeparer du ſang l'humidité ſereuſe ou urineuſe qui y ſurabonde, & de l'évacuer ; ce qui ſe fait en cette maniere. Les glandes dont preſque toute la ſubſtance des reins eſt compoſée, ayant receu le ſang par les rameaux des arteres émulgentes qui s'y terminent, en ſeparent l'urine par la configuration de leurs pores, & la déchargent dans pluſieurs fibriles ou tuyaux étroits qui ſe réüniſſent, & forment de petites caruncules mammillaires, qui la diſtillent dans le baſſinet, d'où elle coule enſuite par les ureteres dans la veſſie.

Comment le sable & les petits calculs passent par les tuyaux étroits des reins.

Malpighius demande, comment le sable, & les petits calculs peuvent par ces fibriles urinaires si étroits, & par ces papilles descendre dans le bassin ? Et il répond, que ces vaisseaux étant membraneux ils peuvent s'étendre, & qu'ainsi les petits sables peuvent y passer. *Diemerbreck* croit qu'on doit plûtôt dire que la matiere tartarée qui est dans le serum, se coagule, & s'endurcit quelquefois dans le bassinet en petits sables, & en petits calculs, aprés qu'elle est sortie de ces petits vaisseaux, ce qui arrive tres-souvent, & quelquefois aussi elle s'endurcit dans ces petits vaisseaux mêmes, lesquels s'étant rompus, elle tombe dans le bassinet. Que s'il se coagule beaucoup de cette matiere dans ces petits vaisseaux, & qu'elle y reste, alors la substance même des reins se coagule, & se petrifie.

Pourquoy les reins separent quelquefois du pus.

On demande encore, pourquoy les reins separent quelquefois du pus : car s'il est vray, comme on le prétend, que la seule structure des reins est suffisante pour separer l'urine, il faudra donc que ce crible change de figure autant de fois que ces matieres étrangeres se trouveront mêlées avec le sang, afin qu'elles puissent être separées dans les reins ? On répond, que si dans quelques maladies le pus & les autres matieres étrangeres s'écoulent quelquefois avec les urines, c'est parce que les tuyaux des reins se relâchent. & comme les trous du crible sont plus grands, ils laisseront bien passer ces impuretés ; mais le sang n'y passera pas, parce que ces molecules ont même trop d'inégalités pour glisser dans ces ouvertures.

Enfin le rein étant ouvert, on voit premierement la diversité de sa chair ; ensuite les caruncules, & enfin la cavité faite de l'uretere dilaté : la chair qui environne tout son corps est noirâtre

& denfe , au deſſous de cette chair , on en trouve
une autre plus rouge faite des glandes qui s'uniſſent enſemble pour compoſer le rein du fœtus ,
qui eſt la premiere & la vraye chair du rein , autour de laquelle s'amaſſe & s'engendre à la ſuite
des temps peu à peu , cette autre ſubſtance noirâtre , du ſang qui y affluë , lequel s'arrêtant là ,
& s'y condenſant par la chaleur , fait cette chair
denſe & noire , laquelle en rempliſſant les fendaſ-
ſes qui ſont entre les glandes , rend aux hommes
la ſuperficie du rein liſſe & polie , laquelle au fe-
tus paroiſſoit crevaſſée & inégale.

Les Caruncules mammillaires ſont , dit *Riolan* ,
les extremités des glandes qui font le rein , leſquelles d'une baſe large aboutiſſent en pointe , &
finiſſent avec les extremités des veines & des arteres émulgentes ; c'eſt dans ces caruncules que
ſe fait la ſeparation de l'urine d'avec le ſang ,
aprés laquelle ſeparation elle coule à travers de
leurs ſubſtances , & diſtille dans les tuyaux de l'u-
retere , comme fait la leſſive par la paille qui boûche le trou du cuvier.

La Cavité commune qu'on voit dans le rein , eſt
environnée par tout de la membrane de l'uretere ,
ſelon *Riolan* , laquelle en ſe dilatant fait neuf ou
dix tuyaux fiſtuleux , leſquels en ſe ſeparant les
uns des autres , font comme un pied d'oiſon , &
s'abouchent par leurs orifices , avec les caruncules mammillaires ; cette cavité eſt , dit il , le veritable couloir & tamis de l'urine.

La Filtration de l'urine ne ſe fait que par le ſeul
mouvement d'impulſion , c'eſt à-dire , par la ſeule
force avec laquelle le ſang eſt chaſſé du cœur dans
l'artere émulgente , ce coup de pompe eſt ſuffi-
ſant pour faire cribler la ſeroſité dans les reins.
On ajoûte encore à tout cela le battement des

Les carun-
cules mam-
millaires.

Comment
ſe fait le fil-
tre.

arteres : car comme elles se dilatent à chaque impulsion de sang , elles frappent les glandes , & les
canaux excretoires , ce qui oblige l'urine qui s'y
est engagée , à couler dans le bassin. Aprés qu'elle
a été filtrée , elle descend dans les ureteres , &
de là dans la vessie , où elle reste en reserve jusqu'à ce qu'il y en ait suffisamment pour irriter les
fibres de cette partie , & l'obliger à se vuider.

Comment elle sort de la vessie.

Aprés que l'urine a fait quelque séjour dans
la vessie , son abondance , ou plûtôt son acrimonie irrite fortement les fibres charnuës ; cette irritation détermine les esprits à couler dans ces fibres , de sorte que ce muscle se gonfle , & se bande , il surmonte par sa forte contraction la resistance du sphincter de la vessie ; ainsi le sphincter
se relâche , & l'urine coule au dehors. Cette compression est aidée par les muscles du ventre , principalement par les droits & les piramidaux , toutes ces forces jointes ensemble facilitent la sortie
de l'urine.

Incommodités qui arrivent de ce que la vessie est trop pleine , & que l'urine est trop âcre.

Quand la vessie n'est pas trop remplie d'urine ,
elle ne ressent aucune incommodité ; mais si-tôt
qu'elle l'est trop , elle souffre une distension douloureuse : si d'ailleurs l'urine est trop âcre , trop
salée , ou acide , elle corrode la vessie , comme il
arrive dans la strangurie , & dans ces cas la vessie
veut se décharger , & le sphincter se relâche ; ce
qui fait que l'urine s'écoule par sa propre liquidité , outre que les fibres circulaires de la seconde
membrane de la vessie venant à se retirer , retrecissent la vessie , & poussent l'urine en dehors.
Les muscles pyramidaux & les muscles droits de
l'abdomen servent beaucoup à cela en pressant pareillement la vessie par leur contraction , & chassant aussi l'urine.

Urine trop

Si l'on garde trop long-temps son urine , il en
arrive

arrive quelquefois une suppression, parce que les fibres charnuës de la vessie perdent leur ressort par la trop grande tension qu'elles ont souffertes, de sorte qu'elles ne peuvent plus se resserrer pour chasser l'urine.

L'*Urine* est une serosité du sang, qui étant separée par la force des reins, tombe dans la vessie, & sort ensuite du corps par le conduit destiné pour cela par la nature.

D'*autres* disent, que l'*Urine* n'est autre chose que la partie aqueuse, saline, & sulphureuse de la limphe qui s'est filtrée dans les reins. Ce qui leur persuade que l'urine est plûtôt l'excrement de la limphe que du sang, c'est 1. Que la limphe est plus abondante que la partie rouge. 2. Que les molecules de la partie rouge dans leur état naturel ne paroissent pas disposées à se fondre pour fournir la matiere des urines. 3. Qu'une si grande quantité ne peut venir que de la limphe, & non pas de la partie rouge, parce qu'il y a toûjours plus de limphe que de sang.

L'*Urine* étant l'excrement immediat de la seconde digestion, sa liqueur doit être considerée comme le superflu du serum de la masse du sang, empreinte de sel huileux pour la plûpart volatile, & presque armoniacal, avec les particules huileuses détachées de cette même masse du sang.

Les Matieres contenuës dans l'urine sont certaines parties du chyle, qui n'ayant pû s'assimiler avec le sang, ont été imbibées par la liqueur lixivieuse. Tantôt elles sont dissoutes, & alors il ne paroît rien de contenu dans l'urine; tantôt elles sont précipitées & separées, auquel cas elles y paroissent, & la tissure respective de la liqueur avec les matieres contenuës fait les diverses qualités ou proprietés de l'urine, comme la couleur,

long-temps retenuë cause quelquefois la suppression.

Ce que c'est que l'urine.

L'urine est le superflu du serum.

Les matieres contenuës dans l'urine.

l'opacité , la tranſparence.

D'où vient l'urine tranſparen te & opa- que.

Quand l'urine eſt tranſparente , cela vient de l'union exacte des particules ſalines , huileuſes , avec les pores de la liqueur aqueuſe , qui donnent un paſſage preſque égal aux rayons de la lumiere. Lors qu'elle eſt opaque , c'eſt que ces particules ſont ſeparées , & comme précipitées , ou par l'air externe , qui venant à reſſerrer par ſa froideur les pores de la liqueur , chaſſe en même tems les particules imbibées , ou par la fermentation interne des excremens cacochimes de la maſſe du ſang , ce qui empêche que les rayons de la lumiere ne paſſent.

CHAPITRE XIX.

Des Maladies des Reins.

Les maladies des reins.

LEs *principales Maladies* qui arrivent aux Reins ſont l'Intemperie , l'Inflammation , le Scyrrhe , les Playes , les Ulceres , le Calcul , le Diabete , & la Douleur nephritique.

L'intemperie , & les cauſes.

L'Intemperie des reins eſt cauſée par le défaut des parties voiſines , comme la rate , le foye , & les grands vaiſſeaux , & par les humeurs bilieuſes & pituiteuſes qui s'y accumulent par fluxion ou par congeſtion.

Ses ſignes

On reconnoît l'Intemperie par l'uſage de ce qui ſoulage , ou de ce qui nuit , comme ſi les choſes chaudes apportent quelque ſoulagement , il faut croire que l'intemperie eſt froide ; au lieu que ſi elles nuiſent , c'eſt ſigne que les reins ſont échaufés. On reconnoît encore l'intemperie par l'urine même : car ſi l'intemperie eſt chaude , l'urine ſera

auffi chaude, âcre, rouge, & en grande abondance; mais fi l'intemperie eft froide, on rend
l'urine cruë, aqueufe, & en petite quantité.

L'*Intemperie* chaude des reins n'eft pas facile à
guerir, fi elle eft grande & inveterée, & fi elle
eft accompagnée de fécherefle. Pour l'intemperie
froide, elle eft tres difficile & dangereufe, fi elle
vient à empêcher l'action des reins : car la ferofité
étant retenuë, peut caufer beaucoup d'accidens,
& principalement des cachexies, & des hydropifies.

L'*Inflammation* des reins, ou la *Nephritique*,
a les mêmes caufes que celles du foye & de la
rate.

Les Signes font le piflement brûlant, c'eft-à-
dire, que l'urine fort fi chaude, qu'elle brûle les
parties, à ce qu'il femble. Le piflement eft frequent & douloureux, les douleurs augmentent
quand on eft couché fur le dos. La douleur eft
quelquefois avec pulfation, fçavoir quand la partie des reins où il y a le plus d'arteres, eft enflammée. Tantôt la douleur fuit l'uretere, & s'é-
tend jufqu'à la veffie & au dos. La ftupeur occupe la cuiffe du côté du rein affligé. Tantôt il furvient un vomiffement rebelle par le confentement
de l'eftomac avec le rein malade. *Hippocrate* remarque, & il arrive, quoique rarement, qu'un
rein étant enflammé, & l'autre non, le fain ceffe
de faire fes fonctions, & engendre la fuppreffion
d'urine; c'eft à caufe que le fang & le ferum font
portés trop abondamment au rein qui eft fain,
qu'ils fe bouchent eux-mêmes le paffage, & empêche leur fuppuration.

Outre les fignes diagnoftics de cette inflammation, il y a des fignes pour la diftinguer d'avec le
calcul. Le premier eft, que la fiévre fynoque eft

N n ij

Son pro-
gnoftic.

L'inflam-
mation.

Ses fignes

Comment
on diftingue
l'inflamma-

tion des reins du calcul.

toûjours jointe à l'inflammation des reins, non pas au calcul, si ce n'est rarement. Le second, c'est que la douleur est continuelle, & avec une espece de pulsation dans l'inflammation des reins ; au lieu que la douleur est intermitente, periodique, & avec pesanteur dans le calcul. Le troisiéme est, que l'inflammation des reins est accompagnée de la chaleur d'urine, & quelquefois de l'ischurie, qui ne se trouve point avec le calcul, que lors qu'il est fortement embarrassé dans les ureteres.

Le Prognostic de l'inflammation des reins.

Quant au Prognostic. L'inflammation des reins est un mal dangereux, & souvent mortel aux gens maigres, & peu robustes, sur tout si la fiévre s'y trouve avec le delire. L'urine blanche, tenuë & purulente sans la diminution de la fiévre & des autres simptomes, & l'extenuation des jambes & des cuisses est un presage de mort.

Le Flux des hemorroides qui survient est salutaire.

Les causes du scyrrhe.

Le Scyrrhe des reins est produit de même que celuy du foye & de la rate par l'épaisissement du sang & des autres liqueurs dans le tissu de leurs glandes.

Les signes

Les Signes sont que le malade urine peu, qu'il ressent des douleurs dans les lombes qui sont presque continuelles ; le plus souvent l'ischurie, la dysurie, l'hydropisie, & la maigreur se joignent à la maladie, lors qu'elle est ancienne.

Les causes des ulceres des reins.

Les Ulceres des reins succedent souvent à l'abscés ou à l'inflammation de ces parties. Ils peuvent aussi être occasionnés par le sable & par les pierres âpres & raboteuses, qui froissent, & qui déchirent les tuyaux des reins. Enfin ils peuvent encore être causée par du pus, ou qui viendra de quelque autre partie, & qui sera charié par le sang dans les reins, oû qui par son sejour & par son âcreté ulcerera ces parties. La grosse verole & la gonnorrhée venerienne supprimée mal à propos ont coûtume d'exciter une chaleur & un ulcere dans les reins, selon l'observation d'*Horstius*.

Les Signes sont une douleur rongeante aux lombes, avec plus ou moins de pesanteur, & l'urine purulente. Ceux qui rendent de petits filamens charnus, & en forme de cheveux avec de l'urine crasse, les rendent des reins.

Si l'Ulcere vient d'inflammation, il y a beaucoup de pus dans l'urine qui paroît blanche en sortant; mais ayant reposé, le pus se separe; s'il est bien cuit, & l'urine semblable à celle de l'état de santé, il a coûtume de suppurer. Quand l'érosion vient du calcul, l'urine sort blanche comme du lait debeurré, elle se précipite aussi-tôt, & devient d'une autre consistence, qui ressemble à des cendres en couleur, elle fait moins de mal en sortant. On sent outre cela une douleur mordicante & corrosive aux lombes, causée par un serum âcre & vitieux, qui irrite, & corrode en passant avec un sentiment de chaleur.

Les Ulceres des reins sont difficiles à guerir, assés dangereux, & souvent mortels. Ceux qui viennent d'une inflammation suppurée, sont moins perilleux, & plus aisés à guerir que ceux qui sont engendrés par le calcul. Ces derniers consomment quelquefois le rein entier. Les ulceres par corrosion sont plus fâcheux que par inflammation. Plus ils sont inveterés, plus on a de peine à y remedier. *Vvillis* rapporte un exemple curieux d'un ulcere au rein, qui perça les lombes, & degenera en fistule.

Dans les Playes des reins le malade n'urine qu'avec difficulté, les urines sont sanglantes, & la douleur se fait sentir jusques dans les aines.

Lorsque les playes des reins sont profondes, elles sont mortelles, parce que ce sont des reservoirs ou des cribles dans lesquels les urines se triturent.

Le Calcul empêche assés souvent la sortie de l'urine par la vessie, quand il est dans les reins, il fait obstacle à la separation de l'urine, & quand il est dans la vessie, il bouche son col & l'uretere, ce qui s'oppose à la sortie de l'urine.

Le Calcul ou la *Pierre* n'est qu'une production morbifique, & l'effet d'une maladie renale nommée *Lithiasis*, c'est-à dire, une disposition des reins, & de la vessie au calcul. Cette production morbifique est appellée doctement par *Paracelse*, *Duelech*. Le nom de calcul est metaphorique. Le mot de *Duelech* signifie un assemblage de deux contraires coagulés mutuellement, & étroitement unis.

Le Calcul s'engendre dans toutes les parties du corps, mais son nid le plus frequent sont les reins & la vessicule du fiel, il s'en trouve dans ces deux visceres plus souvent, & de plus grands qu'en aucune autre partie du corps, en un mot le calcul s'engendre rarement ailleurs.

Les Calculs de la vessie sont ordinairement engendrés dans les reins, d'où ils tombent successivement en forme de sable compacte, qui s'augmente dans la vessie par succession, & on est persuadé que le calcul prend sa naissance dans la vessie, quoique tous les calculs qui sont plus gros que l'ouverture des ureteres, tant naturelle qu'étenduë contre nature, ayent acquis leur accroissement dans la vessie. On ajoûte étenduë contre nature, parce que ceux qui sont sujets au calcul, ont souvent les ureteres distendus jusqu'à la grosfeur d'un doigt. Il eſt donc infaillible que les calculs plus gros que ce paſſage ont pris leur groſſeur dans la veſſie,

Le Calcul, ſelon *Ettmuller*, s'engendre par maniere de coagulation de deux ſels contraires. Lorſque l'acide vitié par l'erreur de la premiere digeſtion tombe de l'eſtomac, & rencontre un alcali volatile urineux qui luy eſt contraire, ils combatrent, & ſe coagulent tous deux par une neceſſité naturelle en une concretion areneuſe, laquelle attrappant quelques autres choſes capables de coagulation, elle les coagule de même, & forme des ſables toûjours plus gros, & plus durs. Juſques-là qu'il s'en trouve d'aſſés fermes pour polir, & corroder le verre, ſelon l'obſervation de *Panarollus*.

On diſtingue avec le microſcope deux ſortes de ſables, ſçavoir de blancs & de rouges. Les *Blancs* ſont produits de la coagulation d'un mucilage viſqueux, dépendant du vice de la chylification, lequel rencontre des ſels avec leſquels il ſe coagule promptement. Les *Rouges* ou *Jaunes*, & le plus ſouvent *Rougeâtres*, ſe forment, & ſe coagulent facilement des petites goutes de ſang, qui exudent de quelque petit vaiſſeau, ou rongé, ou déchiré.

Pour examiner plus exactement ces deux principes, ou élemens du calcul, le même *Ettmuller* obſerve qu'ordinairement les gouteux ſont auſſi graveleux, & que les graveleux deviennent ſouvent gouteux, & que ceux qui boivent beaucoup de vin acide ſont ſujets à ces deux maladies. La raiſon qu'il en donne, eſt que la cauſe efficiente ſe rencontre dans ces deux affections, ſçavoir, l'acide vitié, qui picotant, & rongeant les parties nerveuſes des articles, y coagule la ſynovie, &

N n iiij

produit la goute. Et rencontrant l'alcali dans les
reins, & les lieux femblables, il le coagule en
calcul. Cet acide vient des premieres voyes du
vin qu'on a bû par excés, & retenu fans le vomir,
lequel étant mal digeré, fort de l'eftomac avec
une aigreur vitiée & fubtile, ennemie de tout le
corps, auquel elle caufe des douleurs, & des picotemens, puis trouvant quelque alcali volatile,
qui n'eft point fuffifamment rempli de l'acide requis, elle l'attaque, & s'unit avec luy pour former le calcul. C'eft à caufe de l'acide vitié du vin
mal corrigé dans les premieres voyes, que les ha-
bitans de la Franconie, de la Moravie, de l'Au-
triche &c. où les vins font fort acides, font fujets
à la paralyfie par la colique, ou par la contraction
des articles caufée par la colique, affection rare
ailleurs, bien differente de la colique ordinaire,
& beaucoup plus opiniâtre pour l'acide fubtil &
contraire, qui tranche les inteftins, & fait retirer
les articles. C'eft par cette raifon que *Tonnerus*
dit, que les melancoliques ont plus de difpofition au calcul que les bilieux, parce que les premiers abondent en levain, ou fuc graveleux, que
le fel alcali volatile domine dans les bilieux, &
l'acide dans les melancoliques.

Cecy ne fuffit pas : car fi l'acide vitié qui eft
dans les premieres voyes doit coaguler dans les
reins le fel de l'urine en calcul, il faut qu'il trouve dans ces parties un alcali volatile pur, & un
fel comme diffout. Si l'urine eft dans fa fituation
naturelle, le fel volatile qu'elle contient eft falé,
& compofé, fçavoir d'une proportion requife d'un
acide, & d'un alcali volatile unis en une faveur
falée, c'eft-à dire, acide & urineufe, mêlée d'alcali & d'acide, & participant à l'un & à l'autre.
Or puifque l'alcali de l'urine eft fuffifamment raf-

faſié de l'acide propre & requis , on a beau mêler d'autre acide à l'urine , rien ne ſe coagulera , comme il paroît dans la ſtrangurie , où l'urine paroît empreignée d'un acide ſenſible à la langue , & par l'irritation des ureteres , & de la veſſie. Alors le ſel volatile de l'urine étant dans ſon état naturel , & raſſaſié de ſon propre acide, ne ſe coagule point par l'acide vitié , l'urine eſt renduë pâle à la verité , & un peu trouble , mais nullement coagulée en ſables.

Afin donc que le ſel alcali de l'urine puiſſe être coagulé en pierre par un acide vitié , il eſt neceſſaire que cet alcali ſoit en quelque façon ſeparé , & comme délivré de ſon acide propre , pour pouvoir être librement repris par l'acide vitié , & reduit en calcul.

Ce qui arrive quand l'urine contracte dans les reins certain caractere de putrefaction , ou de fermentation contre nature , qui diſſout en quelque façon ſa tiſſure , & diviſe ſa ſaveur ſalée par cette alteration; en ſorte que le ſel alcali ſurabondant , & prédominant à l'acide propre , s'en détache juſqu'à ce que quelque acide étranger & vitié le remette ſous le joug de la coagulation.

On voit que l'urine ſaine & claire demeurant long-temps dans un pot de chambre , ſur tout d'étain , & commençant à ſe corrompre , & à ſe putrefier , il s'attache des arenes , & une croute calculeuſe aux parois , parce que le propre acide de l'urine , quoique foible , & en petite quantité , épaiſſit par une nouvelle coagulation , & reduit en ſables le ſel volatile propre , ſeparé par une eſpece de putrefaction.

Ce qui arrivera dautant plus facilement, ſi l'acide vitié fait cette coagulation dans les reins. L'Hiſtoire de *Vanhelmont* a lieu icy , ſçavoir d'un

Qu'il y a dans les reins un levain vitié qui diſpoſe l'urine à une certaine putrefaction qui cauſe la ſeparation de ſon alcali.

Jurifconfulte qui contracta la lithiafie ou le calcul pour avoir mangé des afperges : car l'afperge en rendant l'urine puante, la difpofe à une efpece de putrefaction, & à la divifion des fels. Par cette raifon l'acide vitié fe contractant, produit le calcul, le même acide congelant le fel volatile urineux, ou la bile dans la veficule du fiel, en forme un calcul.

Ce Vic. qui difpofe l'urine à cette putrefaction, confifte à ce que croit *Ettmuller* dans un certain levain vitié attaché aux reins, qui infecte l'urine en paffant, & le prepare à une concretion calculeufe.

Ce Levain vitié eft quelquefois aquis & contracté par le vice de la diete, quelquefois il eft hereditaire, & paffe des peres aux enfans, & même il eft tiré avec le lait de la nourrice.

Il paroît par ce qui a été dit, que le commencement du calcul fe forge dans l'eftomac, d'où l'acide vitié tire fa naiffance : c'eft pourquoy aprés le laitage, le fromage, & autres femblables alimens, le calcul a coûtume de furvenir, parce que toutes ces chofes fe corrompent facilement dans les premieres voyes, & font chariées enfuite aux reins avec l'urine de la boiffon.

C'eft de cette maniere qu'il fe forme dans les reins feulement de petites arenes, qui à force de recevoir de nouveaux accroiffemens, & de nouvelles coagulations, fe durciffent en groffes pierres, & fouvent tout le parenchime des reins fe coagule en pierre, ou du moins on trouve tout le baffinet, & les canaux qui en dépendent, farcis & remplis d'une concretion pierreufe. *Salmuth* en donne un exemple digne de remarque, fçavoir d'un calcul qui occupoit tout le baffinet des deux reins avec une efpece de filiere, creufée aux côtés du calcul, par où l'urine fortoit. Ces arenules ou petits calculs tombant dans la veſſie, y reçoivent en peu de temps beaucoup d'accroiſſement.

Lorſque la tunique nerveuſe des ureteres eſt bleſſée, & la veſſie un peu déchirée par le frote-ment du calcul, ces parties offenſées répandent leur aliment propre en forme de mucilage craſſe & épais qui ſort abondamment avec l'urine des graveleux, & eſt pris par le vulgaire pour la pi-tuite, qui étant deſſechée par la chaleur, forme le calcul, à ce que les Anciens diſent ; mais c'eſt veritablement l'aliment propre de la veſſie, & des ureteres qui s'amaſſe dans la cavité de la veſſie, & ſort avec l'urine.

D'où vient le mucilage qui ſort a-bondâment avec l'urine des grave-leux.

Ce Mucilage neanmoins augmente le calcul de la veſſie en s'y attachant peu à peu, & ſe coagu-lant par l'arrivée de pluſieurs arenules, ou ſels coagulables, ce qui fait l'accroiſſement de la pier-re : car les groſſes pierres de la veſſie ſont compo-ſées de diverſes couches ou lamelles, ſituées l'u-ne ſur l'autre, comme des pleures d'oignons, & faciles à ſeparer. On trouve facilement ces lamel-les miſes les unes ſur les autres dans la pierre de bezoard, & la pierre de la veſſicule du fiel de bœuf. La pierre humaine briſée montre un grand nom-bre de pareilles lamelles, avec des eſpaces remar-quables, & on trouve au centre une petite pierre ou arenule.

Comment le calcul ſe groſſit dans la veſſie.

Quant aux Signes du calcul des reins ou de la veſſie, le premier eſt la douleur aiguë à la region des lombes, tantôt à droit, tantôt à gauche, ſui-vant le rein affecté. Cette douleur eſt accompa-gnée d'un ſentiment de peſanteur, & de compreſ-ſion. Quand le calcul deſcend des reins dans les ureteres, la douleur devient piquante, déchiran-te, avec diſtenſion & violence. Et *Barthelin* ob-

Les ſignes du calcul des reins & de la veſſie.

ferve fort à propos, que dans le calcul, ou la né-
phretique qui fignifie proprement l'inflammation
des reins, la migraine du côté du rein affligé s'y
joint fouvent.

Le fecond Signe du calcul, eft l'urine un peu
fanglante, & elle l'eft quelquefois en effet par le
fang qui fort des petits vaiffeaux déchirés par l'â-
preté du calcul; ce n'eft pourtant pas le fang qui
donne toûjours cette couleur à l'urine, ce font
fouvent des fels diffouts, ou comme on parle vulgairement, du tartre diffout, dont la coagulation
produit le calcul.

Quelquefois lorfque le calcul eft en mouvement
ou dans le calcul de la veffie, l'urine eft pâle, ou
du moins peu teinte, avec quantité de matiere
vifqueufe qui s'attache au fond du pot de chambre, & c'eft, comme on a déja dit, l'aliment propre des ureteres & de la veffie qui fort avec l'u-
rine.

Souvent on fait du fable & des arenes fans être
graveleux; furquoy il eft à remarquer que ces arenules de quelque couleur qu'elles foient, fi elles
font friables, elles ne font point des reins; mais
des hypochondres, ou du fcorbut, que fi elles ne
font point friables, mais dures, elles font des
reins, & difpofent au calcul. Dans le paroxifme
du calcul on reffent une efpece de ftupeur à la
cuiffe du côté affecté, à caufe de la compreffion
du nerf qui defcend à la cuiffe qui eft deffous.

On reffent auffi une douleur qui defcend de la
region des lombes, le long de l'os facrum, & au
pubis fuivant le canal des ureteres; & aux hommes le tefticule droit du rein malade fouffre convulfion, & eft retiré en haut. Les malades font
quelquefois fujets au tenefme, felon l'obfervation d'*Ettmuller* & de *Timeus*.

Enfin il furvient des tranchées de colique affés cruelles, avec naufée, vomiffement, & femblables fimptomes ordinaires dans la colique, ce qui vient des convulfions fpafmodiques des nerfs du plexus meferaïque, qui donne des rameaux aux reins, aux inteftins, & à l'eftomac. La douleur du rein affecté caufe des mouvemens convulfifs au nerf renal, lefquels fe continuent jufqu'aux plexus nerveux du mefentere qui font plufieurs en nombre ; ceux-cy produifent par leurs contractions les tranchées des inteftins, le vomiffement, la naufée, & de femblables fimptomes ; c'eft pourquoy il eft important de bien diftinguer le calcul d'avec la colique.

Les Signes les plus affurés font qu'il n'y a point de douleur aux jambes dans la colique, & que les malades peuvent fe tenir droits, au lieu que dans le calcul des reins, les malades demeurent le plus fouvent courbés, fans pouvoir fe dreffer qu'avec douleur, ni tenir l'épine du dos droite.

La Colique arrive tout d'un coup, & fubitement elle ceffe, puis elle revient, la nephritique au contraire eft ordinairement continuë. Le lieu de la douleur defigne particulierement, fi c'eft le calcul ou quelque autre caufe qui la produife. La douleur fixe du dos démontre le calcul, nonobftant les autres fimptomes. La douleur vague de l'abdomen tantôt en dehors, tantôt en dedans, tantôt à droit, tantôt à gauche, marque la colique.

Les Signes diagnoftics du calcul de la veffie font plus faciles à connoître : car on reffent une efpece d'obftacle à l'urine dans la veffie, qui fe place devant le conduit urinaire. L'anus eft affligé par confentement, & travaillé du tenefme, le gland fouffre une grande douleur, & une grande

démangeaiſon, & les malades s'imaginent que la
pierre y ſoit arrêtée. Quelquefois la verge eſt tenduë à cauſe de la continuité de la membrane de
l'uretere avec la membrane interne de la veſſie.
Hildeus donne les ſignes ſuivans comme éprou-
vés, & pour marquer infailliblement la preſence
du calcul ; ſçavoir, ſi aprés l'envie d'uriner, on
a l'envie d'aller à la ſelle : ſi les malades en ſe baiſ-
ſant pour ramaſſer quelque choſe à terre, ſentent
une ponction à la veſſie. Outre cela ils ſentent
mouvoir le calcul dans la veſſie en ſautant avec
vehemence, à moins qu'il ne ſoit adherant : car
ſouvent quelque petite membrane de la veſſie ſe
déchire, & le calcul s'y met, en ſorte qu'il eſt
comme enveloppé dans une bourſe. Alors il eſt
difficile à connoître. Au reſte en introduiſant le
catheter dans la veſſie, ou le doigt dans le fondement, il eſt aiſé de connoître le calcul de la
veſſie, pour peu qu'on ait d'experience.

Enfin ſi l'urine s'arrête en piſſant, & ſi aprés
avoir mis le malade les pieds en haut, il vient à
uriner librement, c'eſt un ſigne manifeſte que l'u-
rine avoit été ſupprimée par le calcul.

Le Progno-
ſtic du cal-
cul des
reins & de
la veſſie.

Pour le Prognoſtic, le calcul des reins eſt une
maladie remplie de danger, & qui eſt fâcheuſe
non ſeulement à l'égard de la douleur & des ſimptomes ; mais principalement, parce que les inflammations & les ulceres des reins ont coûtume
de ſurvenir. Les femmes qui ont le calcul des
reins meurent facilement, lors qu'elles deviennent groſſes, ſelon l'obſervation de *Panarollus*,
plus le calcul eſt gros & âpre, plus il eſt dangereux, plus il eſt petit & poli, moins il y a de
danger. Le froid des extremités, ou les ſueurs
froides, ſurvenant à la douleur nephritique, denotent que la mort eſt proche, ſur tout ſi la ſup-

pression d'urine est totale, que si les urines auparavant tenuës deviennent grossieres avec des arenules, & comme de petits fragmens de pierre, c'est un bon signe qui marque que la pierre est brisée.

Le Calcul des reins garde une espece de periode, en sorte que s'il remuë dans les reins le quatriéme jour, il sortira pour l'ordinaire le septiéme, pourvû que les circonstances s'y trouvent : car si le calcul étoit trop gros, la regle n'auroit point de lieu.

Le Calcul de la vessie est un mal difficile à guerir, mais plus aisé dans les femmes, à cause de la brieveté & de la largeur du col de la vessie, que dans les hommes qui ont l'uretere trop long & étroit.

Le Calcul de la vessie qui ne peut être tiré que par l'incision, est dangereux : car quoique l'operation & l'extraction en ayent été faites, les malades meurent souvent de l'inflammation de la vessie, ou bien il leur survient une fistule qui fait qu'ils menent une vie tres ennuyeuse.

Le Calcul de la vessie qui est renfermé dans une membrane propre, & adherent, est presque incurable.

Le Diabétes est veritable ou faux. Le veritable est celuy où la boisson est renduë sans être changée, le faux est une excretion copieuse d'urine.

Quoique la cause du diabetés faux paroisse difficile à trouver, on peut neanmoins l'attribuer à l'usage frequent des diuretiques, qui amaigrissent extrêmement les personnes repletes, par le flux d'urine copieux qu'ils excitent. Cela supposé, il est probable que la masse du sang, sa partie chyleuse nourriciere, la rosée même, & le suc alimenteux, la graisse enfin se dissolvent, se liquifient, & dégenerent en cette liqueur aqueuse qui fort par les voyes urinaires.

La Cause de cette fufion, & de l'urine abondante, eft l'acrimonie falée du ferum du fang qui refout par fon âpreté, attenuë, & fond l'aliment chyleux du corps, & la graiffe qui en dépend ; ce qui eft manifefte de ce que l'urine eft âcre au commencement du diabetés, & de ce qu'elle caufe un fentiment de chaleur en corrodant ; De plus, parce que cette maladie fe guerit prefque de la même maniere que la fiévre hectique, fçavoir par les chofes capables de temperer l'acrimonie du ferum, comme le lait &c. Enfin de ce que cette efpece de diabetés vient fouvent de l'ufage exceffif des diuretiques, qui étant pleins d'un alcali fubtil, rendent la maffe du fang trop âcre, fondent l'humeur nourriciere, & la pouffent par les urines.

Caufes du veritable diabetés.

Le Diabetés veritable dépend de la trop grande relaxation, & ouverture des voyes par où l'urine de la boiffon eft portée des premieres voyes aux reins, ou aux lieux urinaires, peut être que le pylore y concourt, lors qu'il eft relâché, & qu'il laiffe échaper la boiffon, comme trop fluide avant qu'elle foit parfaitement alterée. Ces chemins font encore inconnus à la verité ; mais la chofe ne fe peut faire autrement, dautant que les femences de coriandre & d'anis ne fçauroient circuler, ni être portées par tout avec le fang. Outre cela le vin rouge, ou l'émulfion d'amandes douces, peuvent-ils fe mêler au fang, & circuler avec luy, fans une alteration infigne ? Il faut donc qu'ils foient portés par un chemin plus court : cecy fe confirme de ce qu'entre les caufes éloignées du diabetés, ou de la laxité des voyes, les eaux minerales acides tiennent le premier lieu. Or fui-

vant

vant *Vanhelmont*, ces eaux paſſent promptement,
& à peine ſont-elles avalées, qu'elles ſortent claires & limpides, preſque comme elles ont été priſes, ſur tout quand on en a continué l'uſage : car
elles ne paſſent pas ſi vîte au commencement. Ce
paſſage ſubit & réïteré des eaux minerales lâchent
les conduits, & facilitent la ſortie de la boiſſon.
Outre les eaux minerales, le calcul diſpoſe auſſi
au diabetés ; enfin la remarque de *Salmuth* eſt
rare : car il parle d'un diabetés ſurvenu à une fiévre maligne, dans laquelle la boiſſon paſſoit ſans
avoir été changée.

Le Diagnoſtic eſt évident. Dans le diabetés veritable il ne faut que comparer la boiſſon avec
l'urine. Le diabetés faux commence ſucceſſivement, & croît inſenſiblement, ce qui le rend
difficile à connoître au commencement. Il arrive
quelquefois que l'évacuation copieuſe de l'urine
eſt un ouvrage de la nature avec le ſoulagement
du malade : mais quand l'abbatement des forces
s'y joint avec la maigreur du corps, la graiſſe ſur-
nageant l'urine, la ſechereſſe de la bouche, la
ſoif, la chaleur du dos, & autres ſemblables ſimptomes, ce ſont les marques d'un diabetés faux
& dangereux, l'urine eſt ſouvent aqueuſe & pâle,
en un mot tres-cruë.

Pour le Prognoſtic. Le diabetés veritable renferme peu de danger, & il ceſſe ſouvent de luy-même. Le diabetés faux eſt ſouvent tres-perilleux,
& ſouvent mortel, à moins qu'on ne le connoiſſe,
& qu'on ne le traite d'abord, il conduit les malades à une phtiſie dorſale ; s'il ſurvient à un travail immoderé, à un excés du plaiſir amoureux,
ou à des fiévres chroniques, il eſt pour l'ordinaire incurable.

L'Iſchurie ou ſuppreſſion d'urine par le vice

Les ſignes
du diabetés.

Son pro-
gnoſtic.

Ce que c'eſt

que l'ischu-
rie des reins

des reins, est lors qu'ils ne filtrent point l'urine;
& dont la cause est, ou dans le sang, ou dans les
reins.

Elle est dans le sang, quand la masse & le
serum sont tellement disposés, & entre mêlés,
qu'ils ne peuvent passer par les petits pores des
reins, où l'urine ne peut pas par consequent être
bien philtrée ; ce qui paroît dans les maladies
chroniques jointes au scyrrhe du foye ou de la
rate. Dans ces cas il se fait ordinairement peu de
separation d'urine, qui est cruë ou empreinte de
peu de sels, quoique les malades soient de grands
cracheurs, & qu'ils ayent des cachexies qui font
connoître manifestement qu'ils abondent en serum.

On remarque qu'aprés que les remedes salins appropriés ont alteré la constitution vitiée du sang,
& resout les scyrrhes des visceres, l'urine qui
étoit auparavant en petite quantité, & cruë, devient plus abondante, & diversement chargée,
qu'elle est crasse, trouble, & quelquefois noire.
Et la raison est, que l'office des visceres étant
blessée, & la tissure du sang vitiée, celuy-cy est
composé d'une maniere à ne pouvoir rien philtrer,
ou peu de chose par les pores fibreux des reins :
au lieu que quand cette constitution vitiée a été
alterée, & la nature retablie, les particules heterogenes sont separées, & précipitées par la liqueur aqueuse qui les imbibe, les dispose, & les
configure de telle maniere, qu'elles peuvent facilement penetrer les pores des reins, & sortir en
forme d'urine.

On observe encore que le sang à cause de son
abondance, & de sa grossiereté, peut bien faire
son cours circulaire ; mais qu'il ne dépose rien
dans les reins, & que si on fait une saignée au

bras pour en diminuer la quantité , il s'enfuivra
un flux abondant d'urine.

La Cause de l'ifchurie eft dans les reins , lorfque leurs pores étroits font obftrués ou embarraffés. Or les obftructions fe font 1. par le fang grumelé aprés une chûte , ou apporté des autres parties par le mouvement circulaire ; & ramaffé dans
les reins. 2. Par le pus ou de l'ulcere des reins ,
ou charié aux reins de quelque autre partie. 3. Par
les humeurs craffes & vifqueufes , qui font portées aux reins avec l'urine de la boiffon , ou avec
le fang , qui enduifent les petits pores , les boûchent , & les rendent incapables de filtrer l'urine.
Chacun fçait que le calcul des reins caufe fouvent
la fuppreffion d'urine , en boûchant leurs conduits.

Les Obftructions ne font pas les feules caufes
qui empêchent l'urine de fe filtrer dans les reins ;
l'atonie ou debilité tonique des reins y a beaucoup de part , c'eft à-dire , les vices des nerfs de
ces parties , qui ne foûtiennent point les pores fibreux des reins dans la tenfion requife , ce qui
fait que les nerfs avec les potes fe relâchent ,
tombent , & fe fletriffent ; & alors leur chûte , &
leur laxité , eft caufe qu'il fe filtre peu de chofe ;
ou rien du tout du fang.

Les Signes que l'urine eft fupprimée par le vice   Les fignes.
des reins , c'eft quand il n'y a point d'urine dans
la veffie , de forte que ni le catheter , ni la fuc-
tion n'en font point fortir. Ajoûtés que la veffie
ne fait aucune tumeur , ni aucune douleur au pubis , aucune pefanteur du perinée , enfin il n'y a
aucun des fimptomes qui démontrent la fuppreffion d'urine de la veffie.

S'il y a quelques fignes du calcul des reins , il
eft manifefte que la fuppreffion dépend des calcula

qui rempliſſent les reins. Si outre le ſoupçon du calcul on reſſent de la peſanteur aux lombes avec les differents ſimptomes du corps, cauſés par le refoulement du ſerum, la choſe ſera encore plus claire. Ces ſimptomes ſont les inquietudes & reſſerremens de la poitrine, la ſueur puante & urineuſe, l'haleine fetide, l'engourdiſſement des ſens, & de toutes les facultés internes animales, ces ſimptomes ſont differens, ſuivant la diverſité des ſujets.

Si c'eſt par l'obſtruction des reins, il eſt facile d'en connoître les cauſes. On ſçaura, par exemple, que ce ſont des humeurs craſſes & viſqueuſes; ſi on voit que de ſemblables humeurs occupent les inteſtins & les premieres voyes, ſi on a auparavant rendu de l'urine trouble & groſſiere avec beaucoup de ſediment mucilagineux, on reſſentira alors de la peſanteur aux lombes, parce que les reins ſont ordinairement gonflés & humides. Si c'eſt un grumeau de ſang qui boûche les reins, les cauſes antecedentes le démontreront, ſçavoir la chûte, l'urine de ſang précedente, le cheval, les coups recûs aux reins &c.

Enfin on conjecture que c'eſt le pus qui boûche les reins par les abſcés ou ulceres des reins, par l'empiéme ou le vomica de quelque viſcere conſiderable, dont le pus eſt porté aux reins par la circulation du ſang, par l'urine purulente qui a précedé : nous avons parlé des ſignes du calcul cy-deſſus.

La Suppreſſion d'urine par le vice des reins eſt beaucoup plus dangereuſe que celle par le vice de la veſſie, & ſi on ne rend l'urine avant le ſeptiéme jour, on en meurt, ce qui n'arrive pourtant pas toûjours, mais pour l'ordinaire : car les uns ſurvivent plus, les autres moins de temps à la

suppreſſion d'urine, & *Riviere* dit avoir gueri une
ſuppreſſion d'urine de quatorze jours par le calcul
des reins. S'il arrive pendant la ſuppreſſion d'urine une ſueur copieuſe qui évacuë beaucoup du ſerum, les malades pourront vivre plus long-temps,
& la ſuppreſſion ſera moins dangereuſe.

La Suppreſſion d'urine par les gros calculs des
reins eſt mortelle, parce qu'on ne peut y penetrer.
Celle par la paralyſie ou atonie des reins a preſque toûjours été mortelle.

La Douleur nephritique ſe fait ſentir dans la region de l'un & de l'autre rein, & rarement de
tous les deux. Elle eſt quelquefois peſante & obtuſe, lorſque la cauſe qui la produit ne touche
que la ſubſtance du rein. Quelquefois on la ſent
aiguë & poignante, lorſque cette cauſe comprime
la tête de l'uretere.

Quelquefois cette douleur ſuit l'inflammation,
& alors elle eſt accompagnée de fiévre. Quelquefois auſſi elle eſt cauſée par une humeur acide &
âcre ; mais le plus ſouvent c'eſt par le ſable, ou
par le calcul enfermé dans le rein.

Dans cette maladie la douleur eſt gravative, &
fixe dans l'endroit du rein ; quelquefois elle s'é-
tend le long des ureteres juſqu'à la veſſie. Elle eſt
auſſi quelquefois accompagnée de ſuppreſſion d'u-
rine, & puis l'urine ſort fort craſſe, ſabloneuſe,
& avec de petites pierres. On ſent quelque ſoulagement, lors qu'on ſe couche du côté de la
douleur, & au contraire la douleur s'irrite, quand
on ſe met de l'autre côté.

Cette douleur, ainſi que toutes les autres, affoiblit beaucoup, & on la doit eſtimer plus ou
moins dangereuſe ſelon la grandeur ou la petiteſſe de la cauſe qui la produit.

Il y a deux ſortes d'urine, celle de la boiſſon,

Douleur
nephritique

Ses ſignes.

Son pro-
gnoſtic.

Deux ſortes

O o iij

d'urine, &
ce qu'elles
donnent à
connoître.

& celle du sang. L'urine de la boisson démontre les qualités de l'aliment, des alterations qu'il a receuës dans les premieres voyes, & de la digestion qui en a été faite. L'urine du sang fait connoître la constitution du sang qui dépend de la fermentation des particules, sur tout des salines qui composent sa liqueur, & marque les changemens qui luy arrivent, à raison de sa pureté, ou de son impureté cacochimique.

Comment
les urines
donnent des
signes de
coction &
de crudité.

La Crudité & la coction des urines, font connoître la crudité & la coction des alimens, & de la matiere morbifique. On appelle *Urine cruë*, celle qui a des signes de crudité, hors les maladies aiguës, & la fiévre. On met de ce nombre toutes les urines qui s'éloignent de l'état naturel par défaut, comme celles qui font trop tenuës, trop peu teintes, ordinairement claires, & qui se troublent rarement. Ce font des indices que les alimens n'ont pas été bien digerés dans l'estomac, & dans les premieres voyes. Quand au contraire l'urine est de la consistence requise, de couleur de citron, ou même d'une couleur plus haute, claire ou un peu obscure, c'est une marque que les alimens ont eté cuits dans les premieres voyes.

La Crudité de la matiere morbifique consiste dans le mêlange trop exact & intime des particules qui constituent la masse du sang avec celles contre nature, ou non, qui corrompent sa tissure, ce qui empêche que les dernieres ne se détachent pour être entraînées par l'urine. La *Coction* au contraire de la matiere morbifique est quand les particules étrangeres étroitement unies à la masse du sang s'en détachent peu à peu, & sont ainsi emportées par les urines. La coction de la crudité ou cette separation se fait par le moyen de certaine fermentation extraordinaire qui arrive contre nature au fang, moyennant quoy les particules heterogenes fe préc pitent, & celuy-là acquiert une nouvelle tiffure ; Ainfi le vin quand il eft dans l'état qu'on le nomme *Moût*, il eft crud, à caufe de l'union étroite de fes parties ; mais aprés la fermentation du moût, il devient *Vin*, & la coction eft faite, à caufe que toute la lie s'en eft feparée, & a pris le fond. Or tout cecy eft arrivé par voye de fermentation.

L'Urine eft cruë, quand elle eft haute en couleur, claire ou trouble, fi elle demeure toûjours dans le même état ; au contraire, c'eft une marque de la coction de la matiere morbifique, lors qu'elle devient groffiere, plus colorée ou claire ; mais avec quelque nuage ou couronnement, de même lors qu'elle fe trouble fucceffivement, & dépofe au fond du verre beaucoup de fediment, la liqueur claire prenant le deffus.

La Crudité de la matiere morbifique dépend de l'acide vitié contre nature ; & fa coction dépend de l'acide fermentatif de l'eftomac : car toutes les fermentations des fucs qui fe font dans le corps, ne font que les continuations de la fermentation commencée dans l'eftomac, & la digeftion de l'eftomac gouverne toutes les autres, auffi le nuage qui paroît dans l'urine eft un figne que la digeftion fe rétablit, & que le levain de l'eftomac fe réveille. Et pourvû que les malades ne foient point dégoûtés, & qu'ils prennent un peu de nourriture fans averfion, & fans naufée, c'eft un bon figne, même dans les fiévres les plus aiguës, parce que le levain de l'eftomac agit, & fait efperer la coction de la matiere morbifique, ce qui fe doit entendre des fiévres benignes, & particu'ierement de celles où les humeurs du corps font affectées, non pas des fiévres malignes qui consistent principalement dans le vice des esprits, & où les urines ressemblent parfaitement à celles des personnes saines, même quand on est dans le plus grand danger.

Le nuage & le sediment des urines.

Dans l'Urine, dit *Vvillis*, lorsque les particules les plus terrestres & les plus solides ont perdu leur mouvement, elles se joignent ensemble, & selon qu'elles sont plus ou moins pesantes, elles nagent dessus, ou elles vont au fonds; si elles restent sur la superficie, elles font un nuage; si elles descendent au fonds, elles composent un sediment que l'on peut regarder comme le limon de l'urine. Ce sediment ne paroît pas toûjours dans l'urine, parce que ces particules sont quelquefois si dissoutes, qu'elles ne peuvent se joindre ensemble pour se précipiter au fond du pot de chambre. Elles ne font autre chose que ce qu'il y a de plus salin & de plus terrestre dans l'urine, qui ne peut se fondre, ni se mêler également avec ses autres principes; d'où vient que ses particules en se joignant mutuellement ensemble, composent un corps à part. Toutes les fois que ces parties salines & terrestres sont abondantes, l'urine est épaisse & trouble.

Consistence naturelle des urines.

La Consistence naturelle de l'urine tient le milieu entre l'huileux & l'aqueux, & suivant ce que le rapport des sens en fait connoître, c'est une liqueur lixivieuse, presque salée, en partie volatile, & en partie fixe. Le phlegme ou la liqueur aqueuse qui servoit auparavant de vehicule à l'aliment, devient le vehicule de l'excrement, en s'imbibant des particules salines huileuses de la masse du sang, usées par le mouvement intestin ou fermentatif, & par consequent excrementeuses pour les entraîner dehors avec plus ou moins de particules chyleuses qui n'ont pas été propres à s'affimiler. Si l'on fait l'anatomie de l'urine par le feu, on trouvera qu'elle est empreinte de beaucoup de sel volatile urineux, c'est à-dire, composé d'un acide volatile dominant dans le corps de l'urine, & de beaucoup plus d'alcali volatile. Ces sels sont temperés, ainsi que toutes les autres humeurs du corps, par des particules grasses ou huileuses entre-mêlées. *Sa composition.*

Le Vice de l'urine qui vient le plus en pratique, est d'être grasse ou sanglante. L'urine grasse qui sort, c'est lors qu'il surnage une croute ou pellicule graisseuse qu'il faut prendre garde à ne pas confondre avec une croute saline, qui represente la graisse, ordinaire aux scorbutiques, & aux hypochondriaques. Toute la difference consiste, en ce que si ce sont des sels pris & épaissis qui produisent cette croute sur l'urine, en regardant de côté, elle fera paroître ou la queuë d'un paon, ou l'arc-en-ciel, ce qui marque infailliblement le mal hypochondriaque, ou le scorbut. Quand c'est la graisse qui surnage l'urine, elle est sans couleur, & distinguée par petites goutes qui ne se rencontrent point dans la croute saline. L'urine grasse vient de la fusion de la partie grasse du sang, & de la graisse du corps, cela est cause que l'urine paroît fort souvent graisseuse dans la fiévre ardente, ou dans l'hectique. Ce qui fait la fusion est le manque de l'acide requis dans la masse du sang, lequel épaissit & coagule la graisse alimenteuse, & venant à manquer, la graisse se liquefie, & sort avec l'urine. *Les vices de l'urine. L'urine grasse.*

Ce Mal est facile à guerir, pourvû qu'on ôte la maladie primitive, en fournissant des acides subtils & moderés.

Quant à l'urine de sang qui arrive lors qu'il se trouve plus ou moins de sang mêlé avec elle, elle *L'urine de sang.*

elle eſt quelquefois ſemblable aux laveures des chairs. Quelquefois elle eſt plus rouge, ou même elle tire ſur le noir, & teint de couleur de ſang les linges que l'on y trempe. Ce ſang qui rougit l'urine vient d'ordinaire des reins, ou ſe mêle avec elle, tantôt c'eſt dans les ureteres, & tantôt dans la veſſie, il vient rarement des autres parties, ſi ce n'eſt aprés une chûte; lorſque les urines pouſſent le ſang qui eſt grumulé en quelque endroit. L'urine de ſang vient auſſi de l'anaſtomoſe des petits vaiſſeaux des conduits urinaires, & de leur diæreſe & diabroſis ou ruption. Elle ſuit ſouvent les agitations & le mouvement exceſſif du corps, & quelquefois elle ſurvient aux ſuppreſſions de ſang ordinaires comme à celles des hemorroides, & des mois. On a remarqué un piſſement de ſang periodique & menſtrual, qui en s'arrêtant, cauſa la mort, & une fiévre ardente qui fût guerie par une urine de ſang fort abondante; ce qui fait voir que l'urine de ſang eſt auſſi critique, & qu'elle termine les maladies. Elle ſurvient quelquefois aprés une chûte ſur le dos, & ſur les lombes, & ce piſſement de ſang eſt cauſé par l'anaſtomoſe des vaiſſeaux que cette chûte ouvre. Le diabroſis & la diæreſe en ſont les cauſes les plus frequentes, lorſque les petits vaiſſeaux ſont corrodés par le ſerum trop âcre, à quoy on rapporte les ulcerations des reins & de la veſſie, que le piſſement de ſang accompagne d'ordinaire, à cauſe des erroſions des mêmes petits vaiſſeaux. La déchirure des reins, des ureteres, ou de la veſſie par l'âpreté du calcul le donne auſſi. Les cantharides priſes interieurement, ou mêmes appliquées exterieu ement en veſſicatoires ſans acides, c'eſt à dire, ſans avoir été mêlées avec du vinaigre ou du

levain, caufent une urine de fang tres douloureufe. Elle furvient encore quelquefois aux fiévres
m lignes, fur tout à la petite verole par l'errofion
des petits vaiffeaux des reins, ce qui eft un fimptome tres-funefte.

Les Signes diagnoftics font clairs, & il eft aifé   Ses fignes
de voir fi l'urine eft teinte de fang, pourvû qu'on
diftingue la rougeur du fang d'avec la rougeur faline, ce qui vient des f ls contenus bien unis avec
la liqueur contenante, il n'eft pas bien difficile
d'en faire la différence. La rougeur des fels eft
refplendiffante, tranfparente, claire & tenuë, au
lieu que celle du fang eft opaque, trouble & é-
paiffe, felon qu'il y a plus ou moins de fang.

Il eft important de diftinguer la caufe qui fait
uriner le fang.

Si la Chûte a précedé, le lieu du fang extravafé
ne peut être inconnu, d'où on doit foupçonner
que le fang eft porté aux reins. S'il y a ulcere aux
reins, on dira que le fang en vient ; Si le calcul
ou quelques autres marques ont paru auparavant,
on accufera toûjours les reins. Il faut bien examiner fi c'eft le mouvement de la nature, ou periodique, qui arrive fans aucun vice des conduits
urinaires, pour ne pas arrêter un flux qui eft falutaire, bien loin d'être morbifique, les fimptomes
du pubis, ou de la veffie, fon ulcere, l'acrimonie
de l'urine, la ftrangurie, & femblables affections,
font croire que le fang vient de la veffie par la ruption de fes petits vaiffeaux. Si c'eft par des caufes
externes, par les cantharides, par la racine de ga-
rence qui teint les urines de rouge, par les figues
d'Inde qui font la même chofe, on l'apprendra
du malade.

Si le Sang vient des reins & de la veffie, la
douleur fera avec pefanteur ; fi c'eft par anafto-

mose, aiguë ; & corrosive, si c'est par la diœrese
ou le diabrosis, les simptomes démontreront laquelle partie est attaquée.

Enfin si c'est par les cantharides, la verge sera
tenduë, & les malades seront embrasés du desir
amoureux.

Son pro-
gnostic.

Pour le Prognostic. Le sang qu'on urine avec
abondance, ou qui revient souvent, est tres-dangereux, & il produit les mêmes simptomes que
les autres hemorragies ; le moins perilleux est celuy qui sort des parties honteuses, le sang de la
vessie est plus dangereux, & celuy des reins le pire
de tous.

CHAPITRE XX.

Des Ureteres.

Ethimolo-
gie & defi-
nition des
ureteres.

LEs *Ureteres* ainsi appellés du mot Grec *Ouron*,
qui signifie Urine, parce qu'elle dégoute des
reins dans la vessie, par eux, sont des vaisseaux
oblongs, & blancs, ou des canaux longs & grêles qui sortent des reins, recevant le serum qui y
a été filtré, & qui le portent à la vessie conjointement avec le sable, la bile, le pus, & les autres
sucs qui s'y trouvent mêlés.

Leur nom-
bre.

Ils sont deux, un de chaque côté, parce qu'il y
a deux reins ; mais il s'en rencontre quelquefois
plus grand nombre. *Bauhin* & *Diemerbroeck* disent
en avoir trouvé deux au côté droit, qui s'unissoient
en l'un & l'autre des côtés auprés de la vessie,
dans laquelle ils entroient par un seul orifice.

Leur gran-
deur & leur
figure.

Ils sont ronds & caves comme les veines ou arteres, ils ont autant de *longueur* qu'il y a de che-

min depuis les reins jufqu'à la veffie ; leur *Grof-feur* ordinaire approche de celle d'une plume à écrire : car dans ceux qui ont été fujets aux douleurs nephritiques, l'on y trouve quelquefois leurs cavités dilatées à y mettre le petit doigt ; leur *Figure* eft femblable à celle d'une S.

Ils font fitués dans l'efpace qui eft du rein à la veffie : car étant fortis des reins, ils defcendent à la veffie entre les deux tuniques du peritoine, felon la longueur du mufcle pfoas.

Quelques-uns prétendent que ces canaux prennent leur *Origine* de la veffie, parce qu'ils difent qu'ils ont une fubftance blanche & membraneufe comme elle ; mais d'autres croyent qu'ils la prennent plûtôt des reins ; puifque tous les conduits ont leur principe où ils reçoivent ce qu'ils conduifent, & leur fin où ils le déchargent : c'eft pourquoy ils difent, qu'ils commencent à la fin du baffinet en fortant du rein, que leur milieu eft tout ce qui eft entre les reins & la veffie, & que leur fin eft à l'endroit où ils entrent dans la veffie, qu'ils percent adroitement : car ayant penetré la membrane exterieure, ils fe traînent environ de la longueur de deux travers de doigts entre les deux membranes, & perçant l'interne proche de fon col ; de maniere que l'urine étant une fois entrée, ne peut plus remonter dans ces canaux, à caufe que l'ouverture d'une membrane eft boûchée par l'autre.

Ils ont Connexion avec les reins & la veffie par leur continuité, & avec toutes les parties du ventre inferieur, par la tunique du peritoine.

Leur Compofition eft de deux tuniques, de quelques veines, arteres, & nerfs.

Des deux Tuniques, l'une eft externe qui vient du peritoine, & l'autre interne propre, qui eft

Leur fituation.

Leur origine.

Leur connexion.

Leur compofition.

Leurs tuniques.

tres-forte, nerveufe, & femblable à celle de la
veffie ; elle eft denfe, & tiffuë feulemenr de fibres obliques par lefquelles ils fe dilatent, s'étre-
ciffent, & refiftent aux efforts.

**Leurs arte-
res & vei-
nes.**

Leurs Arteres viennent des lombaires, & font
fi déliées, qu'à peine les peut-on voir ; de même
que leurs *Veines* qui retournent dans celles des
parties voifines.

Leurs Nerfs

Leurs Nerfs viennent de l'intercoftal, par lefquels ils ont un fentiment fi exquis, que ceux qui
font tourmentés de la pierre & de la gravelle en
fouffrent des douleurs tres-fenfibles.

**Leur tempé-
ramment.**

On peut juger par leur fubftance, & par leur
compofition, que leur *Temperamment* eft froid &
fec.

Leur ufage.

Leur Ufage eft de recevoir l'urine qui a été feparée dans les reins, & de luy fervir d'aqueduc
pour la porter, & la conduire dans la veffie.

CHAPITRE XXI.

De la Veffie urinaire.

**Ce que c'eft
que la veffie
de l'urine.**

LA *Veffie urinaire* eft une partie organique membraneufe du bas ventre, laquelle reçoit & garde le ferum qui y tombe des reins, & qu'elle pouffe enfin dehors, lors qu'il luy devient incommode
ou par fon poids, ou par fon acrimonie.

Sa fituation

Elle eft fituée dans l'hipogaftre entre les deux
tuniques du peritoine, dans cette cavité qui eft
formée par l'os facrum, & par ceux de la cuiffe,
& du pubis. Dans les hommes elle eft couchée fur
l'inteftin droit, & elle eft jointe aux glandes proftates ; Dans les femmes elle eft adherente au col

de la matrice, & dans les uns & les autres elle est
attachée par devant aux os du pubis, & outre cela
au nombril par l'uraque.

Sa Figure est ronde, oblongue, & semblable à Sa figure
celle d'une bouteille renversée ; elle n'est pas é-
galement *grande* dans tous les sujets, neanmoins
elle l'est assés pour recevoir une quantité raison-
nable d'urine ; & souvent elle est cruë jusqu'à une
grandeur excessive, sçavoir, lorsque pour avoir
trop long-temps retenu l'urine, elle souffre de
frequentes & de violentes distensions. Quand il
arrive qu'elle est trop petite, on est obligé de
pisser souvent.

Sa Substance est membraneuse pour pouvoir Sa substan-
ce.
s'étendre, & se resserrer selon les besoins. Elle
est composée de trois *Tuniques*, dont l'*exterieure* Ses Mem-
branes.
qui dans l'homme, (non dans les bêtes,) est en-
tourée de graisse, vient du peritoine. Celle du
milieu qui est la plus épaisse & la plus solide, a
des fibres charneuses, par le moyen desquelles
elle se resserre, & s'étrecit dans le temps de l'expulsion de l'urine. Quand elle est trop distenduë
par l'abondance de l'urine, elle cause l'ischurie,
ou entiere suppression d'urine, parce que par cette
extrême distension ses fibres s'affoiblissent si fort,
qu'elles ne peuvent plus se resserrer. La Tunique
interieure est la plus mince & la plus delicate,
elle a un sentiment tres-exquis, elle est pleine de
rides pour en faciliter la dilatation & la contraction, & est enduite d'un certain mucilage visqueux qui empêche qu'elle ne soit offensée par
l'acrimonie & les sels de l'urine.

Ces Tuniques sont parsemées de plusieurs arteres, veines, & nerfs; les *Arteres* ne sont que des
branches des hypogastriques, lesquelles leur portent du sang pour leur nourriture ; les *Veines* sont

EXPLICATION DE LA FIGURE XIX.

Qui represente par la Partie posterieure les Membranes de la Vessie, & les Vessicules seminaires.

FIGURE I.

A A La Tunique commune de la Vessie

B B B La Tunique du milieu avec ses Fibres charnuës.

C La Tunique interieure & ridée.

D D Le Col de la Vessie.

E Le Sphincter de la Vessie.

F F Les Glandes prostates.

G G Une portion des Ureteres.

h h Les mêmes qui s'inserent entre les deux Tuniques de la Vessie.

FIGURE II.

A La Tunique interieure de la Vessie ouverte.

B B Une partie des Ureteres.

C C L'Orifice des Ureteres ouvert dans la Vessie.

D D Une Portion des Vaisseaux déferens.

E E L'Examen des Vessicules seminaires.

F F Les Glandes prostates divisées

G Le Trou de la Vessie dans le commencement de l'Uretere, avec la Valvule qui la boûche

H Le Meat commun de la Semence & de l'Urine.

FIGURE III.

A La Face postericure de la Vessie, dénuée de sa Tunique exterieure

B B Les Ureteres.

C C Une Portion des Vaisseaux seminaires & déferens.

D D Les Capsules seminaires.

d d La fin des mêmes Capsules.

E E Les Cellules des Vessicules seminaires.

F F Les Glandes prostates.

G L'Uretere.

FIGURE

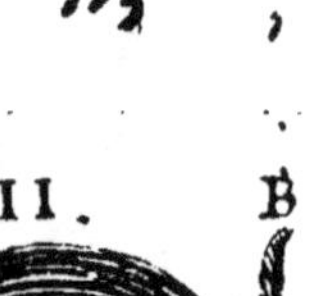

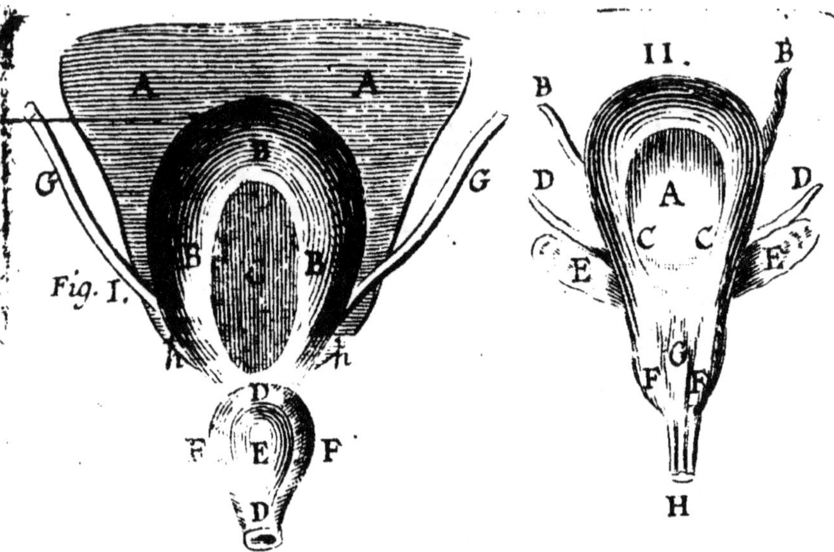
Fig. I.
A A
B
G G
B B B
h h
D
F E F
D
II.
B B
D A D
C C
E E
F G F
H

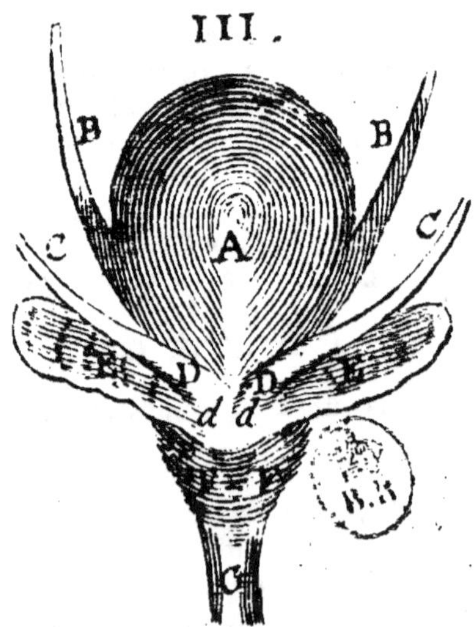
III.
B B
c C
A
D D
d d
G

fort petites, & reportent dans la veine hypogaf-
trique le refidu du fang. Les *Nerfs* font deux,
l'un vient de la huitiéme paire, & va s'inferer
dans le fond de la veſſie, & l'autre de la moëlle
de l'os facrum, & va fe perdre dans fon col.

Sa divifion.   *On diviſe* la veſſie en fon fond, & en fon col.

Son Fonds.   *Le Fond* eſt la partie fuperieure, la plus ample
& la plus propre à contenir l'urine. Aux hommes
il eſt placé fur le rectum, & aux femmes fur la
matrice. Il eſt d'une largeur & d'une grandeur
raiſonnable, il s'étrecit peu à peu, & vient fe terminer au col.

Son Col.   *Le Col* eſt la partie la plus baſſe, la plus étroite, la plus épaiſſe, & la plus charnuë de la veſſie.
Il eſt beaucoup plus long, plus tortueux, & moins
large dans les hommes que dans les femmes. Il a
un petit mufcle circulaire appellé le *Sphincter* de
la veſſie, qui fert à ouvrir ou fermer fon orifice
felon nôtre volonté, c'eſt au deſſous de ce mufcle
tirant vers la verge, que les proſtates glanduleux
font fitués.

Sa conne-
xion.   *Le Fond* de la veſſie eſt attaché au nombril par
l'uraque qui le tient fufpendu, de peur qu'il ne
tombe fur fon col. Le col de la veſſie tient à l'inteſtin droit aux hommes, & aux femmes au col
de la matrice, par des filets ou fibres membraneuſes, qui font la grande fimpathie qui eſt entre ces parties.

Ses Trous.   *La Veſſie* a trois *Trous*, deux interieurs qui
font faits par les ureteres qui entrent prés du col
pour y décharger l'urine; le troifiéme eſt exterieur, & c'eſt celuy par lequel l'urine fort.

Son ufage.   *Son Action* qui luy eſt propre, & comme unique, eſt la contraction, par laquelle étant irritée
par l'abondance & l'acrimonie de l'urine, elle fe
reſſerre naturellement par le moyen de fes fibres,

& en se resserrant, la chasse vers le muscle sphincter, lequel irrité se relâche, & la laisse couler,
les muscles de l'épigastre aident beaucoup à cette
expulsion, en pressant la vessie.

L'*Usage* de la vessie est donc de recevoir & de
contenir l'urine qui y est apportée goute à goute
par les ureteres, & de s'en décharger de temps
en temps, & de purifier par ce moyen la masse
du sang, & de preserver ainsi le corps des maladies qui arrivent par la suppression des serosités.

CHAPITRE XXII.

Des Maladies de la Vessie urinaire.

LEs *principales Maladies* qui arrivent à la vessie
urinaire, sont l'Inflammation, le Calcul, les
Playes, les Ulceres, & l'excretion blessée de l'u-
rine.

L'Inflammation ne se fait pas pour l'ordinaire
dans le corps ou fond de la vessie ; mais bien au
sphincter ou muscle qui ferme, ou qui ouvre le
col, parce qu'il est charneux, & partant plus propre à recevoir le sang que les veines laissent couler dans sa substance, quand il peche en quantité,
ou les humeurs âcres qui y viennent des reins,
ou enfin les pierres.

Les Contusions & les coups violens receus à la
region du pubis, donnent souvent lieu à cette
inflammation. Elle succede aussi souvent à la lithotomie ou extraction de la pierre mal faite, ou
mal traitée, ordinairement le quatriéme jour, auquel temps le mal dégenere en cangrenne, ou du
moins en une fistule perpetuelle.

Les mala-
dies de la
vessie.

L'Inflam-
mation.

Ses causes.

P p ij

Enfin on remarque que les cantharides en veſſicatoires, ou autrement, corrodent la veſſie par leur acrimonie, & la diſpoſent à l'inflammation.

Ses ſignes　*Les Signes* de l'inflammation de la veſſie ſont l'ardeur, la tumeur, & la douleur à la region du pubis & de la veſſie, qui s'augmentent au moindre attouchement ; l'impuiſſance d'uriner, ou la ſuppreſſion d'urine dans la veſſie, le teneſme à cauſe de la connexion de la veſſie avec l'anus, la fiévre aiguë plus ou moins violente ſuivant l'inflammation, les delires, & les inſomnies.

Les ſignes de l'abſcés & de l'ulcere.　*Si l'Inflammation* vient à ſuppuration, & à former un abſcés, tous les ſimptomes ſuſdits s'augmentent, & deviennent plus vehemens, & ils s'adouciſſent, & diminuent quand la ſuppuration eſt faite, & que l'abſcés eſt ouvert : car le pus ſortant, la tumeur ſe reſout, & l'urine coule facilement, & en abondance. Que ſi le malade ne meurt pas de cet abſcés, il luy reſte un ulcere profond & ſordide dans le muſcle ſphincter, d'où il ſort par les urines, qui pour lors ſont groſſieres, tantôt de la ſanie, tantôt du pus copieux & fœtide, lequel enfin tombe au fond de l'urine.

Hildanus remarque une choſe qui eſt extraordinaire, ſçavoir d'un abſcés à la veſſie cauſée par chûte, ſans fiévre, & ſans douleur.

Son Prognoſtic.　*Quant au Prognoſtic.* L'inflammation de la veſſie eſt rare, parce qu'elle a des vaiſſeaux fort petits ; mais c'eſt la maladie la plus dangereuſe de la veſſie, & ſouvent mortelle : car les malades en meurent le quatriéme ou le ſeptiéme jour au plus tard. On doit juger du peril par la grandeur des ſimptomes, & par la crainte qu'on peut avoir que la cangrene n'y ſurvienne, comme cela arrive aſſés ſouvent.

Le Calcul,　*Comme* nous avons parlé du calcul de la veſſie, en traitant de celuy des reins, on y aura recours, afin de ne point repeter la même chose.

L'Excretion de l'urine est vitiée. 1. Par abolition, quand elle est entierement supprimée comme dans l'ischurie contractée par le vice de la vessie 2. Par diminution, lorsque l'urine ne sort que goute à goute avec beaucoup d'efforts, ce qu'on nomme *Stillicidium*, ou dégoutement. 3. Par augmentation, comme par l'incontinence d'urine, lors qu'en dormant, ou en veillant, l'urine coule involontairement. 4. Par dépravation, quand l'urine sort avec douleur, & avec peine, comme dans la strangurie, la dysurie &c.

L'Ischurie est une suppression d'urine par le vice de la vessie, qui arrive, ou quand le sentiment de la vessie est engourdi, & ne ressent point l'irritation, ou quand la vessie ne sçauroit faire de contractions pour pousser l'urine, ou enfin parce que le conduit urinaire par où l'urine doit passer, est trop retressi, & comme fermé.

Le Sentiment de la vessie est engourdi, lorsque les nerfs qui donnent le sentiment à la vessie sont affligés, ou de paralysie, ou de stupeur.

La Vessie ne sçauroit faire de contractions, lorsque le ressort tonique de ses fibres est blessé par la relaxation, ou la trop grande distension qui les empêche de revenir, comme il arrive dans la retension de trop d'urine, alors les fibres distendus ne sçauroient joüer, & quoique la vessie soit toute pleine, il n'en sort rien.

Le Conduit urinaire se retrecit par les tumeurs qui se font à la base, les plus ordinaires sont les tumeurs des prostates, situées au col de la vessie, & il arrive souvent que l'urine se supprime aprés un excés de combat amoureux, selon l'exemple d'un nouveau marié rapporté par *Platerus*. Les proſtates ſont ſpongieuſes & glandnleuſes, & ne ſçauroient ſe gonfler ſans preſſer l'uretere, & empêcher le paſſage de l'urine. *Ettmuller* fait mention d'un Prince mort à Rome d'une grande ſuppreſſion d'urine par la ſeule enflure des proſtates, qui preſſant fortement le conduit de l'urine, empêchoit qu'il n'en ſortit aucune goute, non pas même par le catheter, ni la bougie. L'inflammation du col de la veſſie, ou du perinee, retrecit le canal de l'urine, & cauſe par conſequent la ſuppreſſion.

Le Conduit urinaire ſe boûche auſſi quelquefois à ſon orifice qui s'ouvre dans la veſſie. Cette obſtruction arrive ſouvent par le calcul de la veſſie, comme chacun ſçait. Mais outre le calcul, elle peut arriver par une pituite viſqueuſe & gluante ; Ainſi *Zacutus Luſitanus* a vû une ſuppreſſion mortelle cauſée par des filamens gros comme une plume à écrire, & une iſchurie à un enfant par l'épaiſſeur du lait de la nourrice. Il eſt ſans doute que quelque humeur viſqueuſe que ce ſoit, tombant dans le canal, le retrecit, & le boûche enſuite. Outre cela les grumeaux de ſang, reſtés dans la veſſie, boûchent le conduit urinaire, & donnent l'iſchurie.

Enfin le pus groſſier de l'ulcere des reins, ou de la veſſie, ou des ulceres des autres parties du corps qui eſt charié à la veſſie, & ſe ramaſſe autour de ſon col, engendre des ſuppreſſions d'urine dangereuſes. Les choſes qui ſe mêlent promptement à l'urine, & entraînent les autres matieres avec eux, ſont capables de la ſupprimer ; ainſi *Hildanus* dit avoir vû une iſchurie pour avoir bû du vin nouveau mal dépuré, & une autre par l'uſage de la therebentine priſe aprés des alimens cruds & viſqueux ; enfin le canal de l'urine s'embarrasse dans sa prolongation, ce qui empêche l'urine de passer outre. La cause est, ou un calcul qui s'arrête, sur tout vers le gland, ou une carnosité qui s'y fait ensuite d'un ulcere, celle-cy arrête absolument l'urine.

Pour le Diagnostic, l'ischurie par le vice de la vessie se connoît d'elle-même ; mais la difficulté est de connoître les causes. L'indolence & la sensibilité de la vessie sont manifestes, la distension des fibres se démontre quand l'urine a été long-temps retenuë, quand le catheter n'en fait rien sortir, & quand en pressant l'abdomen de la main, l'urine coule aussi-tôt.

Il paroît qu'il y a obstruction dans le conduit urinaire, ou uretere, par la grande tumeur du pubis, où la vessie est située, par une sensation douloureuse dans la vessie, & par le redoublement de la douleur au moindre attouchement qu'on fasse à la vessie. Les signes du calcul font conjecturer que c'est luy qui bouche la vessie.

Si le Calcul est arrêté dans l'uretere, il se fait assés connoître. L'obstruction par les grumeaux de sang, par le pissement de sang, par la chûte, par la playe, par la ruption, & par les autres maux de cette nature qui ont précedé, dont on peut soupçonner le sang grumelé, & extravasé. On peut juger que c'est une matiere visqueuse qui boûche le canal, par la coûtume que le malade a de rejetter souvent de cette sorte de matiere avec l'urine, & parce que ce mal revient de temps en temps. Si c'est la tumeur des parties, le sentiment douloureux, & la situation de la tumeur le font connoître.

Quant au Prognostic, la suppression d'urine est un mal fâcheux, qui tuë ordinairement avant l'onziéme jour.

La Retention totale de l'urine dans la maladie, & sans douleur, est un signe que la mort est proche.

L'Ischurie par la paralysie est tres rebelle & dangereuse.

L'Incontinence ou flux involontaire d'urine par le vice de la vessie, est lorsque les malades ne peuvent retenir leur urine, ou seulement quand ils dorment, comme il arrive aux pissenlits, ou même quand ils veillent, soit la nuit, soit le jour.

La Cause prochaine de l'incontinence d'urine veritable, selon *Ettmuller*, est le défaut de constriction du sphincter, qui manque 1. Par la paralysie ou resolution, lorsque les nerfs relâchés ne peuvent plus servir de chemin aux esprits animaux par où ils doivent être apportés ; en cet état le sphincter étant luy même relâché, ne peut pas fermer la vessie. Cette resolution du sphincter vient souvent d'une chûte sur la region des lombes, ou de l'os sacrum, d'où les nerfs qui sont portés à la vessie dérivent. La laxation des vertebres de ces parties produit l'incontinence d'urine par la même raison. Demeurer trop long-temps dans l'eau froide, peut relâcher le sphincter de la vessie, & causer le flux involontaire de l'urine.

2. *La Constriction* du sphincter de la vessie manque par la trop grande relaxation, ou l'état tonique blessé de ses fibres, & le plus souvent à cause du trop de distension. Cette cause est ordinaire aux femmes dans l'accouchement, rendu difficile par la grosseur du fœtus, qui en s'efforçant de sortir par les voyes étroites de la vulve, distend le vagina, le col de la vessie en même temps, & le sphincter placé sur le vagina, ce qui est cause qu'elles ne peuvent plus retenir leur urine.

3. *Lorsque* les fibres du sphincter qui servent à resserrer, sont déchirées, ce qui donne le flux

involontaire d'urine , comme il arrive non feulement dans les playes de ces parties , mais dans la
lithotomie même , ou operation du calcul de la
veſſie : car on coupe quelquefois les muſcles du
fphincter , aprés quoy l'urine ne peut plus être
retenuë. Les Sages-femmes mal adroites en déchirant la veſſie de celles qu'elles accouchent , caufent auſſi le flux involontaire d'urine. Le ſphincter
de la veſſie ſe rompt ſouvent dans un accouchement laborieux , d'où s'enfuit l'incontinence d'u-
rine , felon l'obſervation de *Salmuth*. Les Sages-
femmes doivent prendre garde que les femmes
ont le col de la veſſie fort grand , & qu'à ſon ouverture dans le vagina , il y a une des caruncules
mirtiformes plus grande que les autres , laquelle
boûche fortement l'orifice du col de la veſſie , afin
que l'urine puiſſe mieux y être retenuë. Les Sages-femmes mal adroites déchirent quelquefois
imprudemment avec leurs doigts ou leurs ongles
cette caruncule mirtiforme , ce qui donne ſouvent
un flux involontaire d'urine tres-rebelle. Cette
maladie arrive quelquefois aux femmes par la
chûte du conduit de la pudeur , & non pas de la
matrice, c'eſt que le ſphincter de la veſſie ſe dif-
tend , & ſe relâche en même temps que les rugo-
ſités fibreuſes du col de la matrice , où il eſt déchiré dans cet abbaiſſemenr , & alors l'incontinence d'urine s'enfuit ordinairement , ſuivant la
remarque de *Bartholin*.

   L'Incontinence fauſſe , felon *Ettmuller* , eſt lors
qu'on retient à la verité ſon urine , mais non pas
aſſés long-temps , à cauſe de l'irritation continuelle , en ſorte qu'on la rend ſouvent , & en
petite quantité , ſans douleur pourtant , à moins
qu'on ne voulût retenir l'urine plus long-temps :
car alors la veſſie feroit mal , & contraindroit d'u-

riner. Le sphincter est de soy capable de retenir l'urine, mais les irritations continuelles ne luy permettent pas, ainsi il s'ouvre, & donne passage à l'urine.

Cette Affection survient quelquefois au calcul de la vessie qui se presente à l'orifice, qu'il irrite par sa pesanteur, par son âpreté, ou de quelque autre maniere. La même chose arrive à quelques femmes aux derniers mois de leur grossesse. Lorsque la grosseur de la matrice presse la vessie, ou que la distension du vagina irrite continuellement l'orifice de la vessie; l'ulcere de la vessie, ou l'excoriation de son col font le même effet; enfin la toux durable & violente cause ce vice, & les malades urinent souvent en toussant, selon les observations de *Sa'muth*, & de *Platerus*. La raison est, qu'en toussant, le diaphragme, & toutes les parties internes de l'abdomen sont ébranlées, & avec elles la vessie, ce qui fait sortir l'urine. Enfin ce mal naît quand la vessie est naturellement trop petite, & ne peut retenir beaucoup d'urine, ou quand elle est retrecie, ou par sa propre tumeur, ou par la tumeur de quelque partie voisine, comme dans l'inflammation des muscles inferieurs de l'abdomen, qui sont situés sur la vessie à la region du pubis. Ces incontinences d'urine, & leurs causes qu'on vient d'expliquer, sont communes à ceux qui veillent, & à ceux qui dorment.

Quand on perd son urine, seulement en dormant, & qu'on pisse au lit, c'est par la foiblesse de la faculté animale, c'est-à-dire, par l'engourdissement des esprits animaux, ou par leur défaut, sçavoir, lors qu'il ne soûtiennent pas assés l'astriction tonique du col de la vessie. Ce vice est ordinaire aux petits enfans, à cause de l'engourdissement, & de la paresse de leurs esprits , aux vieillards, & aux maladies aiguës , par le défaut d'esprits animaux , ce qu'on nomme vulgairement abatement de la faculté animale. La coûtume y a beaucoup de part ; quelquefois on pisse au lit par habitude étant grand , quand on y a pissé étant petit.

Pour le Diagnostic. Cette maladie est aisée à connoître, les draps , & les habits parlent malgré les malades.

Quant au Prognostic , le flux d'urine est moins dangereux en dormant qu'en veillant.

Si le mal vient du vice du cerveau ou de la moëlle de l'épine , il est dangereux, parce que le sphincter est affecté.

L'Incontinence d'urine qui survient aux fiévres aiguës est tres-perilleuse ; celle des vieillards est souvent incurable, celle des enfans se guerit par l'accroissement de l'âge avant vingt-cinq ans , sinon elle devient incurable.

La Strangurie est, lorsque l'urine sort goute à goute avec une extrême douleur , soit en pissant, soit aprés avoir pissé avec une envie continuelle d'uriner. La strangurie est tout-à fait semblable au tenesme , & la premiere est à l'égard de la vessie , ce qu'est le tenesme à l'égard de l'anus. Leurs deux sphincters étant continuellement irrités , celuy de l'anus par une matiere visqueuse & corrosive , celuy de la vessie par l'urine acide & mordicante. La strangurie vient ordinairement du refroidissement de l'abdomen,& particulierement de la vessie.

La Cause prochaine de la strangurie, selon *Ettmuller* , est l'acide vitié de l'urine, qui excite la vessie par son aigreur , corrode le conduit urinaire , & donne une envie continuelle de pisser avec

une douleur cruelle & durable. Lors même que
le sphincter picoté se contracte, il sort quelque
goute d'urine. La douleur se fait sentir principalement dans l'urethre, aprés avoir pissé, & cette
douleur est plus sensible que celle de la vessie &
de son col ; la raison est, que quoique l'urethre
& la membrane interieure de la vessie soient d'u-
ne même substance, neanmoins la vessie est enduite interieurement d'une mucosité crasse & visqueuse qui la deffend contre l'acrimonie acide
corrosive de l'urine, ce qui rend la douleur de la
vessie beaucoup moins vive. L'urethre n'ayant
point cet onguent naturel est beaucoup plus sensible à l'urine acide qui passe.

Cet Acide de l'urine tire sa naissance des premieres voyes, ou de la digestion de l'estomac,
qui digere mal la boisson, laquelle restant empreinte de son acide propre, ou de celuy de l'estomac, est charriée par les intestins aux conduits
urinaires, comme l'urine de la boisson, elle se ramasse ensuite dans la vessie qu'elle irrite par son
aigreur, & produit ainsi la strangurie ; ce qui est
confirmé par l'experience journaliere : car chacun
peut observer que le vin nouveau, ou le moût,
ou la biere mal dépurée pris trop abondamment,
ou hors de temps, entraînent aprés soy la strangurie, parce que ces boissons s'aigrissent facilement, & conservent long-temps leur aigreur qui
ne se tempere pas aisément, ni dans l'estomac,
ni dans le duodenum par le sel volatile huileux
de la bile ; mais elle passe outre, & étant dans la
vessie, elle y excite son hostilité, & donne la strangurie. Quelquefois, mais rarement l'ulcere de la
vessie cause une strangurie purulente, dans laquelle le pus âcre & acide sort avec l'urine. On
dit rarement, parce qu'il se doit faire plûtôt une

dyſurie, ou ardeur d'urine.

Outre la ſtrangurie ordinaire, il en eſt une virulente, familiere à ceux qui ont la groſſe verole, elle eſt tres-difficile à guerir, & dégenere ſouvent en un ulcere de la verge ou des proſtates. Elle dure même quelquefois autant que la vie, ſelon l'obſervation de *Schenkius*.

La Strangurie opiniâtre, & accompagnée de tranchées, cauſée par enchantement eſt rare. *Vanhelmont* en apporte un exemple ſingulier, qui fut gueri par le ſuc de bouleau, ou la lierre de bouleau, cet arbre étant ſpecifique contre les enchantemens.

Pour le Diagnoſtic. Le mal eſt manifeſte, & tres-fâcheux, dont les malades ſe plaignent aſſés.

Quant aux cauſes, il faut interroger le malade ſur ſon regime de vivre : car elles ſont preſque toûjours externes.

A l'égard du Prognoſtic, le mal renferme moins de danger que d'incommodité, il eſt de difficile gueriſon dans les vieillards, à cauſe de la debilité de la digeſtion, & de la chylification dans le ventricule.

Quelquefois la ſtrangurie rebelle & durable eſt ſuivie de l'ulcere de la veſſie.

La Dyſurie eſt une difficulté d'uriner, lorſque les malades font de grands efforts, & ſouffrent de grandes douleurs en urinant. Et parce que cette douleur leur cauſe une ſenſation de chaleur, ce mal eſt nommé communément *Ardeur d'urine*, & il ſemble que l'urine brûle l'urethre en paſſant.

Cette Maladie a du rapport avec la ſtrangurie, mais ils different neanmoins 1. En ce que dans la dyſurie l'urine ſort auſſi goute à goute, mais ſans interruption, & en la quantité requiſe. 2.

Parce qu'on ne reſſent la douleur qu'en piſſant ,
non pas devant, ni aprés , comme dans la ſtrangurie. 3. Parce que la dyſurie eſt ſouvent cauſée
par l'acrimonie de l'urine , mais par le vice de la
veſſie ou des parties voiſines , & particulierement
du conduit urinaire , & que la ſtrangurie vient
ſeulement de l'acrimonie de l'urine.

Sa cauſe.   *La Cauſe* de la chaleur d'urine , ou de la dyſurie , ſelon *Ettmuller*, reſide ou dans l'urine qui
ſort, ou dans les parties par où elle ſort , parce
que ces parties étant bleſſées , conçoivent de la
douleur par l'urine qui paſſe , lors même qu'elle
eſt dans l'état naturel.

L'Urine donne la dyſurie , quoique rarement,
lors qu'elle eſt âcre & trop ſalée , ſoit qu'elle ſoit
imbibée de beaucoup de ſels , comme dans les
hypochondriaques & dans les ſcorbutiques ; ſoit
qu'elle ſoit mêlée d'un pus âcre & ſalé qui vient
ou de l'ulcere des reins , ou des autres parties ,
ſoit enfin que l'urine ſoit empreignée du venin
corroſif des cantharides appliquées exterieurement , ou avalées avec temerité.

On remarque qu'il ſort dans la dyſurie une matiere craſſe mucilagineuſe & pituiteuſe , qui n'eſt
autre choſe que l'aliment prochain de la veſſie ,
ou des parties urinaires qui diſtille de leurs bleſſures , & de leur excoriation en forme de mucilage ,
qui augmentent encore l'ardeur d'urine en boûchant le conduit urinaire , en ſorte qu'il faut s'efforcer pour piſſer.

La Cauſe la plus frequente de la dyſurie eſt l'excoriation ou exulceration de la veſſie , ou de ſon
col , ou du canal urinaire : car l'urine qui lave ces
parties excoriées , ou exulcerées en paſſant , leur
cauſe une douleur tres-vive , le calcul qui exulcere
la veſſie , ou l'offenſe de quelque autre maniere ,

cause pareillement des dysuries opiniâtres.

Les Proſtates, c'eſt-à-dire, les glandes ſituées à la racine de la verge, qui ſont le ſiege de la gonnorrhée virulente, étant exulcerées principalement par le virus verolique receu dans un embraſſement impur, reſſentent une douleur extrême, lorſque l'urine vient à paſſer, parce qu'au lieu de fournir une limphe douce qui enduiſe l'urethre, & la deffende contre l'acrimonie de l'urine, ces glandes ne produiſent qu'un ſuc âcre & infecté d'un virus verolique corroſif, qui excorie, & offenſe l'urethre en paſſant, & cauſe par ce moyen une dyſurie tres cruelle, dont la cure eſt tres-difficile, parce que ces excoriations dégenerent quelquefois en des ulceres de la verge, & cette maladie dure ſouvent autant que la vie, ſelon la remarque de *Schenkius*.

Enfin la dyſurie arrive auſſi par conſentement, quand les parties voiſines ſont affectées; ainſi la dyſurie ſurvient frequemment aux affections de la matrice & du rectum, comme à l'inflammation & au teneſme.

Les Signes de la dyſurie ſont faciles : car le malade ſe plaint aſſés haut de la douleur qu'il reſſent, & les cauſes antecedentes inſtruiſent ſuffiſamment le Medecin, ſi c'eſt par un ulcere, ou autrement.

Quant au Prognoſtic. La dyſurie n'eſt pas mortelle de ſoy ; mais elle eſt fâcheuſe, rebelle & durable, elle exulcere quelquefois la veſſie, ou ſi elle eſt déja exulcerée, la dyſurie augmente beaucoup le mal.

Elle ſe guerit plus difficilement dans les vieillards que dans les jeunes gens. Si le mucilage craſſe qui ſort dans la dyſurie, donne la ſuppreſſion d'urine par l'obſtruction du canal, le mal eſt tres-dangereux.

CHAPITRE XXIII.

Des Parties naturelles de l'Homme qui servent à la Generation.

Pourquoy les parties naturelles font appellées honteufes.

Les Parties qui fervent à la generation font appellées, *Parties honteufes*, du mot *Honte*, *Pudeur*, defquelles avant le peché l'homme n'avoit point de honte, ainfi que *Saint Auguftin* le dit : mais aprés le peché fa nudité luy parut infame, & il en eut confufion. *Theophrafte Paracelfe* dit qu'avant le peché, l'homme étoit privé de ces parties ; mais qu'aprés qu'il eut peché, le fouverain Createur les luy ajoûta, pour le faire éternellement fouvenir de l'infamie de fon action, & auffi, parce qu'il y étoit tombé par la feduction du ferpent ; c'eft pour cette raifon que le membre genital fut donné à Adam en forme de ferpent, & à Eve en forme de creux ou caverne, dans laquelle le ferpent fe retire, (parce qu'elle avoit la premiere écouté, & confenti aux follicitations & careffes du ferpent :) C'eft donc peut-être pour cette raifon que le ferpent des Adamites fouhaite toûjours avec tant d'ardeur d'entrer, & de fe glif-fer dans la caverne d'Eve, & que cette caverne a auffi de foy tant d'amour & tant de defir de recevoir, & d'admettre ce ferpent.

Leur divi-fion.

Or ces *Parties honteufes*, que l'on appelle auffi *Parties genitales*, fe divifent en communes, ou propres. Les communes font celles qui fe trouvent dans l'un & l'autre fexe, comme les vaif-feaux fpermatiques, les tefticules, & les vaiffeaux déferens. Les parties propres font ou particulie-

res

res à l'homme, comme les paraſtates ou épidedi-
mes, les veſſicules ſeminaires, les proſtates, ou
la verge, ou à la femme, comme la matrice.

Pluſieurs Auteurs ont prétendu que toutes ces
parties meritoient le titre de parties nobles, auſſi-
bien que le cerveau & le cœur. Il y en a même
qui encheriſſent, & qui leur donnent la préfe-
rence ſur toutes les autres parties, diſant que le
cerveau & le cœur ne tendent qu'à la conſerva-
tion de l'individu, & que ces parties tendent à
celle de l'eſpece.

Les Parties qui paroiſſent les premieres à l'homme, ſont les *vaiſſeaux ſpermatiques*, qui ſont quatre, ſçavoir deux arteres, & deux veines.

Les deux Arteres ſpermatiques viennent du tronc
de l'aorte, celle du côté droit en ſort environ un
travers de doigt au deſſus de celle du côté gauche, elles s'étendent obliquement ſur les ureteres,
& deſcendent le long du muſcle pſoas juſqu'aux
aînes, où elles trouvent une production du peritoine qui les reçoit, & les conduit juſqu'aux teſticules, en paſſant par les anneaux des aponeuroſes des muſcles de l'abdomen.

Les deux Veines ſpermatiques ſortent des teſticules pour aller aboutir à la veine cave, au tronc
de laquelle celle du côté droit va immediatement;
au lieu que celle du côté gauche ne va qu'à l'é-
mulgente, pendant que ces veines avancent, il y
a de petites branches de veines qui viennent du
peritoine, & des muſcles voiſins, ſe joindre à elles, & leur rapporter le reſidu du ſang de ces
parties, pour les conduire dans la veine-cave.

L'Artere & la Veine dont l'une monte, & l'autre deſcend de chaque côté s'approchent l'une de
l'autre, & ſont couvertes du peritoine. Les differens rameaux que la veine y produit en remontant

Tome II. Q q

Quatre
vaiſſeaux
ſpermati-
ques.
Deux Ar-
teres ſper-
matiques,

Deux Vei-
nes ſperma-
tiques.

Corps pam-
piniforme,

EXPLICATION DE LA FIGURE XX.

Qui represente les Reins, la Vessie, les Testi-cules, & les Vaisseaux seminaires tirés hors du Corps.

A A Les Reins succenturiaux.
B B Les vrais Reins.
C C Les Veines émulgentes.
D D Les Arteres émulgentes.
E E Les Veines spermatiques.
F F Les Arteres spermatiques.
G G Le Tronc de la Veine-cave divisé dans les Rameaux iliaques.
H H Le Tronc de la grande Artere divisé de même.
I I I I Les Ureteres.
K K Les Vaisseaux seminaires préparans.
L L Les mêmes Vaisseaux formant le Pampiniforme.
M M Les Testicules couverts de tous leurs Tegumens.
N N Les Vaisseaux seminaires déferens qui vont par derriere la Vessie.
O La Vessie.
P Son Col.
Q Q Les Glandes prostates.
R R Les deux Muscles éleveurs du Membre viril.
S S Les deux autres Muscles dilateurs de l'Urethre.
T Le Membre viril.
V Le Gland découvert du Prepuce.

---

se reflechissent, & serpentent, de maniere qu'el-les forment seules ce *Plexus* ou *Corps*, qu'on ap-pelle *Pampiniforme*, *Variqueux*, ou *Piramidal*, l'artere n'y contribuant en rien ; puis qu'elle des-cend presque en ligne droite dans le testicule, sans se diviser, excepté à l'endroit de son insertion, où elle se divise alors en deux rameaux, dont le plus petit va se terminer sous l'épididime, & l'au

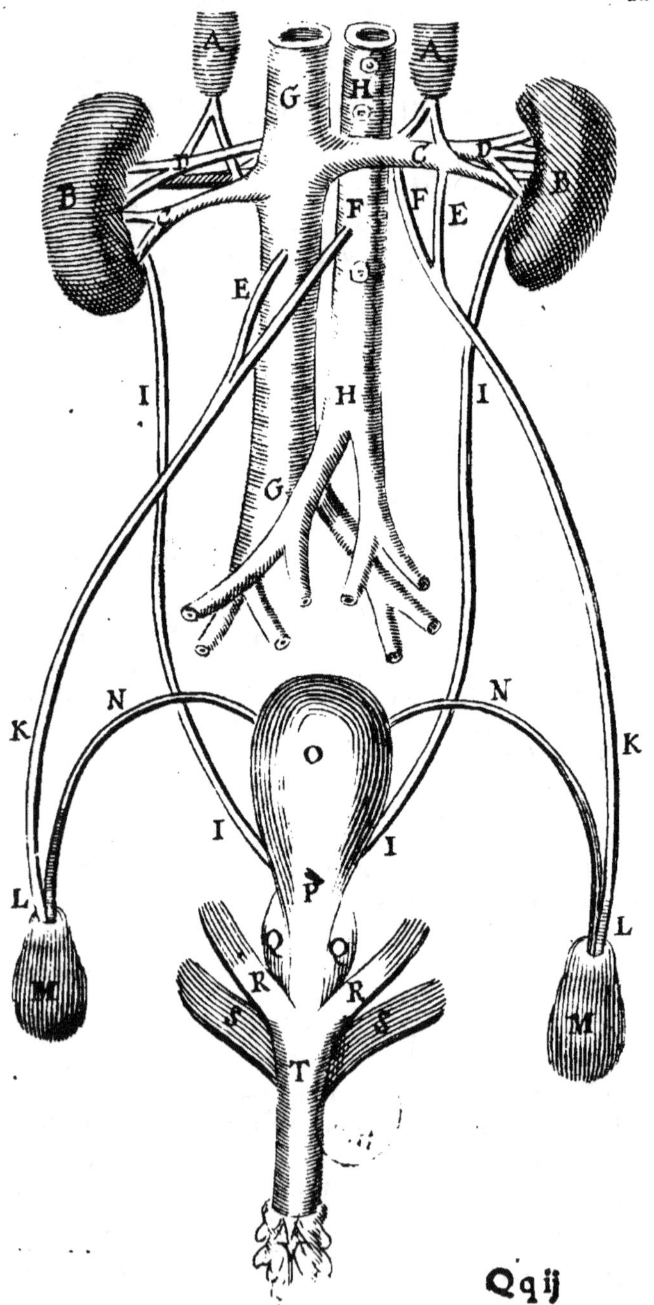
A
A
G
H
H
B
C
D
E
F
F
E
E
G
H
I
I
G
N
N
K
K
O
I
I
P
L
L
Q
O
R
R
M
S
S
M
T

tre au testicule , & ainsi il ne faut pas dire, comme ceux qui ont écrit depuis peu, que la veine , & l'artere s'entrelassent par plusieurs circonvolutions , & qu'elles font le pampiniforme.

Les Vaisseaux spermatiques font plus grands aux hommes qu'aux femmes, & tant aux uns qu'aux autres, les arteres font toûjours plus amples que les veines. Ils ne percent point le peritoine, comme aux chiens , mais font conduits dans sa production , accompagnés de quelques rameaux des nerfs intercostaux , & de ceux de la vingt-uniéme paire de l'épine , qui s'en vont aux testicules pour y porter l'esprit animal, ou suivant quelques-uns , la matiere de la semence , ce qui ne peut pas être , parce que les nerfs n'ayant pas de cavité , ne peuvent servir de conduits , qu'à une liqueur aussi subtile , que le suc animal , & non pas à une matiere aussi épaisse que la semence.

L'on a cherché la raison pourquoy la veine spermatique gauche n'alloit qu'à l'émulgente , & non pas au tronc de la veine-cave , comme la droite ; mais on ne l'a pas trouvé juste , lors qu'on n'a fait que dire , que c'est à cause qu'elle auroit pû se rompre par le battement continuel de cette artere , en passant par dessus ; puis qu'il est plus vraisemblable de croire , que la grosseur de l'aorte auroit empêché le retour du sang de la veine spermatique dans la veine-cave , ayant encore assés de peine avec cette precaution d'être porté jusqu'à l'émulgente , quoique la nature ait mis dans les veines spermatiques plusieurs valvules de distance en distance , qui servent comme d'échelon au sang pour monter.

Ces deux arteres & ces deux veines spermatiques ont été nommées vaisseaux préparans par les Anciens , parce qu'ils croyoient que la semence

commençoit de s'y preparer, & pour cela ils sup
posoient que ces vaisseaux s'unissoient par des
ouvertures sensibles, que l'on appelle anastomoses, par le moyen desquelles ils disoient qu'il se
faisoit un mêlange de sang arteriel avec le venal,
& qu'étant arrêté quelque temps dans ces corps
pampiniformes, il y recevoit la premiere teinture
de semence.

Mais le Principe que les Modernes suivent est
bien opposé à leur erreur; puis qu'il leur apprend
que le sang est directement porté par les deux arteres aux testicules, & que si elles se divisent chacune en deux petites branches, un peu auparavant que d'y entrer, c'est afin d'en mieux penetrer la substance, en y entrant par plusieurs endroits, & que les particules de la semence que
ce sang arteriel porte avec luy, en soient exactement separées; d'ailleurs la circulation leur fait
voir que le residu de ce sang est reporté par les
veines spermatiques à la veine-cave, & qu'il n'y
a point d'anastomoses des arteres avec les veines,
non seulement en cet endroit, mais encore dans
pas une partie du corps : car il est certain que
si le sang passoit des extremités des arteres dans
celles des veines, comme il arriveroit, s'il y avoit
anastomose, la nourriture des parties, ni la separation des liqueurs ne se pourroit faire, & ce seroit en vain que la nature auroit fait des arteres
si fortes pour contenir le sang arteriel, si elle
avoit mis des embouchûres de ces arteres avec
les veines, qui n'ont que des membranes fort
minces ; car alors ce ne seroit plus qu'un même
vaisseau. On peut encore ajoûter à ces raisons qui
sont toutes tres-convainquantes, que si le sang
aussi violent qu'il est dans les arteres, avoit la liberté d'entrer dans les veines, il les dilateroit

& les romproit infailliblement.

Usages des circonvolutions.

Les Circonvolutions & les entrelaſſemens qu'on voit dans ces veines aident au ſang qu'elles con-tiennent, à monter en haut, & la nature s'eſt ſervie de la même induſtrie dont nous nous ſer-vons, lorſque nous voulons monter une monta-gne, nous n'allons pas directement au ſommet, mais tantôt à droite, & tantôt à gauche, & fai-ſant un chemin en forme de zigzaque, nous par-venons enfin juſqu'au lieu le plus haut.

Usages des valvules.

Les Valvules qui ſont dans la cavité des veines ſont auſſi d'un grand ſecours au ſang pour le faire monter, elles y ſont diſpoſées d'eſpace en eſpace, afin de le ſoûtenir, & de l'empêcher de tomber; de maniere que cette diſpoſition naturelle le con-duit dans la veine-cave, pour peu qu'il y ſoit pouſ-ſé par le nouveau ſang qui entre dans la veine ſper-matique.

Ethimolo-gie & défi-nition des teſticules.

Les Teſticules ſont des parties genitales qui dans le ſcrotum pendent hors de l'abdomen, & qui ſont deſtinés pour faire la ſemence. Or on les appelle *Teſtes Teſticules*, parce qu'ils ſont la mar-que & le témoignage de la virilité; D'où vient qu'autrefois les Romains qui n'admettoient que des hommes, pour porter témoignage en juſtice, rejettoient ceux qui étoient privés des teſticules, comme n'étant pas hommes. On les nomme en-core *Didimes*, c'eſt-à-dire, gemeaux, à cauſe qu'ils ſont ordinairement deux : car il eſt rare d'en trou-ver trois, ou de n'en trouver qu'un; cependant l'on nous aſſure que tous ceux d'une famille illuſ-tre d'Allemagne en avoient trois, & qu'ils avoient auſſi plus d'ardeur pour le ſexe.

Il y a des Auteurs qui rapportent que les teſti-cules & la verge même ſont demeurés cachés dans

l'abdomen jufqu'à l'âge de puberté à quelques
perfonnes, à qui ces parties ne font forties dehors
que par quelque effort violent qu'elles ont fait,
& qu'ayant paffé pour des filles jufques alors, ces
parties ont rendu témoignage que c'étoit des hommes.

Ils font fitués à l'homme hors de l'abdomen à
la racine de la verge dans le fcrotum, pour empêcher que leur chaleur naturelle ne fût augmentée par celle des parties du bas ventre, ce qui auroit rendu l'homme trop lafcif : car l'experience
fait voir que les animaux qui les ont en dedans,
font plus chauds & plus feconds que les autres.

Ils font à peu prés de *figure* & de *grandeur* égale à celle d'un œuf de pigeon, & en quelques-
uns à celle d'un œuf de poule, étant de chaque
côté un peu plats. On y remarque neanmoins
quelque variation felon que les vaiffeaux voifins
font plus ou moins gonflés. Ordinairement le gauche eft un peu plus grand que le droit, & pend
un peu plus bas, & il arrive rarement que le droit
foit plus grand que le gauche. Souvent dans les
maladies veneriennes, tantôt l'un des deux, tantôt tous deux enfemble s'enflent, & deviennent
plus gros qu'à l'ordinaire, & cette groffeur aprés
la guerifon du mal refte au même état, fans beaucoup incommoder.

Les Tuniques qui enveloppent les tefticules font
cinq, fçavoir deux communes, qui font le fcrotum, & le dartos, & trois propres, qui font l'é-
ritroide, l'élitroide, & l'albugineufe.

La premiere des membranes communes eft le
Scrotum ou la *Bourfe* ; elle eft compofée de la cuticule & de la peau, qui eft plus déliée & plus
mince en cet endroit qu'aux autres parties du

Q q iiij

Leur fitua-
tion.

Leur figure
& leur gran-
deur.

Leurs Tuni-
ques.

Le Scrotum

corps ; elle eſt molle , ridée , & ſans graiſſe , elle
ſe couvre de poils à quatorze ou quinze ans ; elle
eſt diviſée en partie droite , & en partie gauche
par une ligne ou ſuture , qui commence à l'anus ,
qui paſſe par le perinée , & qui finit au gland.

On a coûtume de tirer du ſcrotum quelques ſignes diagnoſtics du bon , ou du mauvais état de
la ſanté. En effet , comme lors qu'il eſt retiré , ou
ridé , c'eſt une marque de bonne ſanté , de même , lors qu'il eſt relâché , c'eſt ſigne d'indiſpoſition , (pourvû neanmoins que cela n'arrive pas
par quelque cauſe exterieure , comme par un froid
ou par une chaleur ſubitement arrivée dans l'air
ou dans l'eau.) Les nourrices & les femmes du
commun jugent ordinairement par ce ſigne de
l'état de la ſanté de leurs enfans.

Le Dartos.　　*La ſeconde* membrane commune s'appelle *Dartos*. Selon les Anciens , c'étoit une continuation
du pannicule charnu ; mais ſelon les Modernes ,
c'eſt un muſcle cutané tiſſu de beaucoup de fibres
charnuës. C'eſt par le moyen de ce muſcle que le
ſcrotum ſe reſſerre , & devient tout ridé , il a pluſieurs vaiſſeaux qui luy viennent des arteres honteuſes , il n'enveloppe pas ſeulement les deux
teſticules , comme le ſcrotum ; mais il s'avance
entr'eux pour les ſeparer l'un de l'autre , & empêcher par ce moyen qu'ils ne ſe froiſſent en s'en-
tretouchant.

L'Eritroïde　　*La premiere* des tuniques propres eſt l'*Eritroïde* , c'eſt-à-dire , rouge ; elle eſt parſemée de fibres charnuës qui la font paroître rougeâtre ; elle
eſt produite par le muſcle ſuſpenſeur des teſticules , qui eſt le cremaſter.

L'Elitroïde　　*La ſeconde* eſt l'*Elitroïde* , elle reſſemble à une
guaine , c'eſt ce qui la fait nommer vaginale ; elle

eſt formée par la dilatation de la production du peritoine ; elle a ſa ſuperficie interne égale & polie , & l'externe rude & inégale ; ce qui la rend fort adherente à la premiere des propres.

La troiſiéme eſt l'*Albugineuſe* , que l'on appelle ainſi, parce qu'elle eſt blanche, elle eſt nerveuſe, forte , & épaiſſe ; c'eſt elle qui couvre immediatement la ſubſtance du teſticule , dont elle a la même figure , ou plûtôt c'eſt elle qui luy donne celle qu'il a , elle prend ſon origine des tuniques qui enferment les vaiſſeaux ſpermatiques. L'Albugineuſe.

Les Teſticules ont une ſubſtance particuliere, & telle qu'il n'en eſt point dans tout le corps qui luy ſoit ſemblable. Elle eſt blanche , molle & lâche , parce qu'elle eſt compoſée de pluſieurs petits vaiſſeaux ſeminaires, & de quantité d'autres capillaires, qui ſont des rameaux d'arteres, de veines, de nerfs,de vaiſſeaux limphatiques, & des racines des vaiſſeaux que l'on appelle déferens;de maniere que toute la ſubſtance des teſticules n'eſt qu'un tiſſu & un laſſis d'une infinité de petits vaiſſeaux, dont la ſtructure eſt ſurprenante. Et quoy qu'en cette ſubſtance il n'y ait aucune cavité manifeſte, neanmoins ſi l'on rend les petits vaiſſeaux ſeminaires viſibles , on voit qu'ils ſont creux, & qu'ils portent inviſiblement la ſemence , on remarque encore qu'ils s'étendent en une longueur conſiderable , afin que la matiere ſeminale étant par ce long ſejour & ce paſſage lent , mieux préparée & élabourée , acquiere plus de perfection. La ſubſtance des teſticules.

Ils ont deux muſcles , que l'on nomme *Cremaſters* , ou *Suſpenſeurs* , qui prennent leur origine de l'épine de l'os pubis, ou comme veut *Riolan* , de l'extremité charnuë du muſcle aſcendant. Ils ſont comme gluans , & enduits d'humeur au de- Les muſcles des teſticules.

dans ; mais rudes & fibreux au dehors , ils entourent exterieurement par la dilatation de leur tendon presque toute la production du peritoine , par ce moyen ils tiennent les testicules suspendus , & dans le coït ils les attirent en haut , afin que , lorsque les vessicules seminaires se vuident , les conduits seminaux s'accourcissent de nouveau , & les testicules & les parastates étant un peu comprimés , il se rapporte plûtôt & plus facilement de la nouvelle semence dans les vessicules seminaires.

Leur usa- *L'usage* des testicules est de filtrer la semence ,
ge. & de la separer du sang. Il n'est pas difficile d'expliquer comment se fait cette filtration , si on remarque ce qu'on a dit de la structure des testicules : car du moment qu'on sçaura qu'ils sont composés d'arteres , de veines , d'une infinité de petits vaisseaux seminaires qui y ont communication avec les racines des vaisseaux déferens , on ne doutera pas que les arteres n'y portent une liqueur mêlée de semence & de sang , ni que les veines spermatiques ne rapportent ce sang , aprés que la partie la plus subtile , qui est la semence , en a été separée par ces petits vaisseaux seminaires. Cette semence étant ainsi separée , est receuë par les racines du vaisseau déferent , qui la portent du testicule dans l'épididime ou parastate , d'où elle passe ensuite dans le tronc même du vaisseau déferent , qui la décharge dans les vessicules seminaires , où elle est sejournée pour être éjaculée , comme nous le dirons cy-aprés.

Les Epidi- *Les Epididimes* , ou *Parastates* sont de petits
dimes. corps ronds , qui sortent d'un des bouts du testicule , sur lequel ils se reflechissent dans toute sa longueur , ils sont ainsi nommés , à cause qu'ils

font couchés fur les tefticules , qu'on appelle didimes ; ils font femblables à des vers à foye , &
font fortement attachés à la tunique albugineufe
du tefticule.

Leur veritable ufage eft de recevoir la femence
feparée dans le tefticule , de la preparer davantage dans fes détours , & de la verfer enfuite peu à
peu dans le tronc du vaiffeau déferent , auquel ils
font continus.

Les Vaiffeaux déferens font ainfi appellés , à
caufe de leur ufage ; d'autres qui croyent que la
femence dans le temps des approches eft éjaculée
par ces vaiffeaux , les appellent *Ejaculatoires* ;
mais ils ne meritent pas ce nom ; puis qu'ils ne
font que conduire la femence goute à goute dans
les vefficules feminaires.

Ce font deux corps blancs , tant foit peu durs ,
longs & ronds , de la groffeur d un tuyau de plume , étendus depuis les paraftates jufqu'aux yef-
ficules feminaires , interieurement poreux , &
ayant une cavité obfcure dans leur commencement , plus fenfible dans leur milieu , & tres-ap-
parente dans leur fin.

Leur Situation eft en partie dans le fcrotum ,
& en partie dans l'abdomen ; car ils ont leurs racines dans le tefticule même , d'où ils fortent par
un bout , & montent en haut par la même production du peritoine qui enveloppe les vaiffeaux
fpermatiques. Lors qu'ils font parvenus à la partie fuperieure du penil , ils fe recourbent par deffus les ureteres , & vont en s'approchant l'un de
l'autre fous la partie fuperieure de la veffie , où
ils communiquent avec les vefficules feminaires
pour y décharger leur femence.

Les Vefficules feminaires ou *feminales* font comme de petites cellules difpofées en maniere de grains de raifins, lefquelles récüeillent la femence qui des tefticules s'écoule en elles par les vaif-feaux déferens, & la confervent jufqu'à ce qu'é-tant devenuë incommode, ou par fa quantité, ou par fa qualité, ou qu'auffi les veflicules étant elles-mêmes comprimées lors du coït par les muf-cles du penis, ou par le gonflement des autres parties voifines, cette femence en eft exprimée par la même entrée étroite, par laquelle elle y étoit tombée, & eft à même temps pouffée par la même compreffion dans deux conduits étroits, qui paffent par le milieu des proftates, & la dé-pofent dans l'urethre par deux petits trous, par lefquels on voit dans les cadavres, en preffant les veflicules, qu'elle paffe goute à goute en forme de petits grains; & cela en la maniere de l'argent vif, lors qu'on le fait paffer au travers d'une peau de chamois. Il ne faut pas neanmoins qu'on trouve extraordinaire que la même humeur fluë en une partie, & qu'elle en refluë par la même voye : car en ce cas il faut faire reflexion à deux fortes de mouvemens ; l'un qui eft ordinaire, & inftitué par la nature, par lequel la femence paffe des vaiffeaux déferens dans les veflicules feminai-res. l'autre qui eft excitée par la force de l'ex-preffion, par laquelle la femence contenuë dans la veflicule comprimée, eft exprimée, & pouffée dans l'urethre par le même trou par où elle étoit tombée dans la veflicule, & ce mouvement doit être appellé violent, bien qu'il fe faffe ou volon-tairement, ou involontairement, par quelque forte & violente irritation.

Leur Figure reffemble à des inteftins d'oifeaux, qui fe dilatent en quelques endroits de leurs cir-

bonvolutions , & qui se retrecissent en d'autres.

Elles sont composées d'une membrane mince, laquelle a des arteres , des veines & des nerfs tres-
déliés , ausquels quelques-uns croyent qu'il se
mêle aussi des vaisseaux limphatiques.

Leur Largeur est d'un travers de doigt, & leur
longueur de trois ou environ ; mais le plus souvent elles sont plus grosses en l'un des côtés qu'en
l'autre.

Elles sont situées des deux côtés tout auprés
des ligamens de la vessie de l'urine , & de l'intestin droit, environ à l'endroit où les vaisseaux déferens se réünissent ensemble , & tout proche des
prostates.

Elles sont doubles, separées l'une de l'autre par
une espece d'entre-deux, & chacune a son trou
particulier , & divers conduits, par lesquels elle
décharge sa semence dans l'utethre, afin que la
generation se fasse toûjours heureusement, & que
si quelqu'une dans l'un des côtés a été offensée
par la litothomie , ou par quelque autre cause ,
les autres du même côté qui sont demeurées entieres , & qui suffisent pour la generation , s'ac-
quitent de leur office , tout ainsi que lors qu'un
œil ou une oreille sont blessées en l'un des côtés ,
l'œil & l'oreille, qui dans l'autre côté ne le sont
pas , font l'action des deux.

Elles ont plusieurs cavités ; ou anfractuosités ,
qui sont comme un assemblage de plusieurs petites cellules disposées en maniere de grappe de
raisin, & qui representent exactement les cellules
des grains de grenade , afin que la semence ne se
verse pas toute en une seule action, & que la
meilleure partie étant retenuë par ces passages

Leur com-
position.

Leur lar-
geur & lon-
gueur.

Leur situa-
tion.

Leur nom-
bre.

Leurs cavi-
tés & cellu-
les.

tortueux, il en reste pour plusieurs coïts.

Dans l'endroit où ces conduits obscurs déchargent la semence dans l'urethre, il y a une petite membrane étenduë en forme de valvule, située en telle maniere, qu'elle n'empêche pas à la semence de sortir des vessicules, mais seulement d'entrer dans la vessie urinaire.

Les causes de la gon-norrhée.

Les Causes de la gonnorrhée sont ou l'érosion de ces petits conduits, ou pores peu visibles, par l'acrimon'e de la semence contractée dans un coït impur, ou si ces pores en s'affoiblissant d'eux-mêmes deviennent trop relâchés, (comme il arrive quelquefois dans les vieillards qui veulent s'efforcer, & user trop souvent du coït;) ainsi Vesal & Spigelius ont trouvé en ceux qui sont morts, étant affectés de gonnorrhée, ces conduits beaucoup dilatés.

Galien & Higmorus veulent que de ces vessicules il se répande dans l'urethre une certaine humeur huileuse qui en humecte le conduit, l'unit, & le rend glissant, afin qu'il ne soit pas offensé par l'acrimonie de l'urine ou de la semence ; mais Diemerbroeck tient pour certain que ces vessicules ne contiennent rien de la semence, & que l'humectation ou lubricité de l'urethre ne vient pas de l'humeur huileuse que ces vessicules luy fournissent, mais d'ailleurs ; sçavoir de quelque portion gluante de l'aliment même de l'urethre, dont il est enduit interieurement, ainsi qu'il arrive dans la vessie de l'urine, dans les intestins, & dans plusieurs autres parties du corps, qui pour leurs usages particuliers, ont besoin d'être glissantes.

Deux petits conduits que l'on ap-

Il sort de ces vessicules deux petits Conduits qui n'ont pas plus d'un poûce de longueur. Ils sont larges proche les veſſicules , & diminuent à meſure qu'ils approchent de l'urethre qu'ils percent ensemble ; ils forment en dedans de l'urethre , à l'endroit par où ils entrent , une petite caruncule ou crête , que l'on appelle *Verumontanum.* C'eſt une eſpece de petite valvule qui empêche que l'urine en paſſant par l'urethre , ne puiſſe entrer dans les ouvertures de ces deux petits conduits. Elle a encore un autre uſage , qui eſt de determiner la ſemence quand elle ſort de ces conduits , à prendre le chemin de la verge , & non pas celuy de la veſſie.

Cette Caruncule reſiſtant à la ſonde qu'on introduit dans l'urethre , a été cauſe que pluſieurs Chirurgiens l'ont priſe pour une carnoſité, c'eſt pourquoy l'on y doit prendre garde.

Ce n'eſt pas ſans raiſon que l'on appelle ces deux conduits , *Vaiſſeaux éjaculatoires* : car ce ſont veritablement eux qui dans le temps de l'action éjaculent la ſemence des veſſicules dans l'urethre. Il faut qu'ils ayent un ſentiment exquis , parce que ce ſont eux principalement qui ſont ſenſibles aux plaiſirs que l'on reſſent dans l'éjaculation.

Les Proſtates ainſi nommés , comme qui diroit, étant en preſence , ſont deux corps glanduleux , blanchâtres, ſpongieux , & plus durs que les autres glandes , applatis par devant & par derriere, ronds ſur les côtés , enveloppés d'une membrane épaiſſe , dure , & forte , qui leur vient des vaiſſeaux déferens , & de la partie inferieure de la veſſie , & joints étroitement à la veſſie urinaire vers la racine du penis.

Ils ſont de la groſſeur d'une noix , ou environ , neanmoins tantôt plus , & tantôt moins , ſelon

pelle éjaculatoires.

Avertiſſement pour les Chirurgiens.

Uſages des vaiſſeaux éjaculatoires.

Les Proſtates.

Leur Grandeur.

qu'on ufe, ou plus frequemment, ou plus raré-
ment du coït, & auffi felon qu'on eft d'un temperamment plus chaud, & plus porté aux plaifirs
amoureux.

Ils font placés à côté l'un de l'autre, & fitués
à la racine de la verge fur le fphincter de la veffie
au commencement de l'urethre, qui paffe même
entre deux à l'endroit où il y a cette petite caruncule, appellée *Veru-montanum*. Ils ont dans toute
leur fubftance beaucoup de vefficules pleines d'u-
ne humeur glaireufe qu'ils déchargent dans la cavité de l'urethre par plufieurs petits vaiffeaux qui
vont s'y rendre.

Les Proftates ont des arteres qui leur viennent
des honteufes, & des veines qui retournent à
d'autres qui portent ce nom ; de ces vaiffeaux les
uns y portent le fang, dont l'humeur eft feparée,
& les autres qui font les veines en reportent le
fuperflu. Ils ont auffi de petits nerfs qui les rendent fenfibles aux plaifirs, & à la douleur.

Les Orifices de ces petits tuyaux qui apportent
l'humeur glaireufe de ces corps glanduleux dans
l'urethre, font à l'entour de cette petite caruncule. Il n'y en a jamais dans l'homme moins de dix
ou douze. Ces orifices ont chacun une petite caruncule qui fert à les boûcher, & qui empêche
l'écoulement continuel de cette humeur, qui precede toûjours celuy de la femence : ces caruncules fervent auffi à faire couler l'urine par deffus
ces orifices, qui par ce moyen ne font point irrités par fon acrimonie.

L'on croit que le fiege ordinaire des gonnorrhées eft en cet endroit, à caufe que quelques
fels volatils s'y attachant, ils y caufent des ulceres, qui ayant rongé ces caruncules, & les orifices

Leur fitua-
tion.

Vaiffeaux
des profta-
tes.

Trous des
proftates.

Le fiege des
gonnorhées

ces de ces tuyaux qui verfent l'humeur glaireufe,
en font un écoulement qui dure quelquefois toute la vie.

L'ufage des Proftates eft de feparer du fang une
humeur glaireufe & huileufe, de la garder quelque temps dans les veflicules, & de l'exprimer
peu à peu dans l'urethre par ces dix ou douze
petits tuyaux qui y aboutiflent. L'ufage de cette
humeur eft de graifler, d'humecter, & d'enduire
l'urethre, afin qu'il ne fe defleche point, & qu'il
ne fe fletrifle pas, & qu'il demeure au contraire
toujours gliflant. Elle fait en cela deux bons effets ; le premier eft, qu'elle empêche qu'il ne foit
offenfé par l'âcreté de l'urine qui y paffe continuellement, & l'autre qu'elle fert de vehicule à
la femence dans le temps de l'éjaculation : car il
eft certain que fi l'urethre n'étoit pas humecté
par quelque liqueur, la femence venant à fortir,
il s'en arrêteroit quelque partie à fes parois ; de
maniere que n'étant pas portée dans la matrice,
en auffi grande quantité qu'il s'en eft détaché des
veflicules feminaires, & qu'il en faut pour former un enfant, la generation ne fe pourroit faire.

La Verge appellée communément, *Membre
viril*, parce que c'eft elle qui diftingue l'homme
d'avec la femme, eft une partie organique defti-
née, & difpofée de la nature, pour l'injection de
la femence dans la matrice, & pour l'excretion
de l'urine.

Elle eft placée à la partie inferieure & interne
du bas ventre ; elle eft adherente & attachée aux
racines de l'os pubis ; cette fituation luy eft dautant plus avantageufe, qu'elle n'incommode pas
les autres parties dans les embraflemens.

Sa Figure eft oblongue, & prefque ronde, plus
large à fa partie fuperieure ; fa *Groffeur* & fa *Lon-*

L'ufage des
proftates.

Ethimolo-
gie & defi-
nition de la
verge.

Sa fituation.

Sa figure &
fa grandeur

gueur font convenables pour l'acte venerien ; dans les uns neanmoins elle eft plus grande, dans les autres plus petite. On dit ordinairement que les hommes de petite taille, ceux qui s'abftiennent de l'ufage de Venus, ceux qui ont le nez grand, les gens de peu de fens, & les ftupides ont la verge groffe, ces regles neanmoins ne font pas perpetuelles, & elles fouffrent plufieurs exceptions. *Spigelius* juge par la grandeur de la verge, du plus ou du moins de penchant, ou aptitude pour l'acte venerien. La verge trop grande, dit-il, remplit la matrice plûtôt par fa grandeur que par fa femence. Elle eft auffi moins propre pour l'acte venerien, lequel, ni elle n'entreprend vigoureufement, ni elle ne le foûtient pas long-temps, les mufcles qui la tiennent roide s'affoibliffant bien-tôt, étant vaincu par fon poids. La verge petite au contraire, eft, & plus vigoureufe, & plus feconde, parce que chatoüillant le col de la matrice, elle excite, & attire la femence, & elle foûtient plus long-temps le combat. *Petronius* juge auffi par la grandeur de la verge de l'efprit de l'homme, & il dit, que la verge grande eft un témoignage d'efprit pefant & groffier, femblable à celuy d'un âne.

Sa fubftance.

La Subftance de la verge eft particuliere ; elle fe divife en parties contenantes, & en parties contenuës ; les premieres qui font l'épiderme, & la peau, luy fervent d'enveloppe. Les parties contenuës font les vaiffeaux, les mufcles, le gland, les deux corps caverneux, & l'urethre.

Elle n'a point de graiffe, parce qu'elle luy auroit été un empêchement par fon poids, & par fa trop grande quantité ou maffe, & qu'en émouffant fon fentiment, elle auroit empêché de reffentir la plus grande partie du plaifir dans l'acte de la generation.

L'on remarque que la peau en est plus fine qu'aux autres parties, ce qui contribue à la rendre aussi sensible qu'elle est.

Sa Substance qui luy est propre n'est pas osseuse, comme dans le chien, dans le renard, & dans le loup, ni cartilagineuse, ni charneuse ; mais telle qu'elle se peut relâcher, & s'étendre commodément pour l'éjection de la semence.

La Verge a beaucoup de nerfs, d'arteres & de veines, & même plus qu'il n'en faudroit, si nous en jugions par sa grosseur ; mais par rapport à son action, elle n'en a pas plus qu'il n'en faut : elle a deux *Nerfs* qui la rendent tres-sensible, ils viennent de la moëlle de l'épine, & sortant par les trous de l'os sacrum, ils montent par le milieu de la bifurcation, & se distribuent à tout le corps de la verge, au gland, & aux muscles, ses plus petites branches vont à la peau. Elle reçoit des *Arteres* des hypogastriques, & des honteuses ; les deux qui viennent des hypogastriques sont les plus considerables, elles s'inserent au commencement de l'endroit, où se fait l'union des deux corps caverneux ; leurs plus gros rameaux entrent dans ces corps, & les moindres se distribuent le long de la verge : celles des honteuses ne sont que des rameaux qui se perdent dans sa circonference. Les *Veines* sont en aussi grand nombre que les arteres ; elles reçoivent le reste du sang qui a été épanché dans la verge, tant pour la nourrir, que pour l'enfler, & le reportent dans les veines hypogastriques & honteuses.

Les Muscles de la verge sont quatre, deux érecteurs, & deux éjaculateurs, qui servent à faire tous ses mouvemens. Les deux *Erecteurs* prennent leur origine de la partie interne de la tuberosité de l'ischion, & vont s'inserer lateralement

Ses vaisseaux.

Ses muscles.

aux corps caverneux, & répandre leurs fibres dans
leurs membranes, pour l'érection de la verge. Les
deux *Ejaculateurs* font plus longs que les précedens, ils naissent du sphincter de l'anus, ils s'a-
vancent le long de l'urethre jusqu'à son milieu,
où ils s'inserent lateralement. Ils servent à dilater
l'urethre pour faciliter, & rendre plus prompte
l'émission de l'urine, & de la semence, & aussi
pour comprimer les vessicules seminales, situées
dans le perinée, & dautant qu'ils poussent les dernieres goutes de la semence, & de l'urine, on les
appelle Accelerateurs.

Graëf attribuë à ces muscles un autre usage bien
different ; sçavoir, qu'à mesure qu'ils s'enflent,
ils pressent de chaque côté les corps nerveux, ce
qui fait qu'ils poussent subitement, & tout d'un
coup vers le gland le sang qui est apporté par les
arteres, & qu'ils retiennent pendant quelque
temps ce même sang dans les veines qui doivent
le rapporter, en les comprimant, & qu'ainsi ils
maintiennent, & conservent quelque peu la rigi-
dité de la verge.

Lorsque dans la chaleur de la passion les esprits
animaux se portent en abondance dans ces muscles, & dans les deux corps nerveux, la verge est
agitée, & meuë d'une impetuosité venerienne,
s'étend extrêmement, & devient roide ; de laquelle tension & roideur il n'est aucun de ceux
dont les noms ne sont pas écrits dans le catalo-
gue des froids & des maleficiés qui n'en connoisse
la maniere & l'excés. Il falloit que cette tension
fût bien violente dans ce jeune homme de vingt-
deux ans, que *Schenkius* dit avoir vû, lequel,
non sans l'étonnement de ceux qui le voyoient,
& sans les exciter à rire, portoit un vase d'étain
qui contenoit cinq mesures de biere, pendu à sa

verge , & cela pendant plus de demie heure.

La Verge a un ligament fort , qui l'attache aux os du penil, & qui prend son origine du cartilage qui joint les os ensemble , & va s'inserer à la partie superieure & moyenne de la verge , ce ligament luy est d'un grand secours , non seulement dans le temps de l'érection ; mais encore , lorsqu'elle s'amolit , & se relâche : car il la suspend , & empêche qu'elle ne tombe trop sur les testicules.

On considere à la verge son corps & ses extremités ; son *Corps* est cette partie moyenne , qui n'est pas tout-à-fait ronde , il y faut observer quatre parties , une *Superieure* qui se nomme le *Dos* de la verge , deux *Laterales* qui sont faites des corps caverneux , & une *Inferieure* par où passe l'urethre. Ses *Extremités* sont deux , l'une où est le gland , que l'on appelle la *Tête* du membre viril , & l'autre qui tient au ventre que l'on nomme la *Racine* ; cette extremité , & sa partie superieure qu'on nomme le *Penil* , est couverte de poils , dans les personnes de bon âge , & propres à la generation, la nature ayant voulu couvrir en quelque maniere les parties honteuses , ainsi que la pudeur naturelle semble l'exiger. Or ces poils , tant aux hommes qu'aux femmes , commencent à sortir environ vers la quinziéme année , que la raison est plus capable de discerner le vice d'avec la vertu , la nature voulant comme couvrir ces parties , pour lesquelles les hommes ont coûtume de rougir. *Riolan* remarque que dans les femmes , par la raison qu'elles n'ont point de perinée , il ne s'engendre point de poils aux environs du podex , à moins qu'elles ne soient extrêmement vieilles.

Le Balanus ou gland , ainsi nommé à cause de

R r iij

Ligament de la verge.

Parties de la verge.

Le gland.

fa reſſemblance , eſt placé à la pointe de la verge ;
là où les deux corps nerveux , & l'urethre ſe terminent. Sa partie inferieure qui entoure tant ſoit
peu ces corps , eſt appellée *Couronne.*

Sa figure.

Sa Forme ou *Figure* eſt preſque ſemblable à
une toupie, ſa couleur eſt un peu livide , lorſque
la verge eſt lâche & molle , & rouge quand elle
eſt gonflée.

Sa ſubſtance

Sa Subſtance qui luy eſt particuliere , eſt charneuſe , molle , ſpongieuſe , & d'un ſang exquis ;
elle eſt polie & douce , afin de ne point bleſſer la
matrice, & ſe termine un peu en pointe , afin d'y
entrer plus facilement ; elle eſt revêtuë d'une
membrane tres-déliée , & tres-fine, laquelle ſur
le devant eſt percée d'un trou oblong, pour laiſſer
ſortir la ſemence , & l'urine. La membrane qui
l'enveloppe prend ſon origine de la membrane
interieure de l'urethre , laquelle ſortant par le
trou, ſe reflechit , & s'étend tout autour du gland,
& luy donne un ſentiment tres-vif, dont il a dû
neceſſairement être pourvû , afin que les embraſſemens amoureux fuſſent accompagnés d'un plaiſir tres-grand : car ſi on n'en reſſentoit point , il
n'eſt preſque perſonne qui voulut exercer l'acte
de generation , & ainſi le genre humain finiroit
bien tôt entierement. *Dulaurent* a écrit élegam-
ment ſur ce ſujet ; De là vient, dit-il , le chatoüillement & le ſentiment tres-exquis des parties naturelles : car enfin, qu'eſt-ce qui inciteroit à l'ac-
couplement , action vilaine , & qui voudroit s'y
addonner ? De quel œil cet animal divin , que
nous appellons homme, qui eſt doüé de raiſon &
de conſeil, regarderoit-il, & voudroit-il toucher
les parties honteuſes des femmes qui ſont ſoüil-
lées de tant d'ordures , & qui pour cette raiſon
ſont releguées dans un lieu bas , comme dans l'é-

gout de tout le corps ? Quelle est la femme qui
voudroit souffrir les embrassemens du mâle, puisque la grossesse pendant neuf mois est si penible,
que l'enfantement qui est accompagné de si cruelles douleurs, luy est souvent tres-funeste, & qu'enfin l'éducation des enfans, aprés qu'on les a mis
au monde, est suivie de tant de chagrins & de
peines d'esprit, si les parties que la nature a destinées à la generation n'étoient comme agitées par
une espece de fureur amoureuse, & sollicitées par
une incroyable volupté.

Le Prepuce est l'extremité de l'enveloppe qui
couvre la verge, il est ainsi nommé, parce qu'il
est au devant des parties honteuses, comme qui
diroit *Prapupendis*. Il est fait de la peau même de
la verge, qui est lâche, afin de s'allonger pour
couvrir le gland, ou de se redoubler pour le découvrir. Pendant le coït il s'éloigne du gland, &
se recoigne au dessous de la couronne, afin que
par ce moyen le poids & la grosseur de la verge
soit en quelque façon par tout égale, sans aucune
âpreté. On croit neanmoins que ces replis & rou-
lemens du prepuce sur le balanus, souvent reïterés,
causent aux femmes pendant l'acte une augmentation de plaisir; d'où vient que les Turques & les
Ethiopiennes ont plus d'ardeur de se joindre aux
esclaves chrêtiens, qu'à ceux qui sont circoncis,
y trouvant plus de plaisir. Il arrive neanmoins
quelquefois que ce prepuce est en quelques-uns
si resserré, & si étroit, qu'il ne peut pas s'éloigner du gland, ce qui dans la tension de la verge
cause une extrême douleur, le gland étant alors
serré par le prepuce, comme par un anneau trop
étroit ; cette incommodité qu'on nomme *Phimosis* se guerit par une incision faite au prepuce en sa
partie superieure. Il est attaché sous le gland par

R r iiij

un petit ligament fort délié , qu'on nomme le
Frein ou *Filet* , lors qu'il est trop court , il tire en
bas l'ouverture du gland , & alors il faut le couper , comme on fait celuy de dessous la langue.

Les corps
caverneux.

Les Corps nerveux ou *caverneux* sont deux en
nombre , un de chaque côté , ce sont eux qui
composent la partie la plus grande , & la plus considerable de la verge. Ils naissent des parties inferieures de l'os du penil , & de l'ischion , comme
d'un fondement ferme & inébranlable ; ils y sont
attachés par deux ligamens , l'un à la commissure
de l'os pubis , & l'autre s'étend d'une des tube-
rosités de l'os ischion à l'autre ; dans leur origine
ils sont separés l'un de l'autre , mais s'approchant
peu à peu ils se joignent , & font la figure de la
lettre Y ; de sorte que de ces deux corps , & du
conduit de l'urine qu'ils embrassent , il ne s'en
fait plus qu'un seul proche le gland.

Leur Sub
stance.

Ces deux Corps , ou nerfs caverneux ont deux
substances , l'une externe , qui est épaisse , dure ,
nerveuse , & semblable aux membranes des arteres , & l'autre interne qui est fongueuse , rare ,
spongieuse , tirant du noir sur le rouge , & comme remplis d'une matiere noirâtre semblable à du
sang épais & noir. On y remarque deux nerfs considerables, & manifestes , & entr'eux autant d'arteres dilatées, & de veines qui s'étendent jusqu'au
gland , & qui environ vers la quatriéme vertebre
des lombes , prennent leur origine de l'aorte , de
la cave , & du grand nerf qui va aux jambes. Lors-

Ce qui fait
la tension
de la verge.

que par les nerfs & par les arteres il s'écoule en
abondance des esprits animaux , & du sang chaud
arteriel dans ces corps caverneux , la verge s'é-
chauffe , & se roidit ; mais si ces esprits cessent
d'y survenir , alors , & les esprits & le sang qui s'y
étoient abondamment portés , sont receûs & absor-

bés par les rameaux des petites veines, & ainsi la
verge se ramolissant, retourne en son premier
état.

L'Urethre est un canal nerveux, qui s'étend   L'urethre.
depuis le col de la vessie jusqu'au bout de la verge. Il est situé au dessous & au milieu des corps   Sa situation
nerveux; sa substance est spongieuse, afin de pouvoir se gonfler, & s'étendre dans l'érection de la
verge, & ensuite retourner en son premier état.

Elle est d'une égale grosseur en toute son éten-   Sa grandeur
duë, si on en excepte sa partie anterieure, par laquelle le gland est attaché aux corps nerveux, là
elle a une petite cavité superficielle, dans laquelle, lorsque dans le calcul de la vessie l'urine âcre
vient à heurter, & s'agiter en tournoyant, elle excite de grandes douleurs, & donne un signe assuré du calcul; quelquefois aussi dans la gonnorrhée
il s'y arrête une humeur âcre qui y cause une exulceration aussi tres-douloureuse.

Elle est composée de deux membranes, dont l'ex-   Sa compo-
terieure est charnuë, & tissuë de fibres transver-   sition.
ses; c'est pourquoy l'urethre étant ouvert par quelque operation, il se cicatrise. L'interne est déliée, nerveuse, & enduite d'une humeur onctueuse, afin d'empêcher qu'il ne soit offensé par l'a-
crimonie de l'urine, & de servir de vehicule à la
semence dans le temps de l'éjaculation.

La Figure de ce conduit est comme une S: Sa figure.
car il descend de la vessie pour passer par dessous
les os du penil, puis il remonte en haut pour
accompagner la verge jusqu'à son extremité, où
il finit. Les Chirurgiens doivent bien observer
cette figure pour introduire la sonde avec adresse
dans la vessie.

L'usage de l'urethre est de servir de conduit   Son usage.
commun à la semence, & à l'urine, & non pas,

comme quelques-uns l'ont voulu à l'humeur glaireuse qui y vient des prostates par ces petits tuyaux
qui s'ouvrent, dont on a déja parlé, parce que
l'urethre n'est pas fait pour cette humeur, comme
cette humeur est faite pour l'urethre.

Ce que c'est que la semence de l'homme.

La Semence de l'homme est une liqueur écumeuse & blanche, un peu viscide, empreinte d'un
esprit capable de faire germer, preparée du sang
arteriel fourni par les arteres spermatiques, & de
l'esprit animal apporté par les nerfs dans les testicules, & dans les autres vaisseaux seminaux pour
la generation d'un animal semblable.

Deux parties dans la semence.

On considere dans la semence deux sortes de
parties; les unes sont subtiles, & tres-spiritueu-
ses; celles-cy sont en tres-petite quantité, mais
tres-efficaces, & on les designe aujourd'huy sous
le nom de *Germe.* Les autres sont plus grossieres,
plus écumeuses, & plus aqueuses; celles-cy constituent la plus grande partie de la semence, & servent d'aliment aux parties spiritueuses qu'elles contiennent, & enveloppent.

Ces Parties donc, tant les spiritueuses que les
grossieres mêlées ensemble, composent le corps
de la semence, qui contient en soy deux principes, sçavoir, l'efficient, & le materiel. Le principe materiel est double; l'un duquel sont tirés
les premiers traits, ou commencement du fœtus,
est la partie la plus spiritueuse de la semence, &
a en soy le principe efficient, c'est-à-dire, celuy
qui donne la forme au fœtus. L'autre principe est
purement alimentaire, c'est-à-dire, qu'il est l'aliment prochain & immediat du fœtus, & il est la
partie la plus épaisse de la semence mise en fusion.

Si la Semence se trouve sans principe efficient,
comme il arrive dans la semence infeconde, pour

lors, comme il ne s'en peut rien produire, elle s'écoule, & se corrompt. Que si le principe efficient, déja prêt d'être reduit en acte, n'a point de principe materiel, il ne s'en forme rien non plus, comme lors qu'au deuxiéme ou troisiéme jour aprés la conception, la semence, à raison de quelque terreur subite, ou de quelque autre cause que ce soit, s'écoule de la matrice : car pour lors le germe est inutile, & il ne s'en produit rien.

Or ces deux principes joints ensemble n'agissent point ni en soy, ni l'un sur l'autre, mais ils demeurent dans le repos, tant que le principe materiel reste épais & figé : car en cet état il retient le principe spiritueux efficient comme engagé, comme assoupi, & si fort lié, qu'il luy est impossible de se mettre en acte : mais du moment que dans une matrice bien disposée, ce principe materiel épais se dissout, & se fond par une chaleur interieure de la même matrice, alors l'esprit efficient qui reside en luy, se développe peu à peu, s'excite, se dégage de ces liens, & se rend libre, sa vertu est reduite en acte, & se portant aux ovaires par les tubes de la matrice, il y rend fecond les œufs, qui s'y trouvant prêts & meurs, commencent d'agir, d'ébaucher, & de former de soy en chacun d'eux en particulier ce qui doit être formé, pendant que les parties les plus grossieres de la semence se fondent, & deviennent propres à recevoir comme il faut, & à doucement & mollement échauffer & fomenter les œufs, à mesure que des ovaires ils tombent dans la matrice par les trompes : car si les œufs tomboient dans une matrice seche, il ne se feroit pas plus de production d'eux, qu'il s'en feroit de la semence d'une plante jettée dans une terre aride.

En effet, comme de la plante, si elle n'est semée en une terre détrempée par une douce & tiede humidité, il n'en pousse rien, de même aussi si l'œuf ne tombe pas dans une matrice arrosée d'une convenable & chaude humidité, il ne s'en forme quoique ce soit.

Ce que c'est que l'esprit genital. *L'Esprit genital* est une vapeur ou exhalaison tres-subtile, extrêmement fluide, & disposée à se mouvoir, & à être volatilisée par la chaleur de la matrice, formé des particules les plus salines volatiles huileuses du sang, mêlé avec la semence dans les testicules, servant conjointement avec l'œuf de forme, & de matiere premiere, & prochaine au corps animal qui doit être formé, actuant les autres particules de la semence, & reglant tous les mouvemens naturels de la generation.

D'où vienvient les idées, & quelles elles sont. *Cet esprit genital*, selon *Diemerbroeck*, contient dans la plus petite de ses particules les idées de toutes les parties du corps en general, & de chacune en particulier, & il en peut former de semblables de soi, lorsque s'étant un peu, par le moïen de la chaleur de la matrice, débarrassé, & rendu libre de la masse grossiere de la semence, il se porte vers les ovaires, qu'il entre dans les œufs, & qu'étant reporté avec eux, & dans eux par la voye des tubes dans la matrice, il s'agite, se meut, & enfin se reduit en acte: car étant agité, il agit, & agissant, il ne peut faire autre chose, que de former de la matiere convenable, dont il est luy-même composé, & dans laquelle il reside, c'est-à-dire, de soy-même, des parties telles que celles dont il a en soy les idées, tout ensemble disposer tellement le reste de la matiere de l'œuf, qu'elle puisse se changer en la substance de ces parties, les augmenter, & enfin prendre leur forme: car tout

ainſi que les charbons éteints, la paille, les ga-
zons, les bois, & autres choſes ſemblables, ne
s'embraſent, ni ne s'emflamment pas, ſi quelque
matiere ſubtile ayant la forme de feu, ne les penetre, & ne ſuſcite en eux la premiere idée
de feu, laquelle enſuite rend le reſte de la matiere propre à recevoir une ſemblable forme de
feu ; de même de l'œuf il ne s'en produit pas un
animal ſemblable, s'il n'eſt entré dans cet œuf
quelque choſe qui porte en ſoy l'idée de cet animal, & qui en faiſant de ſoy la premiere delinea-
tion, diſpoſe à même temps le reſte de la matiere
de l'œuf, de telle maniere qu'elle peut augmenter ce qui vient d'être commencé, & prendre la
forme de chacune de ſes parties. Et c'eſt là ce
qu'on appelle *Eſprit ideigeré*, c'eſt-à-dire, qui
porte l'idée, lequel eſt naturel, & inſité dans la
ſemence du mâle, qui eſt ſeparé de ſa maſſe la
plus groſſiere par le moyen de la chaleur de la
matrice, & qui enfin eſt ainſi introduit, & infus
dans l'œuf, ou dans les œufs.

Or cet Eſprit reçoit ces idées de toutes les parties en general, & de chacune en particulier : car
tout ainſi que de tous les corps viſibles il en part
une infinité de rayons tres-ſubtils, qui expriment
la figure & la couleur exterieure de ces corps dont
ils émanent ; de même auſſi de chacune des plus petites particules du corps il en ſort des corpuſcules
tres-ſubtils en forme d'atomes tres-ſpiritueux, qui
ſe mêlent avec cet eſprit, lequel en émane auſſi, &
qui à raiſon de cette émanation, a une telle impreſſion du corps d'où il vient, & d'où il reçoit
ces petits corpuſcules, que tombant dans le ſujet
diſpoſé dans lequel il reſide, il eſt capable de produire, & de former un corps ſemblable à celuy
dont il a receu ces impreſſions : car ces corpuſcu-

les tres-fubtiles s'écoulant de quelques corps , ou de quelques parties d'un corps , ne peuvent pas n'en être en quelque façon modifiés , & enfuite ne pas communiquer & imprimer la modification qu'ils ont receuë , à cet efprit avec lequel ils fe mêlent. Ainfi comme les rayons des chofes vifibles reçoivent en foy les figures & les couleurs des corps dont ils partent; de même l'efprit feminal acquiert les proprietés des particules du corps dont il procede , & ces proprietés ne font pas feulement de leur figure ; mais encore de toute leur nature.

Ces proprietés de chacune des parties ne font pas en cet efprit feparées , & diftinguées les unes des autres, mais elles tombent toutes enfemble en chacune de fes particules , & dans la formation elles fe développent , & fe déployent. En la même maniere que, quoy qu'une infinité de rayons des chofes vifibles tombent enfemble fur une glace de miroir , ils fe reflechiffent neanmoins de telle forte , que l'œil peut recevoir les rayons de chacune en particulier, & diftinguer par ce moyen les figures , & les couleurs de chaque objet. Et c'eft de là que chaque particule de cet efprit reçoit la faculté ou la vertu qu'elle a de former l'animal entier , laquelle vertu neanmoins eft plus puiffante , plus il fe ramaffe de ces particules dans la bulle ou veflicule : car tout ainfi qu'une petite quantité de rayons reflechis d'un objet , reprefente affés bien à la verité la couleur & la figure de cet objet neanmoins cette figure avec cette couleur eft bien plus nette , & plus expreffive, fi plufieurs rayons concourent enfemble pour la peindre , ainfi qu'il arrive dans les miroirs concaves ; de même auffi quoique chaque particule de cet efprit ait la vertu de former tout le corps ,

cette formation neanmoins sera plus parfaite, &
plus forte, si plusieurs particules qui ont la même
vertu se joignent ensemble, & rassemblent leurs
forces pour faire cet ouvrage. Que s'il arrive que
les particules de cet esprit ne se ramassent pas
toutes en une seule bulle, mais qu'elles se disper-
sent en plusieurs, alors il s'engendre divers fœtus : car l'esprit formateur a en chaque bulle assés
d'eficace pour former un tout. On voit évidemment cette verité dans les oiseaux. En effet, la
semence du coq, par exemple, qui est communiquée à la poule en petite quantité; mais pleine
de beaucoup d'esprit, se disperse lors qu'elle tombe dans l'ovaire, sur tout les œufs qui sont arrivés
à leur maturité, & par de petites portions elle est
en chaque œuf l'auteur de toute la fecondité ; &
le peu d'esprit qu'elles ont en soy , excité par une
chaleur étrangere , devient la cause efficiente , &
à même temps la premiere matiere de chaque poulet.

Or cet Esprit émané de chacune des parties se
mêle au sang , & circulant avec luy par tout le
corps , le rend propre , & capable de nourrir toutes ses parties : car si le sang n'avoit pas en soy
quelque chose de semblable à chaque partie , il
ne pourroit pas les nourrir , & apposer à chacune
quelque chose qui luy soit semblable. Les particules du sang qui se changent en semence contiennent aussi en luy cet esprit ideigeré, lequel
par consequent est communiqué en abondance à
la semence , à mesure qu'elle se fait dans les testicules , & il en compose la principale, & la plus
noble partie efficiente, telle neanmoins qu'elle
ne peut subsister , ni être conservée entiere sans
une matiere grossiere & épaisse , où elle soit re-
çeuë.

Comment
l'esprit ar-
rive aux tes-
ticules.

Pourquoy
l'enfant
n'engendre
point,

On demande, d'où vient que les enfans n'engendrent pas aussi-bien que les adultes; puisque l'esprit formateur est également dans les uns & dans les autres? *Diemerbroeck* répond que cela vient de deux causes. 1. De ce que cet esprit n'a pas encore dans les enfans un sujet convenable où il puisse resider : car le sang étant extrêmement huileux, il passe tout en la nourriture, & en l'accroissement du corps, & ainsi il ne reste rien en luy dont la semence puisse être faite. 2. C'est qu'il n'y a pas dans les enfans les milieux requis pour faire ce grand ouvrage ; car outre que la matiere est, ainsi qu'on vient de dire, trop huileuse, & qu'elle manque de disposition, les parties spermatiques sont trop foibles pour faire la semence ; dans les mâles la verge est trop courte, les conduits sont trop étroits pour porter la semence des testicules aux vessicules seminaires, & de celles cy dans l'urethre, & dans les femelles les parties genitales sont trop petites, & trop resserrées, & la matrice même trop étroite pour recevoir la semence exterieure.

D'où vient
la ressemblance de la
forme exterieure.

On demande encore, d'où vient que le fœtus ne represente pas, ou ne ressemble pas toûjours par sa figure, ou forme exterieure au pere ; mais que souvent il est semblable à la mere ? On répond, que le tout dépend de l'imagination de la mere : car comme la femme grosse ne peut pas pendant qu'elle veille être sans penser à quelque chose, & que le plus souvent elle tourne ses pensées vers l'enfant qu'elle a dans son ventre, s'il arrive qu'elle ait beaucoup d'amour de soy-même, & qu'elle croye la forme de son corps sur tout celle de son visage, à mesure qu'elle la considere dans le miroir plus belle que celle d'aucune autre, l'enfant luy sera semblable ; si au contraire son mary luy

plaît

plaît infiniment, & qu'elle en ait toûjours l'idée
presente à son esprit, le fœtus ressemblera au pere. Or il est évident que cette ressemblance ne
vient pas de la qualité ou de la quantité de la semence du mary, ou de la femme. La raison en
est, que si une femme grosse fixe en son imagination la forme exterieure de tout autre homme,
elle produira un fœtus qui luy ressemblera, &
même si elle voit des formes monstrueuses, elle
les imprime tres-souvent sur le fœtus : car la force
de l'imagination est merveilleuse, sur tout dans
les femmes grosses.

CHAPITRE XXIV.

Des Maladies des Parties de la Generation des Hommes.

LEs *Testicules* sont souvent travaillés d'Intemperie, d'Inflammation, d'Ulceres, de Contusions.

L'Intemperie se communique facilement aux
vaisseaux préparans. Ses *Causes internes* sont l'intemperie des parties principales qui sont affectées
par les esprits & les humeurs, âcres, bilieuses,
ou pituiteuses qu'elles y envoyent ; ses causes externes sont l'air, les alimens, les breuvages, &
autres choses semblables.

Cette Maladie se reconnoît 1. par les causes qui
ont precedé. 2. Par les effets qui subsistent dans
ces parties. On sent beaucoup d'ardeur dans l'intemperie chaude, & beaucoup de froideur dans
l'intemperie froide. Pour ce qui est de l'intemperie humide de ces parties, elle vient de leurs re-

Les mala-
dies des tes-
ticules.

Leur intem-
perie, & ses
causes.

Ses signes.

lâchemens , comme la seche du contraire.

Son Prognostic.

L'Intemperie des testicules est contraire à la generation , la froide & la seche peuvent causer la sterilité, & elles sont plus difficiles à guerir que l'humide & la chaude.

Causes de l'inflammation,

Lörsque le suc nourricier & la semence deviennent âcres, comme il arrive dans les maladies veneriennes, les testicules s'enflamment, & se tumefient , parce qu'il s'y fait des obstructions , particulierement , lors qu'il y a parmi les liqueurs nourricieres , des particules inégales & pointuës qui n'ont pas des figures propres au mouvement : car elles se joignent étroitement ensemble, & demeurant ainsi en repos , elles composent de grosses molecules qui sont autant de tempons qui bouchent les petits tuyaux du testicule , & qui arrêtent les liqueurs comme autant de digues. Il est facile de voir par là , que tout ce qui peut occasionner des obstructions dans le tissu des testicules , est capable d'y exciter l'inflammation ; ainsi une semence corrompuë peut être cause de cette tumeur ; c'est ce qu'on voit tous les jours arriver dans ceux qui ont la verole, & dans les gonnorrhées , parce que les parastates , & les vessicules seminaires sont ulcerées , c'est pourquoy cette liqueur seminale se fermente , ce qui fait que les testicules en deviennent plus gros , plus durs , & scyrrheux. Au reste si la matiere arrêtée, qui fait l'obstruction, devient âcre , elle ronge les petites tubes , le suc qui s'en écoule , se répandant à l'entour , s'y arrange , & produit ces excroissances de chairs que l'on appelle *Hypersarcose* , ou *Sarcocele* , ce qui augmente encore considerablement le testicule.

Ses signes.

On reconnoît l'inflammation par la tumeur qui est fort rouge , par la chaleur & la douleur piquan-

te, par la rougeur & l'enflure du scrotum du côté
du testicule malade, & par la fiévre qui l'accompagne ordinairement.

La Tumeur scyrrheuse est reconnuë par la veuë
& par l'atouchement, comme aussi par la privation de la douleur, de la chaleur, & de la fiévre.

L'Inflammation & la tumeur des testicules est
à craindre, à cause des accidens qui l'accompagnent ; il en arrive souvent un abscés, & un scyrrhe, pour n'avoir pas employé d'abord des resolutifs, sur quoy l'on ne sçauroit trop avertir les
Chirurgiens : car la plûpart sont si accoûtumés de
se servir dans le commencement des inflammations de remedes froids qu'ils appellent defensifs ,
que ces astringens sont le plus souvent causes de
tous les accidens fâcheux qui surviennent aux tumeurs.

Si les Vaisseaux du testicule se rompent, & que
les liqueurs extravasées se coagulent ensemble par
le mêlange de leurs parties, il en arrivera une hypersarcose, qui sera peut-être incurable. Il ne
faut pas negliger l'inflammation des testicules,
parce que se terminant en un abscés, on en doit
apprehender la gangrenne, laquelle n'arrive pas
neanmoins si facilement à la substance des testicules, comme elle fait aux bourses.

La Tumeur qui n'est causée que par des flatuosités, & qui se reconnoît assés par l'atouchement, n'est point dangereuse, ni difficile à guerir ; mais au contraire celle qui est produite par
des humeurs âcres, l'est beaucoup, & à peine
peut-on en venir à bout.

L'Ulceration succede souvent aprés l'inflammation, parce que dans l'inflammation les vaisseaux
du testicule sont si tendus, qu'il s'en rompt toû-

Son pro-
gnostic.

Causes des
ulceres du
testicule.

S s ij

jours quelques-uns par où s'échape le suc nourricier, & ce suc nourricier étant une fois hors de
ses vaisseaux, il se fermente, il devient âcre, il
pique, & déchire ses parties voisines, ce qui fait
dans la suite un ulcere considerable, comme on
le voit tous les jours aux verolés, & aux scorbutiques, & quelquefois d'une simple érosion du
testicule, il s'en fait un ulcere chancreux qui consume toute sa substance.

Leurs si-gnes.　　*L'Ulcere* du testicule est aisé à connoître : car
il en sort un pus blanc; mais il est extrêmement
difficile à guerir.

Causes de la contusion　　*La Contusion* du testicule est causée par quelque coup, chûte, ou froissement. Lors qu'elle
est considerable, & que la substance du testicule est ouverte à l'endroit des vaisseaux, il arrive
une hemorragie, & l'on sent une grande douleur
à cause de la vaginale qui enveloppe les testicules, & les vaisseaux spermatiques.

Son Pro-gnostic.　　*Cette Incommodité* est fort dangereuse, parce
qu'il en peut rester une tumeur scyrrheuse qui in-
commodera toute la vie; mais ce qu'il y a le plus
à craindre, c'est la mortification.

Hernies du Scrotum.　　*Le Scrotum* est sujet à plusieurs indispositions,
mais particulierement aux hernies, que les Chi-
rurgiens appellent ordinairement completes aux
tumeurs, à l'inflammation, aux excoriations, aux
ulceres, & aux playes.

Leurs espe-ces.　　*Les Especes* d'hernies du scrotum sont l'*Epiplo-
cele* & l'*Enterocele*. Les autres tumeurs que l'on
appelle improprement *Hernies*, sont l'*Hydrocele*,
le *Pneumatocele*, le *Sarcocele*, & le *Cirsocele*.

L'Epiplo-cele & l'En-terocele.　　*L'Epiplocele* est une chûte de l'épiploon dans le
scrotum, & l'enterocele est celle de l'intestin. Ces
deux hernies sont faciles à connoître; il paroît une
enflure considerable qui fait beaucoup de dou-

leur ; & qui se trouve de la même couleur de la peau. Quelquefois les parties tombent tout à coup dans le scrotum, & quelquefois aussi la tumeur a commencé par un bubonocele. L'on sent des tranchées, l'on vomit les excremens, & les alimens, principalement, lorsque les intestins ne peuvent rentrer dans le ventre. On distingue l'épiplocele de l'enterocele, parce que l'épiploon fait une tumeur que l'on sent plus inégale, que celle qui est formée par les intestins, & l'on a plus de peine à le faire rentrer que l'intestin, lequel rentre toûjours plus facilement en maniant la tumeur, & qui fait un petit bruit en rentrant, ce qui n'arrive pas à l'épiploon.

Les Hernies du scrotum sont dangereuses, à cause de la difficulté qu'il y a quelquefois à les faire rentrer, & de l'étranglement du boyau qui donne lieu au miserere, & à la gangrenne. On remarque que l'épiploon grossit quelquefois considerablement, & que par son poids il tire en bas les intestins & le ventricule, ce qui empêche la digestion.

L'Hydrocele est une tumeur aqueuse du scrotum, causé par la rupture des vaisseaux limphatiques, ce qui peut venir d'une cause interne, comme de l'hydropisie du ventre, ou bien d'une cause externe, comme d'une chûte ou d'une contusion, parce que le sang s'arrêtant, & croupissant dans ces parties, il donne lieu à la serosité de s'en separer.

On pourroit encore conjecturer que les differentes circonvolutions des veines spermatiques en peuvent aussi être la cause, parce que ces differens détours s'opposent en quelque maniere à la prompte circulation du sang, ce qui donne le temps à la serosité de se separer du sang, & de suinter dans les bourses.

S s iij

Elle survient quelquefois à l'ascite, non pas parce que l'eau coule toûjours par les productions du peritoine, car si cela étoit, il ne s'en trouveroit que dans la tunique vaginale ; mais il faut croire qu'elle s'écoule aussi entre les muscles & le peritoine, & qu'elle tombe dans le scrotum.

Quelquefois l'eau est contenuë entre les membranes propres du testicule, ou bien elle est renfermée dans un kiste. Quelquefois aussi elle est en partie dans le scrotum, & d'autres fois dans une membrane particuliere attachée au scrotum, ce qui fait une double hydrocele.

Si l'Hydrocele est une suite de l'hydropisie ascite, l'operation sera inutile, parce qu'il s'écoulera toûjours des eaux du ventre dans le scrotum, qui produiront une nouvelle hydrocele.

Ses causes.   *Toutes* les hydroceles qui ne sont pas une suite de l'ascite, viennent ordinairement de la lenteur du mouvement du sang, ou de sa dissolution.

Les Chûtes & les contusions peuvent aussi contribuer à leur formation, parce que le sang s'arrêtant, & croupissant dans ces parties, il donne lieu à la serosité de s'en separer.

Ses signes.   *Quant aux Signes.* Cette tumeur ne diminuë point de grosseur en la comprimant, mais elle change seulement de figure ; elle est pour l'ordinaire molle, transparente, égale, & sans douleur, à moins que la limphe n'ait de l'âcreté, ou que par son abondance elle ne rende trop le scrotum. Si l'eau est renfermée dans un kiste, la tumeur est ronde & plus petite ; mais si l'eau est dans la vaginale, la tumeur est ovale.

Son Prognostic.   *L'Hydrocele* qui ne vient point de l'hydropisie ascite, & qui ne fait que commencer, est plus facile à guerir, que lors qu'il y a long-temps que les eaux sont amassées parce que la limphe est devenuë plus âcre. Si elle est dans un kiste , ou dans la vaginale , la maladie sera plus difficile à guerir , que si l'eau étoit seulement renfermée dans le scrotum.

Le *Pneumatocele* est quelquefois une suite des convulsions du scrotum. Ces mouvemens convulsifs resserrent le dartos & la peau ; ainsi la transpiration étant empêchée , ce qu'il y a de limphe extravasée se rarefie par la chaleur de la partie , comme il arrive dans un *Eolipile* : c'est un vaisseau de cuivre , ou d'autre metal , d'une figure ronde comme une boule , qui est percée d'un petit trou à passer une aiguille ; & lors qu'on le veut remplir d'eau , on le fait chauffer pour en rarefier l'air ; ensuite on le plonge dans l'eau , & l'on entend d'abord une succion qui ne vient que parce que l'eau entre dans le vaisseau par la pesanteur de l'air qui presse l'eau , dans laquelle on met l'eolipile. Quand le vaisseau est à peu prés à moitié plein d'eau , on met cette boule sur le feu : l'eau du vaisseau se rarefie , & se convertit dans un vent qui sort impetueusement par le petit trou , & qui soufle avec violence. C'est par la comparaison de cette machine que l'on explique la cause des vents qui soufflent sur la terre , quoy qu'ils ayent encore bien d'autres causes ; c'est aussi par son moyen qu'on peut encore expliquer les vents qui se forment dans les parties de nôtre corps , parce qu'ils s'engendrent de même. Ces vapeurs ne sont pas toûjours renfermées dans le scrotum ; mais elles sont quelquefois entre les membranes du testicule.

Le *Pneumatocele* est facile à connoître ; le scrotum est tendu comme un balon , on entend un petit bruit , lors qu'on frappe dessus.

Le *Pneumatocele* n'est pas difficile à guerir ;

S s iiij

Causes du Pneumatocele.

Ses signes.

Son Prognostic.

lorsque la tumeur est nouvelle ; mais si la tension du scrotum est considerable, & que cette tension convulsive dure long-temps, on en doit apprehender un mechant succés.

Le Sarcocele est une tumeur charnuë, dure & livide, causée par la contusion & le déchirement du scrotum & des testicules : car le sang alimentaire s'arrêtant, & s'amassant plus abondamment dans les fibres déchirées, & les pores relâchés des vaisseaux rompus, il se change en une espece de chair qui s'augmente successivement dans les testicules, ou dans les membranes du scrotum, ou elle s'engendre, le sarçocele ou dartos, suivant quelques Auteurs.

Le Cirsocele n'est autre chose qu'une tumeur pleine de gros nœuds variqueux, durs & ronds, faite par la dilatation des vaisseaux du scrotum & des testicules. Sur quoy il faut remarquer que le sang s'engage plûtôt à l'endroit des valvules qu'ailleurs, à cause que le sang qui revient par les veines est acide, épais, & grossier, ce qui peut encore venir de plusieurs causes, comme, par exemple, d'une contusion, ou de la compression des veines : car ce sang ne manque pas de dilater les veines aux endroits où il y a des valvules. Or il est certain que, pour peu que le sang ait d'acidité, il retournera plus difficilement par les veines, parce qu'il pourra s'en arrêter un peu dans le lieu où les valvules sont attachées ; ce qui se fera plûtôt là qu'autre part, à cause que c'est dans ce détroit que le sang trouve un obstacle qui luy fait resistance ; ainsi ce sang arrêté dans les veines à l'endroit des valvules, arrêtera le nouveau sang qui vient des arteres ; c'est encore pour cette raison, que le sang s'extravasant des petites arteres & des petites veines de leurs membranes, il se répandra

Infailliblement en si grande quantité entre les fibres de ces membranes, que les esprits animaux
ne pourront couler dans les petits filets de nerfs
qui se ramifient sur les membranes des veines pour
causer le mouvement peristaltique. Ainsi les veines demeurant sans mouvement, & ne pouvant
pousser le sang pour le faire circuler, il faut de
necessité qu'il s'engage, & qu'il s'arrête dans les
veines, & qu'elles se dilatent même à l'endroit
où il y aura des valvules, c'est ce qui forme ensuite ces nœuds que l'on appelle des *Varices.*

Le Sarcocele & le cirsocele, où la tumeur n'a
pas une grande adherence avec le testicule, ni
avec les vaisseaux spermatiques, & qui ne fait que
commencer, donne à connoître qu'on en peut
esperer quelque chose pour la guerison ; mais lorsque ces tumeurs sont dures, & qu'elles sont devenuës scyrrheuses, elles ne guerissent que par
l'amputation du testicule.

On peut ajoûter à toutes ces especes d'hernies
fausses, celle qu'on nomme *Spermatocele* ; c'est
une tumeur faite par une semence abondante &
fermentée, qui dilate le vaisseau éjaculatoire, &
l'épididime ; de sorte qu'en touchant le testicule,
on sent l'épididime, & le canal déferent, tout
ridé, & variqueux.

La Generation de la semence est blessée, ou se
fait contre nature. 1. Par défaut, ou diminution.
2. Par abondance, ou excés, comme dans la gonnorrhée veritable, & la pollution nocturne. 3. Par
dépravation, lors qu'elle est trop âcre, aqueuse,
& purulente, comme dans la chaudepisse, & la
gonnorrhée virulente.

Le Défaut de semence arrive, lors qu'elle n'est
pas assés abondamment engendrée. 1. Par le manque de matiere dont la semence est formée. 2.

Prognostic
de la Sarco-
cele, & de
la Cirsocele

Ce que c'est
que la Sper-
matocele.

En combien
de manieres
la genera-
tion de la
semence est
blessée.

D'où vient
le défaut de
semence.

Par le vice des testicules qui la doivent travailler.

La Matiere de la semence, selon *Ettmuller*, consiste dans la partie chyleuse, douce, & grasse du sang, qui sert naturellement à la nutrition des parties nerveuses, ou spermatiques : car cette partie chyleuse du sang, suivant les endroits où elle se filtre, donne du lait aux mammelles, de l'aliment au fœtus dans la matrice, & enfin la semence aux testicules ; ce qui est confirmé par tous les attributs ou qualités de la semence, par sa couleur de lait, par sa consistence mucilagineuse, & par sa nature un peu grasse, ce qui fait qu'elle écume, & qu'elle produit de petites bouteilles ou ampoules à sa surface, comme les corps graisseux : c'est pourquoy tout ce qui est capable d'user, & de détruire cette portion chyleuse du sang, comme le défaut d'alimens nourrissans, la vie trop laborieuse, les passions violentes de l'ame, particulierement la colere, cause le défaut de semence, parce que toutes ces choses rendant la fermentation du sang plus prompte, & plus âcre, & par consequent l'assimilation du chyle plus facile, elles le dérobent aux testicules : c'est par cette raison que les gens gras, & d'un grand embonpoint, on plûtôt trop peu, que trop de semence, le chyle doux qui ne fait point encore corps avec le sang, se change en graisse, au lieu de fournir la matiere de la semence ; mais on passe ces raisons, comme trop connuës, & on laisse à penser ce qu'on doit croire de ce Proverbe : *Sine Cerere & Baccho friget Venus* : car il est évident qu'un regime de vivre bon & loüable contribuë beaucoup à la vigueur requise dans le combat de l'amour.

La seconde cause du défaut de semence, qui est le vice des testicules qui ne la travaillent pas comme il faut, est de plusieurs sortes. La premiere eſt le ferment ou levain des teſticules trop, ou trop peu actif. Quoy qu'on ne voye rien dans les teſticules qu'un amas & lacis de vaiſſeaux tres-déliés, il y a neanmoins un certain levain implanté qui ſe réveille environ à la quatorziéme année : car d'où viennent ces changemens conſiderables qui arrivent dans tout le corps au temps de la puberté, ſi ce n'eſt de ce levain ſeminal, qui altere ſucceſſivement, pour ainſi dire, la maſſe du ſang, & la rend plus volatile, & plus ſpiritueuſe, ce qui produit la force & la vigueur du corps, l'éruption du poil au menton, & au pubis, & les autres changemens de l'un & de l'autre ſexe ; ainſi ſuivant *Hippocrate*, les épilepſies déſeſperées des enfans ſe guériſſent toutes ſeules à la quatorziéme année, où le levain des teſticules met cette alteration conſiderable dans la maſſe du ſang, & dans tout le corps. Ce levain des teſticules doit être d'une nature ſaline ſpiritueuſe, & s'il eſt trop peu ou trop volatile, il cauſe le défaut de ſemence ; ainſi les acides ſont les ennemis de Venus, entant qu'ils détruiſent le volatile ſpiritueux, les âcres, les volatiles, les aromatiques, & les ſpiritueux au contraire luy ſont amis comme le poivre, l'eſprit & le ſang de coq, les cantharides, parce qu'ils excitent le levain des teſticules. Pour preuve que les acides ſont contraires à l'amour, il ne faut que rapporter l'hiſtoire de *Langius*, qui dit, que les teſticules d'un homme qui uſoit exceſſivement d'eſprit de vitriol, devinrent petits comme des pois, & qu'ils reprirent peu à peu leur groſſeur naturelle, aprés qu'il eut qúitté le vitriol. Le nitre éteint pareillement les ardeurs de Venus, diminuant la ſemence par ſon acide, ſelon l'obſervation de *Timœus*. Le froid externe contribuë beaucoup à amortir, ou éteindre le le-

vain des testicules, & n'altere pas moins ces parties que le reste du corps. *Salmuth* dit, que les
soldats que l'on mene par eau, deviennent lâches
& effeminés, parce que leurs testicules s'humectent, & se refroidissent trop : de plus le vinaigre
appliqué sur les testicules dissipe en un moment
l'yvresse ; le nitre mêlé avec le suc de sempervi-
rum, ou joubarbe, & appliqué au scrotum, fait
le même effet, & par une raison semblable le suc
de la même plante mêlé avec du nitre & du vinaigre, & appliqué comme cy-dessus, arrête l'hemorragie du nés, qui vient de la trop grande effervescence du sang par une cause interne. Les
maniaques & les fous se guerissent heureusement
par la castration qui ralentit leur fureur impetueuse. On peut joindre icy le mercure crud qui
détruit pareillement le levain des testicules, & la
vertu d'engendrer la semence, selon l'observation
de *Schenkius*, qui rapporte qu'un homme devint
non seulement impuissant, mais qu'il perdit même tous les desirs de la chair, pour s'être frotté
le pubis d'un liniment de mercure, afin de chasser certains petits animaux qui s'étoient nichés en
cette partie. Il est vray qu'il recouvra sa virilité,
en quittant ce liniment, & prenant en sa place de
l'huile aromatique de spica. L'abus du plaisir a-
moureux pris trop souvent, ou trop tôt, c'est-à-
dire, dés sa tendre jeunesse, ruine aussi le levain
feminal : car à force de travailler, & de fournir
de la semence pour les consommations qui s'en
font continuellement, la pointe du levain s'é-
mousse, il s'use, pour ainsi dire, & devient moins
volatile. On peut dire encore que les testicules se
relâchent, & perdent leur ressort, le passage continuel & abondant de la matiere ouvre les conduits plus qu'il ne faut pour faire une bonne phil-

ttation, & il arrive quelquefois dans le coït que les vaisseaux trop ouverts jettent du sang au lieu de la semence. On en a une infinité d'exemples, sur tout aprés l'usage des cantharides, qui excitent avec trop de violence, & font rendre du sang en la place de la semence.

La seconde cause du défaut de la semence dans les testicules sont les maladies ausquelles ils sont sujets, & sur tout les tumeurs, dont nous avons parlé cy dessus : car alors la matiere seminale ne pouvant être ni ramassée, ni bien travaillée, il est de necessité que la semence manque.

Le Défaut de semence n'est point une maladie mortelle ; mais elle est tres-fâcheuse aux gens mariés. Elle est incurable dans les vieillards, & difficile à guerir dans ceux qui ont dés leur jeunesse énervé le levain des testicules par l'usage de Venus : car ce levain une fois ruiné, ne sçauroit se rétablir.

L'Inflammation du scrotum est produite de même que celle des autres parties. Elle se connoît à la tumeur, à la rougeur, à la chaleur, & à la douleur, & on remarque qu'elle est quelquefois accompagnée de la fiévre.

L'Excoriation du scrotum est causée par l'âcreté de la lymphe, qui ulcere les glandes cutanées de la peau de cette partie, & excite une douleur brûlante. L'ulcere ne differe de l'excoriation que du plus ou du moins.

L'Inflammation, l'excoriation, les ulceres, & les playes du scrotum sont des simptomes qui ne sont pas à negliger, parce que la gangrenne se peut aisément mettre à la partie.

Les principales maladies qui arrivent à la verge sont le lipodermus, le phymosis, & paraphymosis, le priapisme, le satyriasis, l'emphyseme, l'inflammation, les verruës, ou porreaux, & les ulceres.

Le Lypodermus est, lors qu'il n'y a point de prepuce, ce qui peut venir d'une playe, ou d'un ulcere.

On appelle encore hypodermus, lorsque le prepuce est descendu au bas du gland, ce qui arrive par un mouvement convulsif du prepuce, causé par l'agitation extraordinaire des esprits. Cet accident peut encore arriver par des sucs extravasés qui sont devenus âcres, lesquels irritant le prepuce, les esprits sont déterminés à couler en abondance dans cette partie ; c'est ce qui fait que cette peau par les convulsions descend au bas du gland en serrant la verge.

Ces Maladies n'ont rien de dangereux par elles-mêmes ; mais elles ne laissent pas de faire beaucoup de peine & d'inquietude au malade.

Le Phimosis est, lorsque le prepuce ne découvre pas le gland. Quelquefois cette maladie est naturelle, pour lors elle vient de ce que le gland est enveloppé dans le prepuce, n'ayant encore été dégagé par aucun exercice, ni par aucun attouchement. Dans cette maladie le prepuce forme des rides, qui sont comme autant de petits bourlets, entre les plis duquel s'amasse, & croupît une matiere tenace & plâtreuse qui naît des glandes, & attache si étroitement le prepuce au gland, qu'il s'oppose à l'écoulement de l'urine.

Quelquefois cette indisposition est accidentelle, & causée par quelque inflammation, par des chancres, des porreaux, des duretés, & quelquefois par des remedes appliqués mal à propos.

Dans tous ces cas, soit que l'humeur âcre qui sort des ulceres, irrite les parties, soit que les remedes qu'on y applique soient trop corrosifs, la circulation du sang & des esprits se trouve intercepée, ce qui cause une inflammation si considerable, que les fibres du prepuce ne peuvent plus obéïr, ayant perdu toute leur souplesse.

La Douleur que l'on sent à cette partie vient de ce que le gland étant revêtu d'une membrane mince & délicate, laquelle est tissuë d'un grand nombre de nerfs, & les matieres qui sont sur le gland venant à le picoter par leur âcreté, causent la douleur.

La Cause de cette maladie est manifeste, le malade a de la peine d'uriner, il sent de grandes douleurs, le gland ne se peut découvrir, & il y a ordinairement une matiere plâtreuse, engagée entre le prepuce & le gland.

Sa cause & ses signes.

Le Paraphimosis est, lorsque le prepuce demeure abbaissé autour du gland, sans pouvoir le couvrir.

Ce que c'est que le Paraphimosis.

La Cause de cet étranglement vient quelquefois du renversement de la peau qui forme un bourlet, & quelquefois de l'inflammation qui arrive au prepuce, que quelque chancre ou quelque tumeur a précedé. La verge est si fort enflée, qu'il se forme trois ou quatre bourlets l'un auprés de l'autre, qui viennent en partie de l'obstruction, & en partie du reflux du sang, & des esprits de la verge. Il y a presque toûjours une tumeur qui occupe le dessous du prepuce, remplie d'une eau rousse que la grande chaleur de la partie rarefie, de sorte que cette eau devient venteuse.

Sa cause.

Les Signes du paraphimosis sont une enflure de la verge, & des bourlets au prépuce ; on remarque ordinairement une tumeur au dessous du prépuce, qui est remplie d'eau rousse.

Ses signes.

Cette Tumeur augmente si considerablement, que si on ne scarifioit profondement ces endroits

Son Prognostic.

tumefiés pour décharger la partie, la verge tom-
beroit en mortification.

Causes de la courbure de la verge.   *La Courbure* de la verge vient quelquefois d'u-
ne convulsion, ou d'une tumeur, ou de quelque
humeur âcre & visqueuse, arrêtée dans l'urethre,
ou c'est, parce que le ligament de la verge est trop
court, le gland se retire, & la verge se courbe.
Enfin la verge demeure quelquefois tenduë, &
courbée, lorsque le prépuce reste abbaissé autour
du gland, sans pouvoir remonter ; ce qui arrive le
plus souvent pour s'être trop échauffé dans les approches, le sang & les esprits y coulant alors en
abondance, & dilatant trop les nerfs caverneux :
car comme ce flux d'esprits & du sang se fait aprés
inégalement, & que la verge est comprimée par
le prépuce qui fait un bourlet au bas du gland,
il faut necessairement qu'elle se courbe, & qu'elle
se torde.

Son Pro-gnostic,   *Si par* quelque convulsion la verge demeure
courbée & torse, cette indisposition peut empê-
cher la generation. Si cette courbure est de naissance, elle est incurable.

Causes du défaut d'é-rection.   *Le Priapisme* est une érection involontaire de la
verge, où elle demeure roide, sans qu'on ressente
du plaisir ; ce qui vient de l'abondance du sang &
des esprits, ou de l'acrimonie des humeurs nourricieres. Cette indisposition arrive quelquefois
dans les hernies, dans la colique, dans l'épilepsie, dans la défaillance. Ainsi on voit que tout ce
qui est capable d'irriter les fibres nerveuses de la
verge, donnent occasion aux esprits de couler
irregulierement dans les muscles de cette partie.

   Le Priapisme est difficile à guerir, parce qu'il
est toûjours causé par un mouvement convulsif.
Quelquefois la maladie se change en un vertige,

ou

ou en une apoplexie, ou dans quelque maladie mortelle.

Le défaut d'Erection, & du coït legitime, qu'on nomme communément impuissance, procede de trois causes, selon *Etmulier*. La premiere, de ce que les muscles érecteurs de la verge sont paralitiques, ou affectés de quelque autre maniere qui empêche leur contraction; Ainsi, quoique d'aller un peu à cheval facilite l'érection, neanmoins si on y va trop, le pressement extraordinaire, & l'endurcissement de ces muscles serviront d'obstacle à l'érection; de même que la chûte sur le dos, sur l'os sacrum, & sur les parties voisines, engendre la paralysie de la verge comme des autres membres.

La seconde Cause vient de l'absence des esprits animaux dans les muscles érecteurs; ce qui arrive en general par le défaut universel des esprits, comme dans les malades, & languissans; ainsi dans l'état ou dans le declin des maladies aiguës, l'érection naturelle de la verge est un signe de santé, qui marque que les esprits animaux se r'engendrent, & retournent à leurs fonctions. On a dit l'érection naturelle, parce que celle qui est contre nature, & convulsive, est de mauvais augure. En particulier les esprits manquent aux muscles érecteurs, & à la verge, lorsque l'ame ou l'imagination, pour parler avec le vulgaire, occupée d'un autre objet, y attire les esprits, les retient en d'autres parties, & ne les envoye point à la verge. C'est par cette raison que la pudeur empêche quelquefois, & même souvent l'érection, ou ramolit même la verge endurcie, en appellant les esprits ailleurs; s'occuper au contraire de pensées deshonnêtes dispose à l'érection, en addressant les esprits à cette partie. Les nouveaux ma-

Causes du
defaut d'é-
rection.

riés croïent souvent qu'on les a charmés, lorsque
la pudeur seule les empêche de se satisfaire, comme ils font vigoureusement quand ils l'ont chas-
sée. On peut joindre icy les melancoliques hypochondriaques, qui dans les differentes pensées
dont ils font distraits, s'imaginent qu'ils font impuissans. De ce genre est le défaut du desir amoureux qui vient de celuy de la semence ; puis qu'il
est vray que les pollutions tant de jour que de
nuit ne procédent que du gonflement & de l'a-
bondance de la semence qui irrite les parties, & y
détermine le mouvement des esprits.

La troisiéme Cause du défaut d'érection, & de
l'action qui doit s'en ensuivre, procede du char-
me des nouveaux mariés, que les Sorciers & Sor-
cieres font avec une clef, une éguillette, ou autre maniere, au moment que le Prêtre prononce
les paroles conjugales. Le marié a beau en avoir
l'envie, & même l'érection, il luy est impossible
de prendre ses plaisirs avec son épouse, d'abord
qu'il en approche les forces luy manquent. Il pourroit même avoir à faire avec toute autre femme,
il n'y a que la nouvelle mariée auprés de qui il est
lâche comme un papier moüillé. *Vvierus* & *Borel-*
lus estiment que ces charmes de l'éguillette font
faux & imaginaires, & ils attribuent ces effets aux
passions, au trop de joïe, de pudeur, ou de crainte, ou à quelque autre préoccupation qui détourne les esprits animaux : mais le *Chancelier Bacon,*
Vanhelmont, Marcus Marci, Bartholin & Ett-
muller croyent le contraire avec plus de probabi-
lité, & ils attribuent ce sortilege, & tous les autres à la seule imagination du Sorcier ou de la Sor-
ciere qui noüe l'éguillerre.

Ses signes.   *Pour les Signes*, le défaut d'érection se connoît
par le rapport du malade, ou plûtôt par celuy de

fa femme. A l'égard des caufes on peut les découvrir en cette maniere. Si c'eft par le manque d'efprits animaux, la langueur, & la foibleffe paroî-
tront dans le corps, & dans toutes les autres actions. Si les efprits font détournés ailleurs, le malade fera hypochondriaque, il fera occupé de diverfes penfées, & agité de plufieurs fantaifies qui
fe feront connoître. Si c'eft par la paralyfie, le
membre demeurera toûjours flafque, fans être
touché par aucun objet. Si c'eft par le défaut du
defir, d'envie, le malade le dira luy-même; fi
c'eft par enchantement, le malade n'aura pas toûjours été impuiffant, ou bien il fera en état de fe
fatisfaire avec toute autre qu'avec fa femme.

Quant au Prognoftic, ces fortes de gens font fte-
riles, tant que cette affection dure. Son Pro-
gnoftic.

Le Satyriafis n'eft different du priapifme, que Caufes du
Satyriafis.
parce que l'on a toûjours envie de contenter fa
paffion. Il vient pour l'ordinaire par l'inflammation de la verge, parce que les fibres nerveufes
étant tenduës, & agitées par la fermentation des
liqueurs, cela excite un mouvement dans la verge, qui donne du plaifir, & qui difpofe à l'a-
mour.

Le Satyriafis n'eft pas moins dangereux que le Son Pro-
gnoftic.
priapifme: parce qu'il eft à craindre que la con-
vulfion dure long-temps, & que les vaiffeaux
fpermatiques deviennent paralitiques.

L'Emphyfeme de la verge eft caufé par une lim- Caufes de
l'Emphy
feme de la
verge.
phe épaiffe qui fe rarefie en vapeurs. On le con-
noît à une tumeur qui paroît quelquefois tranfparente, & qui eft fouvent fans douleur. Cette partie eft groffe, & enflée comme une veffie pleine
de vent; depuis la racine de la verge jufqu'à l'extremité tout eft fi gros, & fi enflé, qu'on ne fçauroit appercevoir le gland.

T t ij

ſon Pro-
gnoſtic.

Cette Maladie n'eſt pas dangereuſe , pourveu qu'elle ne ſoit pas jointe à quelque autre incommodité. On guérit facilement cette tumeur par les diaphoretiques , & par l'application des reſolutifs , & des émoliens.

Cauſes de
l'inflamma-
tion de la
verge.
Ses ſignes

L'Inflammation de la verge a les mêmes cauſes , & les mêmes ſignes que ceux des autres phlegmons , il y a toûjours de la tenſion , de la rougeur , de la chaleur , de la douleur avec fiévre , & on remarque qu'elle eſt ſouvent ſuivie du ſphacele.

Cauſes des
excroiſſan-
ces char-
neuſes,

Les Excroiſſances charneuſes de l'urethre ſont cauſées comme toutes les autres chairs fongueuſes par l'acrimonie du ſuc nourricier , qui s'eſt extravaſé des vaiſſeaux de la membrane interne de l'urethre. La matiere âcre qui coule dans la gonorrhée eſt ſouvent la cauſe des carnoſités , parce que cette ſeroſité ulcere l'urethre.

Leur Pro-
gnoſtic,

Quand ces carnoſités & ces excroiſſances viennent de la verole , elles ne ſe guériſſent pas facilement , parce qu'elles ſont dans une partie molle & ſpongieuſe , & que l'urine ou la ſemence corrompuë les abbreuve ſans ceſſe , & enfin , parce qu'il eſt difficile d'y porter les medicamens. Tantôt ces excroiſſances cauſent une ſtrangurie , ou une dyſurie , ou une iſchurie. Au reſte elles ſont tres-difficiles à guerir , lors qu'elles ſont accompagnées de la verole , il faut encore ajoûter , qu'étant à des parties membraneuſes , il y a du danger à ſe ſervir de medicamens âcres & corroſifs ; enfin l'urethre n'eſt pas un lieu commode pour extirper ces caruncules.

Cauſes des
ulceres de
la verge.

Les Ulceres de la verge ſont cauſés comme les autres par des liqueurs âcres ; ils ſont aſſés frequens à ceux qui ont la verole & le ſcorbut , par-

ce que le fang ou la limphe des fcorbutiques eft
remplie de fels âcres & corrofifs qui rongent plûtôt les parties naturelles , à caufe de leur delica-
teffe. Ces ulceres peuvent encore venir par un
abfcés qui fuppure dans l'urethre , ou par des
pierres inégales qui déchirent en paffant le canal
de la verge.

Les Ulceres de la verge font tres-difficiles à
guerir , ils dégenerent fouvent en gangrenne.

Les Verruës viennent de l'extravafion du fuc
nourricier qui a déchiré la fubftance du gland , ou
les glandes de la peau du prépuce.

Les Verruës qui viennent dans le conduit , &
qui boûchent l'ouverture du gland font tres-difficiles à guerir , il eft plus difficile d'emporter celles
qui viennent autour du gland , pourvû qu'elles
ne viennent point de la verole , parce qu'il n'eft
pas aifé d'emporter ces excroiffances , que l'on
n'ait auparavant tari la fource qui les entretient.

La Verole eft un changement general & entier
de toutes les liqueurs nourricieres , comme du
fang , de la limphe , & des efprits , qui confifte
dans une acidité volatile , ou dans un ferment vifqueux , âcre , & volatile : car l'on fçait que la verole fe communique principalement dans les approches impures , les pores & les tuyaux des parties naturelles étant en cet état fort ouverts & fort
dilatés : C'eft pourquoy il eft facile aux particules
de ces humeurs âcres & veneneufes que la fermentation a volatilifées , de s'infinuer dans l'urethre , & de là dans les proftates , & dans les vefficules feminaires pour les ulcerer , ce qui caufera
l'écoulement de la femence. Il ne faut pas penfer
que ces fels âcres s'arrêtant là , dans la fuite ils fe
mêlent avec le fang & la limphe , & circulent dans

Leur Pro-
gnoftic.

Caufes des
verruës.

Leur Pro-
gnoftic.

Ce que c'eft
que la ve-
role.

T t iij

toutes les parties, aufquelles ils communiquent bien-tôt leur caractere. Ainfi les liqueurs nourricieres doivent s'aigrir, & devenir de la nature de ce levain: Mais une chofe qui doit faire nôtre étonnement, c'eft qu'une fi petite quantité de ce ferment foit capable d'infecter toute la maffe du fang, & de produire tant de fâcheux fimptomes.

On a dit que le venin de la verole confiftoit dans une acidité volatile, ce qui eft facile à prouver; puifque la verole eft une maladie contagieufe; mais fon venin n'eft pourtant pas auffi volatil que celuy de la pefte, puis qu'on ne gagne pas la verole par la refpiration, comme dans la pefte: cependant on ne croit pas qu'il fût feur de boire dans le verre d'un verolé, parce qu'il ne faut qu'une goute de falive qui moüillera le verre, pour donner la verole.

Cette Maladie eft fort contagieufe, non feulement elle fe communique dans les approches impures, mais encore par d'autres voyes; l'on fçait qu'un enfant la gagne dans le fein de la mere, lors qu'elle en eft infectée, & qu'une nourrice verolée la donne à fon enfant, ou qu'un enfant luy-même fe trouvant gâté par la débauche de fes parens, la communique bien-tôt à fa nourrice; enfin la verole fe gagne le plus fouvent pour avoir couché avec un verolé, parce que la fueur d'un verolé eft remplie de fels âcres volatils, & tres-penetrans, qui s'infinuent dans le fang, en paffant par les pores de la peau. La verole fe communique encore par les baifers, en frequentant les verolés, en buvant avec eux dans leur verre, en portant leurs habits, ou leur linge, ou en couchant dans un lit où un verolé aura déja couché:

Enfin elle fe peut gagner fans avoir eu commerce
avec des femmes verolées : car c'eft quelquefois
la difpofition de l'air qui ne fe trouveia pas dans
une temperature convenable , & le mauvais regime de vivre qui produiront une maladie femblable à la verole , comme il eft arrivé il n'y a pas
long-temps en Allemagne à un Jardinier fort chaf-
te , & fort pieux. On a vû encore un vacher qui
eût la verole , parce qu'il avoit eu plufieurs fois
commerce avec fes vaches , le miferable mourut
en prifon, il auroit été brûlé vif.

Les Cheveux tombent , parce que les glandes cutanées où s'attachent leurs racines, font rongées
par l'âcreté de la limphe.

La Douleur cuifante que l'on fent en urinant ,
vient le plus fouvent des ulceres qui font dans l'u-
rethre ; on urine fouvent , parce que le fphincter
de la veffie eft à tous momens irrité par l'actimo-
nie de l'urine.

La Douleur que l'on fent de temps en temps
dans les jointures , vient de la limphe épaiffe qui
s'y trouve arrêtée ; cette limphe âcre irrite les parties nerveufes. La nuit les douleurs deviennent
infupportables , parce que les particules falines
reçoivent plus de mouvement par la chaleur du
lit ; D'ailleurs , comme il fe fait une grande évaporation , à caufe de la tranfpiration , il ne refte
dans les liqueurs nourricieres que ce qu'il y a de
plus fixe & de plus groffier , & ce font ces particules falines qui ébranlent avec beaucoup de force les fibres nerveufes des membranes ; comme
elles ont beaucoup de folidité , elles reçoivent
auffi toûjours plus de mouvement que les autres
particules qui font plus legeres.

La Douleur que l'on fent n'eft pas un fentiment

Pourquoy
les cheveux
tombent
dans la ve-
role.

D'où vient
la douleur
cuifante que
l'on fent en
urinant.

D'où pro-
cede la dou-
leur des
jointures.

Pourquoy

La douleur que l'on sent est piquante.

de pesanteur, c'est au contraire une douleur piquante, & tres-sensible, parce que les sels âcres qui la causent, quoy que solides & massifs, ont cependant leurs pointes tranchantes, fort aiguës, & tres-propres à déchirer les fibres nerveuses.

Pourquoy le visage est gros & enflammé.

Si le Visage est gros & enflammé, & d'une couleur éclatante, c'est que la limphe épaisse s'est embarrassée dans les vaisseaux de la peau ; de sorte que les liqueurs qui trouvent des obstacles dans leurs cours, s'arrêtent dans les tuyaux, les gonflent, & les étendent ; c'est ce qui fait paroître le visage bouffi, & poli, comme il est dans les hydropiques.

D'où vient l'érection involontaire de la verge, & sa courbure.

L'Erection involontaire de la verge, & sa courbure, viennent de l'âcreté du suc nourricier, qui fait des obstructions dans les muscles de la verge, c'est ce qui les tient bandés, & ce qui empêche le retour des liqueurs. Ce qu'il y a d'âcre ne se développe qu'à la longue, & ce sont ces sels acides qui causent des convulsions en irritant la verge, qui la font courber. Cette courbure peut encore venir, de ce que les canaux de communication d'un muscle à l'autre sont bouchés ; dans cette occasion les esprits ne remplissent pas tous les muscles de la verge ; mais seulement ceux dans lesquels ils peuvent couler.

Pourquoy il vient des bubons aux aînes, des ulceres à la bouche & à l'anus.

Il vient des bubons aux aînes, des ulceres à la bouche, à l'anus, & par tout le corps. Le palais & le nés sont souvent rongés par ces ulceres, parce que la limphe qui arrose toutes ces parties qui sont glanduleuses, est âcre & corrosive.

Les signes principaux de la verole

Les principaux Signes qui accompagnent cette maladie, sont d'abord une gonnorrhée virulente qui l'a précedée, dans le commencement l'on sent un abbatement & une lassitude dans tous les membres. Les parties par où le venin s'eft communiqué, font toûjours ulcerées ; ainfi fi c'eft en beuvant que l'on ait gagné la verole, ces ulceres paroiffent d'abord aux lévres, & à la bouche, comme on le remarque aux enfans qui tetent des nourrices verolées. Si c'eft dans les approches impures, ces ulceres viennent au gland, ou au prépuce, la verge devient groffe, & enflammée. Dans les femmes débauchées ces ulceres arrivent en differens endroits des parties naturelles, comme aux nimphes, au vagina &c.

La Verole eft encore accompagnée d'une falivation copieufe & abondante. Les malades fe plaignent de fentir de la douleur dans le vifage, qui eft rouge & enflammé, ils fentent la nuit des douleurs infupportables qui marquent que la gonnorrhée fe changera bien-tôt en verole. Lorfque le mal a jetté de profondes racines, l'on a de cruelles douleurs de tête qui augmentent la nuit, l'on fent dans les bras & dans les jambes de fi vives douleurs, qu'il femble qu'on les perce avec des halaînes, la gorge brûle. Il y en a qui ont le palais ulceré avec des excroiffances, ce qui leur rend la voix rude & défagreable. Ces ulceres du palais & ces excroiffances charneufes donnent bien de la peine à guerir. Lorfque la verole eft de plufieurs années, & qu'elle eft dans les os, comme l'on parle ordinairement, ils fe carient, & fe reduifent comme en pouffiere.

Lorfque cet acide corrofif vient à ulcerer le periofte, on fent des douleurs dans les jointures, comme celles de la goute ; enfin, lorfque cet âcre s'eft exalté, & qu'il eft devenu plus fubtil & plus volatile qu'il n'étoit, il eft entraîné par le torrent du fang jufqu'à la tête, & en fe mêlant avec les efprits, il produit de terribles & de fâcheux fimptomes, comme des convulsions, des épilepsies; des insomnies, la manie, la melancolie, comme on l'a vû depuis peu dans un verolé qui devint maniaque. Pendant tout le temps de sa maladie il eut un écoulement de semence, qui ne luy causoit ni plaisir, ni douleur.

Cette Maladie plus dangereuse que la peste, pour ne pas offenser d'abord ceux qu'elle veut faire souffrir, s'insinuë doucement, en feignant dans le commencement quelques legeres indispositions; mais lors qu'elle s'est une fois logée, elle commence à se faire connoître par des taches, & par des pustules qui infectent la peau, qui sont seches, rondes, & rouges, elles paroissent au front, au nés, aux lévres, à l'anus, aux parties naturelles, elles sont plus ou moins larges, l'haleine est puante. Les cartilages du nés sont quelquefois tout rongés. Sur les os des bras & des jambes on sent de gros tubercules, que l'on appelle des *Exostoses*; de sorte qu'on prendroit tantôt la verole pour une goutte, tantôt pour une migraine, & tantôt pour le scorbut; on croiroit quelquefois que c'est une fiévre, & quelquefois on diroit que c'est une galle.

Lorsque la maladie est à son dernier degré, les cheveux & la barbe tombent, aussi-bien que les poils des sourcils & des paupieres, les gencives s'ulcerent, les dents deviennent branlantes, elles tombent de leurs alveoles, les mâchoires se carient, tout le corps se desseche. Le visage perd sa couleur vive & naturelle, les yeux deviennent livides, & versent des larmes involontairement, les oreilles tintent, le nés devient puant par les ulceres qui le rongent, les amigdales s'enflent, la luette se relâche. Il arrive quelquefois une stranqurie, souvent l'urine a une odeur acide. Les pas-

ties naturelles s'ulcerent , comme on l'a déja dit ,
& quelquefois ces ulceres sont si rongeants , que
la verge & les testicules tombent en pourriture. Il
y a des verolés à qui la verge se courbe en se tor-
dant. Lorsque cette maladie arrive à des personnes mariées , elles sont steriles.

Au reste dans la verole il vient aux aînes des bubons , des condilomes à l'anus , des verruës au
gland , & au prépuce.

La Verole, lorsqu'elle ne fait que commencer, Son pro-
est facile à guerir ; mais si elle est ancienne , il est gnostic.
difficile d'en venir à bout. La verole se guerit difficilement dans ceux qui sont d'une mechante habitude , au contraire dans ceux qui sont d'une
bonne disposition , & qui n'ont point d'autre maladie , on la peut guerir assés facilement.

La Verole qui est accompagnée d'une voix en-
roüée est difficile à guerir, principalement lorsque
les os sont déja cariés.

La Verole laisse aprés elle un ammaigrissement,
& souvent une impuissance , parce que la semence a perdu ce ferment volatile & salin qui faisoit
toute sa force. Les vieillards en guérissent plus
difficilement que les jeunes gens. Pour les femmes, elles n'y sont pas si sujettes , à cause de leurs
mois qui purifient le sang.

La Verole qui est accompagnée de plusieurs
simptomes , comme d'ulceres aux parties naturelles , de carie , d'exostoses , est tres-difficile à guerir , ou plûtôt elle est incurable. Il est plus diffi-
ce de la guerir en Automne , & en Hyver , qu'au
Printemps , & en Eté.

La Verole se guerit encore plus difficilement
dans les pays froids , & humides, que dans les
pays chauds , comme en France , en Allemagne ,
en Espagne , & en Italie.

Division
de la gon-
norrhée.

La Gonnorrhée se divise en vraye, & en fausse ; la *vraye*, c'est lorsque la veritable matiere de la semence, ou quelque autre liqueur semblable, travaillée dans les testicules, s'écoule trop frequemment ; la *fausse*, quand c'est une autre matiere que celle de la semence qui se perd.

Les causes
de la verita-
ble gonnor-
rhée.

La veritable Gonnorrhée vient de trois causes ; la premiere est la trop grande abondance de semence, ce qui augmente non seulement l'aiguillon de la chair ; mais qui fait que d'abord que la semence se gonfle elle sort avec force des vesicules seminaires, ce qui arrive sur tout la nuit, quand on est couché sur le dos, parce que le sang qui abonde alors aux parties inferieures du dos les échauffe, & par consequent la semence qui se gonfle, & s'échape, sur tout aux jeunes gens, & aux hommes veufs qui s'abstiennent de l'action du mariage, à quoy ils étoient accoûtumés, quoy que ce soit ordinairement la nuit ; neanmoins si l'abondance de la semence se trouvoit jointe au relâchement des vesicules seminaires, ou si leurs conduits dans l'urethre étoient trop ouverts, la semence s'échaperoit même pendant le jour avec l'extension de la verge, & quelque chatoüillement. La semence sort alors copieusement, épaisse, & bien cuite.

La seconde cause de la veritable gonnorrhée est l'acrimonie contre nature de la semence qui irrite les parties par un chatoüillement continuel ; ainsi les vesicules & les parties musculeuses voisines, se retirent par cette irritation, & expriment la semence qui les chatoüille. Cette acrimonie de la semence vient des choses capables de la luy donner, comme sont les aromats pris trop abondamment, sur tout le poivre. *Schenkius* parle d'un homme qui se donnoit la gonnorrhée quand il vouloit, en mangeant du cresson, parce que cette plante abonde en sel volatile âcre. Les purgatifs âcres excitent la chair, & causent souvent la gonnorrhée, selon *Platerus* & *Timœus*. L'usage temeraire des cantharides rend le sang âcre, & produit cette maladie. La constitution du sang un peu trop âcre, ou détrempé d'une serosité trop salée, y contribuë beaucoup, parce que le serum trop âcre diminuë la matiere chyleuse, & rend la semence âcre & piquante; ceux de cette temperature sont travaillés perpetuellement par une érection & une démangeaison importune qui fait souvent sortir la semence, tant le jour que la nuit, même avec plaisir.

La troisiéme cause de la veritable gonnorrhée est la semence trop tenuë, & trop délayée, & le relâchement des vessicules seminaires, & des prostates. Car alors la semence aqueuse s'écoule, à cause que les vessicules ayant perdu leur ressort, ne la peuvent pas retenir. L'écoulement se fait sans beaucoup de plaisir, & sans érection, quelquefois sans qu'on y pense, & quelquefois à la moindre idée, ou au moindre attouchement d'une femme, la semence paroît tenuë, & fort liquide. Le vice principal est dans les testicules, & dans leur levain affoibli, & peu propre à travailler la semence; le second dans les vessicules seminaires qui sont fletries, & relâchées. Cette derniere espece de gonnorrhée vient tres-souvent de l'habitude détestable de se procurer soy-même la pollution de ses propres mains, ce qui relâche les testicules, & énerve leur levain.

Les Signes de la veritable gonnorrhée sont assés évidens, par ce qu'on vient de dire; on remarquera seulement que pendant que la masse du sang remplace continuellement ce qui se perd de semence, elle se dépoüille elle-même de son suc

Ses signes.

chyleux & nourricier, ce qui maigrit le corps. Et ordinairement ces sortes de malades sont debiles & pâles. Ils ont les yeux enfoncés, & obscurs, plûtôt mornes & ternes, que brillans, parce qu'il se perd avec la semence toûjours quelques esprits animaux.

Quant au Prognosti-. Ces gonnorrhées ne sont pas de grande consequence en elles-mêmes ; mais si elles durent trop long-temps, elles jettent les malades dans la phtisie, & souvent dans le tombeau. Il survient particulierement une fiévre hectique semblable à cette espece d'atrophie des nouveaux mariés, qu'on appelle *Phtisie dorsale*, laquelle fiévre est difficile à guerir. Il ne faut pas arrêter trop tôt les gonnorrhées durables, particulierement s'il y a du poison verolique ; car il est à craindre qu'en supprimant cette matiere surabondante, elle ne s'épanche dans les testicules, & n'y produise une tumeur qui rende le mal beaucoup plus dangereux qu'il n'étoit.

La Gonnorrhée virulente se gagne dans les approches impures d'une femme gâtée ; la matiere qui coule de la verge dans cette indisposition est jaune ou verdâtre, & virulente.

Il y en a une autre que l'on appelle *Chaudepisse*, parce que l'on sent une chaleur cuisante en urinant, ce qui vient quelquefois pour s'être échauffé dans les approches, ou pour avoir bû trop de biere. Dans celle cy la matiere qui coule, que l'on appelle improprement *Semence*, est aqueuse, & assés claire, à peu prés comme du blanc d'œuf ; cet écoulement n'est accompagné d'aucun chatoüillement. Lorsque la gonnorrhée dure long-temps, elle se change le plus souvent en gonnorrhée virulente ; celle-cy agit, & tourmente continuellement, mais sur tout vers le soir, & avant la

Son prognostic.

La gonnorrhée virulente.

La chaudepisse.

nuit, comme la verole ; de plus elle eſt accompagnée de fâcheux ſimptomes, comme d'une grande tenſion dans la verge fort douloureuſe, d'une chaleur brûlante, aux lombes tres-ſenſible, d'un ammaigriſſement, & d'un abbatement.

La Cauſe de la gonnorrhée eſt le levain contagieux verolique, communiqué dans l'embraſſement par une femme impure qui a des ulceres veroliques dans le col de la matrice. C'eſt un mal fecond, & qui ſe multiplie facilement ; puis qu'au rapport de *Ballonius*, un homme qui avoit gagné une gonnorrhée verolique, la donna à ſa femme, & elle à un fils dont elle étoit groſſe, qui apporta la chaudepiſſe en naiſſant.

Le ſujet, ou ſiege de cette maladie ſont les proſtates, qui dans le coït ne s'échauffent pas moins que les autres parties, & alors les ulceres veroliques du col de la matrice exhalent, & expirent des corpuſcules contagieux qui s'inſinuent dans l'urethre aprés l'éjaculation de la ſemence, & de l'urethre ils montent dans les proſtates par les conduits encore ouverts, où étant, ils corrompent ſucceſſivement la limphe, & la font dégenerer en un acide corroſif, virulent, & malin, tel que le verolique eſt reconnu de tout le monde ; ce ſuc âcre & acide venant enſuite à ſortir, ne ſe contente pas de corroder les proſtates, il fait encore des excoriations à l'urethre, & traîne aprés ſoy les ſimptomes dont nous avons parlé. Le levain s'avançant, & gagnant toûjours païs, s'inſinuë quelquefois dans les teſticules par les vaiſſeaux déferens, où il cauſe une tumeur, & une inflammation tres-douloureuſe.

Les premiers & principaux ſignes de la gonnorrhée, ſont d'abord une douleur cuiſante en urinant, comme ſi l'on avoit la ſtrangurie, l'urine

La cauſe de la gonnorrhée virulente.

Le ſiege de la gonnorrhée.

Ses ſignes.

est pâle, & blanchâtre, on y voit plusieurs petits filamens, la verge est tenduë, ce qui fait de la douleur. Cette tension arrive, principalement quand on urine, à cause de l'acrimonie de l'urine. C'est encore cette acrimonie qui fait que ceux qui ont la chaudepisse, ressentent un certain chatoüillement qui les incite à se divertir. Le gland & le prepuce sont quelquefois fort gros, & enflammés, avec des pustules ulcerées, qui ne manquent pas de faire des ulceres, que les Chirurgiens appellent des chancres, lors qu'on neglige à les traitter. Souvent les testicules sont gros, & tumefiés, comme si c'étoit un sarcocele.

Dans la gonnorrhée virulente il vient des bubons aux aînes qui donnent souvent la verole, quand on ne sçait pas les traitter comme il faut. Le visage est blême, les yeux sont enfoncés, on sent une pesanteur par tout le corps, on crache souvent, principalement lors qu'on est à jeun. Enfin on connoît la gonnorrhée maligne à l'écoulement de cette matiere que l'on nomme improprement semence, qui est ordinairement jaune ou verte, & puante.

Son prognostic. *La Gonnorrhée* virulente, où la matiere est jaune, verte, & puante, est dangereuse, particulierement si la verge est enflée, ou qu'il y ait des chancres, & des carnosités dans l'urethre. Les nerfs caverneux sont si gonflés, qu'il semble qu'il y ait des cordes sous la verge ; au contraire si la douleur est petite, & que la matiere soit blanche, ce mal ne sera point fâcheux, il faudra peu de remedes pour la guerir. Les vieillards ne la quittent ordinairement qu'à la mort. Si on la neglige, elle infecte toute la masse du sang, & degenere ordinairement en verole.

Ce que c'est *La Pollution nocturne* est un écoulement de semence

mence qui arrive en dormant, cet écoulement est toûjours accompagné de plaisir ; mais aussi en recompense il diminuë beaucoup les forces, à cause de la grande perte des esprits, parce que dans le sommeil, comme il ne coule point d'esprits dans les organes des sens, il doit s'en porter beaucoup dans les parties de la generation, lors qu'il y a quelque cause qui les détermine à y couler.

Dans cette maladie on a des songes amoureux qui occasionnent l'écoulement de la semence des vessicules seminaires, ce qui cause du plaisir ; mais dans la suite si ces écoulemens sont frequens, on ne sent plus de plaisir, la semence s'écoule dans le sommeil, sans qu'on fasse aucun songe, ou que l'imagination soit sallie par des pensées amoureuses. Cet écoulement arrive plûtôt quand on est couché sur le dos. Ceux qui sont sujets à cet accident, deviennent maigres, foibles, languissans, infeconds, leur memoire s'affoiblit, leur veuë s'obscurcit, ils sont tristes, chagrins, &c.

La Cause de la pollution nocturne consiste dans la trop grande ouverture, & dans le relâchement des prostates, & des vessicules seminaires, & dans l'élargissement des petits vaisseaux qui composent les testicules, & l'épididime : car il est évident que si ces vessicules sont trop ouvertes, la semence s'écoulera contre nôtre volonté, cet écoulement peut encore arriver de la trop grande fluidité de la semence, de sorte qu'elle s'écoulera sans causer de plaisir ni de douleur, parce qu'elle est privée de sa partie volatile & saline.

Les Yeux sont enfoncés & maigres, parce qu'ils reçoivent peu de suc nourricier, & que les muscles n'ont pas assés d'esprits pour les enfler. Quel.

Marginalia:

que la pollution nocturne.

Sa cause.

Pourquoy les yeux sont enfoncés & maigres.

quefois ce font les alimens trop humides & trop aqueux qui occafionnent cet écoulement, parce qu'ils font une femence aqueufe qui relâche l'ouverture des veſſicules feminaires.

Pourquoy tout le corps fe deffeche, & devient maigre. *L'on demande* pourquoy tout le corps fe deffeche ; & devient maigre, quoique cet écoulement de femence foit peu confiderable, & pourquoy l'on fe trouve plus foible que fi l'on avoit perdu dix fois plus de fang? On répond, que ce n'eft pas l'écoulement de la femence qui produit la maigreur ; mais que la maigreur & cet écoulement viennent d'une même caufe, à fçavoir d'un fang trop âcre ou trop aqueux, incapable de fervir à la nourriture des parties.

Pourquoy l'on fe trouve foible. *Pour* la foibleffe où l'on fe trouve, elle ne peut venir que de la grande perte des efprits : car la femence, quoy qu'en petite quantité, eft pourtant ce qu'il y a dans le corps de plus vif, & de plus fpiritueux.

Le Prognoftic de la pollution. *La Pollution* nocturne n'eft pas une maladie bien dangereufe, mais elle dure quelquefois long-temps, ce qui ammaigrit beaucoup. Si l'afthme fe joint à cette maladie, il ne faut rien efperer pour la guerifon ; enfin lors qu'elle eft accompagnée d'hydropifie, ou de cours de ventre elle eft le plus fouvent mortelle.

CHAPITRE XXV.

Des Parties naturelles de la Femme, qui servent à la Generation.

Aprés avoir parlé des parties de l'homme, qui servent à la generation, il est à propos de traitter de celles de la femme, non seulement, parce qu'elles sont tres-curieuses, & qu'il est naturel à l'homme de sçavoir où, & comment il est formé ; mais aussi parce qu'elles sont tres-utiles, & que leur nombre n'est pas moins considerable que celuy des parties de l'homme.

Or les *Parties* de la femme qui servent à la generation sont de deux sortes ; les unes qui sont destinées pour faire la semence, c'est-à-dire, les œufs, & pour servir de passage, les autres pour la conception.

Celles qui servent à la confection des œufs sont differentes, entre lesquelles les premieres qui se presentent à la veuë sont les vaisseaux préparans, qui sont doubles, sçavoir les *Arteres* & les *Veines spermatiques*.

Les Arteres spermatiques sont deux en nombre. Elles sortent de la partie anterieure de l'aorte, au dessous de l'émulgente, à quelque distance l'une de l'autre. Leur origine est semblable à celles des hommes, mais leur insertion est differente : car au milieu de leur chemin elles se divisent en deux branches, dont la plus grosse, aprés avoir fait plusieurs détours, va au testicule pour sa nourriture, & pour la confection des œufs, & la plus petite à la matrice, où elle se divise en quantité

EXPLICATION DE LA FIGURE XXI.

Qui represente les Parties des Femmes qui servent à la Generation dans leur situation naturelle, avec la structure interne de la Mammelle.

A A Le Foye dans sa situation.

B B La Vessie du Fiel avec le Pore biliaire.

C Une Portion de l'Intestin Duodenum.

D D Le Pancreas dans sa situation, & dont les Vaisseaux vont à la Rate.

E Le Corps de la Rate

F F Le Tronc descendant de la Veine-cave, & ses divarications.

G G Le Tronc descendant de la grande Artere au dessous, & ses diverses ramifications.

H H Les Vaisseaux émulgens.

I I Les vrais Reins.

K K Les Reins succenturiaux.

L L Les Ureteres qui descendent dans la Vessie.

M Le Fond de la Vessie de l'Urine.

N L'Insertion de l'Uraque dans ce même fond.

O Une Portion de l'Intestin droit.

P P Les Veines preparantes des deux côtés.

Q Les Arteres preparantes qui sortent du Tronc.

R Le lieu de la divarication des Troncs de la Cave, & de l'aorte, où l'Artere passe par dessus la Veine.

S S Les Portions des Arteres umbilicales.

T Le Fond de la Matrice.

V V Les Testicules des femmes.

X X Les Vaisseaux seminaires des Testicules de la Matrice, & déferans.

Y Y Les Trompes de la Matrice, où les Meats aveugles de la semence.

Z Z Les deux Ligamens superieurs de la Matrice.

a a Les deux Ligamens interieurs ronds de la Matrice coupés dans le Pubis.

b b La cavité de l'os Ilion qui est tres-ample dans les femmes qui sont dans leur vigueur.

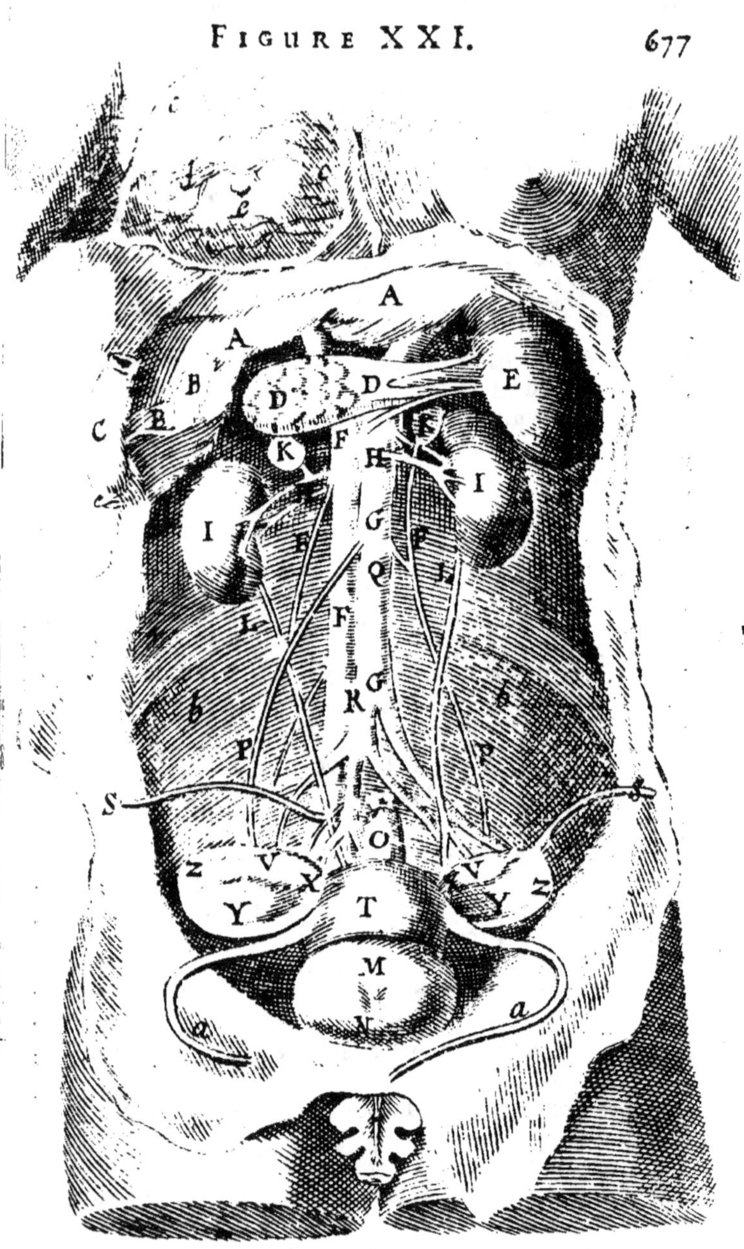
A
A
B   D   D   E
B
C   E   F
K   F
H
I
G
Q
L   F
G
b   R
P   P
S
V   V
Z   Y   O   Y   Z
Y   T   Y
M
a   a
N

ccc Lès Vaisseaux disposés dans la superficie des mammelles.
d La grande & moyenne des Glandes.
e Le Mammellon.

---

de rameaux, dont les uns vont à ses côtés , à ses
trompes , & à son col , & les autres à la partie superieure de son fond.

Les veines spermatiques.

Les Veines spermatiques sont pareillement doubles. Elles rapportent à la cave le sang qui est resté , aprés que les testicules & les œufs ont été
nourris. Celle qui est au côté droit monte du testicule au tronc de la veine-cave, au dessous de l'é-
mulgente , & la gauche va directement à l'émulgente même , dans laquelle elle s'ouvre, en la même maniere que dans les hommes.

En quoy les vaisseaux spermatiques des femmes dif-ferent de ceux des hommes.

Ces Vaisseaux spermatiques des femmes different de ceux des hommes en deux manieres : car
premierement ils ne sont pas si longs, à cause que
les arteres & les veines ont moins de chemin à
faire dans les femmes que dans les hommes, depuis leur origine jusqu'à leur insertion, soit que
les arteres descendent de l'aorte dans les testicules, ou que les veines remontent des testicules
dans la veine-cave , puisque les femmes ont leurs
testicules que l'on appelle *Ovaires*, comme nous
l'expliquerons cy-aprés dans la capacité du bas
ventre , & que les hommes les ont dans le scrotum. En second lieu, ils different encore en ce
que les arteres spermatiques ne descendent pas
en droite ligne aux testicules dans les femmes,
comme dans les hommes ; mais en serpentant, &
se reflechissant de côté & d'autre , afin d'empêcher par ces circonvolutions, & par ce corps variqueux qu'elles forment avec les veines qui remontent, que le sang arteriel ne se porte pas avec

trop de précipitation au testicule.

Les Testicules des femmes sont *deux*, aussi-bien que ceux des hommes, qu'on devroient plûtôt appeller *Ovaires* que testicules, selon les Anatomistes modernes, aprés *Vanhorne* leur premier inventeur, & cela par la raison principalement, que soit dans leur figure, soit dans leur substance, soit dans les choses qu'ils contiennent, ils n'ont aucune ressemblance avec les testicules des hommes. D'où vient sans doute que plusieurs les ont pris cy-devant pour des parties inutiles, quoy qu'il paroisse évidemment par la castration des femelles qu'ils sont d'une tres-grande, & extrême necessité. En effet, ces parties étant enlevées, les femelles ne deviennent pas moins steriles que les mâles, quand on coupe les testicules.

Ils sont situés dans la capacité du bas ventre aux côtés du fond de la matrice, duquel ils ne sont éloignés que de deux travers de doigts. Les uns croyent que la nature les a placés ainsi, à dessein d'échauffer la semence qu'ils contiennent, & de la mieux perfectionner, que s'ils étoient dehors comme sont ceux des hommes; d'autres disent, que c'est afin de rendre les femmes plus portées à la generation. Enfin d'autres prétendent, que la place qu'ils occupent leur est plus commode qu'aucune autre, parce qu'ayant beaucoup de commerce & de rapport avec la matrice, ils n'en devoient pas être éloignés.

Les Testicules des femmes ne different pas seulement de ceux des hommes en situation; mais encore en grandeur, en figure, en connexion, en tegumens, & en substance.

Leur Grandeur est differente, selon la difference des âges, & l'usage que l'on fait de Venus; de maniere qu'on ne la peut marquer précisément,

V v iiij

Les testicules.

Leur situation.

En quoy les testicules des femmes different de ceux des hommes.
Leur Grandeur.

EXPLICATION DE LA FIGURE XXII.

Qui represente les parties Genitales des Femmes, tirées hors du Corps.

A La Glandule droite du Rein. B La gauche.
C C L'un & l'autre Rein.
D D Les Veines émulgentes droites.
E E Les Arteres émulgentes droites.
F Le Tronc de la Veine-cave
G La Veine émulgente gauche.
H H L'Artere émulgente gauche.
I I La Veine spermatique droite.
K L'Artere spermatique droite.
L L'Artere spermatique gauche.
M La Veine spermatique gauche.
N N Le Tronc de la grande Artere.
O O Les Testicules des femmes.
P P Les Ligamens larges de la Matrice.
Q Q Les Trompes de la Matrice.
R Le Fonds de la Matrice.
S S Les Ligamens droits coupés vers le Pubis.
T Le Col de la Matrice.
V V Les Veines hipogastriques.
X X Les Veines hipogastriques qui se dilatent au Col.
Y Le Vagina de la Matrice.
Z Une Portion de l'Intestin Rectum.
a a Les Ureteres coupées.
b b Les Vaisseaux pampiniformes.
c c Le Conduit, ou Vaisseau déferent qui va des Testicules
aux Cornes de la Matrice.

---

elle n'excede neanmoins pas pour l'ordinaire la grosseur d'un tres-petit œuf de pigeon.

Leur figure   *Leur Figure* n'est pas absolument ronde, mais large, & applatie dans leur partie anterieure, & posterieure, & dont la superficie externe est iné-

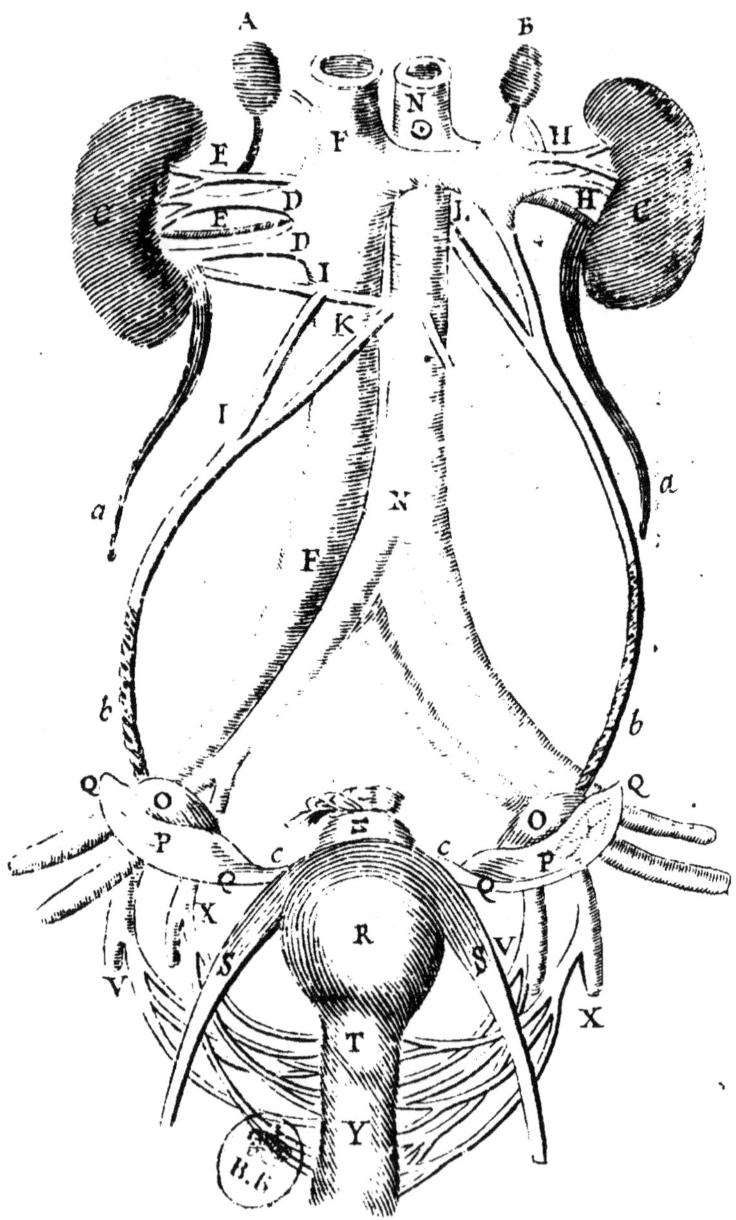
A
B
N
F
E
G
H
E
D
I
H
F
D
I
K
I
X
a
a
F
b
b
Q
Q
O
O
P
P
c
c
Q
Q
X
S
R
S
V
S
X
T
V
B.G.
Y

gale , & non pas abſolument unie comme eſt celle
des hommes.

**Leur atta-
chement.**

Ils ſont attachés au peritoine vers la region de
l'os ileon , par le moyen des vaiſſeaux ſpermatiques , & des membranes qui les enveloppent , à
la matrice par les vaiſſeaux , & affermis par les ligamens larges de la matrice ; de ſorte qu'ils ne
ſont point ſuſpendus par aucun muſcle cremaſter ,
comme le rapportent des Auteurs celebres.

**Leurs tu-
niques.**

Ils ſont couverts d'une forte tunique qui vient
du peritoine , & d'une propre faite de fibres charnuës attachée à la précedente.

**Leur ſub-
ſtance veſſi-
culaire.**

La Subſtance des teſticules des femmes eſt toute veſſiculaire , & par conſequent fort differente
de celle des teſticules de l'homme , qui n'eſt qu'un
tiſſu de vaiſſeaux ſeminaires ; celle-cy étant compoſée d'un grand nombre de veſſicules rondes ,
& de petites glandes , qui ont chacune une petite
cavité où aboutiſſent les extremités capillaires des
vaiſſeaux qui entrent dans le teſticule ; la liqueur
de l'œuf ayant été filtrée dans ces petites glandes,
& ſeparée du ſang qui a été apporté par les arteres,
paſſe de ces glandes dans ces petites veſſicules.

**Obſerva-
tion desMo-
dernes.**

Les Anatomiſtes modernes aprés *Vanhorne* remarquent que la liqueur enfermée dans ces veſſicules eſt ſemblable au blanc contenu dans les œufs
des oiſeaux , que cette liqueur , ſi on la fait cuire,
ſe coagule , & ſe durcit comme le blanc des œufs
des oiſeaux , & qu'enfin elle n'en eſt point differente , ni en conſiſtence, ni en goût, comme fait
la liqueur qui eſt contenuë dans les hydatides,
laquelle ne s'endurcit point par la coction , ni
n'eſt point ſemblable en goût au blanc des œufs
des oiſeaux.

Ils ajoûtent que les œufs des femmes & des autres animaux qui font leurs petits vivans , ſont en-

tourés de deux membranes , dont l'une est épaisse,
& l'autre mince , déliée , que celle-là dans la suite , lors de la conception , fait le chorion , &
celle-cy l'ammos. Or il n'a pas été necessaire,
disent-ils , que dans les animaux qui font leurs
petits en vie , cette membrane exterieure devint
dure , ou qu'elle fût couverte d'une croûte ou coquille comme dans les oiseaux : car en ceux-cy ils
devoient être couvés hors de la matrice , d'où
vient qu'il falloit les défendre contre les injures
exterieures par cette dure écorce ; mais dans ceux-
là où ils devoient être fomentés dans l'interieur
du corps , & où ils font suffisamment conservés
contre les attaques du corps par la matrice , par
l'abdomen , & par les autres parties qui les environnent , cette dureté ne leur est pas necessaire.

Ils disent qu'aujourd'huy il est constant , & établi parmi tous les Philosophes , qu'en tous les
animaux generalement , de quelque espece qu'ils
soient , il se trouve des œufs. En effet , ajoûtent-
ils , comme cela a toûjours été visible à l'œil dans
les oiseaux , dans la plûpart des poissons , & dans
quelques insectes , de même il est pareillement
aujourd'huy devenu incontestable , & hors de tout
doute par une infinité de dissections , & d'inspec-
tions dans les animaux qui produisent leurs petits
vivans , quoique selon la diversité des animaux ,
on remarque en ces œufs grande difference , soit
eu égard à la grosseur : car outre ceux qui font
gros , & déja arrivés à leur maturité , on en trouve encore en plusieurs de tres-petits , qui croissant chaque jour , arrivent insensiblement à leur
juste grosseur ; soit eu égard à leur nombre ; car
en des uns on n'en trouve qu'un seul , en d'autres
deux , trois , ou davantage , sçavoir , selon que

l'animal doit mettre bas un ou plusieurs fœtus.
Quant aux animaux, en qui la matiere des œufs
feconds n'eſt ni diſpoſée, ni propre pour la conception ou formation, ceux-là ſont ſteriles, ou
par défaut d'œufs, comme il arrive dans les vieilles, & dans les mules, ou à raiſon de la mechante conſtitution, du vice de conformation, ou de
l'intemperie des œufs mêmes.

Enfin ils diſent que ces œufs dans les femelles
qui produiſent leurs petits vivans, s'engendrent
dans leurs teſticules, tant du ſang ſpiritueux qui
y eſt apporté par leurs arteres ſpermatiques, que
de l'eſprit animal qui y influë par des nerfs invi-
ſibles, qui laiſſe dans leur ſubſtance membraneuſe, & glanduleuſe, la matiere propre pour la generation de ces œufs, pendant que les autres humeurs reſtantes & ſuperfluës, retournent au cœur
par les petites veines, & par les petits vaiſſeaux
limphatiques.

On demande, quel eſt le veritable chemin de la
ſemence, & des œufs ? On répond, que la portion la plus ſpiritueuſe de la ſemence prolifique
du mâle qui a été verſée dans la matrice, s'écoule par les tubes de la matrice aux teſticules de la
femelle, & aux œufs qui y ſont contenus, qu'enſuite ces œufs rendus feconds par cette ſemence,
tombent de ces teſticules, & ſont reçûs par les
extremités de ces mêmes tubes, leſquelles leur
ſont unies, & qu'ainſi ils ſont pouſſés peu à peu
dans la matrice.

Les Tubes ou *Trompes*, ainſi nommées, à cauſe
qu'elles approchent de la figure des trompettes,
ſont deux corps creux, ſitués ſur les côtés de la
matrice, du fond de laquelle ils naiſſent par une
production fort petite, & ſe dilatent enſuite in-

senfiblement jufqu'à leur extremité. Elles ont au-
tour de leur orifice, qui eft toûjours ouvert, de Leurs mem-
branes.
petites membranes déchirées, ou dechiquetées,
à peu prés comme de la frange : c'eft cet endroit
que l'on appelle le morceau du diable.

Les Trompes font attachées au deffous des tefti-
cules par le moyen de ces extremités de membra-
nes déchirées. Le dedans de ces trompes eft ridé,
& *Graef* dit y avoir trouvé des hydatides, & des
calculs tres-durs. Leur grandeur n'eft pas toûjours
la même dans toutes fes parties. Leur longueur
eft de quatre à cinq travers de doigts, & leur grof-
feur eft d'un petit tuyau de plume ; elles ont de
même que les tefticules des veines, des arteres,
des nerfs, & des limphatiques qui vont aux ovai-
res.

Leur atta-
che, leurs
rides, leur
grandeur,&
leurs vaif-
feaux.

Quelques-uns leur attribuent des valvules fi-
tuées en telle façon, que nulle portion de la Si elles ont
des valvules
matiere feminale ne peut paffer au travers, &
s'écouler des tefticules dans la matrice ; d'au-
tres décrivent des valvules fituées en fens con-
traire, lefquelles empêchent que ce qui eft con-
tenu dans la matrice ne paffe dans lès tefticules :
mais il eft évident, non feulement par la vûë,
mais encore par la raifon, qu'il n'y a là aucune
valvule, puifque le refferrement des extremités
eft difpofé de telle façon, qu'il ne laiffe nulle part
aucune liberté de paffage, fi ce n'eft dans la cha-
leur de la paffion, où ces extremités étant dila-
tées par l'abondance du fang arteriel, & des ef-
prits qui y abordent pour lors, elles permettent
à la partie fpiritueufe de la femence du mâle de
penetrer de la matrice aux tefticules & aux œufs,
& à ces œufs auffi de paffer des tefticules dans la
matrice.

Leur Sub-
stance.

La Substance des trompes est charnuë, pour avoir du mouvement, afin que l'œuf descende plus facilement dans la matrice.

L'opinion
la plus re-
ceuë sur les
œufs.

La Partie la plus volatile de la semence de l'homme passe des trompes jusqu'à l'ovaire pour rendre les œufs feconds. Cet esprit seminal ne sçauroit penetrer les trompes sans leur donner du mouvement, c'est ce qui fait que le morceau déchiré vient embrasser l'ovaire de tous côtés, de maniere que l'œuf que les esprits de la semence ont fermenté, se détache insensiblement de l'ovaire, en rompant la membrane, pour entrer dans la trompe, & pour descendre enfin dans la matrice. L'œuf a deux membranes parsemées de vaisseaux tres delicats dans les premiers temps; mais qui augmentent toûjours dans la suite, lorsque l'œuf a pris racine dans la matrice, & que le placenta commence à grossir, & à recevoir le suc nourricier que luy apportent les vaisseaux de la matrice; ainsi toutes les parties du fœtus croissent par la nourriture qu'il reçoit par le cordon, & lors qu'il sera un peu plus grand, il se nourrira encore par la bouche du suc laiteux qui se trouve dans l'amnios.

D'où vien-
nent les ge-
meaux.

Les gemeaux viennent toûjours de deux œufs qui se sont détachés en même temps de l'ovaire. Quelquefois l'œuf ne sçauroit descendre dans la matrice; quand cela arrive, il prend de la nourriture dans la trompe, & l'enfant croît jusqu'au troisiéme, & quelquefois même jusqu'au quatriéme mois que la trompe se déchire, parce que le fœtus manquant de nourriture, fait des efforts extraordinaires qui causent des convulsions à ces parties qui les font déchirer. On voit bien que cela n'arrive pas sans un détachement du pla-

centa ; c'eſt pourquoy l'hemorragie eſt ſi conſiderable, qu'il faut que la mere & l'enfant meurent.

On demande, ſi comme les oiſeaux mettent bas
quelquefois des œufs ſubventanés, devenus meurs
ſans l'approche du mâle, les filles auſſi parvenuës
à l'âge d'être mariées, & les femmes qui ſont ſans
mary, & qui n'ont point de communication d'homme, ne dépoſent pas pareillement quelquefois,
c'eſt-à-dire, ne ſe déchargent pas de leurs œufs ?
Diemerbroeck répond, qu'il y a de la vrai-ſemblance, que dans les filles ou femmes froides, leſquelles ont peu de panchant aux plaiſirs de l'a-
mour, cela n'arrive pas, ou du moins qu'il n'arrive que tres-rarement ; La raiſon en eſt, qu'il ne
fait pas en elles vers leurs parties genitales, ce
tranſport exceſſif de ſang chaud & d'eſprits, par
lequel les capſulaires de l'ovaire peuvent être facilement relâchées pour l'excluſion, & le paſſage
des œufs ; mais dans les femmes chaudes qui ont
beaucoup de panchant à l'amour, & qui en ont
l'eſprit continuellement occupé, ces parties ſont
quelquefois ſi fort relâchées par l'abondance du
ſang & des eſprits qui s'y portent, que les œufs
meurs tombent d'eux-mêmes dans l'ovaire dans
les trompes, & ſont conduits par leur moyen dans
la matrice, dans laquelle neanmoins ils ne ſont
pas long-temps detenus, à cauſe de l'ouverture
de ſon orifice : car la matrice ne ſe ferme jamais
exactement, ſinon dans le temps, ou qu'elle embraſſe la ſemence du mâle pour la conception, ou
qu'elle contienne le fœtus.

On demande s'il eſt vray que les œufs ſont portés dans la matrice par les tubes, & que des teſticules il ne s'écoule rien autre de ſeminal que ces

œufs, d'où vient le plaifir que les femmes groffes, dans lefquelles pendant ce temps-là il ne defcend point d'œuf dans la matrice, par la raifon
que pour lors les extremités des tubes font exactement fermées, reffentent dans le coït? D'où
vient celuy des quinquagenaires, dans lefquelles,
où il ne fe forme plus d'œufs dans les ovaires,
où il n'y en a plus de contenus? Comme auffi celuy des femmes, en qui la matrice, pour raifon
de maladie, comme d'une chûte de matrice, a
été coupée, d'où il s'enfuit que les œufs ne peuvent plus être portés vers le bas? Outre cela, d'où
procede cette femence qui dans les femmes s'é-
coule lors de l'action avec tant de plaifir dans le
vagina de la matrice, & qui quelquefois pendant
la nuit dans les fonges des chofes d'amour, font
dehors par pollution? Le même *Diemerbroeck* répond, que cet excés de plaifir que les femmes
reffentent dans l'action, ne vient pas tant des
œufs, lorfque des ovaires ils paffent dans la matrice, comme en partie de l'éruption de cette femence qui procede de la fubftance glanduleufe
qui entoure le col de la veffie, & en partie de la
friction du clitoris, ainfi que dans les hommes
par la friction du gland de la verge.

On demande encore, fi tout ainfi qu'on peut
châtrer les hommes, on peut de même couper
aux femmes les tefticules, & ainfi les châtrer?
On répond, que les femmes ne peuvent être châ-
trées fans un tres-grand peril de leur vie : car il
faudroit leur couper les iles des deux côtés, ce
qui n'eft point fans danger ; puifque de quelque
playe de l'abdomen que ce foit, qui penetre dans
la cavité interieure, & fur tout des iles, les inteftins fortent d'abord avec violence, & que la

moindre

moindre grandeur que devroit avoir cette playe,
feroit, qu'on y peut introduire le doigt pour é-
carter les inteſtins, afin de pouvoir troûver le teſticule, & le tirer dehors. Outre cela on ne peut
couper le teſticule, ſans couper à même temps
les vaiſſeaux ſpermatiques, dont il feroit tres-difficile d'arrêter l'hemorragie dans l'interieur de
l'abdomen, comme il eſt évident, de ce que dans
les hommes on ne l'arrête que difficilement, lors
qu'on leur coupe les teſticules, quoy qu'il ſoit facile en eux de lier exactement ces vaiſſeaux, ou
que dans une neceſſité tres-preſſante on puiſſe y
appliquer le remede actuel : car quoique ſelon le
témoignage de *Galien* dans l'Aſie, & dans la Ca-
padoce on arrache les teſticules aux truyes, & que
cela ſoit en uſage chés les Allemands, & les Veſt-
phaliens, quoy qu'auſſi on châtre quelquefois les
chiennes de cette même maniere, neanmoins cela ne peut être tenté avec la même ſeureté dans
les femmes : car on ne doit point expoſer les hommes à d'auſſi perilleuſes operations, qu'il eſt permis d'expoſer les animaux, dont pluſieurs femelles meurent en cette caſtration.

La *Matrice* que les Latins appellent *Uterus*,
du mot *Uter*, qui ſignifie un *Outre*, dont elle
repreſente la figure, & qu'on nomme auſſi *Vulve*,
eſt une partie organique ſervant à la generation,
ſituée dans le milieu de l'hypogaſtre entre la veſſie & l'inteſtin droit, dans le baſſin, lequel eſt
formé par l os ilium, par l'os de la cuiſſe, par l'os
pubis, & par l'os ſacrum. La capacité de ce baſſin eſt plus grande dans la femme que dans l'homme, & elle peut s'y dilater encore davantage,
quand l'enfantement approche, & preſſe, ſes
forts ligamens ſe relâchent pour lors en quelque

Ethimolo-
gie & défi-
nition de la
matrice.
Sa ſituation

façon aux environs de l'os sacrum, & du pubis, & l'os coccyx se retirant en arriere, afin que le fœtus sorte de la matrice, où il est enfermé comme dans une prison étroite.

Sa grandeur *Sa Grandeur* ne se peut pas bien déterminer, étant differente selon les differens états où se trouvent les femmes & les filles. Quand elle est vuide, par exemple, elle n'est pas plus grosse qu'une noix dans les filles, & dans les femmes elle est comme la plus petite courge; au lieu que lors qu'elle est pleine, elle est d'une grandeur prodigieuse. Il faut pourtant remarquer icy que le col ne suit pas la dilatation de son fond, conservant toûjours son premier état, sa forme, & sa figure, non seulement dans les femmes, mais même dans plusieurs especes d'animaux. On ne peut pas non plus marquer précisément sa longueur, ni sa largeur : car étant membraneuse, elle peut s'allonger, ou s'etrecir selon la necessité.

Son épaisseur. *A l'égard* de son épaisseur, elle est aussi fort differente ; dans les vierges elle est mince, mais elle s'épaissit dans celles qui ont des enfans, à mesure qu'elles en ont ; elle est fort épaisse proche son orifice interne, qui est son endroit le plus étroit, ce qui fait qu'il peut s'étendre, & se dilater tout autant qu'il le faut pour le passage de l'enfant. L'épaisseur de la matrice change encore, & devient tres-considerable dans le temps des ordinaires, parce que le sang qui coule dans ce temps-là, étant versé dans toute sa substance, la tumefie, mais elle diminuë à mesure qu'il s'écoule par les purgations.

Sa division en deux parties. *Elle n'est* pas partagée par des cellules, comme dans la plûpart des animaux qui font leurs petits vivans, seulement elle est divisée en deux parties

par une ligne étenduë selon toute sa longueur,
& qui ne paroît que dans la face interieure de sa
membrane charneuse, en la maniere de celle
que l'on voit exterieurement dans le scrotum de
l'homme. Cette cavité neanmoins n'est pas par tout
égale, ni entierement ronde : car vers les côtés
elle est comme étenduë en cornes, & vers son
orifice elle est un peu plus longue ; en sorte qu'elle est presque triangulaire. Il arrive tres-rarément
qu'elle soit divisée par une membrane, ainsi que
Riolan dit l'avoir remarqué deux fois: Cette cavité est le plus souvent enduité d'une liqueur
visqueuse, ou onctueuse, qui garantit de secheresse ce lieu resserré, & secret de la nature, &
le tient toûjours prêt, & disposé à la fecondité.

La Figure de la matrice est ronde ; & oblongue : car d'une base large qui est son fond, elle
se termine peu à peu en pointe vers son orifice
interne, qui est son endroit le plus étroit, ce qui
l'a fait ressembler à une petite ventouse, ou bien
à une poire. Et si on y joint son col, elle a la figure d'une phiole renversée, elle n'est pas exactement ronde, mais un peu applatie par devant,
& par derriere ; ce qui la rend plus stable, & l'empêche de vaciller.

Sa Substance dans les vierges est blanchâtre ;
nerveuse, épaisse, & resserrée, & dans les femmes enceintes un peu spongieuse, & molle. Elle
est membraneuse, afin qu'elle puisse s'ouvrir pour
recevoir la semence, se dilater, & s'étendre pour
l'accroissement de l'enfant, se resserrer pour l'aider à sortir dans le temps de l'accouchement, &
aprés l'arrierefaix, & enfin se remettre en son état
naturel.

Elle a deux *Membranes*, dont l'exterieure est
double, forte, & solide ; venant du peritoine,

Sa figure.

Sa substance

Ses Mem-
branes.

X x ij

EXPLICATION DE LA FIGURE XXIII.

*Qui reprefente la Matrice hors du Corps,
avec les Tefticules, tous les Vaiffeaux,
& la Veffie de l'Urine.*

FIGURE I.

A La Veffie de l'urine renverfée en bas.
B B L'Infertion de l Uretere dans la Veffie.
C C Le Col de la Matrice, ou Vagina, dans lequel plufieurs
　　vaiffeaux s'y difperfent.
D Le Fonds de la Matrice.
E E E Les deux Ligamens inferieurs & ronds de la Matri-
　　ce coupés.
F F Le Vaiffeau aveugle, ou Corne de la Matrice, avec le-
　　quel eft joint le ligament fuperieur & large.
G G Le même Vaiffeau dans la partie oppofée feparé du liga-
　　ment large
H H Les Vaiffeaux déferens d'un & d'autre côté qui vont
　　des Tefticules jufqu'au fonds de la Matrice.
I I Le Ligament fuperieur & membraneux de la Matrice,
　　dans lequel plufieurs Rameaux des Vaiffeaux préparans
　　s'y difperfent
K Le Vaiffeau préparant d'un côté feparé du Ligament mem-
　　braneux.
L L'autre Vaiffeau préparant lateral feparé du même Liga-
　　ment membraneux qui s'infere dans le Tefticule
M M Les Tefticules dont le droit eft couvert de fa Membra-
　　ne, & le gauche dépoüillé
N N Plufieurs Veines & Arteres qui fe ramifient dans le
　　Col & le fonds de la Matrice pour fervir à l'expurgation
　　des Menftruës, & à la nourriture du Fœtus.
O O Le Nerf qui fe diftribuë par le corps de la Matrice.

FIGURE II.

A Le Fonds de la Matrice.
B B Les Ligamens inferieurs & ronds de la Matrice cou-
　　pée.

FIGURE XXIII.
693
Fig. I. 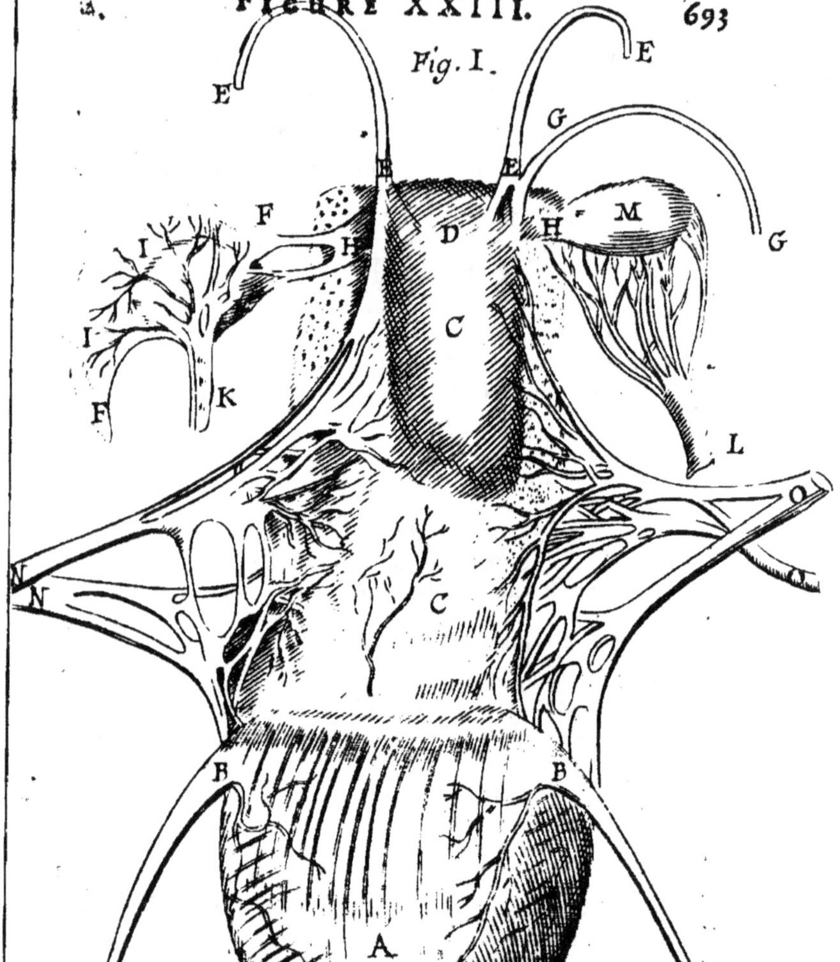
E
E
E
G
E
E
G
F
H
D
H
M
I
C
G
F
I
K
C
L
N
N
C
O
B
B
A
B
B
Fig. II.
E
A
E
D
G
B.E
K
F
H
K
C
K
XXIII
I

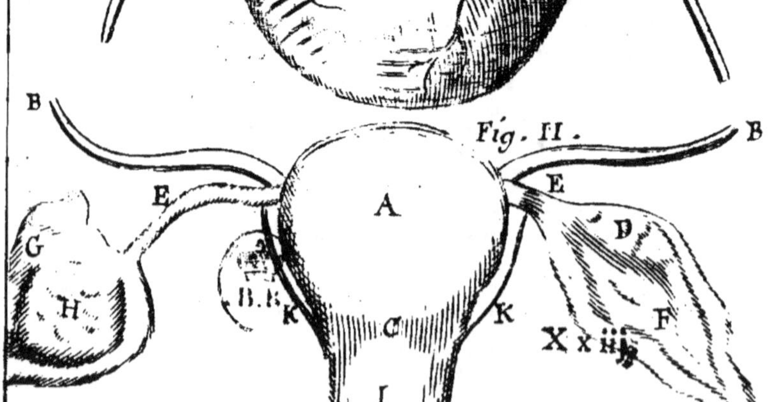

C La Region dans laquelle eſt la petite Bouche ou entrée interne de la Matrice.

D Le Teſticule droit revêtu de ſa Membrane.

E E Les Vaiſſeaux déferens étendus aux Cornes de la Matrice.

F Le Ligament ſuperieur & membraneux de la Matrice, qui lie les Vaiſſeaux déferens aux Teſticules.

G La Membrane du Teſticule qui eſt ſeparée de ce Ligament.

H La Subſtance glanduleuſe des Teſticules.

I Le Col de la Matrice, ou Vagina.

K Les Conduits qui ſortent des Vaiſſeaux déferens, & qui ſervent à décharger la ſemence dans le Col de la Matrice.

---

tres-liſſe, & étant enduite d'humeur aqueuſe. La matrice eſt attachée par cette membrane à l'inteſtin droit, à la veſſie, & aux parties laterales qui leur ſont voiſines; L'interieure qui luy eſt propre, eſt entretiſſuë de trois ſortes de fibres, ſçavoir de droites, de tranſverſes, & d'obliques, par le moyen deſquelles elle peut ſe dilater ſuffiſamment pour contenir pluſieurs enfans, & ſe reſſerrer enſuite. Cette membrane tapiſſe toute la matrice, & naît de ſa ſubſtance interieure; elle eſt liſſe & égale dans ſon fond, & s'il arrive qu'elle ſoit quelquefois ridée & inégale, ce n'eſt que dans le temps des menſtruës, à cauſe des orifices des vaiſſeaux qui s'ouvrent dans la matrice, & qui y forment de petites éminences. On la trouve toûjours ridée dans ſon col, & percée d'une infinité de petits trous; elle a connexion avec la tunique interne du vagina, & avec celle des trompes.

Ses Cornes.   *On appelle Cornes de la Matrice* les parties que l'on voit s'élever de ſon fond, & s'avancer un peu en dehors. Elles ſont neanmoins plus apparentes dans les animaux qui font leurs petits vivans, dans

lefquels la matrice eft partagée en deux longues
cornes manifeftes , & divifée interieurement en
plufieurs cellules. Il eft tres-rare que dans les femmes on trouve de femblables cornes.

La Matrice eft par fon fond & par fon col'unie
aux parties qui luy font voifines. Son col par le
moyen du peritoine eft attaché à la veffie,& aux os
pubis par devant , & par derriere au rectum, & à
l'os facrum. Son fond n'eft attaché par fa fubftance à aucune des parties d'en haut , & cela , afin
qu'elle puiffe fe mouvoir, s'étendre, & fe refferrer plus librement felon les occafions ; mais pour
empêcher qu'il ne change de fituation , & qu'il
ne foit pas agité par des mouvemens continuels ,
il eft fur les côtés tenu , & fufpendu par quatre
ligamens , fçavoir deux fuperieurs, & deux inferieurs.

Les Superieurs qui reprefentent par leur figure
les aîles d'une chauve-fouris , font forts , membraneux , tres-mols , & tiffus de fibres charnuës.
Ils viennent du peritoine , qui eft en cet endroit-
là redoublé , & s'étendent fur les tubes , fur les
tefticules , & fur les éminences de la matrice ,
qu'elle attache fortement aux os de l'ilium. Leur
ufage eft d'affermir le fond de la matrice , & les
tefticules dans leur fituation naturelle , & de conduire les vaiffeaux qui vont s'y rendre.

Lorfque ces ligamens fe relâchent immodérement , ou que par quelque violence exterieure
ils fe rompent , cela donne lieu à la defcente de
la matrice, & quelquefois à fa chûte au dehors,fur
tout fi fa fubftance ,par quelque caufe que ce foit,
devient lâche; car encore que dans l'état de fanté
elle foit denfe & compacte , elle fe relâche neanmoins quelque fois dans l'état de maladie , ainfi
qu'il arrive au fcrotum dans l'homme.

Sa conne-
xion.

Ses liga-
mens fupe-
rieurs.

La caufe de
la chûte de
la matrice.

X x iiij

Si la matrice se renverse dans sa chûte.

On demande, si dans cette chûte la matrice se renverse ? La raison enseigne qu'il faut necessairement qu'elle se renverse, & qu'elle ne sçauroit sortir dehors par aucune autre maniere. Cela neanmoins paroî à *Graaf*, & à *Diemerbroeck* entierement impossible dans les vierges, par la raison que l'orifice interieur est en elles extrêmement étroit, & ils le croyent seulement possible dans les femmes qui font des enfans, & à qui il arrive dans un enfantement, que l'arriere-faix se trouvant adherant à la matrice, la Sage-femme par imprudence, ou par ignorance, l'attache avec trop de violence.

Les ligamens lonbicaux.

Les Ligamens inferieurs sont ronds, longs, & grêles en la maniere des vers, tirant sur le rouge, tout ainsi que les muscles. Ils prennent leur origine des côtés du fond de la matrice vers ses cornes, & vont passer par les anneaux qui sont aux aponeuroses des muscles de l'abdomen pour se rendre aux aînes, où étant arrivés, ils se divisent en forme d'une pate d'oye en plusieurs petites branches, dont les unes s'inserent aux os pubis, & les autres aux cuisses, en se confondant avec les membranes qui couvrent la partie anterieure & superieure de la cuisse ; c'est delà que viennent les douleurs que les femmes grosses ressentent dans les cuisses, & qu'elles sentent augmenter à mesure que la matrice grossit, & monte en haut ; c'est aussi la raison pourquoy elles ne peuvent pas être long-temps à genoux, parce que les jambes étant ployées, elles tirent la peau de la cuisse en bas, & par consequent la matrice par le moyen de ses ligamens ; il arrive encore que les boyaux, & l'épiploon se glissant par les mêmes anneaux par où passent ces ligamens ronds font les descentes en tombant dans les aînes. Ces ligamens attachent, mais lâchement, le fond de la matrice aux parties qui luy font anterieures, & particulierement à celles qui luy font inferieures.

La *Matrice* a toutes fortes de vaiffeaux, fçavoir des arteres, des veines, des nerfs, & des limphatiques.

Ses vaiffeaux.

Les *Arteres* qui vont à la matrice font de deux fortes ; les unes font partie de l'artere fpermatique, & les autres partent des arteres hypogaftriques ; ces premieres fe perdent toutes dans le fond, & ces dernieres, qui font les plus groffes, fe diftribuent principalement dans fon col, & dans fes parties, de forte que la matrice eft arrofée de toutes parts par le fang qu'elle reçoit de ces arteres.

Ses arteres.

Il n'eût pas fallu tant d'arteres à la matrice, fi elles n'euffent porté du fang que pour fa nourriture ; mais elles portent encore celuy qui eft neceffaire pour charier le chyle dans l'enfant, elles le verfent par une infinité de petits rameaux dans tout le corps du placenta, pour être conduit par le cordon de l'enfant ; & lorfque la femme n'eft pas groffe, ce même fang par une efpece de fermentation ou effervefcence s'échape par plufieurs petits tuyaux qui s'ouvrent dans toute la circonference de fon fond, & tombe dans fa cavité, d'où il fort par le vagina, c'eft ce fang qui coule tous les mois que l'on appelle les *Menftruës*, ou les ordinaires. Ces tuyaux fe voyent manifeftement en celles que l'on ouvre peu de temps aprés qu'elles font accouchées, ou dans le temps que coulent les menftruës.

Ses veines.

Il y a des rameaux de ces arteres qui vont à l'orifice interne y porter du fang pour fa nourriture ; ils laiffent quelquefois échaper de ce fang dans le temps de la groffeffe, particulierement,

lorſque les femmes en ont plus qu'il n'en faut
pour la nourriture de l'enfant : c'eſt pourquoy il
ne faut pas s'étonner, s'il y a des femmes qui ont
eu leurs ordinaires pluſieurs fois durant leur groſſeſſe, & qui ont porté leur enfant à terme, parce
qu'alors ces purgations viennent des vaiſſeaux qui
ſont au col de la matrice, & non pas de ceux de
ſon fond, qui ſeroit obligé de s'ouvrir pour les
laiſſer paſſer, ce qui cauſeroit l'avortement.

Le ferment de la matrice, ou uterin. *On demande*, quelle eſt la nature de ce ferment
de la matrice, ou uterin, qui excite cette effer-
veſcence ſi regulierement tous les mois dans les
femmes vuides, & qui ne l'excite jamais, ou du
moins tres-rarement dans les enceintes ? Et en
quel lieu s'engendre-t'il ? On répond, qu'il y a
lieu de croire que la matiere fermentative qui s'engendre dans la rate, dans le foye, dans le pancreas, dans les glandes, ou dans quelque autre
partie, & qui avec le ſang eſt portée par les arteres, ou par les vaiſſeaux lactées à la matrice, où
elle eſt en partie dépoſée, & peu à peu ramaſſée,
y acquiert par la proprieté ſpecifique de cette partie une certaine qualité particuliere, laquelle peut
introduire dans le ſang une telle eſpece de fermentation, par laquelle tout le corps de la femme, & ſur tout les parties qui ſont aux environs
de la matrice eſt agité, & le ſang ſuperflu ou boüil-
lonnant, qui par ſon gonflement dilate les orifices des vaiſſeaux, eſt pouſſé dehors, de ſorte que
cette qualité, ou du moins la volatilité de l'humeur fermentative manquant, cette évacuation
menſtruelle ceſſe.

Les veines de la matrice. *Le Nombre* des veines de la matrice n'eſt pas
moindre que celuy des arteres ; il y en a deux
principales, qui ſont une ſpermatique, & une
hypogaſtrique, qui accompagnent les arteres du

même nom. Elles font faites d'une infinité de branches qui viennent de toutes les parties de la matrice, & qui reportent le fang dans le tronc de la veine-cave; ces veines s'entr'ouvrent en plufieurs endroits les unes dans les autres; de maniere qu'elles s'abouchent par un grand nombre d'anaftomofes; ce qui eft plus facile à voir que dans les arteres; car en foufflant dans une feule veine de la matrice, on voit enfler non feulement toutes les autres, mais encore celles du col & des tefticules.

Ses Nerfs luy viennent de deux endroits, les uns de l'intercoftal, & les autres de ceux qui fortent par l'os facrum. Tous lefquels fe vont répandre, tant à fon fond qu'à fon col.   *Ses nerfs.*

Ses Vaiffeaux Limphatiques rampent fur fa partie exterieure, & vont fe décharger dans le refervoir du chyle, aprés s'être réünis peu à peu en de gros rameaux.   *Ses vaiffeaux limphatiques.*

Il y a dans la matrice quatre chofes à confiderer, fçavoir fon fonds, fon col, & fes deux orifices, l'un interne qui eft celuy du fond, & l'autre externe qui eft celuy du col.   *Quatre chofes à confiderer dans la matrice.*

L'Orifice externe, la nature ou la vulve de la matrice, fe nomme ordinairement la partie honteufe, parce qu'elle fe cache d'elle-même, ou parce qu'on eft honteux de la montrer.   *L'orifice externe.*

Dans les vierges elle eft beaucoup plus petite & plus épaiffe que dans celles qui ont enfanté, & dans celles qui font capables du mariage, elle eft couverte de poils en haut, & fur les côtés, le plus fouvent de la couleur de leurs propres cheveux, mais plus crepés, par lefquels la nature a voulu couvrir ces parties que la pudeur demande d'être voilées.   *Son épaiffeur.*

Spigelius croit qu'il y a de certains fignes ex-   *Signes de la*

grandeur de la vulve.

terieurs par lesquels on peut juger de la grandeur de la vulve. Voicy comment il parle sur ce sujet. On présume le plus souvent de la proportion de la vulve par celle de la bouche : car celles qui ont la bouche & les yeux grands ont aussi la vulve grande, & j'ay observé par une longue experience, que toutes celles qui sont grosses & grasses, qui ont de grosses mammelles, & le ventre large, ont aussi la vulve grande. Tout au contraire, celles qui ont les mammelles applaties ou petites, qui ont aussi une petite bouche, le menton pointu, & les lévres petites, ont la vulve petite & étroite.

Sa composition.

Elle est composée de plusieurs parties, dont les unes paroissent d'elles mèmes à l'exterieur, comme le penil, la motte, les lévres, & la grande fente, & les autres au contraire ne se peuvent voir qu'en écartant les lévres, comme les nimphes, le clitoris, le meat de l'urine, & les caruncules.

Le penil.

Le Penil est situé à la partie anterieure des os pubis; ce n'est autre chose que le dessus de la partie honteuse; il est un peu élevé, parce qu'il est fait de graisse, qui sert comme de petit coussin, pour empêcher que la dureté des os ne blesse dans l'action.

Le mont de Venus.

La Motte, ou *Mont de Venus* est placé un peu au dessous du penil, & élevée comme une petite colline au dessus des grandes lévres; elle est aussi-bien que le penil couverte de petits poils, qui commence à y croître à l'âge de quatorze ans, & qui empêchent que les parties de l'homme ne se froissent contre celles de la femme dans les embrassemens.

Les lévres.

Les Grandes Lévres sont les deux parties qui descendent à droit & à gauche du mont de Venus,

& qui se joignent au perinée. Elles sont faites de Leur com-
position. la peau redoublée, de chair spongieuse qui se gonfle dans les chaleurs d'amour, & de graisse, ce qui les rend assés épaisses; elles sont plus fermes aux filles qu'aux femmes, elles sont molasses & pendantes à celles qui ont eu beaucoup d'enfans, elles sont revêtuës de poils, qui sont moins forts que ceux du penil & de la motte.

Riolan attribuë à ces lévres un leger mouvement de construction & de dilatation, & il dit, que plusieurs l'ont experimenté dans les femmes lascives, éprises, & agitées d'un mouvement, ou transport excessif de passion. Or il dit, que la constriction se fait par le muscle du clitoris, qui s'étend sous les lévres de la vulve, & la dilatation par l'autre muscle qui est sous le ligament. *Lindanus* aime mieux que ces deux muscles viennent du sphincter du podex par les aînes, & qu'ils s'étendent tout le long de la face interieure des lévres par une insertion large & déliée, par le moyen de laquelle il croit que les lévres sont écartées, lorsque l'urine doit s'écouler, & resserrées de nouveau aprés qu'elle s'est écoulée.

L'usage des lévres est de fermer l'entrée de la Leur usage. vulve, de la resserrer, & de défendre la matrice contre les injures de l'air exterieur.

La grande Fente, ainsi nommée, parce qu'elle La grande
fente. est beaucoup plus grande que l'entrée du col de la matrice, que l'on nomme la petite fente, est cet espace qui est entre les deux lévres; elle s'étend depuis le mont de Venus jusqu'au perinée, & à l'anus, dont elle est distante presque d'un travers de doigt. & plus elle se porte en arriere, plus elle augmente en largeur & en profondeur, formant comme une fosse qui a la figure d'un petit bateau, & elle se termine au bord de l'orifice du vagina. L'orifice, ou col de la matrice, ou vagina, ou canal qui reçoit la verge, auprés duquel en sa partie superieure est situé l'orifice de la vessie, par lequel l'urine s'écoule, entre dans le milieu de cette fosse. Cet orifice du col de la matrice, ou vagina, est quelquefois tellement retreci par des especes de crevasses, rides, ou fissures, ordinairement appellées *Rhagades*, ou par cicatrice, lors qu'il en survient aprés quelque ulcere, que la verge du mary ne peut plus y être introduite, & quelquefois aussi aprés que dans un enfantement difficile & violent, il a été extrêmement déchiré, il se reprend, & se réünit ensuite si parfaitement, qu'il n'y reste aucun trou, ou quelquefois seulement un tres-petit.

Les Nimphes, ou *Aîles*, sont ainsi appellées, parce qu'elles president aux eaux, en conduisant l'urine dehors. Ce sont deux productions, ou excroissances charnuës molles fongueuses, revêtuës d'une membrane déliée, & parsemées de plusieurs petits nerfs, qui viennent de la sixiéme paire, de rameaux d'arteres & de veines qui viennent des honteuses; ceux-là dans la chaleur de la passion apportant une grande abondance de sang qui les fait pour lors gonfler, & celles-cy aprés que le transport est fini, déposant le sang qui s'étoit ramassé. Quelquefois dans les femmes grosses ces veines s'enflent si fort, qu'elles semblent presque des varices.

Elles sont deux, l'une à droite, & l'autre à gauche, situées entre les deux lévres. Elles prennent leur origine là où les os du pubis se joignent, & descendant environ jusqu'à la moitié des lévres, où elles se touchent presque, elles vont ensuite vers le bas finir en angle obtus.

Leur Figure est triangulaire, & semblable à cette

membrane qui pend au deſſous du goſier des poules. Leur couleur eſt rouge comme la crete d'un
coq. Leur ſubſtance eſt en partie charnuë, & en
partie membraneuſe, étant faite de la peau redoublée, & interne des grandes lévres. Leur grandeur n'eſt pas toûjours égale : car il arrive quelquefois qu'une eſt plus grande que l'autre. Il y a
même des femmes qui les ont plus grandes les
unes que les autres, elles croiſſent à quelques-
unes de telle ſorte, qu'elles excedent les grandes
lévres, & qu'on eſt obligé de les couper.

Elles s'avancent vers la partie ſuperieure de la
grande fente ; ou en ſe joignant, elles forment
une petite membrane qui ſert de chaperon au clitoris. Les filles ont les nimphes ſi fermes, & ſi
ſolides, que lors qu'elles piſſent, l'urine ſort avec
ſifflement. Les femmes les ont molles & flaſques,
& principalement aprés avoir eu des enfans.

Quelques-uns prétendent que les uſages des nimphes ſont de conduire l'urine comme entre-deux
parois, & d'empêcher que l'air n'entre dans la
matrice ; d'autres croyent que leur uſage eſt plûtôt de s'étendre, afin de permettre aux grandes
lévres de prêter tout autant qu'il le faut pour le
paſſage de l'enfant dans le temps de l'accouchement, & ils diſent que cela eſt ſi vray, qu'en ouvrant quelques femmes mortes peu de temps aprés
être accouchées, on les a trouvées preſque effa-
cées ; parce qu'étant faites de la peau redoublée,
& interne des grandes lévres, elles s'étoient tellement étenduës, qu'elles ne paroiſſoient plus.

Le Clitoris eſt un corps glanduleux, rond, long,
& un peu gros à ſon extremité, ſitué à la partie
interne de la grande fente au deſſus des nimphes,
& qu'on croit être le ſiege principal du plaiſir
dans les embraſſemens. Il eſt vray qu'il eſt fort

Leur cou-
leur.
Leur Sub-
ſtance.
Leur gran-
deur.

Leur uſa-
ge.

Le clitoris.
Sa ſituation.

senfible, & il y a des femmes qui font d'un tem³ peramment fi amoureux, que par la friction de cette partie, elles fe procurent du plaifir qui fup- plée au défaut des hommes, c'eft ce qui la fait appeller par quelques-uns le mépris des hom- mes.

Sa grandeur   *Le Clitoris* eft pour l'ordinaire affés petit, c'eft ce qui fait qu'il ne paroît prefque point aux fem- mes mortes. Il commence à paroître aux filles à l'âge de quatorze ans, ou environ, & groffit à mefure qu'elles avancent en âge, & felon qu'elles font plus ou moins amoureufes. Il enfle, & de- vient dur dans l'ardeur des approches, ce qui fe fait par le moïen du fang & des efprits, dont il fe remplit dans cette action, de la même maniere que fait la verge de l'homme dans l'érection ; c'eft pourquoy on l'appelle auffi la verge de la fem- me, parce qu'elle luy reffemble en beaucoup de chofes. Il y a des femmes qui l'ont extrêmement gros, & à qui il fort hors les lévres. Il y en a d'au- tres qui l'ont fi long, qu'il a la grandeur de la ver- ge d'un homme, & celles-là peuvent en abufer avec d'autres femmes.

Sa compo-   *Les mêmes* parties qui entrent dans la compo-
fition. fition de la verge de l'homme, entrent dans celle
du clitoris ; fon extremité appellé *Tentigo*, ref-
Le Gland femble au gland, excepté qu'elle n'eft pas per-
du Clitoris. cée, quoique l'on y voye le veftige d'un conduit. Il a une membrane d'une même nature que celle qui tapiffe la furface des côtés de la grande fente ; cette membrane fe joignant à angle aigu dans la partie fuperieure de la fente, forme une produc- tion membraneufe, & toute ridée, qu'on appelle
Le prepuce le *Prepuce* du clitoris, à caufe qu'elle en recou-
du Clitoris. vre l'extremité. Il a deux *Nerfs caverneux*, un de chaque côté, qui viennent de l'os ifchion, ce font

ces

Les nerfs qu'on appelle avant que de se joindre, les jambes du clitoris, & qui se réünissant, en font le corps ; on les trouve pleins d'un sang noir & épais, embarassé dans leurs fibres.

Il y a quatre muscles qui vont s'attacher au clitoris, sçavoir deux *Erecteurs*, & deux *Ejaculateurs* ; les deux premiers prennent leur origine de l'éminence de l'ischion. Ils sont couchés sur les nerfs caverneux, & vont s'inserer aux parties laterales du clitoris ; les deux autres que l'on appelle honteux, sont larges & plats, ils sortent du sphincter de l'anus, & s'avançant lateralement le long des lévres ; s'inserent à côté du clitoris, tout proche le conduit de l'urine.

Ses muscles

Quoique ces quatre muscles finissent au clitoris, ils ne servent pas seulement à le relever, & à le roidir ; mais encore à resserrer, & à retrecir l'orifice du vagina, parce qu'en se gonflant, ils obligent les lévres de se serrer l'une contre l'autre, de maniere qu'elles compriment extrêmement la verge dans le temps des approches ; c'est aussi par le moyen de ces muscles que quelques femmes font mouvoir ces lévres selon leur volonté.

A la Partie inferieure du clitoris, il y a un petit frein comme à la verge, il reçoit un nerf assés considerable qui vient de l'intercostal, les arteres honteuses luy fournissent du sang, & les veines du nom reportent ce même sang dans la veine-cave : tous ces vaisseaux sont plus gros que ne le demande une partie aussi petite que le clitoris. Ce qui persuade qu'y étant porté plus d'esprits & de sang qu'il n'en faut pour sa nourriture, le reste est employé à quelque autre usage que pour servir à son érection.

Vaisseaux du clitoris.

Le Clitoris étant d'un sentiment aussi exquis qu'il est, ne peut avoir d'autre usage que d'être

Usage du clitoris.

Tome II. Y y

le siege du plaisir que les femmes ressentent dans
l'action.

Le conduit de l'urine. *Un peu* au dessous du clitoris, immediatement
au dessus de l'entrée du col de la matrice, entre
les nimphes, on voit la sortie du conduit de l'u-
rine. Il est plus large & plus court que celuy des
hommes ; c'est pourquoy les femmes ont plûtôt
vuidé leur urine. Elles en reçoivent encore un autre avantage, qui est que l'urine sortant promptement, entraîne avec soy les petites pierres, le
sable & le gravier qui reste souvent au fond de la
vessie des hommes, ce qui empêche qu'elles ne
soient aussi sujettes à la pierre qu'eux. Ce conduit
est environné d'un sphincter, dont les fibres sont
charneuses, & qui sert à retenir, ou à lâcher l'u-
rine quand on veut.

Les prosta-tes des fem-mes. *On voit* entre les fibres charnuës de l'urethre, &
la membrane du vagin, un corps blancheâtre &
glanduleux, épais d'un travers de doigt, qui s'é-
tend le long & autour du col de la vessie, & qu'on
nomme les *Prostates* des femmes. Il a plusieurs
conduits qui sont autant de canaux excretoires,
que *Graef* appelle *Lacunes*, qui se terminent à la
partie inferieure de la vulve, où ils versent une
humeur glaireuse, âcre, & saline, qui se mêle
avec la semence du mâle, qui excite les femmes
à l'amour, rend leurs parties humides & glissantes dans le temps de l'action, & leur cause le plaisir qu'elles ressentent. Le même *Graef* qui juge
que cette matiere glaireuse & viscide, qui dans
les hommes coule, lors qu'ils sont affectés de gonnorrhées, ne vient que tres-rarement des testicules, ou des vessicules seminaires, mais plus souvent des prostates, croit aussi que la semblable
matiere qui sort pareillement aux femmes infec-
tées de gonnorrhée, ne viennent que de ces seu-

les parties-là, lesquelles il nomme auſſi proſtates.
Et il confirme cette penſée par l'exemple ſuivant :
Nous reconnûmes, dit-il, par la diſſection du
corps d'une femme qui avoit été infectée de gonnorrhée, que la gonnorrhée provient du corps
glanduleux, & qu'elle ſe répand par les cavités,
& enfoncemens qui ſont aux environs des conduits de l'urine, & par le conduit même : car
nous ne trouvâmes que le corps glanduleux, ou
les proſtates ſeuls mal affectés, la matrice & ſon
col n'étant en aucune maniere offenſés.

En deſcendant plus bas, & écartant les deux lévres, on voit une cavité oblongue, qu'on appelle
la foſſe naviculaire, au milieu de laquelle paroiſſent *quatre Caruncules* appellées *Mirtiformes*, parce qu'elles reſſemblent aux graines de mirte, elles ſont ſituées de maniere que chacune occupe
un angle, & qu'elles forment toutes enſemble un
quarré. Ce ſont quatre petites éminences charnuës qui environnent la petite fente, la plus grande eſt au deſſous du conduit de l'urine, les deux
moyennes aux parties laterales, & la plus petite
eſt placée poſterieurement à l'oppoſite de la premiere.

Ces Caruncules ſont rougeâtres, fermes, &
relevées aux vierges, dans leſquelles elles ſont
jointes l'une à l'autre par leurs parties laterales,
par le moyen de quelques petites membranes,
qui les tenant ainſi ſujettes, leur font avoir la figure d'un bouton de roſe à demi épanoüi ; mais
aux femmes elles ſont ſeparées les unes des autres, & particulierement à celles qui ont eu des
enfans, parce que les membranes qui les uniſſent
étant une fois rompuës, ou par l'entrée de la verge,
ou par la ſortie de l'enfant, ne ſe rejoignent jamais.

Elles ſont faites des rides charnuës du vagina,

Y y ij

La foſſe na-
viculaire.

Les carun-
cules mirti-
formes.

Leur cou-
leur & leur
figure.

Leur com-
poſition.

Leur usage. ce qui en rend l'entrée plus étroite ; elles ont deux usages, l'un d'embrasser, & de serrer la verge, lors qu'elle est entrée, ce qui augmente le plaisir mutuel dans l'action, & l'autre de pouvoir s'étendre aisément, afin de faciliter la sortie de l'enfant dans le temps de l'accouchement ; l'on a même observé qu'elles ne paroissent plus dans les premiers jours après l'enfantement, à cause de la grande dilatation du vagin, & qu'on ne les revoit qu'après que cette partie est retrecie, & revenuë dans son premier état.

Riolan le plus habile Anatomiste de son temps, soupçonne, non sans fondement, que les trois moindres caruncules ne sont pas de veritables caruncules, mais seulement des tubercules formés des déchirures de l'hymen, & des corrugations ou rides du vagina, & il ajoûte que dans les femmes accouchées depuis sept jours, ou un peu davantage, il avoit trouvé ces rides entierement épanduës, pour donner passage à l'enfant, que neanmoins s'il y avoit de veritables caruncules, elles auroient dans la distension du col de la matrice, conservé leur figure & leur grosseur, ou du moins il en resteroit quelque vestige, mais qu'on ne peut y en voir aucune apparence, sinon lorsque la valve en se resserrant, & se retrecissant de nouveau, revient à son premier état. Il ajoûte que si ces trois petits corps étoient de veritables caruncules, ils seroient d'un grand empêchement aux femmes, lors qu'elles accouchent, par la raison que par leur dureté & leur inégalité, ils s'opposeroient comme autant d'obstacles à l'enfant au moment qu'il sort. Il établit la verité de son opinion par l'experience oculaire, disant que dans les dissections qu'il luy est arrivé de faire de corps de vierges, il a trouvé après avoir écarté les nim-

phes, une membrane orbiculaire, ayant en son
milieu un trou, au travers duquel un pois auroit
pû passer, & que cette membrane ayant été déchirée, il n'y a vû aucune caruncule, que la seule
grande qui est toûjours opposée à l'orifice de la
vessie, & qu'il n'a trouvé en aucun endroit les
autres trois. Or comme ces caruncules dans celles
qui ont commerce avec les hommes, ont coutume de naître de la rupture de l'hymen, & que
dans les vierges elles ne paroissent pas, il conclud
par un argument tres solide, que ces petites caruncules ne sont autre chose que les portions des
coins de cette membrane déchirée, ramassées &
réünis en un tas par les replis & corrugations du
vagina. Et ainsi cet homme docte a tres-bien
éclairci tous les doutes qui ont donné jusqu'à present occasion aux Anatomistes de disputer sur l'hymen & sur les caruncules.

Le Col de la Matrice, que communement on
nomme *Vagina*, *Guaine*, parce qu'il reçoit la
verge comme un fourreau, est un canal rond &
long, situé entre l'orifice interne & l'externe.

Ce Col est d'une substance nerveuse, & un peú
spongieuse, ce qui fait qu'il peut se dilater, ou
s'étrecir; il est composé de deux membranes,
l'une exterieure qui est rouge & charnuë comme
un sphincter, c'est elle qui attache la matrice avec
la vessie & le rectum, & l'autre interieure qui est
blanche, nerveuse, & ridée orbiculairement comme un palais de bœuf. Sa longueur est d'environ
quatre poûces, & sa largeur d'un poûce & demi. Cette longueur & cette largeur neanmoins
varient selon l'âge, & selon que la femme est plus
ou moins touchée & échauffée de passion, & aussi
selon le plus ou le moins de grosseur & de longueur de la verge dans l'homme. Ce qui a fait

Le col de
la matrice.

Sa situation

Sa substan-
ce & com-
position.

Sa longueur
& largeur.

Y y iij

dire à *Spigelius*, que le col de la matrice embraſſe
& ſerre la verge de toutes parts , & ſe dreſſe ſelon
toutes ſes dimenſions. Par ce moyen il va au devant de la verge , lors qu'elle eſt courte , il cede
à celle qui eſt longue , il ſe dilate , quand elle eſt
groſſe , & ſe retrecit quand elle eſt mince : car la
nature a tellement pourvû à toutes les differences
de la verge ; qu'il n'eſt pas neceſſaire de chercher avec ſouci un fourreau qui ſoit égal à l'épée,
mais par la bonté du ſouverain Createur on le
trouve par tout.

Ainſi dans les vierges & dans les femmes qui
uſent peu du mariage , & qui n'y ont pas trop de
panchant, comme auſſi dans celles qui n'ont jamais fait d'enfant, ou qui n'ont pas été travaillées
de fleurs blanches , ces rides ſont en plus grande
quantité , & plus preſſées que dans celles qui ont
enfanté pluſieurs fois , & dans les femmes débauchées qui uſent ſouvent de l'acte venerien ,
dans leſquelles elles s'effacent inſenſiblement.

Ce Vagina dans les enfans a une capacité aſſés
conſiderable. quoique l'orifice ſoit en elles tres-
étroit, auſſi bien que dans les adultes , ſur tout
en celles qui n'ont pas encore été deflorées, où
il demeure ainſi étroit juſqu'au premier coït , que
l'hymen ſe rompant il ſe dilate mediocrement ;
en ſorte neanmoins que dans les femmes qui
n'ont l'approche de l'homme que rarement , il
reſte tel que la verge paſſe au travers comme par
une eſpece de muſcle ſphincter aſſés lâche.

Les Rides qui ſont à la membrane interne de
ce col , ſervent à le rendre capable de s'allonger,
ou de ſe racourcir, de ſe dilater , ou de ſe reſſerrer , pour s'accommoder à la longueur & à la
groſſeur de la verge , & pour donner paſſage à
l'enfant , quand il ſort de la matrice.

Il a de toutes fortes de vaiſſeaux , ſçavoir des arteres , des veines , des nerfs , des lymphatiques.

Ses Arteres ſont doubles ; les unes , ſçavoir , celles qui viennent des hemorrhoidales rampent par ſa partie inferieure , les autres qui viennent des hypogaſtriques deſcendent par ſes côtés , d'où elles ſe diſperſent par toute ſa ſubſtance , & étant arrivées à ſa partie ſuperieure , elles ſe joignent le plus ſouvent aux arteres de la matrice. Il envoye de ſa partie d'en bas differentes *veines* aux hemorrhoidales , & les autres qui ſont en beaucoup plus grand nombre répanduës , & enfoncées de toute part dans ſa ſubſtance aux hypogaſtriques , dans leſquelles elles déchargent le ſang qu'elles contiennent , lequel de là paſſe dans les grands vaiſſeaux , & enfin au cœur. C'eſt de ces vaiſſeaux ſanguins que ſe forme ce petit laſſis découvert par *Graef* , & duquel nous parlerons cy-aprés. *Ses Nerfs* viennent de ceux qui ſortent de l'os ſacrum. *Ses Vaiſſeaux limphatiques* en montant , & ſe diſperſant par toute la ſubſtance exterieure de la matrice , ſe réüniſſent inſenſiblement , & s'augmentent en maniere de petit ruiſſeau , juſqu'à ce qu'ils ſoient parvenus au grand reſervoir du chyle , dans lequel ils ſe déchargent.

Outre ces vaiſſeaux on remarque que les conduits lacunaux qui ſont adherans à la ſubſtance du conduit de l'urine , viennent aboutir à la partie anterieure du vagina , nous en avons parlé cy-deſſus.

Vers ſon extremité , c'eſt à-dire , à ſa premiere entrée , au deſſus des nimphes , en ſa partie anterieure & ſuperieure s'appuye le col de la veſſie de l'urine , entouré de ſon ſphincter , & ayant en cet endroit-là ſon iſſuë. Sur le derriere il eſt forte-

Ses vaiſ-
ſeaux.

Ses arteres.

Ses veines.

Ses nerfs.
Ses vaiſ-
ſeaux lim-
phatiques.

Le col de la
veſſie.

Y y iiij

ment attaché au muscle qui refferre l'inteftin droit.

Graef a tres à-propos obfervé que le fphincter de la veffie embraffe par une fuite, ou étenduë d'environ trois doigts de large la partie inferieure du vagina, & cela afin de le ferrer doucement tout autour de la verge pendant l'action, & il croit que cette conftriction eft beaucoup aidée par les deux corps qu'il a le premier découverts, & defquels voicy ce qu'il écrit. La conftriction dont on a parlé cy-deffus, eft beaucoup aidée par ces corps, lefquels aprés que l'on a ôté les expanfions charneufes qui naiffent du fphincter, paroiffent en la partie inferieure du vagina aux deux côtés de la vulve : car des parties d'en bas ils montent de côté & d'autre à la fubftance membraneufe qui attache le clitoris aux parties voifines, & ils fe terminent, & s'évanoüiffent en elle; en telle forte que le corps qui eft au côté droit, & celuy qui eft au gauche n'ont aucune communication entr'eux, ainfi qu'on peut voir, fi l'on remplit de vent l'un ou l'autre de ces corps : car quoique celuy du côté droit s'enfle, celuy neanmoins du côté gauche ne fe gonfle pas, & de même fi l'on enfle le gauche, le droit n'en eft pas diftendu, ni le clitoris non plus, ce qui nous fait croire que le clitoris n'a point de communication avec eux. Leur fubftance exterieure eft compofée d'une membrane tres-deliée, & l'interieure, laquelle le plus fouvent, tout ainfi que la fubftance du clitoris, tire fur le noir à caufe de l'abondance du fang coagulé, eft tiffuë de plufieurs petits vaiffeaux, & de plufieurs fibriles unis enfemble, & comme elle a en quelque maniere la forme d'un laffis replié, nous le nommerons *Plexus Retiforme.* Selon ma penfée ce plexus eft placé en cet endroit-là, afin que l'ori-

Le Plexus retiforme.

fice du vagina en foit d'autant mieux refferré , &
le membre viril plus étroitement embraffé : car ne
pouvant pas, lois qu'il eft diftendu par cette abondance de fang , ceder par le dehors , à caufe des
fibres charneufes du mufcle fphincter qui le compriment, il faut neceffairement qu'il cede en dedans , & qu'il refferre, & retreciffe l'orifice du vagina. La diftenfion de ces parties fera manifefte à
l'œil , fi l'on enfle tant foit peu les vaiffeaux fan-
guins qui parcourent le dos du clitoris ; car alors
ce plexus , & toute la vu've fe gonflent.

Or dantant que le canal du vagina eft tres-étroit
dans les vierges , plufieurs avec *Soranus* croyent
que la douleur qu'elles reffentent la premiere fois
qu'elles ont la communication d'homme, vient
de l'extenfion de cette partie , & de la rupture des
petites arterioles , & des venules qui font répanduës par fa fubftance, d'où le fang découle comme d'une victime immolée , ce que neanmoins
d'autres attribuent plûtôt à la rupture de l'hymen.

L'ufage du Vagina eft de recevoir la verge de
l'homme , de l'embraffer , & de fe refferrer doucement tout autour. C'eft à cette fin que dans
l'excés de la paffion il s'échauffe , & qu'il s'enfle
un peu par l'affluence du fang & des efprits ; ainfi
il fe dreffe , & fe dilate en quelque façon , afin
d'admettre plus commodément la verge : car hors
de la paffion il s'affaiffe,& tombe fur foy même, à
raifon de fon relâchement , & de fa molleffe , ce
qui fait que point d'air étranger ne peut y entrer,
l'eau même , lorfque la femme eft dans le bain, ne
fçauroit penetrer vers la matrice. Dans le temps
du flux menftrual, des fleurs blanches , ou de l'accouchement , il ne fe dilate pas de fon propre
mouvement ; mais fes côtés joints l'un contre l'au-

tre, preſſés par le poids du fœtus ou des humeurs, ſont contraints de s'éloigner, & d'accorder paſſage à ce qui doit neceſſairement ſortir.

Qu'il faille que le vagina ſe dilate dans l'excés de la paſſion en la maniere que nous venons de dire, & que ſans cette dilatation il n'admette qu'avec peine le membre viril, cela eſt évident dans les femmes, à qui il arrive d'être contraintes par force & contre leur volonté de ſouffrir l'approche d'un homme : car elles n'y reſſentent aucun plaiſir, & ſe plaignent au contraire d'une grande douleur, laquelle leur vient de ce que la verge étant introduite par force, les côtés du vagina joints enſemble ſont ſeparés avec violence, & comme déchirés : mais cela eſt encore plus évident dans l'excés de la douleur, & par les grandes incommodités dont ſe plaignent quelquefois les nouvelles mariées, leſquelles ſans ardeur & ſans paſſion reçoivent pour la premiere fois le membre de l'homme.

Ce que c'eſt que l'hymen.

L'Hymen eſt une membrane ſituée dans le vagina proche les caruncules, laquelle eſt placée en travers, eſt mince, nerveuſe, continuë à la ſubſtance du col de la matrice, attachée orbiculairement à ſes parties, entretiſſuë de fibres charneuſes, munie de pluſieurs arterioles, & venules, & ayant un trou en ſon milieu pour l'écoulement des mois, en ſorte que dans les adultes elle pourroit admettre l'extremité du petit doigt. Son integrité

Elle eſt la marque de la virginité.

a toûjours été priſe pour un témoignage certain de virginité, par la raiſon que dans le premier embraſſement elle eſt immancablement rompuë par la verge de l'homme, d'où il s'enſuit un écoulement de ſang, qu'on nomme fleur de virginité. Quand cette membrane eſt tres-ferme, & abſolument continuë, ſans être percée en aucun en-

droit ; ainſi qu'on l a vû arriver pluſieurs fois, l'é-
coulement des mois, & de tout ce qui doit être
évacué par cette voye eſt empêché, ce qui conduit immancablement à la mort, ſi l'on ne fait
interieurement une inciſion à cette membrane.

Pluſieurs neanmoins ne prétendent pas nier qu'il
n'y ait quelque marque de virginité, que la premiere copulation ne donne ſouvent de la peine à
l'un & à l'autre ſexe ; qu'il ne s'y puiſſe répandre
quelque goute de ſang, & que les filles vierges
ne reſſentent un peu de douleur dans les premieres approches ; mais ils ne croyent pas que cela
arrive comme ils le prétendent, par la ruption &
le déchirement de cette membrane imaginaire,
y ayant bien plus lieu de croire, que c'eſt par
l'effort que la verge fait pour entrer, en forçant
les caruncules mirtiformes, & en rompant, & diviſant les petites membranes qui les joignent enſemble, ce qui rend cette ouverture fort étroite :
voila en quoy conſiſte, ſelon eux, la veritable
marque du pucelage. Il n'arrive pourtant pas toûjours, ajoûtent ils, que toutes les filles donnent
ces foibles témoignages de leur vertu, y en ayant
à qui la nature a épargné cette petite douleur, en
diſpoſant ces caruncules de maniere, que la verge peut entrer ſans faire effort, quoy qu'elles
ayent toûjours été fort ſages, & ainſi l'on ne
doit pas être ſi prompt à décider ſur l'honneur
des filles, puiſque d'ailleurs, ni l'étreciſſement
de l'orifice du vagina, ni le linge taché de ſang
ne ſont pas des marques aſſurées de la deflora-
tion des filles.

On demande, ſi cette membrane manquant en
une jeune fille, on peut conclure avec juſtice
qu'elle a été deflorée par un homme ? *Riolan* remarque tres-à-propos, que le manque de cette

membrane n'eſt pas toûjours un indice aſſuré de la
perte de la virginité, par la raiſon qu'il eſt certain
qu'il n'y en a pas toûjours en toutes les vierges,
ou qu'on ne l'y trouve pas toûjours. Car quelquefois les jeunes filles laſcives rompent ſans y penſer
cette membrane, lors qu'étant agitées des aiguillons
d'amour, elles tâchent de l'appaiſer par l'intromiſſion du doigt, ou de quelque autre inſtrument.
Outre cela cette membrane eſt ſi mince, & ſi
molle en quelques-unes, que s'entr'ouvrant, ou
ſe rompant facilement à la premiere approche du
mary, ni elle ne luy fait obſtacle, ni elle ne verſe
du ſang. Ajoûtés qu'elle peut être rongée par
quelque humeur âcre qui paſſe au travers, ou
être rompuë par accident, par quelque coup, ou
par l'intromiſſion du doigt par la Sage-femme
dans la paſſion hiſterique, & qu'enfin elle peut
être ſi fort relâchée & ramolie par l'abondance
des mois, ou de quelque autre humeur, qu'elle
cede facilement le paſſage à la verge, lors qu'elle
entre, & que ſe dilatant plûtôt qu'elle ne ſe déchire, elle ne répand point dans le premier congrés ce ſang qu'on appelle la fleur de virginité.
D'où il paroît aſſés clairement que la regle que
l'on établit, n'eſt pas toûjours certaine & perpetuelle, ſçavoir, *Que dans la conſommation du ma-*
riage l'épouſe doit verſer du ſang, ou bien elle n'eſt
pas vierge, & auſſi que la circonſtance du linge
enſanglanté, dont il eſt fait mention au Deutero-
nome, ne doit pas être entendu abſolument, mais
en la maniere ſuivante, c'eſt-à-dire, ſi l'on fait
voir ce linge ainſi enſanglanté, il ne faut alors en
aucune maniere douter de la chaſteté de l'épouſe,
& de ſa virginité, par la raiſon que pour l'ordinaire, & le plus ſouvent on peut le démontrer;
mais ſi on ne pouvoit le démontrer, il ne faudroit

pas neanmoins conclure de là comme une chose
certaine, qu'elle ne fût pas vierge ; mais qu'avant
que de juger de sa virginité, il faut examiner,
pourquoy en cette premiere action il ne s'est point
répandu de sang ? Si l'on doit en imputer la cause
à ce qu'elle ait eu habitude avec un autre homme, ou aux autres causes naturelles dont on vient
de parler.

Les Vers de *Catule* sur la fleur de la virginité
sont trop beaux pour ne les pas rapporter icy.

Ut flos in septis secretus nascitur hortis,

Ignotus pecori, nullo contusus aratro :

Quem mulcent aura, firmat sol, educat imber ;

Multi illum pueri, nulla optavere puella.

Idem cum tenui carptus defloruit ungue,

Nulli illum pueri, nulla optavere puella.

Sic virgo, dum intacta manet, tum chara suis :
    sed

Cùm castum amisit, polluto corpore, florem,

Nec pueris jucunda manet, nec chara puellis.

Comme la fleur qui est née dans un jardin clos,
qui n'a jamais ressenti les atteintes de la dent
d'aucun animal, qui n'a point été foulée aux pieds
du Laboureur, ni froissée par le choc de sa char-
ruë, qui est agitée doucement par les zephirs,
que le Soleil fortifie par sa chaleur, & que la rosée & les pluyes font croître, fait le desir des
jeunes hommes, & les souhaits des jeunes filles,
qui la meprisent au contraire, & la rejettent lors
qu'aprés avoir été cuëillie, elle commence à se
faner ; de même tant qu'une jeune fille demeure
vierge, elle est cherie & aimée de tous les siens ;

mais du moment qu'elle a perdu la fleur de sa virginité, elle n'est plus, ni cet agreable objet des amours des jeunes hommes, ni les delices de ses compagnes.

L'*Orifice interne* de la matrice est un trou long & transversal, semblable à celuy qui est au bout de la verge de l'homme, c'est le commencement d'un conduit fort étroit, qui s'ouvre pour donner entrée à ce qui doit être receu dans la matrice, ou pour laisser passer ce qui en doit sortir. Cette partie ressemble tout-à-fait bien au museau d'un petit chien nouveau né, ou à celuy d'une tanche.

Cet Orifice est fort épais, parce qu'il est composé de membranes froncées & ridées, qui peuvent se dilater, & s'étendre beaucoup, quoique cette ouverture paroisse fort petite, neanmoins elle s'ouvre suffisamment pour laisser passer un enfant : on croit que cela ne se fait pas sans peine ; puisque c'est cette partie qui retarde le plus l'accouchement, en ne s'entr'ouvant que peu à peu par les efforts que l'enfant fait pour l'obliger à se dilater. Quand les accoucheurs touchent cet orifice, ils trouvent qu'il ceint la tête de l'enfant comme une couronne, ce qui le fait appeller pour lors le couronnement ; mais aprés que l'enfant est passé cet orifice disparoît, & toute la matrice n'est plus qu'une grande cavité depuis l'entrée du col jusqu'à son fond, ce qui ne dure pas long-temps : car immediatement aprés l'accouchement, ces parties se retrecissent comme une bourse vuide, & reprennent leur état naturel.

L'Orifice interne s'entr'ouvre en la maniere d'une rose qui s'épanoüit, pour recevoir la semence dans le moment de l'éjaculation, il se referme ensuite si exactement aprés l'avoir receuë, que la

fonde la plus petite n'y pourroit entrer. Il demeure en cet état jufques vers les derniers mois de la
groffeffe, qu'il s'abbreuve d'une humeur vifqueufe & glaireufe, qui tranfudant des porofités internes de la matrice, découle par cet orifice ; ce qui
fert à l'amollir, & à l'humecter, afin qu'il puiffe
s'étendre plus facilement pour laiffer fortir l'enfant.

L'*Action* de l'orifice interne eft purement naturelle, puis qu'il agit neceffairement, fans qu'il
dépende de nous de le faire agir autrement, au
lieu que fi fon mouvement étoit volontaire, il fe
pourroit trouver des femmes qui luy en feroient
faire de tout-à fait oppofés à ceux qu'il fait. Son action.

Le Fond de la Matrice eft fon propre corps, &
la partie principale pour laquelle toutes les autres
font faites, elle eft plus ample, plus large, &
plus élevée que les autres. Elle eft plus dure, &
plus compacte dans les femmes qui ne font pas
enceintes, que dans celles qui le font, & elle eft
de la groffeur d'un œuf de pigeon, ou un peu
plus. Cette groffeur neanmoins, ainfi qu'on l'a
déja dit, eft quelque peu changée, ou par l'u-
fage de Venus, ou par la conception, ou par
l'âge. Le fond de la matrice.

Le Conduit qui eft depuis l'orifice interne jufqu'à la principale cavité de la matrice eft appellée
le *Col court*, pour le diftinguer du veritable col,
qui eft le vagina. Il eft de la longueur d'un poûce, ou environ, il eft affés large pour laiffer entrer une plume d'oye, fa cavité eft inégale, & ridée. Ce col, auffi bien que l'orifice interne, fe
ferme aprés la conception, & demeure fermé pen-
dant tout le temps de la groffeffe. Le col court de la matri-ce.

La Subftance de ce fond eft membraneufe, &
épaiffe d'un travers de doigt, ce qui fait qu'il La fubftan-ce du fond de la matri-ce.

peut s'étendre commodément. Sa superficie externe est polie, & égale, excepté ses deux côtés, où l'on voit deux éminences que l'on nomme les cornes, où s'attachent les ligamens ronds. L'interne est parsemée de beaucoup de petits pores, & de petits vaisseaux qui distillent tous les mois le sang qui doit être évacué, c'est ce qu'on appelle menstruës.

Sa cavité unique.

Elle n'a qu'une seule cavité qui est tres-petite, mais qui s'élargit plus ou moins selon la grosseur du fœtus, & selon le nombre des enfans, comme lors qu'il y a des gemeaux. Elle a des rides qui rendent sa face interieure un peu inégale, & rude, afin qu'elle retienne mieux la semence, & dans les femmes non enceintes elle est enduite d'une humeur visqueuse. Elle a une ligne ou suture un peu élevée qui la divise par le milieu en deux parties, la droite & la gauche. *Hippocrate & Galien* disent que les mâles sont conçus en celle là, & les femelles en celle-cy.

Ses rides.

Sa ligne ou suture.

L'office de la matrice.

L'Office de la Matrice est, 1. De recevoir la semence de l'homme, de conserver les œufs de la femme, de les fomenter jusqu'à ce que le fœtus se forme, & lorsque le fœtus est devenu meur, & qu'il a besoin de respirer un air libre, de le pousser dehors, pour luy faire joüir de la lumiere. 2. De servir pour les purgations naturelles du corps de la femme : car il s'évacuë plusieurs humeurs superfluës par cette partie.

Si la matrice est necessaire pour la vie.

On demande si la matrice est absolument necessaire pour la vie ? On répond que non ; puisque la femme peut vivre en étant privée, comme il paroît en celles en qui la matrice étant tombée, & sortie au dehors, & s'étant ulcerée & corrompuë par l'air, & le froid exterieur, on l'a coupée, & qui neanmoins ont ensuite vécu en bonne santé

pendant

pendant plusieurs années, même elles ont eu la communication de leurs maris avec le même plaisir que si elles avoient encore leurs matrices, de-quoy l'on voit plusieurs exemples rapportés par des Medecins dignes de foy.

On demande encore, si c'est par une vertu, & par une faculté qui soit specifique à la matrice que le fœtus s'y forme ? On répond, que non ; mais que la force ou vertu formatrice reside dans la semence même, & que la matrice ne contribuë pas plus à la generation de l'homme, que la terre à la production des plantes, c'est-à dire, qu'elle fournit aux œufs & à la semence un lieu seur & temperé, & suffisamment de l aliment.

Mais, quoy qu'il n'y ait aucun des anciens Medecins qui n'ait tenu pour certain, que la seule matrice est destinée pour l'office de la conception, & que le fœtus ne peut être conçû ailleurs, neanmoins dans ce siecle-cy de tres-habiles gens ont reconnu & observé que la conception a été quelquefois faite dans les tubes de la matrice.

On demande, si la boule ou globe que l'on sent dans les affections histeriques, n'est pas la matrice qui se meut ? *Diemerbroeck* répond, que cette boule ou globe que l'on sent dans le bas ventre monter jusqu'au ventricule, ou plus haut, n'est pas la matrice, ni les testicules, ou les tubes de la matrice gonflées par de la semence qui s'y pourrit, & qui sont agitées avec violence çà & là ; ainsi que l'a crû *Riolin* : car ces parties ne sont ni assés relâchées & molles, ni assés grandes pour pouvoir monter jusqu'au dessus du nombril, & y être ressenties de la grosseur d'un œuf de poule ou d'oye ; mais ce sont les intestins mêmes qui sont frappés & piquotés par une vapeur âcre & maligne qui s'éleve de la matrice ou des testicules, &

Marginalia:

Si c'est la matrice qui forme le fœtus.

Si le fœtus se forme aussi hors de la matrice.

Ce que c'est que la boule ou globe que l'on sent dans les affectōs histeriques.

l'inquietude que ce picotement leur cause, étant communiquée au cerveau, ce viscere envoye d'abord dans leurs fibres grande abondance d'esprits animaux, afin de repousser, & chasser la cause de ce mal; en sorte que les intestins en étant gonflés, ils se resserrent, & souffrent contraction, & si en ce moment il se rencontre en eux quelques vents, comme tres-souvent il y en a, ces vents se ramassent tout autour, & les serrant, & embrassant étroitement, ils forment ce globe que l'on croit y sentir. L'utilité de la ligature forte dont les femmes se servent en pareil cas par le moyen d'une bande large, ou longue serviette, dont elles s'entourent étroitement le ventre, ne consiste pas en ce que cette ligature empêche l'élevation de ce globe qu'elles croyent être la matrice, vers le haut; mais en ce qu'elles retiennent, & empêchent l'élevation de ces vapeurs âcres & malignes. Or ces vapeurs sont excitées par la fermentation ou effervescence de quelques humeurs, qui étant par ce moyen long-temps detenuës au dessous de la ligature, sont enfin dissipées par la chaleur des parties des environs.

Sylvius & *Graef* ne veulent point admettre la cause de la suffocation histerique que *Diemerbroeck* vient d'exposer; mais ils en ont inventé une autre bien differente, sçavoir le vice particulier du suc pancreatique, par lequel ils disent, que sont excités tous les simptomes qui arrivent dans cette affection; en sorte qu'ils rejettent avec assés de chaleur, ce que tous les anciens, & la plûpart des nouveaux ont enseigné sur ce sujet, & disculpent honnêtement la matrice, & les parties spermatiques, d'être la cause de tels accidens.

On demande, si la matrice ne sent pas les odeurs. Le même *Diemerbroeck* répond, qu'elle

De quelle utilité est la ligature faite au ventre dans l'affection histerique.

Que les simptomes viennent du suc pancreatique.

Si la matrice ne sent point les odeurs.

n'a point d'entendement, ni par consequent aucune connoiſſance de la bonne ou de la mechante odeur, pour en faire le choix. Qu'elle n'a pas non plus un nés, ni aucun autre inſtrument propre pour l'odorat, & qu'ainſi elle ne ſent pas les odeurs, ou comme agreables, ou comme puantes, ni elle ne les embraſſe pas, parce qu'elle les aime, ou ne les fuit pas, parce qu'elle les haït Qu'elle ne les reſſent pas non plus comme odeurs, ni enfin qu'elle n'en eſt pas affectée, entant qu'elles ſont odeurs; mais entant qu'elles ont une qualité chaude, attenuante, âcre, diſſolvante &c.

On demande, pourquoy les mauvaiſes odeurs appliquées au nés, diminuent les ſimptomes de la ſuffocation ? On répond, que cela ne vient pas de ce que la matrice à leur approche deſcend comme en fuyant; mais de ce que l'odorat étant mal affecté par leur preſence, le cerveau ſe reſſerre pour ſe délivrer de cette fâcheuſe impreſſion, & qu'ainſi non ſeulement il envoye peu d'eſprits aux fibres qui font la contraction des inteſtins, du diaphragme, & des muſcles de la gorge; mais encore il ferme l'entrée aux vapeurs, qui des teſticules, ou de la matrice s'élevoient juſques à luy, & en chaſſe celles qui y étoient entrées. On peut ajoûter à cela, que les odeurs mêmes par la qualité de diſſoudre qui leur eſt propre, les diſſolvent ſimplement, & les chaſſent & du cerveau & de la gorge, & ainſi la femme ne reprend pas ſeulement la connoiſſance mais encore les muſcles de la gorge s'étant relâchés, elle eſt délivrée du danger de la ſuffocation.

On demande, pourquoy les bonnes odeurs étant appliquées au nés nuiſent à la ſuffocation ? On répond, que les choſes d'agreable odeur aug-

Pourquoy les mauvaiſes odeurs ſont utiles.

Pourquoy les bonnes odeurs nuiſent.

mentent cette affection, non pas que la matrice
remonte pour venir à leur rencontre ; mais c'eſt
que pendant que l'ame perçoit par le moyen de
l'odorat leur bonne odeur, le cerveau pour laiſſer joüir la femme plus long-temps, & mieux de
ce plaiſir, ſe dilate, & ainſi, non ſeulement il
permet qu'il s'écoule beaucoup d'eſprits aux fibres
dont on vient de parler, & par ce moyen leur
contraction augmente, mais encore il reçoit en
ſoy les vapeurs nuiſibles qui s'élevent de la matrice en grande abondance par les pores dilatés
de toutes parts, & c'eſt ce qui fait que pour lors
tous les ſimptomes hiſteriques, comme la ſuffocation, le delire, l'aſſoupiſſement, quelquefois
les convulſions épileptiques &c. s'augmentent.
Quant au ſoulagement que les malades reçoivent, ſi l'on frotte interieurement de ces choſes
de bonne odeur leurs parties naturelles, ce'a vient
de ce que ces odeurs attenuent les humeurs groſſieres & malignes qui ſont aux environs de la matrice, qu'elles dilatent les pores, & qu'elles diſſipent puiſſamment.

Si le mou-
vement de
la matrice
eſt ſponta-
né.

On demande, ſi le mouvement de la matrice
dans les femmes groſſes, & dans ſa chûte au dehors, n'eſt point un mouvement ſpontanée ? *Diemerbroeck* répond que non, par la raiſon que pendant la groſſeſſe elle ne s'éleve pas ſeulement &
ſimplement vers les parties d'en haut ; ma's qu'elle
croît generalement en toutes ſes parties, en tout
ſens, & vers tous les côtés : car le domicile du
fœtus s'agrandit à meſure qu'il croît luy même,
& plus il devient grand, plus à proportion la matrice devient grande, épaiſſe, & charneuſe, en
ſorte qu'au temps de l'enfantement, ou environ,
elle eſt de l'épaiſſeur d'un poûce, & ſouvent d'environ deux doigts, & cette épaiſſeur ne luy vient

pas par une simple affluence d'humeurs, dont le ramas se fait dans ses pores ; mais par un accroissement de veritable & solide chair. Or il y a grande difference entre cet accroissement de la matrice, & son mouvement spontanée, parce que celuy-là ne se fait que par un long-temps, & celuy-cy devroit, & pourroit se faire dans le moment, & ensuite cesser de même, dans celuy-là la substance de la matrice s'augmente, & s'épaissit, dans celuy-cy elle devroit s'étendre, & s'attenuer.

Dans la chûte de la matrice son mouvement n'est pas spontanée, mais simptomatique ; car pour lors ses ligamens s'étant relâchés, & sa substance étant affectée d'une intemperie chaude & froide, elle tombe de son propre poids, ainsi que tous les corps graves, en la même maniere qu'un homme qui tombe d'une haute tour, ne se meut pas vers le bas volontairement, & de son gré, mais il y est forcé par son propre poids. A la verité, si voulant aller vers le bas, il y descendoit par des degrés, on diroit alors, & avec justice, qu'il se mouvroit. Il en est de même de la matrice, qui ne se meut pas en tombant, mais qui est meuë par sa gravité. On voit évidemment par toutes ces raisons, que la matrice ne se meut ni vers le haut, ni vers le bas, ni qu'elle n'est point errahte dans le bas ventre par un mouvement vagabond ; mais que quelquefois en se relâchant elle tombe simptomatiquement, & par hazard, ou vers les côtés, ou vers les parties d'en bas.

On peut objecter, que s'il est vray que la matrice ne se meuve pas de son propre mouvement ; d'où vient que le fœtus qui est contenu dans la matrice est quelquefois poussé dehors aprés la mort de la mere : car au rapport de *Bartholin*, le Sphinx Theologico-philosophique raconte qu'un

Le mouvement de la matrice dans sa chûte.

Si le fœtus peut être poussé hors de la matrice, la mere étant morte.

petit enfant fortit fain , entier , & en faifant un
cri du ventre de fa mere , quoique morte. Telle
fut la naiffance de *Scipion* , & celle de *Maulius* ,
au rapport des Hiftoriens. Tel fut enfin le cas rapporté par *Rolfincius* , & par *Salmuth* , d'une femme qui étant morte à l'entrée de la nuit , fut laif-
fée feule dans fa chambre , & le lendemain on
trouva entre fes cuiffes un enfant qui s'étoit fait
paffage par fon propre effort ? Mais il faut répondre à cette objection : qu'il arrive fouvent que le
fœtus furvit dans la matrice à fa mere ; (car il eft
conftant par plufieurs exemples , que plus d'une
fois on a tiré par l'incifion de l'abdomen des
meres déja expirées des fœtus encore vivans ;)
Ainfi fi l'enfant eft vivant & vigoureux , & l'orifice de la matrice ouvert , & fi les parties naturelles fe trouvent gliffantes , & relâchées , ou
par les travaux des accouchemens précedens , ou
par l'écoulement d'un amas de ferofités impures ,
il fe peut faire que la mere étant feulement morte
depuis peu , le fœtus qui a toutes ces difpofitions,
forte au dehors par fon propre effort , fans être
aidé d'aucun mouvement de la matrice qui eft déja
morte : mais ce cas eft tres-rare , & il arrive bien
plus fouvent que les femmes aprés de longs & de
grands travaux foufferts dans l'enfantement , &
dans ceux même des paffions hifteriques , tombent enfin en fyncope profonde , en forte qu'on
les croit mortes , même quelquefois on les a en-
fevelies comme mortes , quoique neanmoins on
les ait vû enfuite revenir. *Mathaus* rapporte fur
ce fujet un exemple memorable. Il arriva , dit-il ,
à Madrid en Efpagne un exemple digne de pitié.
Une Dame de qualité de la famille de Dom Fran-
cifco Haffo , aprés avoir demeuré trois jours à
l'agonie , fut eftimée morte par fes parens , qui la

firent porter dans un lieu soûterrain, destiné à la
sepulture de ceux de leur famille. Quelques mois
ensuite la porte de ce sepulcre ayant été ouverte,
pour y en ensevelir un autre, on trouva son corps
encore dans le même endroit, mais ayant en son
bras droit un enfant mort. Ce qui fait voir que,
lors qu'on l'enterra, elle n'étoit pas encore morte, & qu'elle enfanta depuis cet enfant infortuné.
En pareil cas, on dit qu'il peut facilement arriver
que la femme qu'on a crû être morte le jour de
devant, enfante encore le jour d'aprés, & rend
l'ame au même moment qu'elle met son enfant
dehors, & pour lors les assistans qui sont trompés
par cette apparence de mort, croyent que la mere
a fait son enfant aprés avoir expiré, laquelle neanmoins n'étoit pas encore morte lors qu'elle enfan-
toit. En sorte qu'on ne peut point absolument
conclure de là que la matrice se meuve d'un mouvement spontané, ou qui luy soit propre.

On demande, si les femmes ont de la semence?
On répond, qu'il est évident qu'elles en ont; puis
qu'elles ont des testicules, des arteres, des veines
spermatiques, & des vaisseaux déferens, c'est-à-
dire, les tubes, & aussi les prostates. Or ces parties ne leur ont pas été données en vain, elles
servent donc sans doute à la generation de quelque semence. Ajoûtés à cela, que dans les testicules il y a des œufs visibles, qui contiennent
une liqueur, laquelle tient du blanc d'œuf, & à
qui le nom de semence convient assés bien, &
que ces œufs étant rendus feconds par l'irradiation de la semence de l'homme, sont portés par
les vaisseaux déferens, c'est-à-dire, par les tubes
à la matrice. Enfin les femmes versent dans l'em-
brassement une certaine matiere seminale qui vient
des prostates, & elles ont aprés le coït les mêmes

Z z iiij

Si la femme
a de la se-
mence.

simptomes, que ceux qui arrivent aux hommes ; c'eſt-à-dire, la laſſitude, le trouble de veuë, l'engourdiſſement, la ceſſation de la concupiſcence.

On demande, ſi la ſemence de la femme a quelque uſage dans la generation, & s'il eſt vray qu'il y ait eu des femmes qui ont conçu ſans avoir reſſenti aucun plaiſir dans l'action ? On répond, qu'il paroît clairement que la ſemence de la femme enfermée dans les œufs, eſt abſolument neceſſaire à la generation. 1. De ce que de la ſemence du mâle il ne ſe fait point de generation, ſi la partie ſpiritueuſe ne tombe pas, ou ne penetre pas dans la liqueur albumineuſe de l'œuf, comme dans la matiere convenable à cet uſage. 2. De ce que les femmes ne conçoivent pas, lorſque dans le coït elles verſent leur ſemence ſans aucune délectation : car il ne faut point en croire celles qui diſent, qu'ayant été corrompuës, & priſes par force, elles ont conçû ſans avoir reſſenti aucun plaiſir, ou ſans avoir fait aucune éjection de ſemence. 3. De ce qu'entre les animaux, les chiennes, les truyes, & les autres femelles deviennent ſteriles, ſi on les châtre ; puis qu'en effet on les prive des organes qui ſervent à la generation de la ſemence ; Outre cela l'Ecriture Sainte dans la Geneſe, fait mention de la ſemence de la femme, comme d'une choſe tres-neceſſaire à la generation.

On demande, d'où vient qu'il n'arrive pas aux femmes dans le temps de leur âge, auquel on dit que la ſemence ſe forme en elle, & qu'il arrive aux hommes au mêne âge, c'eſt-à dire, que leur voix ne groſſit pas, leurs nerfs ne ſe fortifient pas, leur corps ne ſe deſſeche pas, leur eſprit n'en devient pas plus vigoureux ? On répond, que

cela vient de ce que leur temperamment eſt beaucoup plus froid , & plus humide que celuy des
hommes , à raiſon dequoy la ſemence enfermée
dans leurs œufs, eſt plus cruë, & plus humide
que la ſemence virile , & n'envoye pas de ſoy dans
tout le corps une exhalaiſon , ou expiration fermentative ſi chaude, & ſi âcre , que celle qui s'é-
leve de la ſemence de l'homme.

On demande , en quoy conſiſte la neceſſité de
la ſemence de la femme ? *Diemerbroeck* répond ,
qu'afin que de la ſemence des plantes il s'en faſſe
quelque production , il eſt également neceſſaire ,
& que la terre où on la ſeme ſoit fertile , & que
la ſemence ſoit feconde ; la fecondité de celle-cy
dépendant du germe ſpiritueux , & la fertilité de
celle-là d'une chaleur convenante , & d'une humidité ſuffiſamment , & deuëment empreinte de
particules ſalines , & de ſulphureuſes. Si ces deux
choſes ne concourent pas enſemble , il ne s'engendre rien de la ſemence de la plante : car ſi,
par exemple, l'on jette du froment pur & excel-
lent dans un monceau de ſel , de fer, de plomb ,
ou de ſable acide , il ne s'en produit rien , quoique de ſoy ce froment ſoit fecond ; la raiſon en
eſt, qu'il n'eſt pas ſemé en une matiere convenable, dans laquelle ſon germe ſe puiſſe reſoudre,
& reduire en acte ; de même ſi on le jette en une
terre, dans laquelle il y ait trop de ſel , ou à laquelle on ait ajoûté de la chaux , ou ſemblable
autre matiere corroſive , & âcre , alors la ſemence
ſe corrompt avec ſon germe qui eſt étouffé , & il
ne s'en produit rien ; mais ſi on la jette en une
terre graſſe, & bien fumée alors les parties les
plus déliées de l'humide terreſtre entrent par le
moyen de la chaleur dans les plus petits pores de
la ſemence du froment, & ſe mêlent à ſa ſubſtan-

ce , laquelle elles gonflent , & ainfi fon germe fe diffout , & fe reduit en acte , & ce qui s'en forme , fe nourrit d'abord , s'augmente , & croît par ce même humide dont on vient de parler , pour enfuite prendre de la terre , même par les racines qu'il jette une plus abondante , & plus folide nourriture.

C'eft à peu prés de cette maniere que la chofe fe paffe pour la generation de l'homme. La matrice eft un champ ou terre , qui en premier lieu reçoit la femence feconde de l'homme ; mais fi ce champ , quoy qu'arrofé d'une humidité convenable , n'embraffe pas , & ne diffout pas la femence du mâle aprés qu'il l'a receuë , fi par les trompes il n'en envoye pas les parties les plus fubtiles germinantes aux œufs contenus dans les tefticules , ou ovaires , & fi ces œufs , ainfi rendus feconds , ne retournent pas , & ne s'avancent pas vers la matrice , afin que par fa chaleur le germe qui vient d'être répandu en eux foit excité , & reduit en acte , il ne fe fait point de generation : car de la femence de l'homme feule , quoique tres-feconde de foy , il ne fe produit rien. Or la femence albugineufe des œufs de la femme eft femblable à l'humide gras de la terre , & même il eft cet humide même préparé , & difpofé , lequel recevant en foy convenablement la partie fpiritueufe de la femence de l'homme , & s'infinuant dans fes pores les plus petits , & les plus étroits , peut la diffoudre , & par ce moyen dégager , développer , & reduire en acte le germe qu'elle enferme. C'eft en fe développant , & fe reduifant ainfi en acte , que ce germe forme incontinent de foy un leger abregé de tout ce qui doit être formé , (c'eft-à-dire , les premiers , & plus délicats délineamens de tout le fœtus ,) lequel il nourrit

enfuite, & fait croître par le moyen de la fubftance même de cet humide albumineux convenable, dans laquelle il flotte. Cette nourriture dans
ce commencement fe fait par irradiation, & par
appofition, & continuë jufqu'à ce que le fœtus
ait acquis de la fermeté, & que fes vifceres étant
devenus affés vigoureux, & robuftes, ils puiffent
de foy-même digerer, & preparer les alimens qui
dans la fuite font apportés dans la matrice, & introduits, & verfés en luy interieurement par la
bouche, & par le nombril. On voit évidemment
de là pourquoy de toutes les communications que
l'on a avec une femme vu de, il ne s'en fait pas
toûjours une conception : car fi la femme à raifon
de quelque intemperie, ou mauvaife conformation des ovaires, de fon âge trop avancé, ou de
quelque autre caufe, eft deftituée d'œuf, ou que
la matiere albumineufe qui eft dans fes œufs foit
mal difpofée, peu temperée, trop âcre, trop brûlante, trop froide, ou enfin vitiée par quelque
mechante qualité que ce foit qui la rende incapable de diffoudre la femence fecondante de l'homme, alors il ne fe peut pas faire de conception :
car il arrive auffi tres-fouvent, ou que les œufs
des femmes ne font pas encore parvenus à leur
jufte maturité, ou qu'à raifon de quelque empêchement qui fe rencontre dans les voyes, le germe ne peut pas arriver à l'ovaire, ni les œufs à la
matrice, ou que la femence même de l'homme
eft de foy foible, fans vertu, & privée de germe, & enfin que fon germe, quoique prolifique,
ait avant que d'arriver aux œufs, corrompu, &
fuffoqué dans la matrice, foit à caufe de fon intemperie, foit de quelques mechantes humeurs
qui y croupiffent, & c'eft par toutes ces raifons
qu'il ne fe peut faire pour lors de conception.

On demande, si la femence de la femme est la cause efficiente, ou formante du fœtus? Le même *Diemerbrorck* répond, qu'elle n'a pas en soy la vertu ou principe qui forme le fœtus, qu'elle n'agit point dans sa formation, & même qu'elle ne fournit pas la matiere de ses premiers delineamens; mais que neanmoins elle est tres-necessaire, comme étant la matiere qui doit recevoir mollement, dissoudre, & fomenter le germe de la femence de l'homme, délivrer de tout empêchement l'esprit formateur qui reside dans ce germe, le disposer à agir, & à former de sa propre substance la premiere tissure, & les premiers ébauchemens du corps, & enfin nourrir l'embrion dans ces commencemens.

On demande, si le sang menstrual concourt conjointement avec la femence à la premiere formation des parties? On répond, que non, parce que les premiers traits des parties sont formés de la seule femence, & cela de, & par sa plus subtile, & plus spiritueuse partie, & le sang menstrual, ni aucun autre sang que ce soit, n'y apporte autre chose que la nourriture, de laquelle vient l'accroissement.

On demande, si la femence du mâle seule se reduit en acte, & si elle produit quelque chose qui ressemble au principe d'où elle est émanée? On répond, qu'elle ne le peut, si elle n'est mêlée avec un ferment, & avec un aliment qui luy soit convenable, & que si dans l'un ou l'autre de ces points il arrive quelque manquement, quelque erreur, ou quelque vice; alors ou il ne s'en produit rien, ou ce qui s'en produit est défectueux, ce que la nature neanmoins retablit, & perfectionne autant qu'il luy est possible. En la même maniere absolument que nous voyons parmi les plantes, que le grain de froment, ou d'orge, jetté dans une terre inculte, ou aride, dégenere par défaut de ferment, ou d'aliment, en yvraïe, ou en quelque autre herbe inutile, qui ne ressemble presque point à ces premiers grains.

On demande, à quel âge la semence s'engendre ? On répond, qu'elle ne s'engendre que lorsque le corps commence à devenir plus sec, & plus robuste, & qu'il est parvenu au plus haut point de sa croissance ; ainsi comme cette force, & cette fermeté arrive principalement entre la quatorziéme, & la vingtiéme année de l'âge, c'est en ce temps-là qu'il commence de s'engendrer de la semence, laquelle acquiert de jour en jour dautant plus de perfection, que le corps devient plus vigoureux, & plus robuste, & qu'il a moins besoin de croître.

On demande, comment se fait l'accroissement du corps ? On répond, qu'il se fait dans la jeunesse, parce que toutes les parties abondent en un suc extrêmement humide, sulphureux &·huileux : car comme à raison de ce suc ces parties sont tres-faciles, & tres-disposées à se flechir, & à s'étendre, il arrive de là que les esprits animaux qui s'écoulent en elles ne peuvent pas facilement faire fermenter le sang qui leur est apporté par les arteres pour leur nourriture, ni separer suffisamment les particules salines qu'il contient, d'avec les sulphureuses. Et cela en partie, parce que leur force est émoussée par l'humidité surabondante, & par l'oleaginosité des particules sulphureuses ; & en partie, parce que le cerveau encore trop humide, ne peut pour lors engendrer des esprits assés âcres pour exciter dans le sang une forte effervescence, tels neanmoins que dans la suite, lorsque toutes les parties sont devenuës plus se-

A quel âge
la semence
s'engendre.

Comment
se fait l'ac-
croissement
du corps.

ches , il les engendre. Par cette même raison aussi
les parties fpermatiques , dans lefquelles principalement refide la faculté de faire la femence ne
fe deffechent pas beaucoup pour lors ; mais à raifon des particules humides , & huileufes de l'aliment qui leur eft continuellement ajoûté , elles
s'étendent , & croiffent en longueur , & en épaiffeur , & cela dautant plus promptement , que l'a-
liment qui leur furvient eft plus humide , & plus
huileux , comme il arrive dans l'enfance , & dans
la jeuneffe ; mais la force & la fermeté s'augmente en elles , lors qu'elles deviennent plus feches ,
& qu'elles croiffent moins ; on parle d'une fechereffe moderée , & convenable , non pas d'une totale aridité. Or ce qui fait que les parties fe deffechent ainfi , eft que cette abondance , & huileufe
humidité eft peu à peu confumée par la chaleur qui
augmente auffi avec l'âge ; & ainfi la trop grande
humidité , & flaccidité des parties fpermatiques
diminuant , elles deviennent plus robuftes , par
la raifon que fe feparant pour lors du fang plus de
particules falines qu'auparavant, il s'en mêle une
plus grande quantité à leur aliment , qui par confequent leur eft plus fortement , & plus folide-
ment uni , & affimilé.

On demande , pourquoy il ne s'engendre point
de femence dans les enfans ? On répond , que la
même caufe qui fait , & qui entretient l'accroiffement des parties dans eux , la même empêche
qu'il ne s'y engendre de la femence , c'eft à-dire ,
que comme il ne va aux tefticules que tres peu
d'efprits animaux , & peu âcres , & que le fang
qui y eft porté eft tres-humide , & tres-huileux ,
il s'enfuit de-là qu'il ne s'y peut faire autre chofe
que leur accroiffement feulement , & nullement
de la femence ; mais dans le cours de l'âge , cette

Pourquoi il ne s'engen- dre point de femence , dans les en- fans.

humidité huileuse s'étant un peu consumée par la
chaleur, à mesure qu'elle augmente, le cerveau,
qui par conséquent est devenu plus sec, engendre des esprits animaux plus âcres, & ces esprits
se répandans par les nerfs qui aboutissent aux testicules, dans le sang arteriel qui y est apporté, en
separent mieux les particules salines propres pour
la generation de la semence ; en sorte que se mêlant eux-mêmes avec ces particules, ils se con-
densent conjointement avec elles en liqueur tres-
subtile, laquelle par la faculté, ou vertu specifique des testicules, qui procede de leur temperamment particulier, & de leur conformation,
se cuit en semence qui devient plus parfaite, moins
cette humidité, qui doit être moderée dans les
corps parfaits ; prédomine en elle.

   On demande, pourquoy dans la vieillesse peu
vigoureuse il ne s'engendre dans les testicules que
peu de semence, encore est-elle aqueuse ; quelquefois même il ne s'en engendre point du tout ?
On répond, que la raison est, que dans cet âge
la chaleur diminuë, en sorte que l'humide reprend
le dessus, & prédomine, quoy qu'elle ne soit pas
huileuse comme dans l'enfance ; mais cruë &
aqueuse ; ce qui fait que le cerveau devient de
nouveau humide, & qu'il engendre moins d'esprits, & de moins âcres. Il faut ajoûter que les
parties qui servent à la coction de la semence,
deviennent aussi plus humides, & qu'elles se relâchent ; en sorte que, soit à raison du peu de disposition de la matiere, soit de leur propre foiblesse, elles ne peuvent faire de la semence.

   On demande, pourquoy les eunuques, & les
animaux châtrés deviennent plus gras, plus lents,
plus languissans, & moins animés ? On répond,
que cela procede de ce que l'enlevement des tes-

viennent
plus gras,
plus lents,
plus lan-
guiffans, &
moins ani-
més.

ticules caufe en eux un tres-notable changement
de temperamment ; par la raifon qu'il fe fait dés-
lors une entiere ceffation de cette exhalaifon, ou
infpiration feminale d'odeur forte , & comme
puante , laquelle a coûtume de fe répandre dans
toutes les parties du corps de l'homme, d'augmenter la chaleur du fang, & des autres humeurs,
& enfin de rendre les efprits animaux plus âcres,
& plus vigoureux. Ce changement fi confiderable de temperamment entre plufieurs autres fignes , paroît dans les eunuques, en ce que les
poils qui leur étoient crûs avant que d'être châtrés , ne tombent pas à la verité ; mais ceux qui
ne l'étoient pas encore , foit à la barbe , foit en
autre part , ne leur croiffent jamais. Il eft encore
évident dans les cerfs parvenus à leur maturité
mafculine ; car les cornes qui croiffent fur leurs
têtes , ont coûtume pour lors de tomber chaque
année , & en leur place il en revient à même
temps de nouvelles ; mais fi on les châtre immediatement aprés qu'ils ont mis bas les premieres
de ces cornes , alors il ne leur en recroit jamais
plus d'autres , & ils deviennent, à ce qu'on affure , plus gras. Or ce changement de temperamment , caufé , à ce qu'on vient de dire , par ce
manque de l'émiffion , ou infpiration feminale
faite par les tefticules , tend vers le froid; d'où
vient que le fang en eft moins huileux , & moins
chaud, que les efprits qui s'engendrent font moins
âcres , moins vigoureux , moins prompts , & fe
diffipent moins , & que la portion du fang qui
devoit être employée en femence, & en efprits
feminaux , refte toute dans le corps, remplit les
vaiffeaux, & eft enfuite appliquée, & ajoûtée aux
parties en furabondance de nourriture , laquelle
les humecte davantage par fa quantité, & par fon
oleaginofité,

oléaginosité, & enfin les engraisse : car la vertu fermentative des esprits animaux s'émoussant beaucoup, & devenant plus foible dans cette grande quantité de sucs sanguins moins chauds qu'à l'ordinaire, fait moins parfaitement la separation des particules sulphureuses, & huileuses d'avec les salines, ausquelles par cette raison elles demeurent mêlées en plus grande quantité, & étant ensemblement apposées aux parties qui doivent être nourries, elles les humectent davantage, & les rendent plus grasses, & plus repletes, mais plus languissantes, & moins robustes, parce qu'elles empêchent par leur entremise que les particules du sang les plus seches, & les plus salines ne s'unissent fortement aux parties spermatiques, desquelles principalement vient leur force. Il faut ajoûter à cela, que dans les châtrés le cerveau pareillement par cette redondance excessive de sang huileux est trop humecté, ce qui fait qu'il engendre des esprits moins âcres, moins subtils, & moins vigoureux, qui par consequent sont moins propres pour la fermentation, & pour les actions animales ; aussi les eunuques sont peu courageux, languissans, & effeminés, leur esprit est pesant, & ils sont lents en toutes leurs actions, soit du corps, soit de l'ame.

On demande, pourquoy les personnes grosses & grasses sont moins propres pour l'acte venerien ? On répond, que la même surabondance des parties huileuses dans le sang, par laquelle l'acrimonie des esprits animaux est émoussée, fait que ces personnes engendrent moins de semence, & qu'ils l'engendrent plus lentement, ce qui les rend moins vigoureux pour l'acte venerien, dont ils sont bien-tôt fatigués, & lassés ; tout au contraire des gens robustes maigres, qui ont beau-

Pourquoy les personnes grosses & grasses sont moins propres pour l'acte venerien.

Tome II.   A a a

coup de panchant, & qui le supportent facilé-
ment, & long-temps ; parce qu'en ceux cy il s'engendre beaucoup plus de semence, & plus promptement qu'en ceux-là, par la raison qu'ils ont
plus grande quantité d'esprits animaux, & de plus
âcres, & que leur vertu fermentative n'est pas
émoussée par le trop d'humidité huileuse. Mais
dira-t'on, pourquoy les enfans qui ont cette même abondance d'humidité, ne deviennent-ils pas
gros & gras ? La raison est que cette humidité
passe en eux en l'augmentation & accroissement
de leur corps.

D'où vient la lassitude dans les personnes plectoriques.

  On demande, d'où vient que dans le plethore
le corps se lasse facilement, qu'il devient paresseux, & foible, que les actions animales, tant
les principales que les autres, se font lentement,
que l'on devient assoupi &c ? On répond que cela
procede de ce qu'à raison de cette trop grande
abondance d'humidité huileuse dans le sang, il
s'engendre dans le cerveau peu d'esprits animaux,
& que ceux qui y sont engendrés, sont moins
âcres, & moins agités.

CHAPITRE XXVI.

Des Maladies de la Matrice.

Les Maladies de la Matrice.

LEs *Maladies* de la matrice se divisent en celles qui arrivent au vagin, ou au col de la
matrice, comme le Teutigo, les Excroissances
charneuses, le retrecissement, la Chûte, les Pustules, les Condilomes, les Hemorroides, les
Ulceres, les Rhagades, & les Verruës. En celles qui arrivent aux lévres des parties naturelles,

comme les Caruncules, la Démangeaison de la vulve, la Tumeur des lévres. Et en celles qui arrivent à la matrice, comme l'Intemperie, l'Inflaction, l'Hydropisie, l'Inflammation, le Scyrre, la Chûte, le Sphacele, les Playes, & les Ulceres.

Les Simptomes de la matrice sont la Suppression & Flux excessif des menstruës, le Flux uterin, la Gonnorrhée, les Pâles couleurs, la Suffocation de matrice, la Fureur uterine, la Sterilité, la Mole, la Conformation dépravée du fœtus, les Monstres, l'Avortement, le Fœtus mort dans la matrice, & l'Enfantement difficile.

Le Tentigo est une inflammation du clitoris, causée par l'abondance des esprits & du sang qui se portent dans cette partie, & qui la distendent de telle sorte, que les femmes peuvent en abuser. Lorsque cette indisposition est sans chatoüillement, on la nomme priapisme, & salacité quand il y a du plaisir.

Dans cette maladie le clitoris devient gros & enflé, & bandé comme une verge, & il est quelquefois si long, qu'il sort par la vulve. Cette incommodité n'est pas dangereuse, mais elle est laide & fâcheuse.

Les Excroissances charneuses du vagin s'appellent *Queuë*, parce qu'elles sortent quelquefois au dehors, en pendant comme une queuë. Elles sont causées par l'abondance de la limphe & du suc nourricier, qui font des obstructions dans la membrane interne du vagin; en sorte que les fibres de cette partie recevant toûjours de nouveau suc nourricier, elles grossissent, & se relâchent considerablement, en occupant quelquefois tout le vagin. Il y a des femmes plus sujettes à ces excroissances, parce qu'elles ont les vaisseaux du vagin fort gros ; d'où vient qu'ils fe peuvent dilater aifément par l'abondance du fuc nourricier.

Ces Excroiffances font faciles à connoître, comme elles rempliffent une partie du vagin les femmes apprehendent les approches. Elles font plus difformes & incommodes, que dangereufes.

Le retreciffement du col de la matrice.

Le Retreciffement du col de la matrice peut venir de plufieurs caufes : car outre qu'il peut être de naiffance, une pierre dans la veffie peut le comprimer, ou une tumeur dans le rectum, enfin des carnofités & des fungus peuvent le boucher.

Quand ce retreciffement eft entier, il arrive une fuppreffion des mois, l'on fent une douleur pefante, quelquefois l'urine eft fupprimée, & fouvent il furvient une ftrangurie, & une dyfurie. Enfin on le reconnoît facilement, en examinant la partie, & au recit qu'en fait la Sage-femme.

Le Retreciffement qui vient dés la premiere conformation ne fe guerit gueres. Si le conduit de l'urine eft auffi bouché, on y fera l'operation.

La defcente de la matrice.

La Defcente de matrice n'eft qu'un allongement du vagin qui s'avance au dehors. Elle arrive fouvent aprés l'accouchement par l'ignorance des Sages-femmes, qui tirent les rides du vagin, penfant tenir l'arriere-faix, ce qui fait que le col de la matrice fe fepare des parties aufquelles il eft attaché, de maniere qu'on le voit pendre au dehors fur les lévres. Elle arrive encore dans les filles, ou par une inflammation, ou par un relâchement des rides de la membrane du vagin, ce qui vient toûjours par des obftructions, ou bien c'eft par des ulcerations qui ont rongé, & qui ont effacé les rides du vagin.

Si la Tumeur eft encore dans les lévres de la vulve, ou proche, on l'appelle feulement defcente. Il ne paroît alors qu'une petite tumeur qui occupe les lévres , ou un corps pesant de la grosseur d'un œuf.

Si la Tumeur est en dehors, c'est proprement ce qu'on appelle abbaissement , elle est plus ou moins grande , & laisse un trou au milieu, que les Anciens ont pris faussement pour l'orifice interne de la matrice , alors tout le col de la matrice est relâché , quelquefois il n'y a point de trou, & la tumeur est seulement ronde, & alors il n'y a que quelques rides du col de la matrice qui soient relâchées.

On sent au commencement une douleur avec tension vers les lombes , & l'hypogastre causée par le poids qui tire violemment ces parties , tantôt la fiévre survient , tantôt les convulsions , tantôt la substance descenduë se corrompt , s'ulcere , & souvent se gangrenne.

La veritable descente produite par quelque violence externe , est presque toûjours incurable : car cette violence ne peut arriver sans rompre & sans déchirer les ligamens larges dont la consolidation & la réünion artificielle semble peu vrai-semblable.

La Chûte nouvelle du conduit de la pudeur , & n'étant encore que dans l'état de descente , peut se guerir facilement , principalement dans les jeunes ; mais si le mal est inveteré , si l'air a alteré considerablement la substance, si la malade est âgée , il sera difficile d'en venir à bout.

Rarement la chûte du col de la matrice est mortelle , elle est seulement tâcheuse par les ulceres , & la puanteur qui surviennent.

La Fiévre, la douleur , la convulsion , & autres semblables simptomes cruels qui arrivent , la rendent mortelle.

Les Pustules du col de la matrice sont de petits

Ses signes,

Son Prognostic.

Les Pustules.

A a a iij

tubercules qui font de la douleur & de la démangeaifon , & les *Condilomes* font d'autres tubercules en forme de nœuds ; ces tumeurs font avec
une chaleur ardente qui fait beaucoup de douleur.

Les *Puftules* font toûjours caufées par une limphe âcre & vifqueufe , principalement lorfque la
matiere qui eft feparée par les glandes vaginales ,
eft devenuë âcre & acide. Les *Condilomes* font oc-
cafionnés par l'obftruction des glandes vaginales ,
ou par celles des rides du vagin. Ces indifpofitions font ordinaires dans les maladies veneriennes. Il y en a qui font avec inflammation , avec de
la douleur , de la chaleur , & de la dureté. Il y en
a d'autres qui font molles , & fans inflammation ,
& qui ont beaucoup de rapport aux écroüelles.

Les hemor-
roïdes.

Les *Hemorrhoides* du vagin font de petites tumeurs enflées qui font de la douleur ; elles rendent les femmes pâles , & leur caufent des laffitudes. Elles font à peu prés femblables aux hemorrhoides de l'anus , Il y en a qui faignent, il y en
a d'autres qui ne rendent point de fang , fouvent
elles font accompagnées de fleurs blanches.

Ces *Indifpofitions* font produites comme celles
de l'anus , par un fang épais coagulé par un acide
qui s'eft arrêté dans les vaiffeaux du vagin , en les
dilatant, dans la fuite ce fang en fermentant , devient âcre & corrofif , il déchire les vaiffeaux , ce
qui caufe une hemorragie.

Les *Hemorroïdes* du vagin qui rendent du fang
fe gueriffent plus facilement que celles qui ne
coulent point.

Les ulceres.

Les *Ulceres* du vagin viennent , ou par des caufes externes , ou par des caufes internes. Quelquefois c'eft pour s'être fervi de medicamens
âcres , ou bien c'eft un accouchement difficile &

laborieux qui occasionne ces ulceres. Les causes internes sont comme l'arriere-faix gangrenné, les vuidanges retenuës, la verole, les abscés, enfin toutes les obstructions du vagin causées par une limphe âcre, sont capables de faire des ulceres.

Ces Ulceres se connoissent à la douleur, à la démangeaison, & au pus qui coule, qui est quelquefois mêlé de sang, particulierement dans le temps des mois, On urine souvent, & en pissant on sent une douleur cuisante.

Si l'Urethre est aussi ulceré, il y a une grande ardeur d'urine, il survient ensuite une fiévre lente avec des frissonnemens.

Les Ulceres du vagin ne sont pas à negliger, parce que les liqueurs nourricieres s'aigrissant par leur sejour, & devenant âcres & corrosives comme de l'eau-forte, toutes les fibres étant coupées, la partie sera privée des liqueurs nourricieres, ainsi elle se gangrennera. Il est bien difficile de pouvoir guerir les ulceres inveterés qui sont profonds dans le vagin ; principalement, lors qu'ils sont accompagnés de la verole, & du scorbut.

Les Fistules du vagin succedent ordinairement Les fistules, aux ulceres inveterés, elles se connoissent par les mêmes signes que les autres, à la callosité, à une sanie puante qui coule de ces fistules. Quelquefois elles penetrent dans la vessie, souvent elles vont jusqu'à l'anus, pour lors les excremens sortent avec le pus.

Les Rhagades sont de petites fentes ulcerées Les rhaga-
qui rongent les rides du vagina ; elles viennent des.
quelquefois d'un accouchement laborieux, qui aura été causé d'un déchirement dans le vagin, ou pour s'être frotté cette partie trop rudement ; elles peuvent encore venir par des sucs âcres qui excorient le vagin, ou par des inflammations, ou par des condilomes. A a a iiij

Les verruës.

Les Verruës viennent fur les lévres, & dans le vagin, & ne different pas de celles du gland, & du prepuce : elles font çaufées par une limphe âcre qui s'eft embarraffée dans les glandes du vagin ; ces verruës deviennent quelquefois dures & calleules.

Les Condilomes & les verruës qui font avant dans le col de la matrice, donnent extrêmement de peine à guerir, Il eft plus facile d'emporter celles qui font exterieures. Elles donnent auffi bien de la peine, lors qu'elles font caufées par la verole. Au refte ces petites indifpofitions fe gueriffent difficilement dans les femmes qui ont leurs mois arrêtés, ou qui font remplies d'humeurs, ou qui font fcorbutiques, parce que leur fang n'a plus de fel volatile, & que le fuc nourricier eft épais, gluant, & acide.

Les caruncules ou excroffances de chairs.

Il vient fur les lévres, & il fort quelquefois de la vulve des *Caruncules & Excroiffances de chairs*, qui ont le plus fouvent plufieurs racines ; elles viennent de l'acrimonie du fuc nourricier qui fe coagule dans les glandes, & dans les tuyaux de la vulve, à la fin ces glandes fe déchirent, & les liqueurs s'extravafent, c'eft ce qui caufe ces excroiffances de chairs.

Ces Caruncules fe connoiffent en examinant la partie, ou par le recit qu'en fait la malade. Souvent elles font fongueufes, & fortent de la fente ; elles caufent beaucoup d'incommodité en empêchant les approches, & quelquefois auffi l'écoulement des mois, d'où il arrive de fâcheux fimptomes, principalement fi ces caruncules font fort groffes, parce qu'en comprimant l'urethre, elles caufent une fuppreffion d'urine. On a quelquefois vû ces excroiffances dégenerer en gangrenne ou en fphaçele, felon l'obfervation de *Segerus*.

La Démangeaison de la vulve se fait sentir par une douleur cuisante qui oblige les femmes à porter toûjours la main à cette partie pour se gratter, comme si elles avoient la galle. Elle dure long-temps, & souvent il en arrive une inflammation, & la fiévre.

Cette Démangeaison est causée par des sels âcres & volatiles, mêlées avec des particules alcalines qui fermentent ensemble dans le tissu de la vulve. C'est cette legere fermentation qui agite les fibres nerveuses, & qui cause d'abord ce doux chatoüillement : mais lorsque ces liqueurs sont remplies de particules salines plus dures, & plus massives, la démangeaison devient insupportable, sur tout la nuit, lorsque la chaleur du lit les met dans un grand mouvement. On remarque que les vieilles femmes sont plus sujettes à ces démangeaisons que les jeunes, à cause qu'elles ont le sang plus rempli de sels fixes, parce que n'ayant plus leurs mois, leur sang en est moins pur : c'est pourquoy il est plus propre à s'arrêter dans les glandes de ces parties. Peut-être sont-ce ces démangeaisons qui rendent les femmes qui sont sur le retour, si fretillantes.

La Démangeaison de la vulve n'a rien de dangereux ; mais elle est fort incommode, parce qu'elle empêche de reposer la nuit, à cause que ces sels âcres fermentent par la chaleur du lit. Si cette démangeaison ne vient point d'une cause venerienne, & que cette fâcheuse incommodité ne soit seulement causée que par la liqueur des glandes vaginales qui est devenuë un peu plus âcre qu'à l'ordinaire, il n'y a point de meilleur remede que d'accorder tout à son amant.

La Tumeur des lévres des parties naturelles, peut venir d'une chûte qui fera une contusion, &

qui arrêtera les liqueurs nourricieres , ou par le
fuc nourricier qui devient acide , & qui s'arrête
dans les glandes cutanées des lévres. Ces obftructions arrêtant le nouveau fuc nourricier qui fe porte à la partie, il fe forme de groffes tumeurs, qui
font ordinaires aux femmes attaquées de la verole , parce que le fang des verolés eft tout rempli
de fels âcres & rongeans qui coagulent bien-tôt la
limphe dans les glandes.

Cette Tumeur eft facile à connoître. Celle qui
vient d'une contufion, ou de quelque autre externe fe guerit plus facilement que celle qui eft
caufée par la verole. Celle qui eft dure & fcyr-
rheufe donne bien de la peine à guerir.

L'Intemperie de la matrice eft fimple ou compofée , fans matiere, ou avec matiere.

On connoit l'intemperie chaude par le defir exceffif du coït, & par la fortie des purgations menf-
truelles, qui font en petite quantité, & fans ordre,
âcres , & de couleur jaunâtre , par la prompte generation des poils aux parties honteufes, par la
couleur rouge du vifage , par la fechereffe des lévres, par la douleur de tête , & autres fignes qui
montrent que la bile domine dans le corps. La
froide eft reconnuë par les marques contraires.

On diftingue l'intemperie humide par les purgations abondantes & aqueufes , par le refroidiffement du defir du coït , par le flux uterin , par
l'écoulement frequent de la femence virile dans
le congrés , & par l'avortement qui arrive quelquefois durant la groffeffe. Dans la feche on y
remarque des fignes contraires.

L'Intemperie chaude eft ordinairement accompagnée de fâcheux accidens , comme font le dé-
reglement , & la difficulté des mois , la fureur
uterine , la fterilité , & l'affection hypochondriaque.

La Froide est suivie du manquement des purgations, de l'hydropisie, de l'inflammation de la
matrice, & de la sterilité.

L'Humide, lors qu'elle est excessive, empêche
la conception, & cause des avortemens frequens.

Enfin la seche qui est considerable, est toûjours suivie de sterilité, & se guerit difficilement, principalement si elle est inveterée.

L'Inflammation de la matrice est une obstruction toute semblable aux autres, causée par l'acidité des liqueurs nourricieres.

Cette Maladie se fait ressentir par des douleurs
dans les aînes, & dans les mammelles, par la fiévre continuë, par la nausée, & le vomissement,
par la suppression des mois, de l'urine, & des
excremens fecaux, par la soif insupportable, par
la défaillance, & le refroidissement des extremités, par les delires, & les convulsions qui arrivent quelquefois, enfin par la tumeur dans l'hypogastre, dans laquelle la malade y sent une chaleur brûlante, avec une tension, une pesanteur,
& une pulsation grandes & insupportables, &
qui s'augmentent lors qu'on la touche, & qu'on
la comprime tant soit peu.

Si l'Inflammation se change en pus, tous ces
simptomes s'augmentent, & ils diminuent lorsque la suppuration est faite. Si elle se termine par
resolution, les accidens aussi-bien que la tumeur
diminuent peu à peu.

Cette Maladie est tres-dangereuse, principalement si elle est accompagnée de fâcheux accidens,
& de la gangrenne, & si elle survient pendant la
grossesse.

Elle est moins dangereuse, lors qu'elle se termine par resolution, & on remarque que quand

elle fuppure, il eſt à ſouhaiter que l'abſcés s'ouvre vers la cavité de l'uterus, afin que le pus ait ſon paſſage libre, & alors les malades gueriſſent bien de l'inflammation; mais cela n'empêche pas que l'ulcere qui y ſuccede ne les tourmente par la douleur aiguë & continuelle que le pus y excite, & qu'il ne les conſume, & ne les faſſe mourir peu à peu par la fiévre lente qui l'accompagne, ou par l'hydropiſie qui les ſuit ordinairement.

Le Sphacele de la matrice.

Le Sphacele de la matrice ſuccede ſouvent à l'inflammation; c'eſt une entiere obſtruction de tous les vaiſſeaux de cette partie; de ſorte que la circulation ne s'y faiſant plus, la partie tombe neceſſairement en mortification.

Ses ſignes.

Cette Maladie eſt accompagnée d'une fiévre forte, d'une douleur ſemblable à celle que l'on ſent dans la nephritique, des delires, des convulſions, particulierement, lorſque l'enfant eſt mort dans la matrice, & qu'il eſt corrompu, enfin on remarque que la partie devient noire, molle, puante, dénuée de poils, & ſans ſentiment.

Son prognoſtic.

On ne doit attendre que la mort de la gangrenne, & du ſphacele de la matrice. Si l'on en croit des Praticiens celebres, il y a pourtant eu des femmes qui n'ont pas laiſſé de guerir après une entiere mortification de la matrice, parce que la partie morte s'étoit ſeparée d'elle-même, ou qu'on l'avoit retranché; mais il y a plûtôt lieu de croire que c'étoit une partie du vagin qui s'étoit ſeparée, ou que l'on avoit coupée, que la matrice.

Le ſcyrrhe de la matrice.

Le Scyrrhe de la matrice n'eſt autre choſe qu'une tumeur endurcie des glandes & des tuyaux de cette partie, c'eſt auſſi bien ſouvent pour s'être ſervi de medicamens froids, & aſtringens dans une inflammation de la matrice, qu'il eſt arrivé un ſcyrrhe.

Cette Maladie se fait ordinairement connoître   Ses signes.
par une grosse tumeur dure, & sans sentiment du
côté gauche de l'umbilic. Dans quelques femmes
le ventre est enflé comme si elles étoient grosses,
ce qui vient de ce que la matrice s'est dilatée comme un grand sac qui est devenu dur & scyrrheux.

On distingue le scyrrhe d'avec la molle, en ce
que dans la mole les mois viennent sans ordre,
s'ils ne sont supprimés, & les mammelles enflent,
& ont du lait; au lieu que dans le scyrrhe les purgations sont reglées, à moins qu'elles ne soient
supprimées, & les mammelles deviennent fletries
& extenuées.

Cette Maladie est tres-dangereuse, & dégenere   Son Pro-
facilement en cancer, principalement si le corps   gnostic.
est cacochime, & si on use immodérement des
medicamens resolutifs, ou s'il est survenu pour
s'être servi mal-à-propos dans une inflammation
de matrice, de remedes froids, & astringens.

Les Ulceres de la matrice succedent ordinaire-   Les causes
ment à l'inflammation suppurée. Il en coule une   & signes des
matiere puante, on sent de grandes douleurs à   ulceres de la
l'hypogastre, souvent il arrive des convulsions,   matrice.
& si le sphacele se met à la matrice, il s'étend
quelquefois jusqu'aux parties exterieures.

On connoît que la matrice est *blessée*, quand la   Les signes
douleur se communique aux aînes, & aux cuisses,   de la playe
à cause de ses ligamens, & de la connexion qu'elle   de la matri-
a avec le peritoine, quand le sang sort par la playe,   ce.
& par la partie honteuse, qu'il survient vomissement de bile; qu'on a de la peine à parler, qu'on
tombe en défaillance, & qu'on est tourmenté
quelquefois de douleurs de tête, & des yeux, à
cause de la grande simpathie qu'elle a avec le cerveau.

Cette Blessure est tres-dangereuse, particuliere-   Son prognostic.

ment sur les derniers mois de la grossesse, où la matrice est toute spongieuse, & remplie du suc nourricier. D'ailleurs dans ce temps-là tous ces vaisseaux de cette partie sont tres-remplis de sang, si elle vient donc à être blessée par quelque cause que ce puisse être, il en doit arriver de grandes pertes de sang, ce qui causera des défaillances, & le plus souvent la mort. Si la playe est grande, le fœtus sortira par la playe de la matrice, & tombera dans le ventre, ce qui fera mourir infailliblement la mere & l'enfant.

L'enflure de la matrice.

L'*Enflure de la Matrice*, ou *Mole venteuse* sont des vents renfermés dans sa cavité qui la gonflent d'une maniere surprenante, non seulement le ventre s'éleve peu à peu, mais les mois s'arrêtent mêmes, ou ne coulent que tres-peu, & on trouve quelquefois du lait dans les mammelles, ce qui impose facilement aux femmes, lesquelles se croyent fermement grosses sans se détromper par la longueur de la grossesse, qui dure un an, & quelquefois deux. Enfin les douleurs surviennent ou non, & elles accouchent de quelques vents qui sortent avec bruit, le ventre s'abbaisse, & on connoît alors l'imposture : c'est pourquoy quelques-uns appellent cette maladie, molle, venteuse, les vents se dissipent, & sortent quelquefois insensiblement, & peu à peu, & les femmes sont surprises de ce qu'est devenu leur ventre.

Sa cause.

La plus frequente des causes de ce gonflement imposteur, selon *Ettmuller*, est la reception de l'air exterieur dans la matrice aprés l'enfantement ou l'avortement, lorsque les femmes dans ce temps-là s'exposent trop tôt à l'air, sans se munir les parties genitales, ou même, lorsque durant l'avortement ou l'accouchement, l'air froid s'introduit dans la matrice, elle l'enfle si fort, que les malades semblent être encore grosses, si la suppreſſion des lochies s'y joint en même temps, elles reſſentiront des douleurs cruelles dans tout l'abdomen. Si même aprés l'écoulement legitime des lochies, les malades prennent trop l'air, le vent ramaſſé dans la matrice, qui n'eſt pas encore parfaitement refermée, mais entr'ouverte, s'y rarefie dans la ſuite comme dans un lieu chaud, & cauſe en ſe rarefiant la diſtenſion de la matrice & de l'abdomen.

Rarement cette enflure de la matrice vient d'une cauſe interne ſans quelque cauſe externe manifeſte, à moins qu'il n'y ait quelque petite hydropiſie de matrice conjointe pour exciter les vents qui ſe rencontrent peu ſans quelque matiere.

Dans cette Maladie la matrice s'enfle ſucceſſivement, non pas préciſément au milieu de l'abdomen ; mais ſuivant toutes ſes dimenſions, & à meſure que les vents augmentent, ou diminuent, & ſe rarefient plus ou moins, la matrice paroît plus ou moins diſtenduë, ajoûtés le vice des hypochondres, & de la digeſtion de l'eſtomac, où les malades ſentent des vents & des groüillemens ; la tenſion qui occupe la matrice eſt ſi grande, & ſi douloureuſe, que les malades s'en plaignent. Quand on appuye ſur la tumeur, on ne ſent point le mouvement du fœtus, & lorſque les femmes ſe tournent ſur un côté, la tumeur ne roule point, & demeure en place. Quoique la tumeur ſoit plus groſſe que dans la veritable groſſeſſe, la peſanteur eſt moindre, & la vulve eſt moins chargée, & moins preſſée. Quelquefois quand on frappe le ventre, il reſonne.

L'Enflure de la matrice n'eſt pas d'ordinaire dangereuſe, & elle ſe reſout ſouvent d'elle-même, ſi neanmoins elle arrive un peu aprés l'enfantement, ſi elle arrête le cours des lochies, elle peut

dégenerer en inflammation, & devenir tres-perilleufe.

L'hydropi-
fie de la ma-
trice.

L'Hydropifie de la matrice eft une tumeur
aqueufe qui trompe les femmes, & leur fait croire qu'elles font groffes. On la diftingue d'avec la
molle aqueufe de la matrice, en ce que celle-là
eft plus rare, & celle-cy plus frequente ; que dans
la premiere la matrice eft gonflée par quantité
d'eaux claires,& quelquefois jaunes ramaffées dans
fa cavité, & que dans la derniere c'eft une liqueur
aqueufe, & un peu vifqueufe, renfermée dans
une membrane propre, qui eft tantôt feule, tantôt plufieurs en nombre, qui reprefente des vefficules plus ou moins grandes, que la malade jette
dehors ; d'où vient qu'on l'appelle hydropifie vefficulaire de la matrice.

Cette derniere Maladie eft du genre des moles,
& on la definit une veritable conception, & la
generation d'un œuf, dans quoy fe trouve dépravée, & détruite la conformation du fuc nourricier
qui y eft apporté, pour former, & nourrir le fœtus, lequel fuc aprés fa reception dans quelqu'u-
ne des membranes, fe ramaffe dans plufieurs vefficules diftinguées qui reprefentent cette mole
aqueufe, dont nous parlerons cy-deffous.

Ses caufes.

Les Caufes de l'hydropifie propre de la matrice, ou des eaux ramaffées dans fa cavité, font
plufieurs en nombre.

Quelquefois l'hydropifie eft jointe avec la groffeffe, felon les obfervations de *Hildanus*, & de
Salmuth, & l'origine de cette hydropifie eft l'a-
bondance de la liqueur claire & blanchâtre, ou
chyleufe, mais trop aqueufe dans ces fortes de
fujets qui fe filtrent dans la matrice pour la nutrition du fœtus. Laquelle liqueur ramaffée en
trop grande quantité, non feulement eft caufe que

la

la mere ne sent point remuer le fœtus, mais en rompant la membrane externe dans quoy elle est retenuë, elle s'écoule dans l'enfantement, ou quelques mois auparavant, sans incommoder le fœtus.

Si ces Eaux percent avant l'enfantement, & coulent lentement, que le Medecin qui sera appellé ne s'imagine pas que l'avortement, ou une môle aille suivre, comme les assistantes le disent, qu'il considere bien toutes ces choses, & qu'il refasse la mere par des analeptiques, & corroboratifs, avant que de rien entreprendre temerairement.

A la verité l'hydropisie de la matrice est encore engendrée par la suppression des lochies, soit totale, soit en partie, lorsque le sang s'écoule ; mais il reste une matiere sereuse, & une espece de lait qui doit suivre. Cette liqueur retenuë engendre des vents dans la fermentation qu'elle fait, & l'enflure de la matrice se trouve jointe à l'hydropisie.

Alors les mois coulent regulierement, nonobstant la tumeur de la matrice, & de l'abdomen qui reste. Les malades mêmes conçoivent, & enfantent de nouveau, & perdent dans ce dernier accouchement une quantité prodigieuse de lochies. Souvent la matiere supprimée des lochies se jette sur une autre partie où elle se ramasse, selon l'observation d'*Ettmuller*.

Enfin les eaux se ramassent d'elles-mêmes dans la matrice, & la gonflent, ce qui est rare à la verité, & qui arrive par la longue suppression des mois, ou par le retour de la limphe supprimée, ou par quelque vice interne : car *Meckern* a vû des vaisseaux limphatiques.

De ce Genre sont l'hydropisie des trompes de la

Tome II.   Bbb

matrice , & celle de l'abdomen qui furvient à la fuppreffion des mois , dont la matiere fe ramaffe dans la duplicature du peritoine , felon l'obferva-tion du même *Meckern* , & de *Tulpius* .

Ses fignes

Les Signes de l'hydropifie de la matrice , font la tumeur qui occupe l'hypogaftre , la fluctuation quand on touche la tumeur , ou quand la malade fe remuë ; l'indolence dans le preffement de la tumeur , la pefanteur de la vulve , ou du conduit de la pudeur , le changement de la tumeur , lorf-que la malade change de côté dans le lit .

Son pro-gnoftic.

Cette Maladie n'eft pas beaucoup dangereufe , lorfque les humeurs qui la produifent ne font point encore corrompuës , & la nature s'en dé-charge fouvent elle-même par une excretion fem-blable à celle des mois ; mais fi l'humeur par fon long fejour vient à fe corrompre , & à acquerir une qualité âcre & mordicante , la maladie eft accompagnée de plufieurs fâcheux fimptomes , & fe termine par la mort .

Le flux menftrual des femmes.

Lorfque les femmes deviennent capables d'en-gendrer , elles font fujettes à beaucoup d'altera-tions , & de changemens auffi-bien que dans les hommes , foit à caufe de la femence , foit à caufe de quelque autre chofe qui s'engendre dans leurs tefticules , & leur matrice .

Dés qu'elles entrent en puberté , outre le poil follet qui couvre le mont de Venus , outre les mammelles qui s'élevent , outre la voix qui muë , elles fouffrent un changement particulier , & pro-pre , fçavoir une évacuation du fang par les par-ties de la generation , que nous nommons *Mois* , comme les Latins , de fon cours reglé & periodi-que .

On a dit que cette évacuation étoit propre & particuliere aux femmes , parce qu'il n'y a qu'elles

& la guenon entre tous les animaux qui y foient
fujettes. Il y a pourtant quelques exemples, mais
en petit nombre, de certains hommes qui per-
doient reglement du fang tous les mois par la
verge felon les obfervations de *Zacutus Lufitanus*,
& de *Bartholin*, & on en voit plufieurs à qui le
cours reglé des hemorroides tient lieu de menftruës. Les femmes mêmes d'un grand embonpoint, perdant leurs menftruës à quarante neuf
ans, prennent fouvent un flux reglé d'hemorroides, qui arrivent à d'autres pour fuppléer à la
fuppreffion des mois, felon l'obfervation d'*Horftius*.

Ce Flux periodique arrive communément tous
les mois, quoy qu'il avance aux unes de deux
jours, & retardent aux autres d'autant; ainfi les
premieres ont treize fois leurs purgations l'année, & les dernieres ne les ont que onze fois. Il
eft rare que les purgations arrivent deux fois le
mois comme à la femme dont parle *Panarollus*,
& à celle dont *Sennert* dit qu'elle avoit tous les
quatorze jours aprés fon flux periodique, une
perte d'hemorroides.

Les Mois commencent au temps de la puberté
que les femmes deviennent habiles à la generation, c'eft-à-dire, à quatorze ans, qui eft deux
fois fept, & finiffent à quarante-neuf ans, qui
font fept fois fept, la nature reglant fes mouvemens critiques de fept en fept. Il y a des femmes
qui font en puberté, & reglées dés la dixiénie &
douziéme année; mais ces exemples font rares,
& ne dérogent point au cours ordinaire de la nature. Ce n'eft point non plus déroger, lorfque les
mois coulent au delà de quarante-neuf ans; ainfi
Hildanus fait l'hiftoire d'une femme qui avoit fes
mois à foixante & dix ans. Il eft des femmes mâ-

les & vigoureuses qui sont tres-fecondes sans être
sujettes au flux periodique. *Schenchius & Panare-
lus* font mention d'une femme grosse pour la cinquiéme fois, sans jamais avoir eu ses menstruës.

Ce que Platerus dit dans ses observations est
assés surprenant, c'est d'une femme qui avoit eu
ses purgations fort regulierement étant fille , &
qui s'arrêterent dés qu'elle fut mariée, sans aucun
préjudice de sa santé. Une autre observation du
même Auteur ne merite pas moins d'admiration.
Qui dit, qu'une certaine femme avoit la suppression de ses mois, lors qu'elle étoit nourrice d'un
garçon, & qu'elle étoit bien reglée , lors qu'elle
nourrissoit une fille.

Sa cause.   *Les Menstruës*, ou le flux periodique, se font
par une fermentation extraordinaire produite dans
la masse du sang par un levain spiritueux receu des
testicules , & de la matrice , & ramassé jusqu'à
une quantité requise qui fait gonfler le sang, distend les vaisseaux, & rend la circulation plus rapide ; d'où s'ensuivent les douleurs des lombes
avec tension, le battement des arteres aux lombes , & autour de l'os sacrum, les inflammations
&c. jusqu'à ce que le sang ainsi gonflé , s'échape
par les vaisseaux limphatiques qui s'ouvrent dans
le col de la matrice, où ils ont leur insertion :
car il ne sort rien par la matrice. Quand le sang a
été suffisamment évacué, le gonflement & l'effervescence du sang s'arrête, & les vaisseaux se
resserrent, en attendant une nouvelle fermentation.

La Fermentation extraordinaire du sang au tems
des menstruës, est démontrée par l'odeur du levain ordinaire, lequel étant porté au nez, avance
le flux periodique. Par un morceau de levain,
qui étant pris de la grosseur d'une chataigne avec

un peu de noix mufcade, excite les mois. Par le
fentiment de fiévre que les femmes ont en ce
temps-là. Et *Lindanus* a obfervé une fiévre menftruale qui duroit deux jours tous les mois dans
les menftruës ; enfin par toutes les chofes qui arrêtent le flux menftrual, qui n'opere qu'en empêchant, ou retardant cette fermentation.

Cette Evacuation periodique, felon *Ettmuller*,
eft bleffée en trois manieres. 1. Par diminution,
ou entiere fuppreffion. 2. Par augmentation, lors
qu'elle fe fait trop abondamment. 3. Par dépravation, lorfque le flux n'eft pas d'une maniere naturelle, & qu'il eft accompagné de divers fimptomes.

On appelle fuppreffion des mois, quand ils
coulent trop peu, ou point du tout. Elle eft ou
naturelle à raifon de l'âge, comme aprés cinquante ans, à raifon de l'état, comme dans les femmes groffes, dans quelques nourrices, qui pour
l'ordinaire ne voyent point de purgations, dans
les convalefcentes aprés une groffe maladie, en
qui la maffe du fang eft dépoüillée d'efprits volatiles, & incapable de recevoir cette fermentation.
Elle eft pareillement naturelle à celles qui ont quelque autre évacuation, ou de fang immediatement,
ou fous la forme de fanie & d'ichores par les ulceres inveterés. *Bartholin* écrit, qu'une fuppreffion des mois ceffa d'abord qu'on eut confolidé
quelque abfcés de la malade. Il faut laiffer faire
la nature, & ne donner aucuns remedes à ces fortes de femmes temerairement.

Ce qui eft remarquable, c'eft que ces fortes d'ulceres qui caufent la fuppreffion des mois, fouffrent de grandes alterations, empirent regulierement au temps que les menftruës doivent couler,
ce qui fe connoît à la douleur, à la rougeur, à

B b b iij

l'inflammation, & au pus qui fluë plus abondamment durant les jours deftinés pour les purgations periodiques, aprés quoy ces fimptomes s'arrêtent tout court jufqu'au retour du temps des menftruës.

Ses caufes.   *Les Caufes* de la fuppreffion contre nature des menftruës, felon *Ettmuller*, font ou du côté du fang, ou du côté de la matrice.

Du côté de la Matrice, quand les vaiffeaux qui fe terminent au col de la matrice font bouchés, refferrés, ou vitiés par les cicatrices laiffées, par des ulceres, ou par quelque autre raifon.

Du côté du Sang, quand fa crudité, fa vifcofité, ou quelque autre caufe, le rend incapable de recevoir la fermentation, & le gonflement requis.

Entre ces Caufes, à l'égard des chofes non naturelles, eft le trop grand refroidiffement de quelque maniere qu'il arrive. Ainfi l'air froid receu dans la matrice au temps des menftruës, l'immerfion du corps dans l'eau froide, le refroidiffement fubit des pieds pendant l'écoulement des mois, & celuy du ventricule, & les liqueurs beuës froides coagulent fubitement le fang, arrêtent la fermentation, & par confequent le flux.

Les Alimens cruds, vifqueux, & de dure digeftion contribuent auffi beaucoup à la fuppreffion du flux periodique ; ainfi le pain chaud, & le lait dans le temps des menftruës, font tres nuifibles aux filles, parce qu'ils empêchent la fermentation par leur vifcofité, & donnent lieu à la fuppreffion.

Tous les Acides, fur tout les mineraux fixes, comme le vitriol, le fel nitre &c. arrêtent les menftruës entant qu'ils épaifliffent le fang & retardent la fermentation qui dépend des principes volatiles.

La Suppreſſion des mois, & la maladie qu'on appelle la fiévre des filles, ou la fiévre blanche, ſurviennent ordinairement, lorſque la digeſtion de l'eſtomac étant vitiée par les mauvais alimens engendre d'abord la cacochylie, celle-cy la cacochimie qui eſt ſuivie de prés par la cachexie, & *Barbette* a raiſon de dire, que la cauſe de la ſuppreſſion des mois eſt dans l'eſtomac : c'eſt pourquoy celles qui ont le piça avec la ſuppreſſion des mois augmentent conſiderablement leur mal en mangeant des choſes extraordinaires, & abſurdes.

Enfin les paſſions de l'ame ont icy beaucoup de part : car comme la joye, & la colere moderée augmentent la fermentation du ſang, & le flux menſtrual, de même, la terreur, la triſteſſe, la peur, & la crainte les ſuppriment dangereuſement. On ſçait que l'hemorragie du nés s'étanche ſouvent par la peur qu'on fait au malade. Entre les cauſes internes, la principale eſt la cachexie & la crudité de la maſſe du ſang cauſée par le vice de la premiere digeſtion : car le chyle crud & mal volatiliſé, ſe mêlant avec le ſang, le rend incapable de fermenter.

Le Scorbut même joüe ſouvent icy ſon perſonnage : car ſi les femmes ſcorbutiques n'ont pas la ſuppreſſion totale de leurs mois, elles les ont peu abondamment avec beaucoup de peine, hors de temps, & ſans ordre.

La Suppreſſion des mois ſe connoît par le rapport de la malade, & par les ſimptomes qui l'accompagnent. A l'égard des filles, leur ſang ſupprimé court çà & là par les veines, & ſe purge quelquefois par des endroits extraordinaires, ſouvent il cauſe la fiévre, de plus le teint de ces filles ſe change, elles ſont pâles, bouſies, & d'une cou-

Ses ſignes

B b b iiij

leur qui tire fur le livide , enfin la fiévre blanche
leur furvient. Pour les femmes , elles ont des maux
d'eftomac , du dégoût , l'appetit dépravé , & pour
des chofes abfurdes , les naufées , le vomiffement,
fimptomes qui peuvent arriver aux filles , mais
plus rarement ; elles font plûtôt fujettes à la cachexie.

Comment
on diftingue
la fuppref-
fion des
mois,& cel-
le de la grof-
feffe.

Comme cette incommodité fuit fouvent la groffeffe , qui eft quelquefois cachée par l'ignorance
excufable , ou par la diffimulation malicieufe des
femmes , il eft neceffaire , pour ne point errer
dans l'adminiftration des medicamens , de fçavoir
diftinguer la fuppreffion fimple des mois d'avec
celle qui eft une fuite , & un effet de la groffeffe ,
ce qu'on découvre , 1. En ce que celles qui font
groffes ont d'ordinaire la couleur bonne , & l'humeur affés gaye ; au lieu que celles en qui la fuppreffion des mois vient de maladie , font toûjours
pâles , & paroiffent triftes. 2. En ce que dans le
troifiéme mois le mouvement & la fituation de
l'enfant découvrent la groffeffe , à quoy on peut
ajoûter , que dans celles qui ne font point groffes , l'orifice interieur ne fe trouve point fermé ,
ou s'il l'eft , c'eft avec dureté , ce qui montre que
c'eft par quelque caufe contre nature. Pour ce qui
eft du lait dans les mammelles. *Hippocrate* eftime
qu'il y en peut avoir durant la fuppreffion des mois,
encore que la femme ne foit pas groffe , ce que
quelques-uns expliquent d'une matiere femblable
à du lait , plûtôt que du lait veritable.

La differen-
ce qu'il y a
entre la fup-
preffion des
mois,& cel-
le de la grof-
feffe.

Ettmuller met les differences fuivantes entre
la fuppreffion des mois confiderable , & celle de
la groffeffe. 1. Celles qui ont la fuppreffion des
mois contre nature , font pâles , non feulement au
vifage , mais par tout le corps. 2. Le dégoût des
femmes groffes ne paffe point le troifiéme mois ,

s'il dure davantage, il vient de la suppreſſion contre nature. 3. Les douleurs continuelles de tête marquent la suppreſſion contre nature. 4. Les peſanteurs & pulſations continuelles des lombes, & les battemens extraordinaires des arteres aux autres parties. 5. Les changemens frequens de couleur, & les viciſſitudes de chaud & de froid. 6. La reſpiration laborieuſe au moindre mouvement du corps. 7. Le poux frequent, inégal, obſcur, & quelquefois aboli ; enfin l'abdomen qui ne s'éleve point avec le temps, ſont des marques aſſurées de l'innocence.

On demande, s'il eſt poſſible de connoître la groſſeſſe par l'inſpection des urines. *Gabelchorerus* répond, que ſi les urines de celles qui ont leurs mois arrêtés, ſont ſans vice, & preſque naturelles, il eſt à croire qu'elles ont conçû : car ſi les mois ſont ſupprimés contre nature, il eſt impoſſible qu'il n'arrive du changement aux urines, & qu'elles ne ſoient plus tenuës, plus pâles, plus épaiſſes, ou plus troubles.

Si on peut connoître la groſſeſſe par l'inſpection des urines.

La Suppreſſion des menſtruës eſt une maladie fâcheuſe, & cauſe beaucoup d'incommodités lors qu'elle dure long-temps, comme des tumeurs, des abſcés, des ulceres, des inflammations, des pâles couleurs, des fiévres, des cachexies, des hydropiſies, des pertes d'appetit, des vomiſſemens de ſang, des lipothimies, des toux, des difficultés de reſpirer, des phtiſies, des douleurs de tête, des melancolies, & des manies, & quelquefois la goutte. Or ſelon que ces accidens ſont en plus grand nombre, & plus violens, le mal eſt auſſi dangereux, & cauſe même ſouvent la mort.

Le prognoſtic de la ſuppreſſion des menſtruës.

Le Flux immoderé des mois eſt une maladie contraire à la ſuppreſſion, dans laquelle le ſang

Le flux exceſſif des menſtruës.

menſtrual coule en tres-grande abondance. La
quantité eſt differente ſuivant les ſujets. Dans le
flux legitime , celles qui ſont jeunes , qui ont de
l'embonpoint , & qui vivent d'alimens de bon ſuc ,
ſouffrent le flux plus abondamment , & plus long-
temps , les autres au contraire. Ainſi il faut diſtinguer cette maladie par la foibleſſe des forces
qu'elle cauſe , non pas par la quantité du ſang.

Sa cauſe.   *La Cauſe* , ſelon *Ettmuller* , procede du ſang
qui ſort , ou des vaiſſeaux de la matrice qui le
contien ent.

Elle vient du ſang , 1. Lorſque ſa fermentation
eſt trop forte , qu'il ſe gonfle exceſſivement , &
qu'il ſe jette par conſequent plus abondamment
par les vaiſſeaux de la matrice. De ce genre eſt l'envie violente d'embraſſer les hommes , qui produit ordinairement aux jeunes , & à celles qui ne
font point l'amour , des menſtruës exceſſives. 2.
Lorſque le ſang eſt aqueux , trop tenu , & liquide : c'eſt pourquoy les femmes graſſes , & abondantes en ſeroſités ſont ſujettes à cette maladie ,
& le ſang qu'elles jettent a coûtume d'être ſereux , aqueux, & ſemblable aux laveures de chairs.
Ce qui arrive particulierement à celles dont l'eſtomac digere mal les alimens , qui uſent de differentes boiſſons , & qui ne gardent aucun regime
de vivre. *Barbette* veut pour cette raiſon qu'on ait
égard dans ce flux immoderé , premierement à
l'eſtomac , & enſuite aux reins , comme aux deux
ſources de cette maladie , à l'eſtomac entant qu'il
engendre un chyle aqueux qui rend le ſang de même , & aux reins , entant qu'ils ne filtrent point les
ſeroſités ſuperfluës. 3. Lorſque ſes ſeroſités ſont
trop âcres , & trop ſalées ; ainſi les femmes ſcorbutiques ont ſouvent de grandes purgations , &
l'acrimonie du ſang qui irrite la matrice , & qui

corrode les conduits, y contribuë beaucoup.

La Cauſe du flux exceſſif procede des vaiſſeaux de la matrice, lors qu'ils ſont ouverts par anaſtomoſe, ou par une violence externe, qu'ils ſont corrodés par les remedes âcres qu'on y applique, qu'ils ſont trop diſtendus dans les fauſſes couches, ou dans l'accouchement difficile, ou par quelque mouvement extraordinaire du corps, comme ſont l'éternuëment, le vomiſſement, la toux, qui excitent une trop grande hemorragie.

Le Flux immoderé ſe connoît à la debilité de   Ses ſignes. la malade, la quantité de ſang eſt incertaine, comme on l'a déja dit, & ne peut être facilement déterminée, le trop ſe doit prendre de l'abbatement des forces, qui eſt la regle la plus ſeure pour connoître ſi la malade a trop perdu de ſang : car les mois doivent ſoulager, & non pas affoiblir la malade.

Lorſque le flux eſt extraordinairement abondant ſans que les forces ſoient abbatuës, c'eſt un ſigne que la nature ſe décharge par cette voye, ſoit que le flux immoderé ſoit critique, ſoit qu'il arrive ſans criſe. Dés qu'on voit une femme beaucoup abbatuë, on peut dire qu'il eſt immoderé.

Les Cauſes de ce flux ſe connoiſſent aux marques ſuivantes. Quand c'eſt la fougue & l'efferveſcence du ſang, il y a des inflammations & des ébulitions, les jouës rougiſſent, les veines ſont gonflées, le poux eſt grand, vîte, & frequent. Quand c'eſt la trop grande fluidité du ſang, la nature de ce qui eſt ſorti le démontre, car le ſang eſt tenu, fluide, & peu propre à ſe coaguler, ſi ce n'eſt que la vulve ſoit trop reſſerrée, les linges qui le reçoivent ſont peu teints, & peu rouges. Pour l'acrimonie du ſang, elle paroît par la douleur corroſive & mordicante aux parties genitales.

Si ce Flux dure long-temps, la pâleur du visage, la perte d'appetit, l'abbatement, & la défaillance des forces, la sincope, les fleurs blanches, l'atrophie, la cachexie, l'enflure des pieds,
& l'hydropisie même ne manqueront pas d'arriver. Plus il est inveteré, plus il est difficile à guerir, on en a vû durer trois ans sans discontinuer.
Il est incurable dans les vieilles, & ne finit qu'a-
vec elles.

Quoique les mois coulent naturellement sans
aucun simptome, ou accident considerable, il
arrive neanmoins, dit *Ettmuller*, que les femmes
qui ont le corps impur, & rempli d'humeurs qui
dégenerent de leur temperature naturelle en diverses saveurs, ressentent un jour ou deux avant
l'arrivée de leurs mois, & même quand ils commencent à couler actuellement, des douleurs avec
pesanteur, pulsation, & tension à la region des
lombes, lesquelles s'étendent jusqu'au pubis. Elles sont de plus tourmentées à l'abdomen par des
douleurs atroces, semblables à celles de la colique, qui commencent au nombril, courent par
l'abdomen jusqu'au pubis, & remontent de là
aux lombes. Elles sont sujettes à des suffocations
& à des resserremens de poitrine, aux palpitations
du cœur, à la difficulté de respirer &c. jusqu'à ce
que les mois paroissent, qui appaisent par leur
presence tous ces simptomes, ou du moins qui
les diminuent ; les mois finis, la tranquilité est
redonnée aux malades. Ces simptomes sont assés
ordinaires aux femmes qui menent une vie sedentaire, ou à celles qui n'ont jamais fait d'enfans.

La Cause est la fougue & la fermentation du
sang menstrual ordinaire à la verité, & naturelle;
mais qui ne suffit pas pour pousser le sang, dont
dont les vaisseaux du col de la matrice trop res-

ferrés, ou engagés par les mois précedens, empêchent la fortie ; de là viennent ces douleurs des
lombes, & ces pulfations, & même ces inquietudes, ces palpitations du cœur, & ces difficultés de refpirer, c'eft-à-dire, du fang qui regorge, & qui fait effervefcence dans la poitrine.

Lorfque le malade eft cacochime, & que la bile
& le fuc pancreatique vitiés fe répandent plus
abondamment dans les inteftins pendant la fermentation, comme il arrive ordinairement, (dautant que l'acide pancreatique a coûtume de domi-
ner dans les fujets qui ont de la difpofition à la
cachexie,) il s'engendre beaucoup de vents dans
l'effervefcence défectueufe qui fe fait, & l'acide
même corrompu porté dans les inteftins, & de là
dans le mefentere, y excite des convulfions déchirantes, & des douleurs vagues & terribles,
qui durent jufqu'à ce que le fang foit vuidé, &
la fermentation menftruale finie. Alors tous les
fimptomes ceffent, & le calme eft rendu.

La Difficulté des mois eft connuë par le rapport de la malade. Elle fe termine fouvent en fuppreffion totale, & les filles qui y font fujettes,
ont coûtume étant femmes de tomber dans les
fuffocations de matrice, felon les obfervations
d'*Ettmuller*.

Le Trop peu de fang menftrual a prefque les
mêmes caufes que celles de la fupreffion, & on
doit accufer principalement la trop grande vifcofité, ou lenteur du fang, qui ne peut produire
une fermentation menftruale bien conditionnée.

Cette Vifcofité vient, comme on l'a déja dit,
de la mauvaife chylification : c'eft pourquoy on
remarque dans le fang des excremens cruds, vifqueux, & mucilagineux.

Le Flux menftrual goute à goute, a du rapport

La difficul-
té des mois.

Le flux

avec le flux periodique immoderé , dont il ne differe que du plus au moins. Dans celuy-cy le ſang
ſcoule continuellement , où il coule long-temps
à chaque periode , non pas promptement , comme il eſt naturel , mais ſucceſſivement , & en dé-
goutant.

La Cauſe , ſelon *Ettmuller* , eſt l'acrimonie du
ſang jointe avec ſa lenteur , & la plus ordinaire
eſt le retreciſſement des vaiſſeaux qui ſe trouvant
joint avec une irritation continuelle , oblige le
ſang à ſortir goute à goute. Ainſi *Foreſtus* a remarqué un flux de cette nature durable qui dége-
nera en un ulcere de la matrice dans une femme cachectique.

La Maladie ſe connoît par le rapport de la malade.

Dans la maladie qu'on appelle mauvaiſe couleur du ſang menſtrual , il ſort avec le ſang une
mucoſité viſqueuſe , & blanchâtre.

Les Cauſes ſont la cacochymie , & la cachexie ,
qui ſont les filles de la mauvaiſe chylification.

Le Sang menſtrual ne doit naturellement avoir
aucune odeur , à moins qu'il ne ſente la fleur de
ſoucy , ſelon l'obſervation de *Riviere* ; mais il arrive qu'en croupiſſant , il contracte quelquefois
une odeur fœtide , dont la plus ordinaire eſt celle
qu'on nomme le boquin inſupportable aux malades mêmes.

Le Flux menſtrual déreglé eſt , lorſque les mois
ne gardent point leur periode ordinaire , mais re-
vinnent irregulierement , retardant , ou antici-
pant. C'eſt un effet de la tiſſure du ſang vitié ,
qui déregle , interrompt , & empêche la fermentation menſtruale , laquelle ſe releve en un temps ,
& s'abat en un autre. Ce mal ſe termine enfin à la
ſuppreſſion totale des mois , ou à la leucophlegmatie.

Il arrive quelquefois que les menſtruës ſortent par les parties qu'il ne faut pas. Aux unes par les gencives, aux autres par le nombril, aux autres par les lévres de la vulve, aux autres par le coin des yeux, aux autres par le gros orteil du pied gauche. Souvent les mois ſortent par la bouche, en vomiſſant, ou qui pis eſt en crachant, & on en a vû qui ſortoient par des playes.

La Cauſe de cette éruption extraordinaire des mois eſt dans les vaiſſeaux hypogaſtriques, qui ſe terminent au col de la matrice : car le ſang ne ſort point par la matrice avant l'enfantement, leſquels vaiſſeaux ſont, ou naturellement mal conformés, ou trop étroits, ou bouchés par accident.

On appelle Flux uterin, ou *Fleurs blanches*, celuy par lequel on rend par les parties naturelles une humeur pituiteuſe, ou groſſiere, & mucilagineuſe, ou aqueuſe, & ſereuſe plus ou moins abondamment, tantôt âcre, ſaline, & piquante, tantôt benigne, & douce : Elle eſt blanche ordinairement, quelquefois jaune, verte, ou d'une autre couleur. Elle n'a point d'odeur, & c'eſt rarement qu'elle eſt puante ; ce qui arrive, lors qu'il y a un ulcere dont il ſort du pus qui ſe mêle aux fleurs blanches.

On remarque que les femmes & les filles de tous âges ſont ſujettes à cette maladie, & quelle eſt differente de la décoloration, ou pâleur des menſtruës, en ce qu'elle arrive également à celles qui ont, & qui n'ont point leurs mois, ſoit qu'ils les ayent quittées naturellement, ſoit qu'ils ne leur ſoient pas encore venus. Les vieilles qui n'ont point leurs menſtruës ſont mêmes plus ſujettes à ce flux. Les pucelles en ſont plus rarement affligées, les femmes groſſes n'en ſont point exemptes.

Cette Indisposition ne garde aucun cours periodique, quelquefois elle est continuë, quelquefois elle a des intervalles. Le flux est neanmoins plus abondant au temps des menstruës.

Les Fleurs blanches, selon *Ettmuller*, sont cette liqueur qui exude des glandes de l'orifice interne de la matrice, sçavoir cette matiere seminale & rarefiée, dont les femmes se déchargent dans le coït, ou quelque autre serosité qui se philtre par ces glandes, & se détache de la masse du sang. La premiere liqueur fait la veritable gonnorrhée des femmes, semblable à celle des hommes. La seconde & derniere liqueur fait la gonnorrhée fausse des femmes, mais benigne.

Il y a de la difference à faire dans ces fleurs blanches, ajoûte-t'il ; il y en a de legeres, où il coule peu de limphe qui n'est pas toûjours blanchâtre, mais un peu visqueuse sans aucune incommodité considerable du corps. C'est alors la veritable gonnorrhée, dans laquelle l'orifice interne de la matrice est seulement affecté. Quelquefois ces fleurs sont abondantes, continuës, chargées de serum, de diverses couleurs, & coulant en abondance, la cachexie, ou la leucophlegmatie de tout le corps s'y trouve jointe avec l'enflure des pieds, la paresse & l'engourdissement des membres, & d'autres simptomes semblables. Celle-cy est la gonnorrhée fausse, qui procede de la cachexie de tout le sang, & en premier lieu de la chylification vitiée de l'estomac. *Heurnius* distingue exactement ces deux fleurs blanches, il appelle ces premieres fleurs uterines, comme venant seulement du vice de la matrice, il appelle les dernieres fleurs des femmes, pour marquer qu'elles viennent de tout le corps.

Les Causes de la gonnorrhée veritable des femmes,

mes,

mies , font la trop grande abondance de cette matiere feminale , ou le trop d'esprits qui la font gonfler , jointes à quelque relâchement de l'orifice interne de la matrice qui laisse échaper cette matiere. De plus l'intermission du coït accoûtumé , & l'envie passionnée d'embrasser les hommes soit des filles , soit des femmes. Particulierement si les nourritures sont abondantes , si la vie est sedentaire , exempte de soins , & de grandes passions.

La Cause de la gonnorrhée est le relâchement & la flaccidité de l'orifice interne glanduleux de la matrice , le ressort de ces glandes étant tellement relâché , & perdu , qu'elles laissent passer comme un colatoire universel , les mucosités ou le chyle crud délayé dans beaucoup de serosités âcres , & de crudités de la masse du sang , qui viennent du vice de l'estomac. Cette liqueur se philtrant incessamment par l'orifice relâché , & les glandes qui sont comme sans ressort , les nimphes qui sont naturellement seches pleurent toûjours. C'est ce qui fait que les malades sont sujettes à la cachexie , ou plûtôt à la leucophlegmatie complete , aux enflures des pieds , sans aucun desir du plaisir amoureux , simptomes qui paroissent évidemment.

La Cause qui détermine les superfluités du sang à sortir par cet endroit , c'est le relâchement & une espece de paralysie de l'orifice interne de la matrice , & entre les causes éloignées de l'accouchement difficile , & l'avortement sont les causes assés ordinaires de ce flux qui suit la trop grande distension , le déchirement , ou quelque autre blessure de l'orifice interne de la matrice.

Les Fleurs blanches sont connuës par le rapport

de la gonnorrhée veritable des femmes.

Les signes

des fleurs
blanches.

de la malade ; il faut diftinguer avant toutes chofes, fi c'eft une gonnorrhée veritable, ou fauffe ;
dans la premiere le flux eft moderé, peu copieux,
fans acrimonie, & il peut durer long-temps fans
incommoder confiderablement ; dans la gonnorrhée fauffe le flux eft copieux ou âcre, ou de mechante couleur, avec la cachexie, l'abbatement
des forces, l'engourdiffement de toutes les actions. Si la limphe fe trouve trop âcre, il y aura
des fiévres nocturnes, ou catharreufes, ou lentes, avec des redoublemens fur le foir.

Son pro-
gnoftic.

Ce Flux rend ordinairement les femmes fteri-
les, il augmente la cachexie, il produit l'hydropifie, l'abbaiffement de la matrice, l'exulceration
du vagina, & enfin la mort. Il eft plus facile à
guerir dans les jeunes que dans les vieilles, c'eft
l'avantcoureur de la mort. En general cette maladie eft difficile, & demande la continuation des
remedes.

Ce que c'eft
que les pâ-
les couleurs

Les pâles Couleurs, ou le *Chlorofis*, qu'on appelle auffi la *Fiévre blanche*, la *Fiévre des Filles*,
ou la *Jauniffe blanche*, n'eft autre chofe qu'un changement de la couleur naturelle du corps en une
couleur pâle, & jaunâtre, accompagné de langueur & pefanteur de tout le corps, de dégoût
de viandes, de palpitation de cœur, de difficulté
de refpirer, de trifteffe, de tumeur œdemateufe
des pieds, des paupieres, & de tout le vifage.

En quoy
elle confifte

Cette Maladie, felon *Lindanus*, confifte dans
la fuppreffion de la liqueur feminale alterée & corrompuë, & cela arrive en cette maniere. Le vice
de la liqueur feminale corrompuë fe communique
fucceffivement à la maffe du fang, & comme un
levain il la corrompt avec les autres fucs qui s'en
doivent feparer, & la nimphe même, d'où s'enfuivent plufieurs calamités, la cachexie de la ma-

sade, & necessairement la suppression des mois
sans aucune faute commise dans le regime de vivre : car de même que la liqueur seminale dans
son état naturel, cause au temps de la puberté des
effets admirables dans le sexe, comme la gayeté,
la vigueur, la beauté, la vivacité, les menstrues,
& l'arrondissement des mammelles ; de même l'effervescence contre nature de cette liqueur, donne
un sentiment brutal & furieux. Ainsi la corruption,
la retention, & l'alteration du même principe, alterent par une semblable fermentation toute la
masse du sang, & corrompent les esprits par une
suite necessaire ; mais lorsque cette liqueur a été
éjaculée dans le congrés, lorsque l'esprit génital
masculin a été receu comme un lévain trés subtil
dans la matrice, il r'anime, & réveille la fermentation du sang, & celle-cy redonne de la vivacité aux esprits qui parcourent avec plus d'efficacité toute la machine du corps, & on est surpris
de voir aprés le mariage ces filles devenir aussi
vermeilles, & aussi belles, qu'elles étoient auparavant pâles & difformes, tant il est vray que l'u-
sage moderé du plaisir amoureux, contribue beaucoup à la santé des femmes, quoique l'excés la
détruise dans la suite. Voila proprement la fiévre
blanche des filles, particuliere à celles qui sont
privées du benefice du mariage, qu'il faut bien
distinguer d'avec la cachexie commune aux deux
sexes, & qui vient du mauvais regime de vivre.

Il est assés ordinaire de voir arriver des convulsions, & des mouvemens épileptiqués aux filles
prêtes à marier, & aux veuves par l'irritation des
nerfs de la matrice, qui continuent leurs vibrations jusqu'aux plexus, & aux parties superieures ; mais les simptomes qui arrivent par la retention de la semence sont plus rares : car les filles les

préviennent, ou par le mariage, ou par des pollutions volontaires & nocturnes, ou bien le flux periodique les en délivre naturellement.

La Connoiſſance de cette maladie, & de ſa cauſe, eſt difficile, & demande un Medecin ſçavant & adroit. La fiévre blanche des filles ſe connoît, de ce que ſans aucune erreur dans le regime de vivre, ou dans l'uſage des ſix choſes non naturelles, elle a commencé inſenſiblement, & elle a continué depuis ſans aucune cauſe manifeſte, & ſans la ſuppreſſion des mois. On confirme ſon diagnoſtic par les conjectures ſuivantes ; Si la fille eſt nubile, & s'il y a long-temps qu'elle reſte dans cet état, ſi elle avoit auparavant l'eſprit alerte, & ſi elle a changé depuis ; ſi c'eſt une veuve qui ſe portoit bien du vivant de ſon mary, & qui n'eſt tombée dans cette maladie que depuis ſa mort, & inſenſiblement ; ſi ſa vie a été ſedentaire, & ſans chagrin, ſi elle a eu des galans ; enfin s'il n'y a point d'autre cauſe manifeſte, ou vrai-ſemblable de ces maladies, on peut accuſer la liqueur ſeminale, ſur tout ſi la malade a toûjours été reglée.

Cette Indiſpoſition n'eſt pas ſans danger : car elle pervertit toute l'œconomie du corps. On y a vû ſurvenir quelquefois la folie par le tranſport des humeurs dans la tête. Le cœur y eſt toûjours fort oppoſé, & on a même vû mourir de ſincope. L'action du foye y eſt ordinairement fort alterée ; on y voit preſque toûjours le ventricule en deſordre, dans le dégoût, & frequemment travaillé de la dépravation d'appetit, appellée malacie. Enfin la matrice en reçoit beaucoup d'incommodités, & peut même en devenir ſterile, ſi le mal eſt grand, & s'il dure long-temps.

Il eſt bien difficile d'en venir à bout, lors

Les ſignes de la fiévre blanche des filles.

Son Prognoſtic.

qu'on luy a une fois laiſſé prendre des racines : car les ſimptomes en deviennent plus cruels. On peut tenir la guériſon aſſurée, lors qu'on voit revenir les purgations menſtruales dans la regle, & la quantité ordinaire & accoûtumée.

La Cachexie des femmes, ſelon *Ettmuller*, eſt la même que celle des hommes en general, avec cette difference, que la cachexie des femmes eſt toûjours accompagnée de la ſuppreſſion des mois, qui paſſe ordinairement pour la cauſe de la cachexie, quoy qu'elle n'en ſoit veritablement que l'effet : car la diſpoſition cachectique & cacochimique du ſang qui dégenere de ſa conſtitution naturellement ſalino-volatile en une maſſe cruë, eſt la cauſe veritable qui empêche la fermentation menſtruale du ſang, & l'évacuation qui s'en enſuit. *Reneatinus* remarque ſçavamment que dans la cachexie des femmes les mois ſont pour l'ordinaire ſupprimés par l'abondance des crudités qui corrompent la ſanguification, & produiſent un milier de ſimptomes. Il faut donc corriger la cachexie, ſuivant la pratique commune, par des vomitifs, & des alteratifs, premierement par le mars, & enſuite par les aromats, ajoûter à la fin quelques aiguillons pour pouſſer les mois, & ils couleront promptement d'eux-mêmes. Il eſt cependant certain que la ſuppreſſion des mois, de quelque cauſe qu'elle arrive, eſt la ſource de mille maux, particulierement ſi les mois coulant actuellement viennent à être ſupprimés ſubitement par la peur, ou par quelque autre raiſon. Les pleureſies, les ſquinancies, les inflammations de matrice, les épilepſies, & autres ſemblables maladies ſont les plus legeres. Lors qu'au temps periodique le ſang ſe gonfle, ſans pouvoir faire éruption par les lieux accoûtumés, on voit alors

La cachexie des femmes.

C c c iij

beau jeu. Le pica , l'appetit pour les chofes abfurdes , les paffions hifteriques , les épilepfies terribles, les convulfions, les melancolies uterines qui
ont beaucoup de rapport avec les melancolies hypochondriaques, les fcyrrhes, les tumeurs des vifceres , & fur tout celles de la rate furviennent.
On ne manque pas de dire que tous ces maux viennent de la rate , quoique la rate elle-même ne foit
que le fimptome de l'autre maladie. De là viennent
les cephalalgies cruelles & opiniâtres , les battemens, & les palpitations frequentes du cœur, &
des autres parties du corps, particulierement du
dos , des lombes , & des hypochondres ; enfin le
levain du ventricule fe corrompt, le baume de la
bile fe gâte , & la vertu précipitante du fuc pancreatique dégenere , ce qui donne lieu à plufieurs
fortes de cachexies, à la jauniffe , à la leucophlegmatie , aux hydropifies , & à une infinité
de maux qui fuivent la fuppreffion des mois.

Sa caufe.

 La Caufe de tous ces fimptomes eft la fuppreffion du flux periodique, puis qu'ils s'augmentent,
& redoublent ordinairement au temps des menftruës , & periodiquement, puis qu'ils font plus
atroces , plus la fuppreffion eft longue , jufqu'à
ce qu'enfin ils ne gardent plus aucun ordre , qu'ils
deviennent continus , ou qu'ils ayent des accés
entierement irreguliers. Voila les fuites de la fuppreffion des mois, particulierement de celle qui eft
fubite & impreveuë, lefquels arrivent, felon *Ettmuller*, pour deux raifons ; la premiere eft la pefanteur du fang qui devoit fortir, & qui eft retenu : car la trop grande quantité du fang s'oppofe
à la regularité du mouvement circulaire , & fermentatif, & il en eft du fang qui n'a pas affés
d'efpace pour fermenter, comme du moût dans
un vaiffeau trop rempli , & étroitement bouché,

ils deviennent l'un & l'autre grossiers, visqueux, peu spiritueux & volatiles, en un mot ils dégenerent de leur état naturel ; de là viennent les resserremens de poitrine, les pulsations, & les palpitations differentes, les douleurs de tête, & des autres parties, les obstructions des visceres, & sur tout de la rate. La seconde raison est la qualité corrompuë du sang retenu : car quoique le sang dont les femmes se purgent tous les mois, soit de la même nature que celuy qui reste dans le corps sans aucun préjudice, le premier neanmoins reçoit dans la fermentation qui le separe de la masse, une alteration particuliere, & une proprieté âcre, ou teinture alumineuse propre à corroder : c'est pourquoy le sang de ce caractere, & empreint d'un acide vitieux étant rapporté dans la masse, cause un grand changement dans sa composition, & la fait dégenerer, non seulement de son état naturel, mais il corrompt encore les autres sucs de tout le corps, & produit l'appetit dépravé & le pica, les douleurs & les tranchées du ventre causées par un mucilage acide, les delires melancoliques, & les passions hypochondriaques qui procedent des vents : car les femmes qui ont leurs mois supprimés, sont remplis d'un acide corrompu qui surabonde particulierement dans les premieres voyes de l'abdomen, comme les malades mêmes, & la methode de les guerir le démontrent suffisamment.

La Connoissance de ces maladies est aisé d'abord qu'on a connu leur cause de la bouche des malades, qui ne manquent pas de dire qu'elles n'ont point leurs ordinaires. Le prognostic n'est pas plus difficile : car le flux periodique n'est pas plûtôt retabli que tous les simptomes cessent, & si la suppression des menstruës dure long-temps, les malades meurent enfin aprés beaucoup d'incommodités.

Les signes & le prognostic.

C c c iiij

Ce que c'est
que la paf-
fion hifteri-
que.

La Paffion hifterique, ou *Mal de Mere*, eft auffi
nommée fuffocation de matrice, d'un de fes fimptomes qui eft le plus preffant, fçavoir le refferrement de poitrine, & de la difficulté de refpirer, qui eft quelquefois fi grande, que les malades croyent à tous momens être étouffées, & mêmes demeurent étouffées pour quelque temps,
fans fentiment, & fans mouvement.

Ses fignes.

Dans l'approche, ou au commencement du paroxifme, dit *Ettmuller*, les malades fentent des
groüillemens dans le ventricule & l'abdomen, &
dans celuy-cy une efpece de boule qui s'éleve de
bas en haut. La tenfion des hypochondres, les
bruits, les vents, & les rots fuccedent; ces rots
font accompagnés de baaillemens frequens, d'allongemens de bras, & d'autres fimptomes femblables, elles reffentent des douleurs dans l'abdomen, tantôt avec déchirement, tantôt avec
diftenfion, fouvent avec contorfion, fixes ou va-
gües. L'appetit eft ordinairement abbatu, & tout
ce qu'elles mangent eft d'une faveur corrompuë.
Leur ventre eft conftipé, & elles reçoivent un
grand foulagement, lors qu'il fe lâche de luy-même, ou par les clifteres, particulierement fi elles
font des vents, les malades s'imaginent entendre
du bruit, & des cris horribles au fond de leurs
entrailles. Quelques-uns vomiffent des matieres
vertes, & d'un goût étrange avec des inquietudes
& des refferremens de poitrine terribles. Le cœur
palpite, & tremble, le poux eft rare, petit, foible, & intermitent, la fincope furvient, le fentiment eft aboli, la refpiration eft laborieufe, inégale, & embarraffée; & lorfque le mal eft violent, elle paroît abolie à nos fens. Les malades
reffentent un refferrement à la gorge, comme
fi on les étrangloit avec une corde. Le vertige

& l'ébloüissement des yeux marquent que le paroxisme approche, lorsque la maladie est habi-
tuelle. Durant le paroxisme les yeux roulent, ils
se renversent, & se couvrent de tenebres; quelquefois le paroxisme se termine par un éclat de
rire forcé, & involontaire, il dure même quelque temps, les delires, & les discours interrom-
pus sont assés ordinaires, quand les paroxismes
sont forts, les convulsions des membres, & les
mouvemens épileptiques succedent. Le mal change alors de nom, & on l'appelle épilepsie uterine.
Les agitations des membres, & de tout le corps,
l'abolition de tous les sens, tant internes qu'externes, s'y rencontrent assés souvent, les sens sont
quelquefois libres, les malades perdent la parole
dans le paroxisme, & aprés le paroxisme, elles se
ressouviennent, & font le recit de tout ce qui
s'est passé. Les convulsions épileptiques sont rares, les simptomes de la poitrine & de l'abdomen
sont les plus communs; dans la vehemence de
l'accés, les malades sont tantôt froides, tantôt
chaudes, & leur chaleur dure long-temps aprés
l'accés même. Ces simptomes attaquent indiffe-
remment toutes sortes d'âges, tant les filles que
les femmes, souvent les jeunes avant qu'elles
soient en âge d'avoir leurs mois, & les vieilles
aprés qu'elles les ont perdus. Tous ces simptomes ne se trouvent pas dans toutes les malades,
ni les mêmes dans chacune, les unes en ont
moins, les autres plus, & avec plus ou moins de
violence. Les douleurs & les troubles de l'abdomen commencent ordinairement, les inquietudes
de la poitrine & la difficulté de respirer suivent.
C'est une maladie compliquée, s'il y en eut jamais.

La Suffocation histerique differe de la sincope,   En quoy

elle differe
de la finco-
pe.

en ce que celle-cy n'eft pas précedée de ces accidens, que nous avons dit preceder celle là ; qu'elle
eft accompagnée de fueur froide, de plus grande
pâleur de vifage, & ceffation fenfible de poux, &
qu'enfin elle fe termine plus promptement à la
mort, ou à la guérifon, au lieu que l'on voit les femmes hifteriques demeurer quelquefois deux jours
dans le paroxifme, & revenir aprés à elles ; d'où
vient qu'il faut prendre garde de ne les point en-
fevelir que le troifiéme jour ne foit paffé, il faut
neanmoins remarquer que la fincope y furvient
ordinairement, lorfque le paroxifme eft violent.

De l'apo-
plexie.

On diftingue ce mal de l'apoplexie, en ce qu'il
n'arrive pas fi fubitement, qu'il n'eft point accompagné d'une fi grande refolution des parties, d'u-
ne fi grande privation de fentiment, ni d'un ronflement dans la refpiration, & qu'enfin les malades fe fouviennent fouvent de quelque chofe qui
s'eft paffée pendant leur accés.

Et de l'épi-
lepfie.

On le diftingue auffi de l'épilepfie, en ce qu'on n'y
voit point d'écume à l'entour de la bouche, ni des
mouvemens convulfifs, au moins qui foient uni-
verfels, comme dans l'épilepfie ; de plus dans cette maladie le poux paroît plus fort qu'à l'ordinaire, au lieu que dans l'affection hifterique il eft extrêmement foible.

On remarque que les femmes hifteriques fem-
blent quelquefois mortes, lorfque le paroxifme
eft violent, & que les chofes dont on doit fe fervir pour connoître fi elles font veritablement mortes, font les miroirs & les plumes. Que les pou-
dres fternutatoires fortes font plus affurées, fi
étant fouflées dans le nés elles n'operent rien.
Qu'un vomitif puiffant, & les veficatoires appliquées aux cuiffes fans effet, font des marques feu-
res qu'elles font mortes.

Les Causes de la suffocation sont éloignées ou prochaines. Entre les éloignées, les grandes passions de l'ame, sur tout de la colere, tiennent le premier rang, & *Ettmuller* dit avoir connu des femmes qui tomboient dans cette passion, toutes les fois qu'elles se mettoient en colere. Les odeurs fortes approchées du nés, ou senties, sont d'une efficacité merveilleuse, soit pour faire revenir de l'accés celles qui y sont sujettes, soit pour calmer le paroxifme, souvent les bonnes odeurs, & particulierement celle des roses, produifent l'accés, & les mauvaises odeurs l'appaifent. Les bonnes odeurs appliquées aux parties genitales diminuent le paroxifme, elles sont même salutaires, étant prifes interieurement, à celles à qui elles nuifent en les odorant, pour guerir le paroxifme prefent, & empêcher le paroxifme à venir, pourvû qu'elles ne frappent pas le nés. Lors qu'on a dit que les paroxifmes étoient excités par les bonnes odeurs, & appaifés par les mauvaifes, on a ajoûté ce mot souvent, parce qu'il y a des observations contraires de certaines femmes que les bonnes odeurs soulagent dans les paroxifmes, & que les mauvaifes odeurs incommodent; ainfi il faut avoir égard à la conftitution particuliere de chaque femme. L'effet des odeurs eft surprenant dans ces maladies; il y en a qui reçoivent beaucoup de soulagement des mauvaifes odeurs durant le paroxifme, du caftoreum, par exemple; qu'elles ne peuvent souffrir quand le paroxifme eft paffé, sans beaucoup de trouble & d'alteration. Le mariage, ou le paffage de l'état de fille en celuy de femme, eft une des caufes éloignées, particulierement si la groffeffe s'enfuit d'abord. On voit tous les jours des filles aimer les odeurs, qu'elles ne fçauroient souffrir étant femmes, sans danger de tomber dans un paroxifme hifterique, ou fi elles les peuvent fouffrir, quoique femmes, elles en feront incommodées étant groffes. Cette averfion dure tout le temps de la groffeffe, & de l'accouchement, aprés quoy elle les quitte pour revenir d'abord qu'elles auront conceu, cela arrive fouvent, mais non pas toûjours. Les chofes douces font du nombre des caufes éloignées de cette maladie, comme les fucreries, les firops, le miel, & femblables douceurs qui fermentent facilement, s'aigriffent en fermentant, engendrent des vents, & excitent ou augmentent les paroxifmes hifteriques. Enfin les mois fupprimés peuvent être mis au nombre des caufes éloignées, parce que la liqueur feminale étant retenuë & dépravée, corrompt tous les fucs du corps, & particulierement les efprits animaux qu'elle difpofe à divers déréglemens, d'où naiffent les paroxifmes épileptiquet & hifteriques.

La Caufe prochaine de cette maladie, felon *Ettmuller*, confifte dans l'effervescence vitiée dans les inteftins du fuc pancreatique avec le fuc bilieux, d'où viennent tant de vents & de rots. Ce fuc dépravé s'avançant dans les vaiffeaux, y fait coaguler, & croupir le fang. Le mouvement dépravé & déreglé des efprits animaux fe met en même temps de la partie, premierement dans les nerfs intercoftal & vague, & confecutivement dans les autres; de là viennent les vertiges, les fcotomies, ou éblouïffemens, les délires, les convulfions étranges des parties membraneufes de l'abdomen, des inteftins, du mefentere &c. des parties membraneufes de la poitrine, & même du cœur. Ce qui fait la palpitation, ou le fentiment de compreffion dans le cœur par la fyftole prefque continuë : Voicy l'ordre des fimptomes en-

tr'eux ; Ceux de l'abdomen qui naiſſent de l'efferveſcence de l'acide morbifique , ont coûtume de
préceder. Les convulſions internes des parties
nerveuſes., & des rameaux des nerfs irrités ſuivent, à quoy le trouble de la tête , & enfin les
convulſions des parties externes ſurviennent , ainſi
qu'on voit dans la colere , dans la nephritique ,
dans les douleurs ſcorbutiques de l'abdomen , &
aprés avoir mangé des choſes douces. Quelquefois les exploſions des eſprits précedent , commençant par le cerveau , & les nerfs , alors les
éblouïſſemens , & les apparences de diverſes couleurs , la privation du ſentiment & du mouvement
occupent en premier lieu les malades , & à meſure
que les viſceres & les conduits de l'abdomen ſont
reſſerrés , & comme ſecoüés par les nerfs , le ſuc
pancreatique ſe décharge plus abondamment , &
produit enfin les ſimptomes de l'abdomen , c'eſt
ainſi qu'il arrive , lorſque la crainte & les odeurs
ſont la cauſe de la paſſion hiſterique , & ſuivant
qu'il y a plus ou moins de rameaux affectés , il y
a plus ou moins de ſimptomes. Lors , par exemple , que les plexus ſpleniques ou gaſtriques ſont
ſeulement affectés , le paroxiſme commence par
l'hypochondre gauche , & on dit que le mal vient
de la ratte , non pas de la matrice. Les odeurs
agiſſant promptement ſur les eſprits animaux , les
diſpoſent à divers mouvemens particuliers , &
ſuivant les differentes conſtitutions des eſprits
animaux , & la difference des odeurs , les mouvemens & vibrations ſont diverſement déreglées ,
ce qui arrive non ſeulement dans la ſuperficie
concave des narines , mais même dans les parties
genitales , lorſque les corpuſcules odoriferans
frappent promptement les eſprits , & les redui-
ſent à un mouvement moins reglé , ou convulſif,

comme il paroît, parce que le membre viril étant enduit de quelque pommade odoriferante augmente beaucoup le plaisir amoureux. Les odeurs appliquées au nés, ou attirées, contribuent beaucoup au soulagement, ou au redoublement des simptomes histeriques, en alterant la masse du sang qui fermente lentement dans les poûmons. Ainsi la fumée des cornes, ou des plumes bruilées, l'odeur du castoreum, & d'autres choses semblables, semble soulager le resserrement de la poitrine, & dilater le thorax, entant que le sel volatile de ces sujets separé par le feu, & attiré avec l'air dans l'inspiration, dissout le sang, détruit son acide, accelere sa fermentation, & l'empêche de croupir, & de s'arrêter dans les poûmons.

Le Prognostic.   *Cette Affection*, quoy qu'elle ne soit pas ordinairement mortelle, ne laisse pas d'être fâcheuse, & de donner de la terreur. On la doit estimer dautant plus dangereuse, qu'elle attaque davantage les parties vitales & animales, principalement le poux & la respiration, & encore plus s'il paroît de l'écume à l'entour de la bouche; mais s'il arrive quelque éternuëment, la malade est sauvée; car c'est un signe que la nature se réveille. Dans les personnes jeunes, cette maladie cesse, ou dans l'enfantement, ou du moins dans les couches par l'écoulement des lochies. Les vieilles qui ont perdu leurs mois rarement s'en guerissent, & elles sont sujettes à plusieurs rechûtes. La passion histerique est pleine de danger pour les femmes grosses, & pour les accouchées; pour les premieres par la crainte de l'avortement, pour les dernieres par la crainte de la suppression des lochies, & à cause de leur foiblesse.

Ce que c'est que la fureur uterine   *La Fureur uterine* est un desir excessif du coït, qui porte les femmes jusqu'à la folie, leur ôte la honte de parler des choses fales, & leur fait faire quantité d'extravagances.

La Cause est l'abondance & l'acrimonie de la femence qui exude de l'orifice interne de la matrice, ou des lacunes, laquelle par son irritation continuelle, agitant puissamment les esprits animaux dans le cerveau, donne lieu à l'ame de se former l'idée du plaisir amoureux, & d'exciter enfin le déréglement qui fait une espece de délire à l'égard du congrés seulement. Les filles à marier, les jeunes veuves, & les jeunes femmes qui ont des maris lâches & impuissans, sont principalement sujettes à cette affection, sur tout si elles sont sanguines, si elles vivent délicieusement, & si les autres choses non naturelles contribuent beaucoup à la generation de la semence. *Sa cause.*

Ce Mal est fort honteux, mais il n'est pas difficile à guerir, pourvû qu'on y remedie dés le commencement, autrement s'il est negligé, il peut aisément dégenerer en une manie parfaite. *Son prognostic.*

Il y a plus grande esperance de guerison, lorsque le mal donne de longs relâches, que lorsque l'ardeur presse toûjours, & ne laisse presque aucun moment pour se reconnoître.

La sterilité peut être du côté du mary dans la generation & l'éjaculation de la semence, ou du côté de la femme dans les œufs, dans la matrice, & dans le col de la matrice ; de là vient que les femmes deviennent ordinairement steriles aprés une fausse couche difficile. Le vice peut être encore du côté du mary & de la femme respectivement. Ainsi tel mary ne peut pas engendrer avec telle femme, lequel engendre bien avec une autre. Et de même telle femme est sterile avec tel mary, laquelle a des enfans d'un autre. Tous les *Les causes de la sterilité.*

Auteurs anciens & modernes conviennent qu'il y doit avoir une certaine proportion ou harmonie entre le mary & la femme dans le fait de la generation ; mais personne n'a encore expliqué ce que c'est, ni en quoy elle consiste. *Ettmuller* tâche de le faire, & il dit, qu'il est évident que la cause de la sterilité est plûtôt dans la femme que dans le mary, qui ne peut avoir qu'un défaut essentiel qui le rende incapable d'engendrer, sçavoir celuy de la semence ; car les vices de la verge sont ordinairement ou peu nuisibles, ou faciles à corriger, le défaut même de la semence du mary, soit qu'elle manque, soit qu'elle soit trop peu spiritueuse, est aisé à connoître dans le congrés ; & s'il est languissant, long, & ennuyeux, c'est une marque que la semence n'est pas assés spiritueuse, & par consequent défectueuse. La femme au contraire qui doit concevoir, retenir, & couver l'œuf, & enfin mettre le fœtus au monde, peut avoir plusieurs vices dans les testicules, dans la matrice, dans le col de la matriee, & mê-me dans tout le corps ; c'est pourquoy elle peut éluder la conception, quoique le mary fasse son devoir.

Entre les causes internes & cachées de la sterilité des femmes, on accuse ordinairement le défaut de semence, & suivant la nouvelle hypothese, le défaut des œufs, ou non engendrés, ou non descendus dans la matrice, ou propres à devenir feconds, de ce genre est le défaut de la matiere chyleuse, dont se forme le blanc, pour ainsi dire, ou l'accroissement de l'œuf, & enfin le défaut de la matiere qui sert d'aliment au fœtus dans la matrice. C'est par cette derniere raison que celles qui nourrissent leurs enfans conçoivent moins frequemment que les au-
tres ;

tres ; que les femmes trop maigres & trop seches
font ordinairement moins fecondes, & que celles
qui sont excessivement grasses, sont pareillement
steriles, à cause que la matiere chyleuse se change
en graisse. Enfin les cauteres qui coulent trop
abondamment, & dépoüillent le corps, les ulceres, & les fistules inveterées qui épuisent la masse
du sang, sont cause de la sterilité des femmes ;
ce qu'on remarque sur tout à l'égard des cauteres.

La Constitution vitiée de la membrane de la matrice trop lâche, & trop fletrie, & dont l'orifice
interne est trop ouvert, donne une grande disposition à la sterilité, comme il paroît dans les femmes cachectiques, dans celles qui ont les fleurs
blanches, & une hemorragie immoderée de la
matrice par un sang trop sereux. On a coûtume
de dire, que ces sortes de femmes ont une intemperie froide & humide de la matrice, ou que la
matrice est inondée par des excremens pituiteux.
Les fleurs blanches durables causent particulierement la sterilité.

Enfin il y a des causes externes qui empêchent
la conception, ou qui la détruisent, lors qu'elle
est faite ; ainsi on dit, que l'eau, ou la liqueur
claire qu'on tire des jeunes saules par incision,
ou même la décoction des jeunes saules beuë à
jeun rend les femmes steriles. On assure que le
safran ou la menthe crespuë mise dans le vagina
immediatement après le congrés, empêche de
concevoir. Qu'une dragme de lapis specularis, ou
miroir de la Vierge, beuë dans une decoction de
saule, ou du vin immediatement après le coït,
est recommandé comme une experience singuliere contre la conception. Que le borax pris interieurement avant ou peu après le congrés, dispose

à ce qu'on dit à la sterilité, & qu'un pessaire composé avec l'élebore blanc, & le castorcum mis
dans le conduit de la pudeur aprés le congrés,
fait le même effet.

Ses signes.   *Il n'est* pas toûjours facile de connoître si une
femme est sterile. Si le vice est manifeste, com-
me l'ulcere, le scyrrhe de la matrice &c. la chose
est claire & évidente ; mais quand il s'agit de découvrir les causes internes & occultes, si une femme est sterile absolument ou respectivement, &
seulement avec un tel, c'est ce qui est impossible
sans l'experience : car le parfum, & le pessaire
avec le melanthium, que quelques uns proposent,
doit être regardée comme une chose fabuleuse,
& inventée par les femmes.

Son pro-   *Quant au Prognostic*, si le mal dépend d'un vice
gnostic.   ou d'une cause manifest, il est facile à faire ; mais
s'il dépend de quelque vice caché, & de la pro-
portion ou harmonie des deux sexes, il est impossible de rien déterminer, & le Medecin ne doit
rien dire.

Encore que la conception soit une action purement naturelle, nous ne laisserons pas de décrite
icy les signes, afin de mieux distinguer quelques
affectiens contre nature comme la mole, l'hydro-
dropisie, & l'inflammation de l'uterus, d'avec la
veritable grossesse avec laquelle elles ont grand
rapport : car comme dit Aristote, le droit est la
regle de l'oblique, aussi-bien que de soy-même.

Les signes   *On connoît* que la conception se fait, si aprés le
que la con-   coït la semence ne tombe point de la matrice,
ception se   mais y est retenuë, & conservée, si la femme res-
fait.   sent un petit frisson avec une espece de chatoüillement dans l'uterus qui se resserre pour embrasser la semence, si l'orifice interieur se ferme exactement, & si les purgations viennent à cesser. Sur-

quoy il faut neanmoins prendre garde de ne pas
toûjours conter la grossesse, depuis seulement
que les mois ont cessé, parce qu'ils ne laissent pas
bien souvent de revenir deux ou trois mois aprés
la conception, comme on le voit dans les femmes
plhectoriques.

Les Purgations étant supprimées, il s'y fait un
amas de mauvaises humeurs, qui causent divers
simptomes dans les premiers mois de la grossesse,
comme des frissons qui prennent par intervales du
dégoût des viandes, des naufées, des vomissemens, & des envies de manger des choses mauvaises. Et ces accidens durent jusqu'à ce que le
fœtus étant déja un grand, consomme une bonne
partie du sang à sa nourriture, & à son augmentation, & que la nature ait chassé le superflu dans
la capacité de la matrice, & entre les tuniques
du fœtus, pour être jetté dehors dans l'enfantement.

Le Fœtus croissant fait enfler le ventre, mais
d'une maniere differente de celle des autres tumeurs contre nature, que les femmes qui l'ont
une fois observée sçavent tres-bien distinguer:
car elle s'éleve toute en pointe vers le nombril,
on ressent aprés cela au quatriéme mois le mouvement de l'enfant, que les mêmes femmes qui l'ont
aussi remarqué ne manquent pas de reconnoître,
& de distinguer de celuy qui pourroit être causé
par des eaux, ou par des flatuosités, enfin on voit
à même temps que les bouts des mammelles deviennent livides, à mesure qu'elles s'enflent, &
qu'elles se remplissent de lait.

Or il faut remarquer icy, que ces signes pris
chacun en particulier, ne peuvent pas nous rendre certains de la conception; mais ils le font,
lors qu'ils sont considerés, & réünis ensemble:

car fi la femme retient la femence dans le congrés, fi les mois viennent à ceffer, s'il y fucede quelques-uns des accidens que nous avons rapportés, fi le ventre s'éleve; fi aprés le quatriéme mois on reffent du mouvement vers l'uterus, & fi les mammelles s'enflent, & rendent du lait, on ne peut nullement douter que cette femme ne foit groffe.

La Mole n'eft autre chofe qu'une maffe engendrée par la conception dans la matrice, en la place du fœtus ordinaire, & fi mal formée, qu'elle ne reffemble à aucun animal vivant.

Claude de la Courvée eftime qu'il n'y a aucune difference entre le fœtus veritable & vivant, & la mole à l'égard de la conception : car la même conception qui produit le fœtus parfait, étant dépravé, produit la mole. Il arrive pareillement qu'une conception naturelle & veritable dégenere enfin en mole dans le temps de fa formation dans la matrice, foit vers le commencement, foit par la fuite. Pour entendre cecy, le fœtus eft renfermé dans deux membranes appellées amnios & chorion; l'amnios eft une membrane mince qui eft comme une enveloppe dans quoy le fœtus eft formé & confervé, & qui empêche que l'humeur albugineufe nourriciere ne fe mêle trop abondamment avec la gelée, ne corrompe la chaîne encore tendre de l'embrion, & n'en interrompe la formation. Lors donc que la membrane de l'amnios eft offenfée, & qu'elle permet aux deux liqueurs de fe confondre, elle trouble l'ouvrage de la formation, & au lieu d'un fœtus parfait, il s'engendre une maffe de chair informe qu'on nomme mole, qui garde quelquefois dans fa difformité certains caracteres qu'elle reçoit de l'imagination, & de la forte impreffion de la mere; ainfi *Foreftus*

dit, qu'une femme fit une mole de chair qui avoit
une tête d'aigle, & une espece de bec, parce
qu'elle avoit regardé des peintures qui avoient de
semblables têtes. Si cette confusion des humeurs,
& l'interruption de la formation du fœtus, arrive
aux premiers mois de la grossesse, alors les humeurs enveloppées dans la membrane commune
du chorion, ou dans plusieurs parties distinctes
de l'amnios rompu, representent la mole aqueuse
vesiculaire, dont on a parlé cy-dessus. Si la confusion arrive plus tard, & lorsque le sang est déja
engendré sur le point de l'œuf, & le cœur même, il se fait une mole de chair, ou de sang, semblable aux parenchymes des visceres. Si elle arrive
encore plus tard, sçavoir, lorsque la chaine des
nerfs est tenduë, & que les esprits animaux sont
engendrés & distribués, alors la mole rejettée aura un mouvement reglé, ou seulement un mouvement de palpitation. On trouve même quelquefois un ou deux membres bien formés dans cette
sorte de mole, sçavoir un os, le nés, l'œil &c.
mais ils sont tendres, & peu fermes, & ne sont
munis de leur peau & de leurs tegumens que sur
la fin de la grossesse : c'est pourquoy l'humeur grossiere du chorion étant confonduë avec la gelée
delicate de l'amnios, peut causer facilement la
transposition des parties tendres déja formées, &
leur confusion, malgré une espece de circulation
du sang dans les canaux des vaisseaux propres déja
étendus, qui fait la nutrition & l'accroissement
de la mole. Les œufs feconds donnent jour à cette verité, si on les secouë fortement avant de les
mettre sous la poule, ou ayant déja été couvés
quelques jours, ils deviennent steriles par la confusion du blanc & du jaune, & par la transposition des parties tendres déja formées. C'est par

D d d iij

une femblable confufion & fecouffe que le ton-
nerre gâte les œufs qu'on a mis couver, quoy
qu'ils foient feconds, & c'eft par la même raifon
que dans la chaleur de l'Eté les pouffins ont de la
peine à éclore : car l'air fubtil & chaud font facilement les humeurs, il les broüille, & empêche
par ce moyen la formation. Que fi la même chofe
arrive dans la conception, ou dans l'œuf de la
femme, la formation en fera interrompuë, & il
s'en enfuivra la generation d'une mole, ou aqueufe, ou charnuë, ou groffierement formée.

Les Caufes éloignées de la generation de la mole
font fouvent dans la mere, qui empêche la formation du fœtus par un mouvement temeraire,
par la percuffion du ventre, par la colere, & par
les autres paffions, en rompant la membrane de
l'amnios, & donnant occafion à la confufion des
humeurs.

Les fignes de la mole. *Le Mouvement* qu'on apperçoit vers le quatriéme mois de cette conception, fait connoître fi
c'eft une mole ; car lorfque la mere fe tourne d'un
côté fur l'autre, elle une maffe pefante qui fuit
le même mouvement, au lieu que dans la veritable groffeffe le fœtus ne fe perd point dans la matrice, & garde la même fituation de quelque côté
que la mere fe tourne. Le fentiment de pefanteur
eft beaucoup plus grand quand la matrice porte
une mole, que quand elle porte un veritable fœtus, laquelle pefanteur tend vers la vulve, ce qui
n'arrive pas dans le fœtus, qui demeure dans le
ventre fans incommodité, & qui ne defcend en
bas qu'au temps de l'accouchement. Dans la mole
le ventre n'eft point élevé en devant comme le
fœtus ; mais il eft gonflé également aux côtés, &
en devant, & particulierement à l'hypogaftre. Les
femmes reffentent des douleurs avec ponction

dans la matrice, qui sont, au sentiment de *Scholzius*, les signes particuliers pour distinguer la mole de chair d'avec la veritable conception. De plus les simptomes qui ont coûtume de diminuer dans la veritable grossesse au milieu du terme, augmentent, & redoublent dans la mole, ce qui rend celles qui portent des moles extrêmement pâles, & sans couleur. Les femmes veritablement grosses ont coûtume d'avoir du lait aux mammelles au milieu de la grossesse, ce qui n'arrive pas à celles qui ont des moles. Leurs mammelles se gonflent à la verité, mais c'est d'une matiere & liqueur sereuse & excrementeuse plûtôt que d'un veritable lait. Dans le fœtus la purgation menstruale s'arrête entierement, dans la mole au contraire elle arrive de trois en trois mois, & même par de longs intervales, & le sang est abondant, & d'une mauvaise couleur. Les femmes grosses d'un veritable fœtus ne ressentent au temps de leurs mois aucunes douleurs, ni aucunes tensions, & seulement un mouvement plus fort du fœtus, le contraire arrive dans la mole. Ces signes sont plus manifestes, lorsque la mole est seule, que quand elle est jointe à un fœtus vivant, à moins que la tumeur trop grande du ventre, & le mouvement d'un côté sur l'autre, & les autres signes particuliers ne surviennent qui la fassent distinguer.

La Mole est une maladie toûjours perilleuse: car si elle est jointe avec le fœtus, ou elle le fait mourir, ou en sortant avec luy, elle rend l'accouchement laborieux, si elle est seule, & si elle se corrompt avant que de sortir, elle infecte la matrice, & luy communique sa putrefaction; si elle ne se corrompt point, & demeure en son entier, elle restera deux, trois, & même dix ans dans la

Son Prognostic.

matrice , & durera autant que la vie de la mere.
Enfin si elle sort d'elle même , ce qui est rare ,
ou par le moyen des medicamens , elle causera de
grandes douleurs , & particulierement de grandes hemorragies de matrice.

Les mar-
ques qui dis-
tinguent les
veritables
douleurs de
l'accouche-
ment d'avec
les fausses.

Il est important de bien distinguer les veritables
douleurs de l'accouchement d'avec les fausses , à
quoy bien des gens ne font pas assés de reflexion.
Il arrive souvent , dit *Ettmul'er*, que les femmes
ressentent de cruelles douleurs à l'abdomen , vers
le nombril , un mois , quelques semaines , ou
quelques jours avant l'enfantement , ces douleurs
n'occupent pas toûjours l'abdomen seul , comme
la colique & la passion iliaque , elles descendent
quelquefois jusqu'à l'os pubis , & sont prises par
les Sages-femmes peu habiles pour les veritables
douleurs qui animent les femmes au travail de
l'accouchement , avec beaucoup de difficulté , de
peine & d'inquietude , & souvent , lorsque les
malades croyent accoucher , ces grandes douleurs
cessent d'abord , & disparoissent , & le fœtus reste
encore huit ou quinze jours , & même un mois
entier dans la matrice. On nomme ces douleurs
Fausses. Elles viennent des mouvemens convulsifs des intestins , & du mesentere , qui se communiquent aux parties voisines de la matrice , &
imitent les douleurs de l'accouchement ; en un
mot ces douleurs ne sont autre chose qu'une passion iliaque , & une colique tres-forte qui précede ou accompagne souvent la passion histerique ; ces douleurs sont causées par les alimens
venteux, acides , ou d'une autre nature , ou par
l'effervescence vitiée du suc pancreatique dépravé
avec la bile ; ce qui arrive sur tout , lorsque la
passion histerique y est jointe , la commotion du
mucilage acide & pontique attaché fortement aux

intestins peut produire ces douleurs fausses, lorfque les intestins se retirent, & se rident pour le
détacher en secoüant.

Les Fauss s Douleurs sont souvent compliquées
avec les vrayes durant l'accouchement, & elles
durent même quelques temps aprés. Elles sont
causées alors par les contractions de la matrice
qu'elle fait pour mettre le fœtus dehors, lesquelles contractions se continuent jusqu'aux plexus
mesenteriques, à raison des nerfs de la matrice
qui en dérivent : en forte que tous les autres nerfs
qui en dépendent, & les parties où ils entrent,
souffrent les mêmes contractions. Ainsi les mouvemens épileptiques surviennent souvent à un accouchement difficile, & ils sont d'autant plus violens, que le fœtus est prêt de sortir, cessant d'eux-
mêmes aprés l'exclusion du fœtus.

Il ne faut donc pas presser les femmes d'accoucher d'abord qu'elles ressentent des douleurs apparentes à l'abdomen, & c'est en quoy les Sages-
femmes se trompent tous les jours, qui mettent
trop tôt les femmes grosses en posture, croyant
que c'est satisfaire à leur office de tirer l'enfant,
sans considerer les commodités ou incommodités
de la mere. On doit attendre le terme legitime,
& les veritables douleurs, qui pressent suffisamment les meres d'accoucher ; la matrice s'ouvre
en même temps, les eaux s'écoulent, & toutes
choses arrivent naturellement, & avec beaucoup
plus de facilité ; au contraire si on prend mal son
temps, & si on oblige les femmes d'accoucher
dans ces fausses douleurs, on les affoiblira, elles
ne feront plus capables de supporter le travail au
temps naturel de l'accouchement, qui sera bien
plus laborieux dans toutes ses circonstances, &
peut-être funeste à la mere.

Il n'y a que les femmes qui ont eu plusieurs enfans, & les Sages-femmes d'une longue experience qui puissent facilement, connoître les veritables
douleurs d'avec les fausses. Les signes de celles-
cy, selon *Ettmuller*, sont 1. Si elles prennent la
femme trop tôt, & avant le temps legitime de
l'accouchement. 2. Quand les autres signes requis
à l'accouchement naturel ne se rencontrent point,
comme l'orifice interne de la matrice est encore
fermé, quand les eaux ne coulent point &c. 3. Si
dans ces douleurs fausses la femme se tient dans
un lit chaud bassiné, bien couverte, faisant des
fomentations seches à l'abdomen, & repliant les
pieds vers son corps, les douleurs cesseront. Au
contraire toutes ces choses augmenteront les veritables douleurs. 4. Si les veritables douleurs
sont jointes aux fausses, comme il arrive souvent, elles se feront sentir, non seulement à la
region du pubis & de la matrice; mais encore aux
parties superieures de l'abdomen par diverses reprises vagues & irregulieres. Les fausses douleurs
ont cela d'incommode, qu'elles sont quelquefois
la cause de l'avortement, & qu'étant jointes aux
veritables douleurs, elles en empêchent l'effet,
diminuant la contraction de la matrice, retardant
l'exclusion du fœtus, affoiblissant la mere, & faisant durer l'accouchement.

Ce que c'ést
que l'avor-
tement.

L'Avortement n'est qu'une expulsion contre nature du fœtus hors de la matrice, depuis le terme
de la conformation jusqu'au terme ordinaire de
l'accouchement. La détermination du temps y est
mise, parce que si la semence vient à tomber,
avant que la conformation soit faite, on nomme
ce défaut non pas avortement, mais écoulement,
comme aussi de quelque maniere que l'enfant sorte
aprés que le terme de l'accouchement est venu,

on ne l'appelle qu'enfantement ou accoucheme nt,
& jamais avortement ; de forte que ce mot d'a-
vortement n'eft pris que pour fignifier cette fortie
du fœtus qui arrive depuis la conformation jufqu'au terme ordinaire de l'accouchement , c'eft-à-
dire , depuis le feptiéme jour jufqu'au commencement du feptiéme mois.

La Caufe prochaine de l'avortement , felon *Ett-mnller* , confifte dans la matrice même, que fon irritation & fa contraction contre nature oblige de chaffer le fœtus, ou que fon relâchement con-tre nature empêche de le retenir jufqu'au terme legitime : car comme la matrice eft membraneufe & fibreufe, c'eft du reffort naturel de fes fibres que dépend la retention du fœtus. Soit donc que ce reffort foit offenfé par la trop grande contrac-tion , foit par la relaxation des fibres & des mem-branes , la retention legitime du fœtus eft bleffée, & il eft pouffé dehors avant le temps , ou bien n'étant point retenu , il tombe prefque de luy mê-me. *Sa caufe.*

Entre les Caufes éloignées il y en a trois principa-les , fçavoir la commotion de l'ame , la violence , les trop grands mouvemens du corps &c & enfin le vice de la mere qui ne fournit pas au fœtus la nourriture convenable , ce qui eft rare , à quoy on peut ajoûter que le trop grand empreffement de prévenir l'avortement , le procure fouvent , par la multitude des remedes qu'on fait fans ne-ceffité : car les femmes groffes ne fe portent ja-mais mieux que quand on ne leur fait point de remedes.

La Matrice eft irritée & excitée à faire l'ex-pulfion du fœtus par le fœtus même, foible , ma-lade, ou mourant, parce que la matrice bleffée par la corruption qu'elle contient , détermine une plus grande quantité d'efprits animaux à y venir, qui y caufent des contractions, & l'expulfion du fœtus. La même chofe arrive, lorfque l'aliment requis manque au fœtus.

Les grandes Paffions de l'ame qui agitent violemment la maffe du fang, & mettent les efprits animaux dans de grands troubles, ont coûtume de procurer l'avortement. Telles font la joye & la colere exceffives, dautant que le trouble & l'agitation des efprits animaux & du fang fe communique à la matrice, celles cy fouffre de grandes contractions, & elle jette le fœtus. Il n'eft rien de plus ordinaire que cette caufe.

Les Alimens trop vigoureux, la boiffon trop fpiritueufe, comme les aromats, caufent quelquefois l'avortement. Le vin fait avorter celles qui font vigoureufes & pleines d'efprits, que le vulgaire appelle d'un temperamment chaud, fur tout au commencement de la conception, & aux premiers mois: car les trois derniers, un petit verre de bon vin bû en fe mettant au lit, eft fouvent tresfalutaire, pourvû que ce ne foit pas du vin d'Efpagne, ou de la malvoifie, qui font trop fpiritueux, & faciles à fermenter. Le trop de fang & d'efprits ramaffes autour de la matrice par la fuppreffion des mois, donne occafion à l'avortement, qui peut être facilement prévenu par une faignée faite au milieu de la groffeffe, ou même réiterée deux ou trois fois, fi c'eft dans un pays chaud.

Les Irritations & les affections des parties voifines qui fe communiquent à la matrice, contribuent auffi à l'avortement, comme la dyfenterie qui irrite les inteftins, le tenefme, les clifteres âcres, ou les fuppofitoires appliqués imprudemment qui irritent l'anus, ainfi les femmes nephritiques font fujettes à avorter, & *Pannarollus* a remarqué que la trop grande debilité des reins a été cause de l'avortement de plusieurs femmes.

Les Tranchées de la colique causées par l'usage des fruits d'Automne faciles à fermenter, & les tranchées jointes à la passion histerique provo-quent l'avortement par la même raison.

La Matrice même mal constituée, ou trop étroi-te, sujette à quelque tumeur, ou scyrrhe, ou à quelque ulcere occulte, s'irrite, & au lieu de s'é-tendre pour faire place au fœtus, elle le jette de-hors.

Le trop de mouvement, & l'exercice immoderé du corps est tres-nuisible, particulierement au mi-lieu de la grossesse. Les fardeaux qu'on leve, l'ex-tension des bras & des mains au dessus de la tête, font les causes éloignées de l'avortement, parce qu'en levant un fardeau, l'haleine retenuë presse le diaphragme en enbas, & pousse par consequent la matrice. Pour l'extension des mains au dessus de la tête, cette action ouvre l'orifice de la matrice, la deplace, & rompt quelquefois les membranes du fœtus.

L'Eternuëment, la toux, & le vomissement font le même effet, particulierement s'ils sont vio-lens.

Les Causes éloignées de la relaxation qui empê-che la matrice de retenir le fœtus, sont les fleurs blanches avant ou aprés la conception, & la ca-chexie sereuse qui relâchent trop les fibres & les membranes de la matrice, & entretiennent son orifice interne toûjours ouvert, ce qui empêche qu'elle ne retienne le fœtus.

Le defaut de sang & d'esprits est de ce genre: car la matrice, faute de sang & d'esprits, perd sa tension & son ressort naturel, & laisse tomber le fœtus: c'est pourquoy les grandes hemorragies, les faignées temeraires , & tout ce qui ruine le fang & les efprits , difpofent à l'avortement.

La Peur & les terreurs fubites caufent fouvent la mort au fœtus , & la relaxation de la matrice , de forte qu'elle lâche le fœtus , de même qu'une terreur impreveuë nous fait tomber des mains ce que nous tenons , parce qu'alors nous fentons ef-fectivement les parties exterieures deftituées d'ef-prits , comme chacun le connoîtra , s'il y fait re-flexion.

La même chofe arrive à la matrice , & c'eft par la même raifon que les fincopes , les lipothimies , la crainte , & le chagrin durables ont coûtume d'exciter l'avortement.

Enfin fi l'opium eft caufe de l'avortement, c'eft qu'en fixant les efprits animaux , & empêchant leur action , il relâche les membranes & les fibres de la matrice.

Les fignes de l'avorte-ment. *On peut* prévoir l'avortement par les fignes fui-vans. 1. Par la pefanteur non accoûtumée de la region des lombes en enbas. 2. Par les douleurs vagues qui fe continuent jufqu'au col de la matri-ce. 3. Par l'éruption d'un fang aqueux femblable à celle qui arrive dans l'accouchement. 4. par la tumeur , qui d'élevée en pointe vers le nombril qu'elle étoit , s'abbaiffe , & defcend vers l'os pu-bis. 5. Par les friffons , les horreurs , & les cha-leurs fubites qui fe fuccedent les unes aux autres , & qui font joints aux douleurs de l'abdomen.

Les Signes de l'avortement fe tirent des mam-melles , fçavoir de leur fletiffure & extenuation , ou du lait ou du fang qui s'en échape , ce qui mar-que la corruption & la dépravation de l'aliment du fœtus dans la matrice qui eft la même matiere que celle qui gonfle les mammelles , & qui en compofe le lait. Que fi cette matiere eft vitiée , en forte qu'elle manque entierement, ou qu'elle foit dérobée par les mammelles, elle peut marquer la defcente du fœtus, & par confequent l'avortement.

L'Avortement eft toûjours plus dangereux que l'accouchement, parce qu'il s'y fait une ruption violente des vaiffeaux, & des ligmens qui tiennent le fœtus attaché à la matrice, d'où s'enfuit de grandes hemorrahies, des fiévres, des fincopes, des délires, des convulfions, des inflammations, & des gangrennes de l'uterus. Or entre ces avortemens celuy de la premiere groffeffe eft toûjours plus dangereux, à caufe que les parties de la generation font encore fort étroites, & extrêmement fenfibles.

Le Peril eft d'autant plus grand dans l'avortement, que le fœtus eft grand, & la mere foible & debile.

L'Avortement violent eft fuivi quelquefois de la fterilité par la bleffure de la matrice & du vagina, fur tout dans l'avortement de la premiere conception, aprés quoy il arrive que la femme refte fterile, ou qu'elle ne porte jamais de fœtus à terme.

L'Accouchement eft laborieux & difficile, quand il eft accompagné de quelques fimptomes violents, & particulierement, lorfque la mere eft plus long-temps en travail qu'elle ne doit naturellement.

Quelquefois l'accouchement laborieux eft joint à des grandes inquietudes, lefquelles font augmentées par les vents abondans qui fe trouvent dans les inteftins; ces vents non feulement diftendent de l'abdomen, ils empêchent encore la contraction du diaphragme, & des mufcles de l'abdomen, & ralentiffent confiderablement l'expulfion du fœtus.

Les Caufes de l'accouchement difficile ou laborieux, felon *Ettmuller*, font dans la mere, dans le fœtus, ou dans le paffage. A l'égard de la mere & du fœtus, les principales font la langueur & le manque de forces, à l'égard du paffage, le retreciffement.

La Mere eft debile & trop foible pour le travail de l'accouchement. 1. Lors qu'elle eft maladive, ou qu'elle a eu quelque grande maladie durant fa groffeffe. 2. Les douleurs fauffes & violentes qui ont précedé, ou accompagné l'enfantement, affoibliffent beaucoup les meres. 3. La fueur eft dangereufe; car plus la femme fuë dans l'accouchement, plus elle perd de fes forces. 4. Si les douleurs de l'enfantement font interrompuës & vagues, s'arrêtant, & revenant par intervalles, les efforts de la femme font inutiles, & elle s'affoiblit confiderablement. 5. Les paffions de l'ame y contribuent auffi beaucoup, en empêchant le cours des efprits animaux vers la matrice, où ils font alors fi neceffaires, telle eft la honte fur tout dans un premier accouchement, la crainte dans celles qui font timides, & l'apprehenfion de la douleur dans les delicates.

Les Caufes de l'accouchement difficile font dans le fœtus. 1. Lors qu'il eft foible & malade, ou défectueux. 2. Si ce font des jumeaux qui faffent chacun un pareil effort pour fortir. 3. Si les membranes qui enveloppent le fœtus ne fe rompent point, mais demeurent fermes & entieres: car il eft quelquefois neceffaire que la Sage-femme les déchire, ou fepare avec fes ongles, ou avec un fcalpelle obtus par deffus, & fait exprés pour procurer la fortie des eaux, & faciliter celle du fœtus: car il eft rare que le fœtus vienne au monde enveloppé de fes membranes, à moins qu'il

qu'il ne foit fort petit, & que le paffage de la mere
ne foit tres-large. 4. Si les vaiffeaux umbilicaux
font entortillés, particulierement autour du col
du fœtus, qui ne fçauroit prefque fortir fans s'é-
trangler, ce qui eft tres-dangereux. 5. Le fœtus
mort, dont nous parlerons cy-deffous, rend auffi
l'accouchement difficile.

A l'égard du paffage, l'accouchement eft difficile. 1. Lors qu'il eft trop étroit, comme dans
le premier enfantement. 2. Lors qu'il n'eft pas
affés lubrefié, comme quand les eaux fe font écoulées trop tôt. 3. Si l'os pubis eft trop fortement
joint : car il eft certain que cet os fe relâche, &
s'entr'ouvre quelquefois pour faciliter la fortie du
fœtus. 4. Si le fœtus appuye fa tête fur l'os pubis : car alors les efforts qu'il fait luy-même, &
tous les remedes pour pouffer le fœtus ne fervent
de rien, le mal s'augmente au contraire, & rien
n'avance, à moins que la Sage-femme ne releve
doucement le fœtus avec la main pour le ramener
à l'orifice interne de la matrice, & dans le chemin. 5. La dureté & la fermeté de l'os coccyx y
contribuë; car cet os fe courbe en dehors dans
l'enfantement, & c'eft de là d'où viennent les
douleurs vives que les femmes reffentent alors à
l'anus, il arrive au contraire quelquefois que le
coccyx fouffre luxation, & qu'il ne retourne point
en fon lieu naturel. 6. Les tumeurs, les fcyrrhes,
& les excroiffances dans la matrice, ou dans fon
col, empêchent l'élargiffement du paffage. 7. Le
paffage eft étroit, eu égard au fœtus, lors qu'il a
contracté une hydrocephale dans la matrice, ce qui
eft tres-perilleux ; car la tête gonflée d'eau ne fçauroit paffer, & dans cette rencontre defefperée il
faut fouvent ouvrir la tumeur avec le fcalpelle,
pour vuider les eaux, & tirer le fœtus, afin que

Tome II.   E e e

la mere ne meure pas avec luy. 8. La trop grande relaxation des rides du col de la matrice rend le paſſage difficile, d'autant que ces rides dans l'état naturel contribuent beaucoup à l'expulſion du fœtus par leur conſtriction; que ſi leur relaxation empêche leur contraction, l'enfantement ſera rendu plus difficile, & la Sage-femme ſera obligée d'y ſuppléer avec ſa main.

Les Signes de l'accouchement difficile ſont évidens. On connoît que la faute eſt du côté de la mere, & qu'elle n'eſt pas diſpoſée à accoucher, ſi les douleurs ſont foibles on interrompuës, & ſi la mere eſt foible d'elle-même, ou affoiblie par quelque cauſe.

La Faute eſt dans le fœtus, ſi les douleurs étant bonnes & durables, l'enfant qui doit bien faire de ſon côté, ne ſe remuë que foiblement, & de loin à loin, ou point du tout; de ſorte qu'on le tient quelquefois pour mort. Pour le connoître la Sage-femme trempe ſa main dans de l'eau de vie, ou de quelque autre eau ſpiritueuſe, & l'introduiſant dans la matrice, elle touche le fœtus; s'il eſt vivant, il commence auſſi-tôt à ſe remuer, au contraire s'il ne l'eſt pas.

Enfin la Sage-femme connoît que la faute eſt dans le paſſage, ſi la mere & le fœtus faiſant leur devoir, & les douleurs étant bonnes, le paſſage demeure toûjours étroit, ou l'orifice de la matrice toûjours fermé, alors il faut faire des injections ramoliſſantes & laxatives.

L'Accouchement difficile accompagné de convulſions & de paroxiſmes épileptiques, eſt tres-funeſte & mortel, ſi le fœtus ne ſuit de prés: car d'abord que le fœtus ſort, tout ſe calme.

Si la Femme eſt quatre jours en travail, il eſt preſque impoſſible que le fœtus vive, & qu'il ne meure.

Le Fœtus meurt ou dans l'enfantement, ou quelques mois avant l'enfantement. Il meurt dans l'enfantement par les mêmes causes qui rendent l'accouchement difficile, comme par sa foiblesse, ou par la langueur de la mere qui ne seconde point ses efforts, ou par le détroit du passage contre quoy il presse la tête, & meurt. La mauvaise situation où il se trouve dans la matrice, peut aussi contribuer beaucoup à sa mort, sçavoir, lorsque la mere fait un effort violent, qui tord le col au fœtus, & avance sa mort.

Le Fœtus meurt avant le terme par des causes externes ou internes. Par des externes, comme par la terreur & la peur que la mere reçoit, qui rend l'enfant, même dans la matrice, sujet aux convulsions épileptiques, par la percussion violente de l'abdomen, ou par la chûte de la mere sur l'abdomen. Le fœtus meurt par des causes internes, comme par les fiévres & les autres maladies aiguës & dangereuses.

On reconnoît que le fœtus est mort par les signes suivans, 1. S'il ne se meut plus, s'il se trouve affaisé au fond du ventre, & s'il tombe comme une pierre à mesure que la mere se tourne d'un côté & d'autre. 2. Si on trouve le fond du ventre & le col de la matrice presque sans chaleur, si les extremités deviennent froides & livides, & si le visage, & principalement les lévres paroissent fort pâles. 3. Si les mammelles deviennent extenuées, si l'haleine se rend puante, & s'il découle une matiere froide de l'uterus. 4. Si l'arriere-faix, le meconium, ou les excremens du fœtus sortent avant luy. 5. Si avec les signes précedens il survient des frissons, des fiévres, des sincopes, des douleurs de tête & d'estomac, & même des convulsions.

Les causes
du fœtus
mort dans
la matrice.

Ses signes.

E e e ij

Son pro-gnoftic.

Si le Fœtus mort n'eft promptement tiré hors de la matrice, il peut caufer la mort à la mere en s'y corrompant, & le danger eft d'autant plus grand, qu'il y furvient des fimptomes plus fâcheux, comme le tremblement, la convulfion, la lethargie, la fincope, & autres femblables.

CHAPITRE XXVII.

De la Generation, de la Formation, Nourriture, & Sortie du Fœtus du Ventre de la Mere.

Comment fe fait la generation.

LEs *nouvelles Découvertes* nous apprennent que la femme & les autres femelles contiennent dans elles-mêmes tout ce qui eft propre à la formation du fœtus, & que la femence de l'homme ne contribuë à la generation, que par fa partie fpiritueufe & volatile, laquelle s'élevant en vapeurs par les trompes jufqu'aux ovaires, pénetrent au travers de leurs membranes, pour vivifier l'œuf qui eft le plus proche de fa maturité.

D'où vient la formation de plufieurs fœtus

Comme tous les œufs n'ont pas une égale adherence dans l'ovaire, & qu'il y en a toûjours quelques-uns qui tiennent moins dans leurs calices que les autres, s'il arrive que les efprits, en détachent deux ou trois à la fois de ceux qui tiennent le moins, ils feront chaffés de l'ovaire dans les trompes, & de là dans la matrice, ou en fe développant, ils formeront plufieurs fœtus, comme il arrive quelquefois dans les femmes.

Comment les efprits de la femence détachent

La Semence du mâle ayant penetré les œufs, elle en fait fermenter la liqueur, de même que le levain fermente la pâte. Cette fermentation dilate

& gonfle les pellicules de l'œuf, il sort de son calice, & la membrane de l'ovaire par sa contraction le chasse dehors.

Le plus spiritueux de la semence se filtre dans tout le tissu spongieux de la matrice, & des trompes jusqu'aux ovaires, à peu prés de même que l'eau est filtrée par la languette de drap. Cet esprit seminal gonflant ensuite la matrice, y cause tous les changemens qu'on y remarque, & c'est encore ce même esprit qui est la cause que le pavillon des trompes s'approche de l'ovaire, & comme tout cela n'arrive que par une fermentation des liqueurs nourricieres, c'est une necessité que les nerfs de ces parties soient irrités, c'est aussi ce qui détermine les esprits animaux à couler dans ces parties.

Si l'on dit que cette serosité qui moüille toûjours le vagin, & qui est quelquefois si abondante dans les approches, devroit embarasser les esprits de la semence, & leur ôter toute l'activité ? On répond, que cette liqueur qui est filtrée par les glandes du vagin, bien loin de diminuer la force des esprits de la semence, elle doit beaucoup l'augmenter, parce qu'elle est spiritueuse ; car en allant, pour ainsi dire, au devant des particules spiritueuses de la semence, elles se fermentent, & enfin le plus subtil se porte jusqu'aux ovaires par le tissu spongieux de la matrice.

L'œuf étant sorti de l'ovaire, & descendu dans la matrice, il est arrosé de nouveau de cette liqueur toute remplie de particules spiritueuses de la semence du mâle, la matrice se gonfle encore davantage, les cotiledons s'enflent, toutes les liqueurs nourricieres deviennent plus agitées, c'est ce qui développe les parties du fœtus, c'est ce

E e e iij

les œufs des ovaires.

Le chemin par où les esprits de la semence du mâle vont à l'ovaire.

Que la serosité qui est filtrée par les glandes du vagin augmente beaucoup la force des esprits de la semence.

La nourriture & l'augmentation de l'œuf.

qui les rend plus fenfibles, en fe groffiffant de jour en jour par la nourriture qu'elles reçoivent.

D'où vient la fecondité de l'œuf, la diminution de fa grof feur, & fa fortie.

La Fecondité de l'œuf dépend de la rapidité avec laquelle les efprits de la femence s'infinuent dans luy pour en développer tout d'un coup les parties, en ouvrant tous les canaux qui peuvent recevoir le fuc nourricier. Ce développement arrive par les particules les plus fpiritueufes de la femence du mâle, lefquelles ayant differentes figures, & differens degrés de mouvement, doivent, en penetrant la matiere de l'œuf, en débarraffer les parties, & faire enfin de ce cahos le corps d'un animal. Ce mouvement ne fe fait point fans doute fans une rarefaction dans toutes les parties de l'œuf qui le fait gonfler; mais fi-tôt qu'elle eft ceffée, l'œuf diminuë de groffeur, il s'affaiffe, parce qu'il fe forme tout à l'entour un corps glanduleux qui le preffe de tous côtés, ce qui l'oblige à fortir par le petit trou qui eft dans fon milieu, qu'on appelle *Mammellon*.

La feparatió de l'œuf avec l'ovaire.

Aprés que l'œuf eft forti dehors, le corps glanduleux diminuë peu à peu, & difparoît entierement, de même que les glandes & les vifceres fe fletriffent par l'étreciffement de leurs vaiffeaux. Il ne faut donc pas s'étonner comment l'œuf qui eft fi fortement attaché à l'ovaire peut s'en feparer; puifque les vaiffeaux qui luy portoient de la nourriture fe deffechent, & fe fletriffent, & que fon calice, en fe refferrant par la contraction de fes fibres, le chaffe par l'ouverture qui s'eft faite à la membrane de l'ovaire.

La defcente de l'œuf dans la matrice.

L'Oeuf au fortir de l'ovaire eft receu dans le pavillon de la trompe, qui par fon mouvement pe iftaltique qui fe fait par les fibres mufculeufes, le fait defcendre peu à peu dans le fond de la matrice, pour être fomenté, échauffé & nourri comme le grain dans la terre ; mais comme cet œuf qui descend ainsi dans la matrice, n'y prend point ses enveloppes, il est tout enveloppé au sortir de l'ovaire, afin d'y trouver une liqueur pour sa nourriture, & pour mettre son petit corps qui est si tendre & si delicat, à couvert des mouvemens de la matrice.

De même qu'un seul grain de semence ne produit qu'un arbre, de même aussi, dit *Malphigius*, un seul œuf ne contient qu'un fœtus ; ainsi quand on en voit deux, c'est qu'il s'est détaché deux œufs de l'ovaire, qui sont descendus dans la matrice ; de même, qu'il faut deux grains pour deux plantes. Il n'est pourtant pas impossible qu'un seul œuf renferme deux fœtus, comme on voit qu'un grain de bled pousse plusieurs épics, parce que cet œuf peut être double, & renfermer deux cicatrices, deux jaunes, deux blancs, comme on le voit quelquefois dans les œufs des poules, d'où il sort toûjours deux poulets, ainsi qu'on le remarque.

Comment les gemeaux se font.

Pour découvrir la methode que la nature suit en formant un animal d'un œuf, il faut considerer avec *Fabrice d'Aquapendente* & *Harvée*, un œuf de poule avant & durant l'incubation. Avant l'incubation on trouve dans la tunique du jaune de l'œuf une petite tache blanche en forme de cercle qui ressemble à une petite lentille, & qu'on nomme *Cicatrice*. Durant l'incubation la cicatrice se dilate, & s'étend le premier jour en certains cercles, & on y observe le second jour, & même le premier certaine liqueur claire & luisante, plus pure qu'un cristal, & on l'appelle par cette raison gelée. Le troisiéme & le quatriéme jour on apperçoit dans la gelée une ligne de sang vermeil, & le *Point saillant* au milieu de la gelée,

La conduite de la nature en formant un animal d'un œuf.

E e e iiij

qui eſt le commencement du cœur. On remarque enſuite autour de ce point quelque choſe de
groſſier & de blanchâtre, en forme de petit nuage diviſé en deux parties, dont la plus grande
fait le commencement ou la matiere de la tête,
où on remarque quatre petites veſſies, qui ſont
le cerveau, le cervelet, & les deux yeux. L'autre
partie eſt plus petite, & au deſſous elle repreſente la quille d'un vaiſſeau, & donne l'épine du
dos, d'où l'on voit ſortir peu à peu les bras & les
jambes. Enfin ces viſceres s'attachent ſucceſſivement aux vaiſſeaux qui renferment le ſang, &
font le fœtus parfait.

Malphigius remarque que le fœtus eſt renfermé dans la cicatrice déja avant l'incubation ; en
ſorte que la tête, l'épine, & ſes appendices ſe
diſtinguent manifeſtement dans la petite tunique,
qui nage dans la gelée de la cicatrice, comme le
fœtus dans l'amnios, & qu'ainſi les parties du
poulet préexiſtent dans l'œuf, & précedent l'incubation. On en doit dire autant des ſemences
ou œufs des plantes, qui renferment certain germe, d'où la plante ſort, lequel étant corrompu,
toute la vertu & l'eſperance de la generation eſt
ôtée. Ce germe n'eſt autre choſe que le deſſein
ou la chaîne tres-delicate de la plante ; de même
toutes les parties du poulet ſont par puiſſance dans
la cicatrice ; elles en ſortent ſucceſſivement, &
c'eſt là où reſide l'eſprit ſeminal des deux ſexes,
à qui Dieu a attribué le pouvoir de travailler le
fœtus. Il conclud, par conſequent, que l'épine,
la tête, le cerveau, la moële, & les aîles paroiſſent ordinairement dans l'œuf, ou dans la cicatrice avant la formation de la gelée, & avant ſon
mouvement, & ſon changement en ſang, & que
le poulet eſt dans l'œuf avec les tuniques, preſ-

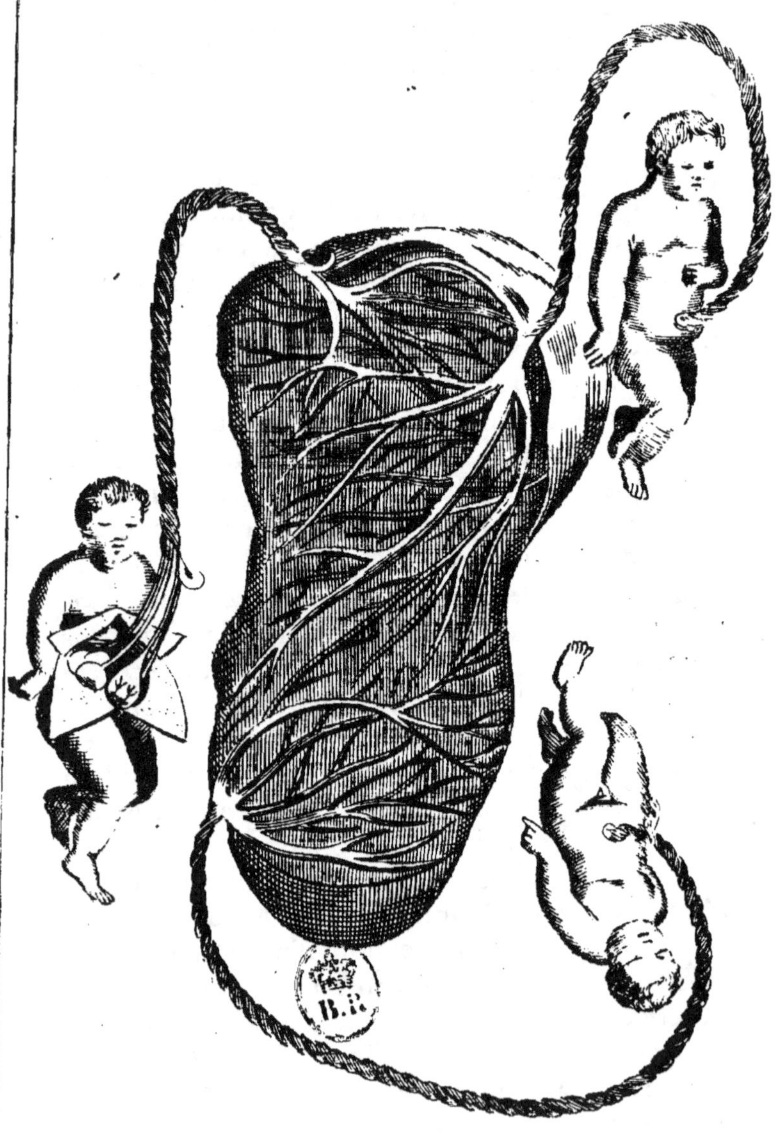

que de toutes les parties qui font déterminées par la gelée ; qu'il reçoit fa nature entiere des fucs nourriciers & fermentatifs mêlés enfemble, qui par leur action mutuelle engendrent fucceffivement le fang, & font paroître, & croître les parties deffignées long-temps auparavant.

La Matrice d'une femme groffe étant ouverte, on voit d'abord cette fubftance charneufe, que *Fallope*, par la raifon qu'elle a en quelque façon la figure ou reffemblance d'un gâteau, a appellée *Placenta uterina*, & que d'autres nomment *Hepar uterinum, Foye de la Matrice*, à caufe de fon ufage & de la reffemblance de fa couleur, & de fa fubftance à la couleur, & à la fubftance du foye.

Ce Foye ou *Placenta* eft un vifcere charneux en fa maniere, mol, compofé d'une infinité de trespetits vaiffeaux, & du fang qui eft entremêlé, par le moyen duquel le fœtus eft attaché à la matrice, principalement à fon fond.

Le Commencement de l'arriere-faix n'eft pas engendré, comme quelques-uns difent, de la partie la plus impure du fang menftrual, qui fort de la matrice de la mere, la partie la plus pure paffant au fœtus par la veine umbilicale. Mais la verité eft, que fes premiers traits ne font pas moins formés de la femence de la femme, que le chorion & l'amnios, qui dans la fuite prennent leur accroiffement, non pas du fang impur, mais du plus pur.

Il eft ordinairement feul, lors qu'il n'y a qu'un fœtus ; mais dans la conception des jumeaux, tantôt les deux fœtus n'en ont qu'un qui leur eft commun, & qui reçoit le cordon des deux, tantôt chaque fœtus a le fien particulier, & diftinct.

Il a une Subftance qui luy eft propre, molle, lâche, facile à fe rompre, rare, inégale par plusieurs rides ou rayes, & comme legerement partagé çà & là, mais cependant toute fibreuse, tissuë d'un nombre innombrable de filamens, ou fibrilles, & d'une infinité de petits rameaux de vaisseaux tres-déliés, comme gonflée de sang caillé, répandu en toute sa substance, peu dissemblable de la substance lâche du parenchime du foye, quoy qu'elle soit moins ferme, & qu'elle se déchire, ou se dissolve au moindre frottement.

Sa Couleur est d'un rouge un peu enfoncé, non pas entierement de la couleur de la rate, mais un peu plus rouge, rarement plus pâle.

Sa Figure est le plus souvent circulaire, mais sa circonference est inégale. Sa grandeur & son épaisseur varient selon la disposition du corps du fœtus, & du temps de la grossesse. En effet, dans les avortons de trente ou de quarante jours, on ne le voit presque pas aux environs des racines du nombril, lesquelles pour lors s'étendent à peine jusques-là ; mais dans la suite, qu'il survient grande abondance de sang spiritueux, il s'augmente, & devient plus ample de jour en jour, en sorte qu'étant arrivé à sa plus grande perfection, la largeur est d'un pied ou environ, son épaisseur d'environ trois doigts dans le milieu, & un peu moins dans ses extremités.

La Surface du placenta est en sa partie concave qui regarde le fœtus égale, polie, & concave en forme d'écuelle ; mais en sa partie convexe elle est inégale par plusieurs petites rides ou éminences, par lesquelles le placenta s'attache immediatement, & sans qu'il s'interpose aucune autre substance entre-deux, à l'interieur de la matrice, sur tout aux parties fongueuses, qui au temps de la grossesse s'élevent en elle legerement çà & là, sur lesquelles principalement il s'applique par ses pores entr'ouverts de toutes parts. La matrice de même qui est pour lors plus spongieuse, s'unit aussi, & se joint immediatement au placenta par ses pores, & par les extremités de ses arterioles pareillement entr'ouvertes, sans neanmoins qu'il y ait entre les veines & les arteres de l'un & de l'autre viscere aucune inosculation ou anastomoses mutuelles, & par ce moyen, tant le sang que le suc alimentaire, passant de la matrice dans le placenta, & l'un & l'autre aprés l'enfantement, l'arriere-faix étant arraché, & separé d'avec la matrice, coulent encore pendant plusieurs jours par les mêmes ouvertures.

L'entrée du nombril.

Il reçoit dans son milieu, ou environ son milieu, quelquefois un peu plus vers l'un des côtés que vers l'autre, le petit intestin umbilical, lequel se joint & s'attache à luy avec ses vaisseaux par l'entremise desquels s'établit la communication necessaire qui est entre le placenta & le fœtus.

Ses vaisseaux.

La Veine & les deux arteres umbilicales s'inserent dans le placenta par une infinité de racines, par lesquelles elles se mêlent, & s'entrelassent ensemble dans sa substance d'une maniere merveilleuse ; on croit même qu'elles s'abouchent entre-elles par quelques anastomoses, neanmoins la plus grande partie ne s'anastomosent pas ; mais les arteres versent dans le parenchime même du placenta, le sang qu'elles apportent du cœur du fœtus, & ce même sang conjointement avec une bonne partie de celuy-cy qui y aborde par les petits vaisseaux de la matrice, aprés avoir receu dans le placenta quelque changement, & s'y être imbu d'une legere qualité fermentative, est repris par les petits orifices entr'ouverts des racines de la veine qui le porte au fœtus.

Le Placenta eſt attaché à la matrice par le moyen des *Cotyledons*, qui ne ſont point des allonge-mens de vaiſſeaux, ou autres avancemens char-neux, ou mammillaires de la matrice, ni des fi-brilles ligamenteuſes, mais de certaines choſes, ou corps creux, ou de leurs cavités mêmes. Com-me ils ont quelque reſſemblance avec l'herbe co-tyledon, les Latins les appellent *Umbilicus Ve-neris, Nombril de Venus.* On les nomme auſſi *Ace-tabula*, parce qu'il reſſemblent à ces petits vaſes ou petites écuelles, dans leſquelles on a coûtume de mettre ſur table du vinaigre, ou autres liqueurs acides pour l'aſſaiſonnement.

Dans le temps de la groſſeſſe on voit dans la matrice pluſieurs petits mammellons d'un tiſſu fort delicat qui s'attachent avec les vaiſſeaux du pla-centa; ces mammellons ſont compoſés de plu-ſieurs petites pellicules, qui forment un corps re-ticulaire, & ce reſeau eſt fait de petits corps ronds & longs de couleur cendrée, qui repreſentent l'é-piploon des poiſſons. Il y a pluſieurs vaiſſeaux ſanguins qui vont au placenta, & au chorion.

Il y a lieu de croire que ces mammellons re-ticulaires ſont des filtres qui ſervent à conduire le ſang & le chyle de la matrice au placenta, qui eſt fortement attaché au chorion; ce n'eſt autre choſe que la liaiſon des vaiſſeaux umbilicaux, affermie par les cotyledons avec leſquels ils s'engainent avec la matrice. Si on laiſſe tremper quelque temps le placenta dans de l'eau, on voit paroître ces petits rameaux avec les vaiſſeaux ſanguins qui les arroſent : ce qui forme une chevelure ſembla-ble aux racines des plantes. Le placenta eſt iné-gal du côté qu'il eſt attaché à la matrice, à cauſe des cotyledons dans leſquels entrent ces petits rameaux.

L'usage du Placenta.

L'usage du placenta dans la femme est, en partie de soûtenir les vaisseaux lactées umbilicaux qui tirent le suc lactée aqueux des pores ou petits trous de la matrice, & en partie de cuire, & preparer d'une maniere particuliere le sang qui y aborde, soit de la mere par les arteres de la matrice, soit du fœtus par les umbilicales ; en sorte qu'il puisse être plus propre pour la nourriture du fœtus.

Les membranes qui enveloppent le fœtus.

Aprés le placenta suivent immediatement les deux membranes qui enveloppent le fœtus, & qui l'enferment comme dans un œuf, lesquelles, parce qu'elles sont jointes ensemble, sortent conjointement avec l'alantoide & le placenta hors de la matrice, aprés que l'enfant en est sorti. Les Latins les appellent *Secundæ* & *Secundina*, comme qui diroit, choses qui sortent en second lieu.

Le Chorion

Le Chorion est la membrane exterieure qui enveloppe tout le fœtus. Elle est épaisse, entretissuë de plusieurs fibrilles en maniere de filamens, interieurement tant soit peu inégale, ou ridée, au dehors parsemée çà & là d'un peu de graisse, & à l'endroit où par le moyen du placenta elle est attachée au fond de la matrice, elle a plusieurs vaisseaux sanguins qui viennent du placenta & des vaisseaux umbilicaux.

L'Amnios.

L'Amnios est la membrane interieure qui enveloppe interieurement le fœtus. Elle est extrêmement mince & déliée, molle, polie & transparente, separée du fœtus par un assés grand interval, & munie de vaisseaux tres-déliés, & à peine visibles, qui luy viennent des vaisseaux umbilicaux.

La membrane urinale.

Outre ces deux membranes, *Nehedan* en a découvert une troisiéme, tres-mince, transparente, concave, & sans vaisseaux, située entre le chorion

& l'amnios, il la nomme tres-à-propos *Membrane urinale*, & il établit avec raison qu'elle est en place de l'alantoide des animaux, & que l'urine du fœtus se ramasse entre-elle & le chorion, & s'y garde jusqu'aux temps de l'enfantement.

Il arrive quelquefois dans l'enfantement qu'une partie de l'amnios se rompant, elle demeure adherente à la tête du fœtus, qui naît avec elle comme avec une coëffe ou casque, d'où vient que ces enfans sont appellés coëffés. Les Sages-femmes ont coûtume de présager à l'enfant qui vient de naître des évenemens heureux ou malheureux, selon la diversité de la couleur de cette coëffe, & elles la conservent avec soin, comme une proye qui leur est deuë, afin de donner plus de terreur aux parens de l'enfant par leurs fictions & niaiseries, & d'en tirer plus d'argent en la leur vendant cherement, & leur persuadant par plusieurs discours inutiles & vains, que si l'enfant n'avale cette coëffe aprés avoir été mise en poudre, ou que s'il ne la porte perpetuellement avec soy dans une boëte, il sera infortuné, ou peut-être épileptique, & qu'il verra continuellement devant soy des ombres de morts, des esprits infernaux, des furies, & autres épouventables fantomes; mais que s'il la mange, ou la porte avec soy, il sera pour lors accompagné de tout bonheur, & enfin mille autres sornettes dont elles remplissent l'esprit des parens credules.

Lors qu'une femme a conçû deux jumeaux, ces deux jumeaux le plus souvent ne sont enveloppés que d'un seul chorion; mais neanmoins chacun a son amnios particulier qui contient son humeur lactée, distincte en la maniere qu'il a coûtume d'arriver aux chataignes & aux amandes, dans lesquelles, quoique souvent deux noyaux soient en-

La Coëffe.

L'état des
membranes
dans le fœ-
tus.

fermés dans une feule écorce, chacun neanmoins
a fa membrane particuliere, par laquelle il eft feparé de l'autre. S'il arrive que les differens amnios des jumeaux fe rompent par coup, par contufion, ou par quelque autre caufe, ou que peut-
être ils n'ayent pas été bien diftincts dés leur
commencement, alors les fœtus s'uniffent & s'attachent par les parties par lefquelles ils fe touchent, & c'eft ainfi que les monftres s'engendrent. Il arrive auffi plufieurs fois que chaque
fœtus eft enfermé dans des chorions differens.

Comme il arrive fouvent que dans des œufs de
poule on voit deux jaunes avec leurs blancs feparés par une membrane tres-déliée, renfermés
dans une feule dure écorce, & que de tels œufs,
quoique rendus feconds par la communication du
coq, étant couvés fous la poule, il ne s'en produit que tres-rarement deux poulets diftincts, &
bien formés, mais feulement un feul, difforme
& monftrueux, ayant quatre aîles, quatre pieds,
deux têtes &c. & cela par la raifon que les membranes qui font la feparation fe rompant, les deux
poulets fe joignent fi intimement, qu'il ne s'en
forme qu'un feul, mais monftrueux; de même
auffi il peut arriver dans les œufs des femmes,
que deux œufs foient enfermés enfemble dans
une feule écorce dure qui conftituë le chorion,
& alors fi les membranes des amnios font affés
folides, les jumeaux demeurent feparés l'un de
l'autre, les nombrils qui viennent de chacun d'eux
s'inferent enfemble en un feul placenta adherent
au chorion, & enfuite étant arrivés à leur maturité, ils fortent lors de l'enfantement feparément chacun en particulier, & aprés la fortie du dernier
fœtus fuit la feule fecondine qui les a contenu tous
deux dans la matrice : mais fi les membranes des
amnios

ammios se trouvent foibles, & qu'elles se rompent, alors les jumeaux s'appuyant immediatement l'un sur l'autre, ils s'unissent ensemble intimement, à cause de l'extrême molesse des corps, & étant ainsi joints, ils sont lors de l'enfantement poussés dehors comme monstrueux. Mais s'il arrive que des œufs meurs distincts, rendus feconds par la semence de l'homme, ne descendent pas par les trompes de *Fallope* des ovaires des femmes dans leur matrice, alors chaque fœtus est enfermé dans des membranes distinctes, c'est-à-dire, dans des chorions & des amnios diffe ens, & chacun a aussi necessairement son placenta particulier attaché à son propre chorion pour recevoir leurs nombrils, & dans l'enfantement ils sortent separément l'un aprés l'autre, chacun étant suivi de ses secondines propres & particulieres, à moins peut-être que le placenta ne soit trop fortement adherent à la matrice, & qu'enfin s'en étant dégagé les deux secondines suivent ensemble aprés que les deux fœtus ont été mis dehors. Ce qui se passe dans les jumeaux arrive aussi tout de même dans les enfantemens de trois ou de quatre fœtus, qui sont tres-frequens dans l'Ecosse, & tres rares ailleurs. On voit de ce que l'on vient de dire la resolution du doute qu'on a coûtume d'exciter touchant le nombre des placenta dans les jumeaux, & il paroît assés évidemment, quand c'est qu'il ne doit y avoir qu'un placenta, & quand il y en doit avoir necessairement deux, sçavoir un seulement quand les jumeaux sont enfermés dans un seul chorion, & deux quand chacun d'eux est contenu en un chorion particulier & distinct, lesquels deux neanmoins sont quelquefois situés si immediatement l'un prés de l'autre, que si on ne les considere de bien prés, il semble qu'il n'y en

a qu'un seul; car les vaisseaux umbilicaux de chaque jumeau passant au travers du chorion & de
l'amnios, qui leur sont propres, doivent d'abord
s'inserer dans le placenta formé dans l'asperité exterieure de ce même chorion, afin que par son
entremise chaque embrion s'unisse à la matrice,
& non pas s'inserer dans le placenta attaché au
chorion de l'autre fœtus. Et cela par la raison que
ces vaisseaux n'entrent pas immediatement dans
ce placenta, ni n'y tendent pas.

On remarque que le chorion & l'amnios sont
engendrés dans les ovaires de la semence, &
qu'elles s'augmentent, & s'étendent toûjours de
plus en plus par la nourriture ; que ces deux membranes, qui d'abord sont éloignées l'une de l'autre par un peu de liqueur qui est entre deux, comme on le peut voir dans un fœtus de six semaines
ou de deux mois, dans la suite venant à s'épaissir, occupent tout cet espace, & se joignent si
étroitement l'une à l'autre, qu'il est bien difficile
de les separer. Qu'ainsi tout ce que les Anciens &
les autres ont dit de la sueur de l'urine que l'on
trouve dans ces enveloppes, sont des erreurs qui
ne meritent pas d'être refutées ; car puisque ces
deux membranes se touchent, où seroient ces liqueurs ? Et si l'on voit quelque chose s'écouler
en ouvrant ces membranes, c'est lorsque l'amnios
est ouverte.

Pour la Liqueur qui souvent s'écoule quelques
jours avant l'accouchement, on observe qu'elle
ne vient pas de l'amnios, puis qu'on en trouve
toûjours quantité dans cette enveloppe ; mais
qu'elle vient des eaux qui s'amassent entre l'amnios & le chorion, lorsque ces deux membranes
se sont separées ; car les fibres du chorion ne sçauroient se relâcher que les pores n'en soient plus

oüverts , ce qui doit donner paſſage aux humidités qui s'amaſſeront peu à peu dans l'entre-deux
de ces membranes , & qui feront déchirer le chorion , c'eſt pourquoy les eaux s'écouleront au dehors.

On demande, comment ſe nourrit l'embrion ,
lors qu'il n'y a point encore de placenta , ou plûtôt, lors qu'il n'eſt pas encore attaché à la matrice?
On répond , que les vaiſſeaux qui flottent dans
la liqueur de l'œuf ſont autant de petits ſyphons
par où montent les particules les plus ſubtiles;
mais que cette liqueur n'entre pas dans ces tuyaux
par attraction, qu'elle y monte par le mouvement
même de ces tuyaux qui ſont ſans ceſſe en action
pour ſe mouvoir, & auſſi par le mouvement du
fluide ; ce qui oblige les petites particules qui ſe
trouvent à leurs embouchûres d'y entrer , en continuant leur cours le long de ces tuyaux. Les mouvemens de la matrice ſont encore d'un grand ſecours , parce qu'en embraſſant l'œuf, elle le preſſe de tous côtés.

On voit par là que les liqueurs commencent déja
à circuler dans l'embrion pour aller au cœur , qui
les diſtribuë par ſon mouvement à toutes les parties ; c'eſt ce qui étend, & ce qui allonge tous les
vaiſſeaux. Enfin ce ſont ces mouvemens réïterés
& alternatifs qui donnent lieu à cette liqueur qui
circule , de changer de couleur , & de faire du
ſang, parce que ces petites particules, en paſſant
par tous les vaiſſeaux & les veſſicules qui compoſent les parties , ſe ſubtiliſent , changent de figure, & acquierent par là une rapidité de mouvement qui les fait tourner ſur leur centre, & leur
donne une couleur rouge.

Les Anciens croyoient que la liqueur de l'amnios étoit un excrement, & que c'étoit la ſueur &

De quelle
maniere ſe
nourrit
l'embrion
lors qu'il
n'eſt pas en-
core attaché
à la matrice

Que la li-
queur de
l'amnios

Fff ij

 l'urine du fœtus : mais les Modernes ont fait voir
que cette humeur fert à nourrir le fœtus par la
bouche. *Harvée* le prouve par quantité d'experiences. Il fait voir que cette liqueur de l'amnios
eft compofée de particules fereufes, & d'autres
qui font chyleufes & fpiritueufes, ce font les dernieres qui fervent à nourrir le fœtus. Ce fentiment eft tres-raifonnable : car aux derniers mois
de la groffeffe, cette liqueur eft prefque tarie,
elle eft douce, & d'une faveur agreable ; ce qui
fait voir que ce n'eft pas un excrement. Si on le
met fur le feu, elle s'épaiffit en gelée, ce qui n'arriveroit pas fi c'étoit de l'urine.

Mais la plus grande difficulté confifte à déterminer d'où vient cette liqueur : Les uns veulent
qu'elle vienne de la matrice, & qu'elle paffe au
travers de ces membranes pour s'amaffer dans
leur cavité ; les autres la font venir par les petits
rameaux des arteres umbilicales, qui parcourent
l'amnios interieurement ; Les autres difent, qu'elle vient de la fueur du fœtus. Enfin les autres,
comme *Harvée, Drelincourt*, & autres modernes,
propofent une opinion plus vrai-femblable, appuyée fur l'experience. C'eft une chofe connuë
de toutes les Sages-femmes, difent ils, que les enfans qui viennent au monde ont toûjours les mammelles fort pleines de lait, de forte qu'il eft quelquefois fi abondant, qu'on eft obligé de les preffer pour le faire fortir, parce que fans cette pré-
caution, elles pourroient s'endurcir, & enfuite
fuppurer, comme il arrive aux mammelles des
nourrices quand le lait fe caille. On a vû des enfans à qui cet accident eft arrivé quelquefois,
parce que la Sage-femme n'avoit pas eu le foin
de faire fortir le lait de leurs mammelles. La liqueur de l'amnios eft donc ce lait fereux qui s'é-

coule des mammelles du fœtus ; car pourquoy fe-
roient-elles fi pleines de lait , fi ce n'étoit pour
le verfer dans l'amnios.

Ceux qui prétendent que cette limphe vient de
tout ce qui s'écoule des glandes des yeux , du nés
& des conduits falivaires , favorifent l'opinion
qu'on vient de rapporter ; car fi toutes ces glandes verfent leur liqueur dans l'amnios , pourquoy
les mammelles du fœtus , dont les glandes font fi
tendres , & fi molles , ne fe déchargeront-elles
pas de leurs fuperfluités. C'eft ce qu'on ne peut
contefter ; ainfi la liqueur de l'amnios ne fera pas
une pure ferofité , mais un fuc nourricier qui fera
tout rempli de chyle , & par confequent tres propre à nourrir l'enfant , lors qu'il aura été digeré ,
& qu'il aura circulé avec le fang par tout le corps.

Cette Liqueur de l'amnios continuë à fe filtrer
par les glandes des mammelles , pendant que leur
tiffure eft affés relâchée pour luy donner paffage ;
mais dans la fuite elles deviennent plus ferrées ;
c'eft pourquoy ce qu'elles filtrent n'eft qu'une ferofité incapable de fervir à la nourriture du fœtus ; mais de forte que fur les derniers mois la
liqueur de l'amnios eft claire comme de l'eau ; &
quand on la met fur le feu , elle ne s'épaiffit plus
en gelée , parce qu'elle eft privée de fes particules
nourricieres dont on a parlé.

Les Membranes qui enveloppent le fœtus ayant   Le nombril.
été ouvertes , le nombril fe prefente d'abord à la
veuë. Les Latins le nomment *Vmbilicus* , qu'ils
dérivent du mot *Vmbo* , *la Boffe* , *ou l'Eminence du
milieu d'un Bouclier* , parce qu'il eft fitué dans le
milieu du ventre inferieur , ou qu'il en eft le centre. C'eft un conduit membraneux , tortueux , &
inégal , de longueur d'une aûne , ou environ , &
de la largeur du doigt , qui s'éleve du milieu de

F f f iij.

EXPLICATION DE LA FIGURE XXV.

*Qui represente le Fœtus hors de la Matrice,
lié au Placenta, & separé proche
les Vaisseaux Umbilicaux.*

FIGURE I.

A A A L'Abdomen ouvert.
B Le Foïe du Fœtus.
C La Vessie de l'Urine.
D D Les Intestins.
E La Veine umbilicale.
F F Les Arteres umbilicales.
G L'Uraque.
H Les Vaisseaux umbilicaux hors du Corps, joints par une
　Membrane.
I I I La Ligature par laquelle les Veines s'enflent au des-
　sous , & les Arteres se desenflent.
L L L L Les Veines, & les Arteres dispersées par le Pla-
　centa.
M M M Le Placenta de la Matrice.

FIGURE II.

*Qui represente de quelle maniere le Fœtus
est situé dans la Matrice , avant qu'il s'ef-
force d'en sortir , quoique quelquefois elle
varie.*

A La Tête qui incline , & le Nez qui est entre les deux Ge-
　noux
B B Les Fesses qui touchent aux Talons.
C C Les Bras.
D Le Cordon qui est conduit par le Col , & reflechi sur le
　Front , & qui continuë jusqu'au Placenta ; ainsi qu'on le
　voit dans la premiere Figure.

FIGURE XXV.

Fig. 1.

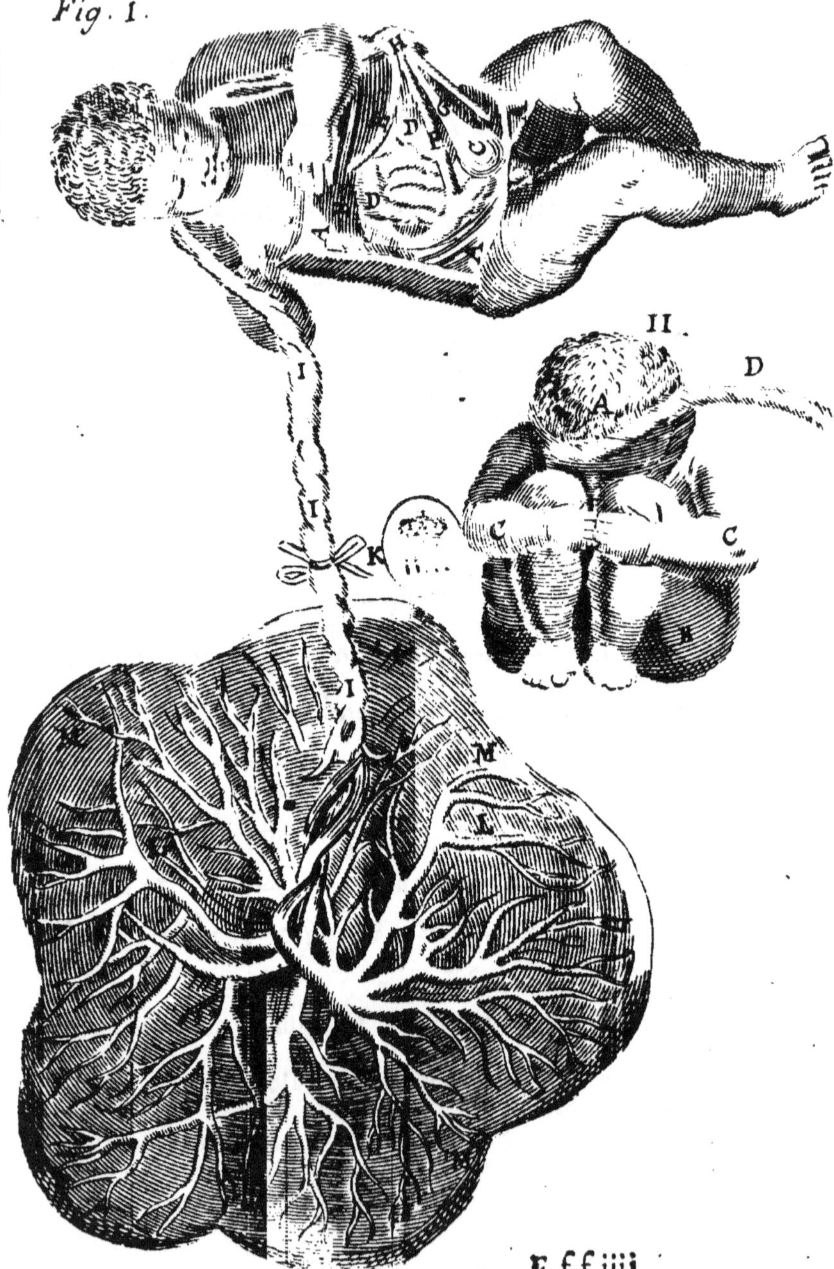

F f f iiij.

l'abdomen du fœtus jufqu'au placenta. Il a été néceffaire qu'il eut cette longueur, & qu'il fut flottant, afin que le fœtus devenu fort dans la matrice ne le rompit pas par fes circonvolutions, & par fes regimbemens, que lors de l'enfantement il pût fortir commodément, fans danger de le rompre, & qu'enfin on pût plus facilement tirer de la matrice les fecondines qui y reftent, aufquelles il eft attaché.

Sa fituation   *Il fe reflechit* pour l'ordinaire fur la poitrine, & prenant fur le côté gauche, il s'étend depuis l'occiput jufqu'au front, & de là il s'avance jufqu'au placenta, auquel il eft joint par les vaiffeaux, & par les membranes qu'il contient. Quelquefois fur le côté droit il monte jufques au col qu'il entoure, & il defcend ainfi jufques au placenta.

Ses vaiffeaux,   *Le Nombril* eft compofé de vaiffeaux & du petit tuyau qui les contient, que l'on nomme le *petit Inteftin.*

Ses Vaiffeaux qu'on nomme *Vmbilicaux,* qui viennent du fœtus, font quatre, une veine, deux arteres, & l'uraque.

La veine umbilicale.   *La Veine* eft plus ample que les arteres, elle prend fa naiffance du foye du fœtus, de la fiffure duquel elle fort auprés de l'origine de la veineporte, dont elle eft un rejetton, & de là paffant au travers du nombril, elle va par le petit inteftin au placenta, dans lequel elle s'infere & s'implante par une infinité de racines.

Cette Veine porte au fœtus le fang qui a été préparé dans le placenta, & elle a plufieurs valvules qui regardent vers le fœtus, lefquelles foûtiennent l'effort de la chûte de ce fang, & empêchent qu'il ne refluë dans le placenta.

Les arteres umbilicales   *Les Arteres umbilicales* font deux en nombre, qui prennent leur origine des rameaux iliaques interieurs de la grande artere, d'abord dés le commencement de sa divarication, d'où se portant en haut vers les côtés de la vessie, & ayant rencontré la veine qui doit les accompagner, elles entrent ensemble dans le petit intestin umbilical, lequel elles traversent d'un cours plus long, moins droit, & plus en serpentant que la veine, & ainsi ces trois vaisseaux tantôt tordus ensemble, legerement neanmoins, & par ordre en forme de cordon, tantôt seulement placés directement à l'opposite les uns des autres, en forme de triangle, passent par le milieu de la gluë, ou gelée lactée contenuë dans le petit intestin, & vont au placenta, où ils s'implantent par un nombre innombrable de racines, & forment en luy cet admirable tissu, ou plexus retiforme.

C'est par ces arteres que le sang & l'esprit vital sont portés du fœtus au placenta par l'impulsion du cœur du fœtus, afin qu'ils y dissolvent encore plus, & d'une maniere specifique, le sang qui y aborde par les petits vaisseaux de la matrice; qu'ainsi ces deux sangs se cuisent ensemble, que par ce moyen la matiere propre pour la nourriture du fœtus y soit mieux préparée, & qu'étant ensuite portée dans les visceres du fœtus par la veine umbilicale, elle puisse être convenablement rarefiée dans le cœur, & y acquerir une nouvelle perfection du sang.

Un Auteur moderne explique l'usage des vaisseaux umbilicaux du fœtus en cette maniere. Les arteres de la mere, dit-il, portent une certaine quantité de sang dans le placenta, qui y étant versé, est receu par les branches de la veine umbilicale, qui le conduit dans la veine-porte pour être filtré à travers la substance du foye de l'en-

fant avant que d'entrer dans la veine-cave, qui le
porte dans le ventricule droit de son cœur, d'où il
passe dans le gauche par le trou botal, pour être ensuite distribué à toutes les parties du corps par les
arteres ; le superflu de ce sang est reporté par les
deux arteres umbilicales à l'arriere-faix, où étant
répandu, il est receu par les veines de la mere
qui y sont dispersées, & qui le reportent dans les
grosses veines pour circuler avec toute la masse,
& ainsi il se fait continuellement une circulation
du sang de la mere à l'enfant, & de celuy de l'enfant à la mere. Une marque assurée qu'elle se fait
de cette maniere, c'est qu'en touchant le cordon d'un enfant nouveau né, l'on y sent le même
battement qu'à ses arteres ; ce qui fait voir que le
sang qui emplit les arteres umbilicales, est le même qui vient du cœur de l'enfant, & non pas celuy
de la mere, comme on l'a crû fort long-temps.

Comment
les vaisseaux
traversent
les membra-
nes.

On demande, comment est-ce que ces trois
vaisseaux aprés que du ventre du fœtus ils sont
parvenus à ce point de longueur qu'ils touchent
les membranes, peuvent au travers de l'amnios
& du chorion penetrer jusques au placenta ? *Die-*
merbroeck répond, que cela se fait de la même
maniere que les racines des herbes, des arbris-
seaux, & des arbres, pénetrent dans la tête dure,
que même ils entrent souvent dans des soliveaux
épais, dans les murs, & dans des pierres que
l'eau ne sçauroit penetrer. En effet, les premieres pointes tres-déliées, & tres-aiguës des vaisseaux umbilicaux s'insinuant insensiblement dans
les pores des membranes, les traversent peu à peu,
quoique les humeurs qu'elles contiennent ne puissent pas s'écouler au travers ; mais dans la suite
que ces vaisseaux ainsi adherens à ces pores croissent plus en longueur, ces pores qui leur sont déja

indissolublement unis, se dilatent aussi peu à peu à proportion de leur accroissement.

A ces trois Vaisseaux umbilicaux on peut ajoûter les vaisseaux lactées, par lesquels la liqueur lactée ou chyleuse est portée des celulles de la matrice dans la capacité de l'amnios.

L'Uraque, ou *Vaisseau urinaire* est le quatriéme des vaisseaux umbilicaux. C'est un petit corps mince, membraneux, long, & rond, ayant une petite ouverture ou passage tres-étroit, & s'élevant du fond de la vessie entre l'artere & la veine jusques au nombril.

Avicenne & Fabricius ab Aquapendente, disent que l'uraque ne se termine pas au nombril; mais que conjointement avec la veine & les arteres umbilicales il passe au de là, sçavoir jusques aux membranes qui enveloppent le fœtus, que dans les animaux il s'ouvre dans l'alantoide, & dans l'homme entre le chorion & la membrane urinaire, & qu'il y porte l'urine depuis la vessie du fœtus.

On demande, pourquoy l'uraque n'est plus visible hors de l'abdomen ? On répond, que la cause est, ou de ce que peut-être jusques à present personne ne l'a recherché, & examiné avec assés d'exactitude, ou que à raison de la tenuité & de la transparence de sa substance, il ne peut être vû ; & c'est aussi par cette même raison que les vaisseaux chyliferes & les limphatiques, lors qu'ils sont vuides, ne peuvent être découverts ; d'où vient que pendant tant de siecles ils ont échapé à la vûë des plus habiles Anatomistes, quoique neanmoins presentement on les trouve assés facilement, lors qu'ils sont pleins. Ajoûtés que dans les corps humains morts, un vaisseau si mince, par lequel il ne passe qu'une humeur sereuse qui ne s'y arrête point , s'affaife facilement , qu'ainfi à raifon de fa tranfparence , il ne peut être diftingué des autres parties , & que dans les vivans , où peut-être on le verroit rempli , il n'eft pas permis de le rechercher.

Son veritable ufage.

Les Anciens ont crû que l'uraque fervoit de conduit pour vuider l'urine de l'enfant dans les membranes ; mais les Modernes qui ne l'ont jamais trouvé cave , ne croyent point qu'il ait cet ufage. Outre ces experiences , la raifon veut que l'enfant n'urine point dans le ventre de la mere ; puifque le chyle qui luy eft porté avec le fang pour fa nourriture , eft purifié avant que d'y aller , & que d'ailleurs l'on trouve d'autres caufes des ferofités dans lefquelles nage le fœtus , fans les chercher dans les urines ; mais le veritable ufage que l'on doit donner à l'uraque , eft de fufpendre le fonds de la veffie , & d'empêcher qu'il ne tombe vers fon col , afin de la rendre capable de contenir une plus grande quantité d'urine.

Le petit inteftin , ou le cordon.

Les Vaiffeaux umbilicaux , pour être plus en feureté , font entourés d'une enveloppe qu'on appelle le *Petit Inteftin* , ou le *Cordon*. Cette enveloppe eft une partie membraneufe , longue , ronde , creufe , mediocrement épaiffe , compofée d'une double tunique , qui enveloppe , & réünit ensemble les vaiffeaux umbilicaux , avec lefquels elle fe roule , & s'entortille en forme de corde.

On trouve dans la cavité du petit inteftin une certaine humeur laiteufe blanchâtre , que des petits vaiffeaux lactées qui la prennent , ou fuccent des celulles de la matrice , verfent dans fa cavité entre les vaiffeaux umbilicaux , où on la trouve répanduë , & d'où enfuite elle defcend peu à peu dans l'amnios. Cette liqueur aprés que le fœtus eft forti de la matrice , a coûtume de s'épaiffir presque en forme de gelée par le froid de l'air exterieur.

Il a en plusieurs endroits des nœuds presque semblables à des vesicules pleines d'un suc tirant sur le blanc. *Vvarihon* croit avec raison, que ces nœuds sont comme de petites papilles, par lesquelles le suc lactée s'écoulant dans la capacité du cordon, distille ensuite dans la cavité de l'amnios.

Les Sages-femmes supersticieuses ont coûtume de prédire de l'abondance de ces nœuds le nombre des enfans, & s'ils sont en petit nombre, elles assurent, & prononcent que la femme sera sterile à l'avenir; De même, de la distance qu'il y a entr'eux, elles déterminent l'intervalle qu'il y aura entre les accouchemens; De même aussi de leur couleur, la difference des sexes, & enfin plusieurs autres choses qu'elles prophetisent touchant le bonheur ou le malheur de l'enfant, en la maniere des vieilles addonnées aux superstitions. Ce qui n'est pas seulement familier aux Sages-femmes d'aujourd'huy, mais qui l'a encore été aux Medecins d'autres fois; car au rapport de *Riolan*, *Encharius*, *Rodion*, & *Avicenne*, ont fait mention de ces prédictions par le nombril.

L'Enfant étant né, on lie le nombril auprés de l'abdomen avec un fil fort, on le coupe ensuite à deux ou trois travers de doigts loin de la ligature, & on le laisse ainsi, jusqu'à ce que ce qui est au de là de la ligature, tombe de soy-même, & que l'endroit de sa sortie hors de l'abdomen se couvre d'une peau forte & solide, ensuite tout ce qui est enfermé de ces vaisseaux dans l'abdomen dégenere en ligamens, qui servent à attacher au nombril les parties d'où ils procedent.

Aristote avertit quand on fait cette section ou

incifion du nombril , qu'il faut ufer de prudence,
& prendre garde de luy laiffer une jufte longueur :
car il croit que fi on le tire trop , & qu'on le coupe , ou qu'on le lie trop prés de la peau , la verge
dans la fuite , à mefure que les parties prendront
leur accroiffement , reftera , dans les mâles , courte , & ne parviendra pas à une fuffifante longueur ,
& que dans les femelles , les travaux dans l'enfantement feront plus difficiles , & n'auront pas un
heureux fuccés : mais fi on laiffe au dehors une
portion du nombril trop grande , l'inteftin ou l'o-
mentum dans la fuite tomberont facilement dans
cette portion , & ainfi il s'enfuivra une hergne
umbilicale.

La fortie du fœtus hors la matrice aprés le neu-viéme mois.

    Le Fœtus ayant demeuré neuf mois dans la ma-
trice , il fort de fa prifon pour joüir de l'air dont
il a befoin , & enfuite par les foins de fa mere ,
& par la difpofition de fes organes , il augmente
de jour en jour par la nourriture.

Pourquoy l'enfant ne peut plus refter dans la matrice aprés les neuf mois.

    On demande , pourquoy l'enfant ne peut plus
refter dans la matrice aprés les neuf mois ? On
répond , que c'eft parce qu'il faut plus d'air à fon
fang pour le faire circuler , celuy que le fang de la
mere luy fournit étant en trop petite quantité pour
les mouvemens de fon cœur , qui font beaucoup plus forts , & plus vigoureux qu'ils n'étoient
dans le commencement.

    M. Drelincourt , tres-habile Anatomifte , croit
tout le contraire. Il dit , que l'enfant n'ayant jamais refpiré dans le fein de fa mere , n'eft point
capable de former aucun defir fur cela ; il foûtient
même que pour fe convaincre que le fœtus ne
refpire pas , il ne faut que comparer les poûmons
de ceux qui font morts avant que de naître , avec
les poûmons de ceux qui ont vécu quelques heures ; affurant qu'on trouve les premiers plombés ,

& si chargés de serosités, qu'ils tombent au fond
de l'eau comme une pierre , au lieu que les autres
sont d'une couleur plus vive , & si legers, qu'ils
remontent d'abord ; c'est par là qu'on pourroit
découvrir la mechanceté de ces débauchées , qui
étouffent leur enfant au passage , & qui disent
pour éviter la corde , qu'il est venu mort au monde. Tout cela fait conclure à cet Anatomiste , que
l'enfant ne sort point de la matrice par le besoin
qu'il a de respirer un nouvel air ; mais il croit
plûtôt que c'est l'abondance du meconium qui devient âcre , & qui excite dans ce pauvre enfant
des tranchées , & des accés de colique , qui luy
faisant faire des secousses, & plusieurs ébranle-
mens , rompent par ces efforts les tuniques , &
les eaux s'écoulant par cette breche , la matrice
joint de plus prés le corps de l'enfant, & luy augmente ses douleurs , & cela d'autant plûtôt , qu'en
se comprimant , elle luy choque davantage les genoux, les pieds, & les coudes , ce qui cause des
irritations à cette partie , qui facilitent encore la
sortie du fœtus. Que si l'enfant pleure en nais-
sant , c'est que sa colique dure encore.

Bien qu'il soit vray que l'abondance & l âcreté
du meconium peuvent contribuer à la sortie du
fœtus , cela n'empêche pourtant pas que le défaut
d'air n'en soit la premiere cause : car on sçait que
l'enfant ne respire pas par la bouche dans le sein
de sa mere; mais plûtôt , parce que ne faisant
qu'une partie avec elle , il respire par l'air qu'il
reçoit de son sang ; & si ses poûmons sont alors
plus pesans que lors qu'il a respiré, c'est parce
qu'ils sont vuides d'air grossier,& que les vessicules
sont toutes affaisées , parce qu'elles n'ont pas encore été dilatées par l'air exterieur:c'est pourquoy
les poûmons d'un fœtus mort ne vont point au

fond de l'eau, que parce qu'ils pefent plus qu'un égal volume d'eau; au contraire ils nageront, fi le fœtus a refpiré, à caufe que l'air remplit les veflicules qui ne fe vuident jamais tout-à-fait, comme on le voit en examinant les poûmons des animaux morts, que l'on trouve toûjours tres-legers.

Pourquoy un enfant venant au monde avec fes membranes peut vivre quelques jours, au lieu qu'il meurt d'abord qu'on l'a ôté de fes membranes.

On demande, pourquoy un enfant qui ne fait que de naître, & qui eft encore enveloppé de fes membranes, peut encore vivre quelques heures, au lieu qu'il meurt d'abord qu'on l'a ôté de fes enveloppes? *Harvée* répond, qu'auffi-tôt qu'un enfant vient au monde, il eft tendre & delicat, que les veflicules de fes poûmons font affaiffées, & que le fang circule doucement, & d'un mouvement proportionné au peu d'air qui s'y trouve. Qu'ainfi, lors qu'on l'expofe tout d'un coup à l'air, fes poûmons ne fçauroient furmonter pour la premiere fois la refiftance du poids de l'air qui comprime fon corps, ce qui doit empêcher la circulation.

Quoique les efforts de la mere & de l'enfant contribuent à l'accouchement, on voit pourtant quelquefois des enfans qui fortent d'eux-mêmes fans les efforts de la mere, comme lors qu'elle eft morte. Il y en a un exemple dans *Harvée*, d'une pauvre femme que l'on trouva morte dans fa chambre : On fût fort furpris de voir fon enfant entre fes cuiffes. Ce pauvre enfant étoit forti de luy-même de fa prifon, ne voulant pas être enterré avec fa mere.

S'il y a des femmes qui accouchent fans faire d'efforts, il y en a d'autres qui accouchent avec peine, fans être aidées des efforts de l'enfant, comme lors qu'il eft mort.

Il n'eft pas toûjours veritable que l'enfant chan-

ge de situation au septiéme mois , & que sa tête
se porte en bas ; car il y a des femmes où l'enfant ne change point de situation , que lors qu'elles sont prêtes d'accoucher , ce qu'elles reconnoissent à leur ventre , qui n'a plus la même figure , & qui devient plus gros , & plus tendu.

Ce ne sont pas les pieds de l'enfant qui rompent les membranes ; mais elles se rompent par l'abondance des eaux. Enfin les efforts de la mere ne viennent pas seulement des fortes contractions de la matrice qui se resserre , & se ramasse en elle-même pour chasser le fœtus ; mais encore de la violente tension du diaphragme , & de l'abondance du sang & des esprits qui se portent avec rapidité dans ces parties pour augmenter leur force.

Les Enveloppes étant déchirées les eaux s'écoulent , la tête du fœtus qui regarde directement l'ouverture de la matrice suit d'abord , entraînant avec elle tout le corps , & c'est ce qu'on appelle enfantement naturel.

Que si l'enfant se presente pour sortir de quelque autre maniere quelle qu'elle soit , l'enfantement n'est pas naturel , & il est d'autant plus dangereux , que la posture en laquelle il vient est plus irreguliere : car s'il presente en premier lieu la jambe , ou le bras , l'enfantement ne peut se faire , que ces parties n'ayent été repoussées en dedans , & le fœtus tourné. Si les deux jambes se presentent ensemble , l'enfantement peut se faire , mais avec peine. Si les deux fesses se presentent , souvent il arrive que l'enfantement ne peut se faire , quelquefois il sort double , & avec de tres-grandes difficultés ; enfin si les côtes ou le ventre se presentent , l'enfantement est impossible.

Enfante-
ment natu-
rel.

Enfante-
ment contre
nature,

Tome II.   Ggg

EXPLICATION DE LA FIGURE XXVI.

Qui represente le Fœtus prêt à sortir de la Matrice la Tête la premiere , comme étant la situation la plus naturelle , & la plus heureuse.

A A A A L'Abdomen disséqué , & divisé en quatre parties.
B B B B Le Corps de la Matrice aussi divisé en quatre parties.
C C C C La Membrane Chorion & l'Amnios qui y est attachée semblablement divisée en quatre Angles
D Le Fœtus qui se presente pour sortir de la Matrice dans sa situation naturelle , & la Tête la premiere.

* * *

Les signes que l'enfant est prêt de sortir.

On connoit que l'enfant est prêt de sortir par les signes suivans. La matrice descend en bas , son orifice se relâche pour s'ouvrir, les eaux commencent à paroître , c'est-à-dire , qu'une partie du chorion où elles sont contenuës , s'avance dans le vagin ; la cavité du bassin s'agrandit , & souvent le cartilage qui joint les os du pubis prête un peu. Les deux derniers os du coccyx se jettent en arriere , c'est d'où vient que les jeunes femmes accouchent plus facilement que les vieilles , parce que le cartilage du pubis est plus mou , & plus flexible , & que les derniers osselets du croupion ne sont pas encore ossifiés , & qu'au moindre effort ils se renversent davantage en arriere , ce qui rend le passage plus large.

La situation naturelle de l'enfant dâs la matrice.

La Situation naturelle de l'enfant dans la matrice , est d'avoir les genoux contre le ventre , & les jambes croisées ; ses mains sont élevées vers sa tête, il en tient une vers la temple, ou vers

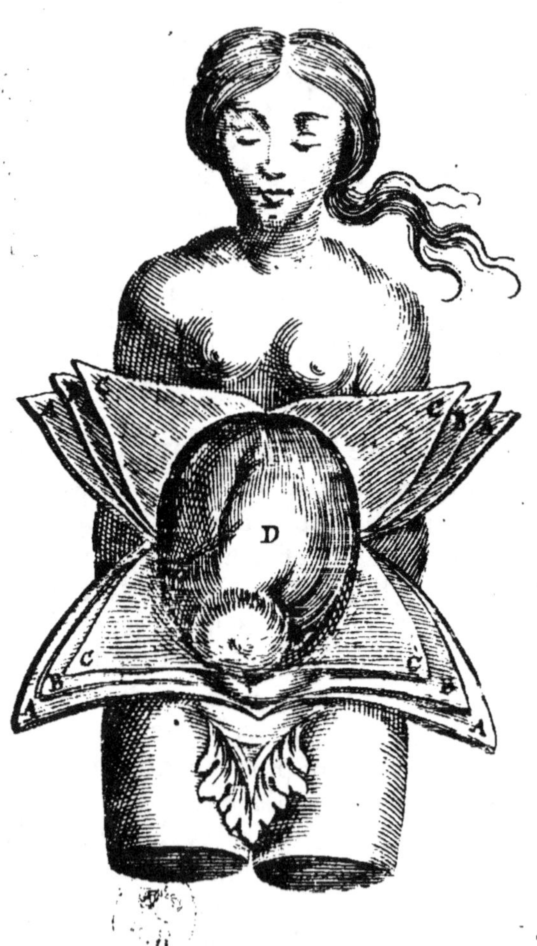

l'oreille, & il a l'autre fur la jouë. Son épine eft courbée, c'eft pourquoy il a la tête entre fes genoux. Enfin l'enfant dans la matrice eft à peu prés dans la pofture où l'on fe met quand on veut dormir, ayant toûjours le derriere de la tête tournée en haut, & le vifage vers l'épine de fa mere ; mais quand le temps de l'accouchement approche , il change de fituation, il fait la cülbute, & fa tête fe précipite en bas pour ouvrir la porte. Si en defcendant fa tête donne vers le bout du croupion, elle s'y arrête, ce qui rend l'accouchement difficile & laborieux, & fouvent même l'enfant & la mere en meurent.

Enfin toutes les Sages-femmes fçavent qu'au temps de l'accouchement l'orifice interne eft toûjours mou, lâche, & tout ouvert pour la fortie du fœtus, & qu'il refte dans cet état jufqu'à ce que les vuidanges foient écoulées ; aprés il fe ref-ferre , & devient plus dur en montant en haut par la contraction de fes fibres. L'enfant fort quelquefois de la matrice enveloppé de fes membranes ; quand cela arrive les femmes fouffrent cruellement , à caufe de la grande dilatation qui s'eft faite ; c'eft pourquoy pour éviter cet inconvenient, il faut tâcher de déchirer les membranes, afin que les eaux s'écoulent, & que l'enfant forte plus facilement. Si elles s'écoulent avant que l'orifice interne fe foit affés dilaté pour donner une libre fortie au fœtus, l'accouchement en devient difficile & laborieux, ce que les Sages-femmes n'ignorent pas ; ces eaux font plus ou moins abondantes, quand il y en a beaucoup, quoique l'enfant foit petit, les femmes ne laiffent pas que d'avoir le ventre gros.

Dans la matrice l'enfant ne garde pas toûjours la même fituation dans la fituation de fes membres ; car étant dans un lieu liquide, où il se peut mouvoir comme il veut, qu'est-ce qui le gêneroit. Il peut donc avancer ses petites jambes, & ses mains, les étendre, & les plier, il peut même se courber vers un côté, ou vers un autre, enfin, puis qu'on le trouve quelquefois entortillé de son cordon, c'est une marque évidente, qu'il remuë ses membres selon le besoin qu'il en a.

Fernel dit que la situation des mâles est differente de celle des femelles, les mâles étant situés la face tournée vers l'abdomen, c'est-à-dire, vers le devant, & le dos vers le dos de la mere, & les femelles tout au contraire. De là vient, dit-il, que les cadavres des femelles flotent sur l'eau, couchés sur le ventre, & ceux des mâles sur le dos. *Riolan* se mocque de cette opinion, comme étant ridicule, ce qui n'est pas sans quelque raison.

Stephanus dit que les jumeaux ont une situation entr'eux contraire ; l'un regardant la partie de devant, l'autre celle de derriere ; mais cette regle est incertaine, ainsi qu'il paroit, de ce que souvent les jumeaux naissent, l'abdomen, le thorax, & le front tournés l'un contre l'autre, ce qui ne pourroit arriver, s'ils étoient toûjours situés d'os contre d'os.

Les os du Pubis ne se separent point l'un de l'autre dans l'accouchement, mais le cartilage qui en fait l'union prête un peu : car ce cartilage qui est épais venant à être humecté par les humidités qui l'abbreuvent, il se rarefie, & se gonfle comme un morceau de bufle que l'on auroit fait tremper ; c'est pourquoy ces deux os peuvent un peu s'écarter dans les efforts de l'enfantement.

La Matrice aux derniers mois de la grossesse est toûjours fort épaisse, à cause de la grande

G g g iij

quantité de fang qui remplit tous fes vaiffeaux ;
& on peut la regarder comme une éponge qui
s'enfle , & qui groffit beaucoup en fe dilatant,
de forte qu'une matrice pleine eft autant differente d'une matrice vuide , qu'une éponge moüillée eft differente d'une éponge feche. C'eft cette
rarefaction , pour ainfi dire, qui arrive au tiffu
fpongieux de la matrice qui fait que fur les derniers mois on la peut divifer en plufieurs couches
des fibres. C'eft enfin cette même rarefaction qui
a gonflé , & étendu tous les tuyaux & les vefficules de cette partie, qui la rend fi pefante ; de maniere qu'aux premiers mois , la matrice qui ne
pefe gueres que deux onces, pefera plus de deux
livres fur les derniers mois de la groffeffe.

Encore que le fang s'amaffe dans la matrice , il
ne faut pas croire qu'il s'y arrête fans circuler ; car
autrement il arriveroit une obftruction qui feroit
une tumeur; mais il faut feulement s'imaginer
que le fang circule plus lentement dans la matrice, ce qui eft fuffifant pour la faire groffir.

Fin du troifiéme Livre,

LIVRE IV.

Des Extremités du Corps, ou Membres.

CHAPITRE PREMIER.

De la Main en general, & en particulier.

PAr *les Extremités* on entend ces parties qui naissent & sortent du tronc du corps, & qui sont distinguées par des articles. Elles sont doubles, les superieures que l'on nomme les *Mains*, & les inferieures que l'on appelle les *Pieds*.

Pour que l'homme soit bien formé, dit *Diemerbroeck*, il faut qu'il y ait entre ces membres une certaine proportion de convenance, c'est-à-dire, que la longueur depuis l'os pubis jusques à l'extremité du talon, soit presque égale à celle qui est depuis l'aisselle jusques à la pointe du doigt du milieu. On dit presque, parce que le plus souvent les jambes sont un peu plus longues que les bras ; mais la longueur de tout le tronc a coûtume d'être semblable à celle des extrêmités inferieures, si on la mesure depuis les os pubis jusques au sommet du front. Plus la proportion s'éloigne de cette mesure, plus elle est vicieuse. *Spigelius* remarque icy qu'il a observé plusieurs experiences, que ceux qui ont les pieds longs.

Ce qu'on entend par les extremités.

La proportion des membres ou extremités.

Observation.

ont le plus souvent le ventre libre , aisé , & facile
à se lâcher , & qu'ainsi on ne doit jamais leur donner de forts purgatifs.

Pourquoy les mains sont données à l'hõme.

Les Mains sont données à l'homme pour
prendre , & manier les choses , afin que , comme il vient au monde nud , & sans défense ,
il pût , ayant la raison pour guide , se faire par
le moyen de ces instrumens , non pas seulement
une espece d'armes , d'habits , & de demeure ,
mais mille , & qu'ainsi il surpassât de beaucoup
toutes les brutes , quelques feroces , & quelques
bien armées , & revêtuës qu'elles soient de la nature , tant en forces , & commodité de se vêtir ,
qu'en varieté & propreté en l'un & l'autre. Outre
cela , afin que cet animal divin pût par leur moyen
rediger par écrit les Loix divines , les Histoires ,
les effets de la Toute-Puissance de Dieu , les
merveilles de la nature , & ses propres contem-
plations ; qu'il pût élever des Autels , representer
par la Peinture ce que les Cieux & la terre contiennent , crayonner les desseins , & les premieres
idées des Arts , & enfin faire paroître tant d'autres marques de sa nature celeste. Pour donc qu'il
pût executer toutes ces choses plus parfaitement ,
il a été pourvu de deux mains , afin que l'une pût
aider l'autre , & que l'une étant dans l'impuissance
d'agir , l'autre fît 'a fonction des deux.

Definition de la main.

La Main est une partie dissimilaire , & l'organe de l'apprehension , qui s'étend depuis le haut
de l'épaule jusqu'à l'extremité des doigts.

Sa division.

On la divise en ce qu'on appelle bras , & en la
main proprement.

Le bras.

Le Bras se divise en bras , proprement dit , & en
coude. Celuy-là s'étend depuis l'extremité de l'humerus jusques au plis du coude , & celuy-cy depuis le même plis jusques au poignet , ou carpe.

La Cavité qui est au dessous de l'articulation de l'os de l'humerus, est appellée *Aisselle*, ou *Ailes*, peut-être parce qu'il y croît des poils en forme d'ailes. Ces poils ainsi situés empêchent que la peau de cet endroit-là ne soit rongée par le mouvement assiduel des bras.

Il y a dans cette cavité au dessous du pannicule trois *Glandes* considerables, situées à l'endroit où se fait la division des vaisseaux, lesquelles sont jointes ensemble, & semblent n'en faire qu'une. Les anciens Medecins ont crû qu'elles servoient d'émonctoires au cœur. Nous avons parlé de leur veritable usage, au commencement du premier volume.

La Main, proprement dite, quand elle est ouverte, est appellée simplement *Main*, & lors qu'elle est fermée, *Poing*; on nomme les articulations de la partie interieure des doigts, *Entre-nœuds*, *Internodia*, & les protuberances que les articles forment quand ils sont fermés, sur tout celles du milieu *Condyles*.

La Main se divise en carpe, metacarpe, & doigts. Le *Carpe* est entre le coude, & la paume de la main, & le *Metacarpe* entre le carpe & le commencement des doigts.

On observe plusieurs parties dans la paume de la main, sur tout les monts ou monticules, & les lignes.

Les Monts, ou *Monticules* sont les parties les plus élevées, & les plus charneuses de la partie interieure de la main.

Le Commencement de la main qui paroît un peu élevé, est appellé *Racine de la Main*; le monticule qui est au dessous du pouce, *Mont de Mars*; celuy qui joint l'index, *Mont de Jupiter*; celuy qui est au dessous du doigt du milieu, *Mont de Sa-*

L'aisselle.

Les glandes.

La main.

Sa division.

Les monticules.

turne ; celuy qui est au dessous de l'annulaire ;
Mont du Soleil ; & celuy qui est sous le petit
doigt, *Mont de Venus*. On appelle *Mont de Mercure*, cet espace qui est entre le poûce & le doigt
index, & l'hypotenar est le *Mont dedié à la Lune*.

Les signes   *Il y a* dans la paume de la main plusieurs lignes differentes, & elles ne sont point les mêmes
ou semblables dans tous les hommes. Ceux qui
s'addonnent à la Chyromance, se fondant sur des
conjectures ridicules, prédisent une infinité de
choses. Et ils soûtiennent par beaucoup de vains
discours, que sur ce fondement on peut présager la longueur & la briéveté de la vie, les ma-
riages, le nombre des enfans, les infortunes, les
prosperités, le naturel, enfin toutes sortes d'évenemens, bons ou mauvais, heureux ou malheureux. Tout cela neanmoins sans aucune raison.
Par ce moyen ils trompent tous les credules, &
escroquent leur argent.

    Ils y remarquent entr'autres quatorze lignes,
sur lesquelles, selon qu'elles concourent entr'elles, ou qu'elles s'entrecoupent, qu'elles sont ou
courbes ou droites &c. ils bâtissent leurs prédictions. Or entre ces lignes il y en a trois, sur lesquelles ils se fondent principalement. La premiere est celle qui marque la circonference du poûce, laquelle ils appellent *Ligne de vie*, ou des
Temps. Ils nomment la seconde qui se porte transversalement par le milieu de la paume de la main,
& qui s'étend jusques au mont de Venus, *Ligne
du Foye*, & *Ligne naturelle*. Ils appellent la troisiéme qui commence à l'hypothenar, & continuë jusques à l'articulation de l'index, *Mensale*, *Thorale*,
& *Ligne de Venus*.

Les doigts   *Les Doigts* sont plusieurs, afin que l'action de
la main, qui est l'apprehension, se fît mieux, &

que l'on pût prendre les choses les plus petites. Ils sont cinq en chaque main, differens les uns des autres en grosseur, & en longueur. Le premier se nomme *Pollex*, *Poûce*, parce qu'il est le plus gros, & le plus fort, étant opposé luy seul aux quatre autres doigts dans l'apprehension ; le second s'appelle *Index* & *Demonstrateur*, parce que nous nous en servons quand nous voulons indiquer & démontrer les choses ; le troisiéme est appellé le *Doigt du milieu*, à raison de sa situation, c'est luy qui est le plus long de tous ; le quatriéme est nommé *Annulaire*, parce que c'est celuy où l'on met l'anneau ; le cinquiéme est le plus petit de tous, on l'appelle *Auriculaire*, parce qu'étant pointu, on peut aisément nettoyer les ordures des oreilles.

Rases & *Avicenne* disent que les doigts courts indiquent la petitesse du foye, dont la grandeur par consequent est denotée par leur longueur ; mais *Averrois* rejette cette indication comme tres-incertaine.

Les Ongles sont des corps durs, ronds, blancs, & diaphanes, situés à l'extremité des doigts.

Il y a beaucoup de convenance entre les dents & les ongles, ces deux parties ont leurs racines par où elles se nourrissent, elles sont en partie sensibles, & en partie insensibles, elles croissent toutes deux, & l'on peut limer l'extremité des unes, & couper les bouts des autres, sans ressentir de la douleur, & enfin elles ont les unes & les autres des usages dont l'homme a de la peine à se passer. Il y a au contraire de la disconvenance entre les ongles & les poils ; puisque l'on tire autant d'utilité en rasant, & faisant tomber les poils, qu'on en reçoit en conservant les ongles, & l'observation de *Paré*, qui dit les avoir vû croître à un mort de vingt-cinq ans, ne suffit pas pour les priver du nom de partie.

Leur Sub-
ſtance.

Leur Subſtance eſt mediocrement dure, afin de reſiſter, & neanmoins flexible, pour ceder un peu, & ne ſe rompre pas facilement.

Leur gran-
deur.

Leur Grandeur eſt differente, ceux des mains ſont plus larges que ceux des pieds, excepté ce-luy du gros orteil, qui eſt le plus grand & le plus épais de tous.

Leur figure.

Leur Figure eſt en quelque maniere convexe, & ovalaire, étant plus longs que larges, ils ſont plats & un peu courbés par les côtés, pour s'ac-commoder à la figure ronde des doigts.

Leur nom-
bre.

Leur Nombre eſt reglé, l'homme en a vingt, cinq à chaque main, & autant à chaque pied.

Leur cou-
leur.

Ils ſont tranſparens, d'où vient que ſuivant l'é-tat de la chair qui eſt au deſſous, & le ſang qui y abonde, ils deviennent ou livides, ou rouges, ou pâles, ou jaunes.

Leur ſur-
face.

On conſidere deux ſurfaces aux ongles, l'une externe, & l'autre interne; l'externe eſt celle qui paroît au dehors, qui eſt polie & inſenſible, & laquelle on peut ratiſſer ſans douleur; l'interne eſt celle qui eſt attachée à la chair, ces deux ſur-faces ne font point de parties differentes; car el-les ne ſe peuvent diviſer, étant continuës & pro-duites par une même ſubſtance.

Les parties
de l'ongle.

On diviſe l'Ongle en trois parties; la premiere eſt appellée la *Racine*, qui ordinairement eſt blan-che, & attachée à la chair & au tendon, ce qui fait qu'elle a un ſentiment tres-vif, & que dans les bleſſures qui y ſurviennent, on ſent au deſſous des ongles une douleur tres-aiguë. La ſeconde eſt celle du milieu, qui eſt vermeille en ceux qui ſe portent bien. La troiſiéme eſt l'extremité qui croît toûjours, & qui devient quelquefois fort

longue & crochuë comme les griffes des oiseaux.
Il ne faut pas que les ongles soient plus longs, ni
plus courts que les extremités des doigts, parce
qu'étant trop longs ils ne sçauroient prendre exactement les petits corps, de même que ceux qui
sont trop courts rendent les extrêmités des doigts
inutiles à prendre ; mais ceux qui égalent les bouts
des doigts, font qu'on prend, & qu'on tient plus
aisément.

Il est certain que les ongles se nourrissent, puis
qu'ils croissent à proportion que les doigts grossissent, ils reçoivent leur nourriture par leur racine ; ce qu'on peut remarquer tous les jours, lors
qu'il y a une tache sur une ongle, on voit qu'elle
s'éloigne de la racine à mesure que l'ongle croît,
& que l'on le coupe ; il se nourrit de même que
les os & les cartilages.

Les Usages des ongles sont, d'affermir l'extremité des doigts, de servir à prendre les corps
durs & menus, de défendre les bouts des doigts,
qui étant sensibles, seroient souvent blessés sans
les ongles, enfin de contribuer à l'ornement.

Les Chyromanciens ou *Physionomistes* qui sont
toûjours ignorans & superstitieux, disent que les
taches blanches qui paroissent sur les ongles marquent des personnes vicieuses ; d'autres disent,
que dans les jeunes gens ces taches sont des signes
d'un bon naturel, & dans les vieillards, la marque d'une longue vie. Il n'est pas besoin de refuter
ces fadaises : mais les Medecins habiles tirent de
l'inspection des ongles beaucoup d'indications
dans plusieurs maladies, comme dans la phtisie,
dans l'hydropisie, le poison, & les fiévres aiguës,
qui rendent les ongles crochus & livides. Un sça-
vant Medecin d'Italie en a fait un Traité exprés
qui est fort rare.

Les parties de la main.   *Les Parties* de la main se divisent en communes & propres.

Les Communes sont la Cuticule, la Peau, la Graisse, la Membrane commune des muscles, dont on a parlé dans le premier Livre.

Les Propres sont, les vaisseaux, les os, & les muscles.

Ses vaisseaux.   *Les Vaisseaux* sont les arteres, les veines, & les nerfs. Et on doit remarquer que les arteres portent le sang du centre à la circonference ; mais que les veines le reportent de toutes les parties au cœur.

Ses arteres.   *L'Artere axillaire* aprés avoir fourni de petits rejettons aux glandes, qui sont situées sous les aisselles, se porte au bras, & descendant avec la veine basilique (car il n'y a point d'artere cephalique) le long de la partie interieure du bras, elle distribuë des deux côtés des rameaux tres-minces dans les muscles qui embrassent le siege interieur de l'humerus ; ensuite s'y portant conjointement avec le rameau profond de la veine basilique en dehors, elle parcourt les dehors du coude, & donne de petits rameaux à sa jointure, & aux parties qui sont voisines : mais au dessous du pli du coude, descendant interieurement vers les muscles flechisseurs des doigts, elle se divise en deux rameaux tres-considerables, dont l'un est exterieur, & l'autre interieur.

Le Rameau externe coule le long du rayon, & jette une branche qui remonte, & se perd entre le long supinateur, & le brachial interne ; puis en descendant il donne des rameaux aux flechisseurs du carpe, & des doigts, & étant parvenu au poignet, il produit un rameau qui va à l'origine du tenar ; c'est cette artere que l'on touche au poignet quand on tâte le poux, enfin ayant passé sous le tendon de l'extenseur du poûce, il jette des rameaux qui vont à la partie exterieure de la main, & va finir par deux scions qui vont l'un au poûce, & l'autre à l'index.

Le Rameau interne descend le long du coude au poignet, c'est luy qui a accoûtumé d'accompagner la veine basilique, il jette des branches qui se distribuent dans les muscles de l'avant-bras, & va se terminer par trois scions qui se répandent, l'un dans le doigt du milieu, l'autre dans l'annulaire, & le troisiéme dans le petit doigt.

Les Veines vont se rendre à la veine axillaire, & s'y déchargent du sang qu'elles portent, il y en a trois principales, ausquelles au pli du coude on donne des noms particuliers, sçavoir la cephalique, la basilique, & la mediane.

Ses veines.

La Cephalique est ainsi nommée, parce qu'étant placée dans la partie la plus superieure du bras, elle est plus proche de la tête; elle commence par de petits rameaux qui forment une veine que l'on appelle salvatelle, qui est entre le petit doigt & l'annulaire, & que l'on ouvroit autrefois pour les douleurs de tête, & dans les fiévres aiguës. Cette veine passant par le poignet, monte le long du radius, partie externe du bras, & recevant en chemin, au dessus du pli du coude, un gros rameau qui vient de la mediane, elle va le long du bras se terminer à une grosse veine qui est l'axillaire.

La Cephalique.

La Basilique est ainsi nommée, parce qu'elle est principalement située sur une partie qui est comme la base du bras. Toutes les venules qui viennent des cinq doigts à la main, se réünissent avec les branches d'autres veines qu'elles rencontrent dans la main, & toutes ensemble font trois grosses branches qui constituent la basilique; l'une de

La Basilique.

ces branches eſt plus ſuperficielle, qui eſt celle
que l'on a coûume d'ouvrir dans la ſaignée du
bras, l'autre eſt plus profonde, faite de deux rameaux, dont l'un vient de la partie interieure de
la main, & l'autre de l'exterieure. La troiſiéme eſt
la veine cubitale, parce qu'elle eſt la plus baſſe,
& la plus proche de l'os du coude; ces trois branches en montant vers le bras reçoivent une veine
de la mediane, & ſe vont rendre ſous le tendon
du muſcle pectoral à la veine axillaire. Les Anciens appelloient la veine baſilique droite *Jecorale*,
& la gauche *Splenique*, parce qu'ils croyoient que
le voiſinage de ces viſceres les faiſoit ſimpatiſer
avec eux; mais la découverte de la circulation a
détruit ces ſortes d'opinions.

La Mediane   *La Mediane* eſt ainſi nommée, parce qu'elle
occupe le milieu du bras, étant placée entre la
cephalique & la baſilique, deux branches de veines qui viennent l'une d'entre le poûce & l'index, que quelques uns ont nommé la cephalique
du poûce, & l'autre d'entre le doigt du milieu &
l'annulaire, ſe joignent, & font une groſſe veine,
qui montant le long du milieu du bras, va juſqu'aux plis du coude, où elle ſe diviſe en deux
branches qui font la figure d'un Y Grec, dont
l'une va finir à la cephalique, & l'autre à la baſilique, ſi bien que l'opinion commune ne ſe trou-
've pas veritable, qui tenoit que la mediane étoit
faite de l'union des branches de la cephalique &
de la baſilique; mais il eſt certain que l'une & l'autre de ces deux veines ſe groſſiſſent en recevant
chacune une branche de la mediane.

De ces trois veines il n'y en a que deux qui
montent dans le bras, qui font la cephalique, &
la baſilique, la mediane ſe confondant avec elles. La jonction de ces deux veines en fait une

tres-

tres-grosse, que l'on nomme axillaire, à l'endroit
où elle passe par l'aisselle, pour aller prendre le
nom de soûclaviere, & enfin le nom de veine-
cave à la partie la plus grosse, qui est l'endroit où
elle entre dans le cœur.

Les Chirurgiens ne sçauroient être trop avertis
de bien examiner les parties qui sont voisines des
veines des bras, afin de ne pas piquer en sei-
gnant, ni l'artere qui fait le même chemin que
la veine basilique, ni le tendon du muscle biceps, qui est au dessous de la mediane; car de
l'ouverture de l'artere, ou de la piqueure du tendon, il s'ensuit des accidens fâcheux qui perdent de reputation un Chirurgien, ce qui est le
malheur de la profession, les plus habiles étant
souvent fort embarrassés, lors qu'ils ont á saigner
de ces bras difficiles, où il faut aller chercher profondement des veines : c'est pourquoy un Chirurgien doit se precautionner contre ces accidens,
en évitant de saigner dans ces endroits perilleux ,
& hazardant plûtôt de manquer , que de vouloir
à quelque prix que ce soit avoir du sang.

Les Nerfs sont au nombre de six assés remar-
quables, qui viennent de la cinquiéme , sixiéme ,
& septiéme paire du col, & aussi de la premiere
& seconde paire du thorax , dont nous avons amplement parlé en traittant des nerfs de la moële
de l'épine.

Les Os de la Main en general sont , ou les os
de l'humerus, ou ceux du coude , ou ceux de la
main proprement dite.

L'Os de l'Humerus , ou du bras , est unique ,
grand , fort , long , & inégal . un peu applati en
sa partie de derriere vers le coude.

Il a en son extremité d'en haut une tête , laquelle est grande , ronde , & revêtuë d'un carti-

Observa-
tion.

Les nerfs
de la main.

Les os de la
main.

L'humerus.

lage , par le moyen duquel il s'articule avec l'omoplate par cette espece de diarthrose que l'on appelle arthrodie. Or comme la cavité n'est pas suffisamment disposée , & proportionnée pour recevoir commodément cette tête , la nature a institué tout cet artifice ; pour rendre le mouvement de l'article plus facile & plus libre , & c'est aussi pour cela que ses bords sont munis & environnés d'un cartilage qui les environne en maniere de couronne. En son extremité d'en bas il s'articule doublement par ginglime avec le cubitus , & il faut observer que le ginglime est icy parfait , en ce que ces deux os s'entre-reçoivent également par la même extremité , ayant l'un & l'autre des éminences & des cavités qui forment cette articulation ; enfin il se joint avec le radius par arthrodie , ayant une éminence à son extremité , qui est receuë dans la cavité qui est au bout du radius , c'est cette articulation qui fait les mouvemens de l'avant-bras en dedans , & en dehors , que l'on appelle de pronation , & de suppination.

On considere dans l'humerus son corps & ses extremités. Son corps est long & rond , il a une cavité interne qui est de toute sa longueur , & qui renferme de la moële ; sa figure n'est pas absolument droite , mais un peu cave en dedans , & élevée en dehors pour la fortifier dans ses actions. L'on y remarque une ligne qui descend , & qui se termine en deux condiles ; elle sert à attacher plus seurement les muscles qui s'inserent à cet os.

Ses Extremités sont deux , l'une superieure , & l'autre inferieure. La superieure est beaucoup plus grosse , & plus spongieuse que l'inferieure ; elle contient un suc medulaire , cette partie se nomme la tête ; elle est non seulement entourée de tous

côtés de ligamens & de membranes qui partent
de la cavité glenoide de l'omoplate ; mais elle est
encore enveloppée de quatre aponeurofes des
mufcles qui l'environnent : un peu au deffous de
cette tête, il y a une partie ronde, un peu plus
étroite, que l'on nomme le col, & à la partie anterieure de cette tête, il paroît une fente ou scis-
fure affés longue, qui va jusqu'à la partie moyenne de l'os, elle est faite en forme de goutiere, pour
laiffer paffer un des tendons du mufcle biceps.

L'Extremité inferieure de cet os est plus petite,
plus plate, & plus dure que l'autre ; elle est auffi
plus large, parce qu'elle s'articule avec les deux
os de l'avant-bras, qui font placés à côté l'un de
l'autre, & qui font deffus elle deux mouvemens
differens ; l'on voit à cette partie trois apophifes,
& deux cavités ; la premiere des apophifes est la
fuperieure ; qui est la plus groffe, c'est une tête
ronde qui s'articule avec le radius ; la feconde est
l'inferieure ou interne ; elle est plus petite que la
précedente, on l'appelle condiloide, elle ne s'articule à aucun os, parce qu'elle ne fert que pour
l'origine des mufcles flechiffeurs de la main. Au
milieu de ces deux condiles est la troifiéme apophife, qui est unie, oblongue, & faite en forme
de poulie, autour de laquelle le cubitus fait fes
mouvemens : Les deux cavités font proche de cette apophife ; l'une est interne, & plus petite, &
l'autre est externe, & plus grande, elles reçoivent les deux apophifes coronoides du cubitus,
& la poulie est receuë dans la cavité figmatoide
du même cubitus.

L'Avant-bras, que d'autres appellent le *Coude*,
est compofé de deux os qui s'appuyent l'un fur
l'autre ; en forte que leurs extremités fe joignent,
& leurs milieux font écartés entr'eux, quoy qu'ils

foient liés enfemble par un ligament membraneux ; ce qui femble avoir été ainfi difpofé par
l'Auteur de la nature , en partie , afin que ce membre fut plus leger & plus difpofé au mouvement,
& en partie , afin que les differens mufcles de la
main fuffent fitués en un lieu plus feur.

Le Cubitus   *Le premier* de ces os, qui eft l'inferieur, & le
plus long, eft appellé *Cubitus* , ou grand focile,
parce que c'eft luy qui forme le coude. On le
nomme auffi *Ulna, Aune* , parce qu'anciennement
il fervoit d'aune & de mefure. Il eft en fa partie
fuperieure plus gros & plus épais qu'en l'inferieure , & il fe diminuë infenfiblement comme en
pointe en tendant vers la main , où il a vers fa fin
un petit tubercule rond , & une petite production
un peu aiguë , que l'on appelle *Stiloide* , laquelle
par le moyen des ligamens , & auffi du cartilage
qui eft entre-deux , il s'attache par arthrodie aux
petits os du poignet ; mais en haut il s'articule
avec l'os de l'humerus par ginglime , étant muni
pour cette fin de deux productions ou apophifes ,
dont l'anterieure, qui eft la plus petite , entre dans
le finus interieur de cet os , & celle de derriere ,
qui eft la plus grande, la plus longue, & la plus
plate, & qu'on appelle *Olecrane* , entre dans la
cavité pofterieure de l'os humerus où elle s'arrête ; en forte que le bras ne fe peut étendre au
de-là de la ligne droite , c'eft-à-dire , fe mouvoir
en arriere.

Le Rayon.   *Le fecond* os du coude , qui eft le fuperieur, &
le plus court , eft appellé *Rayon* , ou *Petit Focile.*
Son extremité fuperieure eft la plus mince , &
elle a une tête ronde qui eft receuë de côté par
l'os du coude. Il a en fon fommet un finus rond,
mais fuperficiel , revêtu d'un cartilage , par lequel
il reçoit la tête de l'humerus , & l'articulation

s'en fait par diarthrose. Son extremité inferieure,
laquelle est la plus grosse, reçoit aussi de côté l'os
du coude en un petit sinus revêtu de cartilage, &
plus bas il admet par un double sinus, pareillement revêtu de cartilage, les deux premiers, &
plus élevés des petits os du poignet.

Tous ces Os semblent être destinés pour quelque usage particulier : car le *Cubitus* fait par le
moyen des muscles qui luy sont propres, la fonction de flechir, & étendre : Il flechit à angle aigu, & il étend en ligne droite, sans jamais s'en
écarter. Le *Rayon* est destiné principalement en
faveur de la main, laquelle il fait pancher sur le
devant.

Ces Os se joignent entr'eux par une articulation
differente : car le coude reçoit le rayon par sa partie superieure, qui est la plus large, & le rayon
reciproquement reçoit le coude par sa partie inferieure qui est la plus large. Et ainsi ils sont liés
l'un à l'autre par un ligament long qui separe les
muscles interieurs d'avec les exterieurs, & qui
prend naissance de deux lignes aiguës qui se regardent l'une l'autre, & dont l'une est sur le côté
exterieur du coude, l'autre sur la partie interieure
du rayon.

La Main, proprement dite, commence, ou
finit l'avant-bras, & elle se termine à l'extremité
des doigts. On la distingue en trois parties, sçavoir le carpe, ou poignet, le metacarpe, & les
doigts.

Le Poignet, qui est la partie superieure de la
main, est un amas d'os situés entre l'articulation
inferieure du coude, & le metacarpe. Ces os sont
huit, tant soit peu differens entr'eux en grandeur
& en figure, disposés en deux rangées, quatre à
chacune.

Les os du
carpe ou
poignet.

H h h iij

Les trois premiers os du premier rang s'articulent par arthrodie avec l'os du coude & du rayon ;
le quatriéme qui eſt hors du rang, s'appuye exterieurement ſur le troiſiéme. Les autres quatre qui
ſont du ſecond rang, & ſitués plus bas, ſe joignent par ſinathroſe avec tout autant d'os du metacarpe.

Ils ont deux ſurfaces couvertes d'un cartilage
liſſe & gliſſant ; l'une exterieure & convexe, par
laquelle ils ſont receus dans les cavités des os
voiſins ; l'autre interieure & concave, par laquelle
ils reçoivent pareillement les protuberances des
os voiſins.

Les os du
Metacarpe.

Le Metacarpe forme la paume de la main par
ſa partie interne, & le dehors par ſa partie externe. Il eſt compoſé de quatre os longs & grêles,
interieurement creux en maniere de tuyaux, remplis de moële, & laiſſant des eſpaces entr'eux,
pour y loger plus ſeurement les muſcles entr'oſſeux.

Le premier de ces os qui eſt attaché à l'index,
eſt tres-long & tres-gros, les autres deviennent
inſenſiblement plus minces & plus courts. Ils ont
dans leur partie ſuperieure des appendices tant
ſoit peu larges, dont les ſinus reçoivent les petits
os du poignet, & d'autres en leur partie inferieure, par leſquelles ils ſont eux-mêmes receus dans
les ſinus des doigts.

Les os des
doigts.

Les Os des Doigts ſont quinze, trois à chaque
doigt ; ces os ſont diſpoſés en trois ordres que
l'on appelle *Phalanges*, parce qu'il ſemble qu'ils
ſoient comme rangés en bataille. Ils different entr'eux en grandeur, le premier étant plus grand
que le ſecond, & celuy-cy que le troiſiéme, lequel eſt couvert de l'ongle.

Ces Os ſont convexes en dehors pour la force,

& interieurement tant soit peu concaves , pour empoigner plus commodément les choses solides.

Ils sont joints ensemble par ginglime , ayant tous de petites têtes , & de petites cavités qui se reçoivent reciproquement les uns & les autres , & étant revêtus de cartilages pour la facilité du mouvement , leur articulation avec le metacarpe se fait par arthrodie. Ils ont aussi des ligamens dans leur partie interne selon leur longueur , qui les attachent mutuellement ensemble.

On doit remarquer , que de la maniere que les os des doigts sont articulés ensemble , ils ne sont capables que de se flechir , & que s'ils se courbent d'un côté ou d'un autre , pour s'approcher , ou s'éloigner les uns des autres , (ce qu'on appelle adduction & abduction ,) cela dépend de l'articulation de leurs premieres phalanges avec le metacarpe , ausquelles elles sont jointes en cet endroit par arthrodie.

L'on trouve aux jointures des os des mains & des pieds quelques osselets fort petits qu'on appelle *Sesamoides* , à cause de la ressemblance qu'ils ont avec la graine de sesame ; ils sont adherens aux tendons des muscles qui servent aux mouvemens des doigts , sous lesquels ils sont cachés & enveloppés dans des ligamens ; de maniere qu'on ne manque point de les ôter , lors qu'on nettoye les os pour en faire un squelete , à moins qu'on n'y prenne garde de bien prés.

Leur Figure est ronde comme un petit pois , étant un peu applatis , & même cave du côté qu'ils touchent les autres os , & ronds du côté qui regarde la partie externe.

Leur Grandeur est differente selon la diversité des os ausquels ils sont joints. Dans les mains ils

H h h iiij

font plus grands qu'aux pieds , à l'exception du poûce du pied , ou celuy qui est apposé à la tête du premier os du metacarpe , & qui est le plus grand de tous , est attaché au tendon du muscle qui flechit le premier os du poûce , & qui est accompagné d'un autre beaucoup plus petit.

Leur Nombre est incertain , quoy qu'on en compte ordinairement douze à chaque main , & autant à chaque pied , il y en a quelquefois plus , & quelquefois moins. L'on en trouve davantage aux viellards qu'aux personnes moins avancées en âge , parce qu'ils commencent par de petits cartilages qui s'offifient avec le temps.

Ces Os , quoique petits , ne font pas inutiles ; car ils ne servent pas seulement à affermir les articles ; mais leur principal usage est de servir de poulie aux tendons des muscles qui vont aux doigts , afin de les retenir dans leur place , & d'empêcher qu'ils ne tombent de dessus l'article , y ayant pour cet effet des os sesamoides à droite & à gauche des tendons.

Le Bras fait cinq sortes de mouvemens par le moyen de neuf muscles , il est levé en haut par le deltoide , & le susespineux , abbaissé par le treslarge , & le grand rond , tiré en devant par le pectoral , & le coracoidien , retiré en arriere par le sous-épineux , & le petit rond , & enfin approché des côtes par le sous-scapulaire.

Le Deltoide ainsi nommé , parce qu'il ressemble à la lettre Grecque Δ , ou autrement triangulaire humeral , prend sa naissance de la moitié de la clavicule , de l'acromion , & de toute l'épine de l'omoplate , & s'étrecissant peu à peu , va s'inserer par un fort tendon quasi au milieu du bras qu'il leve en haut.

Le Sus-épineux , ainsi appellé , parce qu'il em-

Leur nombre.

Leur usage.

Les muscles du bras.

Le Deltoide.

Le Sus-épineux.

plit toute la cavité qui est au dessus de l'épine de l'omoplate, prend son origine de la partie externe de la base de l'omoplate, depuis son angle superieur jusqu'à son épine, & se va inserer au dessous du cou de l'os du bras, qu'il entoure avec un large tendon, & qu'il leve en haut.

Le Latissimus, ainsi nommé, parce qu'il est tres-large, ou *Scalpor ani*, à cause qu'il porte la main à l'anus, il couvre presque tous le dos de son côté, & prend sa naissance des trois & quatre vertebres inferieures du dos, de toutes celles des lombes, de l'épine, de l'os sacrum, de la partie posterieure de la lévre de l'os des iles, & de la partie externe des fausses côtes inferieures, il s'attache à l'angle inferieur de l'omoplate, & se va inserer à la partie superieure & interne de l'humerus, qu'il tire en bas de plusieurs manieres par ses differentes fibres. — *Le Latissimus.*

Le grand Rond, ainsi appellé, pour le distinguer d'un autre qui est rond, & plus petit, prend son origine de la partie exterieure de l'angle inferieur de l'omoplate, & va s'inserer avec le latissimus à la partie superieure & interne de l'humerus, un peu au dessous de sa tête, qu'il tire en bas. — *Le grand Rond.*

Le grand Pectoral, ainsi nommé, parce qu'il est placé à la partie anterieure de la poitrine, tire sa naissance de la moitié de la clavicule du côté qu'elle regarde le sternum, & de la partie laterale & moyenne du sternum, & couvrant une partie du thorax, va s'inserer par un tendon court & fort à la partie superieure & anterieure de l'humerus, quatre doigts au dessous de sa tête, il tire le bras en devant. — *Le grand Pectoral.*

Le Coracoidien, ainsi appellé, parce qu'il prend son origine de l'apophyse coracoide de l'omo- — *Le Coracoidien.*

plate, va s'inferer à la partie moyenne & interne de l'humerus, fon principe eft court & nerveux, fon ventre oblong & percé, pour laiffer paffer les nerfs qui vont aux mufcles du coude, & fon tendon robufte, il tire avec le pectoral le bras en devant.

Le Sous-épineux. *Le Sous-épineux*, ainfi nommé, parce qu'il occupe la cavité qui eft au deffous de l'épine de l'omoplate, tire fa naiffance de la partie externe de la bafe de l'omoplate, depuis fon angle inferieur jufqu'à fon épine, & va s'inferer en paffant entre l'épine & le petit rond à la partie pofterieure & fuperieure de l'humerus, qu'il tire en arriere.

Le petit Rond. *Le petit Rond*, ainfi appellé, parce qu'il eft rond, & plus petit que l'autre rond, prend fon origine de la côte inferieure de l'omoplate, proche fon angle inferieur, & va s'inferer comme le précedent à la partie pofterieure & fuperieure de l'humerus, pour la tirer en arriere.

Le Sous-fcapulaire. *Le Sous-fcapulaire*, ainfi nommé, parce qu'il eft fitué tout entier fous l'omoplate, occupant la cavité qui eft entre luy & les côtes, tire fa naiffance de la lévre interne de la bafe de l'omoplate, & va s'inferer à la partie interne & fuperieure de l'humerus, qu'il fait ferrer contre les côtes ; c'eft luy qui fert aux écoliers à porter leur porte-feüilles.

Tous ces mufcles font faire au bras ces cinq fortes de mouvemens, dont nous avons parlé, il y en a encore un fixiéme en rond, qui fe fait par les huit premiers mufcles, lors qu'ils agiffent alternativement.

Les mufcles du coude. *Le Coude* a deux fortes de mouvemens, celuy de flexion, & celuy d'extenfion ; il fait le premier par le moyen de deux mufcles, qui font le biceps & le brachial interne, & le fecond par le moyen de quatre, qui font le long, le court, le brachial externe, & l'anconeus.

Le Biceps, ainsi nommé, parce qu'il a deux têtes, dont l'une prend son origine de l'extremité de l'apophise coracoide, & l'autre de la partie superieure du bord cartilagineux, de la cavité glenoide de l'omoplate, qui passant par une sinuosité en la partie anterieure & superieure de l'humerus, va un peu au dessous du cou se joindre avec son autre tête, il ne fait alors qu'un ventre, qui descendant le long de la partie anterieure du bras, & ne faisant qu'un tendon, va s'inserer à une tuberosité qui est à la partie superieure & interne du radius, pour flechir le bras. — Le Biceps.

Le Brachial interne, ainsi appellé, parce qu'il occupe la partie interne du bras, est caché sous le biceps, & tire sa naissance de la partie anterieure & superieure de l'humerus, & va s'inserer à la partie superieure & interne du cubitus, pour flechir l'avant-bras conjointement avec le biceps. — Le Brachial interne.

Le Long, qui est le premier des extenseurs, est ainsi nommé, parce qu'il est le plus long des quatre, il prend son origine de la côte superieure de l'omoplate proche son cou, & en descendant par la partie posterieure du bras, va s'inserer à l'olecrane par une forte aponeurose, qui luy est commune avec les deux suivans. — Le Long.

Le Court, ainsi appellé, parce qu'il est plus court que le précedent, tire sa naissance de la partie posterieure & superieure de l'humerus, & va s'inserer à l'olecrane comme le précedent. — Le Court.

Le Brachial externe, ainsi nommé, parce qu'il occupe la partie externe du bras, est cette masse de chair qui prend son origine de la partie posterieure de l'humerus, & va s'inserer à l'olecrane par la même aponeurose que les deux précedens. — Le Brachial externe.

L'Anconeus, ainsi appellé, parce qu'il est situé derriere le plis du coude, que les Grecs appellent — L'Anconeus.

Ancon, & nous l'olecrane, est le plus petit de tous, & tire sa naissance de la partie inferieure du condile externe de l'humerus, & va s'inserer en descendant entre le cubitus & le radius, par un tendon, à la partie posterieure & laterale du coude, trois ou quatre doigts au dessous de l'olecrane, il aide aux précedens à faire l'extension de l'avant-bras.

Les muscles du Rayon.   *Le Rayon* fait deux sortes de mouvemens, l'un que l'on nomme de pronation, l'autre de supination ; le premier se fait quand la paume de la main regarde en bas, & le second, quand elle regarde en haut ; deux muscles font la pronation, qui sont le rond & le quarré, deux autres font la supination, qui sont le long & le court.

Le Rond.   *Le Rond*, ainsi nommé, à cause de sa figure ronde, prend son origine de l'apophise interne de l'humerus par un principe fort & charnu, & va se terminer obliquement par un tendon membraneux presque au milieu du rayon.

Le Quarré.   *Le Quarré*, ainsi appellé, à cause de sa figure triangulaire, tire sa naissance de la partie inferieure, & quasi externe du cubitus, & s'insere à la partie inferieure & externe du radius. Ce muscle est placé proche le poignet sous les autres, il finit par un tendon aussi large que son principe, & conjointement avec le rond, il fait faire un mouvement demi circulaire au radius.

Le Long.   *Le Long* qui est le premier des supinateurs, est ainsi nommé, parce qu'il est plus long que son compagnon ; il prend son origine trois ou quatre doigts au dessus de l'apophise exterieure de l'humerus, & couché sur le radius, il va s'inserer à la partie interne de son apophise inferieure.

Le Court.   *Le Court*, ainsi appellé pour le distinguer de son compagnon qui est plus long, tire sa naissance de la partie inferieure du condile inferieur & externe de l'humerus, & tournant autour du rayon, va de derriere en devant s'inserer en sa partie superieure & anterieure. Ce muscle avec le long fait tourner le rayon ; de sorte que la paume de la main regarde en haut, ce qui fait la supination.

Le Carpe fait deux mouvemens, l'un de flexion, l'autre d'extension, par le moyen de six muscles, dont trois servent à le flechir, sçavoir le cubital interne, le radial interne, & le palmaire, & trois à l'étendre, qui sont le cubital externe, le long, & le court: mais avant que de les décrire, il faut examiner le *Ligament*, que l'on appelle *Annulaire*, parce qu'il entoure le poignet comme un bracelet ; ce ligament est tres-fort: car outre qu'il sert à joindre les deux os de l'avant-bras proche le poignet, il tient ensemble tous les tendons des muscles, & les empêche de sortir de leur place dans leurs actions.

Le Cubital interne est ainsi nommé, parce qu'il est placé le long de l'os cubitus au dedans du bras ; il prend sa naissance du condile inferieur & interne de l'humerus, & couché le long de la partie inferieure de l'os du coude passe par dessous le ligament annulaire, & va s'inserer par un gros tendon au petit os du carpe qui est situé sur les autres.

Le Radial interne ainsi appellé, parce qu'il est situé le long de l'os radius au dedans du bras, prend son origine du condile inferieur & interne de l'humerus, & se couchant le long du radius, va s'inserer au premier os du carpe qui soûtient le poûce. Il passe aussi sous le ligament annulaire.

Le Palmaire, ainsi nommé, parce qu'il va finir à la paume de la main, tire son principe du condile inferieur & interne de l'humerus, & passant seul par dessus le ligament annulaire, va s'inserer à la peau de la paume de la main.

Le Cubital externe. *L' Cubital externe*, qui eſt le premier des ex-tenſeurs, eſt ainſi appellé, parce qu'il eſt placé le long de l'os cubitus, & exterieurement. Il prend ſon origine de la partie poſterieure du cou-de, paſſe ſous le ligament annulaire, & va s'inſe-rer à la partie ſuperieure & externe de l'os du me-tacarpe qui ſoûtient le petit doigt.

Le long. *Le Long*, ainſi nommé, parce qu'il eſt plus long que celuy qui ſuit, tire ſa naiſſance de la partie inferieure de l'humerus, & s'étendant ex-terieurement le long du rayon, va paſſer ſous le ligament annulaire, & s'inſerer à l'os du carpe, qui ſoûtient le doigt index.

Le court. *Le Court*, ainſi appellé, parce qu'il l'eſt plus que le précedent, prend ſon origine de la partie la plus baſſe de l'humerus, & étant couché le long du rayon, va paſſer ſous le ligament annu-laire, & ſe terminer à l'os du carpe, qui ſoûtient le doigt du milieu.

La chair muſculeuſe. *L'on trouve* outre ces muſcles à la racine de la main, au deſſous du mont de Venus, une cer-taine chair muſculeuſe de figure quarrée, elle prend ſon origine du tenar, & va s'inſerer au huitiéme os du carpe, elle paroît comme ſi c'é-toient deux ou trois muſcles ; on veut qu'elle ſerve à rendre le dedans de la main concave, & former ainſi ce qu'on appelle le gobelet de Dio-gene, en amenant l'éminence charnuë, qui eſt ſous le petit doigt vers le tenar.

Les muſcles des doigts. *Les Doigts* font pluſieurs mouvemens, qui ſont de flexion, d'extenſion, d'abduction, & d'ad-duction par le moyen de vingt-trois muſcles, dont il y en a treize communs, & dix propres ; les communs ſont ceux qui ſervent à tous les doigts, qui ſont le ſublime, le profond, l'extenſeur com-

mun, les quatre lumbricaux, & les six interof-
feux; les propres font ceux qui font particuliers à
quelques doigts, dont il y en a cinq pour le poûce, trois pour l'indice, & les deux autres pour
le petit doigt.

Le Sublime qui eft le premier des flechiffeurs,
eft ainfi appellé, parce qu'il eft placé au deffus de
celuy qui fuit. Il prend fon origine de la partie
interne du condile inferieur & interne de l'humerus; il fe divife en quatre tendons, lefquels paffent par deffous le ligament annulaire, & vont
s'inferer à la feconde phalange des os des quatre
doigts, aprés s'être attachés en paffant à ceux de
la premiere, pour aider à la flechir; ces tendons
ont à leurs extremités chacun une petite fente
par où paffent les tendons du profond.

Le Profond, ainfi nommé, parce qu'il eft placé
plus profondement dans le bras que les autres,
eft fitué fous le fublime, il prend fa naiffance de
la partie fuperieure & interne du coude, & du
rayon, il fe divife en quatre tendons, qui vont
paffer fous le ligament annulaire, & par les fentes des tendons du fublime, pour s'inferer à la
troifiéme phalange des os des doigts, que le fublime & luy flechiffent enfemble.

On doit remarquer que les tendons de ces deux
mufcles font tres forts, parce que ce font eux
qui font la veritable action de la main, qui eft
de prendre. Que les tendons du premier font
troüés pour donner paffage à ceux du fecond,
afin que la flexion des doigts fe faffent circulairement, & avec plus de fermeté, que les tendons
font renfermés chacun dans un long fourreau fort
& membraneux, qui empêchent qu'ils ne fe jettent à droit & à gauche, & qu'ils ne s'élevent
contre la paume de la main dans leurs mouve-

mens ; & enfin, que dans ce fourreau il y a une humeur grasse & huileuse qui les humecte dans leurs mouvemens continuels.

Le grand
Extenseur

Le grand Extenseur, ainsi appellé, parce qu'il est le plus grand, & qu'il étend les quatre doigts, prend son origine de la partie posterieure du condile externe & inferieur de l'humerus, il se divise devant que d'arriver au poignet en quatre tendons plats, & comme membraneux, qui passant sous le ligament annulaire, vont à la deuxiéme & troisiéme phalange des doigts qu'ils redressent & étendent ; il faut observer que les tendons de ce muscle sont plats, afin qu'ils paroissent moins sur le dos de la main par où ils passent, ce qui auroit été difforme, s'ils eussent été ronds, & qu'il n'y a qu'un extenseur contre deux flechisseurs, parce que la force de la main consiste dans la flexion.

Les quatre
Lumbri-
caux.

Les quatre Lumbricaux ou vermiculaires, ainsi nommés, parce qu'ils ressemblent à des vers de terre, sont placés dans la paume de la main, & prennent leur origine des tendons du profond & du ligament annulaire, puis portés vers la partie interne des doigts, s'inserent à leur seconde articulation pour l'adduction. On remarquera que le mouvement d'adduction est celuy qui mene les doigts vers le poûce, & que celuy d'abduction est lorsque les doigts s'en éloignent.

Les trois
Interosseux
internes.

Les trois Interosseux internes, ainsi appellés, parce qu'ils occupent interieurement les trois espaces qui sont entre les quatre os du metacarpe, tirent leur naissance de la partie superieure des intervalles des os du metacarpe, puis mêlant leurs tendons avec ceux des lumbricaux, vont s'inserer à la partie laterale des os des doigts, qu'ils amenent du côté du poûce, & ainsi en font l'adduction.

Les

Les trois Interosseux externes , ainsi nommés , parce qu'ils sont placés exterieurement du côté du dos de la main, prennent leur origine des mêmes entre-deux des os du metacarpe , & vont s'inserer à la derniere articulation des os des doigts, qu'ils éloignent du poûce , & ainsi en font l'abduction.

Les trois interosseux externes.

Le Poûce fait ses mouvemens par des muscles particuliers qu'il a ; ils sont cinq, un qui le flechit , deux qui l'étendent , un qui l'éloigne des autres doigts , & un qui l'en approche.

Les muscles du poûce.

Le Flechisseur proche du poûce tire sa naissance de la partie superieure & interne du rayon , & passant sous le ligament annulaire , & sous le tenar , va s'inserer au premier & au second os de ce doigt qui flechit.

Le Flechisseur.

L'Extenseur , appellé le *Long* , parce qu'il l'est plus que celuy qui suit, prend son origine de la partie superieure & externe de l'os du coude , il monte par dessus le rayon , & vient s'inserer par un tendon fourchu au second os du poûce , qu'il étend.

L'Extenseur.

Le Court, qui est le second extenseur, est ainsi appellé , pour le distinguer du précedent qui est plus long, il a aussi-bien que luy la même origine , & passant de même sous le ligament annulaire , il va s'inserer au troisiéme os du poûce qu'il étend avec le précedent.

Le court.

Le Tenar qui forme le mont de Venus , prend son origine du premier os du carpe , & du ligament annulaire , & va s'inserer à la deuxiéme articulation du poûce, qu'il éloigne des autres doigts.

Le Tenar.

L'Antitenar tire sa naissance de l'os du metacarpe, qui soûtient le doigt du milieu, & va s'inserer au premier os du poûce , c'est luy qui l'approche des autres doigts.

L'Antitenar.

Les muscles du doigt indice.

Le Doigt Indice fait trois sortes de moüvemens par le moyen de trois muscles, l'un est l'indicateur qui sert à l'étendre, l'autre est l'adducteur, qui l'approche du poûce, & le troisiéme est l'abducteur, qui l'en éloigne.

L'Indicateur.

L'Indicateur, ainsi nommé, parce qu'il nous sert à indiquer quelqu'un, prend son origine de la partie moyenne & posterieure de l'os du coude, & va s'inserer par un double tendon à la deuxiéme phalange de l'index, & au tendon du grand extenseur, pour, conjointement avec luy, servir à l'étendre.

L'Adducteur.

L'Adducteur tire sa naissance de la partie anterieure du premier os du poûce, & se va inserer au premier os du doigt indice, qu'il approche du poûce.

L'Abducteur.

L'Abducteur prend son origine de la partie externe & moyenne de l'os du coude, & passant sous le ligament annulaire, il va s'inserer à la partie laterale & externe des os du doigt indice, qu'il tire en dehors vers les trois autres doigts.

Les muscles du petit doigt.

Le petit Doigt a deux muscles qui luy font faire les mouvemens d'extension & d'abduction, sçavoir un qui sert à l'étendre, & un qui l'éloigne des autres.

L'Extenseur propre.

L'Extenseur propre tire sa naissance de la partie inferieure du condile externe de l'humerus, & couché entre les os du coude & du rayon, passe par dessous le ligament annulaire, & s'insere par un tendon double à la seconde articulation du petit doigt; ce muscle aide à l'extenseur commun à faire l'extension du petit doigt.

L'Hypotenar.

L'Hypotenar prend son origine du petit os du carpe, qui est situé sur les autres, & va s'inserer exterieurement au premier os du petit doigt, qu'il éloigne des autres.

CHAPITRE II.

Des Maladies des Mains.

LEs principales *Maladies* qui arrivent aux mains sont les Fluxions, les Goutes, les Fractures, les Luxations, l'Aneurisme, le Panarix, les Crevasses, les Cirons, & les Duretés calleuses. Les maladies des mains.

La Jointure du bras avec le coude est sujette aux fluxions pituiteuses & sanguines, qui produisent en ce lieu plusieurs tumeurs tres-difficiles à guerir ; & si l'on n'y prend garde de fort prés, elles alterent les os qui rendent la jointure vitiée & courbée, à raison de l'anchilose qui se fait dans les cavités de l'article, où il s'est glissé quelque humeur, ou quelque sang caillé. *Hippocrate* appelle *Galiancones*, ceux qui sont incommodés de cette sorte. Les fluxiõs du bras & du coude.

La Goute, selon *Herman Busschof*, n'est autre chose qu'une petite enflure interne au dedans du perioste, ou membrane qui couvre les os, causée par une humeur maligne & âcre, envoyée des visceres par les arteres en cet endroit, ou s'insinuant, & étendant cette membrane qui est tres-sensible, elle produit les douleurs violentes dont les gouteux sont accablés. Ce que c'est que la goute

Elle a plusieurs noms particuliers, selon la difference des articles qu'elle afflige. Aux pieds c'est le *Podagra*, aux genoux le *Gonagra*, aux mains le *Chiragra*, aux dents l'*Odontalgia*, à la cuisse *Sciatique*. Outre ces parties elle occupe quelquefois les épaules, les vertebres du col, & le sternum ; on a même remarqué qu'un vieillard fort Ses differens noms.

gouteux avoit la moitié du nez prife de la goute.

Ses paroxif-
mes.

Cette Maladie vient ordinairement par paroxifmes, hors defquels les malades font affés bien,
à moins que la goute ne foit bien inveterée. Quand
l'accés approche, le ventre devient pareffeux, on
fent je ne fçay quoy de fàcheux, qu'on ne peut
exprimer, vers la poitrine, l'ordure ordinaire
d'entre les doigts ne s'y trouve plus, & il y a un
fentiment de tenfion aux articles, la douleur vient
aprés, elle commence dans le podagra ordinairement par le gros orteil d'un pied, d'où elle paffe
fucceffivement au gros orteil de l'autre pied, le
mal à force de revenir, & de faire chemin, occupe peu à peu les autres parties comme les genoux
& les bras.

Que la gou-
te eft chau-
de ou froide
& fes dou
leurs de
trois fortes.

La Douleur de la goute eft de trois fortes, fçavoir, ou avec picotement, ou avec déchirement,
ou avec pulfation. Elle eft plus ou moins étenduë
& accompagnée quelquefois d'une tumeur erifi-
pelateufe, fi la goute eft chaude, & par confequent fuivie de fimptomes plus cruels ; mais
avec des paroxifmes moins longs, que la goute
nommée vulgairement froide, où les douleurs
font plus legeres, & la tumeur plus ou moins œ-
demateufe & douloureufe avec de longs paroxifmes, & la durée de la tumeur qui fe diffipe moins
facilement. On a coûtume d'avoir des inquietudes de poitrine durant le paroxifme, & plus dans
l'accroiffement que dans l'état ; les malades fe
plaignent d'une ardeur à la region de l'eftomac,
& d'une grande foif, ils aiment les chofes froides, & en montrant où ils fentent les refferremens de poitrine, ils defignent la region de l'eftomac, moins ils boivent, plus leurs inquietudes
font grandes, l'appetit eft entierement abbatu,
les clifteres doux & laxatifs foulagent beaucoup

ces inquietudes. Il survient quelquefois des efforts frequens & inutiles pour vomir, qui les augmentent ; on a même remarqué des lipothimies frequentes au commencement, & dans l'augmentation du paroxisme, sur tout quand la goute étoit inveterée, ces simptomes disparoissent entierement dans l'état, à mesure que la tumeur & la douleur augmentoit, & occupoit plus de parties. Il survient souvent une fiévre simptomatique continuë, peu aiguë, foible dans le commencement, & douce dans l'état.

La Partie affectée dans la goute, sont le perioste & les ligamens membraneux, qui lient & joignent l'article, comme la profondeur de la douleur déchirante, & située immediatement vers la tête des os, semble le persuader ; la cause qui afflige particulierement les articles, selon *Ettmuller*, est la synovie ou l'eau glaireuse, qui est une rosée douce & chyleuse, ou remplie d'un alcali temperé qui sert d'aliment aux ligamens, aux membranes, & peut-être aux os, ramassée abondamment dans les articles, & qui facilite leur mouvement, en graissant les articulations des os. C'est là l'objet de l'acide specifique de la goute, le premier corrompu, & la source des principaux simptomes des articles, aprés que les parties membraneuses voisines commencent à être corrodées. La synovie corrompuë par l'acide morbifique qui s'épaissit successivement en forme de blanc d'œuf, & enfin en forme de craye ou de plâtre comme il paroît par les nodus & les tufs, qui se ramassent dans les articles, qui ressemblent à une matiere gypseuse, & sont l'effet, non la cause de la goute.

La Cause efficiente est l'acide volatile spiritueux d'une saveur particuliere, marié avec l'esprit influant, qui corrompt premierement la synovie,

Quelle est la partie affectée dans la goute.

Que la synovie est l'objet de l'acide specifique corrompu.

Comment cet acide marié avec l'esprit in-

& afflige ensuite les parties membraneuses voisines. La premiere origine de cet acide spiritueux est dans les premieres voyes, & *Ettmuller* aime mieux le dériver de la dépravation de la premiere digestion avec *Tachenius*, que du pancreas, ou des glandes avec *Sylvius*. Ainsi c'est parler mal de dire, que le podagra est dans les articles des pieds ; car le podagra est seulement le fruit de l'arbre dont la racine est dans le levain vital de l'estomac ; ainsi quand on couperoit le pied malade, on ne gueriroit pas pour cela la maladie. Si on ne remedie pas de bonne heure au mal, l'acide spiritueux s'unira clandestinement, & par succession à l'acide fermentatif de l'estomac, il le domptera peu à peu suivant la coutume des levains, ils ne pourront se separer ni naturellement, ni par art, & le mal étant inveteré, il sera impossible de le guerir.

De là vient que la goute est 1. hereditaire par l'odeur de l'acide morbifique gouteux étroitement mariée avec l'esprit influant genital du pere. *Ettmuller* dit avoir gueri un jeune gentilhomme qui avoit été attaqué de la goute dés l'âge de huit ans, à cause que son pere gouteux l'avoit engendré dans le paroxifme de la goute. 2. Qu'elle se guerit par les passions violentes & durables de l'ame, comme par une consternation subite, par une grande colere, ou par un long chagrin, ce qu'on a vû arriver tant aux riches qu'aux pauvres. La raison est, que le trouble de l'ame, & le mouvement, ou l'alteration particuliere des esprits éteint, ou du moins altere, le ferment gouteux, principalement dans l'estomac, qui preside aux autres digestions, & les altere necessairement. 3. Que les gouteux sont ordinairement nephritiques, l'acide spiritueux dominant dans les uns, & dans

les autres. 4. L'ufage continué du lait, fuivant la
methode des Modernes, guerit la goute, en changeant prefque les humeurs du corps, les efprits,
& le ferment digeftif. 5. L'excés du vin difpofe
les beuveurs à la goute, en gâtant les efprits par
fon acide volatile. Il y a neanmoins de la difference à faire entre les vins, qui font d'autant plus
nuifibles, qu'ils contiennent plus de tartre & d'acide capable de fermenter dans les corps. Les autres
vegetaux plus ou moins tartareux font de ce genre, fuivant *Glauberus*. *Sennert* a obfervé que l'abftinence du vin a délivré plufieurs perfonnes de la
goute. Et *Lotichius* écrit, qu'un homme fût délivré d'une goute aux pieds par l'abftinence du vin
durant un an, dans laquelle il retomba enfuite
par l'excés du vin.

Par cette Raifon, on dit communément qu'il y
a trois caufes éloignées principales qui confpirent
enfemble pour engendrer la goute, fçavoir *Bacchus* comme le pere, par où on fignifie l'acide nui-
fible du vin pris avec excés, qui ne peut être fur-
monté, ni corrigé par le ferment de l'eftomac.
Venus comme la mere, entant que dans le plaifir
de l'amour fouvent réïteré, les efprits animaux fe
diffipent en abondance, & aprés eux le fuc nourricier qui fort en forme de femence empreignée
d'un chyle alcali temperé, ce qui debilite extrêmement tout le fyfteme nerveux. Enfin la *Colere*
comme fage femme, parce qu'elle donne iffuë à
la goute, & la met au jour en troublant les humeurs contenuës du corps, & les efprits, en augmentant l'acide volatile, & en rendant les efprits
influans plus âcres. Ainfi il paroît par ce qui a été
dit, pourquoy on croit que les hommes font plus
fujets à la goute que les femmes, lefquelles fuivant *Hippocrate*, n'ont jamais la goute que leurs

Comment
s'explique
ce qu'on dit
communé-
ment que
Bacchus eft
le pere, Ve-
nus la mere,
& la colere
la Sage-
femme de
la goute.

I ii iiij

mois ne soient supprimés , quoy qu'on voye aujourd'huy le contraire , non que la nature des femmes soit changée, mais leurs mœurs, comme dit *Seneque*. On doit dire la même chose des eunuques, qu'*Hippocrate* dit , qu'ils ne deviennent ni gouteux, ni chauves, & des enfans qu'il exempte de la goute avant l'usage du jeu d'amour, ce qui étoit veritable dans l'innocence des premiers temps ; mais à present la malice de nos jours où nos peres sont pires que nos ayeux, nous plus scelerats que nos peres , & nos enfans beaucoup plus corrompus que nous-mêmes , fait mentir ce grand homme. Dira-t'on que la cicogne mise entre les remedes contre la goute , y est à present sujete. Les scorbutiques sont souvent tourmentés d'une goute tres-cruelle , & *Bartholin* parle d'une goute contagieuse communiquée par les habits.

Comment se fait le paroxisme de la goute par l'acide spiritueux insinué dans l'article par le moyen de la sinovie, & comment le paroxisme finit.

Lors donc que l'acide spiritueux de la goute , comme dit *Ettmuller* , est vaincu par quelque occasion avec les esprits , par exemple , dans les grands mouvemens du corps , ou de l'ame , par l'air froid & humide qui bouche les pores , & par l'effervescence fiévreuse du sang ; il s'insinuë premierement dans la synovie , & par son moyen dans les articles , il fait même suivant les apparences quelque effervescence avec elle , jusqu'à ce que l'acide spiritueux ayant été receu toûjours avec la synovie dans les articles , l'agitation des humeurs & des esprits s'arrête , & le mal reste dans les articles , en attendant que l'acide spiritueux soit rassasié d'alcali , & changé en un sel volatile . aprés quoy la contraction des fibres cesse avec la douleur , & les pores alors plus ouverts , laissent la transpiration plus libre , enfin tous les simptomes disparoissent.

Comment

Il est à observer que les paroxismes qui reviennent trop frequemment, ou durent long-temps, laiſſent des veſtiges dans les articles, c'eſt à-dire, qu'outre la debilité de la partie, & la défectuoſité de l'eſprit implanté plus ou moins aſſujetti par l'acide ſpiritueux étranger, & la relaxation de l'état tonique des parties nerveuſes, il reſte dans les parties membraneuſes ſolides, auparavant affectées, certaines pointes cachées de l'acide morbifique qui ſe reveillent à la premiere occaſion, & au premier mouvement, puis mettent en branle les autres eſprits, & excitent un nouveau paroxiſme.

C'eſt cet Acide de la goûte ému avec le ferment digeſtif de l'eſtomac, & pénétrant de là dans tout le corps, qui cauſe les inquietudes de poitrine, & qui fait voir qu'encore que les articles ou les parties ſolides ſoient plus ou moins affectées par chaque paroxiſme, les parties fluides tant les humoreuſes que les ſpiritueuſes en ſont dépurées ; car non ſeulement l'acide ſpiritueux raſſaſié d'eſprits les quitte pour ſe joindre à la ſynovie ; mais même les autres ferments éterogenes de la maſſe du ſang précipités par l'efferveſcence fiévreuſe, ſe ramaſſent tantôt vers les parties affligées à l'occaſion de la contraction des fibres, tantôt ſont évacuées par la ſueur dans le declin ou dans l'accroiſſement du paroxiſme, laquelle étant procurée avec moderation, avance l'attaque des articles par l'acide gouteux, & abrege enſuite la durée du paroxiſme. On voit encore par là la raiſon de tant de ſimptomes ſurprenans qui ſurviennent lorſque l'acide de la goute occupe d'autres parties que les articles, & particulierement les plexus des nerfs, qui ceſſent d'abord que le paroxiſme de la goute commence. *Caſtro* fait mention d'une goute qui ſe changeoit en colique, & de colique en goute. Lorſque le paroxiſme ne fait pas bien

son cours, & que l'acide volatile ne se précipite
pas suffisamment, ou par le vice des parties internes, par la langueur des esprits, parce que l'acide
a trop le dessus aux parties contenuës du corps,
ou à cause des topiques appliqués mal-à-propos,
il reste une langueur, un abbatement de forces
durable, & la perte de l'appetit. Quelquefois la
palpitation du cœur, des toux seches, des asthmes convulsifs, & la mort même s'en ensuit.

Les accidens qui surviennent lorsque l'acide occupe d'autres parties que les articles.

Quand les gouteux accoûtumés d'avoir la goute
à plusieurs articles, sont attaqués d'un paroxisme
qui n'occupe pas successivement les articulations
accoûtumées, ils demeurent plus long-temps languissans, ou ils sont bien-tôt repris par un nouveau paroxisme, ou surpris d'une autre maladie
plus dangereuse, ou de la mort même, à moins
qu'on n'ait diminué le mal dans sa racine par une
cure preservative, selon la remarque de *Sennert* &
d'*Hoëferus.* Par consequent dans la cure des autres maladies des gouteux, il faut toûjours avoir
en veuë l'acide de la goute, qui augmente toûjours les simptomes des autres maladies, & les
rend plus grandes & plus rebelles, jusqu'à ce qu'il
ait été corrigé par la nature, ou par art, ou qu'il
se soit précipité sur les articles, alors tous les simptomes diminuent.

Le Prognostic de la goute.

A l'égard du Prognostic. 1. La goute n'est point
une maladie mortelle; car les gouteux vivent
long-temps, deviennent vieux, & meurent plûtôt parce que la goute les quitte, que parce qu'elle les afflige à son ordinaire. 2. La cure en est difficile, soit hors, soit dans le paroxisme, & dautant plus qu'elle est inveterée, & pour être negli-
gée dans les premiers paroxismes, elle devient
ensuite incurable. *Rhumelius* distingue judicieusement la goute en hereditaire, en noüée, & en

non noüée. La dernicre fe peut guerir, & les autres non, fuivant cet Auteur ; neanmoins la non
nouée paffe auffi pour incurable , à moins qu'elle
ne faffe que commencer. La fciatique eft la plus
dangereufe de toutes les goutes, on la peut guerir au commencem nt plus facilement que les autres ; mais dans la fuite elle devient également rebelle. 3. La luxation jointe à la goute fe guerit
avec peine , ou plûtôt elle eft incurable , parce
que les membranes & les ligamens relâchés ne
peuvent pas bien affermir le membre , fans parler
de la fynovie coagulée entre les articles qui empêche la cure. Ce qui a fait dire à *H ppocrate*, que
ceux à qui la cuiffe fe demettoit aprés une longue douleur au coxendis , & fe remettoit derechef, avoient des mucofités. 4. Les douleurs qui
s'augmentent, & montent à la gorge , & aux parties d'en haut, menacent de quelque malheur.
Plus les fimptomes font en grand nombre & frequens , plus la cure eft difficile , comme il arrive
quand les topiques repulfifs ou narcotiques jettent
les malades dans des inquietudes, des lipothimies
&c. 5. La goute fe termine de quatre manieres.
1. Ordinairem ent quand le paroxifme eft fini , le
mal eft en même temps paffé entierement dans
l'article fans aucun veftige , à moins que par fuc-
ceffion de temps il n'y furvienne des tufs. 2. Il eft
rare que la tumeur gouteufe fe change en matiere
ichoreufe , ou fanie purulente , & exude par l'é-
rofion des parties. 3. Elle fe termine par les nodus
qui reftent aprés le paroxifme. 4. Quand le paroxifme n'accomplit pas tous fes temps , ou qu'il
ceffe entierement, pendant que l'acide gouteux
fe jette fur d'autres parties que fur les articles,
ce qui eft tres-dangereux, & attire mille maux. Deux fortes
d'aneurif-
  Il y a deux efpeces d'aneurifmes, le faux & le nes.
vray.

L'*Aneurifme faux* eſt une ouverture de l'artere que le Chirurgien a faite avec la lancette, de ſorte que le ſang arteriel ſort de ſon vaiſſeau.

Le vray Aneurifme eſt un amas de ſang arteriel qui forme une tumeur dans l'artere.

Le vray Aneurifme a deux cauſes, l'une eſt interne, & l'autre externe.

La Cauſe interne du vray aneurifme, eſt l'action d'une humeur âcre & corroſive qui s'échape des glandes, & qui ſe niche autour des vaiſſeaux, & qui ronge inſenſiblement la tunique exterieure de l'artere, de ſorte que le ſang par ſes frequentes ſecouſſes diſpoſe la tunique exterieure à s'étendre, & à ſe dilater, & aprés pluſieurs impulſions ne ſe trouvant plus aſſés forte pour reſiſter à ſon mouvement, elle cede, & obéit tant, qu'enfin il ſe forme une tumeur qu'on nomme aneurifme, qui peut arriver en pluſieurs parties du corps, & principalement aux perſonnes maigres, & atrophiées, parce qu'ils ont le ſang plus chargé de tels que les perſonnes graſſes & repletes.

La Cauſe externe du veritable aneurifme vient d'une ponction faite avec la lancette à la tunique exterieure de l'artere, ou bien avec quelque autre inſtrument, de quelque chûte ou coup qu'on a receu, par des cris & des efforts, & en retenant ſon haleine dans l'accouchement: car toutes ces cauſes ſont capables d'affoiblir le tuyau de l'artere, parce que le ſang frappant continuellement l'endroit affoibli, il l'enfonce, & produit une tumeur hors du canal de l'artere.

Le vray Aneurifme eſt encore cauſé par une ouverture de l'artere qui donne iſſuë au ſang qui s'extravaſe entre les poroſités des chairs & de la peau, & qui cauſe une tumeur livide, ou bien une perte de ſang, ſi les tegumens ſont entierement ouverts par la lancette.

Les Signes du vray aneurifme font une tumeur exterieure avec un battement fenfible. La tumeur eft molle, & fi on la preffe avec le doigt, elle fe défemplit, & revient en fon même état, lors qu'on ceffe de la preffer. La couleur de la peau n'eft point changée, parce que le fang qui entretient la tumeur, circule avec celuy qui eft dans le canal de l'artere.

Les fignes du vray aneurifme.

Lorfque la tumeur aneurifmale eft arrivée à fa plus grande grandeur, elle eft groffe comme une chataigne, & quelquefois comme un œuf.

Quelquefois ces tumeurs crevent d'elles mêmes, quelquefois auffi on les garde toute la vie fans qu'elles s'ouvrent, parce que l'artere devient caleufe dans les endroits qu'elle a été affoiblie, & ces calofités la rendent affés forte pour refifter toûjours à tous les efforts, & à toutes les impetuofités du fang.

Cette Callofité arrive comme celle des fiftules par les particules les plus falines, & les plus piquantes, lefquelles venant à fe ficher dans les pores des tuniques de l'artere, elles fe mêlent avec leur fuc nourricier, & font cette callofité. Elle peut encore arriver de ce que le fang qui forme la tumeur étant dans une fermentation continuelle, augmente par fon mouvement la chaleur dans la tumeur qui la deffeche, & endurcit perpetuellement, en diffipant, & rarefiant l'humidité qui arrofe les tuniques de l'artere.

Les Signes du faux aneurifme font un battement profond de l'artere, la couleur de la peau eft prefque livide, la tumeur n'eft pas fi élevée que celle du vray, elle occupe un plus grand efpace, & ne cede pas fi facilement au toucher que le veritable aneurifme, & quand l'artere eft entierement ouverte, le fang fort avec impetuofité, & avec fecouffe.

Les fignes du faux aneurifme.

Les fentes
ou crevasses
des mains.

Les Fentes ou crevasses sont de petites fentes qui se font dans les mains ; elles viennent ou de causes internes, comme par l'âcreté du suc nourricier, ou de causes externes, comme pour avoir travaillé trop fortement. Ces indispositions arrivent plus souvent l'Hiver que l'Eté, parce que l'Hyver l'air glacial est plus capable de rallentir le mouvement des liqueurs nourricieres, & de causer des obstructions dans la peau. Ces accidens arrivent encore souvent aux mains des hypochondriaques, des ethiques, & des scorbutiques, parce qu'ils ont le sang tout rempli de sels âcres, enfin elles surviennent frequemment aux blanchisseuses, à cause qu'elles ont toûjours les mains dans la lexive, ou dans l'eau de savon.

Ces Incommodités n'ont rien de dangereux, elles gâtent seulement la beauté de ces parties, & elles empêchent les pauvres gens de travailler. Il est difficile de les guerir, lors qu'elles sont anciennes, mais sur tout si on les a apportées de naissance.

Les cirons.

Les Cirons sont de petits vers qui se trouvent presque toûjours renfermés sous la surpeau de la paume des mains, & dans la plante des pieds dans de petites pustules qui contiennent une serosité âcre qui fait la démangeaison. Ces petits insectes se voyent parfaitement bien avec le microscope. On sçavoit il y a déja long-temps qu'un ciron qui est beaucoup plus petit qu'un grain de sable, étoit un animal, parce qu'on le voyoit marcher ; mais ce n'est que depuis l'invention du microscope qu'on a eu le plaisir de voir plusieurs fois qu'un ciron a le dos couvert d'écailles, qu'il a trois pieds de chaque côté, & deux taches à la tête, que l'on juge être ses yeux, parce qu'il se détourne à la presence de la pointe d'une épingle , dont on traverse son chemin.

C'est une chose assés étonnante qu'un aussi petit animal puisse être si incommode , & quelquefois même jusqu'à causer la mort. *Moufet* en rapporte une histoire surprenante. Il dit qu'une Dame Angloise qui craignoit d'être phtisique, ayant pris du lait de chévre pendant prés de dix années , il luy vint des cirons par tout le corps, elle en avoit à la tête , aux yeux , au nés , aux lévres , aux gencives , aux mains , aux pieds , & enfin par tout. Cette pauvre femme ne reposoit ni la nuit , ni le jour , elle étoit à tous momens piquée comme par autant de coups d'aiguilles , & malgré tous les remedes qu'on luy fit , elle mourut miserablement, toute rongée par ces vers. Ses femmes de chambre étoient toûjours occupées aprés elle pour tirer ces cirons avec des aiguilles , mais tous leurs soins devenoient inutiles ; car à mesure qu'elles les ôtoient , cette engeance multiplioit , & lors qu'ils avoient rongé les chairs, on les voyoit plus gros. Ce fait rare & extraordinaire fait dire à *Moufet* que les hommes qui sont si remplis d'orgueil & de fierté , ne sont pas seulement la pâture des vers aprés leur mort, mais qu'ils la sont déja pendant leur vie.

Tout le monde sçait , dit un Auteur moderne , que l'air en Eté fourmille d'insectes , qui font leurs œufs de tous côtés , & que les mouches s'attachent aux viandes , & à nos autres alimens , où elles laissent un milion d'œufs ; c'est pourquoy s'il arrive , lors qu'on est à table , qu'on vienne à manger un morceau où une mouche , ou quelque autre insecte a laissé ses œufs, il est certain que les semences seront avalées toutes entieres , sans être broyées , ni rompuës par les dents comme les alimens, à cause de leur extrê-

me petiteſſe. Il faut croire auſſi que les levains de
l'eſtomac ne pourront agir ſur elles par la même
raiſon. Ces œufs paſſant de l'eſtomac dans l'inteſtin duodenum avec le chyle, ils pourront s'y
éclore, s'ils trouvent une chaleur propre pour cela, & ainſi produire pluſieurs ſortes de vers,
comme l'on remarque ſouvent dans les inteſtins.

Mais ſi parmi ces œufs il s'en trouve de ſi petits, qu'ils puiſſent plus aiſément paſſer par les
veines lactées, que de deſcendre plus bas dans
les inteſtins, ils ſeront entraînés avec le chyle
dans le ſang, qui les portera par toutes les parties du corps, & aprés être arrivés à la peau,
où les pores & les tuyaux excretoires qui donnent paſſage à l'inſenſible tranſpiration, ſont
plus larges en quelques endroits, & plus étroits
en d'autres, pluſieurs de ces petits œufs pourront bien ſortir avec la ſueur ſous la forme d'œufs,
ou bien ſous celle d'inſecte, qu'ils auront acquiſe
par le développement.

Mais pour ceux qui ſe trouvent en des endroits
où les pores de la peau ſont trop ſerrés, comme
à la paume des mains, & à la plante des pieds,
ils y reſteront, & par la chaleur du ſuc nourricier
ils produiront ces vers que l'on appelle cirons.
Enfin ce n'eſt pas toûjours par la bouche que ces
œufs entre dans nôtre corps, c'eſt quelquefois
auſſi en maniant des matieres corrompuës que
ces petits œufs paſſent dans les pores de la peau.

Les Cirons ſont ſans danger, il eſt facile de les
faire mourir; mais lors qu'on ne peut changer la
diſpoſition naturelle des parties, & l'état où ſe
trouvent le ſang & le ſuc nourricier, & que ces
inſectes ſe ſont étrangement multipliés, pour lors
il eſt difficile d'en tarir la ſource, comme on l'a
vû dans cette Dame Angloiſe dont on a parlé,

qui

qui en fût toute mangée, & qui en mourut.

Les *Duretés* & calofités qui arrivent au dedans de la main, & du pied, font plus incommodes que dangereufes ; il y a bien de la difficulté à les ramollir, fur tout quand elles font anciennes, parce que tous les tuyaux font fi preffés les uns auprés des autres, qu'ils ne font qu'un feul corps extraordinairement dur & compact.

Le *Panaris* eft une tumeur qui arrive ordinairement à l'extremité des doigts, à la racine des ongles, & à la derniere articulation, & quelquefois aux autres articulations.

On établit ordinairement de deux efpeces de panaris, dans l'un la matiere eft entre l'os & le periofte, & dans l'autre la matiere n'eft qu'entre les chairs.

La Caufe de cette maladie eft une humeur âcre & tres-corrofive, qui attaque immediatement le periofte, & les tendons dans la premiere efpece.

Les Signes que le panaris eft renfermé fous le periofte, font une chaleur brûlante, une douleur aiguë, une pulfation profonde, une grande tenfion, & une fiévre ardente.

Les Signes du panaris qui n'occupe que les chairs, font une moindre chaleur, une moindre douleur, une pulfation plus élevée, une moindre tenfion, & peu de fiévre.

La Chaleur & la douleur viennent du grand boüillonnement du fang, & des irritations que les matieres âcres excitent aux fibres du periofte.

La Tenfion vient de la fermentation & du boüillonnement des humeurs ; car on fçait que lors qu'une matiere eft en agitation, elle occupe un plus grand efpace que lors qu'elle eft en repos, parce que les parties fe choquant les unes contre les autres, elles s'entrechaffent, & laiffent entre

---

Marginalia :
- Les duretés & calofités.
- Le panaris.
- Ses efpeces.
- Sa caufe.
- Ses fignes.
- D'où viennent la chaleur & la douleur.
- La tenfion.

elles des efpaces, c'eft pourquoy elle doit dilater, & preffer les vaiffeaux qui font dans la partie.

Le fentiment douloureux. *Le Sentiment douloureux* de la pulfation vient
de ce que les arteres frappant contre une partie
fenfible, enflammée, & douloureufe, ces petites
fecouffes ne manquent pas d'irriter la partie, &
de luy caufer de la douleur.

La fiévre. *La Fiévre* vient de ce que la matiere du panaris étant fuccée par les veines capillaires, elle eft
portée dans le fang, elle en corrompt la maffe,
& c'eft un levain qui la met dans une grande fermentation, d'où vient la fiévre.

Les fignes que le pus eft fait. *On juge* que le pus eft fait, & qu'on doit luy
donner iffuë, lors qu'on apperçoit que tous les
accidens, dont on vient de parler, ceffent, ou diminuent.

Ce que c'eft que le ganglion. *Le Ganglion* eft une tumeur dure & inégale,
qui refifte au toucher, de la groffeur d'une ave-
line, fans douleur, de la couleur naturelle de la
peau, ce qui arrive aux tendons des mains & des
pieds, pour avoir trop marché, ou pour avoir
travaillé avec excés. On remarque que le ganglion
eft toûjours mobile fur les côtés, mais non pas
en devant; ni en arriere, en quoy il differe du
meliceris & de l'atheroma. Il differe encore de
toutes les autres tumeurs enkiftées par fa grande
dureté.

Comment il fe forme. *Le Ganglion* fe forme en cette maniere : Lorfque les tuyaux nerveux ou les fibres du tendon
viennent à fe tordre, pour avoir rudement travaillé des mains, les liqueurs qui circulent dans
ces tuyaux, les trouvant bouchés & dérangés, ne
peuvent continuer leur cours, & ainfi s'arrêtant
dans les fibres tendineufes, elles ne manquent
pas de faire des obftructions, parce que ces li-

queurs étant pousſées par le ſuc nourricier qui
abonde toûjours de nouveau, la membrane qui
revêt le tendon, ſe remplit à la fin, d'où il ſe forme une tumeur tres-dure par l'étroite union des
particules les plus ſalines, & les plus terreſtres de
ce ſuc nourricier.

Le Bras eſt quelquefois rompu & luxé. On connoît qu'il eſt rompu par la rudeſſe, l'inégalité,
& le bruit des os rompus, par l'enflûre, & dépravation de la figure naturelle de la partie, &
par la douleur extrêmement ſenſible, principalement s'il y a des ſquilles ou fragmens qui piquent
les chairs & les membranes.

Les ſignes que le bras eſt fracturé.

L'Humerus ſe peut luxer en la partie ſuperieure, inferieure, anterieure, & exterieure. Les ſignes qu'il eſt luxé, eſt qu'on trouve une cavité
ſur l'épaule, & une éminence aiguë & avancée en
dehors, vers l'acromion, ou extremité de l'omoplate; en ſorte qu'il eſt plus aiſé au malade de
porter le bras en dehors qu'en dedans. On remarque encore que le bras eſt plus long, & que le
même malade ne peut point porter ſa main ſur la
tête, ni à la bouche, à cauſe de la tenſion & compreſſion des muſcles.

Les ſignes qu'il eſt luxé.

On reconnoît que l'humerus eſt luxé en la partie anterieure, par la figure de la partie, & par
l'attouchement de l'article; car on trouve la tête
de l'os vers la poitrine, & le malade ne peut point
flechir le coude.

On reconnoît auſſi que l'humerus eſt luxé en la
partie exterieure, lorſque le malade ne peut étendre le bras, que l'éminence de la tête de l'os eſt
vers la partie exterieure de l'épaule, & la cavité
au contraire vers l'inferieure.

Enfin on reconnoît que l'humerus eſt luxé en
la partie ſuperieure, par la grande cavité qu'on

K κ κ ij

trouve sous l'aisselle par l'éminence de la tête de l'os qui est plus éloignée des côtes, que quand la luxation est dans la partie inferieure, & par la perte de l'action, & du mouvement du bras.

Le Coude se luxe en devant, en derriere, en dehors, ou en dedans, & le radius suit, ou demeure ferme.

Si le Radius suit, on sent au toucher la separation de cet os d'avec le coude. Si le coude est luxé en devant, on remarque qu'étant étendu on ne peut pas le flechir, qu'il devient plus court, qu'il y a une tumeur sur le devant, & une cavité sur le derriere, enfin que tous ses mouvemens sont empêchés.

Si la Luxation est faite en arriere, il y apparoît les mêmes signes, excepté que la tumeur est en la partie posterieure, & la cavité en la partie anterieure.

Enfin si la luxation est en dehors, on y voit aussi les mêmes signes; mais on observe que la tumeur est en la partie exterieure, & la cavité en l'interieure, & au contraire si la luxation est en dedans.

Le Coude luxé doit être remis au plûtôt; car quand il est negligé, il arrive necessairement une douleur vehemente, & une grande inflammation qui rendent la reduction difficile par l'endurcissement du calus qui s'en ensuit.

Le Poignet peut être luxé en dedans, au dehors, & aux côtés; Si la luxation est en dedans, la main demeurera renversée; si elle est en dehors, elle sera flechie; enfin si elle est aux côtes, elle sera tournée vers le poûce, ou le petit doigt.

Lorsque le carpe est luxé en devant, la tumeur est en la partie anterieure, & on ne peut point plier les doigts : si la luxation est en derriere,

on ne peut nullement étendre les doigts, parce
que les tendons & les nerfs sont comprimés par
les os, & si elle est en dedans ou en dehors, on
voit la tumeur en cet endroit, & la cavité en la
partie opposite.

Les Doigts se luxent aussi en devant, en derriere, & vers les côtés ; mais les signes en sont
fort apparens, parce que ces parties ne sont pas
bien charnuës.

Les signes
de la luxa-
tion des
doigts.

❧❦❧❦❧❦❧❦❧❦❧❦❧❦❧❦❧❦❧❦❧❦

CHAPITRE III.

Du Pied en general, & en particulier.

TOut ainsi que le souverain Auteur de la nature a donné à l'homme deux mains pour les
usages que nous avons dit ; de même il luy a donné deux pieds pour marcher, & se tenir debout,
& aussi afin qu'il pût marcher plus commodément
& avec plus de fermeté : ces pieds sont longs &
larges, un peu en voûte dans leur milieu, & distingués par plusieurs articulations.

Pourquoy
les pieds
sont donnés
à l'homme.

Le Pied est une partie dissimilaire & organique, qui s'étend depuis l'articulation de l'ischion
ou de la cuisse ; jusques à l'extremité des doigts
du pied. Il se divise en trois parties, sçavoir la
cuisse, la jambe, & le petit pied.

Ce que c'est
que le pied.

La Cuisse, que les Latins appellent *Femur*, du
mot *Ferendo*, *Porter*, parce que c'est principalement la cuisse qui porte l'homme, procede depuis
son articulation d'en haut, ou emboitement dans
l'os ischion jusques à son articulation inferieure,
laquelle en sa partie de devant est appellée *Genou*,
& en sa partie de derriere *Jarret*.

La cuisse.

Le genou
ou jarret.

K k k iij

L'aisne. *A son Extremité* d'en haut, ou sommet, à l'endroit où elle se plie, est la region qu'on appelle *Aisne*, dans laquelle est située la glande fameuse, composée de huit autres moindres, & que l'on disoit anciennement être l'émonctoire du foye.

La jambe. *La Jambe* prend son commencement au genou, & se porte jusques au talon ; sa partie anterieure, laquelle est la plus dure, est appellé particulierement *Tibia* ; sa partie posterieure qui est charnuë, *Sura*, *Greve*, ou gras de la jambe. Les deux extremités inferieures qui sont sur les côtés sont appellées *Maleoles*, & vulgairement *Talon*, l'une interieure, & l'autre exterieure.

Les maleoles ou chevilles.

Les indications. *Les Physionomistes* disent à l'égard des maleoles, que ceux en qui elles avancent beaucoup en dehors, sont curieux, & que ceux en qui elles sont abbaissées & plates, sont lents & paresseux, & ils publient que ce signe est tres-veritable, & même infaillible ; mais on estime qu'il faut croire que ces sortes d'indications, quelques infaillibles qu'on les pense, & qu'on les rapporte, souffrent neanmoins beaucoup d'exceptions.

Le pied. *Le petit Pied*, ainsi appellé pour le distinguer d'avec le pied pris en general, est la base qui porte tout le corps. On le divise en tarse, ou pedium, en metatarse, ou metapedium, & en doigts ou orteils. Le *Tarse* commence ou finit la jambe, & se termine au metatarse, le *Metatarse* est entre le tarse & les doigts. A l'extremité des doigts, laquelle est molle, il y a de même qu'aux mains des ongles pour les garantir, qui sont de la même substance & de la même nature que ceux qui sont aux doigts des mains, desquels nous avons parlé amplement cy-dessus.

Le tarse ou pedium

Le metatarse.

Les doigts & les ongles.

Les parties *Les Parties* qui composent le pied en general font communes & propres. Les communes font l'épiderme, le derme, la graisse, & la membrane commune des muscles. Les propres font les vaisseaux, les os, & les muscles.

L'Artere crurale, laquelle est plus petite que la veine crurale, en entrant dans la cuisse, envoye des rameaux au dessus & au dessous du jarret.

Au dessus du jarret il en fort trois branches, 1. La *Musculaire externe* qui vient de la partie exterieure du tronc crural, & qui se distribuë par les muscles anterieurs de la cuisse. 2. La *Musculaire interieure* qui fort de la partie interieure du tronc, & se distribuë par les muscles interieurs de la cuisse. 3. *La Poplitée*, qui descendant en bas par les muscles posterieurs de la cuisse, se porte jusqu'au jarret, d'où luy est venu ce nom.

Au dessous du jarret elle produit la *Surale*, laquelle est cachée un peu sous le jarret. Elle envoye de chaque côté de profonds rameaux à la jointure du genou, & aux trois muscles qui composent le gras de la jambe; de là descendant vers le tibia, elle se divise en trois branches, dont la premiere appellée *Tibiale exterieure*, descendant le long du peroné, se perd dans les muscles du tibia. La seconde, nommée *Tibiale posterieure superieure*, se porte jusques à l'union, ou mêlange des tendons des muscles du sura. La troisiéme, appellée *Tibiale posterieure inferieure*, passe par le ligament membraneux qui joint les muscles du peroné à l'os de la jambe, & va se distribuer par le dessus du pied, & par les muscles abducteurs des doigts.

Le reste du tronc crural descend par derriere le tibia entre le second & le troisiéme muscle des doigts du pied, & se porte entre l'éperon & la

Kкк iiij

de la main.

Les arteres.

La musculaire externe.

La musculaire interne.

La poplitée.

La surale.

La tibiale exterieure.

La tibiale posterieure.

maleole au bas du pied , envoyant des environs
de la maleole fur le côté un rameau au mufcle du
poûce , & aux parties fuperieures du pied. Ce
qui refte fe diftribuë en deux rameaux entre les
tendons des mufcles des doigts du pied. Celuy
de ces deux rameaux qui eft interieur , donne deux
rejettons au poûce , deux au doigt index , & un
au doigt du milieu. L'exterieur en donne deux au
petit doigt , deux au medecin , & un au doigt du
milieu.

Les veines du pied. La *Veine crurale* defcendant dans les cuiffes ,
y forme fix branches , qui font comme fix vaif-
feaux , dont l'eau vient de plufieurs fources , &
qui tous enfemble font un bras de riviere.

La fciatique majeure. *La premiere* eft la *Sciatique majeure* , qui commence par dix fcions de veines , dont deux vien-
nent de chaque orteil , & qui fait un rameau auquel fe joint un autre qui vient d'entre le peroné
& le talon ; ces deux rameaux montent par les
mufcles du gras de la jambe , & n'en font plus
qu'un qui va finir à la crurale.

La Surale. *La feconde* , eft la *Surale* , qui eft formée par
deux branches de veines , dont l'une eft exterieu-
re , & faite de la plûpart de celles qui rampent
fur le pied ; l'autre eft interieure & produite par
des rameaux de veines qui viennent du gras de la
jambe , ces deux branches en montant fe joignent , & font la furale qui eft affés groffe.

La propli-tique. *La troifiéme* eft la *Poplitique* ; elle eft formée
de differens rameaux unis enfemble , elle monte
du talon où elle commence par plufieurs fcions
tant de ceux du talon , que d'une partie de ceux
du coup de pied , elle s'enfonce affés avant dans
les chairs , & paffant par le jarret , fe va terminer
dans la crurale.

La quatriéme est la *Muscule* qui comprend deux La muscule
branches, sçavoir la muscule externe, qui vient
des muscles exterieurs de la cuisse, & la muscule
interne qui vient des muscles interieurs de la
cuisse ; ces deux branches vont se rendre à la
crurale vis-à-vis l'une de l'autre.

La cinquiéme est la *Sciatique mineure* qui est la La sciatique
plus petite de toutes, elle est faite de plusieurs ra- mineure.
mifications qui viennent de la peau, & des mus-
cles qui environnent l'article de la cuisse.

La sixiéme est la *Saphene*, qui est la plus lon- La saphene.
gue & la plus grosse des six ; elle commence par
quelques rameaux qui viennent du gros orteil, &
de dessus le pied, & montant par la maleole interne le long de la jambe, & par la partie interieure de la cuisse entre la peau & la membrane
charnuë, elle va se rendre environ les glandes de
l'aisne dans la crurale. Elle reçoit plusieurs branches dans son chemin, & c'est cette veine que
l'on a accoûtumé d'ouvrir dans la saignée du
pied.

Il y a quatre parties de *Nerfs* qui descendent Les nerfs
aux cuisses, & aux jambes, lesquels prennent du pied.
naissance des sept parties qui descendent de la
moële de l'épine, sçavoir des quatre paires inferieure des lombes & des trois exterieures de l'os
sacrum. De tous lesquels nous avons amplement
parlé dans le premier Livre en traittant du cerveau.

La Cuisse est composée d'un seul os solide, tres- L'os de la
fort, le plus grand, & le plus long de tous les cuisse appel-
os du corps, tant soit peu rond & convexe sur le lé Femur.
devant, un peu plat & sineux sur le derriere, &
ayant une ligne âpre & rude, qui descend de
biais vers le genou.

Ses parties.   *On confidere* dans cet os trois parties , la fuperieure, la moyenne , & l'inferieure.

La fuperieu-re, fa tête.   *Dans* la partie fuperieure on voit une groffe
production qui avance vers l'os ifchion , & fur
cette production une épiphife ample & ronde qui
forme la tête de la cuiffe. Cette tête eft foûtenuë
d'un col tres-folide & tres-fort, & elle eft revêtuë d'un cartilage, avec lequel elle s'emboëte dans
la cavité ou accetable de l'os ifchion , où elle eft
contenuë par deux ligamens tres-forts , dont l'un
qui eft large, épais, & membraneux , entoure
tout l'article ; l'autre qui eft long , & qui vient de
la cavité même de l'accetable , s'infere à la tête
de la cuiffe receuë en cet accetable, auquel il l'attache fortement, & ainfi cette articulation fe fait
par énarthrofe.

'Obferva-tion.   *Rolfincius* a fait une belle obfervation touchant
cette épiphife ou tête. Il dit , que la jonction de
cette tête avec l'os de la cuiffe eft tres-lâche ; enforte que fi on la fait cuire dans de l'eau , elle
s'y ramolit d'abord , & l'on peut facilement avec
les mains la feparer d'avec l'os , fur tout dans les
jeunes animaux. Il ajoûte que c'eft de là qu'il arrive que quelquefois dans les enfans nouveaux
nés , & auffi en ceux dont l'âge eft un peu plus
avancé, elle s'éloigne , & fe fepare facilement de
l'os , & fouvent par de legeres caufes , comme
par une petite chûte , ou lors que les nourrices
contraignent les enfans de fe tenir trop tôt, &
malgré eux debout fur leurs pieds , & qu'alors
on prend communément pour diflocation , & cette erreur de la diagnoftique en empêche la guérifon.

Les deux productions appellées trochante-res.   *Au deffous* du cou, là où l'os commence à devenir plus large, il s'y éleve deux *Productions* ou
Apophifes, qui ont chacune leur épiphife , dont

la superieure qui est la plus grande, panche vers le dehors & l'inferieure, qui est beaucoup plus petite, & qui a la figure d'un tubercule obtus, regarde du derriere vers l'interieur : On appelle celle-là *Grand Trochanter*, ou *Grand Rotateur*, & celle-cy *Petit Trochanter*, ou *Petit Rotateur*. Ces productions donnent naissance à plusieurs muscles, & elles en reçoivent aussi les insertions.

La Partie moyenne du femur est ronde, polie, & unie dans sa partie anterieure, & inégale dans sa posterieure, où on voit une ligne tout le long de l'os. Cet os a une grande cavité dans toute sa longueur, qui contient de la moële comme tous les autres, ce qui le rend plus leger. Il est convexe en dehors, & un peu courbé en dedans, de sorte qu'il sert d'arboutant à nôtre corps, pour empêcher qu'il ne tombe, & ne se porte trop en devant. Les Chirurgiens remarqueront que dans les fractures qui s'y font, ils ne doivent pas s'efforcer à luy donner une figure droite, puis qu'il ne l'a pas naturellement.

Dans la partie inferieure du femur, là où avec son appendice il devient insensiblement plus gros, il y a deux apophises tres-amples, qu'on appelle *Condiles*, dont l'exterieure est beaucoup plus grosse que l'interieure. Elles font le ginglime, elles font revêtuës d'un gros cartilage comme toutes les autres. On voit entre ces deux condiles une cavité qui reçoit l'éminence du tibia, & l'on trouve aussi à la partie posterieure du femur un espace qui donne passage aux gros vaisseaux, & au nerf de la quatriéme paire qui vont à la jambe. Cet espace est revêtu comme toutes les autres cavités, aussi-bien que les apophises qui servent à l'articulation des os, elles font enduites

Les petites glandes. d’un cartilage lisse & poli, dans l’épaisseur duquel il y a de petites glandes qui ont chacune un canal excretoire par où coule cette liqueur glaireuse qui sert à faciliter le mouvement de la jointure. Lorsque cette glaire vient à s’épaissir par son abondance, elle colle les têtes des os avec leurs cavités, & cette union s’appelle *Anchylose*, qui est une maladie des os tres difficile à guerir dans les anciennes luxations.

Les deux os sesamoides. *Sur le derriere* du jarret il y a *deux os Sesamoides*, situés tout auprés des appendices inferieures de l’os de la cuisse, où ils sont joints aux principes ou têtes des deux premiers muscles qui meuvent le pied, quoique par tout ailleurs les autres sesamoides soient attachés aux tendons, ou fins des muscles.

La Rotule. *La Partie* qui est à l’extremité de la cuisse, & au dessus de la jambe, s’appelle le *Genou*, où l’on trouve un os particulier, que l’on nomme la *Retule*, parce qu’il ressemble à une roulette; d’autres l’appellent la *Molette du Genou*. C’est un os rond & large, qui est couché sur l’articulation de la cuisse avec le tibia. **Sa Substance.** Sa *Substance* est cartilagineuse aux enfans pendant quelques mois, aprés lesquels elle devient osseuse; **Sa figure.** *Sa Figure* est semblable à celle de la bosse circulaire d’un bouclier, son milieu étant plus épais & plus éminent que ses bords.

Son mouvement, & son articulation *La Rotule* est mobile & articulée par une espece de ginglime. Elle est couverte des aponeuroses des quatre muscles extenseurs de la jambe, lesquelles sont attachées à sa partie externe, & à ses bords. Elle est revêtuë par sa partie interne d’un cartilage glissant, afin de faciliter le mouvement qu’elle est obligée de faire sur les extremités du femur & du tibia. Elle ne sert point, ni à affermir l'article, comme les Anciens l'avoient dit, ni à empêcher la luxation de la jambe.

La Jambe est composée de deux os, dont l'un est fort gros, que l'on appelle le *Tibia*, & l'autre plus petit, que l'on nomme le *Peroné*.

Ces deux Os different en grosseur, & en longueur, ils ont tous deux une figure triangulaire ; mais le peroné est plus irregulier ; ils sont articulés tant par haut que par bas , & ne sont separés que par leur milieu pour faire place aux muscles , & pour laisser passer les vaisseaux. Ils font aussi tous deux chacun une maleole, qui est ce que l'on appelle autrement la cheville du pied. Ce sont ces deux éminences qui sont aux parties laterales du pied, dont le tibia forme la maleole interne , & le peroné l'externe.

Le Tibia, que vulgairement on nomme *Grand Focile*, est grand , solide , fort, & cave dans sa longueur, pour contenir de la moële , il est situé en dedans de la jambe.

Il est articulé par ses deux extremités par ginglime, celle d'en haut en fait un avec l'os de la cuisse, & celle d'en bas en fait un autre avec un des os du tarse, que l'on nomme astragale. Il est encore joint avec le peroné par arthrodie par ses deux extremités, mais lateralement. Le peroné a une petite cavité à sa partie superieure qui reçoit le tibia , & par en bas il a une petite éminence qui est receuë dans le tibia.

La Partie superieure du tibia, qui est la plus grosse, a dans son milieu une apophise , qui est receuë dans la cavité qui est au bout de l'os de la cuisse , & aux deux côtés de cette apophise deux legeres cavités qui reçoivent les têtes du femur. Leur profondeur est augmentée à chacune par un cartilage lunaire, qui ne laisse pas d'être

mobile, quoy qu'il soit attaché par des ligamens ;
il est mou, glissant, & abbreuvé d'une humeur
gluante, il est épais au bord, & délié vers le centre, ce qui luy a fait donner le nom de lunaire.

Sa partie moyenne.

La Partie moyenne du tibia est presque triangulaire, ayant trois angles, dont la plus remarquable, que l'on appelle *Crete* ou *Epine*, est long &
aigu par devant, comme le taillant d'un couteau ;
d'où vient que les coups que l'on reçoit à cette
partie sont tres-sensibles, à cause que la peau &
le perioste qui la recouvrent en sont souvent coupés, à mesure que cet os approche du pied, il diminuë en grosseur, mais aussi en recompense il
devient plus dur.

Sa partie inferieure.

La Partie inferieure du tibia se termine en deux
legeres cavités qui reçoivent les éminences de
l'astragale, & du milieu de ses cavités, s'eleve
une petite éminence qui est receuë dans la cavité
qui se trouve à la partie superieure de l'astragale,
& à côté de cette cavité il y a une éminence assés
grosse qui forme la maleole interne, laquelle empêche la luxation du pied, en le tenant ferme.

Le Peroné.

Le Peroné, Fibula, & petit Focile est plus menu
que le tibia ; cependant il arrive souvent dans les
fractures de la jambe, que le tibia se casse, & que
celuy-cy demeure dans son entier, parce qu'é-
tant plus délié, il obéït mieux, & que ployant
un peu, il ne se rompt pas si facilement que l'autre. Il est situé à la partie externe de la jambe, &
a par toute sa longueur differens sinus, & plusieurs
inégalités pour l'insertion des muscles.

Sa partie superieure.

Sa Partie superieure est une tête ronde qui ne
touche pas au genou, finissant un peu au dessous,
à l'endroit où elle s'articule avec le tibia. *La*

Moyenne.

moyenne est grêle & longue, & de figure triangulaire, comme le tibia ; mais un peu plus irregu-

liere. *L'inferieure* a encore un condile qui fait une
apophife, que l'on appelle la *Maleole externe*. Elle
eft un peu cave en dedans, pour laiffer la liberté
à l'aftragale de fe mouvoir librement, & un peu
voûtée en dehors pour avoir plus de force à retenir l'aaftrgale. Il eft à remarquer que l'extremité
inferieure de cet os defcend un peu plus bas que
celle du tibia.

Le Pied eft de figure oblongue pour mieux faire
fon action, & pour fe tenir plus ferme. Il eft plus
long que large, afin que l'homme ne tombe pas
fur le nés en marchant, & qu'il ne foit pas obligé
de trop écarter les jambes.

Sa Partie fuperieure & externe eft convexe pour
aider & former la cavité qui fe trouve dans la partie inferieure & interne, appellée la plante du
pied; cette cavité a fes ufages; car outre qu'elle
donne beaucoup de commodités à marcher, &
à fe tenir ferme, elle laiffe encore le paffage libre
aux tendons qui vont aux doigts, & elle loge un
de leurs flechiffeurs.

Le Tarfe, qui eft la premiere & la plus groffe
partie du pied, eft un affemblage de fept os, dont
il y en a quatre qui ont des noms particuliers, &
trois autres qui n'ont que celuy de cuneiformes.

Le premier eft l'*Aftragale*, il fert comme de bafe
aux os de la jambe, fous lefquels il eft articulé,
on y confidere fix faces. La premiere, qui eft la
fuperieure, eft polie, & faite en forme de poulie, fur laquelle le gros os de la jambe eft pofé.
Cette partie a la figure de la noix de l'arc des Anciens, c'eft ce qui l'a fait appeller l'os de l'arba-
lêtre; la feconde face qui eft l'anterieure, eft une
groffe tête qui entre dans la cavité de l'os naviculaire, avec lequel l'aftragale eft fortement articulé; la troifiéme, qui eft la pofterieure, s'unit

Et inferieu-
res.

Les os du
pied.

Les os du
tarfe.

L'aftragale.

fortement avec le calcaneum , dont il reçoit la
tête ; la quatriéme , qui eſt l'inferieure , eſt rabo-
teuſe & inégale ; elle ſe releve en des endroits ,
& ſe rabbaiſſe en d'autres ; la cinquiéme & la ſixiéme face de l'aſtragale ſont les deux laterales ,
qui ſont enfermées par les deux maleoles. Il ſe
trouve dans ces parties une humeur glaireuſe qui
humecte non ſeulement cet article , qui eſt dans
un mouvement continuel ; mais encore les tendons des muſcles qui vont au pied , & qui paſſent
par deſſous les maleoles.

Le calcan-
ſum.

    Le ſecond os du tarſe eſt le *Calcaneum* , ou l'os
du talon, c'eſt le plus grand , le plus épais , & le
plus poreux de tous les os du tarſe , c'eſt luy ſeul
qui empêche que le corps ne tombe en arriere ,
étant ſitué à la partie poſterieure du pied , & les
autres à l'anterieure ; c'eſt pourquoy il eſt appellé
par quelques-uns l'os de l'éperon ; c'eſt à luy que
s'inſere le tendon d'Achille , qui eſt le plus gros
& le plus fort de tous les tendons , étant compoſé du ſolaire , & des deux jumeaux , qui ſont
les trois muſcles principaux qui forment le gras
de la jambe ; cet os eſt doublement joint avec
l'aſtragale , quoy qu'il le ſoit auſſi par une tête
plate avec l'os cuboide ; l'on remarque qu'il y a
une épiphiſe à ſa partie poſterieure qui ne s'unit
avec luy qu'avec le temps ; enfin cette avance poſterieure empêche que le corps ne ſe porte trop
en derriere.

Le ſcaphoi-
de.

    Le troiſiéme eſt le *Scaphoide* ou *Naviculaire* ,
ainſi appellé , parce qu'il reſſemble à un petit na-
vire. Il a une cavité aſſés grande , qui va d'un de
ſes bouts à l'autre , dans laquelle la groſſe tête de
l'aſtragale eſt receuë , ce qui les joint fortement
enſemble , & de l'autre côté de cette cavité il a
trois éminences où les trois derniers os du tarſe
s'articulent.

La

Le quatriéme est le *Cuboide*, ainsi nommé par quelques uns, parce qu'étant quarré, il a presque la forme d'un cube, & par d'autres *Multiformes*, il est plus grand que les trois qui suivent, il est situé au devant du calcancum, auquel il est joint par une superficie inégale, il s'articule encore avec le septiéme os du tarse, & si on l'examine seul, on luy trouve six faces comme à un dé.

Le Cinquiéme, sixiéme, & septiéme Os du tarse sont appellés *Cuneiformes*, parce qu'ils ont la figure d'un coing à fendre du bois. Quoy qu'ils soient entr'eux semblables en figure, neanmoins ils different en grandeur, il y en a un plus grand que les autres, un autre moyen, & l'autre plus petit, ils sont articulés tous trois à l'os scaphoide par une de leurs extremités, & par l'autre ils soû-tiennent chacun un des os du metatarse, les deux autres étant soûtenus par le cuboide.

Le Metatarse, ou avant-pied, est composé de cinq os situés à côté les uns des autres, pour soû-tenir chacun un doigt; ces os sont fort serrés par leur extremité, qui se joint avec le tarse pour la fermeté de l'articulation; mais ils s'écartent par leur partie moyenne pour loger les muscles inter-osseux. Ils sont convexes en dehors, & caves en dedans pour y recevoir plus facilement les ten-dons des muscles, ils sont longs & grêles, ils fi-nissent par une petite tête, qui entrant dans la cavité qui est au bout des os de la premiere pha-lange des doigts, les unit ensemble par arthrodie. Celuy qui soûtient le poûce est le plus gros, le plus fort, & le plus court des cinq, le second n'est pas si gros, le troisiéme l'est encore moins, de sorte qu'ils vont toûjours en diminuant, & que celuy du petit doigt est le plus petit de tous. Ils ont à leur extremité la plus grêle une tête enduite d'un petit cartilage pour la facilité du mouvement des doigts.

Les os des orteils.   *Aux Os des Orteils*, ou doigts du pied, on considere les mêmes choses qu'à ceux de la main, excepté leur nombre, qui n'est que de quatorze au pied, & de quinze à la main, à cause que le poûce du pied n'en a que deux, & que celuy de la main en a trois.

La Raison est que le premier os du poûce du pied est mis au nombre de ceux du metatarse, n'ayant pas plus de mouvement que les quatre autres, ce qui fait que le metatarse est composé de cinq os, à la difference du metacarpe qui n'en a que quatre, parce que le mouvement du premier os du poûce de la main se fait sur un des os du carpe.

Dés quatorze os des doigts du pied, il y en a deux pour le poûce, & trois pour chacun des quatre autres doigts, ils sont distribués en trois rangées ou phalanges, comme ceux de la main; ceux du premier ordre sont plus grands que ceux du second, & ceux du troisiéme plus petits que les autres, & ainsi du reste; ils ont la même figure que ceux de la main, car ils sont convexes en dehors & caves en dedans, ils ont aussi les mêmes connexions, sçavoir par arthrodie avec les os du metatarse, & par ginglime entr'eux.

Les muscles de la cuisse.   *La Cuisse* fait cinq mouvemens differens par le moyen de quinze muscles; le premier de ces mouvemens est celuy de flexion, lequel se fait par trois muscles, qui sont le psoas, l'iliaque, & le pectineus, le second mouvement est celuy d'extension par les trois fessiers; le troisiéme celuy d'adduction par les trois triceps; le quatriéme celuy d'abduction par le piramidal, le quarré & les deux gemeaux, & le cinquiéme celuy de rotation par les deux obturateurs.

Le Pſoas ou *Muſcle lombaire*, ainſi nommé, par-ce qu'il eſt ſitué au dedans de l'abdomen, à côté du corps des vertebres des lombes, prend ſon origine des apophiſes tranſverſes des deux verte-bres inferieures du dos, & des ſuperieures des lombes, & porté par deſſus la face interne de l'os ileon, il va s'inſerer par un tendon fort & long au petit trocanter ; c'eſt ce muſcle qui forme cette partie ſi tendre des alloyaux, qu'on nomme le filet.

L'Iliaque, ainſi appellé, parce qu'il remplit toute la cavité interne de l'os ileon, eſt comme le précedent placé dans l'abdomen. Il tire ſa naiſ-ſance de tout le bord de la cavité interieure de l'os des iles, & ſe conduiſant par le même che-min que le pſoas, il va joindre ſon tendon, pour enſuite s'inſerer comme luy au petit trocanter.

Le Pectineus eſt ainſi nommé, parce qu'il prend ſon origine de la partie anterieure de l'os pubis, appellé *Pecten*, & vient s'inſerer par devant à l'os de la cuiſſe, au deſſous du petit trocanter.

Ces trois muſcles tirent la cuiſſe en devant, & par conſequent la font flechir.

Le grand Feſſier, ainſi appellé, parce qu'il fait la plus grande partie de la feſſe, prend ſon origi-ne de la partie laterale de l'os ſacrum, & de la partie poſterieure & exterieure de la lévre des os des iles, & s'attachant au coccyx, va s'inſerer à l'os de la cuiſſe, quatre doigts au deſſous du grand trocanter. Ce muſcle eſt le plus épais de tous ceux du corps.

Le moyen Feſſier, ainſi nommé, parce qu'il tient le milieu tant en groſſeur, qu'en ſituation, entre le grand & le petit, tire ſa naiſſance de la partie poſterieure de la lévre des os des iles, & va s'in-ſerer trois doigts au deſſous du grand trocanter.

L II ij

Le Pſoas

L'Iliaque

Le Pecti-
neus.

Le grand
Feſſier.

Le moyen
Feſſier.

Le petit
Feſſier.

Le petit Feſſier, ainſi appellé, parce qu'il eſt le plus petit des trois, prend ſon origine de la partie plus cave, & enfoncée de la cavité externe de l'os des iles, & va s'inſerer à une petite cavité qui eſt à la racine du grand trocanter.

Ces trois Muſcles font l'extenſion de la cuiſſe, en la retirant en arriere, & ils forment les feſſes qui ſont comme des orelliers, qui empêchent que nous nous bleſſions en nous aſſayant.

Le Triceps
ſuperieur.

Le Triceps ſuperieur prend ſon origine de la partie externe & ſuperieure de l'os pubis, & va s'inſerer à la partie ſuperieure d'une ligne qui eſt au dedans de la cuiſſe.

Le Triceps
moyen.

Le Triceps moyen tire ſa naiſſance de la partie moyenne de l'os pubis, & va s'inſerer à la partie moyenne de cette ligne, qui eſt au dedans de l'os de la cuiſſe.

Le Triceps
inferieur.

Le Triceps inferieur prend ſon origine non ſeulement de la partie inferieure de l'os pubis; mais auſſi de la partie inferieure de l'éminence de l'iſchion, & va s'inſerer à la partie inferieure de la ligne qui eſt au dedans du femur.

Il y en a qui de ces trois muſcles n'en font qu'un à trois têtes, qu'ils appellent *Triceps*; mais ayant auſſi trois inſertions, l'on peut le diviſer en trois muſcles: ce ſont eux qui ſont les défenſeurs du pucelage, en faiſant ſerrer les cuiſſes l'une contre l'autre.

Le Pirami-
dal.

Le Piramidal eſt ainſi nommé, parce qu'il a la figure d'une petite piramide; ou *Piriforme*, parce qu'il reſſemble à une poire. Il prend ſon origine de la partie ſuperieure & laterale de l'os ſacrum, & de la partie laterale de l'os des iles, il va s'inſerer en une petite cavité qui eſt à la racine du grand trocanter

Le Quarré.

Le Quarré; ainſi appellé, parce qu'il a quatre

angles, il tire sa naissance de la partie laterale &
externe de l'éminence de l'ischion, & va s'inserer à la partie posterieure & externe du grand trocanter.

Les *Gemeaux* sont ainsi nommés, parce qu'ils
sont semblables en tout, ils prennent leur origine
de deux petites éminences qui sont à la partie
posterieure de l'ischion, & se vont inserer à une
petite cavité à la racine du grand trocanter. Ces
deux muscles sont separés par le tendon de l'obturateur interne ; ils font faire conjointement avec
le piriforme, & le quarré l'abduction de la cuisse,
en l'éloignant de l'autre.

L'Obturateur interne tire son principe de toute
la circonference interne du trou ovalaire, qui est
à l'os ischion, & son tendon passant au milieu des
deux gemeaux, va s'inserer à une petite cavité à
la racine du grand trocanter.

L'Obturateur externe prend son origine de la
circonference externe du même trou ovalaire, &
va s'inserer à côté de la cavité qui est à la racine du
grand trocanter.

Ces deux muscles font la rotation de la cuisse,
en luy faisant faire ce mouvement qu'on appelle
Piroüetter.

La Jambe fait quatre sortes de mouvemens ; le
premier celuy d'extension par le moyen de quatre
muscles, qui sont le droit, le vaste interne, le
vaste externe, & le crural ; le second celuy de flexion par trois muscles, qui sont le biceps, le demy nerveux, & le demy membraneux ; le troisiéme celuy d'adduction par deux muscles, qui sont
le couturier, & le grêle ; & le quatriéme celuy
d'abduction par deux autres muscles, qui sont le
fascia lata, & le poplitée, ou jarretier.

Le Droit, ainsi nommé, parce qu'il a une fi-

Les ge-
meaux.

L'obtura-
teur interne

L'obtura-
teur externe

Les muscles
de la jambe

Le droit.

L ll iij

gure droite depuis fon commencement jufqu'à fa
fin, prend fon origine de la partie anterieure &
inferieure de l'os des iles, & defcendant par le
devant de la cuiffe, il enveloppe par fon tendon
commun avec les trois fuivans toute la rotule, &
va s'inferer à la partie fuperieure & anterieure du
tibia.

Le vafte interne. *Le Vafte interne*, ainfi appellé, parce qu'il fait
cette groffe maffe de chair, fituée au dedans de
la cuiffe, tire fa naiffance de la partie interne &
fuperieure du femur, un peu au deffous du petit
trocanter, & va s'inferer par un tendon large &
commun avec le précedent à la partie fuperieure
& anterieure du tibia.

Le vafte externe. *Le Vafte externe*, ainfi nommé, parce qu'il eft
fitué au dehors de la cuiffe, prend fon origine de
la partie fuperieure & anterieure du femur, & va
s'inferer avec les précedens.

Le crural. *Le Crural*, eft cette chair qui eft attachée à l'os
de la cuiffe, comme le brachial l'eft à l'os du
bras. Il tire fon principe de la partie anterieure &
fuperieure du femur, entre les deux trocanters,
& revêtant tout l'os de la cuiffe, il va s'inferer
avec les trois précedens ; fi-bien que ces quatre
mufcles occupent le devant de la cuiffe, & ne faifant enfemble qu'un tendon fort large, qui enveloppe la rotule, & qui fert de ligament au genou,
ils vont s'attacher au haut du gros os de la jambe
qu'ils étendent en la tirant en devant.

Le biceps. *Le Biceps*, ainfi appellé, parce qu'il a deux têtes, prend fon origine par une de fes têtes, qui
eft la plus longue de la partie inferieure de l'éminence de l'ifchion, & par l'autre de la partie exterieure & moyenne du femur, lefquelles fe joignant enfemble, ne font qu'un mufcle, qui fe va
inferer à la partie fuperieure & pofterieure de l'é-
piphife fuperieure du peroné.

Le Demy-nerveux, ainſi nommé, parce qu'il n'eſt pas tout-à-fait charnu, & que ſa ſubſtance tient de la nature du nerf, tire ſa naiſſance de l'éminence de l'iſchion, & va s'inſerer à la partie ſuperieure & poſterieure du tibia. *Le demy-nerveux.*

Le Demy-membraneux, ainſi appellé, parce qu'il tient en quelque façon de la nature des membranes, prend ſon origine de l'éminence de l'iſchion, & va s'inſerer à la partie poſterieure de l'épiphiſe ſuperieure du tibia. *Le demy-membraneux.*

Ces trois muſcles ſont ſitués dans le derriere de la cuiſſe, & en agiſſant, ils font flechir la jambe, qu'ils tirent en arriere.

Le Long eſt ainſi nommé, parce qu'il eſt le plus long muſcle qui ſoit au corps, ou le *Couturier*, à cauſe que c'eſt luy qui fait ployer la jambe en dedans, de la maniere que font les Couturiers pour travailler, il prend ſon origine de l'épine ſuperieure & anterieure de l'os des iles, & va s'inſerer obliquement à la partie interne & ſupérieure du tibia, qu'il tire en denans. *Le Long.*

Le Grêle, ainſi appellé, parce qu'il eſt fort menu, tire ſon principe de la partie anterieure & inferieure de l'os pubis, & va s'inſerer en deſcendant par le dedans de la cuiſſe à la partie ſuperieure & interne de l'os de la jambe. *Le grêle.*

Ces deux muſcles font l'adduction de la jambe, en la menant en dedans.

Le Faſcia lata, ainſi nommé, parce qu'il eſt fait comme une bande large qui enveloppe les muſcles de la cuiſſe, tire ſon origine de la partie externe & laterale de la lévre de l'os des iles; & va s'inſerer par une membrane fort large à la partie ſuperieure & externe du peroné, & il deſcend quelquefois juſques deſſus le pied. *Le faſcia lata.*

Le Poplitée ou *Jarretier*, ainſi appellé, parce *Le poplitée.*

qu'il eſt placé ſous le jarret, prend ſa naiſſance du condile externe & inferieur du femur, & va s'inſerer obliquement de dehors en dedans à la partie ſuperieure & anterieure du tibia: ce muſcle eſt de figure quarrée, & conjointement avec le membraneux, il fait l'abduction de la jambe en la tirant en dehors.

Le Pied n'a que deux mouvemens principaux pour leſquels il a neuf muſcles, il fait celuy de flexion par le jambier, & le peronier anterieur. Il fait celuy d'extenſion par les deux gemeaux, le ſolaire, le plantaire, le jambier poſterieur, & les deux peroniers poſterieurs.

Les muſcles du pied.

Le Jambier anterieur, ainſi nommé, parce qu'il eſt placé le long du principal os de la jambe, prend ſon origine de la partie anterieure & ſuperieure du tibia, & va s'inſerer par deux tendons, qui paſſent ſous le ligament annulaire, dont l'un s'attache au premier os cuneiforme, & l'autre à l'os du metatarſe qui ſoûtient le poûce.

Le jambier poſterieur.

Le Peronier anterieur, ainſi appellé, parce qu'il accompagne le petit os de la jambe, que l'on nomme peroné, tire ſa naiſſance de la partie externe & moyenne du peroné, & paſſant par la fente qui eſt ſous la maleole externe, va s'inſerer par devant à l'os du metatarſe qui ſoûtient le petit doigt.

Le peronier anterieur.

Ces deux muſcles tirant le pied en devant, le font flechir.

Les deux Gemeaux, ainſi nommés, parce qu'ils ſont ſemblables en tout, & placés à côté l'un de l'autre, prennent leur origine de la partie poſterieure des deux condiles inferieurs de l'os de la cuiſſe, & ſe vont inſerer par un tendon commun avec les deux ſuivans à la partie poſterieure & ſuperieure de l'os du talon; ce ſont ces muſcles, avec celuy qui ſuit, qui forment cette groſſeur,

Les deux gemeaux.

que l'on appelle le gras de la jambe.

Le Solaire est ainsi appellé, parce qu'il ressemble à une sole, il est placé sous les gemeaux, & tire son principe de la partie posterieure & superieure tant du tibia que du peroné, & confondant son tendon avec celuy des gemeaux, il va s'inserer à l'os du talon. Le solaire.

Le Plantaire, ainsi nommé, parce que l'extremité de son tendon va se perdre dans la plante du pied, est petit & caché entre les gemeaux & le solaire. Il prend sa naissance du condile externe de l'os de la cuisse, & confondant son tendon, qui est fort grêle avec celuy des trois précedens, va s'inserer au même endroit; l'on appelle cette corde le tendon d'Achiles, parce que l'on dit qu'il mourut d'une blessure qu'il y avoit receu. Les plaïes de cette partie sont fort dangereuses, & causent de fâcheux accidens. Le plantaire.

Le Jambier posterieur prend son origine de la partie posterieure de l'os de la jambe, & s'étendant le long d'iceluy, & passant par la fente qui est à la maleole interne, il va s'inserer à la partie interne de l'os scaphoide. Le jambier posterieur.

Le Peronier posterieur, nommé le *Long*, tire son principe de la partie superieure, & quasi anterieure du peroné, & va s'inserer à la partie superieure, & aucunement exterieure de l'os du metatarse qui soûtient le poûce. *Le Peronier posterieur le Court*, prend son origine de la partie plus inferieure du même peroné, & va s'inserer à l'os du metatarse qui soûtient le petit doigt. Le peronier posterieur.

Lorsque ces muscles agissent, ils tirent le pied en arriere, & ainsi ils en font faire l'extension. Il ne faut pas s'étonner s'il y a sept extenseurs contre deux flechisseurs, c'est en quoy la mecanique du pied est admirable, parce que ce grand nom-

bre de muscles qui tirent le pied en arriere, &
qui empêche que l'homme ne tombe en devant,
étoit neceſſaire pour conttebalancer le centre de
peſanteur qui ſe jette en avant lors qu'il marche,
& deux ſuffiſoient pour faire la flexion du pied,
qui naturellement ne ſe flechit que trop en marchant.

Le Pied, outre la flexion & l'extenſion, fait
encore les mouvemens d'adduction & d'abduction ; mais il n'a point de muscles particuliers
pour les faire. Quand un extenſeur & un flechiſ-
ſeur du même côté agiſſent, comme le jambier
anterieur & poſterieur, le pied ſe porte en dedans, & c'eſt l'adduction, & quand ce ſont deux
peroniers, le pied ſe jette en dehors, & c'eſt l'abduction.

Les muſcles des doigts.   *Les Orteils*, qui ſont les doigts du pied, font
leurs mouvemens par le moyen de vingt-deux
muſcles, dont il y en a ſeize communs, qui ſont
deux extenſeurs, deux flechiſſeurs, & huit inter-
óſſeux, & ſix propres, dont quatre ſont pour le
poûce, un pour le ſecond doigt, & le ſixiéme
pour le petit doigt.

L'extenſeur commun.   *L'Extenſeur commun*, ainſi appellé, parce qu'il
étend quatre doigts, prend ſon origine de la par-
tie ſuperieure & inferieure du tibia, à l'endroit
où il ſe joint au peroné, puis deſcendant le long
du peroné, ſe diviſant en quatre tendons, & paſſant ſous le ligament annulaire, va s'inſerer aux
quatre articulations des quatre orteils qu'il étend.

Le pedieux.   *Le Pedieux* eſt ainſi nommé, parce qu'il eſt placé ſur le pied. Il tire ſon principe de la partie inferieure du peroné, & du ligament annulaire, &
ſe diviſe en quatre tendons qui s'inſerent à la partie externe de la premiere articulation des qua-
tré orteils.

Ces deux muscles agiſſant enſemble font faire l'extenſion des quatre orteils.

Le Sublime eſt ainſi appellé, parce qu'il eſt plus exterieur que celuy qui ſuit. Il tire ſa naiſſance de la partie inferieure & interne de l'os du talon, il ſe diviſe en quatre tendons troüés, qui vont s'inferer à la partie ſuperieure des os de la premiere phalange des quatre orteils pour les flechir. Ce muſcle eſt placé ſous la plante du pied.

Le Sublime

Le Profond, ainſi nommé, parce qu'il paſſe plus avant que le précedent, prend ſon origine de la partie ſuperieure & poſterieure du tibia & du peroné, & porté ſous la maleole interne par la ſinuoſité du calcaneum fait quatre tendons, qui paſſant par les trous des tendons du ſublime, vont s'inferer aux os de la derniere phalange des doigts.

Le Profond

Ces Muſcles agiſſant enſemble, flechiſſent les quatre plus petits doigts du pied.

Les quatre Lumbricaux ſont ainſi appellés, parce qu'ils reſſemblent à des vers de terre. Ils tirent leur principe des tendons du profond, & d'une maſſe de chair qui eſt à la plante du pied, & s'uniſſant par leurs tendons avec ceux des interoſſeux internes, vont s'inferer à la partie laterale & interne des premiers os des quatre orteils.

Les quatre Lumbricaux.

Les Interoſſeux internes rempliſſent les quatre eſpaces internes qui ſont entre les cinq os du metatarſe. Ils prennent leur origine des os du tarſe, & des intervales des os du metatarſe, & ſe vont inferer avec les lumbricaux à la partie ſuperieure & interne des os de la premiere articulation des quatre doigts, qu'ils amenent vers le poûce.

Les interoſſeux internes.

Les Interoſſeux externes tirent leur naiſſance de la partie ſuperieure des intervalles des os du metatarſe, & ſe vont inferer à la partie laterale & externe des premiers os des doigts qu'ils éloi-

Les Interoſſeux externes.

gnent , en leur faifant faire l'abduction.

Les mufcles du poûce.

Le Poûce ou le gros orteil fait fes mouvemens particuliers , qui font de flexion , d'extenfion , d'adduction , & d'abduction par le moyen de quatre mufcles qui luy font propres.

Le flechif- feur propre.

Le premier Flechiffeur propre prend fon origine de la partie pofterieure & fuperieure du peroné , & s'avançant par la maleole interne à la plante du pied , va s'inferer à l'os de la derniere phalange du poûce qu'il flechit.

L'extenfeur propre.

Le fecond Extenfeur propre tire fon origine de la partie anterieure & fuperieure du peroné , entre le tibia & le peroné , & fe traînant par deffus le pied , va s'inferer à la partie fuperieure du premier os du poûce pour l'étendre.

Le tenar.

Le Tenar ou *Adducteur* prend fon origine de la partie laterale & interne de l'os du talon , des os fcaphoïdes & innominés , & couché exterieurement fur l'os du metatarfe qui eft fous le gros orteil , va s'inferer à la partie fuperieure du deuxiéme os du poûce qu'il amene en dedans.

L'antitenar.

L'Antitenar ou *Abducteur* tire fa naiffance de l'os du metatarfe , qui foûtient le petit orteil , & paffant obliquement fur les autres os , va s'inferer par un fort tendon à la partie interne du premier os du poûce , qu'il tire en dehors vers les autres orteils.

L'abduc- teur de l'in- dice.

L'Abducteur de l'Indice eft un mufcle particulier pour l'orteil , qui tient la place du doigt indice , il prend fon origine de la partie interne du premier os du poûce , & s'infere aux rangées du fecond orteil qu'il mene vers le poûce.

L'hypote- nar.

L'Hypothenar ou *Abducteur* eft un mufcle particulier pour le petit doigt. Il tire fa naiffance de la partie externe de l'os du metatarfe qui foûtient le petit doigt , & va s'inferer à la partie fuperieure

& externe des os du petit doigt qu'il éloigne des autres.

CHAPITRE IV.

Des Maladies du Pied.

LEs *principales Maladies* qui arrivent aux cuisses, aux jambes, & aux pieds, sont le Sarcoma, la Siatique, l'Enflure des genoux, les pustules de la jambe, appellées Roses, le Zona, le Thymus, les Varices, les Engelures, la Douleur brûlante de la plante des pieds & du talon, l'Ongle du poûce, les Cors des pieds, enfin la Detorse, les Fractures, & les Luxations.

Le Sarcoma est une tumeur charnuë qui se fait ordinairement au derriere des cuisses. Il produit des canaux en forme de veines & d'arteres, par lesquelles il prend sa nourriture, & ainsi la peau demeurant entiere, & les chairs de dessous étant contuses, & leurs fibres rompuës, il se fait insensiblement une tumeur excessive, qui se nourrit de même que les autres parties, sans que l'on y ressente aucune autre douleur, bien qu'elle soit doüée d'un sentiment tres-exquis, & pourveuë de beaucoup de chaleur naturelle.

Dans la siatique on ressent particulierement de la douleur en l'articulation, ou la tête du femur entre dans le coxendis, laquelle douleur occupe les fesses, & la region d'entre l'os sacrum & les lombes, à raison des nerfs & des membranes qui donnent des productions en en bas, la douleur s'étend jusqu'au gras de la jambe, au pied, & à l'extremité du maleole. Elle redouble la nuit sans

Les maladies des pieds.

Le sarcoma

La siatique.

qu'il paroisse aucun changement en dehors, à cause que l'article est couvert d'un grand nombre de gros muscles.

Lorsque l'humeur sereuse ou bilieuse âcre qui cause la siatique, tombe dans la boëte de l'os ischion, & qu'elle oblige la tête de l'os de la cuisse à sortir, cette maladie est tres-difficile à guerir, la jambe devient seche & attrophiée, & le malade en demeure à la fin boiteux, parce que l'os presse & comprime les vaisseaux & les muscles. Il faut remarquer que les femmes sont plus sujettes à la siatique, & deviennent plus souvent boiteuses que les hommes; parce que leur matrice envoye quantité d'humeurs autour de l'os ischion, & dans la boëte même, relâchant ainsi les ligamens, & forçant l'os à sortir de sa place.

Les enflûres des genoux. *Les Enflûres des Genoux* qui viennent d'une humeur pituiteuse qui s'y amasse, ou de quelque inflammation, sont tres-dangereuses, & de longue durée; elles empêchent de marcher, & accompagnent souvent jusqu'à la mort qu'elles avancent.

Les douleurs des genoux. Les douleurs des genoux sont aussi tres-sensibles, & font souvent pleurer, à cause de la simpathie admirable qu'ils ont avec les jouës, pour avoir été autrefois unies, & proches les uns des autres dedans le ventre de la mere, auquel lieu l'enfant est situé de telle sorte, qu'il soûtient & touche les jouës & les yeux avec ses deux genoux.

Les roses. *Les Roses* sont des pustules rougeâtres, ou des tubercules, à peu prés de la grosseur & de la figure d'une féve, qui arrivent aux jambes, elles font de la douleur, & le plus souvent elles sont ulcerées. On les nomme ainsi, parce qu'elles ont la figure & la couleur d'une rose; elles sont encore appellées par quelques Praticiens *Saltantes*, parce que ceux qui en sont incommodés ressentent une douleur si piquante, qu'ils remuent toûjours les jambes, sant pouvoir rester long-temps à la même place.

Ces Pustules viennent tantôt à un endroit de la jambe, & tantôt à l'autre, elles n'ont point de lieu déterminé, puis qu'elles sont toûjours vagues.

Leur veritable Cause est un acide volatile qui coagule le suc nourricier dans le tissu des glandes cutanées de la peau de la jambe, elles sont accompagnées de douleur, parce que les parties salines du suc nourricier irritent les fibres nerveuses.

Leur cause.

Ces Pustules sont sans danger, mais elles incommodent beaucoup, principalement la nuit; lors qu'on est échauffé, l'on sent une douleur insupportable. Elles dégenerent quelquefois en ulceres, lors qu'on s'est servi de remedes âcres, lesquels sont toujours longs à guerir.

Leur prognostic.

Le Zona est une espece d'herpe large, qui occupe la partie superieure de la jambe, à l'endroit où l'on attache la jarretiere, & parce que cette rougeur entoure la jambe comme une ceinture, on luy donne le nom de zona.

Le zona;

Cette Maladie aussi bien que les roses, est une obstruction qui se fait dans les glandes de la peau, à l'endroit où l'on met la jarretiere. Ces liqueurs arrêtées déchirent par leur âcreté les petits vaisseaux limphatiques de la peau; de sorte que le suc nourricier s'extravasant, il s'aigrit, & se fermente par le mêlange des acides & des alcali, & produit cette ceinture toute élevée de pustules qui environne la jambe, & qui fait tant de démangeaison.

Sa cause.

Le Zona est tres-incommode, & il ne faut pas le negliger, parce qu'on auroit bien de la peine d'en venir à bout.

Son Prognostic.

Le thimus.   *Le Thimus*, que quelques-uns prennent pour une espece de verruë, est une petite tumeur oblongue, inégale, & rougeâtre, d'où il s'écoule beaucoup de sang lors qu'on la coupe, & même en plus grande abondance que le tubercule ne paroît en contenir. Cette petite tumeur s'appelle *Thimus*, parce qu'elle ressemble à la fleur du thym; lorsque cette tumeur grossit beaucoup, il en arrive des excroissances que les Anciens ont appellés *Fics*. Ils en ont fait deux especes, une maligne, & l'autre sans malignité.

Sa cause.   *Il est causé* par une limphe acide & visqueuse qui s'embarrasse dans le tissu des glandes de la peau. On pourroit croire que pour faire cette fleur il faut que plusieurs petites glandes s'approchent en grossissant, comme elles sont moins pressées en haut qu'en bas, à cause du tissu de la peau, ces petites glandes s'épanoüissent en grossissant, & forment à peu prés la figure de la fleur du thim.

Son Prognostic.   *Le Thimus* est plus à craindre que les roses & le zona, il en arrive souvent un cancer ulceré, à cause du long sejour de la matiere qui a le temps de se développer, & d'acquerir une âcreté corrosive comme de l'eau-forte.

Les varices.   *Les Varices* ne sont autre chose qu'une dilatation & circonvolution de veines qui arrivent principalement aux jambes.

Leur cause.   *Leur Cause interne* est souvent un sang trop grossier à qui les acides ont donné une consistence épaisse, de sorte que le sang coagulé venant à s'arrêter dans quelque rameau de veine, il empêche la circulation dans ce rameau, & le sang poussant continuellement pour se faire passage, c'est une necessité que la veine se dilate par les efforts que fait le sang pour passer.

La

La plûpart des femmes grosses ont des varices aux jambes, parce que les veines iliaques étant comprimées par le fœtus, le sang ne pouvant remonter au cœur par ces canaux, les veines inferieures regorgent de sang, qui leur cause une tension & une dilatation qu'on appelle varice.

Ces Tumeurs sont de grosses veines gonflées, d'une couleur violete, livide ou noire, qui paroissent particulierement aux jambes vers les genoux. Quand on appuye sur la tumeur, elle disparoît, mais elle revient aussi-tôt.

Cette indisposition est favorable aux melancoliques hypochondriaques ; mais si le sang contenu dans la varice, fait une effervescence qui puisse rompre la veine, & faire un ulcere malin par son âcreté, ou que la douleur soit trop rude, pour lors il en faut entreprendre la guerison, & en faire l'operation.

Les Engelures font des indispositions qui arrivent aux mains & aux pieds, & qui font bien de la peine. Elles se font connoître par une tumeur accompagnée d'inflammation, de rougeur, de chaleur, & d'une douleur ardente avec démangeaison. Souvent elles s'ulcerent, & il en coule une serosité, ou plûtôt une limphe aigrie par la fermentation.

La Cause prochaine & immediate des engelures est toûjours une obstruction causée par le froid, qui a fait perdre la fluidité & le mouvement aux liqueurs nourricieres ; de sorte que ces sucs perdant ce qu'ils ont de plus volatil & de plus spiritueux, il s'en fait un mêlange confus dans les petits tuyaux de la peau, où le froid les a gelés.

C'est toûjours l'hyver qu'il arrive des engelures, parce que dans cette saison il y a peu de matiere subtile dans l'air, ou du moins elle est si sub-

Tome II.   M m m

Leurs signes

Leur prognostic.

Les Engelures.

Leur cause.

tile durant la grande gelée , qu'elle ne fuffit pas pour entretenir les liqueurs dans leur fluidité ; c'eft pourquoy le fuc nourricier qui circule dans les vaiffeaux qui compofent le tiffu de la peau, eft tout d'un coup ralenti par l'attouchement de l'air froid , il perd fon mouvement , il s'arrête dans tous ces petits vaiffeaux, c'eft ce qui caufe des tumeurs qui s'enflamment , que l'on appelle des engelures.

On remarque qu'elles font plus enflammées, & qu'elles font plus de douleur dans le temps du degel, que lors qu'il fait plus froid, parce que dans le degel la matiere fubtile eft plus abondante & compofée de particules plus groffes qui penetrent les pores que le froid avoit refferrés , & ainfi elle excite une fermentation, ou un boüillonnement dans les liqueurs nourricieres.

Leur pro-
gnoftic.

Les Engelures font toûjours incommodes; celles qui ne font point ulcerées ne font pas dangereufes , elles donnent moins de peine à guerir que celles qui font ulcerées.

La douleur
brûlante des
pieds , & du
talon.

La Douleur brûlante que l'on reffent quelquefois à la plante des pieds , & au talon , & qui eft ordinaire aux hectiques , vient toûjours par des obftructions qui ont rendu le fuc nourricier âcre & falin.

Son pro-
gnoftic.

Elle eft toûjours infupportable, principalement la nuit ; elle dure long-temps , fi l'on ne met en ufage les remedes propres pour amortir les fels âcres qui irritent les fibres nerveufes de la peau. Si cette douleur continuë , on devient hectique , parce que ces irritations continuelles des nerfs déterminent les efprits animaux à couler toûjours à cette partie , & comme il en refte peu dans le fang, les liqueurs nourricieres n'étant plus animées, elles manquent de mouvement pour s'infinuer dans tous les petits labirintes des veſſicules qui compoſent les parties du corps ; ainſi toutes ces cellules ſe deſſechent, & s'affaiſſent les unes ſur les autres, parce qu'elles ne ſont plus enflées par le ſuc nourricier ; c'eſt pourquoy les chairs & les os mêmes perdent leur volume, & diminuent beaucoup leur groſſeur.

Les Cors ſont de petits tubercules durs & profonds dans la peau, & fort ordinaires aux doigts des pieds.

Ils ſont cauſés par une forte compreſſion des fibres de la peau, qui s'approchent les unes ſur les autres, ce qui fait une petite tumeur qui devient dans la ſuite dure & compacte. On voit bien que cela ne ſçauroit ſe faire ſans un déchirement des petits vaiſſeaux limphatiques de la peau ; c'eſt pourquoy dans cette occaſion il s'extravaſe toûjours un peu de limphe qui s'épaiſſit dans les intervalles des fibres de la peau, ce qui en augmente encore la dureté, à quoy il faut ajoûter la preſſion du ſoulier.

Les Cors des Pieds ſe gueriſſent aiſément, pourvû qu'ils n'ayent pas jetté de profondes racines : car ſi ces calloſités vont juſqu'aux parties tendineuſes, il eſt dangereux de les couper, parce qu'il pourroit en arriver de fâcheux accidens, comme la convulſion, le delire, & quelquefois auſſi la mort ; il y en a des exemples.

Ce qui fait que l'ongle du poûce entre dans la chair, c'eſt quelquefois, parce que la chair croît par deſſus, ou bien, c'eſt pour avoir été negligent à les couper, de ſorte qu'étant preſſé par le ſoulier, il ſe courbe en dedans en entrant dans la chair, ce qui cauſe une grande douleur.

Les Signes ſont manifeſtes, on voit la chair qui ſurpaſſe l'ongle, on ſent une grande douleur à

Les cors
des pieds.

Leur cauſe.

Leur prognoſtic.

'L'ongle du
poûce.

Ses ſignes.

M m m ij

côté de l'orteil avec une inflammation , la douleur est quelquefois si grande , que la fiévre , le
delire , & la convulsion y surviennent.

Il arrive bien souvent en marchant que l'on
fait un faux pas , ce qui est cause du relâchement
des ligamens de la jointure du pied , cet accident
peut encore arriver par une cause interne , ou dés
le ventre de la mere.

La Jambe peut recevoir fracture & luxation.
Lorsque le tibia est seulement rompu , il se trouve
au dedans de la jambe , parce que le peroné étant
entier , empêche qu'il ne se jette en dehors , &
quand le peroné est rompu , il se trouve en dehors,
parce que le tibia étant sain , ne luy permet pas de
se jetter en dedans ; mais si tous les deux sont
rompus , ils se peuvent aussi bien rencontrer en
devant qu'en derriere , & en derriere qu'en devant. La fracture du tibia est plus dangereuse que
celle du peroné , parce qu'il est plus gros , & qu'il
soûtient tout le corps , au lieu que le petit ne sert
qu'à soûtenir les muscles de la jambe , qui font
le mouvement du pied ; mais lorsque tous les
deux sont rompus , la reduction en est beaucoup
plus difficile.

La Luxation du tibia d'avec l'astragale se peut
faire en dedans & au dehors du pied , & elle est
reconnuë par l'éminence de l'os qu'on voit au côté de l'endroit d'où il est sorti.

L'Astragale se peut luxer de tous côtés. lors
qu'il est luxé en dedans , le pied se tourne en dehors , & quand il l'est en dehors , il se tourne en
dedans. S'il est luxé en devant , le gros tendon
qui s'insere au talon , est dur & tendu , & le talon
est presque caché au dedans , lors qu'il est luxé en
derriere.

Fin du second Volume.